RÖNTGENDIAGNOSTIK DES HERZENS UND DER GROSSEN GEFÄSSE

VON

PROF. DR. ERICH ZDANSKY
DIREKTOR DES INSTITUTS FÜR RÖNTGENDIAGNOSTIK
UND STRAHLENTHERAPIE DER UNIVERSITÄT BASEL

DRITTE
UMGEARBEITETE UND ERWEITERTE AUFLAGE

MIT 382 ZUM TEIL FARBIGEN ABBILDUNGEN
(591 EINZELBILDERN)

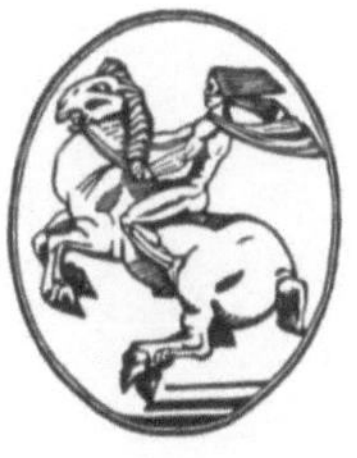

WIEN
SPRINGER-VERLAG
1962

ISBN-13:978-3-7091-8095-2 e-ISBN-13:978-3-7091-8094-5
DOI: 10.1007/978-3-7091-8094-5

Softcover reprint of the hardcover 3rd edition 1962

Vorwort

Die zweite deutsche Auflage dieses Buches ist vor zwölf Jahren erschienen und seit langem vergriffen. Als sich der Verfasser auf Drängen interessierter Kreise und des Verlages zu einer dritten Auflage entschlossen hatte, war er sich daher über die Notwendigkeit einer gründlichen Revision des Buches im klaren. Die Anschauungen über die Physiologie und Pathophysiologie der Kreislauforgane und des Lungenkreislaufs hatten gerade in diesen Jahren bedeutende Wandlungen erfahren, die nicht ohne Einfluß auf die Röntgendiagnostik bleiben konnten. Anderseits hatte auch die Röntgendiagnostik von sich aus durch die Entwicklung der Angio- und Angiokardiographie, sowie durch die Sammlung eines ungeheuren, mit der Klinik konfrontierten und anatomisch verifizierten Beobachtungsgutes zur Erweiterung der Kenntnisse über die Pathologie des Kreislaufs beigetragen.

Die Phonokardiographie, die Bestimmung der hämodynamischen Drucke und der Spannung der Blutgase im Herzen und in verschiedenen Gefäßgebieten, sowie die Farbstoffverdünnungsmethode haben zu einer ungeahnten Verfeinerung der Herzdiagnostik geführt. Die auf diesen Wegen ermittelten Befunde eröffneten die Möglichkeit, die Röntgenbefunde hinsichtlich ihrer Beweiskraft einer Kontrolle zu unterziehen. Dabei bestätigten sie einerseits die oft nicht genügend berücksichtigte Mehrdeutigkeit der Röntgenbefunde und zeigten manche Grenzen, die der Röntgendiagnostik gesetzt sind; anderseits lieferten sie die willkommene Bestätigung und Ergänzung vieler röntgenologischer Deutungen. Die Röntgendiagnostik des Herzens wurde dadurch auf eine feste Basis gestellt, die es heute dem erfahrenen Arzt ermöglicht, durch die relativ einfache und für den Kranken so schonende Röntgenuntersuchung zutreffende Schlüsse auf anatomische und funktionelle Störungen des Herzens und des Kreislaufs zu ziehen. Durch den kritisch bewerteten Röntgenbefund in Verbindung mit der gründlichen klinischen Untersuchung können heute die nur an einer Klinik durchführbaren Laboratoriumsmethoden auf eine verhältnismäßig kleine Zahl von Fällen beschränkt werden. Für letztere wird man freilich auf diese Untersuchungsmethoden nicht verzichten können und oft auch zur Angiokardiographie greifen müssen, die nicht selten Einsichten in Strömungsverhältnisse innerhalb des Herzens gewährt, die der Katheteruntersuchung verborgen bleiben. Es handelt sich eben um einander ergänzende Untersuchungen. Sie geben Aufschlüsse über anatomische Verhältnisse und die Dynamik des Herzens, die nicht nur von akademischem Interesse, sondern auch für die therapeutischen Folgerungen von größtem Werte sind.

Nach wie vor bleibt die Durchleuchtung, womöglich am stehenden Patienten, eine conditio sine qua non für die Analyse des Herzschattens, doch sind Aufnahmen in den Standardprojektionen oder in individuell angepaßten Projektionsrichtungen, oft auch Zielaufnahmen und Kymogramme teils zur Dokumentation wünschenswert, teils aus diagnostischen Gründen unerläßlich. Die Orthodiagraphie ist so gut wie gänzlich abgekommen. Man mag das bedauern, da sie für exakte Messungen unersetzlich ist, doch fällt dies bei dem nur relativen Wert absoluter Größenbestimmungen nicht allzusehr ins Gewicht. Auf die Elektrokymographie, die durch die Pionierarbeit HECKMANNS die Registrierung und zeitliche Zuordnung der pulsatorischen Exkursionen jedes beliebigen Oberflächenpunktes des Herzens mit bisher unerreichter Genauigkeit gestattet, konnte in der vorliegenden Darstellung nur hingewiesen werden, da es sich eigentlich nicht um eine röntgendiagnostische Methode handelt.

In der vorliegenden Auflage sind praktisch nur die Kapitel über die Röntgenanatomie des Herzens unverändert geblieben, doch wurden sie von manchem historisch gewordenen Ballast befreit. Alle Abschnitte über die röntgenologisch faßbaren physiologischen und pathophysiologischen Reaktionen des Herzens auf Änderungen der hämodynamischen Bedingungen jedoch erfuhren eine gründliche Revision und Erweiterung, wobei — wie in den vorhergehenden Auflagen — besonderes Gewicht darauf gelegt wurde, die Morphologie des Röntgenbefundes als Ausdruck der Funktion und der anatomischen Verhältnisse zu interpretieren. Die Kapitel über die angeborenen Anomalien des Herzens und der großen Gefäße wurden gänzlich neu bearbeitet, wobei als Einteilungsprinzip der wichtigsten Anomalien nicht die genügende oder ungenügende O_2-Versorgung des Organismus, sondern ihre anatomische Verwandtschaft gewählt wurde.

Das Buch stützt sich vor allem auf Erfahrungen am Erwachsenen und Jugendlichen und nicht am Kinde in den ersten Lebensjahren. Daher liegt der Schwerpunkt des Buches auf den durch Krankheit oder degenerative Prozesse erworbenen Zuständen und den mit einem längeren Leben vereinbaren angeborenen Anomalien. Eine handbuchmäßige Vollständigkeit wurde nicht erstrebt und wäre auch bei der Größe des Stoffes und dem relativ geringen Umfang des Buches nicht möglich gewesen. Das Buch sollte vielmehr, wie die vorhergehenden Auflagen, ein Führer und Berater bleiben, der den interessierten Arzt darüber orientieren möchte, was der Röntgenbefund im Zusammenhang mit dem klinischen Gesamtbefund für die Beurteilung der Funktion und der anatomischen Beschaffenheit des Herzens und der großen herznahen Gefäße zu leisten vermag und wo seine Grenzen liegen.

Der Verfasser hatte in den letzten Jahren den großen Vorzug, sich auf das Krankengut der Medizinischen und Chirurgischen Universitätskliniken des Bürgerspitals Basel stützen zu können. Er ist den Direktoren dieser Kliniken, den Herren H. STAUB, R. NISSEN und H. LUDWIG, sowie deren Mitarbeitern, unter ihnen besonders Herrn W. SCHWEIZER, zu großem Dank verpflichtet. Einige Fälle entstammen der Universitäts-Kinderklinik Basel, wofür der Verfasser deren Direktor, Herrn A. HOTTINGER, sowie Herrn S. BUCHS dankbar ist. Schließlich und nicht zuletzt ist der Verfasser dem Springer-Verlag in Wien für das Entgegenkommen und große Verständnis verbunden, wodurch dieses Buch so wohl ausgestattet werden konnte.

Basel, im Herbst 1961

Erich Zdansky

Inhaltsverzeichnis

Seite

D. Die Erkrankungen des Herzbeutels

E. Der Lungenkreislauf

F. Die Aorta

A. Die Untersuchungstechniken

I. Die Durchleuchtung, Orthodiagraphie und Fernaufnahme

Das Kernstück der Röntgenuntersuchung des Herzens und der großen Gefäße ist auch heute noch die sorgfältige Durchleuchtung. Denn durch die Durchleuchtung in verschiedenem Strahlengang gewinnt man eine plastische Vorstellung von der Größe und Form des Herzens und seiner Teile, erkennt die Lagebeziehung abnormer Gebilde zum Herzen und zu den großen Gefäßen und beobachtet Bewegungsvorgänge, die für die Deutung der erhobenen morphologischen Befunde von Wichtigkeit sein können.

Man beginnt die Untersuchung am besten am stehenden oder sitzenden Patienten. Die Untersuchung in aufrechter Körperhaltung ist im allgemeinen der Untersuchung im Liegen aus mehreren Gründen vorzuziehen. Erstens ist die Drehung des Patienten um die Körperlängsachse in aufrechter Stellung am leichtesten durchführbar; zweitens ist der Helligkeitsunterschied zwischen dem Mittelschatten und den Lungenfeldern im aufrechten Stand größer als im Liegen, da im Liegen die Lungen weniger gut entfaltet sind und da sich in Rückenlage die häufig vorhandenen pleuralen Ergüsse in den dorsalen Teilen der Pleurahöhle ausbreiten können und dadurch die Lungenfelder mehr oder weniger intensiv verdunkeln; drittens begünstigt das Tiefertreten des Zwerchfells in aufrechter Körperhaltung die Abgrenzung des Herzschattens gegen den Abdominalschatten, und viertens können viele Kreislaufkranke wohl wenigstens für kurze Zeit stehen oder aufrecht sitzen, jedoch nicht flach auf dem Rücken liegen.

Außer der Untersuchung in aufrechter Körperstellung ist allerdings in vielen Fällen und für besondere Fragestellungen auch noch die Durchleuchtung in Horizontallage notwendig. Wenn z. B. der Kranke die aufrechte Körperhaltung nicht einzunehmen vermag oder wenn die Größe des Herzens oder der Durchmesser der Aorta unter optimalen Füllungsbedingungen bestimmt werden sollen, wird man die Untersuchung in Horizontallage bei vertikalem Strahlengang vornehmen müssen. Wenn die seitliche Verschieblichkeit des Herzens im Brustraum geprüft werden soll, wird man in Rechts- und Linksseitenlage bei dorsoventralem Strahlengang durchleuchten. Wenn schließlich das Seitenbild oder der Tiefendurchmesser des Herzens in Horizontallage das Interesse beanspruchen. wird man in Rückenlage bei dextro-sinistralem Strahlengang untersuchen.

Die Durchleuchtung in verschiedenem Strahlengang und in jenen Körperstellungen, die der Besonderheit des Falles und der Art der Fragestellung jeweils angepaßt sind, gewährt in Verbindung mit der sorgfältigen Schirmbeobachtung der pulsatorischen und respiratorischen Bewegungsabläufe in der überwiegenden Mehrzahl der Fälle alle jene Einblicke in die Morphologie und Dynamik des Herzens und des Kreislaufs, welche die Röntgenuntersuchung ihrer Natur nach zu liefern vermag. Für dokumentarische Zwecke und aus besonderen diagnostischen Gründen können jedoch Übersichtsaufnahmen, ein Angiokardiogramm oder Röntgenkymogramm erforderlich sein.

Zur Festhaltung des erhobenen Befundes, zur Durchführung von Messungen und zur Ermöglichung exakter Vergleiche genügen freilich weder die Durchleuchtung noch die Röntgenaufnahme nach Art der gewöhnlichen Lungenaufnahmen. Da nämlich die Röntgenstrahlen bei den Röhrenabständen, wie sie bei der Durchleuchtung und bei der Lungenfernaufnahme üblich sind, den Körper in divergierender Richtung durchsetzen, entwerfen sie auf dem Röntgenschirm bzw. -film nach den Gesetzen der Zentralprojektion ein vergrößertes Bild des Herzgefäßkomplexes und der Brustwandungen. Dieses Bild stellt keineswegs eine einfache lineare Vergrößerung der Parallelprojektion dar, da die verschiedenen Organteile des Brustraums je nach ihrer seitlichen Ausdehnung und je nach ihrem Abstand von der Röhre einerseits und der Projektionsebene anderseits eine verschiedene Vergrößerung erfahren. Dazu kommt, daß die divergent den Körper durchsetzenden Strahlen nicht tangential zu jenen Punkten der Herzoberfläche verlaufen, die den größten seitlichen Abstand haben, sondern zu Punkten, die der Herzhinterwand genähert sind, wodurch letztere bestimmenden Einfluß auf die Form des Röntgenbildes gewinnen (Abb. 1).

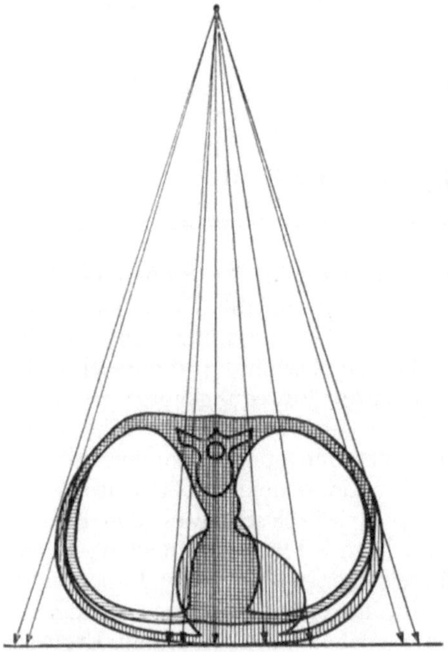

Abb. 1. Zentralprojektion zweier Querschnitte desselben Thorax. Man erkennt, wie infolge der verschiedenen Größe der einzelnen Teile und ihrer verschiedenen Entfernung von der Projektionsebene das Ausmaß ihrer Vergrößerung verschieden ist

Bei einem so unregelmäßig begrenzten Gebilde, wie es der Herzgefäßkomplex ist, verbietet sich auch eine mathematische Konstruktion der Parallelprojektion aus dem Bilde der Zentralprojektion, wie dies bei zweidimensionalen oder regelmäßigen Körpern etwa nach der Formel $O = B\,a/b$ möglich ist, in der O die gesuchte wahre Objektgröße, B die Größe des Objektbildes, a den Fokusobjektabstand und b den Fokusschirmabstand bedeuten. Diese Formel ist höchstens für die Berechnung des transversalen Durchmessers des Herzens oder des Durchmessers der Aorta verwendbar.

Ein richtiges Bild der größten Ausdehnung der Brustorgane kann nur die Parallelprojektion vermitteln (Abb. 2), die am genauesten durch die *Orthodiagraphie*, weniger genau durch die *Fernaufnahme* erreicht wird.

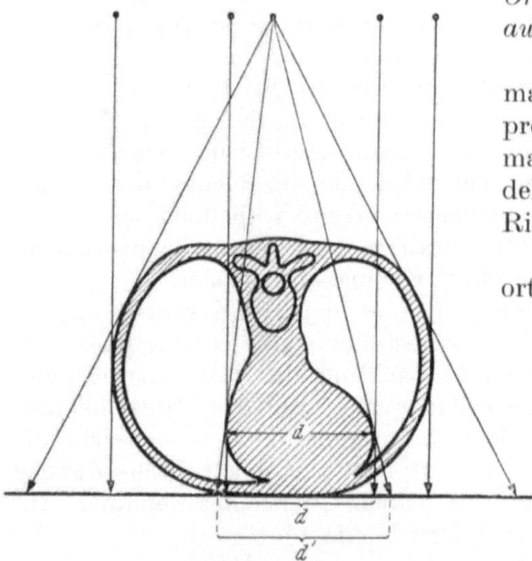

Abb. 2. Vergleich der zentralen und der Parallelprojektion.
d = Wahrer größter Durchmesser des Herzens, d' = Durchmesser des Herzschattens bei Zentralprojektion

Unter Orthodiagraphie des Herzens versteht man die graphische Registrierung einer Parallelprojektion des Herzens. Das Orthodiagramm, das man mit ihrer Hilfe erhält, stellt die größte Ausdehnung in der mit der Projektionsebene parallelen Richtung dar.

Moritz hat als erster eine Vorrichtung zur orthodiagraphischen Registrierung des Herzens angegeben. Am Moritzschen Orthodiagraphen sind Röntgenröhre und Röntgenschirm gekoppelt und daher zwangsläufig miteinander verschieblich. An der Stelle des Zentralstrahles der Röhre ist im Leuchtschirm ein kleines Loch angebracht, das naturgemäß auf dem aufleuchtenden Schirm als schwarzer Fleck erscheint. Während man nun Schirm und Röhre so bewegt, daß der den Zentralstrahl anzeigende schwarze Fleck den Rändern des Herzgefäßschattens entlang wandert, markiert man diese Konturen Punkt

Auf G. SCHWARZ geht eine wesentlich vereinfachte Technik der Orthodiagraphie zurück. Diese erfordert keine besondere Vorrichtung, sondern hat lediglich zur Voraussetzung, daß die Röhre unabhängig vom Schirm bewegt werden kann. Damit ist die Orthodiagraphie mit jedem Gerät, das diese Bedingung erfüllt, durchführbar. Das Prinzip der von G. SCHWARZ angegebenen Technik beruht darauf, daß man aus dem Strahlenbündel, das die Röhre in divergierender Richtung verläßt, durch Verengerung der Röhrenblende ein kleines zentrales Bündel sozusagen herausschneidet und mit diesem die Registrierung der Ränder des Herzgefäßschattens vornimmt.

Wenn man die Blende entsprechend eng zieht, erscheint auf dem Durchleuchtungsschirm ein kleines helles Feld von 3 bis 4 cm Seitenlänge, das von Strahlen erzeugt wird, die dem Zentralstrahl benachbart sind und dessen Mitte den Zentralstrahl der Röhre anzeigt. Mittels dieses Bündels praktisch paralleler Strahlen wird die Registrierung der Konturen des Herzgefäßschattens vorgenommen. Man geht dabei so vor, daß man den Schirm senkrecht vor der Brust des Patienten fixiert und hierauf die Röhre derart führt, daß das Zentrum des hellen Feldes den Rändern des Herzgefäßschattens entlang gleitet. Indem die im Zentrum des hellen Feldes erscheinenden Randpunkte gleichzeitig mit dem Glasstift auf dem Leuchtschirm nachgezeichnet werden, erhält man auf diesem das orthodiagraphische Bild des Herzgefäßkomplexes.

Die maximale Fehlerbreite, die wir für die Orthodiagraphie nach G. SCHWARZ berechneten, stimmt mit der Fehlerbreite der mit dem Orthodiagraphen hergestellten Orthodiagramme (DIETLEN, HAMMER) überein. Sie beträgt ungefähr $\pm$ 3 mm für den queren Durchmesser des Herzens, wenn die Registrierungen unmittelbar hintereinander erfolgen und die betreffenden Versuchspersonen inzwischen keiner körperlichen Anstrengung ausgesetzt wurden. Die Erfüllung dieser Voraussetzungen ist wichtig, da die Größe des Herzens veränderlich ist.

Die Einhaltung möglichst gleicher Bedingungen bei der Herstellung der Orthodiagramme ist unbedingte Voraussetzung ihrer Vergleichbarkeit.

Folgendes ist zu beobachten:

1. Alle Orthodiagramme müssen stets in derselben Körperstellung, also entweder im Stehen oder im Liegen angefertigt werden, denn die Größe und Form des Herzens ist — wie noch ausführlich zu behandeln sein wird — in hohem Maße von der Körperstellung abhängig. Da die Röntgenuntersuchung des Herzens im allgemeinen im aufrechten Stand durchgeführt wird, empfiehlt es sich, auch das Orthodiagramm in dieser Stellung zu zeichnen (Vertikalorthodiagramm). Für besondere Zwecke und in manchen Fällen kann es allerdings wünschenswert oder notwendig sein, das Herz in Horizontallage zu registrieren (Horizontalorthodiagramm). Für die Feststellung aber, ob und inwieweit sich ein Herz im Laufe der Beobachtung in seiner Form und Größe geändert hat, ist es unbedingt erforderlich, entweder beim Vertikal- oder Horizontalorthodiagramm zu bleiben.

2. Alle Orthodiagramme müssen in der gleichen Atmungsphase und bei möglichst gleicher Atmungstiefe aufgenommen werden, da die Atmung von beträchtlichem Einfluß auf die Größe und Form des Herzgefäßkomplexes ist. Man hat sich allgemein auf die exspiratorische Phase bei mittlerer, ruhiger Atmung geeinigt und vermeidet absichtlich extreme Respirationsphasen, da schon beim Herzgesunden, mehr noch beim Kreislaufkranken die erreichte Atmungstiefe sehr wechselnd ist.

Da die Exspiration bei ruhiger Atmung normalerweise eine Lateralverschiebung der Mittelschattenränder zur Folge hat, bezeichnet das in dieser Atmungsphase aufgenommene Orthodiagramm die unter dem Einflusse der ruhigen Atmung erreichte größte Breite des Herzgefäßschattens.

3. Schließlich erfordern auch die pulsatorischen Exkursionen der Mittelschattenränder Berücksichtigung. Ihre rhythmischen ein- und auswärts gerichteten Bewegungen ergeben die Notwendigkeit, die einzelnen Punkte immer in derselben Bewegungsphase zu registrieren. Man ist nach dem Vorschlag von MORITZ übereingekommen, jede Stelle

beider Mittelschattenränder im lateralen Umkehrpunkt ihrer pulsatorischen Bewegung festzuhalten. Demnach werden der linke Kammerbogen am Ende der Diastole und der linke Gefäßbandrand auf der Höhe der Systole registriert. Der rechte Herzrand hingegen wird bald in der diastolischen, bald in der systolischen Phase festgehalten werden müssen, je nachdem die Kammer- oder Vorhofpulsationen überwiegen bzw. Venenpulsationen vorhanden sind. Da bei diesem Vorgehen die verschiedenen Randpunkte des Herzgefäßschattens nicht in der identischen Phase der Herzrevolution registriert werden, erhält man genau genommen eine Form und Größe des Herzgefäßschattens, wie sie in keinem Augenblick tatsächlich vorhanden sind; das stellt einen prinzipiellen Unterschied gegenüber der Momentfernaufnahme dar.

Es mag dieses Vorgehen auf den ersten Blick kompliziert erscheinen, in Wirklichkeit bedeutet es aber eine wesentliche Vereinfachung der Registrierung. Denn es ist während des Orthodiagraphierens keineswegs notwendig, sich genaue Rechenschaft darüber zu geben, ob der Randpunkt, der eben registriert werden soll, seinen lateralen Umkehrpunkt unter dem Einfluß der Exspiration, der Systole oder der Diastole erreicht hat; man registriert vielmehr ohne Rücksicht darauf Punkt für Punkt in eben jenem Augenblick, in dem er seinen lateralsten Stand erreicht hat.

4. Trotz dieses gewissermaßen mechanischen Registrierens erfordert das Orthodiagraphieren besondere Aufmerksamkeit und Überlegung. Grobe Fehler sind nur dann zu vermeiden, wenn das Orthodiagramm erst nach vorangegangener sorgfältiger Durchleuchtung gezeichnet wird. Auch wird man während des Registrierens immer wieder für Augenblicke die Blende weiter öffnen müssen, um die Orientierung nicht zu verlieren. Das gilt insbesondere für Fälle, bei denen die Lungenfelder und Hilusschatten abnorm dunkel sind, ferner für die großen Herzen, die sich weit nach links hin erstrecken, und besonders für die Abgrenzung der Herzspitze, die selbst bei normalen Herzen Schwierigkeiten bereiten kann (s. S. 18). Zur Abgrenzung der Herzspitze ist es vorteilhaft, bei etwas weiter geöffneter Blende mehrmals tief atmen zu lassen. Die Grenze des Herzschattens ist dann gegen das inspiratorisch heller werdende Lungenfeld und den dunklen Abdominalschatten meist leicht wahrzunehmen. Die darauf folgende orthodiagraphische Registrierung darf aber natürlich nicht in tieferer Inspiration bei offener Blende vorgenommen werden, sondern muß — wie immer — in der exspiratorischen Phase der ruhigen Atmung bei enggezogener Blende erfolgen.

5. Besondere Aufmerksamkeit ist auf die peinlichste Vermeidung kleiner, ungewollter Drehungen des Patienten um seine Längsachse sowie einer veränderten Neigung des Oberkörpers nach vorne oder hinten zu verwenden, da selbst geringe Stellungsänderungen das Projektionsbild des Herzgefäßkomplexes in hohem Maße beeinflussen. Ihre Vermeidung ist am leichtesten in horizontaler Rückenlage, was MORITZ auch als besonderen Vorteil dieser Stellung anführt. Unerwünschte Änderungen der Körperstellung lassen sich aber auch bei aufrechtem Stand auf ein Minimum einschränken, wenn man darauf achtet, daß die untersuchte Person stets mit beiden Schulterblättern und Fersen der Durchleuchtungswand anliegt und wenn man zur Sicherheit an der vorderen und hinteren Brustwand Bleimarken anheftet, welche die genaue Reproduktion der Einstellung gewährleisten (G. SCHWARZ, K. WEISS). Wir benutzen zwei Bleikreuze, von denen das eine in der Medianlinie über dem fünften oder sechsten Brustwirbeldorn, das andere über dem Brustbein mit Heftpflaster derart befestigt wird, daß sich bei Zentrierung des Röhrenfokus auf die hintere Marke die Längs- und Querbalken beider Kreuze genau decken. Seitliche Verdrehungen und verschiedene Neigungen des Körpers sind dann leicht zu erkennen und zu korrigieren.

6. Für exakte vergleichende Größenbestimmungen des Herzens ist es auch zu empfehlen, das Orthodiagramm womöglich zur gleichen Tageszeit, etwa morgens vor dem Frühstück und nach vorhergegangener Ruhe aufzunehmen, da Änderungen der Füllung des Magen und Darmes den Zwerchfellstand sehr beträchtlich beeinflussen und da körperliche Arbeit und psychische Erregungen die Herzgröße zu ändern vermögen.

Auch beim Orthodiagraphieren im frontalen Strahlengang ist auf genaueste Einstellung zu achten, da kleine Drehungen um die Körperlängsachse große Fehler verursachen. Man erkennt die exakte Einstellung am besten am Brustbein. Bei frontalem Strahlengang ist sein Schatten am schmalsten und ist ventral und dorsal scharf begrenzt. Auch in dieser Stellung erleichtern die an der vorderen und hinteren Brustwand angebrachten Bleimarken eine genaue Einstellung; sie gewährleisten die gleiche Neigung des Oberkörpers wie bei dorsoventralem Strahlengang, was für Berechnungen des Herzvolumens (s. S. 53.) von Wichtigkeit ist.

Die notwendige Vervollständigung jedes Orthodiagramms bildet die Einzeichnung der Konturen beider Schlüsselbeine, der Zwerchfellbögen, der beiden Phrenikokostalwinkel und manchmal auch der Wirbelsäule. Alle diese Teile sind — ebenso wie der Mittelschatten — in exspiratorischer Stellung zu registrieren. Ihre Konturen dienen hauptsächlich als Orientierungspunkte für die Erkennung von Lageveränderungen innerhalb des Brustraums. Bringt man die Schlüsselbeine zweier Orthodiagramme zur Deckung, dann kann man sofort das Vorhandensein und Ausmaß von Änderungen des Zwerchfellstandes ablesen, was von Wichtigkeit ist, da diese die Lage und Form des Herzens und der Gefäße stark beeinflussen.

Die *Herzfernaufnahme* nach Köhler und Albers-Schönberg reicht an Genauigkeit der Größenwiedergabe des Herzens nicht an das Orthodiagramm heran, da auch bei einem Fokusfilmabstand von 2 m und mehr der Fehler der zentralen Projektion nicht ausgeschaltet ist.

Die Regeln, die beim Orthodiagraphieren eingehalten werden müssen, haben auch bei der Fernaufnahme sinngemäße Anwendung zu finden. Die Herzfernaufnahmen müssen also immer in gleicher Körperstellung, in der gleichen Atmungsphase, womöglich zur gleichen Tageszeit und in nüchternem Zustand vorgenommen werden. Die Stellung der Röhre muß in bezug auf den Körper und den Röntgenfilm immer dieselbe sein; man zentriert am besten auf den sechsten Brustwirbeldorn und auf die Mitte des Films. Durch Anbringung der geschilderten Bleimarken auf Brust und Rücken des Patienten wird für die Vermeidung auch kleiner Verdrehungen gesorgt. Wenn es auch zur Erreichung besserer Kontraste vorteilhaft scheinen könnte, die Aufnahme in tiefer Einatmung zu machen, so soll dies doch wegen der Gefahr der unwillkürlichen Preßatmung vermieden werden; man soll vielmehr zur Aufnahme den ruhig atmenden Patienten für die Zeit der Belichtung den Atem anhalten lassen (Dietlen, Groedel, Hammer, Assmann).

Trotz Einhaltung aller dieser Maßnahmen haftet der Fernaufnahme noch eine Fehlerquelle an, die in den pulsatorischen Bewegungen des Herzgefäßschattens begründet ist. Zu ihrer Ausschaltung wurden Vorrichtungen angegeben, welche die Einschaltung der Röntgenröhre durch mechanische bzw. elektrische Übertragung des Pulsschlages (Eijkman, Weber, v. Elischer, Huismans, Cottenot, Strauss, H. Ludwig) oder des Aktionsstromes des Herzens (Bergk und Chantraine, Hirsch und Schwarzschild, Zuppinger) bewerkstelligen und es ermöglichen, die Aufnahme immer in der gleichen Phase der Herztätigkeit herzustellen.

Die Vor- und Nachteile der Orthodiagraphie und der Fernaufnahme sind vielfach gegeneinander abgewogen worden. Als Vorteile der Fernaufnahme werden angeführt, daß sie frei von subjektiven Fehlern des Untersuchenden sei und sowohl den Untersuchten als auch den Untersuchenden vor übermäßiger Strahlenexposition schütze. Demgegenüber ist zu sagen, daß die sorgfältig und sachkundig durchgeführte Orthodiagraphie zweifellos die exaktere Methode für die Bestimmung der Herzgröße ist, denn auch bei einem Fokusfilmabstand von 2 bis $2\frac{1}{2}$ m verlaufen die Röntgenstrahlen noch in merklich divergierender Richtung durch den Körper und erzeugen deshalb ein vergrößertes und verzeichnetes Bild des Herzgefäßkomplexes und des Brustkorbs. Der Transversaldurchmesser der Herzfernaufnahme kann bei dicken Individuen, bei denen der Herzfilmabstand verhältnismäßig groß ist, oder bei stark vergrößertem Herzen um mehrere Zentimeter größer sein als der des Orthodiagramms. Auch macht die Abgrenzung der Herzspitze auf der Fernaufnahme wesentlich größere Schwierigkeiten als bei der Durchleuchtung und der orthodiagraphischen Registrierung. MORITZ und DIETLEN sind daher mit Recht immer für die Anwendung der Orthodiagraphie eingetreten, und wir müssen diesen Standpunkt auch heute noch teilen. Was die Gefahr einer übergroßen Strahlenexposition des Patienten und des Untersuchenden durch die Verlängerung der Durchleuchtungsdauer betrifft, ist zu betonen, daß beim sachkundigen Orthodiagraphieren mit enggezogener Blende (Feldgröße auf dem Durchleuchtungsschirm von etwa 9 qcm) und bei einer durchschnittlichen Durchleuchtungsdauer von einer bis höchstens zwei Minuten die Strahlenbelastung für den Patienten und den Arzt minimal ist und vernachlässigt werden kann.

II. Die plastische Nachbildung des Herzens mittels Röntgenstrahlen

Schon frühzeitig war man bestrebt, das Herz mit Hilfe der Röntgenstrahlen in natürlicher Größe und Form plastisch nachzubilden. Das erste nach dem Röntgenbild erzeugte Herzmodell stammt von MORITZ. Es war freilich noch sehr unvollkommen, da es lediglich nach dem Sagittal- und Frontalorthodiagramm konstruiert war. Erst PALMIERI gelang es, eine Methode auszuarbeiten, die es gestattet, auf verhältnismäßig einfache Weise eine Rekonstruktion des Herzens aus beliebig vielen Projektionen herzustellen.

Der technische Vorgang der plastischen Nachbildung nach PALMIERI setzt sich aus zwei Phasen zusammen.

1. Zunächst werden Aufnahmen oder Durchleuchtungspausen des Herzens bei beliebiger, jedoch stets gleichbleibender Fokusfilmdistanz in möglichst vielen Durchmessern hergestellt, wobei der Winkel, um den man die untersuchte Person bei jeder Aufnahme auf einem Drehgestell um ihre Längsachse rotiert hat, vermerkt wird.

2. Mittels der so gewonnenen Aufnahmen oder Pausen wird der plastische Aufbau des Herzmodells derart vorgenommen, daß man an die Stelle des Herzens einen um seine Längsachse drehbaren Tonblock setzt, an der Stelle des Röhrenfokus eine Metallsaite befestigt und an der Stelle des Röntgenschirms oder des Films (also in der gleichen Fokusdistanz, in der die Aufnahmen gemacht wurden) die aus Pappendeckel ausgeschnittene Herzpause aufstellt. Wenn man nun die Metallsaite entlang den Konturen der ausgeschnittenen Herzpause bewegt, schneidet die Saite die Form der jeweiligen Pause aus dem Tonblock aus. Wenn man diesen jedesmal um den Winkel dreht, welcher der zugehörigen Pause entspricht, wird nach und nach aus ihm das plastische Modell des Herzens erzeugt. Da die an Stelle des Röhrenfokus fixierte Metallsaite, welche den Konturen der Herzpausen entlang fährt und das Modell ausschneidet, die tangential zum Herzen verlaufenden bilderzeugenden Röntgenstrahlen vertritt, handelt es sich in der Tat um eine Wiedererzeugung der wahren Größe und Form des Herzens.

BREDNOW hat das Verfahren insofern geändert, als sein Herzmodell aus mehreren Fernaufnahmen aufgebaut wird, wobei die Konturen der einzelnen Aufnahmen mit einem Schneidebügel aus einem Gipsblock ausgeschnitten werden. Die Achse des Schneidebügels, welche dem Zentralstrahl der Röhre entspricht, trägt an ihrer dem Film zugekehrten Seite ein Lämpchen, das auf dem Film einen Lichtpunkt erzeugt, mit welchem man die Konturen des Herzgefäßschattens umfährt. Das mit dieser Methode hergestellte Modell ist etwas größer als das Herz, weil auch bei 2-m-Fernaufnahmen der Fehler der zentralen Projektion nicht vollkommen vermieden wird.

LYSHOLM sowie BERG und SCHATZKI haben einzeitige Methoden zur plastischen Nachbildung des Herzens angegeben, welche sich von den obenerwähnten im Prinzip dadurch unterscheiden, daß die Röntgenröhre und die schneidende Metallsaite derart miteinander gekoppelt sind, daß letztere die Form des Herzens während der Durchleuchtung direkt aus einem Ton- bzw. Plastilinblock ausschneidet, wenn man mit dem Zentralstrahl der Röhre den Konturen des Herzschattens entlang gleitet. Da sich außerdem die beiden Drehgestelle, auf denen sich der Patient und der Tonblock befinden, zwangsläufig miteinander um ihre Längsachse drehen, schneidet die Metallsaite aus dem Tonblock nach und nach ein plastisches Modell des Herzgefäßkomplexes aus. Diese beiden Vorrichtungen unterscheiden sich im wesentlichen nur dadurch, daß die Konturen des Herzens bei der einen nach dem Prinzip der Ferndurchleuchtung (LYSHOLM), bei der anderen nach dem Prinzip der Orthodiagraphie (BERGK und SCHATZKI) nachgezeichnet werden.

Die Bedeutung der plastischen Nachbildung des Herzens liegt vor allem im didaktischen Wert der Modelle. Für praktisch diagnostische Zwecke kommt sie jedoch nicht in Betracht. Sie hat auch keinen wesentlichen Beitrag zur Analyse des Herzgefäßkomplexes geliefert.

Es ist jedoch zuzugeben, daß das plastische Modell dem Ideal der Volumbestimmung des lebenden Herzens näher kommt als jene Methoden, welche die Größe des Herzens aus der einen oder anderen Projektion errechnen, wenn freilich auch das Herzmodell eine genaue Abgrenzung des Herzens gegen die Gefäßkrone und gegen die Leber nicht zu geben vermag.

III. Die Röntgenkymographie und Elektrokymographie des Herzens und der großen Gefäße

Die Röntgenkymographie ermöglicht die kurvenmäßige Schreibung der röntgenologisch feststellbaren Bewegungen des Herzens. Ihr Prinzip beruht darauf, daß der Herzschatten in die Höhe eines oder mehrerer Schlitze eingestellt wird, die in eine röntgenlichtundurchlässige Wand geschnitten sind, worauf man nach Einschaltung der Röntgenröhre einen Film an den Schlitzen vorübergleiten läßt. Dadurch werden die Bewegungen der Organschattenränder in Kurvenform auf dem Film verzeichnet.

Aus diesem Prinzip ergeben sich sofort alle Möglichkeiten, aber auch die Grenzen der Methode.

Einerseits kann kein Zweifel sein, daß die röntgenkymographische Registrierung der einfachen Schirmbeobachtung der Bewegungen überlegen ist und die Erkennung von Bewegungsvorgängen ermöglicht, die wegen ihrer Kleinheit oder Flüchtigkeit dem Auge entgehen. Anderseits darf nicht vergessen werden, daß die Bewegungen, welche die Randpunkte des Herzschattens ausführen, nicht notwendig den Bewegungen der Oberflächenpunkte des Herzens im Raum entsprechen. Es handelt sich vielmehr bei den Bewegungen, die das Röntgenbild des Herzens ausführt, um die zweidimensionale Projektion dreidimensionaler Bewegungsabläufe. Bewegungen, die nicht senkrecht zur Projektionsrichtung erfolgen, werden demnach verkleinert erscheinen und im Grenzfall — nämlich dann, wenn sie parallel mit der Projektionsrichtung verlaufen — völlig aufgehoben werden.

Dazu kommt, daß das Herz bei seiner Tätigkeit manche Form- und Lageänderungen erfährt, die zur Folge haben, daß die pulsatorischen Bewegungen der Randpunkte des Herzschattens nicht den wahren Volumänderungen der jeweils randbildenden Herzabteilung entsprechen. H. LUDWIG und HECKMANN haben auf die Interferenz (HECKMANN) von Volum- und Lageänderung im Bewegungsbild der Herzschattenrandpunkte aufmerksam gemacht und gezeigt, daß durch solche Interferenzen die Bewegungen der Randpunkte des Herzens in unkontrollierbarer Weise vergrößert, verkleinert, aufgehoben oder selbst umgekehrt werden können und daß dadurch Doppelzackenbildungen und andere Deformationen der Bewegungskurven zustande kommen können.

Die erwähnten pulsatorischen Umformungen und Lageänderungen des Herzens können auch zur Folge haben, daß ein und derselbe Randpunkt des Herzschattens, dessen Bewegung wir beobachten oder graphisch registrieren, abwechselnd von verschiedenen Oberflächenpunkten des Herzens erzeugt wird.

Aus diesen kurzen Ausführungen erhellt, daß weder die kymographisch registrierten noch die auf dem Röntgenschirm wahrgenommenen Bewegungsvorgänge den wahren Bewegungen der Oberflächenpunkte des Herzens zu entsprechen brauchen.

Bei der röntgenkymographischen Registrierung von Bewegungen kommt noch eine Fehlerquelle hinzu, die im Wesen gerade dieser Methode gelegen ist. Die röntgenkymographische Bewegungskurve entspricht nämlich nur dann den wahren Ausschlägen *eines* bestimmten Randpunktes des Herzschattens, wenn der Herzschattenrand senkrecht auf die Schlitzrichtung des Kymographen zieht. Wenn dies nicht der Fall ist und der Schattenrand schräg zur Schlitzrichtung verläuft, dann entspricht die Kurve nicht mehr genau den Ausschlägen *eines* bestimmten Randpunktes, da während der Bewegung andere benachbarte Randpunkte in die Höhe des Schlitzes rücken und sich an der Registrierung der Kurve beteiligen (ZDANSKY und ELLINGER, CIGNOLINI).

Alle diese Tatsachen belasten die röntgenkymographischen Registrierungen der Herzbewegungen mit einer Problematik, die große Vorsicht bei ihrer Deutung erforderlich macht. H. LUDWIG hat in einer beherzigenswerten Kritik der Röntgenkymographie die Bezeichnung einer exakten funktionellen Untersuchungsmethode abgesprochen. Tatsächlich wird man die röntgenkymographischen Bewegungskurven immer mit den Ergebnissen exakterer Beobachtungen an Mensch und Tier konfrontieren müssen und wird Widersprüche mit letzteren eher auf die Unvollkommenheiten beziehen, die in der Natur der röntgenkymographischen Bewegungsregistrierung liegen, als daß man deshalb geläufige Vorstellungen von der Dynamik des Herzens in Frage stellt, die sich auf exakte Versuche und direkte Beobachtungen stützen. Am ehesten wird man jenen Ergebnissen röntgenkymographischer Registrierung trauen können, die eine Bestätigung wohlbegründeter Erwartungen und geläufiger Erfahrungen darstellen.

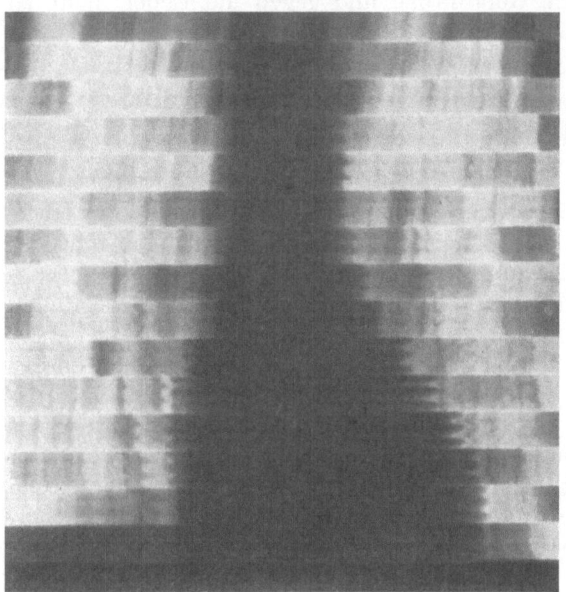

Abb. 3. Stufenkymogramm.
Registrierung der pulsatorischen Bewegungen auf dem laufenden Film bei ruhendem Raster

Mit diesen Darlegungen soll nicht geleugnet werden, daß der Röntgenkymographie für manche Fragestellungen Wert und Bedeutung zukommt, wenn ihre Ergebnisse einer kritischen Prüfung unterzogen werden, an der es freilich in dem mächtig angeschwollenen Schrifttum nur allzuoft gefehlt hat.

Die Röntgenkymographie wurde zuerst von B. SABAT 1911 angegeben. Unabhängig von diesem Autor fand sie bald darauf durch TH. GÖTT und J. ROSENTHAL die erste Anwendung für die Registrierung der Herzbewegungen. In den folgenden Jahren haben BECKER, CRANE, KNOX, CHAMBERLAIN und DOCK, STENSTRÖM und WESTERMARK sowie LAURELL und SUNDBERG diese Methode für die gleichen Zwecke, HITZENBERGER und L. REICH für die Registrierung der Zwerchfellpulsationen benutzt und weiter ausgebildet. Größere Verbreitung fand die Methodik aber erst, als sie von STUMPF sowie von SCHERF und ZDANSKY für systematischere Untersuchungen am Herzen Anwendung fand.

Ein großes Schrifttum wurde durch die Erfindung der Stufen- und Flächenkymographie von P. STUMPF ausgelöst. Diese beruht darauf, daß durch Zwischenschaltung eines vielschlitzigen Rasters zwischen Herz und Film zahlreiche untereinander gelegene Abschnitte des Herzgefäßschattens gleichzeitig kymographiert werden können. Je nachdem sich der Film an dem ruhenden Raster vorbeibewegt oder der Raster an dem ruhenden Film vorüberzieht, unterscheidet STUMPF das Stufen- (Abb. 3) und Flächenkymogramm

(Abb. 4). Damit gelingt es auf einfache Weise, das gegenseitige zeitliche Verhalten der Bewegungen zahlreicher Abschnitte des Herzgefäßschattens festzuhalten. Auch gelingt es durch Vorüberziehen eines Rasters über das Flächenkymogramm, den Bewegungseindruck in beliebiger Ablaufsgeschwindigkeit zu reproduzieren (STUMPF), was für den Anschauungsunterricht zweifellos wertvoll ist. Diesen Vorteilen steht der Nachteil gegenüber, daß die Kurven der Stufen- und Flächenkymogramme kurz, enggedrängt und daher nur wenig detailreich sind. ZDANSKY und ELLINGER sind daher für ihre Untersuchungen bei der nur wenig abgeänderten klassischen Methode der Langkurvenschreibung mit bewegtem Film geblieben (Abb. 5), während CIGNOLINI sowie DELHERM und seine Mit-

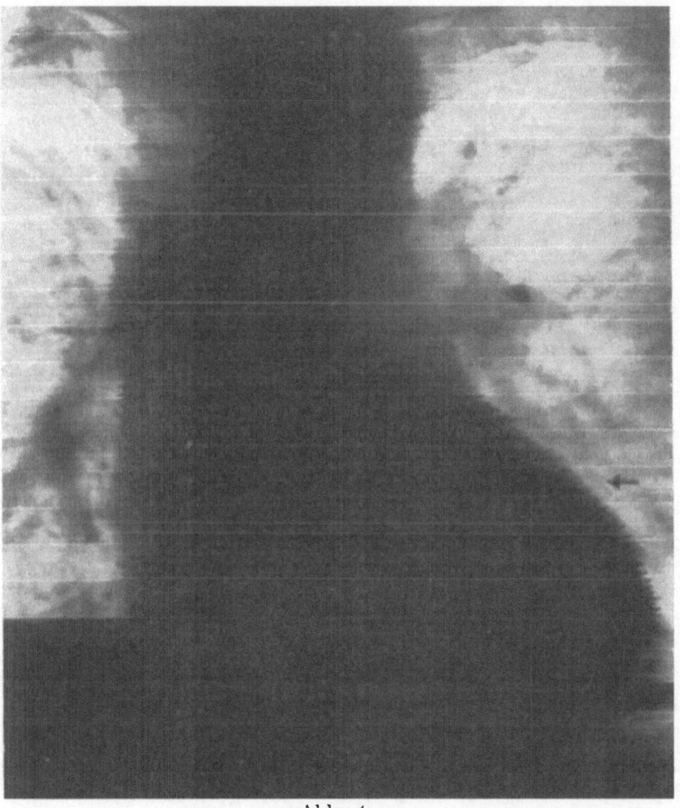

Abb. 4

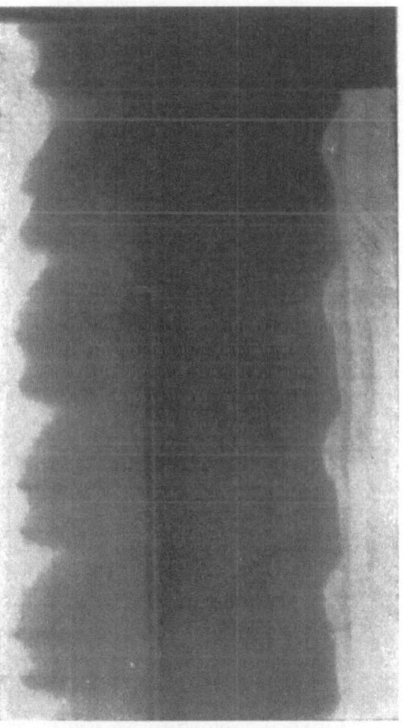

Abb. 5

Abb. 4. Flächenkymogramm.
Registrierung der pulsatorischen Bewegungen auf dem ruhenden Film bei laufendem Raster. Man erkennt verkleinerte und aufgesplitterte Pulsationen am linken Herzrand als Folge einer myomalazischen Schwiele (Pfeil)

Abb. 5. Kymogramm des rechten Vorhofs und der linken Kammer (Langkurvenschreibung nach ZDANSKY und ELLINGER)

arbeiter Vorrichtungen konstruierten, die es gestatten, mehrere beliebig ausgewählte Stellen beider Herzschattenränder in ein System auswechselbarer Schlitze einzustellen, so daß die Bewegungen der betreffenden Abschnitte über lange Filmstrecken hin registriert werden (Abb. 6).

Wesentlich genauer ist die Registrierung der Herz- und Gefäßpulsationen mittels der *Elektrokymographie* (HECKMANN, LIAN und MINOT, HENNY und BOOM, LUISADA und FLEISCHNER u. a.). Sie beruht darauf, daß die pulsatorischen Helligkeitsschwankungen an den Rändern des Herzröntgenbildes von einer photoelektrischen Zelle aufgenommen und durch eine Verstärkerröhre auf einem Film- oder Papierstreifen kurvenmäßig übertragen werden. Die zeitliche Zuordnung der Kurvenausschläge wird durch das gleichzeitig aufgenommene Phonokardio- oder Elektrokardiogramm gewährleistet. Ein Vorzug der Elektrokymographie ist, daß der Aufnahmeschlitz bei jeder Registrierung senkrecht auf den Verlauf des Herzschattenrandes eingestellt werden kann und daß beliebig lange und detailreiche Kurven geschrieben werden können.

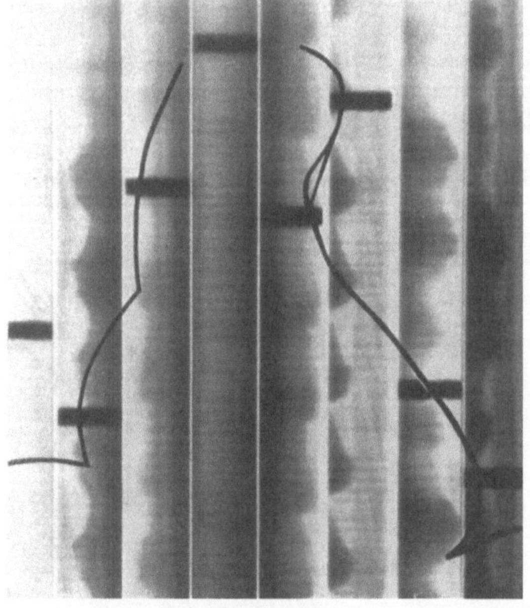

Abb. 6. Kymogramm des Herzgefäßschattens (Langkurvenschreibung mit der Mehrschlitzmethode von CIGNOLINI)

Die Ergebnisse der Röntgenkymographie und Elektrokymographie werden — soweit sie gesichert erscheinen und praktisch von Bedeutung sind — in den folgenden Kapiteln berücksichtigt.

IV. Die Angiokardiographie

Vermittels der Angiokardiographie können die Herzhöhlen und die großen intrathorakalen Gefäße röntgenologisch zur Darstellung gebracht werden. In Verbindung mit dem Elektrokardiogramm (SUSSMAN und GRISHMAN, LIND und WEGELIUS) und mit der Röntgenkinematographie nach GOTTHEINER, die durch JANKER besondere Vollkommenheit erlangt hat, gewährt die Angiokardiographie wertvolle Einblicke in die innere Dynamik des Herzens und bringt die Änderungen der Größe und Form sowie der gegenseitigen Lagebeziehung der einzelnen Herzabteilungen während der Herztätigkeit zu eindrucksvoller Darstellung (Abb. 23). Das hat für die Diagnostik pathologischer Zustände große Bedeutung erlangt.

Nachdem im Anschluß an die bekannten Selbst- und Tierversuche FORSSMANNS (1929) MONIZ, CARVALHO und LIMA (1931) sowie CASTELLANOS, PEREIRA und GARCIA (1927) die Kontrastfüllung des Herzens und der Lungengefäße am lebenden Menschen mehr oder weniger erfolgreich versucht hatten, haben ROBB und STEINBERG (1936/37) die Angiokardiographie zur diagnostischen Routinemethode ausgearbeitet. Dies wurde dadurch ermöglicht, daß Kontrastmittel zur Verfügung gestellt wurden, die trotz ihrer hohen Konzentration und trotz der verhältnismäßig großen Mengen, die in die Blutbahn eingebracht werden müssen, meist gut verträglich sind. Zu diesen gehören das 76%ige Urografin und das 70%ige Tri-Abrodil. Es ist jedoch zu betonen, daß es sich bei allen Kontrastmitteln um hochmolekulare Jodverbindungen in hypertonischer Lösung handelt, deren intravasale Injektion nicht völlig harmlos ist. Menschen mit Herzmuskelschädigung und dekompensiertem Herzen sollen von der Untersuchung ausgeschlossen werden; ebenso Individuen, die sich gegen die Kontrastmittel überempfindlich erweisen. Zur Erfassung einer Überempfindlichkeit sollen am Tage vor der Untersuchung der Intrakutantest gemacht, 2 Tropfen des betreffenden Kontrastmittels in den Konjunktivalsack instilliert und 1 bis 2 ccm intravenös injiziert werden.

Die intravenöse Injektion hat meist ein mehr oder weniger starkes und flüchtiges Hitze- und leichtes Beklemmungsgefühl mit Hustenreiz, gelegentlich auch Kopfschmerzen oder Übelkeit zur Folge. Der Blutdruck sinkt bei gleichzeitiger Vergrößerung der Druckamplitude. Oft kommt es zu Tachykardie und Rhythmusstörungen. Gelegentlich tritt eine flüchtige Urticaria auf. Alle diese Erscheinungen sind harmlos und die damit verbundenen unangenehmen und den Patienten manchmal beunruhigenden Sensationen können durch Vorbereitung mit den üblichen Beruhigungsmitteln, am besten durch leichte Allgemeinnarkose ausgeschaltet werden.

Leider kommen trotz aller Vorsichtsmaßregeln und negativem Ausfall der obenerwähnten Überempfindlichkeitsreaktionen gelegentlich immer wieder schwere und manchmal tödlich verlaufende Zwischenfälle durch Kammerflimmern, plötzlichen Herz- oder Atemstillstand und Lungenödem vor. Auch Spättodesfälle nach Stunden oder ein bis zwei Tagen wurden beobachtet. Die durchschnittliche Mortalität in den Vereinigten Staaten, Canada, Großbritannien und Schweden betrug 1953 0,38% (DOTTER und STEINBERG), doch sah WEGELIUS bei 250, VIETEN bei 500 aufeinanderfolgenden Fällen keine ernsten Komplikationen. Der Verfasser hat im Laufe der Jahre drei Todesfälle erlebt, von denen der eine ein schwerzyanotisches Kleinkind mit FALLOTscher Tetralogie betraf, das zwölf Stunden nach der Untersuchung verstarb. Die Autopsie ergab neben Gefäßanomalien im Gehirn eine schwere hypoxämische Hirnschädigung, die zweifellos den Spättodesfall des kaum länger lebensfähigen Kindes begünstigte. In den beiden anderen Fällen trat aber der Tod im unmittelbaren zeitlichen Zusammenhang mit der Untersuchung als plötzliches Ereignis ein. In dem einen Fall handelte es sich um ein 18jähriges normal entwickeltes Mädchen mit nichtzyanotischer angeborener Pulmonalstenose, bei dem unmittelbar nach Beendigung der intravenösen Injektion Herzstillstand eintrat, der nicht behoben werden konnte, obwohl sofort alle Maßnahmen, mit Ausnahme der Herzmassage, zu der man sich damals noch nicht zu entschließen wagte, getroffen wurden. Der letzte Fall betraf einen 42jährigen Mann mit pulmonalem und Systemhochdruck, bei dem die selektive Angiographie durch den in die Pulmonalis eingeführten Katheter mit 23 ccm Triurol 50% unmittelbar nach Beendigung der Injektion einen kurzen Stillstand des Herzens und der Atmung herbeiführte, der von einer Sinusbradykardie gefolgt war. 30 Minuten später kam es zum Kollaps, Lungenödem und Herzstillstand, der auch durch Herzmassage und elektrische Stimulation des Herzens nicht behoben werden konnte (SCHWEIZER). In allen drei Fällen waren die Überempfindlichkeitsteste durchgeführt worden und negativ ausgefallen.

Solche Fälle mahnen zur Zurückhaltung. Die Angiokardiographie sollte nur dann vorgenommen werden, wenn alle anderen diagnostischen Mittel keine Klärung oder eine Entscheidung über die Möglichkeit und die Indikation zur operativen Behandlung einer kongenitalen Anomalie erbringen konnten. Mitralklappenfehler geben im allgemeinen keine Indikation zur Angiokardiographie ab.

GROSSE-BROCKHOFF et al. sowie HÖFFKEN et al. haben nach STAUFFER et al. versucht, das *Kohlendioxyd* zur Kontrastdarstellung der Herzhöhlen und der großen Gefäße zu verwenden. GROSSE-BROCKHOFF et al. griffen zu dieser Methode bei einem Patienten, der sich gegen alle getesteten organischen Jodverbindungen als überempfindlich erwiesen hatte. Schädigungen konnten durch dieses Verfahren bisher nicht beobachtet werden. Gleichwohl dürfte es sich — von besonderen Fällen abgesehen — kaum einbürgern.

Die Angiokardiographie sollte grundsätzlich in leichter Allgemeinnarkose vorgenommen werden. Nur in Fällen schwerster Zyanose soll von der Narkose abgesehen werden. Auch soll die Untersuchung nur in einer Anstalt durchgeführt werden, in der nötigenfalls auch die Thorakotomie zwecks Herzmassage ausgeführt werden kann.

Antihistamine, Adrenalin und Sauerstoff müssen stets zur Hand sein. Die Menge des injizierten Kontrastmittels darf nicht zu hoch, aber auch nicht zu niedrig bemessen sein. Eine zu große Menge ist aus den oben angeführten Gründen bedenklich. Sie ist aber auch unzweckmäßig, denn es kommt ja darauf an, daß man das injizierte Kontrastmittel auf seinem Wege durch das Herz und die großen Gefäße verfolgt, um aus einer abnormen Reihenfolge der Kontrastdarstellung der einzelnen Herzabteilungen oder der Schlagadern auf abnorme Kommunikationen bzw. aus einer abnorm langen Verweildauer des Kontrastmittels in einzelnen Herzabschnitten auf Strömungshindernisse schließen zu können. Das ist leichter möglich, wenn man eine begrenzte, wenn auch nicht zu kleine Kontrastmittelmenge injiziert; eine zu große Menge kann das Herz und den Lungenkreislauf sosehr überschwemmen, daß der Einblick in die innere Dynamik des Herzens unmöglich werden kann. Große Herzen erfordern natürlich eine größere Kontrastmittelmenge als kleine. Im allgemeinen gibt man 1 bis 1,2 ccm/kg Körpergewicht.

Im allgemeinen wird die Angiokardiographie in Rückenlage des Patienten von der V. cubitalis nach Freilegung des Gefäßes und Einbindung einer möglichst weiten Kanüle vorgenommen. Letztere wird durch einen Druckschlauch von etwa 10 cm Länge mit der Spritze verbunden. Die Fixierung des Druckschlauchs mit der Kanüle und dem Spritzenkonus ist durch Bajonettverschlüsse gesichert. Es ist selbstverständlich dafür Sorge zu tragen, daß keine Luft in dem System vorhanden ist.

Es kommt alles darauf an, daß das auf Körpertemperatur erwärmte Kontrastmittel sehr rasch, d. h. innerhalb von 1 bis 2 Sek. injiziert wird, was nur möglich ist, wenn die Kanüle und der Spritzenkonus entsprechend weit sind oder eine Hochdruckspritze zur Verfügung steht. Wir verwenden eine Druckspritze, die nach Angaben von LUDIN von der Firma Praxis-Einrichtungen, Bern, hergestellt wird. Wenn die V. cubitalis bei jungen Kindern zu eng ist, muß die V. brachialis freipräpariert werden. Keinesfalls soll man sich dazu verleiten lassen, bei enger Vene durch eine enge Kanüle zu injizieren, da dies nur zu Mißerfolgen führt.

Um eine erwünschte Verdünnung des Kontrastmittels im rechten Vorhof und in der rechten Kammer zu verhindern und um mit geringeren Kontrastmittelmengen auszukommen, empfiehlt sich besonders für die Darstellung der Ausflußbahn der rechten Kammer, der Pulmonalis oder eines begrenzten Teils der Lungenstrombahn die *selektive Angiokardiographie* (CHAVEZ, CELIS und DORBECKER, WEGELIUS und LIND, JÖNSSON et al., ARVIDSSON) durch den von der V. femoralis durch die V. cava inf. bis in das rechte Herz oder in die Pulmonalis vorgeschobenen schattengebenden ÖDMAN-Katheter. Zur Erzielung einer hinreichenden Injektionsgeschwindigkeit muß dabei die Injektion durch die Druckspritze erfolgen.

Für die Kontrastdarstellung der Aorta thoracica, zur Darstellung eines persistenten Ductus arteriosus, der brachiozephalen und der Koronargefäße oder einer Isthmusstenose der Aorta ist die *Aortographie* (JÖNSSON, BRODÉN und KARNELL) angezeigt. Sie wird am besten mittels Druckspritze durch einen Gefäßkatheter vorgenommen, der perkutan durch die A. femoralis bis etwa in die Mitte der Aorta ascendens vorgeschoben wird. Für gewisse Fälle (z. B. Isthmusstenosen) empfiehlt sich die Einführung des Katheters durch die A. brachialis oder subclavia.

In letzter Zeit ist man dazu übergegangen, die Kontrastfüllung der linken Kammer und des linken Vorhofs retrograd durch den über die Aorta und durch das Aortenostium vorgeschobenen Katheter vorzunehmen. Man kann auf diese Weise einen Kammerseptumdefekt, eine infundibulare, valvuläre oder supravalvuläre Aortenstenose, ein Aneurysma des Sinus Valsalvae und eine aortopulmonale Kommunikation zur Darstellung bringen. Eine *direkte Punktion der Herzhöhlen* bzw. *der Aorta* wird durch die selektiven Kontrastfüllungen mittels des Gefäßkatheters unseres Erachtens überflüssig.

Bei jeder Kontrastfüllung muß mit den Aufnahmen unmittelbar nach Beginn der Injektion begonnen werden. Die Aufnahmefrequenz und die Gesamtdauer der Untersuchung hängt von der Besonderheit des Falles ab. Bei der FALLOTschen Tetralogie oder der Trikuspidalstenose spielt sich alles diagnostisch Entscheidende in den ersten ein bis zwei Sekunden ab und erfordert eine hohe Frequenz der Aufnahmen; im allgemeinen genügen 4 bis 6 Aufnahmen in der Sekunde. Bei anderen Anomalien, wie z. B. beim persistenten Ductus arteriosus oder bei der Isthmusstenose der Aorta liegt, die entscheidende Füllungsphase erst nach der Passage des Kontrastbluts durch den Lungenkreislauf; deshalb müssen die Aufnahmen über eine längere Zeitspanne (6 bis 8 Sek.) ausgedehnt werden. Ein Programmregler, mit dem die Aufnahmefrequenz und -dauer je nach der Blutumlaufsgeschwindigkeit und je nach der interessierenden Zirkulationsphase eingestellt werden kann, ist deshalb erforderlich.

Wenn man auch oft mit Aufnahmen in sagittaler Projektionsrichtung auskommt, so sind im allgemeinen zur angiokardiographischen Klärung simultane Aufnahmen in zwei aufeinander senkrechten Richtungen unerläßlich (CHAMBERLAIN et al., AXÉN und LIND). Die gleichzeitige Aufnahme des Elektrokardiogramms erlaubt die sichere Zuordnung des einzelnen Angiokardiogramms zur zugehörigen Phase der Herzrevolution (SUSSMAN und GRISHMAN, MORGAN, LIND und WEGELIUS, DOTTER und STEINBERG).

B. Das normale Herz

I. Das Röntgenbild des normalen Herzens in den verschiedenen Projektionsrichtungen

Um eine plastische Vorstellung von der Form des Herzens und der Größe der einzelnen Herzabteilungen zu erhalten, ist die Durchleuchtung in verschiedenem Strahlengang notwendig. F. A. HOFFMANN hat den Vorschlag gemacht, die verschiedenen Stellungen nach der Anzahl von Graden zu bezeichnen, um welche die untersuchte Person aus dem dorsoventralen Strahlengang nach rechts gedreht werden muß, um in die betreffende Stellung („Position") zu gelangen (Abb. 7). Bei der Position 90 gehen also die Röntgenstrahlen in dextro-sinistraler Richtung durch den Körper. Heute spricht man meist vom Vorder- und Hinterbild, vom Rechts- und Linksseitenbild des Herzens, je nachdem die Brust, der Rücken, die rechte oder linke Seite der untersuchten Person dem Röntgenschirm zugekehrt ist. Abgesehen von der Untersuchung im sagittalen Strahlengang (Vorderbild) ist die Durchleuchtung in den sogenannten Schrägstellungen (HOLZKNECHT) besonders aufschlußreich. Das erste oder rechte vordere Schrägbild wird bei einer Linksdrehung in die sogenannte erste oder rechte vordere Schrägstellung (Fechterstellung) gewonnen, bei welcher die Röntgenstrahlen von links-hinten nach rechts-vorne durch den Körper hindurchtreten. Das zweite oder linke vordere Schrägbild entsteht bei Rechtsdrehung in die sogenannte zweite oder linke vordere Schrägstellung (Boxerstellung), also bei einem Strahlengang von rechts-hinten nach links-vorne. Die Bilder, welche man erhält, wenn die Röntgenstrahlen von links- oder rechts-vorne nach rechts- bzw. links-hinten den Körper durchsetzen, werden als zweites hinteres bzw. erstes hinteres Schrägbild bezeichnet.

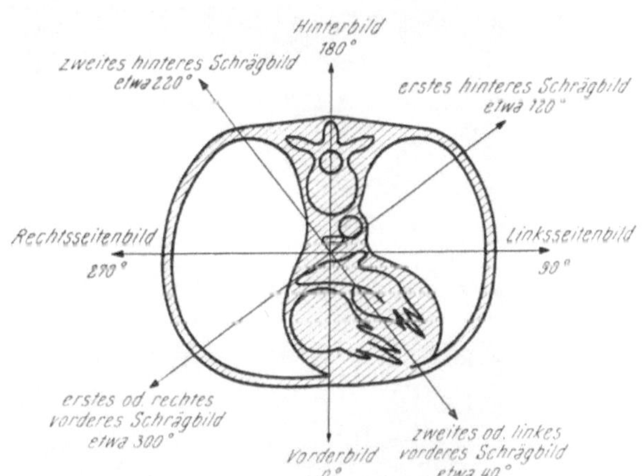

Abb. 7. Strahlengang bei den verschiedenen typischen Durchleuchtungsrichtungen

1. Das Vorderbild des Herzens bei aufrechter Körperstellung

(Abb. 8 *a* und *b*)

Jede Untersuchung beginnt mit der Durchleuchtung bei dorsoventralem Strahlengang. In dieser Durchleuchtungsrichtung stellt der sogenannte Mittelschatten eine fast homogene Schattenmasse dar, die zwischen den beiden Lungenfeldern liegt und von den Organen und Organteilen des Mediastinums, von der Wirbelsäule und dem Brustbein gebildet wird. Von diesen Teilen kann man die Trachea als helles Band in der Medianlinie oder etwas rechts davon vom Halse herabziehen sehen und bis in die Höhe der unteren Schlüsselbeinränder verfolgen. Die intrathorakale Trachea, die Bifurkation und die beiden Hauptbronchien kann man unter gewöhnlichen Durchleuchtungsbedingungen und auf Herzfernaufnahmen nur bei mageren Erwachsenen und bei Kindern erkennen. Insbesondere der rechte Hauptbronchus ist dann oft als helles, steil von medial oben zum rechten Herzgefäßwinkel absteigendes Band sichtbar. Dem rechten Tracheobronchialwinkel sieht man häufig einen spindelförmigen, etwa kürbiskerngroßen Schatten anliegen (Abb. 9), welcher der V. azygos entspricht, die von hinten her kommend am rechten Tracheobronchialwinkel

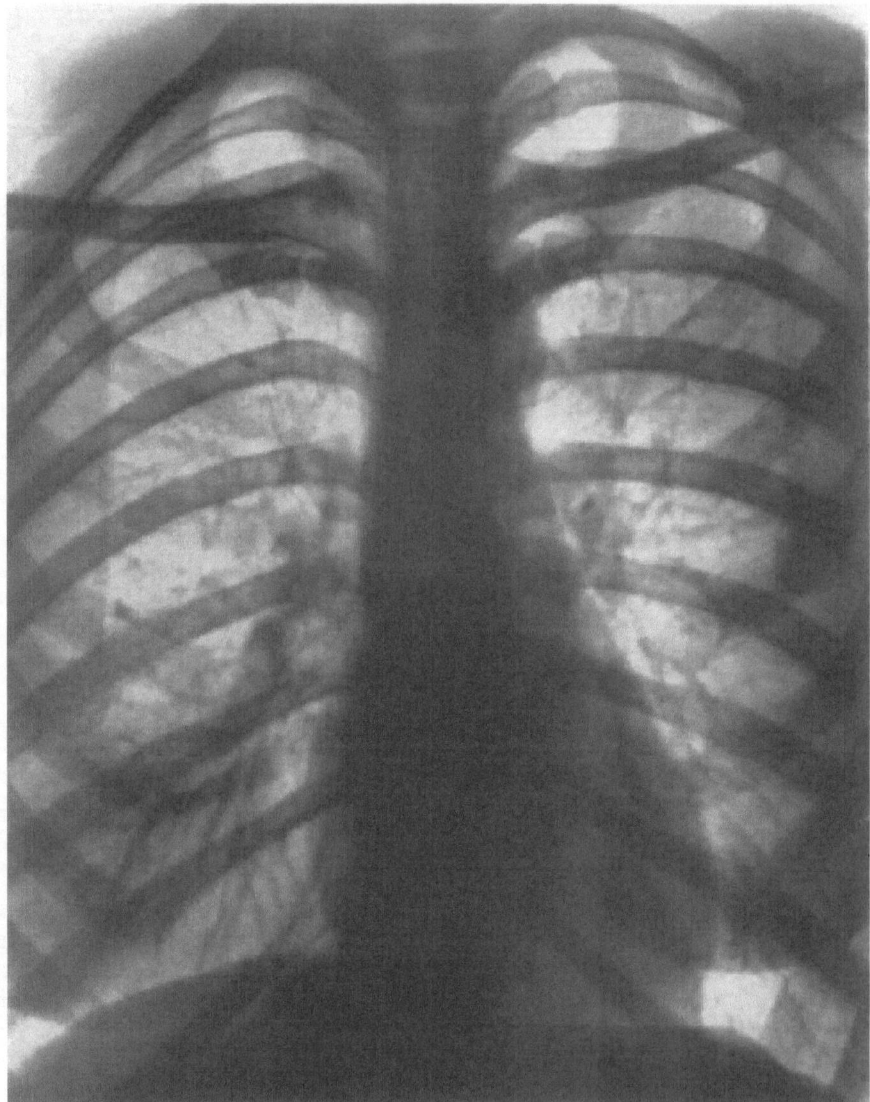

Abb. 8a. Vorderbild

vorbei der V. cava sup. zustrebt. Dieser Schatten ist besonders im Kindesalter gut sichtbar. Beim Erwachsenen wird er auf härteren Aufnahmen und auf Schichtaufnahmen im Niveau der Trachealbifurkation kaum je vermißt. Der Azygosschatten ist im Liegen größer als im aufrechten Stand und verkleinert sich beim Valsalvaschen Versuch (Swart). Nach Swart ist die Größe des Azygosschattens wesentlich vom Durchflußvolumen bestimmt. Daher kommt es beim Versagen des linken Herzens mit Lungenstauung zu seiner Vergrößerung, weil infolge des hohen Lungenvenendrucks Blut über die Bronchial- und Mediastinalvenen der V. azygos zugeführt wird. Auch beim Pfortaderhochdruck mit oder ohne Ösophagusvarizen kann es durch Umleiten von Pfortaderblut in das Azygosgebiet zur Vergrößerung des Azygosschattens kommen. Bei der Einflußstauung einer schwieligen Perikarditis kann man gelegentlich eine Vergrößerung sehen (Durieu und Lequime), die an einen Mediastinaldrüsentumor denken lassen kann (Shuford und Weens). Kranialwärts setzt sich der Azygosschatten in einen Schattenstreifen fort, welcher der

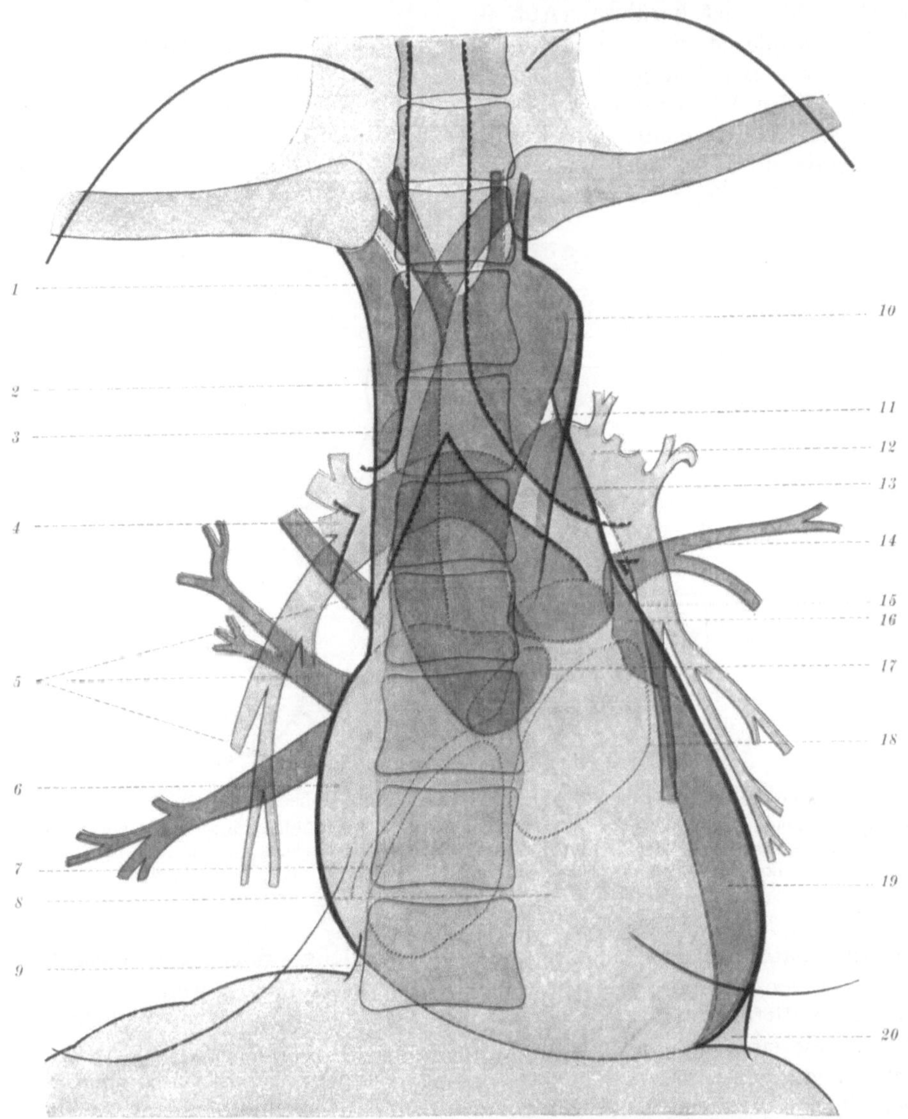

Abb. 8*b*. Anatomische Auflösung des Vorderbildes.

1 V. brachiocephalica dext.
2 V. cava sup.
3 V. azygos
4 Rechte Pulmonalarterie
5 Rechte Pulmonalvenen
6 Rechter Vorhof
7 Projektion des Trikuspidalostiums
8 Rechte Kammer
9 V. hepatica dext.
10 Aortenbogen
11 Ligamentum arteriosum
12 Linke Pulmonalarterie
13 Pulmonalisstamm
14 Linke Pulmonalvenen
15 Projektion des Pulmonalostiums
16 Linkes Herzohr
17 Projektion des Aortenostiums
18 Projektion des Mitralostiums
19 Linke Kammer
20 Fettbürzel

rechten Trachealwand anliegt und von der orthoröntgenograd verlaufenden mediastinalen Pleura erzeugt wird.

Fanconi und Wechsler beschrieben bei Kindern zwei medial-konvex gekrümmte, kraniokaudal verlaufende Schattenstreifen innerhalb des hellen Trachealbandes, die sich in der Medianlinie oft fast berühren. Sie wurden von Danelius als die Schatten der rechten und linken vertebromediastinalen Umschlagskante der Pleura erkannt, die hinter der Speiseröhre bis knapp an die Mittellinie herankommen können, da sich die beiden Pleurahöhlen hier fast berühren (Abb. 9).

Die Wirbelsäule ist in dieser Stellung fast immer als dunkles medianes Schattenband erkennbar. Ihre Beachtung ist wichtig, da sie als Orientierungsmarke dient und weil eine geringgradige Verkrümmung, die der oberflächlichen klinischen und röntgenologischen Untersuchung leicht entgeht, manche Formveränderung des Herzschattens oder ein sonst unklares oder auch irreführendes inspiratorisches Mediastinalwandern (Zdansky) aufklärt (s. S. 217f.).

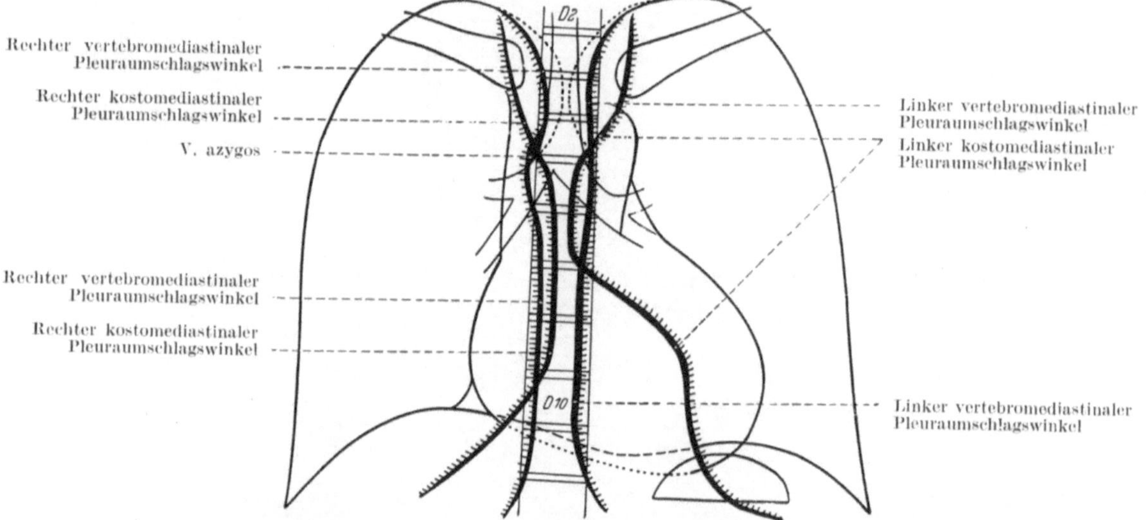

Abb. 9. Verlauf der kosto- und vertebromediastinalen Umschlagwinkel der Pleurahöhlen. In der Höhe der oberen Brustsegmente können sich beide Pleurahöhlen hinter der Speiseröhre einander so sehr nähern, daß sie nur durch eine Pleuraduplikatur voneinander getrennt sind (punktierte Linie). Im rechten Tracheobronchialwinkel liegt die V. thoracica longitudinalis dext. (azygos) eingebettet. Sie erscheint im Röntgenbild oft als kürbiskernförmiges Schattengebilde

Über die anatomischen Grundlagen der verschiedenen Bögen des Herzgefäßschattens besteht dank den angiokardiographischen Erfahrungen kein Zweifel mehr.

Der rechte Mittelschattenrand wird in der Regel von zwei konvex gekrümmten Bögen gebildet. Diese sind etwa gleich lang, jedoch überragt der untere, kräftiger gerundete und schattendichtere Bogen den rechten Wirbelsäulenrand etwa doppelt so weit wie der obere Bogen, der flacher und weniger schattendicht ist und oft fast geradlinig ansteigt. Wesentliche Abweichungen von diesen Verhältnissen der Längen und der Rechtsdistanzen der beiden Bögen weisen auf pathologische Veränderungen des Herzens oder der Gefäße hin, falls keine Thoraxdeformation und kein schrumpfender oder raumbeengender Prozeß der Lunge oder der Pleura vorliegt.

Der untere Bogen, der den rechten Herzrand darstellt, wird normalerweise im wesentlichen vom rechten Vorhof gebildet. Die Grenze zwischen dem rechten Vorhof und der rechten Kammer liegt meist knapp medial vom Phrenikokardialwinkel und ist daher nicht sichtbar. Nur bei dem durch Zwerchfelltiefstand steil und median gestellten Herzen kann die rechte Kammer im supradiaphragmalen Abschnitt des rechten Herzrandes erscheinen (Abb. 43), denn die mit dieser Lageänderung verbundene Rotation des Herzens um eine vertikale und sagittale Achse nach rechts hat zur Folge, daß die ventrale und diaphragmale Begrenzung des Herzens mehr nach rechts zu liegen kommt (G. SCHWARZ).

Der rechte Herzrand schließt mit dem rechten Zwerchfellbogen den spitzigen rechten Herzzwerchfell- oder Phrenikokardialwinkel ein. Dieser ist häufig von einem blassen, lateral-abwärts ziehenden Schatten ausgefüllt, der beim inspiratorischen Tiefertreten des Zwerchfells in größerer Ausdehnung erscheint oder auch erst zutage tritt. Es handelt sich um den Schatten der V. hepatica dext., die an ihrer Einmündung in die V. cava inf. mit ihrer oberen Begrenzung das Zwerchfellniveau oft überragt (HASSE, ELIAS und FELLER, HITZENBERGER). Dieser nicht regelmäßig vorhandene Schatten darf nicht mit den häufig vorkommenden Adhäsionen im Herzzwerchfellwinkel verwechselt werden; er ist von diesen leicht dadurch zu unterscheiden, daß unter normalen Bedingungen die medialen Teile des Zwerchfells beim Inspirium ungehindert kaudalwärts rücken, während sie zurückbleiben und sich anspannen, wenn sie durch Adhäsionen im Herzzwerchfellwinkel fixiert sind. In seltenen Fällen scheint eine ähnliche Schattenbildung durch eine Fettansammlung zwischen dem parietalen Blatt des Perikards und der mediastinalen Pleura erzeugt werden zu können (ASSMANN, HERRNHEISER, KAUTZ und PINNER).

Manchmal — besonders bei alten, abgemagerten Individuen mit tiefstehendem Zwerchfell und mediangestelltem Herzen, nicht so selten auch bei Kindern — kann man innerhalb des rechten Herzrandes einen steil lateral aufwärtssteigenden Schatten erkennen, der sich in einen horizontal oder abwärts verlaufenden Gefäßschatten innerhalb der rechten Lungenfeldbasis fortsetzt. Es handelt sich um den rechten unteren Venentrichter des linken Vorhofs, in den die entsprechenden Lungenvenen münden.

Der oberhalb des rechten Herzrandes gelegene, flach konvex gekrümmte oder auch senkrecht aufsteigende Schattenrand stellt die rechte Begrenzung des Gefäßbandes dar. Diese wird in der Regel vom rechten Rand der V. cava sup., seltener von der Aorta ascendens gebildet. Kranialwärts schließt sich an diesen Bogen ein blasser, in konkaver Richtung umbiegender Schatten an, der bis in den Schlüsselbeinschatten verfolgt werden kann und seine Entstehung dem rechten Rand der V. anonyma dextra verdankt. Die meist konvexe Begrenzung des rechten Gefäßbandrandes kommt dadurch zustande, daß die dünnwandige, wenig gespannte V. cava sup. der rechts-konvex gekrümmten, dickerwandigen, prall gefüllten Aorta ascendens eng anliegt und ihrem Verlauf folgt. Mit zunehmendem Alter häufen sich allerdings die Fälle, bei denen die Aorta infolge ihrer zunehmenden Länge und Weite die Hohlvene überragt.

Am linken Mittelschattenrand treten zwei kräftig konvex gekrümmte Bögen hervor, zwischen denen eine Exkavation, die sogenannte Herzbucht oder Herztaille liegt.

Die Herzbucht kann sehr verschieden tief sein. Dies liegt teils an individuellen Verschiedenheiten des Herzens und der großen Gefäße, teils an den wechselnden räumlichen Verhältnissen, die das Herz im Brustraum vorfindet. So kann der Zwerchfellhochstand eine Vertiefung oder ein Seichterwerden der Herzbucht zur Folge haben, je nachdem die Querlagerung oder die Stauchung des Herzens überwiegt (Abb. 40*a*, *b*); eine leichte rechtskonvexe Krümmung der Brustwirbelsäule (Abb. 171) kann durch Linksrotation des Herzens, der Zwerchfelltiefstand durch Steilstellung, der Zwerchfellhochstand durch Stauchung des Herzens ein Verstreichen der Herzbucht zur Folge haben (Abb. 40*b*, 44).

Der oberhalb der Herzbucht und knapp unterhalb des Schlüsselbeinschattens gelegene, oft stark vorspringende kleine Bogen wird als Aortenknopf bezeichnet. Er wird von dem distalen Teil des Aortenbogens gebildet, der aus der mehr schrägen Richtung des proximalen, prätrachealen Abschnitts in annähernd sagittale Richtung umbiegt und deshalb auch als „Sagittalstück“ des Aortenbogens (v. JAGIČ und KREUZFUCHS) bezeichnet wurde (Abb. 312). Sein annähernd orthoröntgenograder Verlauf bedingt die verhältnismäßig große Schattenintensität des Aortenknopfs. Der Aortenknopf entspricht also der linken Begrenzung der Aorta in der Gegend des Isthmus aortae. Das ist für die Messung des Aortendurchmessers von Bedeutung.

Vom lateralsten Punkt des Aortenknopfs zieht der normalerweise geradlinig begrenzte und mit der Wirbelsäule leicht konvergierende blasse Schatten der Aorta descendens kaudalwärts; dieser liegt oft ein gutes Stück innerhalb der Herzbucht frei und läßt sich mehr oder weniger weit in den Herzschatten hinab verfolgen.

Von der oberen Begrenzung des Aortenknopfs zieht der linke Rand des oberen Mediastinums in lateral-konkaver Richtung steil aufwärts, verschwindet meist innerhalb des sternalen Endes des Schlüsselbeines, findet aber oft im linken Spitzenfeld seine Fortsetzung durch den Schatten der A. subclavia sin. (Assmann). Besonders bei jugendlichen Individuen kann man sehen, wie dieser Schattenrand kaudalwärts in den Pulmonalisbogen (s. unten) übergeht, indem er den Aortenknopf durchkreuzt und von ihm sozusagen eine Kalotte abschneidet. Diese Linie bezeichnet den Verlauf der linken vorderen mediastinalen Pleura, die in etwa orthoröntgenograder Richtung von der linken A. subclavia zur Pulmonalarterie herabzieht und durch den nach links vorspringenden Aortenbogen eine Ausbuchtung erfährt.

Der unterste Bogen des linken Mittelschattenrandes wird als *linker Kammerbogen* bezeichnet. Er wird von jenem Teil der Vorderwand der linken Kammer gebildet, welcher der Kammerscheidewand benachbart ist und der Ausflußbahn der linken Kammer angehört. Er ist der längste und am kräftigsten gerundete Bogen im Vorderbild des Herzgefäßschattens. Er taucht bei normalem Zwerchfellstand oder bei Zwerchfellhochstand mit seinem kaudalen Ende in den Abdominalschatten ein.

Für das Verständnis pathologischer Veränderungen ist es wichtig, sich der Lagebeziehung der rechten Kammer zum linken Herzschattenrand zu erinnern. Der Sulcus longitudinalis anterior, der an der Herzvorderwand die Grenze zwischen der linken und rechten Kammer anzeigt, verläuft nahe dem linken Herzschattenrand und nur etwas steiler als dieser. In der Gegend der Herzbasis reicht die rechte Kammer bis knapp an den linken Herzrand, so daß ihre Ausflußbahn nur durch ein schmales Stück der linken Kammer und durch die kleine Kalotte des linken Herzohrs (s. unten) vom linken Herzschattenrand getrennt ist.

Knapp über dem Zwerchfell biegt der linke Kammerbogen kräftig medialwärts zur röntgenologischen Herzspitze um. Letztere projiziert sich meist in den Schatten des Abdomens.

Moritz und Dietlen meinten, daß die Abgrenzung der Herzspitze in Rückenlage regelmäßiger gelinge als in aufrechtem Stand. Demgegenüber ist zu sagen, daß die Rückenlage in dieser Hinsicht keinen Vorteil bietet, wenn auch zugegeben werden muß, daß die Herzspitze im Stehen durch eine große Gasblase des Magens teilweise weggeleuchtet werden kann. Anderseits taucht aber im Liegen das Herz noch tiefer in das Zwerchfell ein, so daß die Abgrenzung der Spitze noch schwieriger werden kann als im Stehen. Nach unserer Erfahrung ist es außer bei manchen ganz großen Herzen und bei linksseitigem Hydrothorax meistens möglich, die Herzspitze zu lokalisieren. Zur besseren Abgrenzung empfiehlt es sich, den Patienten einige tiefe Atemzüge machen zu lassen; die Herzspitze verschiebt sich dabei und unser für Bewegungsvorgänge empfindliches Auge vermag sie dann leichter wahrzunehmen.

Beim Pendelherzen (Abb. 44) liegt die Herzspitze oberhalb des Zwerchfellschattens, so daß man zwischen ihr und dem Zwerchfell hindurchsehen und selbst die diaphragmale, von der rechten Kammer gebildete Begrenzung des Herzens bis in den Wirbelsäulenschatten, manchmal bis zum rechten Herzrand verfolgen kann.

Die röntgenologische Herzspitze ist im allgemeinen stärker abgerundet als die des Leichenherzens, was darauf zurückzuführen ist, daß beim Lebenden der Spitzenraum des Herzens mit Blut gefüllt, nach dem Tode jedoch durch maximale Kontraktion und Totenstarre entleert zu sein pflegt.

Normalerweise wird die röntgenologische Herzspitze von der linken Kammer gebildet.

Der tastbare Spitzenstoß deckt sich nur in einem Drittel aller Fälle mit der röntgenologischen Herzspitze (Dietlen); meist liegt er 1 bis 2 cm kranial und medial von ihr. Man hat dies darauf zurückgeführt, daß nicht so sehr die von der Lunge überlagerte Herzspitze als die in der Anspannungszeit sich umformende Kammervorderwand (systolischer Herzbuckel) den Spitzenstoß erzeugt. Nur bei engem Brustkorb kann der Spitzenstoß lateral vom linken Herzschattenrand gelegen sein. Bei der erregten Herztätigkeit nach körperlicher Arbeit, bei psychischer Erregung oder Thyreotoxikose kann die pulsatorische Erschütterung der Brustwand auch bei normal gebautem Brustkorb weit über das Herz nach links hinausreichen (MORITZ).

Die diaphragmale Begrenzung des Herzens läßt sich bei normalem Zwerchfellstand meist nicht gegen den Abdominalschatten abgrenzen; nur bei Kindern oder mageren Erwachsenen mit Pendelherzen gelingt dies manchmal. Wenn man aber die Herzspitze mit dem rechten Herzzwerchfellwinkel durch eine flache, kaudal-konvex gekrümmte Linie verbindet, so erhält man den Verlauf der diaphragmalen Begrenzung des Herzens mit großer Annäherung (MORITZ), wovon man sich gelegentlich überzeugen kann, wenn eine Interposition des gashaltigen Dickdarms zwischen Leber und Zwerchfell oder ein Pneumoperitoneum (Abb. 10) das Centrum tendineum und damit auch die diaphragmale Begrenzung des Herzens erkennen läßt.

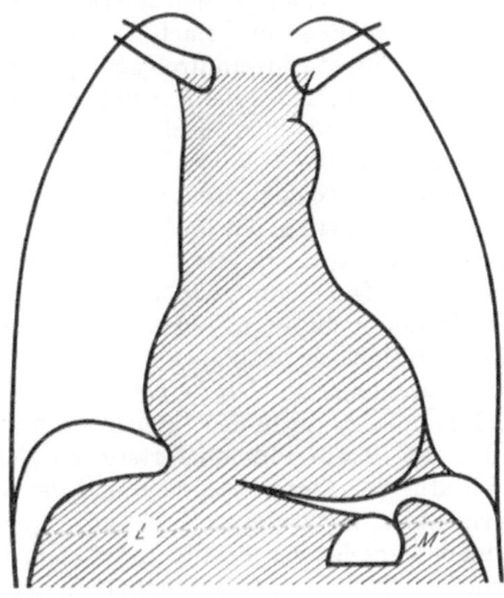

Abb. 10. Sichtbarkeit der diaphragmalen Begrenzung des Herzens bei Pneumoperitoneum. L = Leber, M = Milz

Der linke Herzzwerchfellwinkel ist — ähnlich wie der rechte — oft von einem blassen, lateral-abwärts verlaufenden Schatten ausgefüllt. Dieser Schatten kommt manchmal erst bei der Einatmung zum Vorschein und spannt sich mit dem inspiratorischen Tiefertreten des Zwerchfells an. Er ist entweder geradlinig oder leicht konkav begrenzt; bei tiefer Einatmung kann er manchmal lateral-konvexe Begrenzung annehmen (Abb. 11). Er zeigt gelegentlich Pulsationen, welche mit denen des linken Kammerbogens gleichsinnig verlaufen, aber kleiner sind als diese. Dieser Schatten wurde von G. SCHWARZ als „Fettbürzel" bezeichnet. Er entspricht einer Ansammlung von Binde- und Fettgewebe, die zwischen den auseinandertretenden Blättern des parietalen Perikards und der mediastinalen Pleura gelegen ist und meist von der vorderen Brustwand dorsalwärts bis an das sogenannte Phrenikussegel, d. h. bis an jene Falte der mediastinalen Pleura reicht, in welcher der linke N. phrenicus verläuft (LAURELL). Der Fettbürzel ist bei fettleibigen Personen häufiger und oft größer als bei mageren. Er kann zu Verwechslungen mit Adhäsionen im Herzzwerchfellwinkel Anlaß geben, von denen er allerdings leicht dadurch zu unterscheiden ist, daß das Zwerchfell bei der tiefen Einatmung durch ihn nicht in seiner Bewegung gehemmt wird. Unregelmäßige Begrenzung des Schattens sowie das Vorhandensein anderweitiger pleuraler Verwachsungen der linken Seite sprechen mit Wahrscheinlichkeit dafür, daß es sich um Adhäsionen handelt (PAPE). Der physiologische Fettbürzel kann die Abgrenzung des linken Herzrandes erschweren, so daß fehlerhafte Maße der Längs- und Querdimensionen des Herzens zustande kommen können, wenn man nicht sorgfältig bei eng gezogener Blende die stärker pulsierende, dunklere Herzspitze innerhalb des blässeren Schattens aufsucht. Schließlich kann er gelegentlich ein

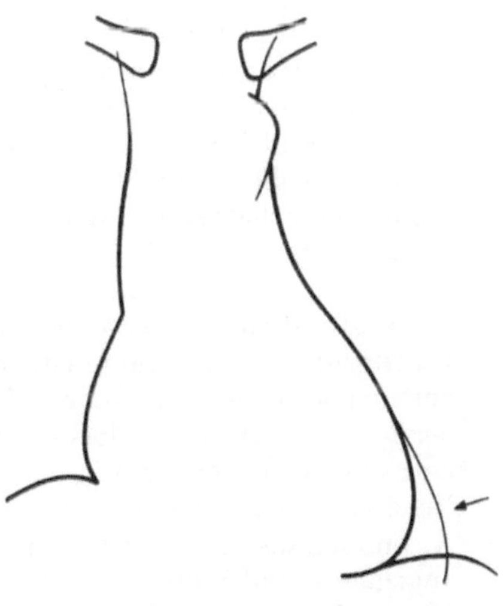
Abb. 11. Konvex begrenzter Fettbürzel. Aufnahme bei tiefer Einatmung (Filmpause)

Aneurysma der Herzspitze vortäuschen, wenn seine Begrenzung lateral-konvex gekrümmt ist, was — wie schon oben erwähnt wurde — besonders bei der tiefen Einatmung nicht selten ist (Zdansky). Auch Atelektasen im Herzzwerchfellwinkel mögen gelegentlich die Form eines Fettbürzels annehmen (Pape).

Die Herzbucht läßt sich meist in zwei Bögen auflösen. Von diesen pflegt der untere allerdings so klein und flach zu sein, daß seine Abgrenzung gegen den linken Kammerbogen oft nicht einwandfrei gelingt. Er wird vom linken Herzohr gebildet, das in individuell verschiedenem Ausmaß die linke Kammer von hinten her umgreift und am linken Herzrand eben erscheint.

Der oberhalb des linken Herzohrs anschließende Pulmonalisbogen ist länger und meist deutlich konvex gekrümmt; er ist daher gewöhnlich gut abgrenzbar. Er entspricht der linken Begrenzung des Pulmonalisstamms, der über dem Conus pulmonalis steil nach hinten-oben ansteigt, um sich unterhalb des Aortenbogens in seine beiden Hauptäste zu teilen. Die Teilungsstelle ist im Vorderbild nicht erkennbar. Die linke Pulmonalarterie bildet die unmittelbare Fortsetzung des Pulmonalisstamms, zieht zunächst noch ein kurzes Stück kranialwärts und biegt dann unterhalb des Aortenbogens, den linken Hauptbronchus an dessen vorderer und oberer Begrenzung überkreuzend, in die Tiefe und nach links zur linken Lungenwurzel. Ihr Verlauf ist im Vorderbild nicht zu erkennen. Auch die rechte Pulmonalarterie entzieht sich im Vorderbild der Nachweisbarkeit, da sie hinter der Aorta ascendens und der V. cava sup. von der Teilungsstelle in annähernd horizontaler Richtung zur rechten Lungenwurzel zieht (Abb. 23). Erst im Bereiche beider Lungenwurzeln werden die Pulmonalarterien wieder sichtbar. Assmann hat als erster erkannt, daß die zu beiden Seiten des Herzgefäßschattens liegenden *Hilusschatten* im wesentlichen den Pulmonalarterien ihre Entstehung verdanken und daß den Pulmonalvenen, den Hiluslymphknoten und dem umgebenden Bindegewebe nur untergeordnete Bedeutung zukommt. Diese Feststellung erfuhr ihre Bestätigung durch angiographische Untersuchungen der Lungengefäße am Lebenden (Egas Moniz, Lopo de Carvalho und Almeida Lima, Conte und Costa, Ravina, Robb und Steinberg). Hornykiewytsch et al. haben sich um die Systematik der arteriellen und venösen Gefäßverzweigungen in den Lungen große Verdienste erworben; ihre Untersuchungen stützen sich auf Schichtuntersuchungen der Lungen.

Entsprechend dem oben geschilderten Verlauf der beiden Pulmonalarterien liegt der linke Hilusschatten etwas höher als der rechte. Beide haben im großen und ganzen die Gestalt eines Kommas, dessen Krümmung lateral-konvex gerichtet ist; beide geben nach oben, seitlich und unten Äste ab.

Anatomisch unterscheidet man rechts und links je eine obere und untere Pulmonalvenengruppe. Die Hauptäste der oberen ziehen beiderseits *vor* den arteriellen Ästen aus den seitlichen und oberen Teilen der Lungen gegen das Herz, biegen dann unterhalb der Pulmonalarterie in dorsaler Richtung zum linken Vorhof und münden in diesen durch den oberen Venentrichter ein. Die „hirschgeweihartig" (Laubry) verzweigten oberen Venen liegen also zwischen den lateral-aufwärts ziehenden Ästen des Truncus superior der A. pulmonalis. Ihre großen Äste sind der unteren Begrenzung des Truncus intermedius angelagert und bilden mit diesem das Schattenband, das die Verbindung zwischen dem Mittelschatten und dem Hilusschatten herstellt. Die Verzweigungen der unteren Pulmonalvenengruppe liegen weiter kaudalwärts und *hinter* der Pulmonalarterie. Sie erhalten ihre Äste aus den mittleren und unteren Teilen der Lungen und ziehen in medial-ventraler Richtung zum unteren Venentrichter des linken Vorhofs. Sie sind in der rechten Lungenfeldbasis oft in Form blasser Gefäßschatten erkennbar, die der Mitte des rechten Herzrandes zustreben. Links pflegen sich die großen Venenstämme dieser Gruppe in den Herzschatten zu projizieren und sind daher im Vorderbild meist nicht sichtbar.

Die sorgfältige Beachtung der Hilusschatten und der peripheren Gefäßzeichnung der Lungen ist ein wesentlicher Bestandteil jeder Röntgenuntersuchung des Herzens, denn sie gewährt tieferen Einblick in den kleinen Kreislauf.

2. Das rechte (erste) vordere Schrägbild bei aufrechter Körperstellung
(Abb. 13 *a* und *b*)

Bei Drehung des Patienten nach links verschwinden das linke Herzohr und die linke Kammer immer mehr, während sich die der vorderen Brustwand zugekehrte rechte Kammer zunehmend an der Bildung des linken Herzschattenrandes beteiligt. Wenn die Drehung etwa 45° beträgt (Position 315), wird ein großer Teil des linken Herzschattenrandes von der rechten Kammer gebildet; nur nahe dem Zwerchfell kann ein Stück der linken Kammer sichtbar bleiben, was gelegentlich an einer seichten Kerbe erkennbar ist. Am oberen Ende des rechten Kammerbogens wölbt sich der Conus pulmonalis samt dem Anfangsteil des Pulmonalisstammes als flacher Buckel vor.

Der rechte Vorhof, der bei sagittalem Strahlengang den größten Teil des rechten Herzrandes bildete, projiziert sich nunmehr größtenteils in den Herzschatten, ist aber in den kaudalen Teilen des rechten Herzschattenrandes in Form eines flach konvexen Bogens noch randbildend. Bei zunehmender Linksdrehung verschwindet er aber immer mehr und an seine Stelle rückt von oben her die Hinterwand des linken Vorhofs. Bei einer Drehung um etwa 60° (Position 300) bildet diese schließlich mit Ausnahme eines kleinen supradiaphragmalen Stückes den der Wirbelsäule zugekehrten rechten Herzschattenrand (Abb. 12 und 13 *a* und *b*). Das eröffnet die Möglichkeit, die Größe des linken Vorhofs zu beurteilen, was als besonderer Vorteil dieser Stellung anzusehen ist.

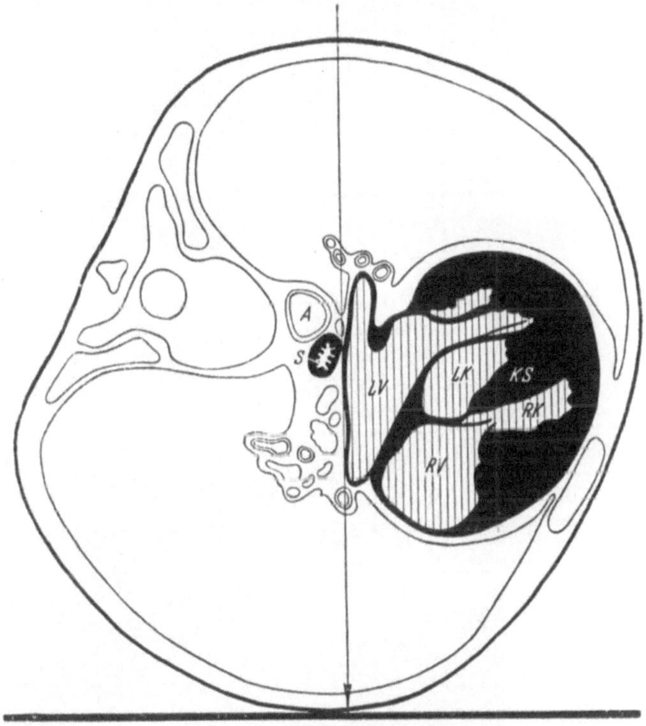

Nach rechts-oben läuft der Herzschatten in das mit der Wirbelsäule konvergierende sogenannte Gefäßband aus. Nach unten liegt er breit dem Abdominalschatten auf und ist von diesem nicht zu trennen.

Abb. 12. Bei einer Linksdrehung um etwa 60° ist auf der rechten Seite der linke Vorhof ausgedehnt randbildend. *LV* = Linker Vorhof, *LK* = Linke Kammer, *RV* = Rechter Vorhof, *RK* = Rechte Kammer, *KS* = Kammerscheidewand, *S* = Speiseröhre, *A* = Aorta descendens. (Horizontalschnitt durch den Brustkorb in der Höhe des achten Brustwirbels nach Pernkopf)

Der Schatten der Wirbelsäule ist bei dieser Linksdrehung aus dem Herzgefäßschatten nach rechts herausgerückt und man sieht nunmehr zwischen diesem und der Wirbelsäule hindurch. Die helle Fläche, welche zwischen beiden erscheint, wird als Holzknechtsches Feld oder in seinen kaudalen Teilen als retrokardiales, in seinen kranialen Teilen als retrovasales Feld bezeichnet. Dieses helle Feld wird rechts vom Schatten der Wirbelsäule, unten vom rechten Zwerchfell, links vom Herzgefäßschatten begrenzt.

Die rechte Begrenzung des Herzschattens, die — wie oben erwähnt wurde — im wesentlichen vom linken Vorhof gebildet wird, beschreibt einen flach konvex gekrümmten Bogen, der sich kaudalwärts zunehmend von der Wirbelsäule entfernt, um mit dem Zwerchfell einen spitzigen Winkel einzuschließen. Dieser Winkel wird von einem blassen, steil ansteigenden Schatten ausgefüllt, welcher der hinteren Begrenzung des supradiaphragmalen

Abschnitts der unteren Hohlvene entspricht und beim inspiratorischen Tiefertreten des Zwerchfells in größerer Ausdehnung zum Vorschein kommt.

Das HOLZKNECHTsche Feld enthält die Schatten der verschiedenen Gebilde des hinteren Mediastinums, also der Aorta descendens, der Speiseröhre und der Lymphdrüsen.

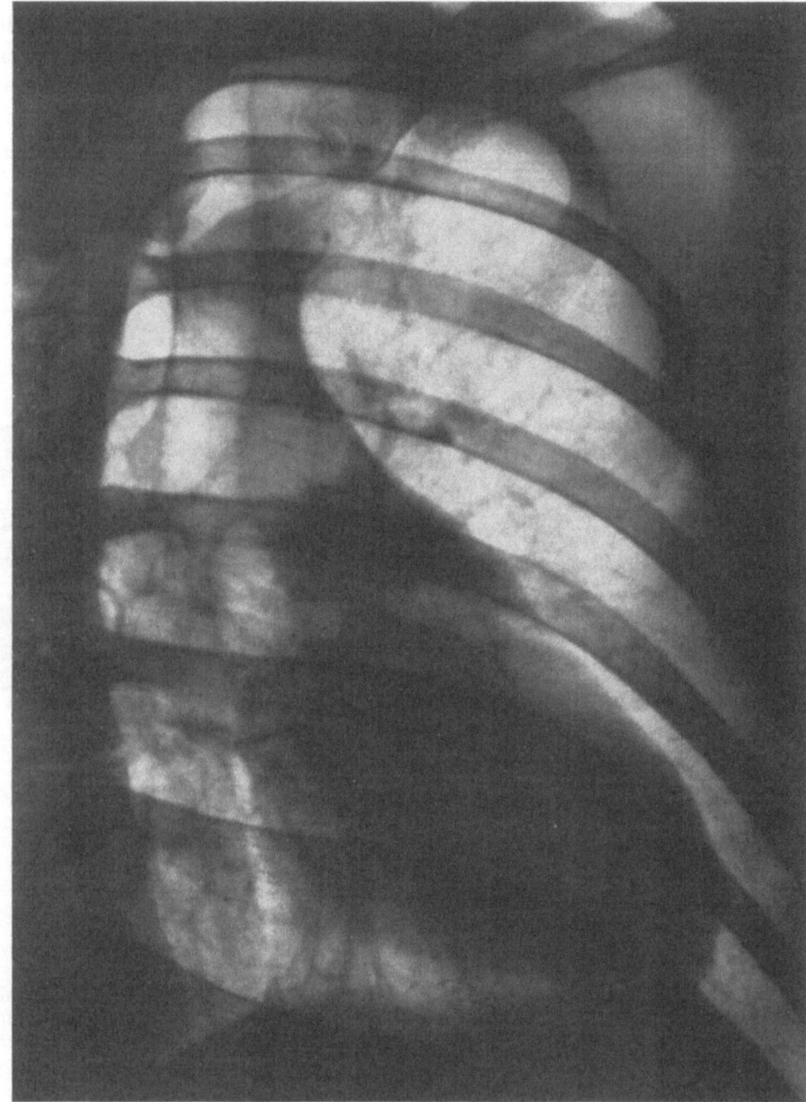

Abb. 13 *a*. Rechtes vorderes Schrägbild

Ungefähr parallel mit dem Wirbelsäulenschatten sieht man von oben das fingerbreite helle Band der Trachea in das HOLZKNECHTsche Feld hereinziehen und sich alsbald in seine beiden Äste teilen. Das helle Band des rechten Hauptbronchus bildet die fast geradlinige Fortsetzung des Trachealbandes; es geht allmählich in dem Schattengewirr der rechten Pulmonalgefäße unter. Das Band des linken Hauptbronchus zieht in linkskonkavem Bogen und ungefähr parallel mit dem linken Gefäßbandrand kaudalwärts und verschwindet schließlich in der Dunkelheit des Herzgefäßschattens; meist sieht man noch deutlich den linken Oberlappenbronchus steil nach oben abzweigen, wobei er den dunklen rundlichen Schatten des Querschnitts der linken Pulmonalarterie von unten umgreift.

In den kranialen Teil des HOLZKNECHTschen Feldes projiziert sich der Angulus des linken Schulterblatts, in die Mitte einige große Äste der rechten Pulmonalgefäße und in die kaudalen Abschnitte bei der Frau ein Teil der rechten Brust.

Alle diese Schattengebilde gestalten die Abgrenzung der Herzhinterwand und des

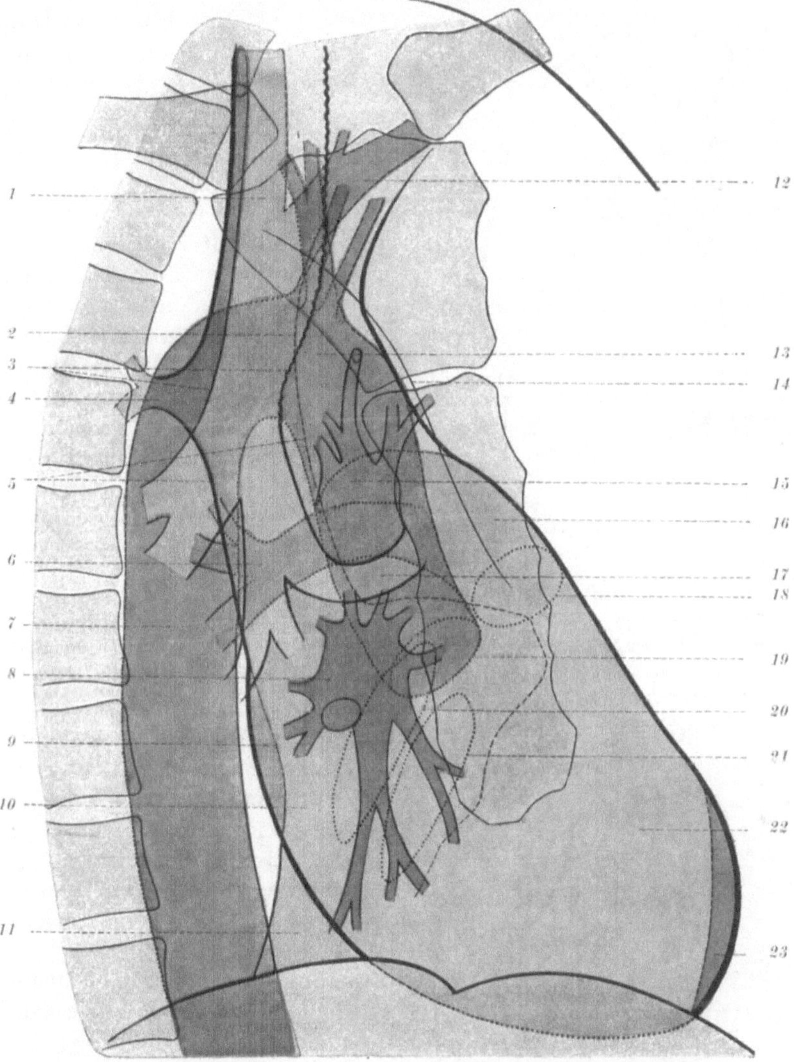

Abb. 13 *b*. Anatomische Auflösung des rechten vorderen Schrägbildes.

1 V. brachiocephalica dext.
2 Vordere Begrenzung der V. cava sup.
3 Trachea
4 V. azygos
5 V. cava sup.
6 Rechte Pulmonalarterie
7 Aorta descendens
8 Linke Pulmonalvenen
9 Linker Vorhof
10 Rechter Vorhof
11 V. cava inf.
12 V. brachiocephalica sin.
13 Aortenbogen
14 Linke mediastinale Pleura
15 Linke Pulmonalarterie
16 Pulmonalisstamm
17 Linker Oberlappenbronchus
18 Projektion des Pulmonalostiums
19 Projektion des Aortenostiums
20 Projektion des Trikuspidalostiums
21 Projektion des Mitralostiums
22 Rechte Kammer
23 Linke Kammer

Gefäßbandes gegen das hintere Mediastinum schwieriger, als man dies erwarten sollte. Besonders bei muskelkräftigen und fettleibigen Individuen ergeben sich große Schwierigkeiten. Wenn gar infolge pulmonaler Stauung die Lungen dunkel und die Hilusschatten vergrößert sind oder wenn vielleicht noch ein pleuraler Erguß vorhanden ist, dann ist eine Abgrenzung der Herzhinterwand zunächst unmöglich.

Glücklicherweise besitzen wir aber drei Mittel, die eine Lokalisation der Herzhinterwand selbst in den ungünstigsten Fällen ermöglichen. Diese drei Mittel sind:

1. Der Friksche Handgriff,
2. die tiefe Einatmung und
3. die Kontrastfüllung der Speiseröhre.

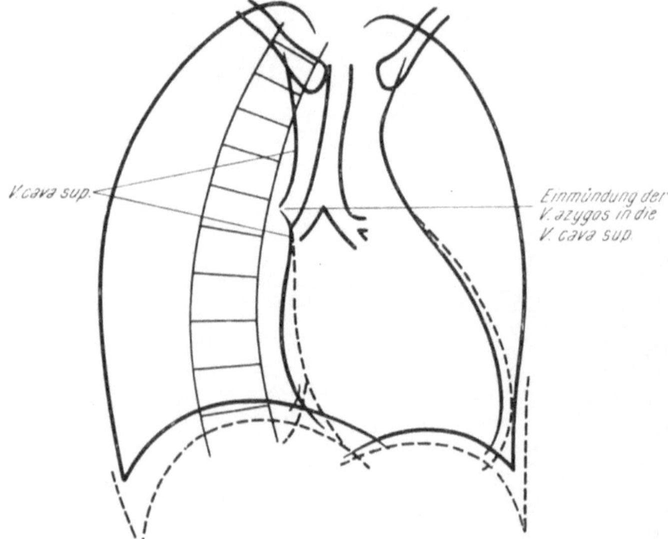

Abb. 14. Verbreiterung und Verlängerung des retrokardialen Feldes bei tiefer Einatmung. ——— Mittlere Atmung, – – – – Tiefe Einatmung

Ad 1. Der Friksche Handgriff entfernt den oft störenden Schatten des linken Schulterblatts aus dem kranialen Abschnitt des Holzknechtschen Feldes. Man läßt zu diesem Zweck den Patienten die linke Hand auf den Hinterkopf legen oder man faßt seinen linken Vorderarm, zieht ihn vor und hebt ihn unter rechtwinkeliger Abbeugung im Ellbogengelenk derart empor, daß der Oberarm im Schultergelenk etwa bis zur Horizontalen abduziert und gleichzeitig einwärts rotiert ist. Bei dieser Bewegung sieht man den Schatten des Schulterblatts aus dem Holzknechtschen Feld nach links bis über das Gefäßband hinaus in das linke Lungenfeld wandern.

Ad 2. Wichtiger als der Friksche Handgriff ist die tiefe Einatmung. Das dabei erfolgende Tiefertreten des Zwerchfells führt zur Verlängerung, die inspiratorische Hebung des Herzens mit der vorderen Brustwand zur Vertiefung des hinteren Mediastinums; die Ausdehnung des Holzknechtschen Feldes nimmt also der Länge und Breite nach zu (Abb. 14). Da sich die Lungen gleichzeitig mit Luft füllen und da sich das hintere Mediastinum weiter ausspannt, kommt es gleichzeitig zu einer derartigen Aufhellung des Holzknechtschen Feldes, daß die Abgrenzung der Herzhinterwand selbst in ungünstigen Fällen gelingt.

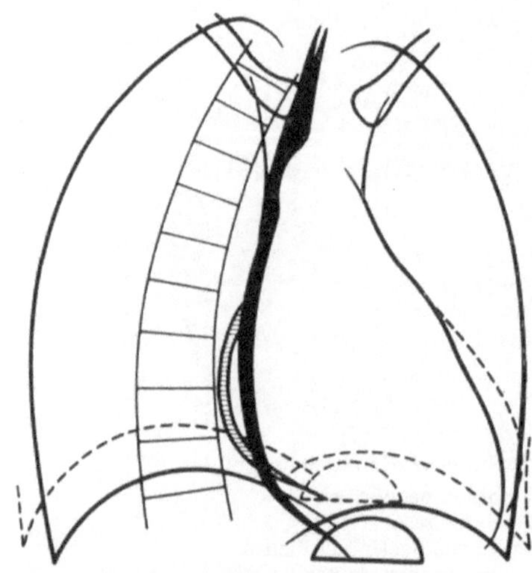

Abb. 15. Umschriebene Verlagerung der Speiseröhre nach hinten bei Hochdrängung des Herzens durch Zwerchfellhochstand (– – – –). Streckung der Herzhinterwand und Verschwinden der Ausbiegung der Speiseröhre bei tiefer Einatmung (———)

Ad 3. Ergeben sich auch dann noch Schwierigkeiten, dann wird die Lage der Herzhinterwand am besten indirekt durch Kontrastfüllung der Speiseröhre mit Bariumpaste (Abb. 15) bestimmt (G. Schwarz, Assmann, Gäbert). Die Möglichkeit, durch dieses Vorgehen die Lage der Herzhinterwand festzustellen, beruht auf der engen topographische Beziehung zwischen ihr und der Speiseröhre. Letztere liegt nämlich nur im oberen thorakalen Abschnitt knapp vor der Wirbelsäule; unterhalb der Bifurkation entfernt sie sich von ihr in ventraler Richtung, indem sich die Aorta descendens von links her kommend zwischen beide einschiebt. Dadurch nähert sie sich mehr und mehr der Herzhinterwand, bis sie schließlich dieser auf einer Strecke von 2 bis 4 cm unmittelbar anliegt. Demgemäß sieht man die kontrastgefüllte Speiseröhre geradlinig oder leicht ventralkonkav gekrümmt hinter dem Herzen kaudalwärts ziehen. Manchmal erkennt man an ihr eine flache Eindellung (CONRADS) und zumeist auch mitgeteilte systolisch dorsalwärts gerichtete Pulsationen, die durch die enge Anlagerung an die Herzhinterwand erzeugt werden. Wenn letztere in verstärktem Maße in das hintere Mediastinum auslädt, wie dies bei Vergrößerung des linken Vorhofs der Fall ist, dann läßt sich eine dorsalwärts gerichtete Verlagerung der kontrastgefüllten Speiseröhre feststellen (ASSMANN, GÄBERT), worüber später noch ausführlich zu sprechen sein wird (s. S. 113). Hier soll nur darauf aufmerksam gemacht werden, daß auch eine Hochdrängung des Herzens durch Zwerchfellhochstand zu einer verstärkten Ausbauchung der Herzhinterwand und damit zu einer umschriebenen Verlagerung der Speiseröhre nach hinten führen kann (Abb. 15). Diese Dorsalverlagerung läßt sich jedoch zum Verschwinden bringen, wenn es gelingt, durch tiefe Einatmung den Zwerchfellhochstand zu beseitigen; man beobachtet dann, wie mit der inspiratorischen Streckung der Herzhinterwand auch die Speiseröhre gestreckten Verlauf annimmt.

Vom Herzschatten zieht das $1\frac{1}{2}$ Finger breite Gefäßband in einer mit dem Wirbelsäulenschatten konvergierenden Richtung aufwärts. Seine Abgrenzung wird durch die Anwendung des FRIKschen Handgriffs erleichtert. An der Bildung des Gefäßbandes beteiligen sich die Aorta ascendens, die A. pulmonalis und die V. cava sup. Die Aorta descendens nimmt an der Bildung des Gefäßbandes in dieser Stellung nicht teil, da sie sich bei einer Drehung um etwa 60° nach rechts hin projiziert, und zwar mit ihrem dorsalen Teil in die Wirbelsäule, mit ihrem ventralen in das HOLZKNECHTsche Feld. In diesem ist sie besonders bei tiefer Einatmung als blasser, den Wirbelsäulenschatten nach links überragender Schatten sichtbar (FRIK). Eine Deckung von Aorta ascendens und descendens kommt also bei einer derartigen Drehung nicht zustande.

Der Aortenbogen ist bei einer Linksdrehung um etwa 60° normalerweise nur bis zum hellen Trachealband (s. unten) abgrenzbar, da er durch dieses fortgeleuchtet wird, sofern die Aorta nicht pathologisch verbreitert oder in ihrer Wandung verdichtet ist.

Nahe dem Fußpunkt des Gefäßbandes, knapp oberhalb der Herzbasis, erkennt man einen rundlichen oder ovalen Schattenfleck, der dem Querschnitt der linken Pulmonalarterie an ihrer Umbiegungsstelle zum Hilus entspricht. Sie wird an ihrer unteren Begrenzung von dem hellen Band des linken Hauptbronchus umgriffen.

Unterhalb des Pulmonalisquerschnitts sieht man innerhalb des Herzschattens ein oder zwei dichte Schattenflecken, von denen Ausläufer nach allen Seiten abgehen. Es handelt sich um die linken Pulmonalvenen und ihre Verzweigungen.

Die linke Begrenzung des Gefäßbandes verläuft oberhalb des flachen Buckels des Conus und der A. pulmonalis ein kurzes Stück steil nach rechts und aufwärts, um dann in links-konkaver Richtung nach oben-außen umzubiegen. Nur dieses kurze, annähernd geradlinig begrenzte oder leicht links-konvex gekrümmte Stück wird von der Vorderwand der Aorta, das kranial anschließende konkave Stück jedoch von den linken brachiozephalen Gefäßen gebildet. In manchen Fällen wird die Gefäßbandvorderwand von einer dünnen, scharf begrenzten Schattenlinie überbrückt, die von jenem Teil der linken mediastinalen Pleura gebildet wird, der in orthoröntgenograder Richtung dem linken kostomediastinalen Sinus zustrebt (ZDANSKY). Da in diesem Bereich zwischen den großen Gefäßen und dem Perikard einerseits und der mediastinalen Pleura anderseits größere oder geringere Mengen von Fett eingelagert sind, kann man zwischen dem strichförmigen Schatten der orthoröntgenograd verlaufenden Pleura und dem Mediastinalschatten hindurchsehen. Das Vorhandensein dieses Pleuraschattens und die Breite der hellen Fläche, die er mit dem Gefäßband einschließt, hängt natürlich vom Verlauf der Pleura und von der Menge des mediastinalen Fettgewebes ab; darum ist der strichförmige Schattenzug oft überhaupt nicht oder nur bei einem ganz bestimmten Strahlengang zu sehen. Bei Verschwartung der Pleura mediastinalis kann er beträchtlich verdickt sein.

Die rechte, dem HOLZKNECHTschen Feld zugekehrte Begrenzung des Gefäßbandes ist wesentlich schwerer abgrenzbar als die linke. Sie wird unten von der V. cava sup.

und oben von der nach rechts ausbiegenden V. brachiocephalica (anonyma) dext. gebildet. Auf Aufnahmen erkennt man meist eine Unterteilung dieser Begrenzung in zwei flachkonkave Bögen, die knapp oberhalb der Bifurkation aneinanderstoßen (Abb. 13*a* und *b*). An dieser Stelle sieht man einen nach rechts gerichteten kurzen, zipfeligen Fortsatz, der die Einmündungsstelle der V. azygos in die V. cava sup. bezeichnet (FRIK).

Bei geringerer Drehung überragt der Schatten der oberen Hohlvene und der V. brachiocephalica dext. das helle Trachealband nach rechts, bei stärkerer Drehung hingegen projiziert er sich in das Trachealband. Auf jeden Fall erfährt aber das Gefäßband durch die Helligkeit der Trachea und des anschließenden linken Hauptbronchus eine Längsteilung in einen rechten schmäleren, helleren und einen linken breiteren, dunkleren Teil (FRIK). Die aufhellende Wirkung des Trachealbandes kann dabei so stark sein, daß es oft schwer ist, die hintere Grenze des Gefäßbandes zu erkennen. Auf guten Aufnahmen ist dies aber zumeist möglich, wenn man nach der Vorschrift von FRIK das oberste Ende des rechten Gefäßbandrandes, das von der V. brachiocephalica (anonyma) dext. gebildet wird, in der Höhe des rechten Schlüsselbeins als Leitlinie aufsucht und nach unten weiterverfolgt.

Aus den obigen Ausführungen geht hervor, daß der von der Wirbelsäule abgewendete, dunklere Teil des Gefäßbandes nicht als Aortenschatten zu betrachten ist, sondern als jener Teil des Gefäßbandes, der durch die Trachea und den linken Hauptbronchus keine Aufhellung erfahren hat. Die rechte hintere Begrenzung der Aorta ascendens ist überhaupt nicht erkennbar, wenn nicht eine pathologische Dilatation oder Wandverdichtung vorliegt. Es besteht also keine Gewähr dafür, daß der schattendichte Teil des Gefäßbandes der Aorta ascendens entspricht. Eine wirklich exakte Messung des Ascendensdurchmessers ist in rechter vorderer Schrägstellung bei keinem Drehungswinkel möglich (s. S. 369).

3. Das linke (zweite) vordere Schrägbild bei aufrechter Körperstellung

(Abb. 17*a* und *b*)

Die linke vordere Schrägstellung (Boxerstellung) gewährt Aufschlüsse über die Größe beider Kammern und Vorhöfe sowie über den Verlauf der Aorta thoracica. Es waren vor allem amerikanische Autoren (O'KANE, ANDREW und WARREN, NEMET und SCHWEDEL, FRAY), die darauf hinwiesen, daß es durch entsprechende Rechtsdrehung des Patienten gelinge, die Kammerscheidewand derart in die Strahlenrichtung zu bekommen (Abb. 16), daß die beiden Herzhälften etwa symmetrisch nach links und rechts ausladen und in ihrer Größe verglichen werden können.

Die Kammerscheidewand selbst bleibt freilich unsichtbar, und wir haben auch keine Gewähr dafür, daß sie bei einem bestimmten Drehungswinkel auch wirklich genau in der Strahlenrichtung verläuft. Der Winkel, den sie mit der Frontalebene einschließt, ist nämlich von Fall zu Fall verschieden. Er wechselt mit der Lage des Herzens im Brustraum und mit der Größe der beiden Herzkammern; eine Querlagerung des Herzens durch Zwerchfellhochstand hat eine Linksdrehung, eine Steilstellung durch Zwerchfelltiefstand eine Rechtsdrehung des Herzens und damit auch der Kammerscheidewand im Gefolge. ASSMANN hat zuerst auf eine Linksdrehung des Herzens bei Hypertrophie der rechten Kammer aufmerksam gemacht (s. S. 100). E. KIRCH und seinen Mitarbeitern ist es später gelungen, die Drehung des Herzens durch Veränderung seiner Abteilungen genauer zu analysieren. Sie fanden, daß die Erweiterung der Ausflußbahn der rechten Kammer zu einer Linksdrehung des Herzens führt, während die Erweiterung ihrer Einflußbahn dieser Drehung entgegenwirkt und sie geradezu rückgängig machen kann. Im Tierversuch hat DÖRING analoge Verhältnisse für die linke Kammer nachweisen können, nämlich eine Rechtsdrehung des Herzens bei Erweiterung der Ausflußbahn, die durch Übergreifen der Erweiterung auf die Einflußbahn eine Verringerung oder völlige Aufhebung erfährt. Alle diese teils intra-, teils extrakardialen Bedingungen vermögen also den Winkel, den die Kammerscheidewand mit der Frontalebene einschließt, in verschiedener Weise zu verändern, und wir haben keine röntgenologische Möglichkeit, die Verlaufsrichtung der Kammerscheidewand genau zu bestimmen. Dies ist schon deshalb nicht möglich, weil die Kammerscheidewand nicht in einer Ebene verläuft, sondern mehr oder weniger gekrümmt ist.

Im allgemeinen kann man aber mit hinreichender Annäherung annehmen, daß bei einer Rechtsdrehung um etwa 45° die Kammerscheidewand ungefähr in der Strahlenrichtung liegt. Darüber wird bei der Besprechung der pathologischen Veränderungen der einzelnen Herzabteilungen noch ausführlich zu handeln sein.

Bei der Untersuchung in linker vorderer Schrägstellung empfiehlt es sich, den Patienten zunächst um etwa 45° nach rechts zu drehen (Position 45) (Abb. 17*a* und *b*). Dabei kommt am rechten Herzschattenrand die rechte Kammer, die bei sagittalem Strahlengang entweder überhaupt nicht oder höchstens knapp oberhalb des Herzzwerchfellwinkels randbildend war, über dem Zwerchfell zunehmend zum Vorschein, während sich der rechte Vorhof nur mehr in den kranialen Teilen mit seinem Herzohr an der Bildung des rechten Herzschattenrandes beteiligt. Die Grenze zwischen dem rechten Vorhof und der Kammer ist manchmal als seichte Kerbe erkennbar; manchmal kommt sie erst während der tiefen Einatmung zum Vorschein, wenn sich der Vorhof infolge des inspiratorisch verstärkten Blutzuflusses stärker rundet. Die Konturen des rechten Herzohrs und der rechten Kammer vereinigen sich meist zu einem flachkonvex gekrümmten, steil zum Zwerchfell abfallenden Bogen. Dieser projiziert sich bei Frauen in den linken Mammaschatten, was seine Abgrenzung erschweren kann.

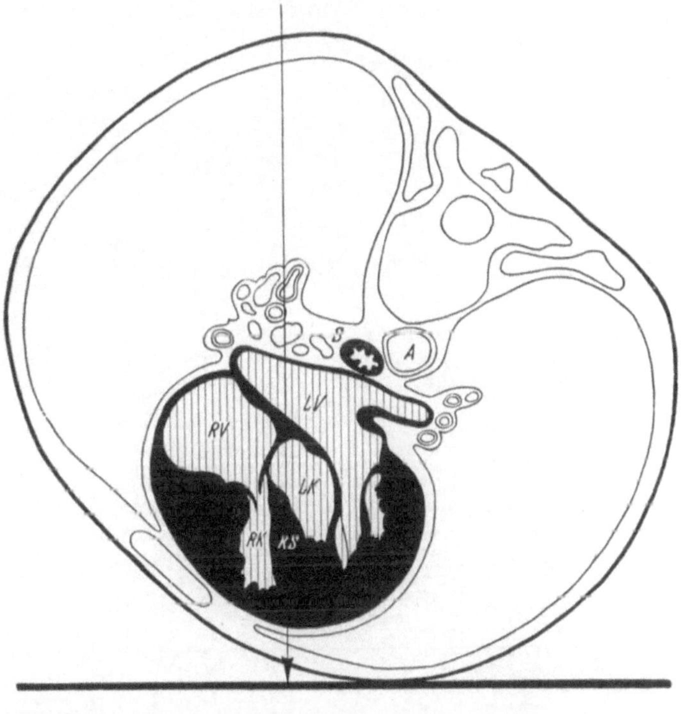

Abb. 16. Bei einer Rechtsdrehung um etwa 40° verläuft die Kammerscheidewand ungefähr in der Strahlenrichtung, so daß beide Herzhälften etwa symmetrisch nach links und rechts ausladen. Das linke Herz projiziert sich in dieser Stellung zum Teil in die Wirbelsäule. *LV* = Linker Vorhof, *LK* = Linke Kammer, *RV* = Rechter Vorhof, *RK* = Rechte Kammer, *KS* = Kammerscheidewand, *S* = Speiseröhre, *A* = Aorta descendens. (Horizontalschnitt durch den Brustkorb in der Höhe des achten Brustwirbels nach PERNKOPF)

Am linken Herzschattenrand wird der linke Vorhof von oben her zunehmend randbildend, bis er schließlich bei einer Rechtsdrehung um etwa 45° ungefähr die obere Hälfte des Herzrandes einnimmt, während die untere von der linken Kammer gebildet wird. Die Vorhofkammergrenze ist gelegentlich durch eine leichte Kerbe eben angedeutet. Der Bogen des linken Herzschattenrandes kommt unterhalb der im HOLZKNECHTschen Feld sichtbaren Bifurkation aus dem Schattengewirr der Pulmonalgefäße zum Vorschein, zieht dann in links-konvexer Krümmung ziemlich steil kaudalwärts, um oberhalb des linken Zwerchfells kräftig nach rechts umzubiegen. Sein unteres Ende schließt mit dem Zwerchfell einen spitzigen Winkel ein, dessen Scheitel normalerweise einige Zentimeter rechts von der Senkrechten liegt, die man durch sein oberes Ende gefällt denken kann.

Der linke Herzschattenrand ist wesentlich stärker gerundet als der rechte. Beide

Ränder streben kaudalwärts einander zu, bevor sie in dem Abdominalschatten untertauchen. Bei tiefer Einatmung wird mit dem Tiefertreten des Zwerchfells die Schattenbrücke zwischen dem Herz- und Abdominalschatten immer schmäler. Bei ptotischen Individuen kann sich dabei der Herzschatten sogar völlig aus dem Abdominalschatten

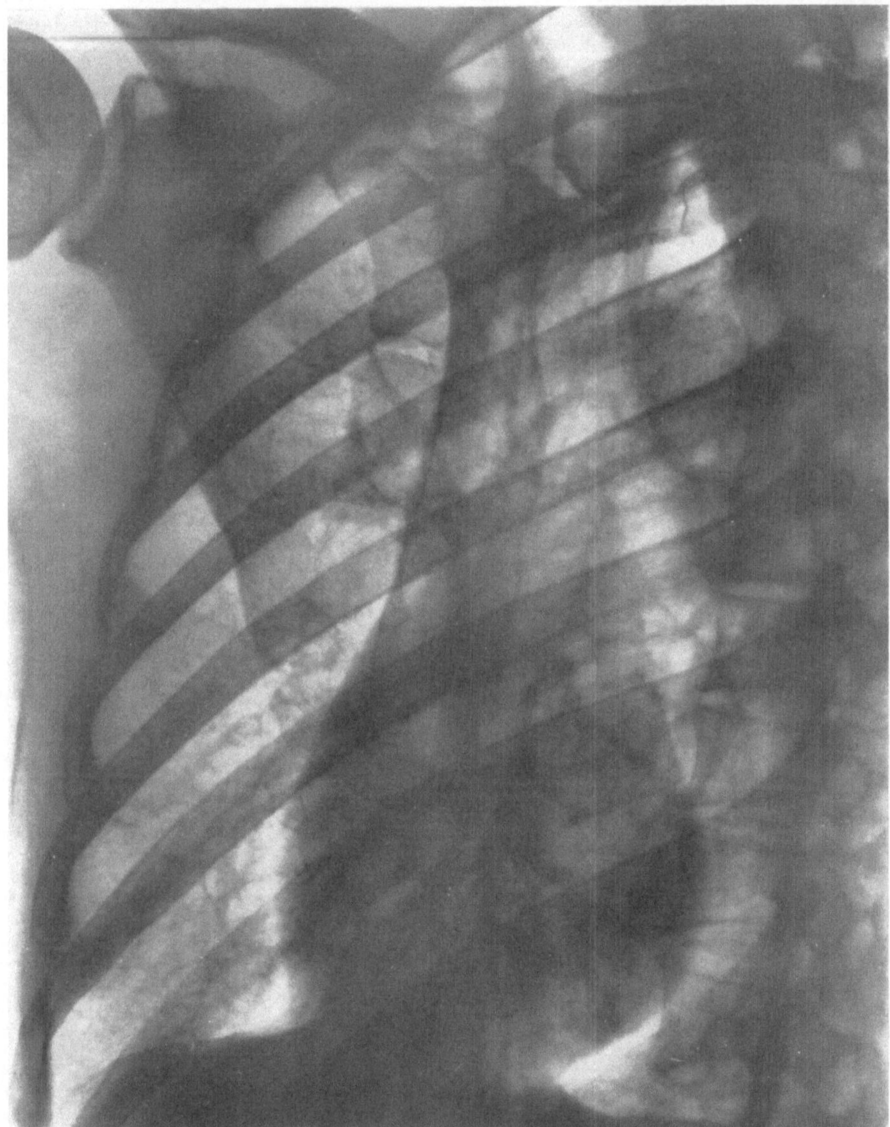

Abb. 17a. Linkes vorderes Schrägbild

herausheben, und man sieht dann, wie sich die beiden Herzschattenränder zu einer eiförmigen Rundung schließen (Abb. 18). Die einzige Verbindung zwischen dem Herz- und Abdominalschatten kann dann das etwa daumenbreite Schattenband der V. cava inf. bilden. Etwa an dem abgerundeten unteren Pol des Herzschattens oder etwas links davon ist die Grenze zwischen der linken und rechten Kammer im Bereich der Herzspitze anzunehmen. Die Lage der Herzspitze ist auch in jenen Fällen, wo der Herzschatten mehr oder weniger tief in den Abdominalschatten eintaucht, mit hinreichender Genauigkeit dadurch zu bestimmen, daß man den Verlauf der beiden Herzschattenränder verlängert und geschlossen denkt.

Das Herz erscheint in dieser Stellung je nach seinem Neigungswinkel naturgemäß mehr oder weniger stark verkürzt. Bei Querlagerung des Herzens durch Zwerchfell-

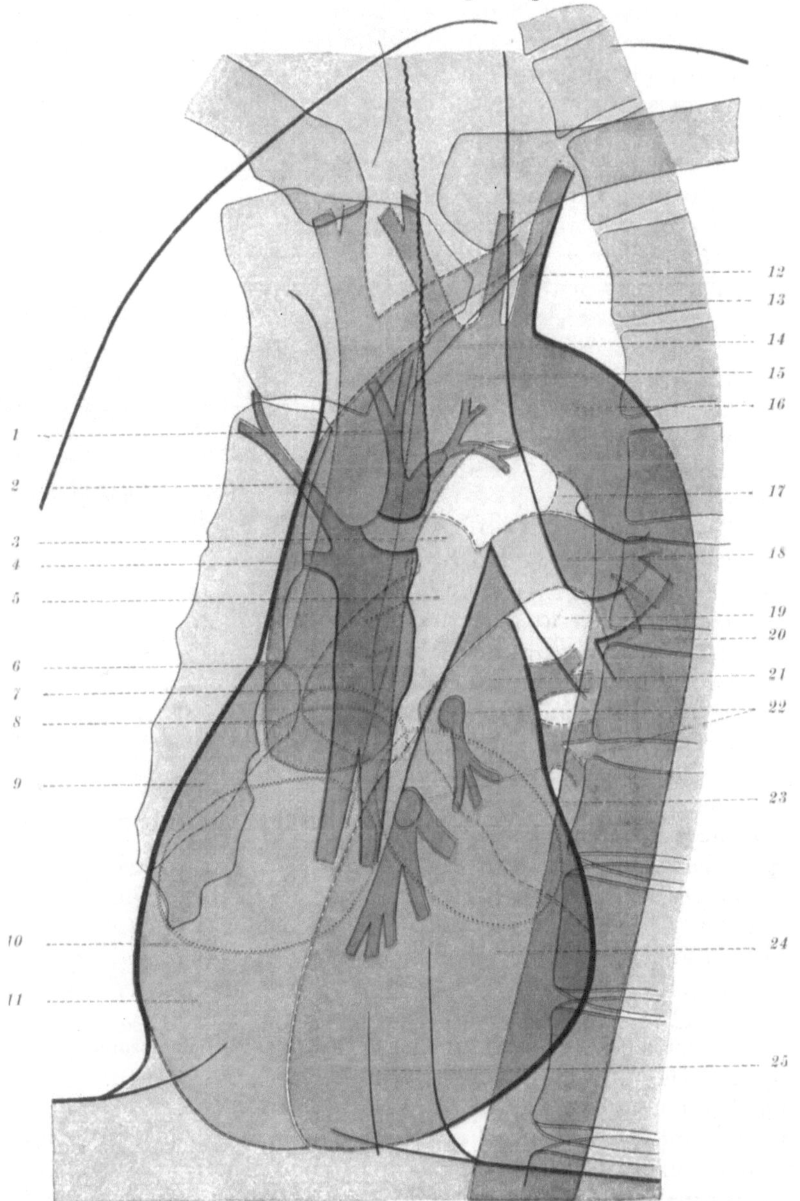

Abb. 17b. Anatomische Auflösung des linken vorderen Schrägbildes.

1 Hinterwand der V. cava sup.
2 Vorderwand der V. cava sup.
3 Rechte Pulmonalarterie
4 Vorderwand der Aorta ascendens
5 Rechter Bronchus
6 Rechter Hilus
7 Projektion des Pulmonalostiums
8 Projektion des Aortenostiums
9 Rechter Vorhof
10 Projektion des Trikuspidalostiums
11 Rechte Kammer
12 A. subclavia sin.
13 Aortendreieck
14 Orthoröntgenograder Übergang der linken kostalen in die mediastinale Pleura
15 Trachea
16 Aortenbogen
17 Ligamentum arteriosum
18 Linke Pulmonalarterie
19 Linker Bronchus
20 Aorta descendens
21 Linker Vorhof
22 Rechte Pulmonalvene
23 Projektion des Mitralostiums
24 Linke Kammer
25 Hinterwand der V. cava inf.

hochstand nimmt der Herzschatten rundliche Form an, bei Steilstellung des Herzens durch Zwerchfelltiefstand zeigt er ovale oder birnförmige Gestalt.

Der Schatten der Wirbelsäule ist bei dieser Drehung aus dem Herzgefäßschatten nach links herausgerückt, jedoch projiziert sich der linke Herzschattenrand mit einer flachen Kalotte in die Wirbelsäule, so daß das retrokardiale Feld in zwei Teile zerfällt: In ein größeres Feld in der Höhe der Bifurkation und in ein kleines helles Dreieck oberhalb des Zwerchfells. Nur bei kleinen, median gestellten Herzen oder bei tiefster Einatmung kann man überall zwischen dem Herz- und Wirbelsäulenschatten hindurchsehen.

Bei zunehmender Rechtsdrehung des Patienten rückt der Herzgefäßschatten aus der Wirbelsäule heraus; das retrokardiale Feld wird immer breiter. Bei einer Drehung um etwa 60° und darüber wird der linke Vorhof oberhalb der Kammer breit randbildend. Man sieht jetzt in seinem Bereich oft auffallend große, schleudernde, systolisch dorsalwärts gerichtete Pulsationen, die kaudalwärts allmählich in die kräftigen, ruhigen, systolisch ventralwärts gerichteten Pulsationen der Kammer übergehen, mit diesen also im wesentlichen alternieren. Diese schleudernden Pulsationen in den kranialen Teilen des linken Herzschattenrandes gehören dem linken Vorhof an und werden durch die brüske, mit der Anspannungszeit beginnende Füllung des Vorhofs erzeugt (Zdansky und Ellinger).

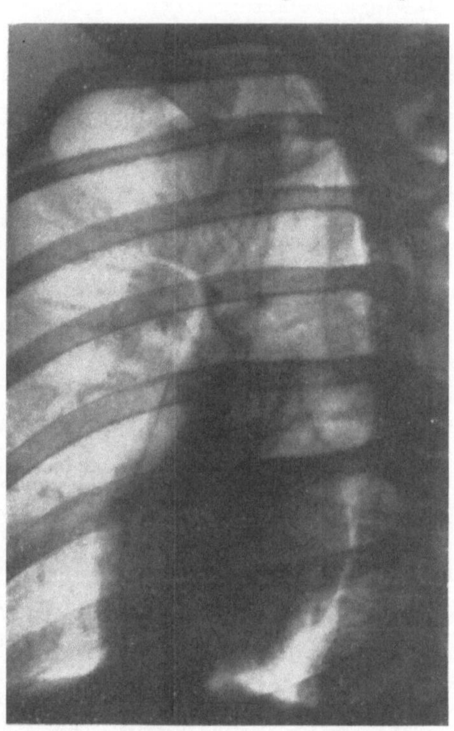

Abb. 18*a*. Linke vordere Schrägstellung. Rechtsdrehung um 40°

Der spitzige Winkel, den der linke Herzschattenrand mit dem Zwerchfell einschließt, wird durch einen, zwei oder auch drei aufsteigende Schatten ausgefüllt, die sich mehr oder weniger tief in den Herzschatten hinauf verfolgen lassen (Abb. 18*a* und *b*). Ihre Lage und Zahl wechseln individuell und sind je nach dem Drehungswinkel und dem Zwerchfellstand verschieden. Im einzelnen ist die anatomische Grundlage dieser Schatten nicht immer mit Sicherheit zu ermitteln. Bei schlanken Individuen mit tiefstehendem Zwerchfell und bei tiefer Einatmung gehört der am weitesten rechts gelegene Schattenzug zweifellos der Hinterwand der V. cava inf. an (Abb. 19*a* und *b*, 20*a* und *b*), wovon man sich in Fällen von Pneumoperitoneum überzeugen kann. Man kann den Schatten gelegentlich durch den Herzschatten hoch hinauf gegen das Gefäßband verfolgen, womit man eine gute Vorstellung vom Verlauf der Cavaachse gewinnt. Bei normalem Zwerchfellstand ist die Cavahinterwand jedoch in dieser Stellung nicht sichtbar. Die anatomische Grundlage des Schattens bzw. der beiden Schatten, die dann im Herzzwerchfellwinkel sichtbar sind, ist nicht sicher. Vermutlich spielen Umschlagsfalten der mediastinalen Pleura, vielleicht auch das linke Lig. pulmonale eine Rolle.

Auch in dem Winkel zwischen dem rechten Herzschattenrand und dem Zwerchfell findet sich meist ein in das Herz ziehender Schattenzug. Dieser entspricht in manchen Fällen, bei denen man infolge von Zwerchfelltiefstand zwischen dem Herzen und dem Zwerchfell hindurchsehen kann, zweifellos der rechten vorderen Begrenzung der V. cava inf. Wenn aber der Herzschatten mehr oder weniger tief in den Abdominalschatten eintaucht — wie dies zumeist der Fall ist —, dann wird der erwähnte Schattenzug durch die Umschlagstelle der diaphragmalen in die mediastinale Pleura erzeugt. Dieser Schatten läßt sich oft hoch hinauf in den Herzschatten verfolgen und trennt dann vom Herzschatten eine schmale ventrale Kalotte geringerer Schattenintensität ab (Abb. 18*a* und *b*). Diese helle ventrale Zone wird durch die aufhellende Wirkung der rechten Lunge erzeugt, die sich zwischen das Herz und die rechte vordere Brustwand in den rechten kostomediastinalen Winkel einschiebt. Kranialwärts kann der Schattenrand unmittelbar in die rechte Begrenzung des Gefäßbandes übergehen oder auch knapp innerhalb des rechten Gefäßbandrandes aufwärtsziehen. Oft aber setzt er sich in einem strichförmigen Schattenzug fort, der den leicht rechts-konkav gekrümmten rechten Gefäßbandrand als Sehne überbrückt (Zdansky). Dieser Schattenzug entspricht dem orthoröntgenograd getroffenen Teil der rechten ventralen mediastinalen Pleura. Sein Verlauf hängt von der verschiedenen Ausbildung des rechten kostomediastinalen Winkels ab und wechselt selbstverständlich auch mit dem Drehungswinkel. In der Höhe, wo das Manubrium und Corpus sterni aneinandergrenzen, kann der Schattenstreifen seine Fortsetzung in einer S-förmig geschwungenen Linie finden, die nach links-oben durch das helle Trachealband bis in die Gegend des sternalen Endes des linken Schlüsselbeins zu verfolgen ist (Abb. 20*a* und *b*).

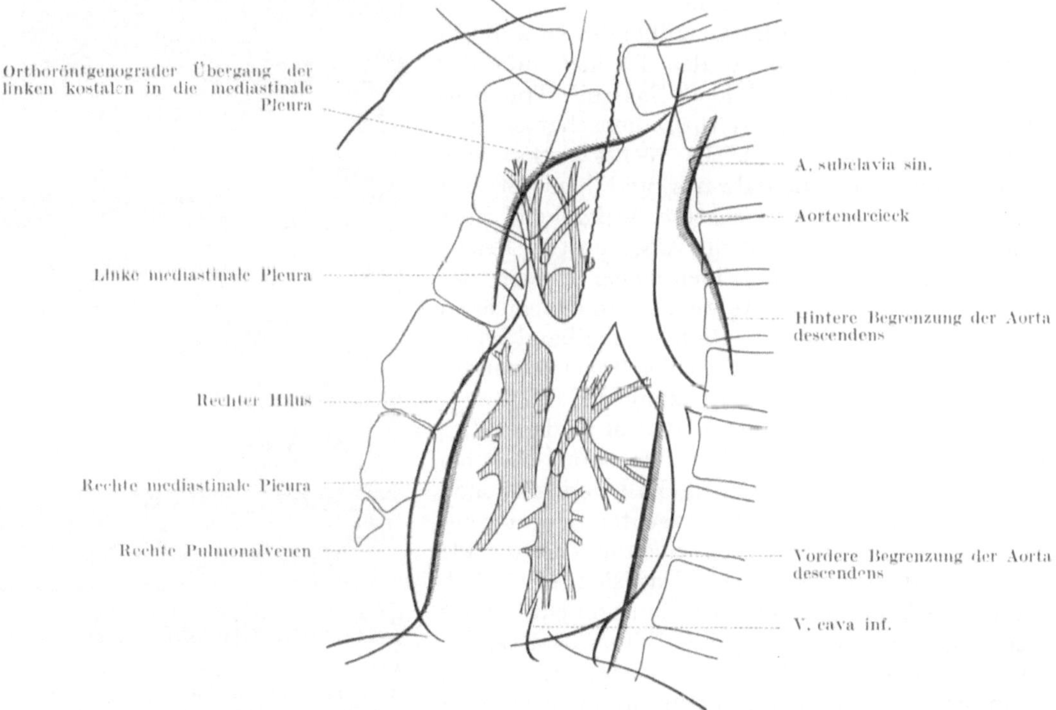

Abb. 18*b*. Linke vordere Schrägstellung. Rechtsdrehung um 40°

In dieser Linie haben wir den orthoröntgenograd getroffenen, von der vorderen Brustwand zurücktretenden Übergang der linken kostalen in die mediastinale Pleura zu erblicken. Daß diese Linie die unmittelbare Fortsetzung des Schattens der rechten ventralen, mediastinalen Pleura zu bilden scheint, rührt daher, daß die beiden Pleurasäcke im Bereich der sogenannten vorderen schwachen Stelle (Brauer) hinter dem Corpus sterni ganz nahe aneinanderrücken, um hinter dem Manubrium sterni nach beiden Seiten auseinanderzutreten.

Die beschriebenen Pleuraschatten zeigen natürlich von Fall zu Fall große Verschiedenheiten, da die Ausdehnung der beiden Pleurahöhlen und der Verlauf der kostomediastinalen Umschlagskanten schon anlagemäßig sehr variabel sind und durch erworbene Veränderungen der Pleura und der Lungen noch kompliziert werden können. In hohem Maße ist die Darstellbarkeit der verschiedenen Pleuraschatten von der Projektionsrichtung abhängig (Abb. 18, 19, 20). Es ist daher nur natürlich, daß man im einzelnen Fall bei einem bestimmten Strahlengang nur einen Teil der beschriebenen Schatten sieht.

Aus dem Herzschatten zieht das dunkle Gefäßband steil kranialwärts (Abb. 17*a* und *b*). Es setzt sich im wesentlichen aus der Aorta ascendens, der V. cava sup. und dem rechten Ast der Pulmonalarterie zusammen. Seine Begrenzung und Breite wechseln sehr mit dem Grade der Drehung (Abb. 18 bis 20). Schon eine geringe Drehung aus dem dorso-ventralen Strahlengang nach rechts genügt, um die V. cava sup. hinter der Aorta zum Verschwinden zu bringen (L. REICH). Die rechte Begrenzung des Gefäßbandes wird dann in dem unmittelbar oberhalb des rechten Herzschattenrandes gelegenen Teil von der aufsteigenden Aorta gebildet und verläuft steil und geradlinig oder leicht rechtskonvex gekrümmt, in mit dem Wirbelsäulenschatten konvergierender Richtung aufwärts. Weiter kranialwärts biegt dann der rechte Gefäßbandrand in rechts-konkaver Richtung durch den Schatten des Brustbeines gegen das sternale Ende des rechten Schlüsselbeins; diesem Teil liegt die V. anonyma zugrunde.

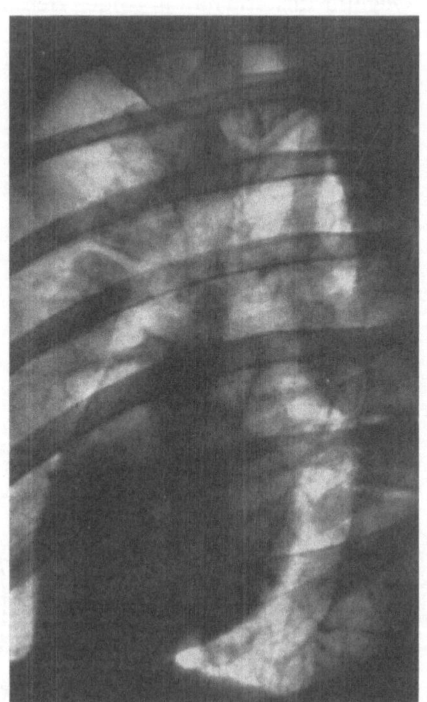

Abb. 19*a*. Linke vordere Schrägstellung. Rechtsdrehung um 50°. (Die Breite des Gefäßbandes entspricht in dieser Stellung der Aorta ascendens)

Die linke Begrenzung des Gefäßbandes wird durch das fingerbreite helle Band der Trachea und des rechten Hauptbronchus gebildet. Das helle Trachealband zieht rechts vom Wirbelsäulenschatten annähernd senkrecht oder leicht rechts-konkav gekrümmt vom Hals kaudalwärts und leuchtet auf seinem Wege alle Gefäßschatten weitgehend fort (s. unten). Etwa in der Höhe des fünften Brustwirbels teilt es sich in die beiden hellen Bänder der Hauptbronchien. Die Bifurkation ist in den meisten Fällen gut sichtbar. Das rechte Bronchialband bildet die fast geradlinige Fortsetzung des Trachealbandes und die eigentliche linke Begrenzung des Gefäßbandes; es läßt sich mehr oder weniger tief in den Herzschatten hinein verfolgen. Manchmal kann man bei einem bestimmten, von Fall zu Fall verschiedenen Strahlengang das helle Band des rechten Oberlappenbronchus nach rechts-oben abzweigen und das dunkle Gefäßband durchsetzen sehen. Das sich allmählich verjüngende Band des rechten Stammbronchus endet einige Zentimeter unterhalb der Bifurkation spitzwinklig innerhalb des Herzgefäßschattens (Abb. 18). Knapp ventral vom rechten Stammbronchus erkennt man innerhalb des Herzschattens einen dichteren Schattenkern, der sich allseits verzweigt; er entspricht der rechten Pulmonalarterie und ihren Ästen. Kaudal davon ist ein zweites Schattenzentrum, von dem Ausläufer nach allen Richtungen abgehen; dieses verdankt seine Entstehung den rechten Lungenvenen, die sich zu den Venentrichtern vereinigen. Die Abgrenzung der Aorta ascendens nach hinten ist in dieser Höhe normalerweise nicht möglich. Nur wenn die Aorta erweitert und daher abnorm schattendicht ist, oder wenn sie sichtbare Wandverkalkungen aufweist, ist sie auch nach hinten abzugrenzen und ihr Durchmesser festzustellen.

Wesentlich günstiger liegen die Bedingungen für die Messung des oberen Anteils der Aorta ascendens in der Höhe der Bifurkation. Zwar verändert sich auch in dieser Höhe die Breite des Gefäßbandes mit dem Grad der Rechtsdrehung in hohem Maße (Abb. 18 bis 20). Je geringer die Rechtsdrehung ist, um so schmäler wird das Gefäßband, da ein immer größer werdender Teil durch das helle Trachealband fortgeleuchtet wird; bei zunehmender Rechtsdrehung hingegen nimmt die Breite des Gefäßbandes zu, da die Ascendens fortschreitend aus dem Trachealband nach rechts herausrückt, um schließlich aus ihr völlig herauszutreten. Es ist also klar, daß die Breite des Gefäßbandes an dieser

Stelle nur dann dem Durchmesser des Aortenohrs entsprechen kann, wenn sich sein Schatten mit dem hellen Band der Trachea eben berührt. Dies ist nur bei einem bestimmten, individuell verschiedenen Drehungswinkel der Fall, der jedesmal erst aufgesucht werden muß. Am besten geht man so vor, daß man den Patienten aus der Grundstellung langsam nach rechts dreht, bis das Gefäßband in der Höhe des Tracheobronchialwinkels oder knapp unter ihm beiderseits von parallelen Rändern begrenzt ist (Abb. 19*b*) und sich scharf gegen das helle Trachealband abzeichnet. Damit ist jene Stellung gefunden, bei der sich das Schattenband der Ascendens und das helle Band des rechten Hauptbronchus nicht mehr partiell ineinander, sondern gerade so aneinander projizieren, daß sie sich eben berühren.

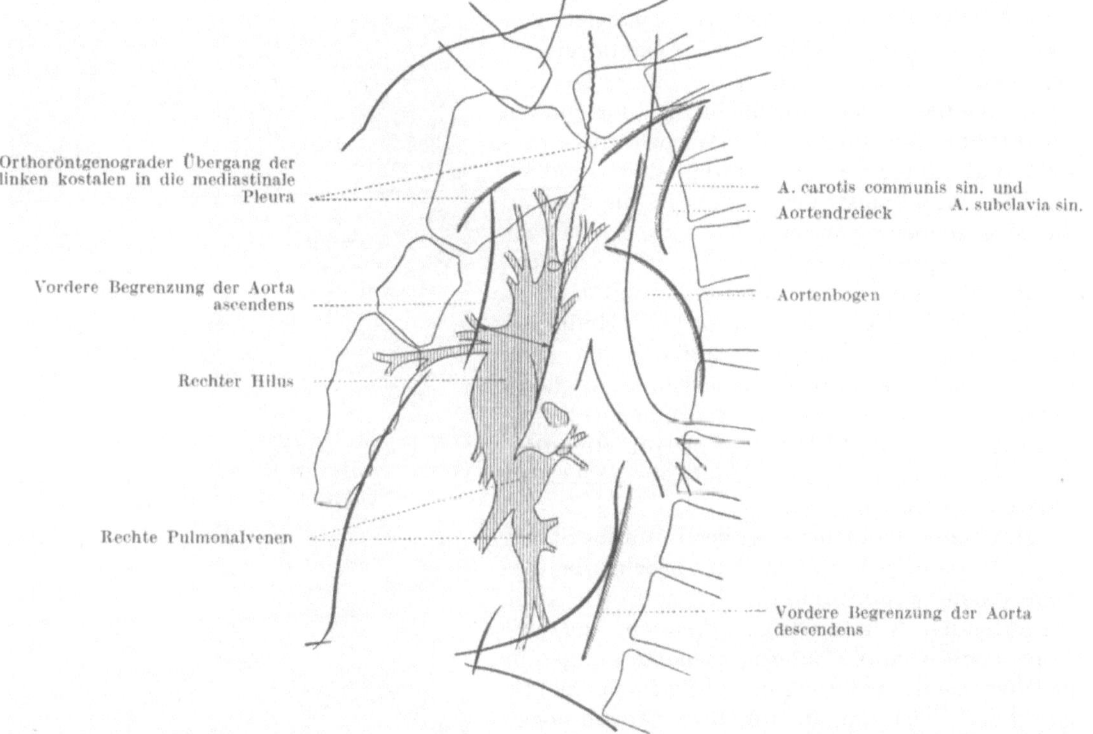

Abb. 19*b*. Linke vordere Schrägstellung. Rechtsdrehung um 50°. (Die Breite des Gefäßbandes entspricht in dieser Stellung der Aorta ascendens)

Es darf nicht verschwiegen werden, daß auch die Abgrenzung dieses obersten Abschnittes der Aorta ascendens bei stärkerer Entwicklung der Muskulatur oder des Fettpolsters, beim Vorhandensein einer Lungenstauung, pleuraler Schwarten oder pulmonaler Verdichtungen auf unüberwindliche Schwierigkeiten stoßen kann und daß bei mageren Individuen und Emphysematikern die große Helligkeit der Lungen Teile der Aorta fortleuchtet, so daß ihre einwandfreie Abgrenzung unmöglich wird. Aber selbst unter sonst völlig normalen Bedingungen ist die Abgrenzung nur wenig verläßlich, was verständlich ist, wenn man bedenkt, daß die Abgrenzung der Ascendens gegen den rechten Hauptbronchus nicht auf deren nachbarschaftlichen Beziehungen beruht, sondern den projektivischen Zufälligkeiten der Summation und Subtraktion verschiedener Schattenintensitäten unterworfen ist. Dazu kommt, daß die rechte Begrenzung des Gefäßbandes in dieser Höhe oft nicht mehr der Ascendensvorderwand, sondern der A. anonyma entspricht, was man daran erkennen kann, daß der Schattenrand nicht mehr der Ascendenshinterwand parallel verläuft, sondern in rechtskonkaver Richtung gegen das sternale Ende des rechten Schlüsselbeins hinanzieht.

Der proximale Abschnitt und der Scheitel des Aortenbogens sind nicht einwandfrei abgrenzbar, da ersterer mit den halswärts ziehenden brachiozephalen Gefäßen der rechten Seite eine Schattenmasse bildet, während letzterer von dem durchkreuzenden hellen Trachealband derart fortgeleuchtet wird, daß man nur gelegentlich seine obere Begrenzung als blassen, kranial-konvex gekrümmten Schatten erkennen kann. Mit größerer Regelmäßigkeit ist erst die obere Begrenzung des distalen Bogenabschnittes jenseits des Trachealbandes abgrenzbar. Er schließt ein helles Dreieck nach unten ab, dessen linke Seite von Wirbelsäulenschatten und dessen rechte Seite von einem steil von links-oben zum Aortenbogen absteigenden, flach links-konkav gekrümmten Schattenrand gebildet wird. Letzterer entspricht der sogenannten Subclaviafalte an der linken mediastinalen Pleura, in der die A. subclavia sin. verläuft. Dieses Dreieck, das je nach dem Drehungswinkel verschieden breit ist, wurde von PARKINSON und BEDFORD als „Aortendreieck" bezeichnet (Abb. 18 bis 20). Es entspricht jener mediastinalen Ausbuchtung der linken Pleurahöhle, die sich vor der Wirbelsäule einerseits und hinter den brachiozephalen Gefäßen, der Luft- und Speiseröhre anderseits bis nahe an die Medianebene vorwölbt (Abb. 9), so daß sie mit der entsprechenden Ausbuchtung der rechten Pleurahöhle fast zur Berührung kommt (DANELIUS). Die in die Augen springende Helligkeit des beschriebenen Dreiecks erklärt sich eben daraus, daß das hintere Mediastinum in dieser Stelle nur eine durch wenig Bindegewebe getrennte Pleuraduplikatur, gleichsam ein „dorsales Mesenterium" des Ösophagus (PRATJE), darstellt (s. S. 16).

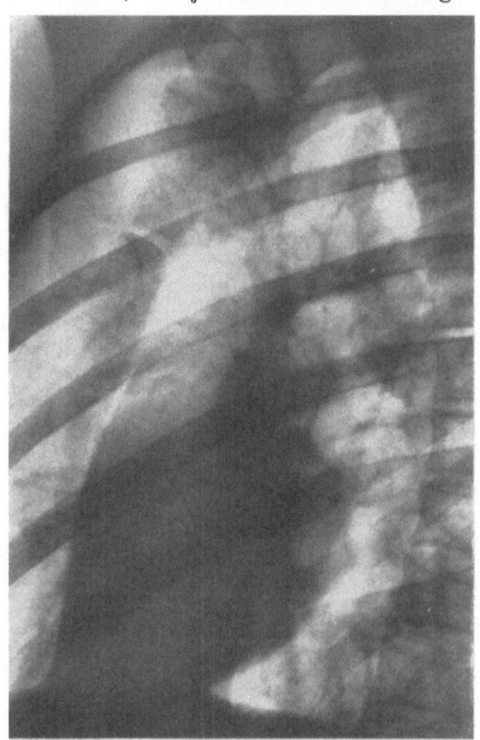

Abb. 20a. Linke vordere Schrägstellung. Rechtsdrehung um 60°

Manchmal kann man bei bestimmtem Strahlengang innerhalb des hellen Trachealbandes noch einen zweiten in kranio-kaudaler Richtung verlaufenden Schattenrand erkennen, der mit dem obenerwähnten Subclaviaschatten ungefähr parallel zieht, jedoch mit einer flach rechtskonkaven Krümmung auf dem Aortenbogen fußt. Er bezeichnet den Verlauf der A. carotis communis sinistra (Abb. 19, 20).

Die eben erwähnten Schattenkonturen der beiden letzten Äste des Aortenbogens schließen ein etwa kleinfingerbreites, dunkleres, bikonkav begrenztes Band ein, das in den Schatten des Aortenbogens übergeht.

Auf manchen Aufnahmen erkennt man schließlich einen Schattenzug, der unterhalb des linken Schlüsselbeins beginnt, in rechts-absteigender Richtung das Trachealband durchquert und zum linken Rand des Manubriums sterni zieht (Abb. 20). Dieser Schattenzug dürfte der sogenannten Mammariafalte der mediastinalen Pleura entsprechen, in der die linken Vasa mammaria verlaufen (ZDANSKY).

Der Innenrand des Aortenbogens ist nicht abgrenzbar, sofern das Aortenrohr nicht pathologisch erweitert oder in seiner Wandung verdichtet ist. Daher ist auch eine Messung des Aortendurchmessers in diesem Bereiche normalerweise nicht möglich. Es gelingt dies nur, wenn die Aorta erweitert oder verkalkt ist.

Die Aorta descendens ist in individuell verschiedenem Ausmaß und in beträchtlicher Abhängigkeit vom Drehungswinkel mehr oder weniger gut abgrenzbar. Wenn man von Jugendlichen absieht, ist sie mit großer Regelmäßigkeit in größerer oder geringerer Ausdehnung zu erkennen, soweit sie sich in die Wirbelsäule projiziert. Durch Schattensummation kommt ein flach linkskonvex gekrümmter Schatten zustande, dessen freier Rand der dorsalen Begrenzung der Descendens entspricht (Abb. 18, 20). Ihre ventrale Begrenzung ist als blasser Schatten innerhalb des HOLZKNECHTschen Feldes oft zu erkennen (Abb. 18, 19). Wenn die einander gegenüberliegenden Teile der Aortenvorder- und -hinterwand abgrenzbar sind, dann besteht die Möglichkeit, den Durchmesser der Descendens zu bestimmen; dies ist jedoch bei normaler Aorta nur selten der Fall.

Wie aus den Ausführungen hervorgeht, sind also im linken vorderen Schrägbild von der Aortenschlinge die Ascendensvorderwand, die obere Begrenzung des distalen Bogenabschnitts und Teile der Descendenshinterwand mit großer Regelmäßigkeit erkennbar. Der Innenrand der Aortenschlinge hingegen ist normalerweise höchstens in der Höhe des rechten Tracheobronchialwinkels und manchmal im Bereich der Descendens abgrenzbar.

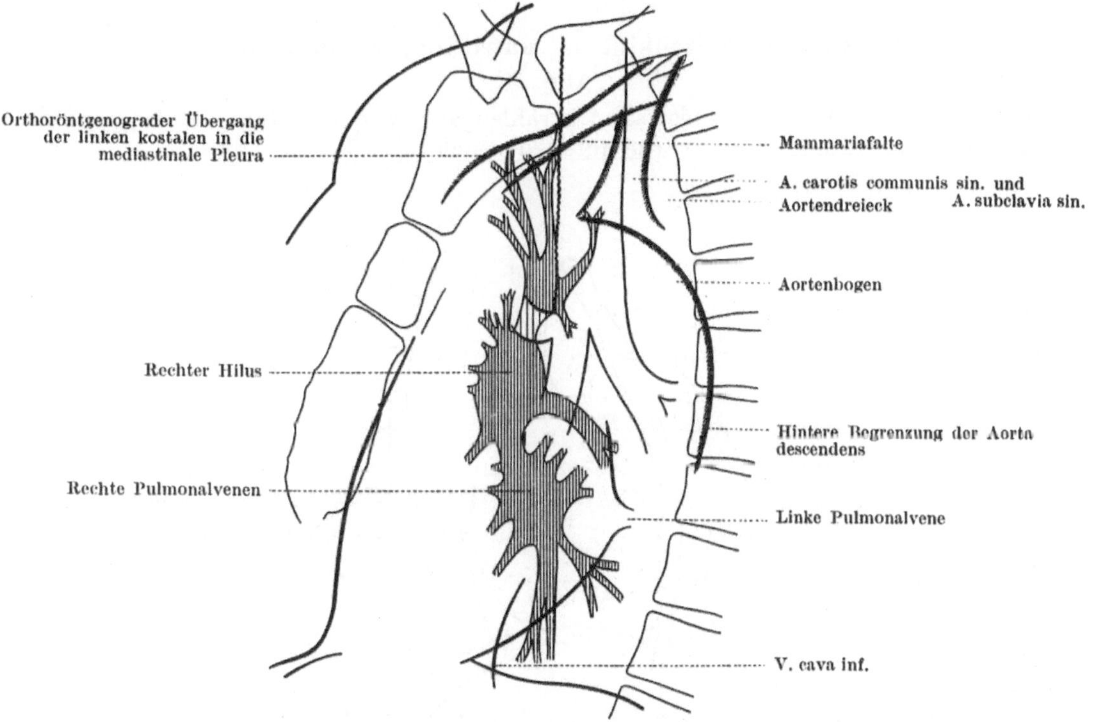

Abb. 20 *b*. Linke vordere Schrägstellung. Rechtsdrehung um 60°

Diese verhältnismäßig gute Abgrenzbarkeit des Außenrandes der Aortenschlinge ist von großem Wert für die röntgenologische Beurteilung der Aorta, denn sie gewährt eine gute Vorstellung von ihrem Verlauf, ihrer Spannweite und von der Krümmung ihrer einzelnen Hauptabschnitte.

Der Stamm der Pulmonalarterie ist normalerweise nicht zu erkennen. Der linke Pulmonalisast, der bekanntlich in annähernd sagittaler Richtung dorsalwärts verläuft, um oberhalb des linken Hauptbronchus zur Lungenwurzel umzubiegen, ist jedoch häufig sichtbar. Bei mageren Individuen und besonders dann, wenn er erweitert ist, kann man ihn als fingerbreites, in kranial-konvexem Bogen nach links ziehendes Schattenband erkennen, das unterhalb des Aortenbogens das helle Band des linken Hauptbronchus durchkreuzt, um sich schließlich im Wirbelsäulenschatten zu verlieren.

Gelegentlich kann man zwischen den Schatten des Aortenbogens und des linken Pulmonalisastes das Ligamentum Botalli als Verbindungsbrücke erkennen.

Der Anfangsteil des rechten Pulmonalastes ist als solcher meist nicht abgrenzbar; wohl aber ist seine Aufteilung im rechten Hilus immer gut sichtbar. Letzterer projiziert sich — wie oben ausgeführt wurde — vor das helle Band des rechten Stammbronchus in den Herzschatten. Bei einer Drehung um 30 bis 45° zeigt er längliche Form, die sich allseits, besonders aber nach oben und unten, in Äste auflöst (Abb. 17 bis 20). Bei einer Drehung um 50 bis 60° erkennt man oft innerhalb des Hilusschattens ein dunkles rundliches oder längsovales Zentrum, das dem Querschnitt der rechten Pulmonalarterie unmittelbar vor ihrer Aufteilung in ihre großen Äste entspricht.

Im Zentrum des Herzschattens selbst, unmittelbar unterhalb des Verteilungsgebiets der rechten Pulmonalarterie und mit diesem meist zusammenhängend, erkennt man ein oder zwei rundliche oder längliche Schattenareale, von denen dendritische Ausläufer nach allen Seiten ziehen (Abb. 17 bis 20). Es handelt sich um die rechten Pulmonalvenen, die — meist in zwei Gruppen geteilt — in den Vorhof einmünden (ASSMANN).

Von den linken Pulmonalvenen sieht man nur einige nach links gerichtete Ausläufer.

4. Das linke Seitenbild bei aufrechter Körperstellung

(Abb. 21)

Bei transversalem, dextro-sinistralem Strahlengang wird der Grad der Neigung des Herzens von hinten-oben nach vorne-unten deutlich.

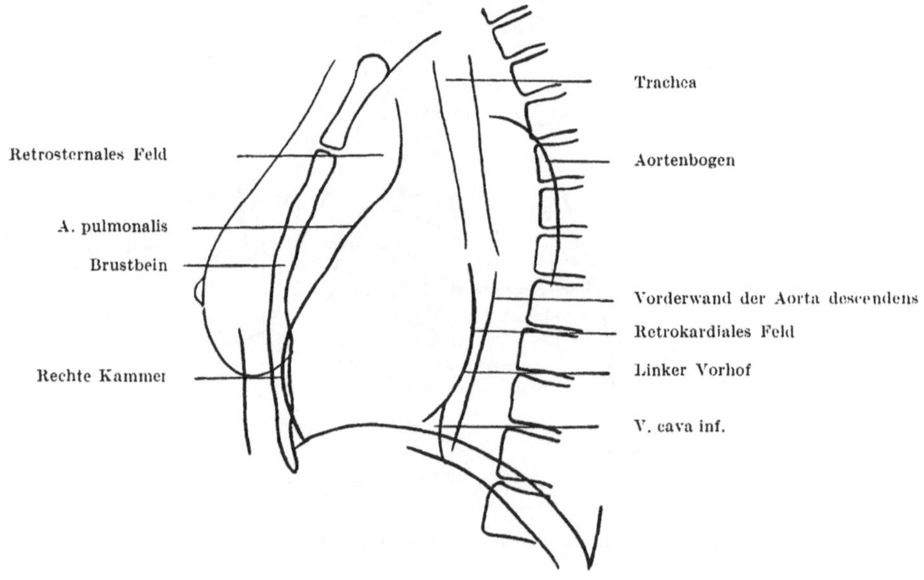

Abb. 21. Linksseitenbild

Zwischen dem Herzen und der vorderen Brustwand erkennt man das helle retrosternale Feld, das dem vorderen Mediastinum entspricht. Es hat die Gestalt eines mit der Spitze nach unten gekehrten schmalen Dreiecks. Etwa vom Ansatz der vierten Rippe nach abwärts kommt der Herzschatten bis an das Brustbein heran. Knapp oberhalb des Zwerchfells tritt er aber oft wieder etwas zurück, so daß ein zweites kleineres helles Dreieck entstehen kann, dessen Spitze kranialwärts gerichtet ist.

PALMIERI und RÖSLER haben darauf aufmerksam gemacht, daß das Herz links von der Medianebene über die Hinterfläche des Brustbeins ventralwärts ausladen kann, wenn es sich in die Wölbung der linken vorderen Brustwandung hineinlegt. Da sich also im Seitenbild eine Kalotte der Herzvorderwand in den Schatten des Brustbeins projizieren könne (Abb. 21), sei es nicht ohne weiteres richtig, die Vorderfläche des Herzens genau an die Hinterfläche des Brustbeins zu lokalisieren. Beim Inspirium wird das retrosternale Feld breiter und heller, da das Herz der inspiratorischen Hebung der vorderen Brustwand nur unvollkommen folgt. Dabei kann sich die Brustwand so weit vom Herzen entfernen, daß man zwischen beiden hindurchsehen kann. Oft bleibt aber die inspiratorische Verbreiterung des retrosternalen Feldes aus, ohne daß man aus dieser Tatsache ohne weiteres auf Verwachsungen zwischen dem Herzen und der Brustwand schließen dürfte. Die Abgrenzung des retrosternalen Feldes ist bei Frauen oft schwierig, da sich die Schatten der Brüste hineinprojizieren. Beim Emphysem ist das retrosternale Feld meist verbreitert und kann sich durchgehend bis zum Zwerchfell erstrecken.

Die rechte Begrenzung des Herzschattens wird von dem flachkonvex gekrümmten Bogen der Vorderwand der rechten Kammer gebildet, an den sich nach oben der flache Buckel des Conus und der A. pulmonalis anschließt. Von hier zieht der fast geradlinig ansteigende Schattenkontur der Vorderwand der Aorta ascendens steil nach links-oben.

Zwischen dem Herz- und Wirbelsäulenschatten liegt das retrokardiale Feld, das normalerweise recht schmal und dunkel ist und nur bei ptotischen und emphysematösen Individuen größere Breite und Helligkeit zeigt. Bei Jugendlichen bereitet die Abgrenzung des Herzschattens gegen das hintere Mediastinum meist keine Schwierigkeiten; bei dickeren und muskelkräftigen Individuen aber sowie bei pathologischen Veränderungen des Herzens und der Lunge ist die Abgrenzung oft unmöglich.

Die dorsale Begrenzung des Herzschattens wird zum größten Teil vom linken Vorhof gebildet (Assmann, Gäbert). Die linke Kammer beteiligt sich nur im untersten Abschnitt an der Bildung der Herzhinterwand und schließt mit dem nach hinten abfallenden Zwerchfell einen spitzigen Winkel ein. Da aber letzterer regelmäßig durch den blassen, meist leicht linkskonkav gekrümmten, steil aufsteigenden Schatten des supradiaphragmalen Abschnittes der V. cava inf. ausgefüllt wird, ist die linke Kammer normalerweise bei frontalem Strahlengang nirgends randbildend (Gäbert). Nur bei dilatierter und hypertrophischer linker Kammer sowie bei tiefstem Inspirium und bei höhergradigem Emphysem kann die linke Kammer oberhalb des Cava-inferior-Schattens zum Vorschein kommen (Assmann).

Die Linksseitenstellung ist vor allem für die Bestimmung der Tiefendimension des Herzens und zur Untersuchung des vorderen Mediastinums von Bedeutung.

II. Die Pulsationen des Herzgefäßschattens

Die Beobachtung der pulsatorischen Bewegungen der Ränder des Herzgefäßschattens bildet einen wesentlichen Bestandteil der röntgenologischen Herzuntersuchung.

Schon auf dem Röntgenschirm erkennt man, daß die einzelnen Abschnitte des Herzgefäßschattens verschiedene Pulsationen ausführen. Man kann manchmal auffallend große, das andere Mal ungewöhnlich kleine Pulsationen oder auch ein gänzliches Fehlen pulsatorischer Bewegungen feststellen; man kann oft auch ein unabhängig von der Frequenz auffallend langsames oder rasches Ein- oder Auswärtsrücken der Herzränder sehen und Arrhythmien verschiedener Art erkennen. In der älteren Literatur finden sich darüber zahlreiche Angaben, die für die feine Beobachtung vieler Autoren zeugen, zum Teil freilich durch die modernen exakteren Untersuchungsmethoden Korrekturen erfahren mußten.

Für die genauere Analyse der Herzpulsationen reicht die direkte Schirmbeobachtung nicht aus. Hierzu sind vielmehr radiographische Untersuchungen notwendig, welche die pulsatorischen Bewegungsvorgänge objektiv festhalten. Die wichtigsten Methoden sind:

1. Vergleichsaufnahmen des Herzens in den verschiedenen Phasen der Herztätigkeit. Durch Auslösung der Exposition durch den Aktionsstrom des Herzens oder durch gleichzeitige Registrierung des EKG oder des Phonokardiogramms ist die exakte Zuordnung jeder Aufnahme zu den einzelnen Phasen der Herztätigkeit gewährleistet (Eijkman, Weber, v. Elischer, Th. und F. Groedel, Huismans, Cottenot, McPhedran und Weyl, Hirsch und Schwarzschild, H. Ludwig, Eggli, Zuppinger u. a.).

2. Die Röntgenkinematographie (JANKER, REYNOLDS), die mehr zur Auflösung der Form- und Lageveränderungen der einzelnen Herzhöhlen im Rahmen der Angiokardiographie als zur Analyse der äußeren Pulsationen des Herzens beigetragen hat.

3. Die Röntgenkymographie nach STUMPF und CIGNOLINI und die Elektrokymographie (Eky) nach HECKMANN, HENNY, BOONE und CHAMBERLAIN, LUISADA und FLEISCHNER, die sich durch die kurvenmäßige Registrierung zweifellos als die zuverlässigsten Methoden zur Analyse der Herzpulsationen erwiesen haben. Die folgenden Ausführungen stützen sich vor allem auf kymographisch ermittelte und verifizierte Beobachtungen.

1. Die Pulsationen des linken Kammerbogens

Schon auf dem Röntgenschirm sieht man, daß der linke Kammerbogen systolisch kräftig medialwärts und diastolisch etwas langsamer lateralwärts rückt. Die Exkursionsbreite der Pulsationen ist variabel, aber klein, wenn man die relative Größe des Schlagvolumens berücksichtigt. Ganz allgemein ist dies darauf zurückzuführen, daß die herzrhythmischen Volumänderungen der Kammern großenteils durch die Exkursionen der Atrioventrikularebene erzeugt werden, die röntgenologisch normalerweise nicht faßbar sind (G. SCHWARZ, SUNDBERG, LAURELL). Es hängt dies nach LINZBACH aber auch damit zusammen, daß infolge der eigentümlichen Anordnung der Muskelfasern die inneren Wandschichten der Kammer durch systolische Wulstung der Papillarmuskeln mehr zur Verkleinerung des Kammerraumes beitragen als die äußeren Schichten. Beim steilgestellten Herzen und Pendelherzen vollführt die über dem Zwerchfell liegende Herzspitze eine auffallend große, systolisch herzbasiswärts gerichtete Bewegung, was einer deutlichen Verkürzung des Kammerkegels des Herzens gleichkommt. Es ist aus ihr zu entnehmen, daß beim steilgestellten Herzen des Asthenikers und Vasolabilen die systolische Verkleinerung der Kammern vielleicht mehr durch Heranziehung der Herzspitze gegen die Herzbasis als durch die herzspitzenwärts gerichtete Exkursion der Atrioventrikularebene bewerkstelligt wird.

Die Exkursionsbreite der Pulsationen des linken Kammerbogens ist individuell und bei dem gleichen Individuum zu verschiedenen Zeiten sehr verschieden. Denn wenn sie auch der Ausdruck der systolisch-diastolischen Volumschwankungen der linken Kammer ist, so wird sie doch auch durch die rhythmischen Größenänderungen der anderen Herzabteilungen sowie durch die Umformung und Rotation der Kammer während der Herzrevolution mitbeeinflußt. Unter sonst gleichen Bedingungen sind allerdings die Exkursionen des linken Kammerbogens um so größer, je größer das Schlagvolumen der linken Kammer ist. Deshalb beobachtet man bei Aortenklappeninsuffizienz und Bradykardie besonders große Pulsationen, ebenso bei der vergrößerten Druckamplitude von Thyreotoxikosen, im Fieber, bei psychischer Erregung, bei Anämien usw. Die mit der In- und Exspiration oft deutlich wechselnde Größe der Exkursionsbreite der Kammerpulsationen ist im wesentlichen auf die Vergrößerung des Schlagvolumens während der exspiratorischen Bradykardie und auf seine Verkleinerung während der inspiratorischen Tachykardie zu beziehen. Allerdings mag auch die inspiratorische Anspannung des Herzbeutels zur inspiratorischen Verkleinerung der Pulsationen beitragen. Anderseits gibt es auch eine inspiratorische Vergrößerung der Pulsationen, die als Folge des inspiratorisch verstärkten Blutzuflusses zum Herzen zu betrachten sind (STUMPF, WESTERMARK).

Die Größe der sicht- und registrierbaren Pulsationen des linken Kammerbogens ist den herzrhythmischen Volumschwankungen der Kammer nicht proportional. Es wurde schon oben erwähnt, daß sie durch mitgeteilte Pulsationen von seiten der anderen Herzabteilungen sowie durch Form- und Lageveränderungen der Kammer und des ganzen Herzens beeinflußt werden. Dazu kommt als wichtiger Faktor die Kammergröße, denn das gleiche Schlagvolumen erzeugt an einer vergrößerten Kammer kleinere Volumdifferenzen als an einer normal großen Kammer. Die kleinen Pulsationen eines Cor bovinum bedeuten also ebensowenig ein kleines Schlagvolumen wie die großen Pulsationen des kleinen Pendelherzens eines vasolabilen Asthenikers ein großes Schlagvolumen bedeuten.

Weitere Beispiele für die Unabhängigkeit der sichtbaren Pulsationen von den Volumveränderungen sind das *Hydroperikard*, das *Pneumoperikard* und der *linksseitige Pneumothorax*. Beim Hydroperikard werden die Pulsationen des Herzens durch den umgebenden Flüssigkeitsmantel abgeschwächt oder vollständig unterdrückt. Beim Pneumoperikard und bei Pneumothorax beobachtet man trotz normalem Schlagvolumen abnorm große, fast schleudernde Pulsationen, die im Kymogramm durch ihre steilen Kurvenausschläge charakterisiert sind (ZDANSKY). Sie kommen offenbar dadurch zustande, daß das Herz durch die umgebende Luftschicht den elastischen Widerstand der Lunge eingebüßt hat, der normalerweise die Pulsationen abdämpft. Es genügt schon ein sehr schmaler Luftspalt zur Erzeugung dieses Phänomens. Übrigens kann man es auch gelegentlich bei hochgradigem *substantiellem Emphysem* der Lungenbasis beobachten. Das gilt natürlich nicht nur für den linken Kammerbogen und wird hier nur ausführlicher dargelegt, um zu zeigen, wie zurückhaltend man bei Schlüssen von der Exkursionsbreite der Herzpulsationen auf das Schlagvolumen sein muß.

Das *Röntgenkymogramm des linken Kammerbogens* (Abb. 22) stimmt im großen und ganzen mit der STRAUBschen Kammervolumkurve überein. Es zeigt daher einen steileren systolischen Kurvenabfall (*3—5* in Abb. 22) und einen flacheren diastolischen Kurvenanstieg (*6—2*); auch ist der systolische Kurvenabfall von dem vorausgehenden Anstieg durch eine kurze Kurvenstrecke getrennt (*2—3*), die der Phase der isometrischen Anspannung zwischen dem Atrioventrikularklappenschluß (*AVS*) und der Semilunarklappenöffnung (*SÖ*) entspricht. Dieses kurze Kurvenstück verläuft aber nicht immer horizontal oder plateauförmig, wie man dies erwarten sollte; es zeigt vielmehr oft an- oder absteigende Verlaufsrichtung; zudem überschreitet seine Länge oft die Anspannungszeit. Ein weiterer Unterschied von der Kammervolumkurve stellt eine zweite kleine Welle im Kurvental zwischen Systole und Diastole (*5—6*) in der Phase der isometrischen Erschlaffung zwischen dem Semilunarklappenschluß (*SS*) und der Atrioventrikularklappenöffnung (*AVÖ*) dar. Der diastolische Kurvenanstieg erfolgt entsprechend der Phase der schnellen Anfangsfüllung zu Beginn rasch und daher steil an, um hierauf flacher zum Gipfel anzusteigen. Es gilt dies aber nicht für jeden Fall und für alle Teile des linken Kammerbogens. An der Herzbasis kann das Umgekehrte beobachtet werden (GADERMANN und GROTH).

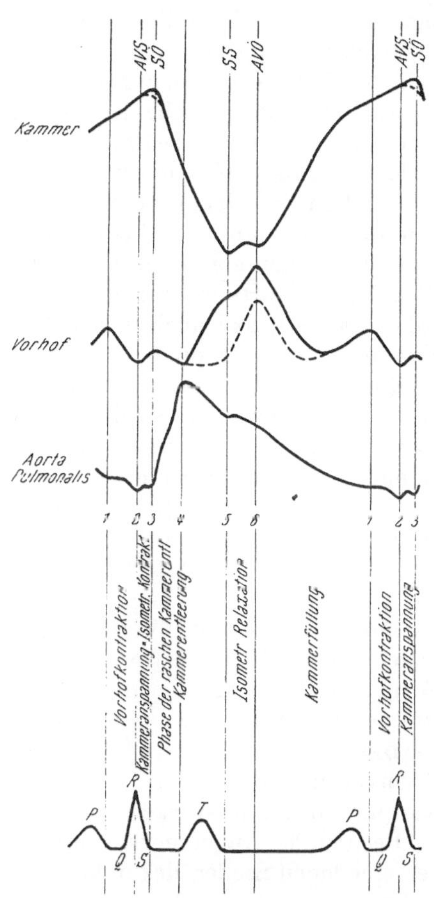

Abb. 22. Beziehung des Kammer-, Vorhof- und Aorten- bzw. Pulmonaliskymogramms zu den einzelnen Herzphasen (s. Text)

Es war schon bei der Schirmbeobachtung immer wieder aufgefallen, daß die Exkursionen des linken Kammerbogens nicht in allen Teilen synchron, also gleichsinnig verlaufen, so daß man den Eindruck eines Kontraktionsablaufs von der Herzbasis zur Herzspitze (G. SCHWARZ, DIETLEN, BAYLISS und STARLING) oder auch umgekehrt (GÖTT) erhalten konnte. LAURELL und ZDANSKY machten für diesen wellenförmigen Verlauf der Pulsationen die herzrhythmischen Umformungen und Rotationen des Herzens verantwortlich.

Die elektrokymographische Registrierung hat die erwähnten Schirmbeobachtungen bestätigt, erweitert und verfeinert. Es wurde schon darauf hingewiesen, daß die Kurve des linken Kammerbogens während der isometrischen Anspannung abfallen oder ansteigen kann. Dieser protosystolische Abfall oder Anstieg ist nicht immer in allen Teilen des Kammerbogens vorhanden. GADERMANN und GROTH fanden einen protosystolischen Kurvenabfall an der Herzspitze, während die kranial angrenzenden Teile des linken Herzrandes noch kräftig lateralwärts rückten. HAUBRICH stellte demgegenüber einen protosystolischen Kurvenanstieg an der Herzspitze bei gleichzeitigem Kurvenabfall an den basisnahen Teilen des linken Herzrandes fest. Das zeigt, daß am linken Kammerbogen normalerweise gegensinnige Pulsationen vorhanden sein und die Pulsationsformen von Fall zu Fall verschieden sein können.

Auch der diastolische Kurvenanstieg erfolgt nicht in allen Teilen des linken Herzrandes synchron. Er beginnt an der Herzspitze etwas früher als an den herzbasisnahen Teilen des linken Kammerbogens, so daß letztere am Beginn der Diastole noch einwärtsrücken können. HECKMANN sieht darin den Ausdruck eines diastolischen Kollaps bei schlaffem Herzmuskel. GADERMANN und GROTH betrachten diesen Bewegungsablauf als normal; er komme dadurch zustande, daß das durch die Einflußbahn einströmende Blut zuerst die Herzspitze erreicht und ausweitet und dann erst die Ausflußbahn. Jedenfalls steht fest, daß auch in der diastolischen Phase gegensinnige Bewegungen am linken Kammerbogen vorkommen.

Zusammenfassend kann man also sagen, daß die Pulsationen des linken Kammerbogens nicht nur der Ausdruck der herzrhythmischen Volumänderungen der Kammer sind, sondern daß Kräfte am Werke sind, welche die Pulsationen wesentlich beeinflussen, indem sie den Anstieg und Abfall der Volumkurve verstärken oder ihm entgegenwirken. Es handelt sich hier in erster Linie um Kräfte, die das Herz rhythmisch umformen. Diese Umformungen werden durch die Muskelarchitektonik des Herzens, also durch die Anordnung und Verlaufsrichtung seiner Muskelzüge bestimmt. Dazu kommt, daß sich mit der Form des Herzens auch seine Lage im Thoraxraum verändert. Da überdies die besonderen räumlichen Verhältnisse, die das Herz im Thorax vorfindet, seine Form und Lage wesentlich mitbestimmen, gewinnen auch sie Einfluß auf seine herzrhythmischen Form- und Lageveränderungen. Schließlich beeinflussen die dynamischen Kräfte des einströmenden Blutes die Pulsationsform der diastolisch erschlaffenden Herzabteilung (GADERMANN und GROTH). Nur nebenbei sei bemerkt, daß sich auch die Volum- und Formveränderungen der benachbarten Herzabteilungen auf die Pulsationen des linken Kammerbogens auswirken.

Besonderes Augenmerk wurde von STUMPF der Exkursionsbreite der Pulsationen an verschiedenen Stellen des linken Kammerbogens zugewendet. STUMPF unterscheidet den Pulsationstyp I und II, je nachdem die Herzspitze oder die herzbasisnahen Teile des Bogens die größeren Exkursionen aufweisen. Der Typ II ist seltener als der Typ I, soll jedoch mit zunehmendem Lebensalter häufiger werden. Bei Jugendlichen mit steilgestelltem Herzen soll er sich in 60% finden. Ferner soll er bei übermittelgroßen Herzen und bei Herzen mit niedriger Schlagfrequenz öfter vorkommen. Die Beobachtungen, daß sich Herzen mit dem Pulsationstypus II während der Arbeitstachykardie, beim exspiratorischen Höhertreten des Zwerchfells oder in Linksseitenlage auf den Typus I umstellen können oder daß bei Jugendlichen der Typus II nach körperlicher Kräftigung dem Typus I Platz machen kann, lassen es STUMPF für wahrscheinlich halten, daß die verschiedene Lage des Herzens, ferner die Funktion verschiedener Muskelgruppen und der anatomische Bau des Herzens für das Zustandekommen der beiden Pulsationstypen maßgeblich seien. Der Typus II wird auch bei vielen linkshypertrophischen Herzen und vollkommen funktionstüchtigen Sportherzen gefunden, und zwar um so häufiger, je größer das Herz ist. REINDELL konnte bei diesen Herzen zeigen, daß im Arbeitsversuch (Kniebeugen, Lauf) der Typus II in den Typus I umzuschlagen pflegt. Er schloß daraus, daß die Kleinheit der herzspitzennahen Pulsationen dadurch bedingt sei, daß in der Ruhe vornehmlich die herzbasisnahen Teile der Kammer an der systolischen Entleerung beteiligt seien, während die Gegend der Herzspitze die vergrößerte Restblutmenge des Sportherzens in sich berge. Erst im Arbeitsversuch werde dieses Restblut durch die kräftigeren Kontraktionen der funktionstüchtigen Kammer aus den herzspitzennahen Teilen der Kammer ausgeworfen, was in einer Vergrößerung der herzspitzennahen Pulsationen zum Ausdruck komme. Ein Bestehenbleiben des Typus II im Arbeitsversuch spreche dann im Sinne einer mangelhaften Kontraktionsfähigkeit der Kammer und lasse mit Wahrscheinlichkeit auf eine Herzmuskelinsuffizienz schließen. REINDELL mißt demgemäß ebenso wie STUMPF dem nichtfixierten Typus II keine pathologische Bedeutung bei. Wenn hingegen der Typus II auch im Arbeitsversuch und bei respiratorischer Änderung des Zwerchfellstandes bestehen bleibt, dann soll dies nach STUMPF und FÜRST „fast regelmäßig eine ausgesprochen schlechte Leistung" des Herzens anzeigen.

2. Die Pulsationen des rechten Vorhofbogens und des linken Herzohrs

Auch in den Vorhofpulsationen kommen die Volumschwankungen des Vorhofs zum Ausdruck, jedoch werden sie sehr wesentlich von den Exkursionen der Atrioventrikularebene beeinflußt. Sie zeigen große Unterschiede an den verschiedenen Stellen der Vorhofwandung und große individuelle Unterschiede, die nicht nur die Ausschlagsgröße, sondern auch die Ausschlagsrichtung, weniger die zeitliche Aufeinanderfolge der Kurvenausschläge betreffen.

Während der Austreibungszeit der Kammern (*3—5* in Abb. 22) steigt die Vorhofkurve nicht entsprechend der zunehmenden Füllung des Vorhofs kontinuierlich an, vielmehr kommt es in der Phase der raschen Entleerung der Kammern (*3—4*) zunächst zu einem Absinken der Kurve, da der erst im Beginn seiner Füllung stehende Vorhof von dem rasch herzspitzenwärts rückenden Atrioventrikularseptum herabgezogen wird. Erst im weiteren Verlauf wird diese auf den Vorhof übertragene Einwärtsbewegung durch die zunehmende Blutfüllung des Vorhofs überkompensiert und es kommt zum Kurvenanstieg (*4—5*). Dieser Anstieg pflegt die Phase der Systole noch etwas zu überdauern und bis zum Ende der isometrischen Erschlaffung der Kammer, also über den Semilunarklappenverschluß (*SS*) bis zur Atrioventrikularklappenöffnung (*A VÖ*) zu reichen (*5—6*). Manchmal setzt die Aufwärtsbewegung der Vorhofkurve erst in der Phase der isometrischen Erschlaffung der Kammer ein (gestrichelter Teil der Vorhofkurve in Abb. 22). Mit der Atrioventrikularklappenöffnung (*A VÖ*) kommt es entsprechend der Entleerung des Vorhofs zum Kurvenabfall (*6—1*), der allerdings meist nicht kontinuierlich bis zum Beginn der Kammersystole (Anspannung) verläuft, sondern schon früher endet und in einen Anstieg übergeht, der dadurch zustande kommt, daß sich das diastolische Aufwärtsrücken des Atrioventrikularseptums auf den Vorhof überträgt. Erst knapp vor der Anspannung fällt die Kurve noch einmal kurz ab (*1—2*), was auf die maximale Entleerung des Vorhofs durch seine präsystolische Kontraktion zurückzuführen ist. Die Vorhofkurve ist also in der Regel doppelgipfelig, indem nach dem Gipfel *6*, der die maximale Füllung des Vorhofs anzeigt, ein zweiter Gipfel *1* vorhanden zu sein pflegt, der durch Übertragung der herzbasiswärts gerichteten Bewegung des Atrioventrikularseptums am Ende der Kammerdiastole zustande kommt. Auf ihn folgt dann der kurze brüske Kurvenabfall (*1—2*) als Ausdruck der präsystolischen Entleerung des Vorhofs. Bei Tachykardie kann der zweite Gipfel im diastolischen Teil der Vorhofkurve fehlen, so daß der diastolische Kurvenabfall direkt in den präsystolischen Abfall übergeht.

Je näher der registrierte Vorhofabschnitt der Vorhofkammergrenze liegt, desto mehr machen sich die von der Kammer übertragenen Pulsationen bemerkbar, so daß die Vorhofkurve zunehmend ventrikulären Typus trägt. Dementsprechend kann man am *rechten Herzrand* meist einen allmählichen Übergang von überwiegenden Vorhofpulsationen im oberen Abschnitt zu überwiegend ventrikulären Pulsationen im diaphragmanahen Abschnitt beobachten.

Der kleine Bogen des *linken Herzohrs* in der Herzbucht zeigt für das bloße Auge nur sehr kleine Pulsationen, oder er scheint vollkommen unbewegt (VAQUEZ und BORDET). Es ist das um so merkwürdiger, als die direkte Beobachtung bei eröffnetem Herzbeutel zeigt, daß das linke Herzohr sehr ausgiebige Pulsationen ausführt. Dieser Widerspruch erklärt sich damit, daß das kammersystolisch sich aufblähende Herzohr in den Raum eintritt, der durch die Kontraktion der Kammer frei wird (W. BÖHME). Die Auswärtsbewegungen des Herzohrs werden also durch die systolische Einwärtsbewegung der Kammerbasis sozusagen ausgelöscht. Gleichwohl gelingt es röntgen- und elektrokymographisch meist, Elemente der Vorhofpulsationen in diesem Bereich zu registrieren. Besser gelingt dies natürlich bei leichter Drehung nach rechts gegen die linke vordere Schrägstellung.

3. Die Pulsationen des Aortenknopfs

Die Pulsationen des Aortenknopfs (Abb. 22) sind typische arterielle Pulsationen und lassen demnach ein brüskes systolisches Auswärts- und langsameres diastolisches Einwärtsrücken erkennen; sie sind also den Pulsationen des linken Kammerbogens entgegengesetzt. Ihre kymographische Registrierung deckt vor dem systolischen Kurvenanstieg oft, aber nicht immer, eine kleine Zacke (*2*—*3*) auf, die in der Anspannungszeit liegt. Mit der Semilunarklappenöffnung (*SÖ*) steigt die Kurve steil zum Gipfel an (*3*—*4*), der noch vor dem Ende der Austreibungszeit erreicht wird. Im absteigenden Kurvenschenkel findet sich eine Kerbe (*5*), die den Semilunarklappenschluß (*SS*) anzeigt. Der daran anschließende Teil des Kurvenabfalls, welcher der diastolischen Verengerung der Aorta entspricht (*5*—*2*), läßt meist einige kleine Wellen erkennen, die ihre Entstehung Schwingungen der Gefäßwand verdanken.

Das Kymogramm des Aortenknopfs stimmt im wesentlichen mit der Druckkurve der Aorta überein (STUMPF, FETZER, SCHILLING, ZDANSKY und ELLINGER, CIGNOLINI u. a.), denn der Kurvengipfel ist Ausdruck der systolischen Dehnung des Aortenrohres, das Kurvental Ausdruck seines diastolischen Kollaps. Die Exkursionsbreite der Pulsationen beträgt bei mittlerem Zwerchfellstand in 2 m Fokusfilmabstand rund 2 mm; sie kann jedoch bei großem Schlagvolumen und vergrößerter Druckamplitude wesentlich größer sein. Es muß jedoch betont werden, daß die Exkursionsbreite der Aortenkurve den Druckschwankungen nicht proportional ist, denn die systolische Dehnung des Aortenrohres wird nicht nur durch die Größe des Schlagvolumens, sondern auch durch den Tonus und die Elastizität des Aortenrohres, also durch seine funktionelle und anatomische Dehnbarkeit bestimmt. Erhöhter Tonus und Elastizitätsverlust verkleinern bei gleichem Schlagvolumen die pulsatorischen Ausschläge. Die Steilheit des Kurvenanstiegs wird ceteris paribus von der Pulswellengeschwindigkeit bestimmt.

Die Größe der am Aortenknopf registrierbaren Pulsationen wird überdies durch die Totalverschiebung beeinflußt, die der Aortenbogen bei jeder Systole nach links-oben erfährt (VAQUEZ und BORDET). Sie führt zu einer mehr oder weniger starken Vergrößerung der Exkursionen des Aortenknopfs. Diese Verschiebung des Aortenrohrs, die von BICKENBACH auch an der Ascendens röntgenkymographisch registriert wurde, ist eine normale Erscheinung und ist nicht als Zeichen einer abnormen Wanddicke oder Starrheit der Aorta aufzufassen, wie mehrfach geäußert wurde. Eine gute Vorstellung vom Ausmaß der Totalverschiebung des Aortenbogens kann man sich dadurch verschaffen, daß man die Kontrastfüllung der Speiseröhre vornimmt. Dabei zeigt sich, daß das Stück der Speiseröhre, das den Aortenbogen kreuzt, bei jeder systolischen Lateralbewegung des Aortenknopfs gleichfalls eine nach links gerichtete Bewegung ausführt. Da die Speiseröhre mit dem Aortenbogen an der Kreuzungsstelle eng verbunden ist, kann man annehmen, daß diese systolische Verschiebung der Speiseröhre der Verschiebung des Aortenbogens entspricht (ZDANSKY und ELLINGER). Untersuchungen von WELTZ haben gezeigt, daß diese sehr verschieden groß sein kann. Zwerchfellhochstand und Verlängerung des Aortenrohrs wirken im Sinne einer Vergrößerung, Zwerchfelltiefstand im Sinne einer

Verkleinerung der Verschiebung der Aorta und damit auch der sicht- und registrierbaren Pulsationen des Aortenknopfs.

Eine zutreffende Vorstellung von der wahren Größe der pulsatorischen Schwankungen des Aortendurchmessers läßt sich also aus der Exkursionsbreite der Pulsationen des Aortenknopfs nicht gewinnen, sondern nur durch gleichzeitige röntgenkymographische Registrierung der Verschiebungen der kontrastgefüllten Speiseröhre. Erst die Differenz der Exkursionsbreiten des Aortenknopfs und des Aortenbettes der Speiseröhre ergibt mit großer Annäherung die wahre Größe der pulsatorischen Änderungen des Aortendurchmessers (ZDANSKY und ELLINGER).

4. Die Pulsationen des Pulmonalisbogens

Die Pulsationen des Pulmonalisbogens sind natürlich denen des Aortenknopfs gleichgerichtet, jedoch meist kleiner als diese. Auch sie sind nicht als reiner Ausdruck der Weiteänderungen des Gefäßes zu betrachten, da die Pulmonalis durch die Pulsationen der Kammern und der Aorta mitgeteilte Lageveränderungen erfährt.

5. Die Pulsationen des rechten Gefäßbandrandes

Die Pulsationen des rechten Gefäßbandrandes sind komplex. Bei der Durchleuchtung erkennt man oft deutlich die undulierenden Pulsationen der oberen Hohlvene. Die kymographische Registrierung ergibt dann Kurven, die mit dem WENCKEBACHschen Phlebogramm weitgehend übereinstimmen und an Stelle der Karotiswelle die entsprechende Aortenwelle zeigen (ZDANSKY und ELLINGER). Wenn die Aorta ascendens rechts randbildend ist, erkennt man schon mit bloßem Auge arterielle, also systolisch brüsk lateralwärts gerichtete Pulsationen. Entsprechend der Fortpflanzungsgeschwindigkeit der Pulswelle eilen die Pulsationen der Ascendens denen des Aortenknopfs voraus, was sich elektrokymographisch feststellen läßt.

6. Die Pulsationen der dem Herzen benachbarten Lungenstrukturen

Die Hilusschatten und die dem Herzgefäßschatten benachbarten Lungenstrukturen zeigen pulsatorische Bewegungen, die ihnen von den anliegenden Herzabschnitten bzw. großen Gefäßen mitgeteilt werden. Sie sind also den pulsatorischen Bewegungen der benachbarten Mittelschattenränder gleichgerichtet, jedoch um so kleiner, je weiter man sich vom Herzen und den großen Gefäßen entfernt. Am auffälligsten sind die Pulsationen des linken Hilusschattens, der mit jeder systolischen Lateralbewegung des Pulmonalisbogens und Aortenknopfs eine entsprechende gleichgerichtete Verlagerung erfährt.

Diese mitgeteilten Pulsationen sind von den systolisch-expansiven Eigenpulsationen der Hilusschatten und der großen perihilären Gefäßschatten zu unterscheiden, die sich auf röntgenkymographischem Wege schon normalerweise nachweisen lassen. Bei der Durchleuchtung sieht man sie jedoch nur dann deutlich, wenn sie abnorm verstärkt sind; dies ist z. B. dann der Fall, wenn die Druckamplitude in der Pulmonalarterie infolge eines offenen Ductus Botalli, eines Septumdefekts, einer Pulmonalklappeninsuffizienz, einer Thyreotoxikose vergrößert ist, oder wenn es bei Mitralklappenfehlern, Emphysemen usw. zu einem abnorm hohen systolischen Druckanstieg kommt. Die Eigenpulsationen sind durch ein systolisches Größer- und Dunklerwerden der Hilusschatten, ein Breiterwerden der Gefäßstränge und eine systolische Größenzunahme der kreisrunden Gefäßquerschnitte in der unmittelbaren Nachbarschaft der Hili gekennzeichnet.

7. Die Pulsationen des Herzgefäßschattens in den Schrägstellungen

In der linken vorderen Schrägstellung erkennt man im Bereiche der beiden Kammern, also in den zwerchfellnahem Teilen beider Herzschattenränder, systolisch gegeneinander und aufwärts gerichtete ventrikuläre Pulsationen. In den oberen Partien des linken-hinteren Herzschattenrandes gehen diese Pulsationen allmählich in Vorhofpulsationen über, die weitgehende Übereinstimmung mit dem Ösophaguskardiogramm zeigen. Der gegenüber dem Kymogramm des rechten Vorhofs steilere und höhere systolische Anstieg dieser linken Vorhofkurve wurde von ZDANSKY und ELLINGER vermutungsweise damit in Zusammenhang gebracht, daß der Blutzufluß den kleineren linken Vorhof brüsker und stärker ausdehnt als den größeren rechten (STRAUB). Auch an den kranialen Teilen des rechten-vorderen Herzschattenrandes sind oft Vorhofpulsationen erkennbar. Eine scharfe Abgrenzung der Kammer- und Vorhofpulsationen ist jedoch weder am linken noch am rechten Herzschattenrand möglich; die Pulsationen gehen vielmehr ineinander über.

Auch in der rechten vorderen Schrägstellung sind an der Herzhinterwand die Pulsationen des linken Vorhofs gut erkennbar. Sie können durch Kontrastfüllung der Speiseröhre verdeutlicht werden, da die pulsatorischen Exkursionen der Herzhinterwand der anliegenden Speiseröhre mitgeteilt werden.

III. Die Dynamik des Herzens im Röntgenbild

Wesentlich präzisere Aufschlüsse über die innere Dynamik des Herzens als durch die Schirmbeobachtung oder die kymographische Registrierung der kardiovaskulären Pulsationen erhält man durch die Serien- (LIND und WEGELIUS) und die Kineangiokardiographie (JANKER). Diese gewähren unvergleichliche Einblicke in den Verlauf und das Ausmaß der Bewegungen, die sich während der Herzrevolution an den einzelnen Herzabteilungen abspielen. Da sie die herzrhythmischen Änderungen der Größe, Form und gegenseitigen Lagebeziehung der einzelnen Herzabteilungen erkennen lassen, enthüllen sie den Mechanismus und die Dynamik der Pump- und Sogaktion des Herzens höchst eindrucksvoll.

Wenn man die den gleichen Phasen der Herzrevolution zugehörigen Aufnahmen des Dextro- und Lävogramms übereinander projiziert, lassen sich die Änderungen der Lagebeziehungen und die Umformungen des rechten und linken Herzens während der Herztätigkeit gut zur Darstellung bringen (ZDANSKY).

Auf der Höhe der Systole (Abb. 23*a*) sind beide Kammern maximal verengert und lassen im Spitzenteil flammenförmige Zacken und Ausläufer erkennen, die den Papillarmuskeln entsprechen. Bei sagittalem Strahlengang erscheint die rechte Kammer wesentlich kleiner als die linke und übrigens auch kleiner als sie tatsächlich ist, da sich ihr Lumen bei der Systole zu einem muschelförmigen Spalt verkleinert, der die linke Kammer von rechts-vorne umgreift und daher in dorsoventralem Strahlengang nur wenig schattengebend ist. Die Vorhöfe sind maximal erweitert und lassen ihr relativ großes Fassungsvermögen deutlich erkennen. Zwischen dem rechten Vorhof und der eng kontrahierten, steil ansteigenden Ausflußbahn der rechten Kammer erkennt man eine tiefe Kerbe, die der Crista supraventricularis entspricht. Diese breite sattelförmige Fleischbrücke an der Basis der rechten Kammer springt systolisch tief vor und trägt wesentlich zur systolischen Verengerung der rechten Kammer bei, wobei der eng kontrahierte Conus pulmonalis nach links rückt.

Auf der Höhe der Diastole (Abb. 23*b*) sind die maximal gefüllten Kammern glatt und regelmäßig begrenzt, da nunmehr die Papillarmuskeln allseits von Kontrastblut umgeben und nicht abgrenzbar sind. Beide Vorhöfe und Herzohren sind durch Kontraktion verkleinert; das linke Herzohr projiziert sich wie ein kleiner Wimpel über die Basis der linken Kammer. Die tiefe Kerbe der Crista supraventricularis, die bei der Systole zwischen dem rechten Vorhof und dem Conus pulmonalis sichtbar war, ist in der Diastole vollkommen verschwunden und die diastolisch stark ausgeweitete Ausflußbahn der rechten Kammer ist nach rechts an die obere Hohlvene herangerückt. Diese bemerkenswerte Wanderung des Conus und Ostium pulmonale nach links während der Systole und nach rechts während der Diastole wird durch die systolische Rotation des ganzen Herzens noch verstärkt (Janker). Sie überträgt sich natürlich auch auf den Pulmonalisstamm, so daß sich seine Lagebeziehung zur Aortenwurzel insofern ändert, als sich der Drall beider Schlagadern systolisch verstärkt und diastolisch vermindert.

Die seitlichen Exkursionen des Conus pulmonalis sind denen des Spitzenteils der rechten Kammer entgegengesetzt. Das hat zur Folge, daß der Spitzenteil der linken

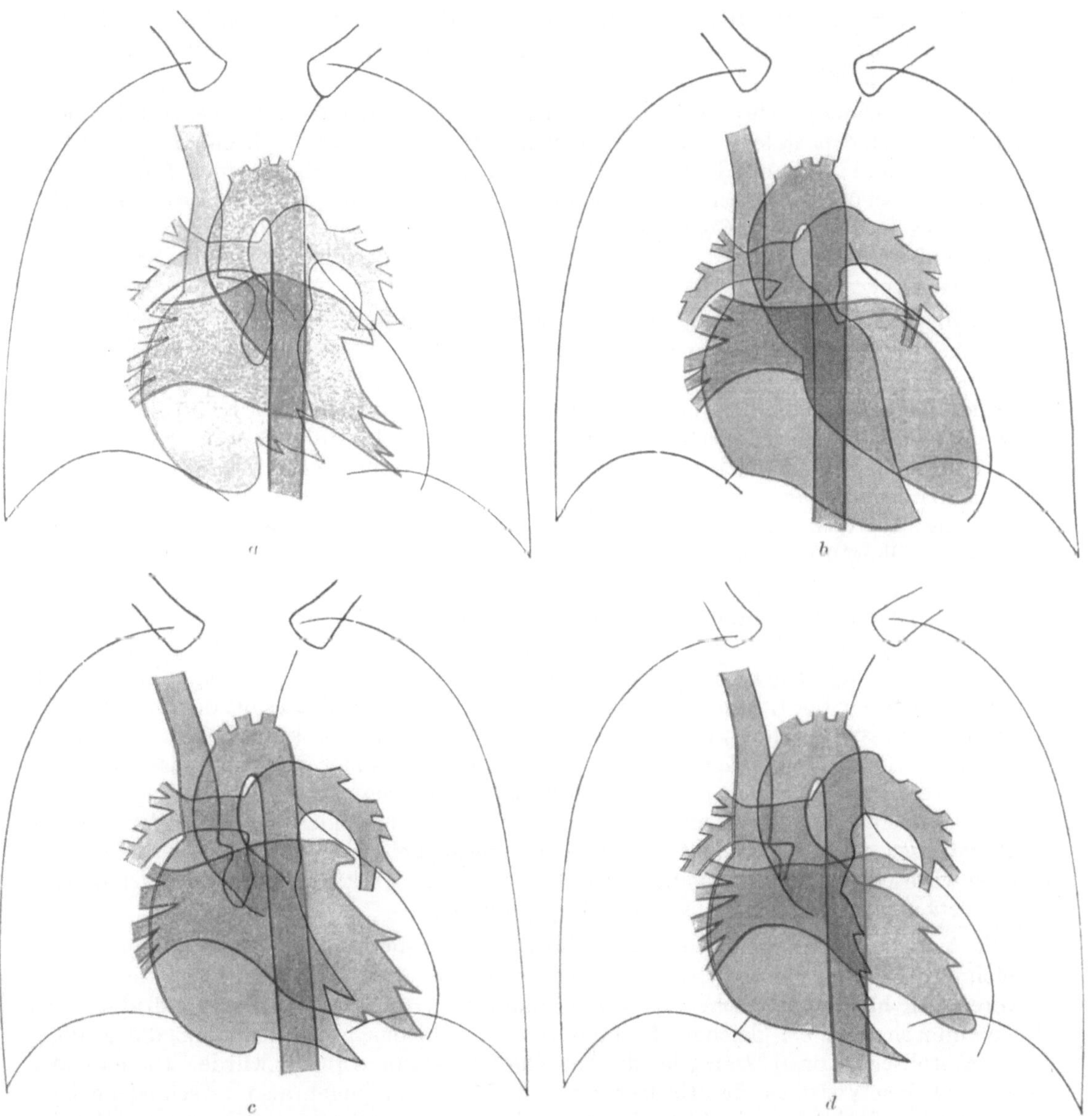

Abb. 23 *a* bis *d*. Projektion des Dextrogramms (blau) und Lävogramms (rot) im Vorderbild. *a* Höhe der Systole, *b* Höhe der Diastole, *c* Beginn der Diastole, *d* Beginn der Austreibung. (Aus Zdansky, Fortschritte auf dem Gebiete der Röntgenstrahlen *75*, Sonderheft Dezember 1951, S. 180; Stuttgart: Georg Thieme-Verlag)

Kammer während der Systole zunehmend von links-hinten her an der Herzvorderwand erscheint (Koch), während sich an der Herzbasis die rechte Kammer mit ihrem Conusabschnitt dem linken Herzrand immer mehr nähert.

Abgesehen von dieser Wanderung in einer horizontalen Ebene führen der Conus und das Ostium pulmonale auch Exkursionen in kraniokaudaler Richtung aus, da sie bei der systolischen Kontraktion der rechten Kammer herzspitzenwärts gezogen, bei der Diastole herzbasiswärts verlagert werden. Diese herzspitzenwärts gerichtete Verziehung des Pulmonalisstamms ist der systolisch lateral-aufwärts gerichteten Pulsation, welche durch die systolische Dehnung und Streckung des Pulmonalisstamms erzeugt wird, entgegengesetzt und hebt diese mehr oder weniger auf. Dies zeigt, wie komplex die Randpulsationen des Herzgefäßschattens sind, die röntgen- oder elektrokymographisch registriert werden, und wie zurückhaltend man bei ihrer quantitativen und qualitativen Interpretation sein muß.

Die für die Dynamik des Herzens so wichtigen Exkursionen der Atrioventrikularebene werden bei dorsoventraler Projektionsrichtung am besten am rechten Herzen wahrgenommen. Man erkennt deutlich, wie sich der rechte Vorhof sofort füllt, sobald die Klappenebene systolisch herzspitzenwärts rückt, und man gewinnt ein eindrucksvolles Bild von dem Sog, der durch diese Wanderung der Klappenebene auf das Hohlvenenblut ausgeübt wird. Das Herz ist eben sowohl Druck- als auch Saugpumpe (Rein, Böhme).

Die diastolische Erweiterung der Kammern beginnt sehr plötzlich (Abb. 23*c*) und man sieht, wie sich beide Kammern mit großer Geschwindigkeit füllen, während die Vorhöfe und Herzohren eine schnelle Verkleinerung erfahren. Die Verkürzung und Formveränderung der Herzohren vermittelt den Eindruck ihrer aktiven Kontraktion. Die Kerbe der Crista supraventricularis wird rasch kleiner und schmäler. Der schnell weiter werdende Conus beginnt nach rechts zu rücken. Am unteren Anteil der linken Kammer, welcher der Einflußbahn angehört, entsteht eine Ausbuchtung, die zweifellos durch den Anprall des aus dem Vorhof mit großer Geschwindigkeit einströmenden Blutes (Phase des „rapid filling") erzeugt wird.

Bald nach dem Beginn der systolischen Kontraktion der Kammern (Abb. 23*d*) erscheinen in ihrem Spitzenteil die zackigen Ausläufer der Papillarmuskeln. Der Conus pulmonalis beginnt nach links zu wandern und entfernt sich von der V. cava sup. und dem rechten Vorhof. Die Herzohren blähen sich auf. Das linke Herzohr zeigt eine deutlich andere Form wie in der Kammerdiastole, was darauf hindeutet, daß es bei der Erschlaffung des Vorhofs passiv gedehnt wird, während es sich bei der Kontraktion des Vorhofs aktiv kontrahiert. Es ist auch bemerkenswert, daß die linke Kammer in keiner Phase der Austreibungszeit jene Ausweitung ihrer Einflußbahn erkennen läßt, die bei Beginn ihrer diastolischen Füllung festzustellen war. Die Pulmonalis, besonders ihr linker Ast, streckt sich systolisch, so daß der Scheitel des Pulmonalisbogens ansteigt. Auf der Höhe der Systole wird jedoch die Pulmonalis durch die systolische Verkürzung der Kammer kaudalwärts verzogen, was ihrem Ansteigen entgegenwirkt.

Die Analyse des Angiokardiogramms illustriert also die Dynamik des Herzens in ausgezeichneter Weise. Sie zeigt, daß die Kammern bei ihrer Tätigkeit eine Umformung erfahren, der hämodynamische Bedeutung zukommt (Blumberger), und daß die Form der Kammern auch bei gleichem Füllungsgrad verschieden ist, je nachdem die Füllung durch systolische Kontraktion oder diastolische Relaxation erreicht wurde. Die einander gegensätzlichen Vorgänge der Entleerung und Füllung bedingen also verschiedene Umformungsabläufe der Kammer (W. R. Hess, Holldack und Gerth). Letztere sind der Ausdruck der verschiedenen, bei der systolischen Kontraktion und diastolischen Relaxation wirksam werdenden Kräfte (Zdansky).

Das *Elektrokymogramm* gibt gegenüber dem Kineangiokardiogramm noch genauere Aufschlüsse über die Pulsationen der einzelnen Oberflächenpunkte des Herzens und über die zeitlichen Beziehungen dieser Pulsationen zueinander. Daß die systolische Kontraktion der rechten Kammer um etwa 0,03 Sekunden früher beginnt als die der linken Kammer, ließ sich nur elektrokymographisch registrieren (Luisada und Fleischner).

IV. Röntgenologische Herzabmessungen

Zur zahlenmäßigen Darstellung der Herzgröße sind verschiedene Abmessungen des Herzschattens angegeben worden. Ein großer Teil dieser Abmessungen wurde schon von MORITZ in die Röntgenologie eingeführt und findet bis heute Verwendung. Diese Abmessungen sind geeignet, die Größe und bis zu einem gewissen Grad auch die Form des Herzschattens mit größerer oder geringerer Vollkommenheit zahlenmäßig zu definieren.

Im folgenden werden die verschiedenen Abmessungen des Herzschattens aufgezählt (Abb. 24):

1. Der rechte und linke Medianabstand (*Mr* und *Ml*). Man versteht darunter den größten horizontalen Abstand des rechten und linken Herzrandes von der Medianlinie. Der linke Medianabstand liegt tiefer als der rechte; er verläuft manchmal unterhalb des linken Zwerchfellbogens, da der linke Herzrand noch unterhalb der Zwerchfellkuppel lateralwärts ziehen kann. Trotzdem bereitet die Abmessung in der Regel keine Schwierigkeiten. Der linke Medianabstand ist bei normalem Herzen und normalem Zwerchfellstand etwa doppelt so groß als der rechte.

Das Verhältnis *Mr*:*Ml* ist übrigens vom Zwerchfellstand sehr abhängig. Wegen der Schräglage der Herzachse verändert sich nämlich der linke Medianabstand bei Veränderungen des Zwerchfellstandes stärker als der rechte, so daß sich das Verhältnis von *Mr* zu *Ml* bei Zwerchfellhochstand in der Richtung gegen 1: > 2, bei Zwerchfelltiefstand gegen 1: < 2 verschiebt (Abb. 25).

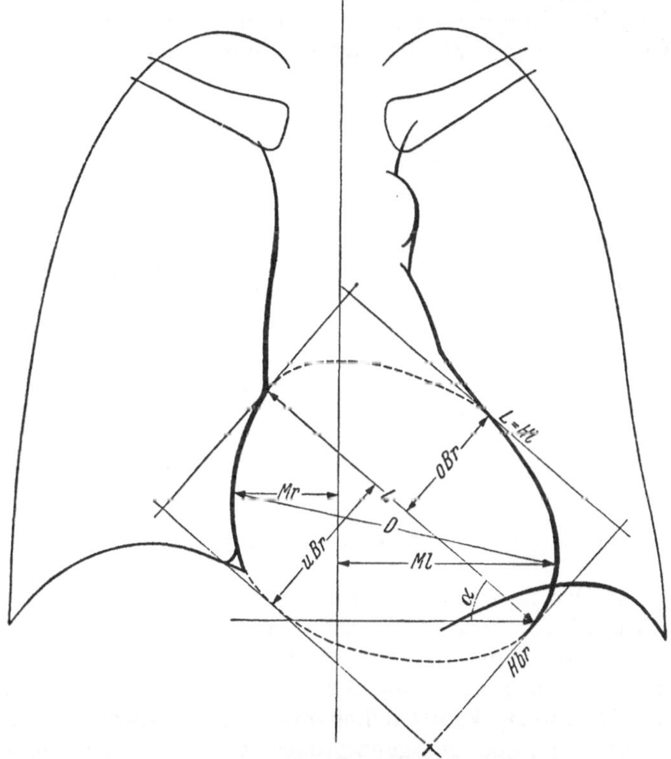

Abb. 24. Röntgenologische Herzabmessungen. *Mr* = Rechter Medianabstand, *Ml* = Linker Medianabstand, *D* = Diagonaldurchmesser, *L* = Längsdurchmesser (*Hl*), α = Neigungswinkel des Herzens, *oBr* = Oberer Breitendurchmesser, *uBr* = Unterer Breitendurchmesser, *Hbr* = Herzbreite

2. Der Diagonaldurchmesser oder die Diagonale des Herzens (*D*) nach WENCKEBACH. Man versteht darunter die Verbindungslinie der beiden am weitesten lateral gelegenen Punkte des Herzschattens, also der beiden lateralen Endpunkte von *Mr* und *Ml*.

3. Der Transversaldurchmesser des Herzens (Tr_H) stellt die Summe des rechten und linken Medianabstandes dar ($Mr + Ml$). Der Transversaldurchmesser hat die größte Verbreitung gefunden, obwohl er mit großen Fehlern behaftet ist. MORITZ selbst, wie DIETLEN, HAMMER, K. WEISS u. a. haben darauf hingewiesen, daß der Tr_H nur ein wenig zuverlässiges Maß für die Herzgröße ist, da er wesentlich von der Größe des Neigungswinkels (s. unten) des Herzens abhängt (Abb. 25). Je steiler das Herz steht, d. h. je größer der Neigungswinkel des Herzens ist, desto kleiner werden *Mr* und *Ml* und demnach auch die Summe dieser beiden Dimensionen; je schräger das Herz gelagert ist,

d. h. je kleiner der Neigungswinkel des Herzens wird, desto größer werden alle diese Werte.

Wenn trotzdem gerade der Tr_H die weiteste Verbreitung gefunden hat, so kommt dies daher, daß er leicht bestimmbar ist und daß er mit der perkutorischen Herzbreite und dem anatomischen Transversaldurchmesser des Herzens im Prinzip übereinstimmt. Auch haben Reihenuntersuchungen gezeigt, daß sich seine Mittelwerte trotz aller Fehlerquellen mit den Änderungen der mittleren Herzgröße gleichsinnig verändern (Kienböck, Deutsch und Kauf, Rautmann, Gotthardt u. a.). Die Fehler kompensieren sich eben in größeren Reihen, indem sich die Abweichungen nach oben und unten etwa die Waage halten. Deshalb sind aber auch nur die Resultate solcher Untersuchungen verwertbar, die sich auf größere Reihen stützen. Das gleiche gilt auch für den Diagonaldurchmesser (D), der mit dem Tr_H ziemlich übereinstimmt, aber naturgemäß etwas größer ist als dieser.

Wegen der verschiedenen Fehlermöglichkeiten hat Moritz den Tr_H von jeher nur als Hilfsmittel für die erste Orientierung über die Herzgröße betrachtet und für genauere Untersuchungen die folgenden Abmessungen empfohlen.

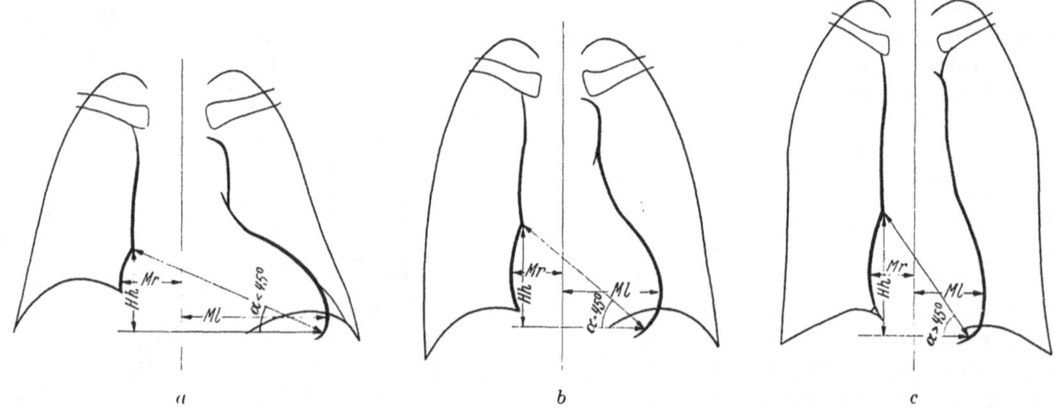

Abb. 25 *a* bis *c*. Abhängigkeit des Tr_H ($= Mr + Ml$) und Hh vom Neigungswinkel α des Herzens

4. Der Längsdurchmesser (L) oder die Herzlänge (Hl). Man versteht darunter den Abstand des rechten Herzgefäßwinkels von der Herzspitze. Die Ausmessung dieser Dimension gelingt in den meisten Fällen mit hinreichender Genauigkeit. Die Lokalisation des rechten Herzgefäßwinkels stößt meist auf keine Schwierigkeiten; die Abgrenzung der Herzspitze kann freilich manchmal schwer, gelegentlich unmöglich sein. Letzteres ist besonders bei den ganz großen, tief in den Abdominalschatten eintauchenden Herzen der Fall.

Die Dimension des Längsdurchmessers hat vor dem Transversaldurchmesser den Vorzug, daß sie vom Grad der Neigung des Herzens gegen die Horizontalebene weniger beeinflußt wird. Da jedoch das Herz je nach dem Grad seiner Neigung gegen die Frontalebene bei sagittalem Strahlengang immerhin eine gewisse projektivische Verkürzung erfährt, entspricht auch der Längsdurchmesser des Herzschattens nicht genau der wahren Längsausdehnung des Herzens.

5. Der Neigungswinkel des Herzens (α) ist jener Winkel, den die Längsdimension des Herzschattens L mit der Horizontalen einschließt. Er ist als wichtigste Charakterisierung der Lage des Herzens innerhalb des Brustkorbs zu betrachten. Je nach seiner Größe unterscheidet man das Schrägherz, das Querherz und das Steilherz (Abb. 25). Beim Schrägherz beträgt der Neigungswinkel etwa 45°, beim Querherz ist er kleiner, beim Steilherz größer als 45°. Da die Achse des Herzens von rechts-hinten-oben nach links-vorne-unten abfällt, ist die Schräglage des Herzens im Raum durch den Neigungswinkel nur unvollkommen charakterisiert; er gibt eben lediglich die Neigung des Herzens gegen

die Horizontalebene an, nicht aber die gegen die Frontalebene; letztere ist nur bei transversalem Strahlengang erkennbar (s. unten).

6. Der Breitendurchmesser (*Br*) oder die Herzbreite (*Hbr*). Man versteht darunter die Summe der größten Abstände des rechten unteren und linken oberen Herzrandes vom Längsdurchmesser (*L*). Die Ausmessung der oberen Breite (*oBr*) ist ohne weiteres möglich. Sie wird nach Moritz so vorgenommen, daß man von der Kerbe zwischen dem linken Herzrand und dem Pulmonalisbogen eine Senkrechte auf *L* zieht; Assmann hat darauf aufmerksam gemacht, daß diese Distanz allerdings nicht immer der größten oberen Breite entspricht, sondern daß bei starker Rundung und Ausladung des linken Kammerbogens die obere Breitendimension herzspitzenwärts gelegen sein kann.

Die Ausmessung der unteren Breite (*uBr*) kann sich schwieriger gestalten, da die Umbiegungsstelle vom rechten in den unteren Herzrand nicht immer erkennbar ist und der rechte Herzzwerchfellwinkel nicht der größten Entfernung des unteren Herzrandes von *L* entsprechen muß. Diese ist vielmehr nicht so selten im Bereiche der nicht sichtbaren diaphragmalen Begrenzung des Herzens anzunehmen, welche — wie unten ausgeführt werden wird — durch Verbindung des rechten Herzzwerchfellwinkels und der Herzspitze vermittels einer flach kaudal-konvex gekrümmten Linie erst konstruiert werden muß. Wegen dieser konstruktiven Ermittlung der unteren Herzbreite haben der Breitendurchmesser sowie alle Herzabmessungen, in denen diese Dimension vorkommt, vielfach Ablehnung gefunden.

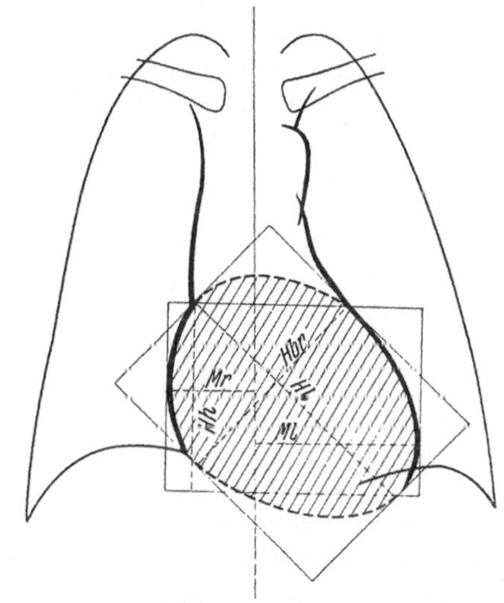

Abb. 26. Herzfläche (schraffiert), Herzrechteck (schräges Rechteck) und Herzflächenrechteck (horizontales Rechteck)

Mit der Breitendimension ist eine zweite Abmessung gewonnen, die vom Neigungswinkel des Herzens ziemlich unbeeinflußt bleibt. Es ist freilich nicht ausgeschlossen, daß auch sie gewisse Änderungen erfahren kann, wenn das Herz mit der Veränderung des Zwerchfellstandes eine Drehung um seine Längsachse ausführt und sich dadurch mit einer verschiedenen Breitenausdehnung in die Frontalebene einstellt. Diese Änderungen dürften aber nur geringfügig sein. Das Verhältnis von *Hl* zu *Hbr* hat Moritz als „Herzschlankheit" bezeichnet und durch den Quotienten $\frac{Hbr}{Hl}$ ausgedrückt.

7. Das Herzrechteck (*Hr*) ist das Produkt aus dem Längs- und Breitendurchmesser ($Hl \cdot Hbr$). Es stellt demnach ein entsprechend dem Neigungswinkel des Herzens schräggestelltes Rechteck dar, das mit seinen vier Kanten den Herzschatten überragt (Abb. 26). Es wurde von Moritz als zweidimensionales relatives Maß für die Größe des Herzschattens angegeben. Das Herzrechteck ist im Durchschnitt um ein Drittel größer als die Herzfläche (Moritz).

Obwohl die Größe des Herzschattens durch den Längs- und Breitendurchmesser viel vollkommener definiert wird als durch die alleinige Ausmessung von Tr_H und *Hl*, hat das Herzrechteck doch nur geringe Verbreitung gefunden, teils weil seine Ausmessung für den täglichen Gebrauch zu umständlich schien, teils weil man den Einwand erhob, daß seine Bestimmung zu sehr dem subjektiven Ermessen des Untersuchers unterworfen sei (Otten, O. Kirsch u. a.). Die tatsächlichen Schwierigkeiten bei der Ausmessung von *L* und *Br* wurden schon oben auseinandergesetzt. Sie sind immerhin derart, daß ihre allgemeine Anwendung für praktische Zwecke nicht ratsam erscheint. Der erfahrene

Untersucher aber wird grobe Fehler zu vermeiden wissen und nur in jenen Fällen auf die Ausmessung verzichten, bei denen sie nicht einwandfrei durchführbar ist.

Man darf sich freilich nicht verhehlen, daß auch bei aller Vorsicht die Verwertung des Herzrechtecks als relatives Herzgrößenmaß mit den schon oben erwähnten Fehlerquellen verbunden ist, die sich aus der Abhängigkeit des Längsdurchmessers vom Neigungswinkel des Herzens gegen die Frontalebene und des Breitendurchmessers von der verschiedenen Drehung des Herzens um seine anatomische Längsachse ergeben. Ferner gilt natürlich für dieses Maß auch jener Einwand, der gegen die Benutzung jeder, auch der vollkommensten Abmessung einer einzigen Projektion als Maß für die Größe eines unregelmäßigen, dreidimensionalen Körpers zu erheben ist.

8. Unter Herzhöhe (*Hh*) versteht O. KIRSCH den Abstand des rechten Herzgefäßwinkels von der durch die Herzspitze gelegten Horizontalen (Abb. 26). Die Abmessung bereitet keine Schwierigkeiten, wenn der Herzgefäßwinkel und die Herzspitze gut abgrenzbar sind. Wie aus der Abb. 25 ersichtlich ist, beeinflußt der Neigungswinkel des Herzens die Herzhöhe *Hh* im entgegengesetzten Sinn wie den Transversaldurchmesser Tr_H. Wenn mit zunehmendem Neigungswinkel Tr_H kleiner wird, nimmt *Hh* zu; wenn anderseits mit abnehmendem Neigungswinkel Tr_H größer wird, nimmt *Hh* entsprechend ab. Die Dimension der Herzhöhe *Hh* wurde daher von O. KIRSCH eingeführt, um jenen Fehler zu kompensieren, der bei Herzmessungen durch die Abhängigkeit des Tr_H vom Neigungswinkel des Herzens zustande kommt.

9. Unter Herzflächenrechteck (*Hflr*) versteht O. KIRSCH das Produkt aus dem Transversaldurchmesser des Herzens und der Herzhöhe ($Tr_H \cdot Hh$). O. KIRSCH empfiehlt das *Hflr* (Abb. 26) als relatives Maß für die Herzgröße, da es seiner Meinung nach vor dem Herzrechteck den Vorzug hat, daß seine Konstruktion einfacher und weniger subjektiv ist und daß es mit der Ausdehnung der Herzfläche besser übereinstimmt als das MORITZsche Herzrechteck.

Die Einfachheit der Bestimmung ist tatsächlich in die Augen springend und die Eliminierung der Breitendimension aus der Flächenberechnung des Herzschattens von gewissem Vorteil wegen der subjektiven Momente, welche der Bestimmung der Breitendimension anhaften. Auch ist die durchschnittliche große Annäherung des Herzflächenrechtecks an die planimetrisch ausgemessene Herzfläche (s. unten) fürs erste bestechend. Wir fanden in einer größeren Reihe ein durchschnittliches Verhältnis von $Hfl : Hflr = 1 : 1{,}09$, während das Verhältnis von $Hfl : Hr = 1{,}37$ betrug. Von entscheidender Bedeutung für die Frage, welches der beiden Rechtecke als relatives Maß für die Größe der Herzfläche den Vorzug verdient, ist aber weniger die durchschnittliche Annäherung an den absoluten Wert der Herzfläche als die Konstanz der Größenbeziehung zur Herzfläche. Und da läßt sich zeigen, daß die Beziehungen des MORITZschen Herzrechtecks zur planimetrischen Herzfläche wesentlich konstanter sind als die des KIRSCHschen Herzflächenrechtecks. Wir errechneten in einer größeren Reihe als extreme Abweichungen des Verhältnisses von $Hfl : Hr = 1$: max. 1,39 bis min. 1,34, während wir für das Verhältnis von $Hfl : Hflr$ die viel größeren Abweichungen von 1 : max. 1,3 bis min. 0,92 fanden. Das MORITZsche Herzrechteck ist also dem Herzflächenrechteck als relatives Herzmaß vorzuziehen.

10. Unter Herzfläche (*Hfl*) versteht man nach MORITZ die planimetrisch ausgemessene Fläche des Sagittalorthodiagramms[1]. Wir mußten sie in den obigen Ausführungen schon mehrmals erwähnen. Die Bestimmung der Herzfläche erfordert einige Erfahrung und ergibt nur in der Hand des Geübten befriedigende Resultate. Da nämlich der Herz-

[1] In Ermangelung eines Planimeters kann man die Größe der Herzfläche nach dem Vorschlag von GEIGEL derart bestimmen, daß man das Orthodiagramm auf Millimeterpapier überträgt, ausschneidet und abwiegt. Wenn des Gewicht von 100 qcm des Millimeterpapiers bekannt ist, läßt sich der Flächeninhalt der aus dem gleichen Papier ausgeschnittenen Herzfläche mit hinreichender Genauigkeit errechnen.

schatten nach oben in das Gefäßband, nach unten in den Abdominalschatten übergeht, müssen seine Grenzen nach oben und unten erst konstruiert werden (Abb. 24, 26). Man geht dabei nach Moritz so vor, daß man den rechten Herzgefäßwinkel mit dem oberen Ende des linken Herzrandes durch eine kranial-konvex gekrümmte Linie und die Umbiegungsstelle vom rechten in den unteren Herzrand mit der Herzspitze durch eine flach kaudal-konvex gekrümmte Linie verbindet und so den Herzschatten nach oben und unten abschließt. Wegen dieser konstruktiven Ergänzung ihrer Grenzen hat die Herzfläche manche Kritik erfahren. Otten, Assmann, O. Kirsch u. a. meinen, daß diese Ergänzungen zu sehr dem freien Ermessen und der Willkür des Untersuchers unterworfen seien, als daß man die Herzfläche zur Grundlage exakter Herzmessungen machen dürfe. Demgegenüber steht die Ansicht von Moritz, Dietlen, Geigel, Rohrer, v. Bernuth, Kahlstorf und auch die des Verfassers, daß bei Kenntnis der anatomischen Verhältnisse und bei entsprechendem Formgefühl die Abgrenzung der Herzfläche nach oben und unten mit einer den tatsächlichen Verhältnissen außerordentlich nahekommenden Genauigkeit gelingt. Die Vornahme solcher Ergänzungen der Herzkonturen ist schon deshalb berechtigt, weil — wie Rohrer mit Recht hervorhebt — die kaudale und kraniale Begrenzung des Herzens immer in annähernd gleicher Weise verlaufen; wäre dies nicht der Fall, dann wäre von vornherein auch den Abmessungen der direkt sichtbaren Grenzen des Herzens der Wert als relative Masse für die Herzgröße abzusprechen. Wir möchten freilich Dietlen zustimmen, daß die Herzfläche nur in der Hand des geübten Untersuchers wertvoll ist und daß ihrer allgemeinen Anwendung Bedenken entgegenstehen, weil die richtige Einzeichnung der notwendigen Ergänzungen Erfahrung und Übung erfordert. Wenn aber diese Voraussetzung erfüllt ist, dann stellt die Herzfläche eine der wichtigsten Herzabmessungen dar, da sie auch die Möglichkeit eröffnet, das Volumen des Herzens nach Rohrer und Kahlstorf zu bestimmen (s. unten).

11. Die Tiefenmessung des Herzens. Alle bisher erwähnten Abmessungen beziehen sich auf das Sagittalorthodiagramm. Die Größenbestimmungen des Herzens, die sich nur auf diese Abmessungen stützen, setzen voraus, daß die Sagittalprojektion des Herzens in einigermaßen fester Beziehung zu seiner Tiefenausdehnung steht. Dies trifft aber schon für das normale und das in allen Teilen gleichmäßig vergrößerte Herz nicht zu, da Herzen gleicher Größe infolge ihrer verschiedenen Lage im Brustraum sehr verschiedene Tiefenausdehnung besitzen können (Kahlstorf, Roesler). Aber auch bei gleichen räumlichen Verhältnissen kann die Tiefenausdehnung gleich großer Herzen verschieden sein und sich unabhängig von der Flächenausdehnung des Sagittalorthodiagramms verändern. Daher ist es unmöglich, lediglich auf Grund der Sagittalprojektion verläßliche Schlüsse auf die Größe des Herzens zu ziehen. Daß die Abmessungen der Sagittalprojektion für das pathologische Herz noch weniger maßgebend sind als für das normale Herz, ist leicht einzusehen (Assmann). Es braucht ja nur an die große Tiefenausdehnung erinnert zu werden, die das Herz bei Mitralklappenfehlern mit großem linkem Vorhof besitzt.

Für Volumbestimmungen des Herzens sind daher Abmessungen seiner Tiefenausdehnung unerläßlich.

Rohrer hat für die Volumbestimmung des Herzens den größten horizontalen Tiefendurchmesser im Frontalorthodiagramm (*l max.*) angegeben (Abb. 27). Er entspricht der längsten horizontalen Linie, die den vorderen und hinteren Herzschattenrand miteinander verbindet.

Assmann hat als Maß für das Frontalorthodiagramm den Diagonaldurchmesser (D) und den absoluten Tiefendurchmesser (T) angegeben (Abb. 27). Der Diagonaldurchmesser bezeichnet etwa die Achse des Seitenbildes und verläuft demnach von hinten-oben nach vorne-unten. Sein oberes Ende liegt an der Stelle, wo folgende Gebilde zusammenstoßen: vorne-oben der Querschnitt der Pulmonalarterie, unten der etwas größere Querschnitt der oberen Lungenvenen und hinten der Längsschnitt des herabziehenden Bronchus; sein unteres Ende liegt im Winkel zwischen Zwerchfell und vorderer Brustwand. Wenn auch dieser Diagonaldurchmesser keinem anatomischen Maß des Herzens entspricht, so kann er doch dazu dienen, eine Vorstellung von der Neigung des Herzens gegen die Frontalebene zu vermitteln (so wie der Längsdurchmesser des Sagittalorthodiagramms den Grad der Neigung gegen die Sagittalebene anzeigt). Sie beträgt für das Schrägherz 45 bis 50° (ASSMANN).

Ein Maß für die Tiefenausdehnung des Herzens gewinnt ASSMANN dadurch, daß er die Lote von den am weitesten abliegenden Punkten des vorderen und hinteren Herzschattenrandes auf den eben erwähnten Diagonaldurchmesser zieht. Die Summe dieser beiden Senkrechten t_1 und t_2 ergibt den „absoluten Tiefendurchmesser" T. Als Vorzug dieser Abmessung gegenüber dem größten horizontalen Tiefendurchmesser nach ROHRER führt ASSMANN an, daß sie vom Grad des Neigungswinkels des Herzens gegen die Frontalebene unabhängig ist, während die ROHRERsche Tiefendimension eine Funktion dieses Neigungswinkels darstellt. Es ist jedoch zu berücksichtigen, daß gerade diese Abhängigkeit vom Grad der Neigung des Herzens gegen die Frontalebene die Voraussetzung für die Brauchbarkeit der ROHRERschen Tiefendimension für die Volumbestimmung des Herzens nach ROHRER ist (s. unten).

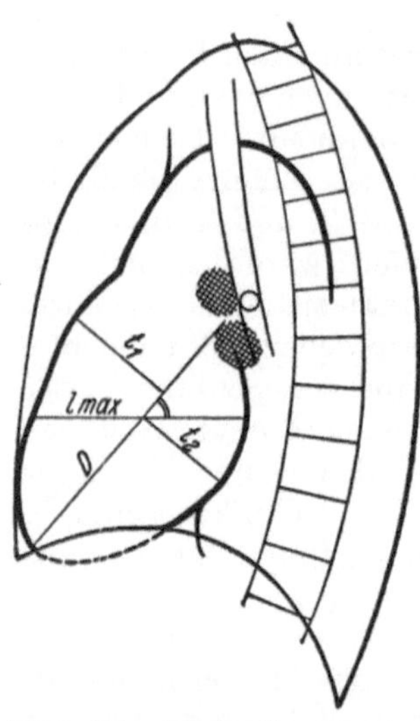

Abb. 27. Tiefendimensionen des Herzens. D = Diagonaldurchmesser des Frontalorthodiagramms nach ASSMANN, $t_1 + t_2$ = Absoluter Tiefendurchmesser nach ASSMANN, $l\ max.$ = Größter horizontaler Tiefendurchmesser nach ROHRER

12. Das „Horizontalorthodiagramm" nach T. KLASON stellt den größten horizontalen Querschnitt des Herzens dar. Es wird nach dem Vorbild der PALMIERIschen radioplastischen Methode konstruiert, indem die untersuchte Person auf einem Drehstuhl um ihre durch das Herz gefällte Längsachse allmählich um 360° rotiert wird. Nach einer jedesmaligen Drehung um einige Grade werden die seitlichen Konturen des Herzschattens auf Papier registriert, woraus sich allmählich das Bild des horizontalen Querschnitts des Herzens ergibt.

13. Berechnungen des Herzvolumens. Das Volumen des Herzens kann röntgenologisch auf zwei Arten ermittelt werden: Entweder durch Herstellung einer plastischen Nachbildung des Herzens und Bestimmung seiner Wasserverdrängung oder durch Berechnung aus Abmessungen verschiedener Projektionen des Herzens. Die Methoden zur plastischen Nachbildung des Herzens fanden ihre Erwähnung auf S. 6. Sie alle erfordern eine eigene Apparatur und die Herstellung der Herzmodelle beansprucht so viel Zeit und Mühe, daß diese Methoden für Reihenuntersuchungen nicht geeignet erscheinen. Wesentlich einfacher gestaltet sich die Berechnung des Herzvolumens aus Abmessungen verschiedener Herzprojektionen. Die verschiedenen Methoden der rechnerischen Bestimmung des Herzvolumens beruhen alle im Prinzip darauf, daß neben den Ausmessungen einer Parallelprojektion (in der Regel des Sagittalorthodiagramms) auch noch die Tiefendimensionen des Herzens als dritte Dimension herangezogen wird. Man muß sich freilich dessen bewußt sein, daß man auf diesem Wege bestenfalls Annäherungswerte erhält, denn das Herz ist ein unregelmäßig begrenzter Körper, der nur eine gewisse Ähnlichkeit mit jenen geometrischen Gebilden besitzt, für welche solche Berechnungen mathematische Geltung haben. Gleichwohl möchten wir den Pessimismus von FRIK nicht teilen, daß es unmöglich sei, das Volumen des Herzens rechnerisch mit praktisch hinreichender Genauigkeit zu bestimmen.

Die Bestimmung des Herzvolumens nach GEIGEL kann freilich nur als erste rohe Annäherung gelten und war von dem Autor auch nur als solche gedacht. In der Annahme, daß das Herz ungefähr Kugelgestalt besitze, wird das Volumen des Herzens aus der MORITZschen Herzfläche nach der Formel $Vol = F\ 3/2 \cdot \frac{4}{3\sqrt{\pi}}$ berechnet. Diese Formel, die mehr dazu dienen soll, einen dreidimensionalen Annäherungswert als ein genaues Maß der genauen Herzgröße zu gewinnen, wird von GEIGEL nach Weglassung der Konstanten $\frac{4}{3\sqrt{\pi}}$ als relatives Herzgrößenmaß benutzt und in Beziehung zum Körpergewicht gesetzt. Wir gehen daher in diesem Zusammenhang auf dieses Maß nicht näher ein und werden darauf erst bei der Besprechung der Beziehungen der Herzgröße zu den verschiedenen Abmessungen des Körpers zurückkommen.

Die Forderung nach größerer Exaktheit erfüllt die Berechnung nach F. ROHRER in viel weitgehenderem Maße. Von dem Satze ausgehend, daß das Volumen eines regelmäßigen Körpers beliebiger Form gleich ist dem Produkt aus der Größe einer beliebigen Parallelprojektion und der mittleren linearen Ausdehnung in der auf die erste Projektionsebene senkrechten Richtung, kommt ROHRER zu einer einfachen Bestimmung des Herzvolumens, deren Fehlergrenze nach experimentellen Untersuchungen an Herzmodellen im ungünstigsten Fall 10 bis 15% beträgt. Die ROHRERsche Formel lautet: $J = Fa \cdot l\,max. \cdot 0{,}63$. In dieser Formel ist J das gesuchte Volumen des Herzens, Fa die planimetrisch ausgemessene Herzfläche nach MORITZ (s. S. 50), $l\,max.$ der größte horizontale Tiefendurchmesser des Herzens (s. S. 51), und 0,63 ein konstanter Faktor. Das Produkt aus $l\,max. \cdot 0{,}63$ wird an Stelle der mittleren linearen Ausdehnung in der Sagittalen gebraucht, was deshalb erlaubt ist, weil letztere für jede Lage eines regelmäßigen Körpers in konstanter Beziehung zum größten horizontalen Tiefendurchmesser steht. Der Faktor 0,63 wurde von ROHRER empirisch ermittelt; er liegt etwa zwischen dem Faktor für ein querliegendes Paraboloid und Ellipsoid. Zur gleichen Berechnungsformel kam später auf anderem Wege KAHLSTORF[1].

Die gegenseitige Abhängigkeit der Herzfläche und des größten horizontalen Tiefendurchmessers von der Lage des Herzens im Raum macht es notwendig, daß bei jeder Volumberechnung beide Größen in genau gleicher Stellung des Körpers bestimmt werden. Am besten ist die genaue Einhaltung der gleichen Körperstellung bei sagittalem und frontalem Strahlengang durch die Verwendung der auf S. 4 erwähnten Bleikreuze gewährleistet. Wenn bei frontalem Strahlengang die Querbalken der beiden Kreuze in genau gleicher Höhe und senkrecht zur Schirmebene liegen, dann kann man sicher sein, daß die Neigung des Oberkörpers genau die gleiche ist wie bei sagittalem Strahlengang und daß die Drehung genau 90° beträgt. Nur bei Einhaltung dieser Vorsichtsmaßregeln wird jenes Maß von Genauigkeit erreicht, das der ROHRERschen Methode ihrer Natur nach zukommen kann.

Es darf nicht verschwiegen werden, daß die röntgenologische Volumberechnung des Herzens häufig technisch undurchführbar ist, wenn sich die Herzspitze nicht abgrenzen läßt oder die Bestimmung des Tiefendurchmessers des Herzens bei Fettleibigkeit, bei Lungenstauung, bei großen Herzen und bei Frauen, bei denen sich die Schatten der Brüste in das vordere Mediastinum projizieren, unmöglich ist. Man soll sich in solchen Fällen nicht verleiten lassen, die Volumbestimmung trotzdem vorzunehmen. Wenn damit die Anwendbarkeit dieser Methode auch eine Einschränkung erfährt, so bleibt das Gebiet ihrer Anwendbarkeit noch immer groß, denn bei Jugendlichen stößt man nur selten auf diese Schwierigkeiten, und gerade das Herz der Jugendlichen ist es ja, das einerseits für Untersuchungen kreislaufphysiologischer Fragen am geeignetsten ist, anderseits hinsichtlich seiner sportlichen und militärischen Leistungsfähigkeit oft und in größtem Maßstabe zu begutachten ist.

Bei entsprechender Wahl der Fragestellung und bei sorgfältiger Auswahl der Patienten bzw. Versuchspersonen liefert die ROHRERsche Methode nach unserer Erfahrung ausgezeichnete Resultate. Ihr Vorzug ist, daß sie, richtig durchgeführt, mit großer Annäherung

[1] LUDWIG setzte an Stelle der Herzfläche das Herzrechteck in die ROHRERsche Formel als Maß für das Herzvolumen ein. Das macht das Einsetzen der Konstanten 0,46 an Stelle von 0,63 notwendig. Die LUDWIGsche Formel lautet also: $V = R \cdot T_{90\,h} \cdot 0{,}46$, in der V das Herzvolumen, R das Herzrechteck (nach MORITZ) und $T_{90\,h}$ den größten horizontalen Tiefendurchmesser des Herzens bedeutet.

ein zutreffendes volumentrisches Maß des Herzens liefert; ihr Nachteil, daß sie nicht in allen Fällen anwendbar ist.

Für jene Fälle, für die sich das Herzvolumen nach der ROHRERschen Formel nicht bestimmen läßt, berechnet LUDWIG mit guter Annäherung aus dem transversalen Durchmesser des Herzens T und dem größten horizontalen Tiefendurchmesser $T_{90\,h}$ das Herzvolumen nach der Formel $V = 60 \cdot (T + T_{90\,h}) \cdot 700$. Diese durch ihre Einfachheit bestechende Formel ergibt allerdings bei starken Herzvergrößerungen zu kleine Werte. LUDWIG empfiehlt daher, bei Werten für $T + T_{90\,h}$ über 25 cm 15% hinzuzurechnen und bei Werten über 30 cm 30%.

In letzter Zeit haben FUCHS und BAYER das Herzvolumen nach der Prismatoid- oder Simpson-Formel aus der Fläche einer Anzahl von Horizontaltomogrammen und dem größten Tiefendurchmesser des Herzens errechnet, wobei die Fehler der Zentralprojektion rechnerisch eliminiert wurden. Diese Methode der röntgenologischen Volumbestimmung des Herzens hat durch H. BRAUN noch eine Vervollkommnung erfahren, indem die Schichtaufnahmen mit einer Simultankassette und herzphasengleich sowie mit kurzer Expositionszeit vorgenommen wurden. Auch diese tomographische Volumbestimmung der Herzgröße ist freilich nicht frei von Fehlerquellen, denn die Begrenzung der Schichtbilder des Herzens gegen die großen Gefäße und gegen das Abdomen ist wie bei jeder planimetrischen Ausmessung des Herzschattens einigermaßen willkürlich; ferner erscheinen die am weitesten ventral und dorsal gelegenen Grenzschichten zweifellos größer als sie tatsächlich sind. Der rechnerischen Korrektur der Zentralprojektion muß bei der Simultanschichtung besonderes Augenmerk zugewendet werden.

Ein absolutes Maß des Herzvolumens ist mit keiner röntgenologischen Meßmethode zu erreichen, schon deshalb nicht, weil die Wurzeln der großen zu- und abführenden Gefäße nicht vom Herzen zu trennen sind und bei jeder Berechnung des Herzvolumens mit eingehen. THURN schätzt, daß 75 bis 130 ccm des errechneten Volumens auf die Gefäßwurzeln entfallen.

V. Korrelative Herzgrößenbestimmungen

Die korrelativen Herzgrößenbestimmungen haben zum Hauptziel, festzustellen, ob ein Herz hinsichtlich seiner Größe als noch normal oder als schon vergrößert oder als zu klein anzusehen ist. Eine solche Entscheidung könnte nur dann getroffen werden, wenn verläßliche Normwerte für die Herzgröße zur Verfügung stünden. Solche Normwerte hoffte man zu gewinnen, indem man das röntgenologisch ermittelte Herzvolumen bzw. gewisse Abmessungen des Herzschattens, die man für das Volumen des Herzens als repräsentativ betrachtete, zu verschiedenen Abmessungen und Funktionen des Körpers in Beziehung setzte. Derartige statistische Untersuchungen reichen lange zurück und wurden mit großem Arbeitsaufwand durchgeführt. Sie knüpfen sich vor allem an die Namen MORITZ, DIETLEN, FRANCKE, CLAYTOR und MERILL, OTTEN, HAMMER, GROEDEL, v. TEUBERN, HAUDEK, VEITH, GEIGEL, O. KIRSCH, RAUTMANN, HECHT, v. BERNUTH, SALOTTI, W. W. FRAY, HODGES und EYSTER, BENEDETTI und BOLLINI, KAHLSTORF, CIGNOLINI, LUDWIG u. a. Es muß aber sogleich vorausgeschickt werden, daß sich die Hoffnungen, die man an diese Untersuchungen geknüpft hatte, nur zum Teil erfüllen konnten, und zwar nicht so sehr wegen der Schwierigkeit exakter röntgenologischer Größenbestimmungen des Herzens, sondern wegen der Unmöglichkeit, alle jene Faktoren des Körpers und des peripheren Kreislaufs zu erfassen, die von bestimmendem Einfluß auf die Größe des Herzens sind.

Die anatomischen Untersuchungen haben gezeigt, daß der Muskelbestand und damit das Gewicht und bis zu einem gewissen Grade auch die Größe des Leichenherzens in erster Linie vom Bestand des Körpers an Skelettmuskulatur sowie von dem Ausmaß und der Art ihrer Betätigung abhängen. „So all animals, man included, that have stronger and more sturdy frame, with large, brawny limbs some distance from the heart, have a more thick powerful and muscular heart, as is obvious and necessary. On the contrary, those whose structure is more slender and soft, have a more flaccid heart, less massive and weeker, with few ornofibres internally.“ Dieser Satz HARVEYS aus dem Jahre 1628 besagt, daß die Masse des Herzens vom Körperbau, insonderheit vom Muskelbestand des Körpers bestimmt wird. C. HIRSCH kam auf Grund exakter Herzwägungen zu demselben Ergebnis und auch die Feststellung von KÜLBS, daß von zwei Hunden derjenige ein wesentlich größeres Herz bekam, der im Göpel laufen mußte, spricht in demselben Sinne. Heute wissen wir freilich, daß die röntgenologisch ermittelte, also vitale Herzgröße mit der Entwicklung der Skelettmuskulatur keineswegs gleichen Schritt zu halten braucht, da — wie v. WEIZSÄCKER richtig bemerkt — die verschiedenen Arbeitsbedingungen für das Herz und die Skelettmuskulatur eine verschiedene Belastung bedeuten können (s. S. 123).

Die Ergebnisse der anatomischen Herzmessungen stimmen mit den Verhältnissen, die das Röntgenbild enthüllt, freilich nicht in allen Punkten überein. Sie sind auch streng genommen nicht miteinander vergleichbar. Das Herz verändert ja seine Größe und Form nach dem Tode sehr wesentlich durch die Totenstarre, welche den Inhalt der linken Kammer zum größten Teil, den der rechten in geringerem Maße entleert (ROTHBERGER, ASCHOFF, DE LA CAMP); besonders bei den großen Aortenherzen kann man bei der Leichenöffnung ganz überraschende Verkleinerungen gegenüber dem Leben sehen. Während die Größe des Leichenherzens eben in erster Linie von seinem Muskelbestand bestimmt wird, wird die Größe des lebenden Herzens außerdem sehr wesentlich durch seine Blutfüllung beeinflußt, welche mit den Änderungen der zirkulierenden Blutmenge, der Schlagfrequenz, der Kontraktionskraft und des diastolischen Spannungsverhaltens des Herzmuskels sowie des Widerstandes, gegen den das Herz zu arbeiten hat, großen Schwankungen unterworfen ist.

Es wird also bei allen korrelativen Größenbestimmungen des Herzens zunächst das Bestreben darauf gerichtet sein müssen, die teils intra-, teils extrakardial bedingten Schwankungen der Blutfüllung des Herzens nach Möglichkeit auszuschalten. Dieses Ziel kann natürlich nie erreicht werden. Wir können uns ihm jedoch dadurch nähern, daß wir die Größenbestimmungen des Herzens stets unter gewissen, möglichst gleich gehaltenen Bedingungen ausführen. Und zwar sollen die Messungen des Herzens aus Gründen, die noch später auseinanderzusetzen sind, zur selben Tageszeit, am besten in nüchternem Zustand vorgenommen werden, wobei noch darauf zu achten ist, daß in den letzten 24 Stunden vor der Untersuchung keine überdurchschnittliche körperliche Arbeit geleistet wurde (ZDANSKY). Auch wäre es wegen der statischen Größenlabilität des Herzens (s. S. 68) wünschenswert, wenn die Bestimmungen der Herzabmessungen in Horizontallage vorgenommen werden würden (MORITZ, DIETLEN). Durch solche Maßnahmen werden wichtige Faktoren, die zu unberechenbaren Änderungen der Blutfüllung des Herzens führen können, ausgeschaltet.

Bei Berücksichtigung dieser Kautelen wurden tatsächlich wertvolle Erkenntnisse über die Beziehungen der Größe des Herzens zu verschiedenen Abmessungen seines Trägers gewonnen. Es zeigte sich, daß sich beim Erwachsenen die Mittelwerte der verschiedenen Abmessungen des Sagittalorthodiagramms mit der Körperlänge und dem Körpergewicht sowie mit dem Brustumfang stetig verändern, also mit diesen Körperabmessungen gleichsinnig zu- und abnehmen. Daraus ist zu schließen, daß 1. die verschiedenen Abmessungen des Sagittalorthodiagramms ein gewisses Maß für die wahre Herzgröße darstellen und 2. daß die verschiedenen Körperabmessungen gleichsinnigen Einfluß auf die durchschnittliche Herzgröße haben. Letzteres erklärt sich aus den engen Beziehungen, die beim normal gebauten Menschen zwischen den verschiedenen Dimensionen des Körpers bestehen (DIETLEN). Aber schon bei Störung dieser Harmonie werden diese festen Korrelationen zwischen den verschiedenen Körpermaßen und den Abmessungen des Sagittalorthodiagramms vermißt, ohne daß dies für eine abnorme Größe des Herzens sprechen würde. So fand DIETLEN bei gleichschweren Männern verschiedener Körperlänge keine entsprechende Zunahme der einzelnen Herzabmessungen mit zunehmender Körperlänge, sondern fast gleichbleibende und zum Teil sogar abnehmende Werte für Tr_H, *Hl* und *Hfl*. Dies ist zweifellos dadurch bedingt, daß in der Untersuchungsreihe offensichtlich nur die Individuen der niedrigeren Größenklassen normalgewichtig und harmonisch gebaut, die der höheren Größenklassen jedoch mehr oder weniger untergewichtig und ptotisch, vielleicht auch vasolabil und muskelarm waren und demgemäß auch ein — bezogen auf die Körperlänge — relativ kleines Herz hatten. Wenn man anderseits kreislaufnormale Individuen gleicher Körpergröße nach verschiedenen Gewichtsklassen ordnen würde, so würde sich ergeben, daß die Herzgröße mit steigendem Gewicht nicht entsprechend zunimmt, da das Fettpolster, welches die Übergewichtigkeit der höheren Gewichtsklassen im wesentlichen bedingt, nur geringen Einfluß auf die Herzgröße hat. Kreislaufgesunde Fettleibige haben eben ein Herz, das in bezug auf ihr Körper-

Tabelle 1. Bestimmungstabelle für den Transversaldurchmesser des Herzens (Rautmann)

Körpergröße cm	Körpergewicht kg	Brustumfang cm	Tr_H cm	Körpergröße cm	Körpergewicht kg	Brustumfang cm	Tr_H cm
150	51,0	81,0	12,8	173	67,1	86,8	13,4
151	51,7	81,3	12,8	174	67,8	87,0	13,4
152	52,4	81,5	12,9	175	68,5	87,3	13,4
153	53,1	81,8	12,9	176	69,2	87,5	13,4
154	53,8	82,0	12,9	177	69,9	87,8	13,5
155	54,5	82,3	12,9	178	70,6	88,0	13,5
156	55,2	82,5	13,0	179	71,3	88,3	13,5
157	55,9	82,8	13,0	180	72,0	88,5	13,5
158	56,6	83,0	13,0	181	72,7	88,8	13,6
159	57,3	83,3	13,0	182	73,4	89,0	13,6
160	58,0	83,5	13,1	183	74,1	89,3	13,6
161	58,7	83,8	13,1	184	74,8	89,5	13,6
162	59,4	84,0	13,1	185	75,5	89,8	13,7
163	60,1	84,3	13,1	186	76,2	90,0	13,7
164	60,8	84,5	13,2	187	76,9	90,3	13,7
165	61,5	84,8	13,2	188	77,6	90,5	13,7
166	62,2	85,0	13,2	189	78,3	90,8	13,8
167	62,9	85,3	13,2	190	79,0	91,0	13,8
168	63,6	85,5	13,3	191	79,7	91,3	13,8
169	64,3	85,8	13,3	192	80,4	91,5	13,8
170	65,0	86,0	13,3	193	81,1	91,8	13,9
171	65,7	86,3	13,3	194	81,8	92,0	13,9
172	66,4	86,5	13,4	195	82.5	92,3	13,9

gewicht verhältnismäßig klein ist, während Untergewichtige ein Herz besitzen, das in bezug auf ihre Körperlänge zu klein zu sein scheint. Nur bei normal genährten und harmonisch gebauten Individuen gehen Körperlänge und Körpergewicht miteinander etwa parallel. Daß man beim Kind weniger feste Korrelationen zwischen den Abmessungen des Herzens und den Körpermaßen gefunden hat, beruht nur darauf, daß bei dem im Wachstum begriffenen Organismus die Größenbeziehungen zwischen den einzelnen Organen und Organteilen noch nicht so fest sind wie nach Abschluß des Wachstums.

Wenn die beim normal gebauten Erwachsenen immer wieder bestätigte Beziehung zwischen den Mittelwerten der einzelnen Abmessungen des Sagittalorthodiagramms und den verschiedenen Körperdimensionen fürs erste auch eine Antwort auf die Frage, ob ein Herz normal groß sei oder nicht, erwarten ließ, so wurde diese Hoffnung dadurch enttäuscht, daß die Streuungsbreite der den verschiedenen Körperdimensionen zugeordneten Werte des Sagittalorthodiagramms um die Mittelwerte schon normalerweise außerordentlich groß ist. Dadurch ist ein Schluß auf die Normalität der Herzgröße im einzelnen Fall unmöglich. Es zeigte sieh, daß innerhalb noch so enggefaßter Größen- und Gewichtsklassen die Streuungsbreite der gefundenen Herzabmessungen so bedeutend ist, daß die Maxima der einen Klasse die Mittelwerte der nächsthöheren Klasse beträchtlich übersteigen können (OTTEN).

Einen Fortschritt bedeutete in dieser Hinsicht die korrelative Herzbeurteilung nach RAUTMANN. Zwar wird auch bei diesem Verfahren nur der Transversaldurchmesser des Herzens berücksichtigt, doch erfährt diese an sich unvollkommene Definition der Herzgröße eine gewisse Korrektur dadurch, daß sie zur Körperlänge, zum Körpergewicht und zum Brustumfang in Beziehung gesetzt wird, also zu drei Abmessungen des Körpers, welche zusammengenommen nicht nur für die Größe, sondern auch für die Lage des Herzens im Thorax bestimmend sind.

RAUTMANN berechnete aus etwa 1800 Orthodiagrammen gesunder junger Männer in sitzender Stellung die Korrelations- und Regressionskoeffizienten für Tr_H : Körpergröße,

Tabelle 2. Korrektionstabelle bezüglich des Körpergewichts (Rautmann)

Bei Abweichung des Körpergewichts vom durchschnittlichen Wert

um	1,00	bis	2,25	kg	ändert	sich	der	Tr_H	um	0,1	cm
,,	2,25	,,	3,75	,,	,,	,,	,,	,,	,,	0,2	,,
,,	3,75	,,	5,25	,,	,,	,,	,,	,,	,,	0,3	,,
,,	5,25	,,	6,75	,,	,,	,,	,,	,,	,,	0,4	,,
,,	6,75	,,	8,25	,,	,,	,,	,,	,,	,,	0,5	,,
,,	8,25	,,	9,75	,,	,,	,,	,,	,,	,,	0,6	,,
,,	9,75	,,	11,25	,,	,,	,,	,,	,,	,,	0,7	,,
,,	11,25	,,	13,25	,,	,,	,,	,,	,,	,,	0,8	,,
,,	13,25	,,	14,75	,,	,,	,,	,,	,,	,,	0,9	,,
,,	14,75	,,	16,25	,,	,,	,,	,,	,,	,,	1,0	,,
,,	16,25	,,	17,75	,,	,,	,,	,,	,,	,,	1,1	,,
,,	17,75	,,	19,25	,,	,,	,,	,,	,,	,,	1,2	,,
,,	19,25	,,	20,00	,,	,,	,,	,,	,,	,,	1,3	,,

Tabelle 3. Korrektionstabelle bezüglich des Brustumfangs (Rautmann)

Bei Abweichung des Brustumfangs[1] vom durchschnittlichen Wert

um	1,00	bis	2,25	cm	ändert	sich	der	Tr_H	um	0,1	cm
,,	2,25	,,	4,25	,,	,,	,,	,,	,,	,,	0,2	,,
,,	4.25	,,	5,75	,,	,,	,,	,,	,,	,,	0,3	,,
,,	5,75	,,	7,25	,,	,,	,,	,,	,,	,,	0,4	,,
,,	7,25	,,	9,25	,,	,,	,,	,,	,,	,,	0,5	,,
,,	9,25	,,	10,75	,,	,,	,,	,,	,,	,,	0,6	,,
,,	10,75	,,	12.25	,,	,,	,,	,,	,,	,,	0,7	,,
,,	12,25	,,	14,25	,,	,,	,,	,,	,,	,,	0,8	,,

Tr_H: Brustumfang und Tr_H : Körpergewicht. Auf Grund dieser Berechnungen stellte er eine Bestimmungstabelle für Tr_H mit je einer Korrektionstabelle bezüglich des Körpergewichts und des Brustumfangs auf, die in Tab. 1, 2 und 3 wiedergegeben sind.

Ein anderer Weg zur korrelativen Herzgrößenbestimmung wurde durch die statistische Errechnung von Quotienten aus Abmessungen des Herzschattens und verschiedenen Körpermaßen beschritten.

---

[1] Brustumfang berechnet als Mittelwert aus dem Brustumfang bei tiefster Ein- und Ausatmung. Das Meßband wird bei waagrecht seitwärts ausgestreckten Armen dicht unterhalb der Brustwarzen angelegt.

In Tab. 1 sind jeder Körpergröße von 150 bis 195 cm die entsprechenden Durchschnittswerte des Körpergewichts, des Brustumfangs und des Tr_H zugeordnet. Bei Abweichung des Körpergewichts oder des Brustumfangs von diesen Durchschnittswerten müssen die Werte von Tr_H um den in den Korrektionstabellen (Tab. 2 und 3) angegebenen Betrag vergrößert oder verkleinert werden, damit der Sollwert des Tr_H für die Körpergröße, das Körpergewicht und den Brustumfang des Prüflings erhalten wird. Auf Grund der Übereinstimmung des gefundenen Tr_H mit dem auf Grund der vorstehenden drei Tabellen errechneten Sollwert des Tr_H soll der Schluß möglich sein, ob das betreffende Herz normal groß ist oder nicht. Abweichungen des gefundenen Tr_H bis zu 0,6 cm vom Sollwert sollen noch nicht als unbedingt pathologisch zu betrachten sein.

Unter diesen Quotienten hat der *Herzlungenquotient* nach TH. und F. GROEDEL weiteste Verbreitung gefunden. Er setzt den transversalen Durchmesser des Herzschattens zum orthodiagraphisch gemessenen Querdurchmesser der Lungen durch die Formel $\frac{Tr_L}{Tr_H}$ in Beziehung, in dem Tr_L den größten horizontalen Abstand der seitlichen Innenkonturen des knöchernen Thorax in der Höhe der rechten Zwerchfellkuppel und Tr_H den Transversaldurchmesser des Herzschattens bedeutet. Nach GROEDEL beträgt der Herzlungenquotient beim Kind von 3 bis 10 Jahren 1:1,9, beim Mann um 20 Jahre 1:1,92, beim Mann um 30 Jahre 1:1,95. Das Herz ist also im Kindesalter im Verhältnis zum Thorax relativ breiter als beim Erwachsenen in mittleren Jahren; bei diesem ist das Verhältnis rund 1:2. Größere Abweichungen von diesen Zahlen lassen nach GROEDEL auf Vergrößerungen oder abnorme Kleinheit des Herzens schließen. HAMMER fand an einem großen Material gesunder Männer einen Mittelwert von 1,98 mit allerdings sehr großen Schwankungen von etwa 1,8 bis 2,3. DIETLEN berechnete auf Grund der Untersuchungen von HAUDEK eine Schwankungsbreite des Herzlungenquotienten von 1,84 bis 2,25. O. KIRSCH fand

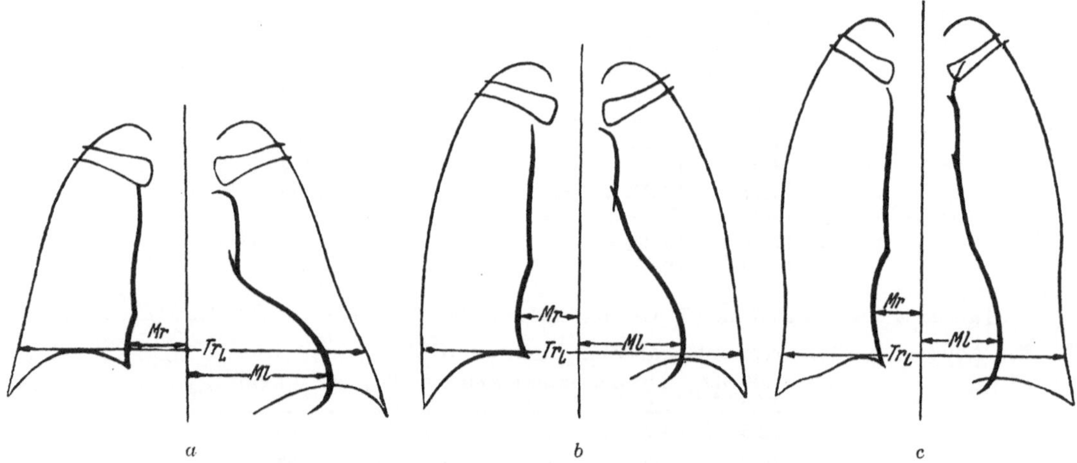

Abb. 28*a* bis *c*. Der GROEDELsche Herzlungenquotient. Seine Abhängigkeit von den Raumverhältnissen im Brustraum, besonders vom Zwerchfellabstand

für das Kind einen mittleren Herzlungenquotienten von 2,015 mit einer mittleren Schwankungsbreite von 1,8 bis 2,2 und maximalen Abweichungen von 1,74 bzw. 2,46. Auf Grund seiner eigenen Untersuchungen und der Arbeiten von BAMBERG und PUTZIG sowie von LANGE und FELDMANN nimmt O. KIRSCH eine fortschreitende relative Verschmälerung der Herztransversale im frühen Kindesalter an; er berechnete folgende Mittelwerte: Erste Lebensmonate 1,83; vierter bis fünfter Lebensmonat 1,87; achter bis neunter Lebensmonat 1,93; Anfang des zweiten Lebensjahres 1,94; drittes bis viertes Lebensjahr 1,99. Mit dem dritten Lebensjahr wird der Wert erreicht, der dann in der ganzen Wachstumsperiode und auch beim Erwachsenen unverändert beibehalten wird.

Man sieht also, daß das Verhältnis zwischen der Herz- und Lungenbreite zwar allgemeinen Gesetzen folgt, im einzelnen aber doch nicht so konstant ist, wie TH. und F. GROEDEL ursprünglich annahmen. Starke Abweichungen von den Mittelwerten finden sich besonders häufig bei Frauen, die oft eine in bezug auf die Thoraxbreite verhältnismäßig große Transversaldimension des Herzens, also einen auffallend kleinen Herzlungenquotienten haben, ohne daß eine Vergrößerung des Herzens vorläge. Dies kommt daher, daß der Brustkorb vieler Frauen verhältnismäßig tief, aber dabei schmal ist und sich damit der kindlichen Thoraxform nähert. Der Herzlungenquotient nimmt daher auch Werte an, wie man sie nach GROEDEL und O. KIRSCH im Kindesalter findet.

Eine erhebliche Einschränkung des Wertes des Herzlungenquotienten stellt seine Veränderlichkeit mit dem Zwerchfellstand dar (Abb. 28). S. 48 wurde erwähnt, daß der Transversaldurchmesser des Herzens (Tr_H) sehr wesentlich von der Lage des Herzens im Brustraum abhängig ist. Querlagerung des Herzens durch Zwerchfellhochstand geht mit einer Zunahme, Steilstellung durch Zwerchfelltiefstand mit einer Abnahme von Tr_H einher. Das hat oft eine Verschiebung des Herzlungenquotienten zur Folge. Denn wenn auch ein durch Fettleibigkeit oder raumbeengende abdominale Prozesse erzeugter Zwerchfellhochstand sowohl zu einer Zunahme des Tr_L als auch des Tr_H führt, so nimmt doch der Tr_H gewöhnlich verhältnismäßig stärker zu als der Tr_L. Das hat eine Änderung des Quotienten $\frac{Tr_H}{Tr_L}$ in dem Sinne zur Folge, daß das normal große, aber quergelagerte Herz vergrößert erscheinen kann. Umgekehrt ist bei vielen ptotischen Individuen mit geräumigem Brustkorb und verhältnismäßig weiter unterer Thoraxapertur der Tr_H des median- und steilgestellten Herzens im Verhältnis zum Tr_L klein, wodurch ein abnorm kleines Herz vorgetäuscht werden oder ein in Wirklichkeit vergrößertes Herz noch normal groß erscheinen könnte, wenn man nur den Herzlungenquotienten berücksichtigen würde.

Wegen dieser Abhängigkeit des Herzlungenquotienten vom Zwerchfellstand berechnete DIETLEN (am Horizontalorthodiagramm) den mittleren Quotienten getrennt für die verschiedenen Herzlagen. Er fand einen Wert von 2,0 für das schräggestellte, von 2,15 für das steilgestellte und von 1,9 für das quergelagerte Herz; bei Pendelherzen fand er Werte um 2,4. Für das typisch quergelagerte Frauenherz wurde ein Mittelwert von 1,92 für das steilgestellte Herz der Frau von 2,13, für alle Frauenherzen zusammen von 1,96 festgestellt.

LUDWIG lehnt auf Grund eigener ausgedehnter Untersuchungen die Brauchbarkeit des Herzlungenquotienten als Maß für die Herzgröße ab.

ALTSTÄDT machte den beachtenswerten Vorschlag, bei Individuen mit Zwerchfellhochstand derart vorzugehen, daß man durch tiefes Einatmenlassen die Querlagerung beseitigt und den Transversaldurchmesser des Herzens bei jener Einatmungstiefe bestimmt, bei welcher der Neigungswinkel des Herzens 45° beträgt („Normalsituation des Herzens" nach HAUDEK). Dieser Wert wird in Beziehung gesetzt zum Transversaldurchmesser der Lunge, der aber nicht inspiratorisch, sondern wie gewöhnlich im mittleren Exspirium bestimmt werden soll. Man erhält bei diesem Vorgehen sicherlich besser vergleichbare und recht gut brauchbare Werte des Herzlungenquotienten. Es ist nur darauf zu achten, daß die untersuchte Person beim Anhalten der tiefen Einatmung nicht unwillkürlich preßt, da dies bekanntlich zur Verkleinerung des Herzens führt (s. S. 85).

In der Erkenntnis, daß der Transversaldurchmesser des Herzens die Herzgröße nur unvollkommen definiert, berechneten BAMBERG und PUTZIG den Quotienten aus der Lungentransversale Tr_L und den sogenannten „mittleren Herzdurchmesser", als welchen sie das arithmetische Mittel von Tr_H, L und Br des Herzens bezeichnen. Dieser Quotient beträgt nach Fernaufnahmen beim Säugling 1,85 bis 2,0. VON BERNUTH fand für denselben Quotienten bei Kindern über einem Jahr Werte von 1,93 bis 2,5 und ein Mittel von 2,17; die Schwankungsbreite auch dieses Quotienten ist also außerordentlich groß.

Im amerikanischen Schrifttum hat die Untersuchung des Herzens in linker vorderer Schrägstellung besondere Beachtung gefunden, da bei einer Rechtsdrehung um etwa 45° die Kammerscheidewand annähernd in der Strahlenrichtung verläuft, die Herzhälften also ungefähr symmetrisch nach beiden Seiten hin ausladen. In dieser Stellung mißt W. W. FRAY den Transversaldurchmesser des Herzschattens und des Thorax und meint damit sowohl die Vergrößerung des gesamten Herzens als auch die der beiden Herzhälften zahlenmäßig ausdrücken zu können. Der Patient wird zunächst so lange nach rechts gedreht, bis der Herzschatten am schmälsten erscheint. Dies ist bei normalem Zwerchfellstand bei einer Rechtsdrehung um etwa 45°, bei Zwerchfelltiefstand um weniger als 45°, bei Zwerchfellhochstand um mehr als 45° der Fall. Hierauf wird der Verlauf der Kammerscheidewand folgendermaßen konstruiert (Abb. 29): Man mißt zunächst den horizontalen Abstand der rechten vorderen knöchernen Brustwand vom rechten Tracheobronchialwinkel und trägt ihn in gleicher Höhe nach hinten auf. Die so gewonnene Linie überragt die ventrale Begrenzung der linken Kostotransversalgelenke nach hinten um die Strecke C. Nun wird in gleicher Stellung die ,,Thoraxtransversale" (OCS) konstruiert, indem man in Herzhöhe (?) eine Verbindungslinie zwischen der rechten vorderen Brustwand und der ventralen Begrenzung der linken Kostotransversalgelenke zieht. Hierauf verlängert man diese Thoraxtransversale um die Strecke C und verbindet die Mitte dieser Linie mit dem rechten Tracheobronchialwinkel durch eine Gerade, die nunmehr den Verlauf der Kammerscheidewand anzeigen soll. Von dieser Geraden werden nun die größten Lote zur vorderen (a) und hinteren (b) Begrenzung des Herzschattens ausgemessen. Die Summe $a + b$ ergibt die Transversale des Herzschattens (OTD).

Beim normalen Herzen sollen sich $OTD : OCS = 1:2$ verhalten mit maximalen Abweichungen von 1: 2,3 und 1:1,8. Ein Verhältnis von 1:1,8 oder darunter soll sich nur bei vergrößertem Herzen finden.

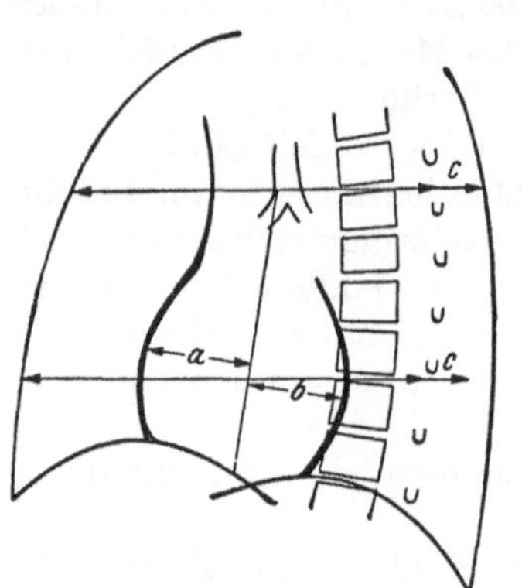

Abb. 29. Korrelative Größenbestimmung des Herzens und der beiden Herzkammern nach W. W. Fray

Die Tiefendurchmesser a und b werden als Maße für die Größe der rechten bzw. linken Kammer betrachtet. Sowohl a als auch b sollen rund $\frac{OCS}{4}$ betragen. Eine Vergrößerung von a und b über diesen Wert soll eine Vergrößerung der rechten bzw. der linken Kammer anzeigen.

Diese reichlich komplizierten Konstruktionen müssen Bedenken erregen, denn erstens werden sie nach Fray durch Ausmessung an Fernaufnahmen gewonnen, woraus sich jene Fehler ergeben, die jeder zentralen Projektion anhaften; zweitens ist die wichtige Fehlerquelle der Abhängigkeit der Herzlungenrelation vom Zwerchfellstand und der Form des Brustkorbs ebensowenig vermieden wie beim Groedelschen Herzlungenquotienten. Die Schwankungsbreite der gefundenen Werte ist daher auch nicht geringer als bei diesem. Die Methode hat also keinen Vorteil vor dem nach Dietlen oder Altstädt modifizierten Groedelschen Herzlungenquotienten.

Etwas vollkommener sind die Korrelationsquotienten, die aus verschiedenen Herzabmessungen und Körpermaßen errechnet wurden, welche den Körper genauer definieren, als dies der Transversaldurchmesser der Lunge tut. Hier sind vor allem die Untersuchungen von Moritz und seiner Schule hervorzuheben.

Mit Rücksicht darauf, daß das individuell verschieden entwickelte Fettpolster zwar das Körpergewicht sehr wesentlich mitbestimmt, jedoch in weiten Grenzen ohne nennenswerten Einfluß auf die Herzgröße ist, setzte Moritz statt des tatsächlichen Körpergewichts das sogenannte Idealgewicht zur Herzfläche (Hfl) nach der Formel $\frac{\text{Herzfläche}}{\text{Idealgewicht}}$ in Beziehung, wobei das Idealgewicht nach Bornhardt aus der Körperlänge und dem Brustumfang nach der Formel $\frac{\text{Körperlänge} \cdot \text{Brustumfang}}{240}$ berechnet wurde. Der so errechnete Quotient $\frac{\text{Herzfläche}}{\text{Idealgewicht}}$ soll nach Moritz sehr konstant sein und im Mittel 20,1 betragen.

Auf Grund der Untersuchungen von Hammer erschien es Moritz später vorteilhafter, die Herzfläche (Hfl) bzw. das Herzrechteck (Hr) in Beziehung zum sogenannten Körperrechteck (= Körperlänge · Tr_L) zu setzen, und zwar nach der Formel

$$\frac{\text{Herzfläche} \cdot 10}{\text{Körperrechteck}} \text{ bzw. } \frac{\text{Herzrechteck} \cdot 10}{\text{Körperrechteck}}.$$

Hammer berechnete die Mittelwerte dieser Quotienten für den aufrechten Stand mit

226 bzw. 300; für die horizontale Rückenlage mit 270 bzw. 356. Der im einzelnen Fall gefundene Wert wird in Prozenten dieser Sollwerte ausgedrückt, wobei Abweichungen von $\pm$ 10% als normal gelten und erst Werte, die größere Abweichungen zeigen, auf abnorme Kleinheit bzw. Vergrößerung des Herzens schließen lassen sollen.

VON BERNUTH hat auf Herzfernaufnahmen mit Hilfe derselben Dimensionen die korrelative Herzgröße des Kindes vom ersten Lebensjahr bis in die Pubertät nach der Formel $\frac{\text{Körperrechteck}}{\text{Herzfläche}}$ berechnet. Er fand in aufrechter Körperhaltung für diesen Quotienten einen Mittelwert von 39,3 mit Abweichungen von 31 bis 47, die noch als normal angesehen werden; für den Quotienten $\frac{\text{Körperrechteck}}{\text{Herzrechteck}}$ einen Mittelwert von 29,3 mit maximalen Abweichungen von 23 bis 35.

O. KIRSCH bediente sich zur Definierung der Herzgröße der Quotienten

$$\frac{\text{Körperlänge}^2}{\text{Herztransversale} \cdot \text{Herzhöhe}} \quad \text{und} \quad \frac{\text{Lungentransversale}^2}{\text{Herztransversale} \cdot \text{Herzhöhe}}.$$

Im weiteren Verlauf kam MORITZ zu dem Ergebnis, daß die von ihm und HAMMER empfohlene Verwendung des Körperrechtecks als Korrelat der Herzgröße keinen Vorzug vor der Körperlänge hat, sondern sogar hinter dieser zurücksteht. MORITZ empfahl daher, die Körperlänge als einzige Korrelation zu benutzen. Die Korrelationen zwischen der Körperlänge (Kl) und den verschiedenen Herzabmessungen drückte MORITZ durch die Quotienten „Körper-Herzlänge“ $\frac{Hl}{Kl}$, „Körper-Herzbreite“ $\frac{Hbr}{Kl}$, „Körper-Herzrechteck“ $\frac{Hr}{Kl}$ und „Körper-Herzfläche“ $\frac{Hfl}{Kl}$ aus. An 100 herzgesunden Männern und Frauen errechnete er die Mittelwerte dieser Quotienten, um auf diese Weise zu Normalwerten zu gelangen. Ein Blick auf diese Tabellen zeigt jedoch, daß auch die Herzen Kreislaufgesunder große Abweichungen von den Mittelwerten aufweisen können. Es war also auch auf diesem Wege eine Entscheidung hinsichtlich der Normalität der Herzgröße nicht zu gewinnen.

Einen wesentlichen Fortschritt gegenüber den bisher angeführten korrelativen Herzgrößenbestimmungen versprach die Berücksichtigung des röntgenologisch bestimmten Herzvolumens. Schon GEIGEL hatte das nach der Formel $V = F\,3/2 \cdot \frac{4}{3\sqrt{\pi}}$ berechnete Volumen des Herzens (s. S. 52f.) zum Nacktgewicht G durch den sogenannten Herzquotienten $HQ = \frac{V}{G}$ in Beziehung gesetzt. Unter Verzicht auf absolute Werte wurde der konstante Faktor $\frac{4}{3\sqrt{\pi}}$ eliminiert und der reduzierte Herzquotient $r\,HQ = \frac{F\,3/2}{G}$ ermittelt. Dieser beträgt für normale Individuen 14 bis 22. Werte unter 14 sollen ein zu kleines, Werte über 22 ein zu großes Herz bedeuten. Ähnlich berechnete HECHT die relative Herzgröße des Kindes nach der Formel $\frac{\text{Herzfläche}}{\text{Körpergewicht } 2/3}$; er fand einen Mittelwert von 737 mit beträchtlichen Abweichungen nach oben und unten, was sich wohl zum Teil aus der beim Kind besonders starken Verschiedenheit des Fettpolsters erklärt.

KAHLSTORF hat vorgeschlagen, das nach ROHRER und ihm errechnete Herzvolumen in Beziehung zum Körpergewicht zu setzen. Er berechnet seinen sogenannten „Herzquotienten“ nach der Formel $\frac{\text{Herzvolumen in ccm}}{\text{Nacktgewicht in kg}}$ und findet, daß bei normal gewachsenen, weder fettleibigen noch untergewichtigen Individuen das Herzvolumen eine lineare Funktion des Körpergewichts sei. Der Quotient beträgt nach KAHLSTORF für den aufrecht stehenden Mann 8,15 bis 10,9, im Mittel 9,5, wobei Werte unter 8,0 ein zu kleines, Werte über 11,0 ein zu großes Herz anzeigen sollen. Für die aufrecht stehende Frau ist der Quotient kleiner; er beträgt 7,31 bis 10,88, im Mittel 8,88, wobei Werte unter 7,0 ein zu kleines, Werte über 11,0 ein zu großes Herz anzeigen sollen. KAHLSTORF betont freilich selbst, daß es Herzen gibt, die nach dieser Berechnung zu groß oder zu klein erscheinen, ohne daß klinische Zeichen einer Störung des Kreislaufs oder einer Minderwertigkeit des Herzens vorhanden wären. Nach unserer Erfahrung erhält man eine zutreffendere Vorstellung von der Normalität der Herzgröße, wenn man an Stelle des tatsächlichen Körpergewichts das Soll- oder Idealgewicht, das man etwa nach BORNHARDT (s. S. 60) berechnet, zum Herzvolumen in Beziehung setzt.

Ein Blick auf alle diese Quotienten zeigt, daß ihre Streuungsbreite um die Mittelwerte sehr groß ist, daß sie also im Einzelfall zu einer sicheren Entscheidung über die Normalität der Herzgröße nicht tauglich sind. Dies ergibt sich mit Notwendigkeit schon daraus, daß in den verschiedenen Formeln jeweils nur das eine oder andere Körpermaß berücksichtigt ist, das für sich allein keinesfalls die Herzgröße bestimmt und sich mit ihr nicht durchgehend proportional verändert.

Vermittels verschiedener der vorstehend angeführten korrelativen Herzgrößenbestimmungen wurde von DIETLEN, CLAYTOR und MERILL, FRANCKE, GROEDEL, OTTEN und LUDWIG der *Einfluß des Geschlechts* auf die Herzgröße untersucht. Übereinstimmend mit den anatomischen Feststellungen (W. MÜLLER, ROESSLE und ROULET) wurden von allen Autoren bei der Frau durchschnittlich kleinere Werte gefunden als beim Mann. LUDWIG fand das Frauenherz durchschnittlich um 20% kleiner als das Männerherz. Dieser Geschlechtsunterschied ist zweifellos darauf zurückzuführen, daß der Mann durchschnittlich körperlich mehr arbeitet und eine kräftiger entwickelte Skelettmuskulatur besitzt als die Frau, deren verhältnismäßig stärker ausgebildetes Fettpolster nur geringen Einfluß auf die Herzgröße hat (DIETLEN). Es mag hier nur daran erinnert werden, daß unter den Männern Leichtarbeiter und Schwächlinge kleinere Herzen haben als Schwerarbeiter und Sporttreibende. Körperlich tätige Frauen mit gut entwickelter Muskulatur haben keine kleineren Herzen als Männer von gleichem Wuchs und etwa gleich entwickelter Muskulatur.

Während der *Schwangerschaft* erfährt das Herz eine leichte Vergrößerung, die nach BINHOLD der Zunahme des Köpergewichts proportional ist, also keineswegs als Dilatation und Hypertrophie aufzufassen ist, die über das Maß hinausgeht, das man nach der Zunahme der Körpermaße erwarten kann. Schon früher hatte DIETLEN nachgewiesen, daß die Vergrößerungen des Herzens, die vielfach auf Grund klinischer und röntgenologischer Untersuchungen angenommen worden waren, wesentlich überschätzt und größtenteils durch die Hochdrängung und Querlagerung des Herzens vorgetäuscht werden (KLAFTEN und PALUGYAY, MAISLICH und BOBREZKAJA).

Zahlreiche Untersuchungen haben sich mit dem Einfluß des *Alters* auf die Größe des Herzens beschäftigt. In den mittleren Lebensjahren ließ sich ein Einfluß des Alters nicht nachweisen. Besondere Verhältnisse liegen aber während des Wachstums und im Greisenalter vor.

Die anatomischen Untersuchungen hatten gezeigt, daß das *Wachstum des kindlichen Herzens* nicht gleichmäßig erfolgt, sondern im ersten Lebensjahr und in der Pubertät beschleunigt ist. Obwohl gerade in diesen Lebensperioden auch die Massenzunahme des ganzen Körpers besonders groß ist, verschiebt sich doch beim jungen Kind das Verhältnis des Herz- und Körpergewichts in der Weise, daß das Herz im ersten Lebensjahr verhältnismäßig schwer und daher auch größer ist, um erst im zweiten Jahr jenes Gewichtsverhältnis zu erreichen, das während des späteren Lebens ziemlich konstant beibehalten wird (ROESSLE und ROULET).

Röntgenologische Untersuchungen ergaben denn auch mit zunehmendem Alter des Kindes einen fortschreitenden Anstieg der Mittelwerte der verschiedenen Herzabmessungen entsprechend der Zunahme der Masse des kindlichen Körpers (VEITH, v. BERNUTH,

Otten, Lehmkuhl, Kirsch, Dietlen und Schall). Nach v. Bernuth macht sich in Altersklassentabellen der Kinder ein gewisser Geschlechtsunterschied bemerkbar, indem die Mädchen im Vorpubertätsalter zunächst kleinere Herzabmessungen haben als die Knaben. Zur Zeit des Pubertätswachstums, das beim weiblichen Geschlecht im allgemeinen früher einsetzt, bleiben die Abmessungen der Knabenherzen gegenüber den Mädchenherzen zurück, um später diesen Vorsprung wieder einzuholen. Man sieht also, daß auch dieser Geschlechtsunterschied lediglich durch die verschiedene Entwicklung des Körpers bedingt und nicht etwa geschlechtsspezifisch ist.

Jedenfalls geht aus den röntgenologischen Untersuchungen von Veith, Th. Groedel, Bamberg und Putzig, v. Bernuth, O. Kirsch sowie Dietlen und Schall übereinstimmend hervor, daß auch beim Kind die Mittelwerte der Herzabmessungen mit der Körperlänge kontinuierlich zunehmen, ohne daß dabei ein Geschlechtsunterschied nachzuweisen wäre. Die beim Kind besonders große Schwankungsbreite der Herzabmessungen ist — wie schon oben erwähnt wurde — darauf zurückzuführen, daß bei dem in Entwicklung begriffenen Organismus die Korrelation zwischen der Herzgröße und den verschiedenen Dimensionen des Körpers noch nicht so fest sind wie beim Erwachsenen. So kommt es nach Rauchfuss oft zu einem temporären Mißverhältnis zwischen der Größe des Herzens (auch der Weite des Gefäßsystems) und der Entwicklung des übrigen Körpers. Besonders groß erwies sich die Streuung der korrelativen Herzabmessungen in bezug auf das Körpergewicht, da das Fettpolster beim Kind außerordentlich verschieden entwickelt ist, ohne auf die Herzgröße wesentlichen Einfluß zu haben (Bamberg, Putzig).

Eine gewisse Sonderstellung nimmt das Herz des *alternden Organismus* ein. Nach Roessle nimmt das Herz um die Wende des vierten zum fünften Jahrzehnt an Gewicht etwas zu, um erst im höheren Greisenalter wieder abzunehmen. Dieser Gewichtszunahme entspricht eine geringe, aber deutliche Größenzunahme aller Herzabmessungen in diesen Jahren. Dietlen hebt hervor, daß diese Vergrößerung durch die im Laufe des Lebens steigenden Anforderungen an das Herz, durch die Altersveränderungen des peripheren Kreislaufs und die häufige Entwicklung eines Emphysems bedingt ist.

Eine anatomisch gesicherte Tatsache ist die Atrophie und Verkleinerung des Herzens im höheren Greisenalter (Roessle und Roulet). Sie findet sich jedoch nur dann, wenn auch die Körpermasse, die Skelettmuskulatur und das Fettpolster dem senilen Schwund unterliegen. Muskelkräftige, wohlgenährte Individuen erhalten bis ins hohe Alter ihre normalen Herzabmessungen. Im ganzen sind die Größenänderungen, die das Herz unter dem Einfluß der Alterung erfährt, gering.

Unter den ungezählten Methoden, die zur Entscheidung der Frage, ob in einem konkreten Fall das Herz noch normal groß oder schon zu groß sei, das röntgenologisch ermittelte Herzvolumen bzw. einzelne röntgenologische Abmessungen des Herzschattens zu verschiedenen Abmessungen des Körpers in Beziehung setzen, konnte hier nur eine kleine Auswahl getroffen werden. Schon ihre Zahl spricht dafür, daß keine wirklich befriedigt. Alle diese Korrelationen ergeben so bedeutende Schwankungsbreiten, daß selbst relativ große Abweichungen von den statistisch erhobenen Mittelwerten keine verläßlichen Schlüsse auf die Frage nach der Normalität der Herzgröße oder gar der Güte des Herzens im einzelnen Fall gestatten. Und das ist begreiflich, denn die Herzgröße wird ja — wie der Verfasser schon in den früheren Auflagen dieses Buches betonte — nicht nur durch die Dimensionen des Körpers, sondern sehr wesentlich durch den Bestand des Körpers an Skelettmuskulatur und vor allem dadurch bestimmt, *welchen Gebrauch der Träger des Herzens von seiner Skelettmuskulatur macht.* Das zeigen eindeutig die Untersuchungen über den Einfluß verschiedener körperlicher Arbeit und sportlicher Leistungen auf die Größe des Herzens (s. S. 121ff.). Solche Untersuchungen haben gezeigt, daß auch mit der Art und dem Ausmaß der körperlichen Arbeitsleistung die Größe des Herzens bei gegebenem Körperbau noch nicht bestimmt wird, sondern daß noch andere Faktoren beim Zustandekommen einer bestimmten Herzgröße mitwirken müssen. Man muß annehmen, daß individuell unterschiedliche, konstitutionell bedingte, neurovegetativ und hormonal gesteuerte Regulationsmechanismen (W. RAAB) für die Größe des Herzens von Bedeutung sind. Diese Faktoren sind aber nicht exakt faßbar.

Im Bestreben nach tieferen Einblicken in die Zusammenhänge zwischen Herzgröße und Arbeitsleistung haben NYLIN, KJELLBERG et al. sowie die REINDELLsche Schule neue Wege beschritten. Letztere hat abgesehen vom Körpergewicht und von der Körperoberfläche noch das pro Pulsschlag aufgenommene O_2-Volumen, den sogenannten O_2-Puls, und das Schlagvolumen des Herzens während der Ruhe und der Belastung als Maße für die Leistungsbreite und die Reservekraft des Herzens zur röntgenologisch ermittelten Herzgröße in Beziehung gesetzt. Sie kamen zu dem Ergebnis, daß beim gesunden Herzen die Reservekraft durch Größenzunahme des Herzens nicht ab-, sondern zunimmt; daß also die Herzvergrößerung im körperlichen Training eine Anpassung des Herzens an die erhöhten Anforderungen darstellt.

Angesichts dieser recht komplizierten und mit manchen Fehlerquellen behafteten Methoden sind die einfachen Korrelationen der röntgenologisch ermittelten Herzgröße zu den verschiedenen Abmessungen und dem Gewicht des Körpers nicht wertlos für die Beurteilung des Herzens. Die außerordentliche Übereinstimmung der auf diesen Wegen errechneten Mittelwerte eröffnet die Möglichkeit, in größeren Reihen die gesetzmäßige Abhängigkeit der Herzgröße von verschiedenen inneren und äußeren Faktoren zu untersuchen und zahlenmäßig auszudrücken. Diese Tatsache allein schon rechtfertigt die zahllosen Bemühungen um die Gewinnung korrelativer Herzgrößenbestimmungen.

Für den einzelnen Fall freilich sind diese Berechnungen nur insofern von Wert, als man mit ihrer Hilfe Änderungen der Herzgröße und ihrer Korrelationen zu verfolgen vermag, die unter dem Einfluß bestimmter meßbarer und willkürlich abstufbarer Bedingungen, z. B. der Arbeit oder bestimmter sportlicher Betätigungen auftreten. Dies kann für die Beurteilung des Herzens von Bedeutung sein.

VI. Das Herz des Kindes

Das Herz des Neugeborenen ist relativ groß. Es soll durch Rückgang einer physiologischen Plethora und durch Verkleinerung der Thymusdrüse am zweiten Lebenstag kleiner werden bzw. erscheinen (BELL, WEYMÜLLER und KRAHULEK, DIETLEN und SCHALL). Bei großer Verschiedenheit im einzelnen Fall zeigt das Herz des Neugeborenen (Abb. 30) und jungen Kindes einige Besonderheiten gegenüber dem Bild, das man im späteren Kindesalter und beim Erwachsenen sieht. Es ist meist weniger gegliedert als dieses; der suprakardiale Abschnitt des Mittelschattens ist verhältnismäßig breit und vom Herzschatten nicht deutlich abgesetzt; der Aortenknopf fehlt meist; die Herzbucht ist seicht oder nur angedeutet oder sie kann vollkommen fehlen, wodurch der Eindruck der mitralen Konfiguration des Herzens zustande kommt.

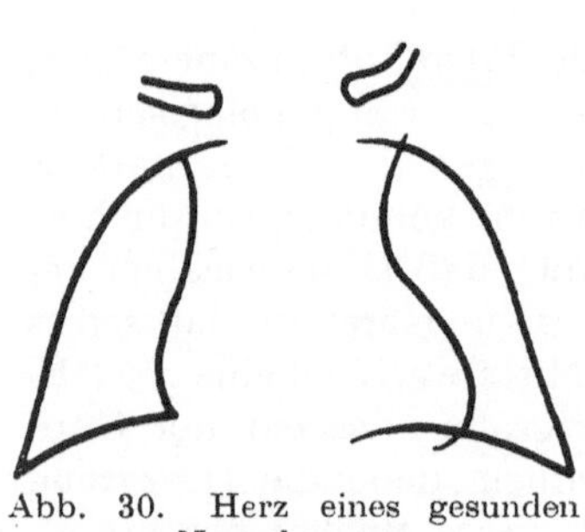

Abb. 30. Herz eines gesunden Neugeborenen

Zweifellos ist diese infantile Form des Herzschattens zum Teil durch die räumlichen Verhältnisse bedingt, die das Herz im kindlichen Brustraum vorfindet. Der Brustkorb des jungen Kindes ist durch seine geringe Höhe und seine verhältnismäßig große Tiefe ausgezeichnet. Die geringe Höhe, die durch den für dieses Alter physiologischen Zwerchfellhochstand bedingt ist, hat eine Hochdrängung und Stauchung (Abb. 40) des dünnwandigen, leicht deformierbaren Herzens zur Folge, so daß seine Gliederung undeutlich und seine Abgrenzung gegen die großen Gefäße unmöglich werden kann. Dazu kommt, daß sich diese Raumverhältnisse auch auf den Verlauf der Schlagadern insofern auswirkt, als diese hochgedrängt und stärker geneigt nach hinten-oben ziehen. Man sieht sie daher bei sagittalem Strahlengang in projektivischer Verkürzung von unten; das

Gefäßband erscheint dadurch gedrungen und der Conus und die A. pulmonalis füllen die Herzbucht mehr oder weniger vollkommen aus.

Von großer Bedeutung für den Herzbefund beim jungen Kind ist die Thymusdrüse. Diese kann die großen Gefäße pelerinenförmig von beiden Seiten und von vorne einhüllen und sich kaudalwärts bis unter die Herzbasis erstrecken. Da sich der Schatten der Thymusdrüse von dem der übrigen mediastinalen Organe nicht abgrenzen läßt und gegen die Lungen scharf absetzt, erhält man den Eindruck eines breiten und kurzen Gefäßbandes. Oft schneidet der Schatten eines großen rechten Thymuslappens in der Höhe des horizontalen Interlobärspalts spitzwinkelig ab (Kemp et al.). Er darf nicht mit einer Atelektase des rechten Oberlappens oder mit einem mediastinal abgesackten Hydrothorax verwechselt werden (Esser und Hilgert, Dünner). Weniger häufig läuft auch der große linke Thymuslappen über dem linken Herzrand in einen zipfeligen Schatten aus. Bei Thymushyperplasie ist das obere Mediastinum manchmal beiderseits buckelig begrenzt. Bei transversalem Strahlengang findet man den Retrosternalraum in solchen Fällen verschattet.

Mit zunehmendem Alter erfährt der Herzgefäßschatten eine Veränderung seiner relativen Größe und seiner Form, bis etwa im Schulalter allmählich die Verhältnisse erreicht sind, wie sie beim Erwachsenen gefunden werden. Die Formveränderung beruht in erster Linie auf der Verkleinerung der Thymusdrüse. Dadurch wird der suprakardiale Abschnitt des Mediastinums schmäler, links werden der Aortenknopf, der Pulmonalisbogen und das linke Herzohr immer deutlicher abgrenzbar, rechts kommt der lateral-konkav gekrümmte Übergang der V. brachiocephalica dext. in die V. cava sup. mit immer größer werdender Regelmäßigkeit zum Vorschein.

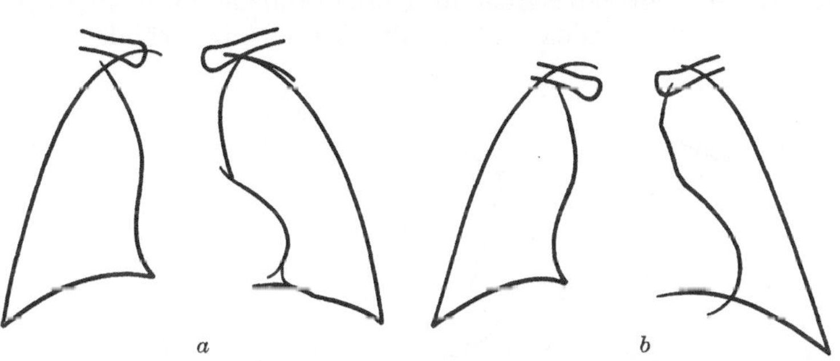

Abb. 31 *a* und *b*. Herz eines sieben Monate alten Säuglings mit akutem Magen-Darm-Katarrh (*a*) und sieben Tage nach Sistieren der Durchfälle (*b*)

Daß diese Formveränderung vor allem durch die physiologische Verkleinerung der Thymusdrüse bedingt ist, erkennt man schon daran, daß das kindliche Herz bei konsumierenden Krankheiten und bei akuten Infekten, die mit einer Involution der Thymusdrüse verbunden sind, binnen wenigen Tagen die Form des Erwachsenenherzens annehmen kann, um oft nach Wiederherstellung alsbald die infantile Form wieder zu gewinnen.

Neben der altersbedingten Rückbildung der Thymusdrüse spielt freilich die im Wachstumsalter fortschreitende Umformung des Brustraums eine bedeutende Rolle für die Formänderung des Herzgefäßschattens. Bekanntlich erfährt der Brustkorb mit dem Längenwachstum eine Abflachung, da sein sternovertebraler Durchmesser in geringerem Maße zunimmt als sein Querdurchmesser. Diese Umwandlung des kegelförmigen kurzen Brustkorbs des jungen Kindes in den längeren und flacheren des Erwachsenen führt von der Quer- zur Schräglage und zum Tiefertreten des Herzens und hat eine Verminderung der von hinten-oben nach vorne-unten gerichteten Neigung des Herzens zur Folge. Durch diese Lageänderung des Herzens kommt es erst zur deutlichen Ausprägung der Herzbucht, zum Vortreten des Aortenknopfs und zum Einspringen der beiden Herzzwerchfellwinkel. Im Schulalter finden sich schon alle Formtypen des Herzens, wie sie beim Erwachsenen vorkommen. Schon im Stadium der zweiten Streckung sind die mediangestellten, statisch größenlabilen Herzen sehr häufig. Bei fettleibigen Kindern finden sich auch quergelagerte Herzen. Besonders beim weiblichen Geschlecht bleibt die kindliche Form des Herzens verhältnismäßig häufig bis ins Erwachsenenalter erhalten, was wahrscheinlich in vielen Fällen auf die infantile Thoraxform solcher Individuen (verhältnismäßige Kürze und Tiefe) zurückzuführen ist.

Erstaunlich ist die *Größenlabilität des Kinderherzens.* Wasserverluste und Ernährungsstörungen bei gastrointestinalen Erkrankungen, akuten Infekten und chronischen Krankheiten können in kurzer Zeit zu Verkleinerungen des Herzens auf die Hälfte und mehr zur Folge haben. Gleichzeitig damit kann es zu der oben erwähnten Umformung des Herzschattens durch Thymusinvolution kommen. Auch diese Herzverkleinerung ist innerhalb kürzester Zeit, oft in wenigen Tagen, rückbildungsfähig (Abb. 31*a* und *b*). Man kann daraus entnehmen, wie sehr die Größe des Herzens von der zirkulierenden Blutmenge abhängig ist. Im übrigen zeigt die Größe des Kinderherzens auch unter normalen Bedingungen wesentlich weniger feste Beziehungen zu den verschiedenen Abmessungen des Körpers als beim Erwachsenen, da die Entwicklung des Herzens nicht immer gleichen Schritt hält mit der Entwicklung der anderen Dimensionen des Körpers (s. S. 63).

VII. Herz und Körperstellung

Es wurde schon erwähnt (s. S. 55), daß die röntgenologischen Größenbestimmungen des Herzens grundsätzlich in Horizontallage vorgenommen werden sollten. Diese von Moritz und Dietlen aufgestellte Forderung gründet sich auf die Beobachtung, daß

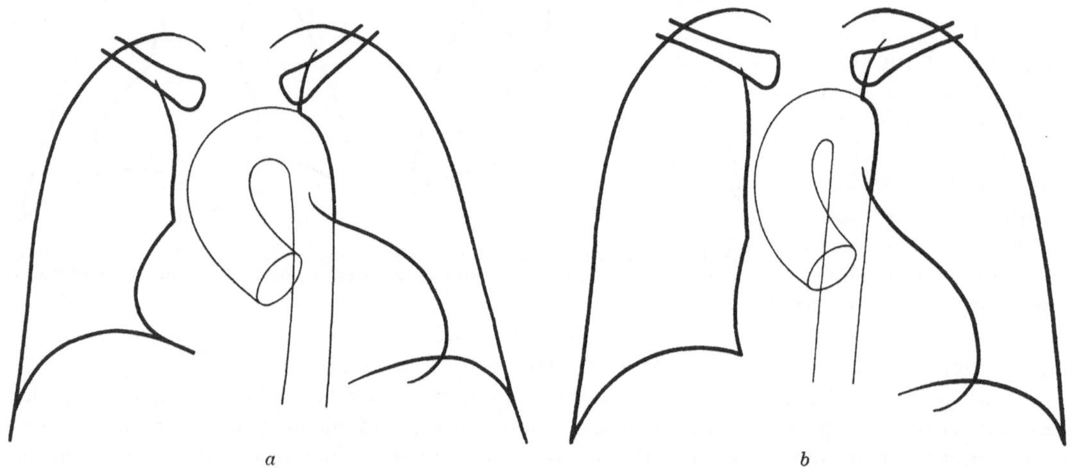

Abb. 32*a* und *b*. Änderung der Form, Größe und Lage des Herzgefäßschattens beim Übergang vom Liegen (*a*) in den aufrechten Stand (*b*)

die Form und Größe des Herzschattens von der Stellung des Körpers sehr wesentlich beeinflußt werden. Der von Moritz 1904 gegebenen Darstellung der statisch bedingten Lage-, Form- und Größenänderungen des Herzschattens ist auch heute nichts Wesentliches hinzuzufügen.

Wenn beim Übergang von der Horizontallage in den aufrechten Stand das Zwerchfell tiefer tritt, muß das auf ihm ruhende Herz dieser Abwärtsbewegung folgen. Dabei stellt sich das Herz steiler ein, indem sein rechter Rand die Lage nur wenig verändert, während der linke mit der Herzspitze stark medial- und abwärts rückt. Durch eine gleichzeitige Rotation des Herzens nach rechts wird das linke Herzohr von links her mehr oder weniger ventralwärts gedreht, so daß es sich verstärkt in die Herzbucht vorwölben kann (G. Schwarz).

Mit dem Herzen rückt auch die Aorta thoracica soweit kaudalwärts, als es ihre Verbindungen mit der Halsfaszie, den Halsgefäßen und dem linken Hauptbronchus gestatten. Da wegen dieser Verbindungen die Abwärtsbewegung nur eine beschränkte ist, erfährt die Aortenschlinge durch den Zug des Herzens eine Streckung, so daß ihre beiden Schenkel weniger weit nach rechts und links ausladen (Abb. 32*a* und *b*). Dies führt dazu, daß das ganze Gefäßband schlanker und länger wird, wobei sich der Aortenknopf abflacht und vom Schlüsselbeinschatten kaudalwärts abrückt.

Die Ausmessung des Herzschattens ergibt, daß sich im aufrechten Stand nicht nur der Tr_H verkleinert, sondern daß in 60% der Fälle auch die Herzbreite (*Hbr*) abnimmt, während die Herzlänge (*Hl*) gleichbleiben, abnehmen oder gelegentlich auch zunehmen kann. Dadurch erscheint der Herzschatten im Stehen schlanker als im Liegen.

Die Herzfläche (*Hfl*) wird in der Regel kleiner, und zwar kann diese Verkleinerung nach Moritz 25% und mehr betragen. Da sich die Verkleinerung nicht nur auf die Sagittalprojektion des Herzens beschränkt, sondern auch seine Tiefendimension betrifft, ergibt sich, daß das normale Herz im Stehen *tatsächlich kleiner wird* (Moritz). Diese orthostatische Verkleinerung des Herzens kann sehr verschiedene Grade erreichen. Bei normalen Herzen pflegt sie größer zu sein als bei vergrößerten Herzen, und bei den ausgesprochen großen Herzen wird sie oft ganz vermißt (Dietlen). Von dieser Regel gibt es jedoch Ausnahmen; so können Herzen, die im Gefolge einer akuten Infektionskrankheit dilatiert sind, besonders auffallende Grade von orthostatischer Verkleinerung zeigen, selbst wenn es sich um ausgesprochen große Herzen handelt (Dietlen, Zdansky).

Der Grad der orthostatischen Verkleinerung des Herzens wird nach Dietlen durch verschiedene Momente bestimmt:

1. Durch die *Wanddicke des Herzens.* Dünnwandige Herzen setzen einer Änderung ihrer Größe einen geringeren Widerstand entgegen als dickwandige. Dies ist ein Grund, warum hypertrophische Herzen, selbst wenn sie stark dilatiert sind, meist nur eine unwesentliche oder überhaupt keine orthostatische Verkleinerung zeigen. Dietlen hat diese Tatsache geradezu als differentialdiagnostisches Zeichen für die Unterscheidung von Hypertrophie und Dilatation empfohlen.

2. Durch den *Tonus des Herzmuskels.* Diese bis heute nicht exakt faßbare Funktion des Herzmuskels soll ebenfalls bei der Größen- und Formbeständigkeit des Herzens eine Rolle spielen. Wenn man mit Dietlen annimmt, daß einem dickeren (hypertrophischen) Herzmuskel ceteris paribus auch ein höherer Tonus zukommt, dann wäre die geringere orthostatische Verkleinerung hypertrophischer Herzen auch als Ausdruck eines erhöhten Tonus aufzufassen (s. S. 88f.).

3. Durch die *Herzfrequenz.* Frequenzzunahme hat eine überwiegende Verkürzung der diastolischen Füllungsphase und damit eine Verkleinerung des Herzens zur Folge (Moritz, Dietlen, Scherf und Zdansky, Meek) (s. S. 87). Tatsächlich findet sich bekanntlich im Stehen häufig eine Zunahme der Herzfrequenz, die normalerweise allerdings nicht sehr bedeutend ist und sich innerhalb jener Grenzen bewegt, die noch keine wesentlich ändernde Wirkung auf die diastolische Herzgröße hat. Jedoch kann die orthostatische Tachykardie solche Grade erreichen, daß sie zur Verkleinerung des Herzens wesentlich beitragen kann.

4. Durch den *Blutzufluß zum Herzen.* Dieser ist schon normalerweise im Stehen etwas kleiner als im Liegen, da im aufrechten Stand ein gewisser Teil des Blutes im Splanchnicusgebiet und in den abhängigen Teilen des Körpers zurückgehalten wird (Hill, Lindhard, Moritz, Laurell u. a.). Bei labilem Vasomotorentonus kann jedoch die Menge des im Splanchnicusgebiet versackenden Blutes so beträchtlich sein, daß die zirkulierende Blutmenge bedeutend vermindert ist.

Wenn man bedenkt, wie viele Faktoren an der orthostatischen Verkleinerung des Herzens beteiligt sind, wird es verständlich, daß das Ausmaß der Verkleinerung sehr verschieden sein kann und daß es Fälle gibt, bei denen sie durch besonders starke Ausbildung oder Summation mehrerer dieser Faktoren ganz außerordentliche Grade erreicht. So konnte Zdansky bei kreislaufgesunden und völlig beschwerdefreien Individuen das nach Rohrer berechnete Herzvolumen im Stehen gelegentlich um 200 ccm kleiner finden als in horizontaler Rückenlage (Abb. 33*a* und *b*).

Höchste Grade von statischer Größenlabilität des Herzens finden sich bei konstitutionell, infektiös-toxisch, hormonal oder neurogen bedingter peripherer Vasomotorenschwäche, also besonders bei jugendlichen lang aufgeschossenen Asthenikern, bei infektiös-toxischen Krankheiten, bei Thyreotoxikosen, Nebenniereninsuffizienz, Tabes, Kachexien und Unterernährung. Bei allen diesen Zuständen kann man im Stehen oft auffallend kleine, mediangestellte, mehr oder weniger mitral konfigurierte, frequent und auffallend lebhaft pulsierende Herzen sehen, die sofort normale Größe und Form annehmen und ruhigere und kräftigere Pulsationen zeigen, wenn man den Patienten horizontale Rückenlage einnehmen läßt.

Bei allen diesen teils noch an der Grenze des Normalen liegenden, teils pathologischen Zuständen ergibt die klinische Untersuchung des aufrecht stehenden Patienten oft die

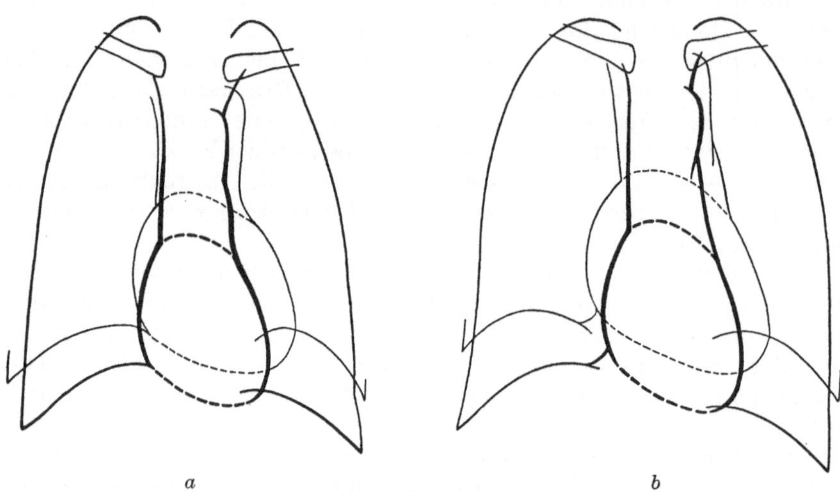

Abb. 33*a* und *b*. Hochgradige orthostatische Verkleinerung des Herzens.
a Bei einem 32jährigen Manne mit multipler Sklerose, *b* bei einem 30jährigen Astheniker mit Lungentuberkulose

	Fall *a*		Fall *b*	
	liegend	stehend	liegend	stehend
Herzvolumen nach ROHRER in ccm	537	337	610	463
Zirkulierende Blutmenge in l	5,2	3,8	5,0	4,4
Blutdruck in mm Hg	105/65	75/0	110/60	130/100[1]
Durchmesser des Aortenbogens nach KREUZFUCHS in mm	24	20	23	23[2]

[1] Trotz verkleinerter zirkulierender Blutmenge ist der Blutdruck im Stehen angestiegen.
[2] Der Aortendurchmesser hat im Stehen nicht abgenommen.

Dick ausgezogen: Vertikalorthodiagramm. Dünn ausgezogen: Horizontalorthodiagramm

Zeichen arterieller Anämie, wie Schwindel, Blässe, Kopfschmerz, leichte Ermüdbarkeit, Tachykardie, Blutdruckabfall und Kollapsbereitschaft. LAURELL und ZDANSKY konnten dementsprechend in solchen Fällen eine beträchtliche Abnahme der zirkulierenden Blutmenge im Stehen feststellen.

Diese Abnahme der zirkulierenden Blutmenge kann verschiedene Ursachen haben. Zunächst hat WENCKEBACH in seinen klassischen Untersuchungen gezeigt, daß das tiefstehende, abgeflachte Zwerchfell und die schlaffen Bauchdecken des ptotischen Asthenikers den Kreislauf nur mangelhaft unterstützen und derart ungünstige Bedingungen für den Rückfluß des Blutes zum Herzen schaffen können, daß ein verhältnismäßig großer Teil des Blutes in den Baucheingeweiden versackt und nicht zum Herzen gelangt. Das

Hochdrängen des Zwerchfells durch einen von unten nach oben auf den Bauch ausgeübten Druck (GLENARDscher Handgriff) genügt in diesen Fällen oft, um mit dem Verschwinden aller Zeichen arterieller Anämie eine Vergrößerung des Herzschattens zur Norm herbeizuführen.

Noch wichtiger für das Zustandekommen des mangelhaften Blutzuflusses zum Herzen ist die abnorme Herabsetzung des peripheren Gefäß- und des Skelettmuskeltonus. Die periphere Vasomotorenschwäche kann konstitutionell bedingt sein wie bei vielen Asthenikern, Nervösen und bei jugendlichen, aufgeschossenen Individuen (F. KRAUS, SCHIFF, DIETLEN, PAL); sie kann aber auch auf zentralem, hypophysärem, adrenalem oder peripher-reflektorischem Wege ausgelöst werden, wie z. B. bei Tabes bzw. bei hypophysärer Kachexie, bei Morbus Addisonii und infektiös-toxischen Zuständen. Sehr oft ist der verminderte periphere Gefäßtonus mit einem herabgesetzten Tonus der Skelettmuskulatur (HENDERSON, BEIGLBÖCK) vergesellschaftet, was das Versacken des Blutes im Bauch und in den abhängigen Teilen des Körpers noch besonders begünstigt.

Wenn man schließlich berücksichtigt, daß das Herz gerade bei diesen Zuständen oft ausgesprochen dünnwandig und schlaff ist, so versteht man, daß es sich der verminderten Blutzufuhr besonders leicht durch entsprechende Verkleinerung anzupassen vermag (DIETLEN). Schließlich trägt noch die oft sehr beträchtliche orthostatische Zunahme der Herzfrequenz zur Verkleinerung des Herzens bei.

Wie oben schon angedeutet wurde, betrifft die orthostatische Verkleinerung nicht nur den Herzschatten, sondern auch das Gefäßband. Die Verschmälerung des Gefäßbandes wird in erster Linie durch die schon oben erwähnte Streckung der Aortenschlinge bedingt, beruht also zunächst auf einer Umlagerung durch die geänderten räumlichen Verhältnisse. In Fällen beträchtlicher orthostatischer Herzverkleinerung kommt aber als wesentlicher Faktor noch eine *orthostatische Verengerung des Aortenrohrs* hinzu, wie vergleichende Messungen des Aortendurchmessers im Stehen und Liegen ergaben (ZDANSKY). Diese orthostatische Verengerung der Aorta ist ebenso wie die Verkleinerung des Herzens eine Folge verminderter Blutfüllung. Auch die Verminderung des Blutdrucks spielt dabei zweifellos eine Rolle. Dies muß bei Messungen der Aorta berücksichtigt werden (s. S. 377).

Was für die Aorta gilt, gilt natürlich auch für die *Pulmonalarterie*. Ihre verminderte Füllung wirkt bei der orthostatischen Verschmälerung des Gefäßbandes mit. LAURELL sah bei starker orthostatischer Verkleinerung des Herzens die Gefäßzeichnung der Lunge besonders in den oberen Abschnitten weniger stark hervortreten als im Liegen, was er auf die orthostatisch verminderte Füllung der Pulmonalgefäße zurückführte.

Aus den Ausführungen ergibt sich also, daß die *orthostatische Verkleinerung des Herzgefäßschattens teils durch Umformung des Herzens und der großen Gefäße, teils durch wirkliche Verkleinerung des Herzens und wirkliche Verengerung der großen Gefäße bedingt ist.* Diese dem Grade nach sehr verschiedenen Volumverminderungen sind immer die Folge einer verminderten Blutfüllung, deren Ursachen zum kleineren Teil im Herzen selbst, zum weitaus größeren Teil in extrakardialen Zuständen und Vorgängen (zentrale und periphere Gefäßregulation, Zwerchfellfunktion, Atmung, Tonus der Skelettmuskulatur usw.) zu suchen sind. Da insbesondere die verschiedenen Faktoren, die den Blutzufluß zum Herzen regeln, im Leben des Individuums sehr großen Schwankungen unterliegen, ja von Minute zu Minute wechseln können, ist es verständlich, daß sich *der Grad der orthostatischen Verkleinerung des Herzens bei ein und demselben Individuum ändern kann.*

Daraus ergibt sich die Forderung, diese Faktoren nach Möglichkeit gleichzuhalten und ihre Schwankungen auszuschalten, wenn es gilt, zahlenmäßige Bestimmungen der Herzgröße und des Aortendurchmessers hinsichtlich ihrer Normalität vorzunehmen. Dies wird am ehesten dadurch erreicht, daß man die Messungen grundsätzlich *in horizontaler* Lage (MORITZ) vornimmt, wobei noch aus Gründen, die später zu erörtern sein werden, darauf zu achten ist, daß die untersuchte Person gleichmäßig und ruhig atmet und zum mindesten in den letzten 24 Stunden keiner körperlichen Anstrengung ausgesetzt wurde, die nicht etwa im Plan der Untersuchung gelegen ist.

So unerläßlich also auch die Untersuchung im aufrechten Stand für die genaue Analyse des Herzgefäßkomplexes ist, so wichtig ist die Untersuchung in Horizontallage für die möglichst zuverlässige Ermittlung der wahren Größe des Herzens und des wahren Durchmessers der Aorta. Insbesondere ist für die Aufstellung von Normwerten der Herzgröße die Horizontallage jeder anderen Körperstellung vorzuziehen. Sie liefert die gleichmäßigsten und konstantesten Werte.

Bei dem Vorzug, den man der Horizontallage einräumen muß, könnte es fraglich erscheinen, ob die Aufstellung von Normwerten für den aufrechten Stand überhaupt gerechtfertigt ist.

Dies ist nun trotz alledem der Fall, denn in größeren Reihen gleichen sich jene Unregelmäßigkeiten aus, die sich aus den statischen Einflüssen ergeben. Nur so wird es verständlich, daß die korrelativen Herzgrößenbestimmungen und die Untersuchungen über den Einfluß der verschiedenen körperlichen Leistungen auf die Herzgröße mit wenigen Ausnahmen zu prinzipiell gleichen Ergebnissen kamen, ob sie nun am liegenden, sitzenden oder aufrecht stehenden Menschen vorgenommen wurden. Dies gilt jedoch nur für größere Untersuchungsreihen; bei weniger ausgedehnten Untersuchungen ist dringend zu raten, alle Bestimmungen in Horizontallage durchzuführen, trotz mancher Vorteile, die der aufrechte Stand bietet.

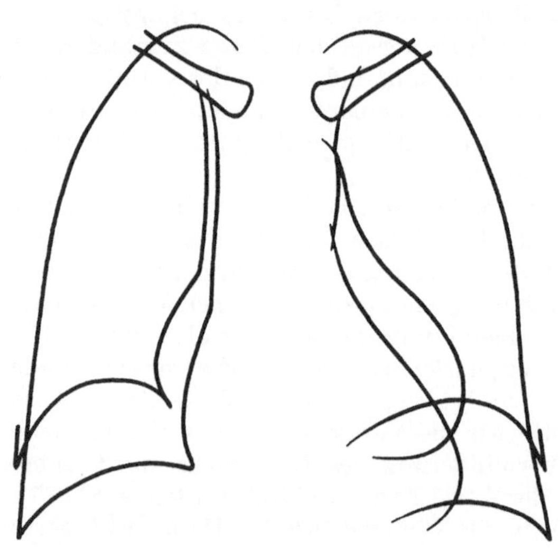

Abb. 34. Änderung des Herzgefäßschattens beim Übergang vom aufrechten Stand in die horizontale Rückenlage

Oft wird es sich empfehlen, die Herzgröße sowohl im Liegen als auch im Stehen zu bestimmen (MORITZ, DIETLEN, ZDANSKY), denn die Feststellung einer stärkeren orthostatischen Verkleinerung und Formveränderung des Herzens kann von praktischem und theoretischem Interesse sein.

In *Rückenlage* erfährt der Herzschatten, abgesehen von der Größenzunahme, auch eine *Veränderung seiner Form* (MORITZ). Diese Umformung (Abb. 34) wird hauptsächlich durch die geänderten Raumverhältnisse bedingt. Durch das Hochtreten des Zwerchfells wird die Thoraxhöhe vermindert und das Herz hochgedrängt. Infolge der Schräglage seiner Achse und seiner relativen Fixation zwischen den beiden Vv. cavae kommt es zur sogenannten Querlagerung des Herzens, wobei der linke Herzrand etwas stärker als der rechte lateralwärts zu rücken pflegt. Die Herzbucht erscheint durch Hochdrängung der Pulmonalarterie weniger gegliedert und mehr kurvenförmig begrenzt. Manchmal buchtet sich der Pulmonalisbogen auch flachbuckelig vor.

Der Aortenknopf tritt höher und nähert sich dem Schlüsselbein. Das Gefäßband wird dabei im ganzen kürzer und breiter, indem beide Ränder lateralwärts rücken; insbesondere der Cava-superior-Schatten tritt stärker hervor und steigt meist geradlinig aufwärts.

Die geringere Gliederung des Herzschattens, die im Liegen dunkler werdenden Lungenfelder und die Schwierigkeit der Drehung des Patienten lassen die Horizontallage für die Analyse des Herzschattens weniger geeignet erscheinen als die aufrechte Körperstellung.

Typische Formveränderungen erfährt der Herzgefäßschatten in *Rechts- und Linksseitenlage.* Diese Veränderungen sind im wesentlichen die Auswirkung statischer Kräfte. Der Schwerkraft folgend sinkt nämlich das Mediastinum in die jeweils aufliegende Seite, wobei sich die aufliegende Zwerchfellhälfte gegen den Brustraum vorwölbt, während die abliegende Zwerchfellhälfte tiefer tritt und sich abflacht (Abb. 35*a* und *b*).

Der Tiefstand und die Abflachung der abliegenden Zwerchfellhälfte sind durch die statisch bedingte Herabsetzung des intraabdominellen Drucks dieser Seite und durch den Zug erzeugt, den das gegen die aufliegende Seite absinkende Herz auf diese Zwerchfellhälfte ausübt, während der Hochstand der aufliegenden Zwerchfellhälfte auf die Erhöhung des intraabdominellen Drucks in dieser Seite und auf die Entspannung zurückzuführen ist, die sie durch das Absinken des Herzens erfährt. Dadurch kommt eine *Umformung des Herzens* zustande, die durch den Aufhänge- und Befestigungsapparat des Herzens und der Baucheingeweide bestimmt und deren Ausmaß durch die individuell verschiedene Festigkeit des Bindegewebes, durch die Schwere des Herzens und der Baucheingeweide, die Deformierbarkeit des Herzens sowie durch den Tonus des Zwerchfells und der Bauchdecken beeinflußt wird.

In *Rechtsseitenlage* (Abb. 35*a*) sinkt das Herz als Ganzes nach rechts. Bei dieser Verlagerung spannt sich der linke Herzrand an, so daß die Herzbucht seichter wird, während

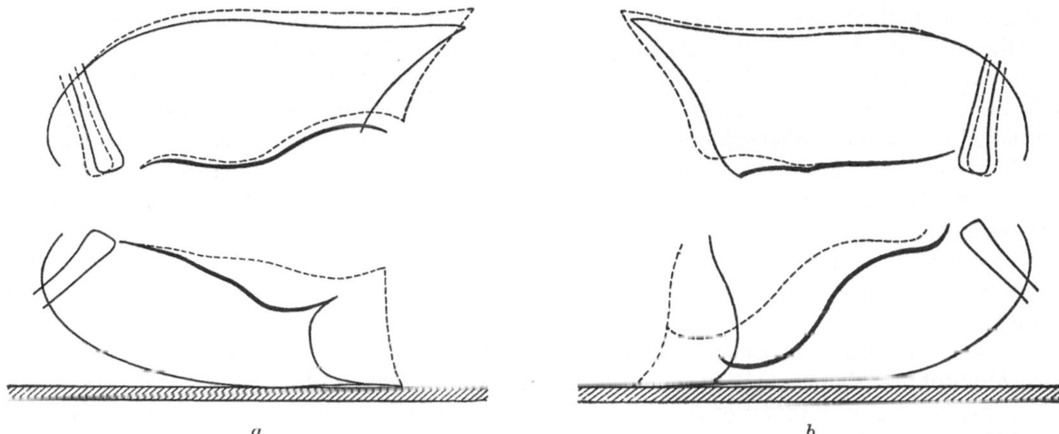

Abb. 35*a* und *b*. Respiratorisches Mediastinalwandern und respiratorische Formveränderungen des Herzens *a* in Rechtsseitenlage, *b* in Linksseitenlage.
——— Mittlere Atmung, — — — — Tiefe Einatmung

der rechte Herzrand durch das hochtretende rechte Zwerchfell hinaufgestaucht wird und sich stärker gerundet in das Lungenfeld vorbuchtet.

In *Linksseitenlage* (Abb. 35*b*) wird die Spitze des nach links absinkenden und nach links rotierten Herzens durch das hochtretende linke Zwerchfell in die Höhe gehebelt, so daß die Herzbucht tiefer wird und der linke Herzrand noch stärker in das linke Lungenfeld auslädt, als es der seitlichen Gesamtverschiebung des Herzens entspricht. Der rechte, nahe der Cavaachse gelegene Herzrand ändert dabei seinen Stand und seine Form gegenüber der aufrechten Körperstellung nur verhältnismäßig wenig und projiziert sich meist in den Wirbelsäulenschatten; es kommt dabei lediglich zu einer leichten Abflachung des rechten Vorhofbogens und oft zu einem stärkeren Freiwerden des Schattens der V. hepatica dext. innerhalb des rechten Herzzwerchfellwinkels.

Das Ausmaß der seitlichen Verschiebung des Herzens ist individuell sehr verschieden. Determann kam auf Grund ausgedehnter perkutorischer und palpatorischer Untersuchungen zu dem Ergebnis, daß die Verschieblichkeit des Herzens bei Frauen im allgemeinen größer ist als bei Männern, bei jungen Kindern geringer als bei älteren Kindern und beim Erwachsenen und daß sie in höherem Alter wieder abnimmt. Er fand den Grad der Verschieblichkeit des Herzens bestimmt von der Festigkeit des bindegewebigen und vaskulären Aufhängeapparats des Herzens, von den räumlichen Verhältnissen im Brustkorb und von dem Widerstand der Lunge und des Zwerchfells. Eine größere Nachgiebigkeit des Aufhängeapparats, schlaffe Bauchdecken, Abmagerung und Tiefstand des Zwerchfells begünstigen die Verschieblichkeit des Herzens in Rechts- und Linksseitenlage („Wanderherz"); Zwerchfellhochstand, guter Ernährungszustand, straffe Bauchdecken, Festigkeit des Bindegewebes und der großen Gefäße, ferner erhöhte Resistenz der Lunge, wie sie bei kardialer Lungenstauung gefunden wird, wirken der Verschieblichkeit des Herzens entgegen. ZDANSKYS ausgedehnte röntgenologische Untersuchungen über diesen Gegenstand bestätigen in allen wesentlichen Punkten die klinischen Befunde DETERMANNS, die übrigens auch durch GOLDSCHEIDER Zustimmung gefunden hatten.

Die höchsten Grade seitlicher Verschieblichkeit des Herzens finden sich bei Asthenikern mit konstitutionell bedingter Schlaffheit der Muskulatur und Nachgiebigkeit des Gefäßbindegewebsapparats; ferner bei Abgemagerten, deren Fettschwund zu einer Lockerung der Bauch- und Brustorgane geführt hat; bei Frauen, die mehrmals geboren haben oder knapp nach einer Entbindung sind und deren schlaffe Bauchdecken eine starke Umlagerung der Baucheingeweide, des Zwerchfells und damit auch der Herzunterlage gestatten; schließlich bei Kranken mit herabgesetztem Tonus der Skelettmuskulatur.

Die seitliche Verschiebung kann in solchen Fällen 5 cm betragen.

Abnorm geringe oder fehlende seitliche Verschieblichkeit des Herzschattens findet sich bei Zwerchfellhochstand, bei großem Herzen, bei akuter und chronischer kardialer Lungenstauung, bei höhergradigem Emphysem, bei ausgedehnten pleuralen Adhäsionen, bei Hydrothorax, Hydroperikard und schwieliger Perikarditis (ZDANSKY).

Bei der tiefen Atmung beobachtet man Bewegungsvorgänge am Zwerchfell und am Mediastinum, die sich wesentlich von denen bei aufrechter Körperstellung unterscheiden (Abb. 35*a* und *b*): Die schon bei Atemruhe abgeflachte Zwerchfellhälfte der abliegenden Seite spannt sich bei der tiefen Einatmung an, wobei sie sich noch stärker abflacht, ohne jedoch nennenswert tiefer zu treten; manchmal wird sie sogar von der inspiratorisch sich hebenden seitlichen Brustwand mit in die Höhe gehoben. Die extrem hochstehende Zwerchfellhälfte der anliegenden Seite beschreibt demgegenüber eine besonders große inspiratorische Kaudalbewegung. Zusammen mit dieser Verschiebung der beiden Zwerchfellhälften führt der Mittelschatten eine Schwenkung aus, bei der sich seine beiden Ränder gegen die jeweils abliegende Seite verschieben. Dieses von HOLZKNECHT und HOFBAUER beschriebene *respiratorische Mediastinalwandern* in den Seitenlagen, das im Bereich des Gefäßbandes geringere Exkursionsbreite zeigt als im Bereich des Herzens, kommt dadurch zustande, daß das Centrum tendineum des Zwerchfells durch die inspiratorische Kontraktion der abliegenden Zwerchfellhälfte gegen die abliegende Seite und durch die Kontraktion der kräftigen lumbalen Teile beider Zwerchfellhälften kaudalwärts und gegen die Medianebene gezogen wird. Damit wandert auch das Herz gegen die Mittelstellung und kann auf der Höhe der tiefen Einatmung annähernd jene Lage erreichen, die es in aufrechter Körperhaltung innehatte.

Der Eindruck des Wanderns wird noch dadurch verstärkt, daß die jeweils aufliegende, durch Stauchung stark ausladende Seite des Herzens bei der Einatmung eine Streckung und Abflachung erfährt und sich dadurch von der aufliegenden Brustwand stärker entfernt, als es dem Ausmaß der Totalverschiebung des Herzens im Brustraum entspricht. Es ergibt sich daraus, daß die inspiratorische Verschiebung des anliegenden Herzrandes nicht zur Gänze als Ausdruck des Mediastinalwanderns zu betrachten ist, sondern zum Teil auch als Folge seiner Streckung, Abflachung und Herabziehung. Bei der Untersuchung auf das Vorhandensein des respiratorischen Mediastinalwanderns in den beiden Seitenlagen ist also nicht so sehr auf die Verschiebung der anliegenden als auf die der jeweils abliegenden Seite des Herzens zu achten.

Die größten inspiratorischen Verschiebungen vollführt meist der linke Herzrand in linker Seitenlage, weil das linke Herz als der beweglichste Teil durch das hochstehende linke Zwerchfell besonders stark hinaufgestaucht und gerundet und dadurch der linken Brustwand genähert wird. Die kleinsten Verschiebungen pflegt der rechte Herzrand in linker Seitenlage auszuführen, da dieser der befestigenden Cavaachse nahe liegt und daher seine Lage nur verhältnismäßig wenig ändern kann. Das Ausmaß des respiratorischen Wanderns in den beiden Seitenlagen ist bei entsprechender Atmungstiefe vom Grade der seitlichen Verschiebbarkeit des Herzens abhängig. *Ein Herz, das innerhalb des Brustraums fixiert ist, läßt auch das respiratorische Wandern vermissen.* Die Beobachtung des respiratorischen Wanderns wurde daher von ZDANSKY als Probe auf die passive Beweglichkeit des Herzens innerhalb des Brustkorbs empfohlen (s. S. 339 f.). Sie hat den Vorteil, daß sie an die Stelle der mit mancherlei Fehlerquellen behafteten linearen Ausmessungen der Lageveränderungen des Herzens die Beobachtung des Vorhandenseins oder Fehlens eines Bewegungsphänomens setzt, das von unserem für Bewegungen äußerst empfindlichen Auge leicht erfaßt werden kann.

Bei seinem Wandern erfährt der Herzgefäßkomplex eine *Umformung* (Abb. 35*a* und *b*), die sich als eine mehr oder weniger vollkommene Rückkehr zur Form des Herzens bei aufrechter Körperstellung darstellt.

Je stärker die seitliche Verschiebung des Herzens ist und je mehr sich die räumlichen Verhältnisse im Brustraum durch die Seitenlage verändern, um so ausgiebiger ist unter sonst gleichen Bedingungen die Umformung des Herzgefäßkomplexes. Jedoch ist auch die *Plastizität des Herzens* von großer Bedeutung; dünnwandige und nur mangelhaft mit Blut gefüllte Herzen verändern ihre Form wesentlich stärker als gut gefüllte, dickerwandige oder gar hypertrophische Herzen.

VIII. Der Einfluß des Zwerchfellstandes auf Lage, Form und Größe des Herzens

Das normale, schräggestellte Herz liegt zu etwa einem Drittel in der rechten, zu zwei Dritteln in der linken Hälfte des Brustkorbs, und zwar derart, daß seine Längsachse von rechts-hinten-oben nach links-vorne-unten verläuft. Es ruht dabei mit seiner Facies diaphragmatica auf dem Planum cardiacum des Zwerchfells, das ebenso wie die Herzachse, nur wesentlich flacher, von rechts-hinten-oben nach links-vorne-unten abfällt. So liegt das Herz gleichsam in einer Rinne, die von der am Zwerchfell fixierten Pars diaphragmatica pericardii und von der an der vorderen Brustwand befestigten Pars sternocostalis pericardii gebildet wird. In dieser Rinne kann das Herz bei seiner Tätigkeit rotieren und hin- und hergleiten. In dieser Beweglichkeit ist es allerdings dadurch beschränkt, daß es in dem allseits fixierten Herzbeutel eingeschlossen und zusammen mit diesem durch die aus- und eintretenden Gefäße an die Nachbarorgane (Lunge, Zwerchfell, Trachea, Halsfaszie) gebunden ist und daß es nahe seiner rechten hinteren Begrenzung in einer annähernd senkrecht verlaufenden Linie zwischen den beiden Hohlvenen eine ausgiebige Befestigung (Cavaachse) findet. Auch die Festigkeit des mediastinalen Bindegewebes und der mediastinalen Pleura sowie der elastische Zug beider Lungen tragen sehr wirkungsvoll dazu bei, das Herz in seiner Lage zu erhalten.

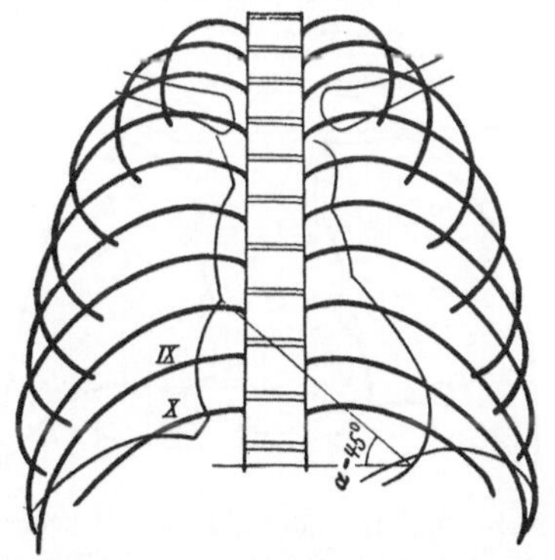

Abb. 36. Normaler Zwerchfellstand. Der Neigungswinkel $\alpha = 45°$. Die Zwerchfellkuppel steht unterhalb der neunten Rippe

Von allergrößter Bedeutung für die Lage des Herzens im Brustkorb ist das Zwerchfell, denn dieses dient dem Herzen als Unterlage. Wegen dieser wichtigen Funktion erfordert das Zwerchfell unser besonderes Interesse, denn während die anderen Befestigungen des Herzens für das betreffende Individuum im wesentlichen als konstant zu betrachten sind und vergleichsweise nur geringe individuelle Unterschiede zeigen, ist dies beim Zwerchfell anders. Die Unterlage des Herzens erfährt schon bei jedem Atemzug und bei jedem Wechsel der Körperstellung recht bedeutende Lageveränderungen und kann bei manchen Individuen oft extreme Unterschiede aufweisen.

Jede Änderung des Zwerchfellstandes hat eine Änderung der Lage und Form des Herzens zur Folge, die allerdings durch die übrigen Befestigungen des Herzens begrenzt und in bestimmte Bahnen gelenkt wird und die außerdem durch die Größe und Plastizität des Herzens und der großen Gefäße wesentlich beeinflußt wird. Bei jeder Röntgenuntersuchung des Herzens muß daher der Zwerchfellstand Berücksichtigung finden.

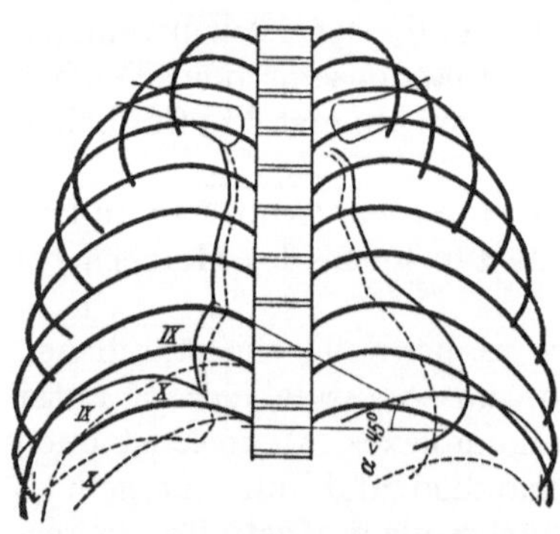

Abb. 37. Mäßiger Zwerchfellhochstand. Der Neigungswinkel des Herzens $\alpha < 45°$. Da bei der Vergrößerung der unteren Thoraxapertur die unteren Rippen gehoben werden, ändern sich die Lagebeziehungen zwischen der Zwerchfellkuppe und den unteren Rippen nicht in dem Maße, wie man es nach dem Höhertreten des Zwerchfells erwarten sollte. Die neunte Rippe projiziert sich daher trotz des Zwerchfellhochstandes über die Zwerchfellkuppel. (Punktiert: Herzgefäßschatten sowie neunte und zehnte Rippe bei normalem Zwerchfellstand)

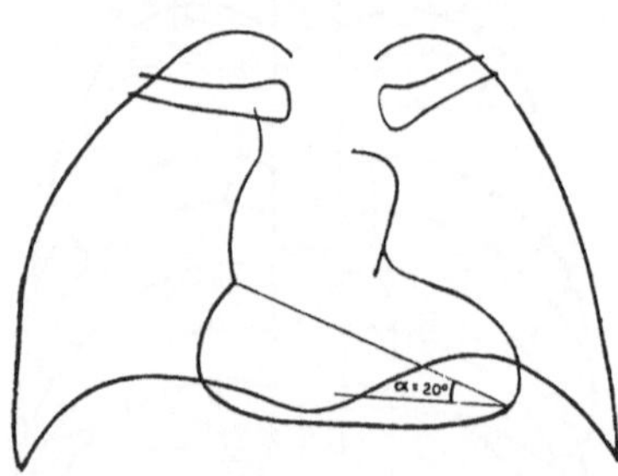

Abb. 38. Hochdrängung und Querlagerung des Herzens bei Zwerchfellhochstand.
54jährige Frau mit Megacolon. Durch Interposition des gashaltigen Dickdarms zwischen die Leber und das Zwerchfell ist die diaphragmale Begrenzung des Herzens zur Gänze sichtbar. Der Neigungswinkel des Herzens $\alpha = 20°$

Normalerweise steht die Zwerchfellkuppel in aufrechtem Stand und bei ruhiger Atmung in der Höhe des neunten hinteren Interkostalraums, und zwar rechts um einige Millimeter höher als links; der obere Rand der zehnten Rippe pflegt im rechten Herzzwerchfellwinkel eben noch sichtbar zu sein (Abb. 36). Beim inspiratorischen Tiefertreten des Zwerchfells kann die zehnte Rippe in weiterer Ausdehnung zutage treten. In horizontaler Rückenlage hingegen kann die neunte Rippe hinter dem höhertretenden Zwerchfellkontur verschwinden.

Höhere Grade von *Zwerchfellhochstand*, wie sie in der Schwangerschaft, bei Fettleibigkeit, Bauchtumoren und Aszites beobachtet werden, springen in die Augen und sind auch dadurch kenntlich, daß die Zwerchfellkuppel in die Höhe des achten hinteren Interkostalraums oder noch höherrücken kann. Geringere Grade sind nicht immer gleich auffällig und brauchen auch nicht zu einer wesentlichen Lageänderung der Zwerchfellkuppel in bezug auf die Rippensegmente zu führen. Dies kommt daher, daß die Hebung des Zwerchfells und die Erweiterung der unteren Brustapertur eine kranialwärts gerichtete Drehung der Rippen in den Rippenwirbelgelenken zur Folge hat. Da durch diese Drehung die unteren Rippen mehr oder weniger mit dem Zwerchfell in die Höhe rücken, kann ein mäßiger Zwerchfellhochstand, der immerhin beträchtlich genug ist, um die Form des Herzens merklich zu verändern, bei Auszählung der Rippen der Beobachtung entgehen (Abb. 37).

Dem von unten andrängenden Zwerchfell gibt das Herz durch überwiegende Verschiebung oder Rotation seiner beweglichen und durch überwiegende Stauchung und Deformation seiner relativ fixierten Teile nach. Da der nach links-vorne-unten gerichtete Spitzenteil des Kammerkegels den beweglichsten Teil, die rechts-oben gelegene Herzbasis hingegen den relativ fixierten Teil des Herzens darstellt, kommt es mit dem Hochtreten des Zwerchfells zu einer Rotation des Herzens in der Weise, daß der Kammerkegel eine *Schwenkung nach links-oben und vorne* ausführt, während die Basis und der rechte Rand des Herzens ihre Lage verhältnismäßig wenig ändern. Auch die Verlagerung der Herzspitze nach vorne ist übrigens gering und nur in dem Maße möglich, in dem die Tiefendimension des Brustkorbs mit der Hebung des Zwerchfells zugenommen hat. Mit der beschriebenen Schwenkung vollführt das Herz außerdem eine *Drehung um seine Längsachse nach links*, so daß sich seine vordere Fläche gegen links dreht.

Durch die Hebung und Linksverschiebung der Herzspitze und des linken Herzrandes wird der linke Medianabstand des Herzschattens (*Ml*) größer. Der rechte Medianabstand

(*Mr*) ändert sich demgegenüber nur wenig, da der rechte Herzrand nahe der Medianebene liegt und entlang der Cavaachse fixiert ist; der rechte Herzrand erfährt daher im wesentlichen nur eine Deformation in Form einer stärkeren Rundung. Diese ungleiche Zunahme von *Ml* und *Mr* hat eine Verschiebung des Verhältnisses von *Mr*:*Ml* in der Richtung gegen 1:> 2 zur Folge (Abb. 28).

Die oben beschriebene Schwenkung des Herzspitzenteils bei verhältnismäßig unveränderter Lage der Herzbasis zieht eine *Verkleinerung des Neigungswinkels* des Herzens nach sich. Man spricht von *Querlagerung des Herzens* (Abb. 25*a*, 38). Die Verkleinerung des Neigungswinkels ist geradezu als Kriterium für das Bestehen eines Zwerchfellhochstandes zu betrachten, wofern nicht andere erkennbare Ursachen für die Querlagerung

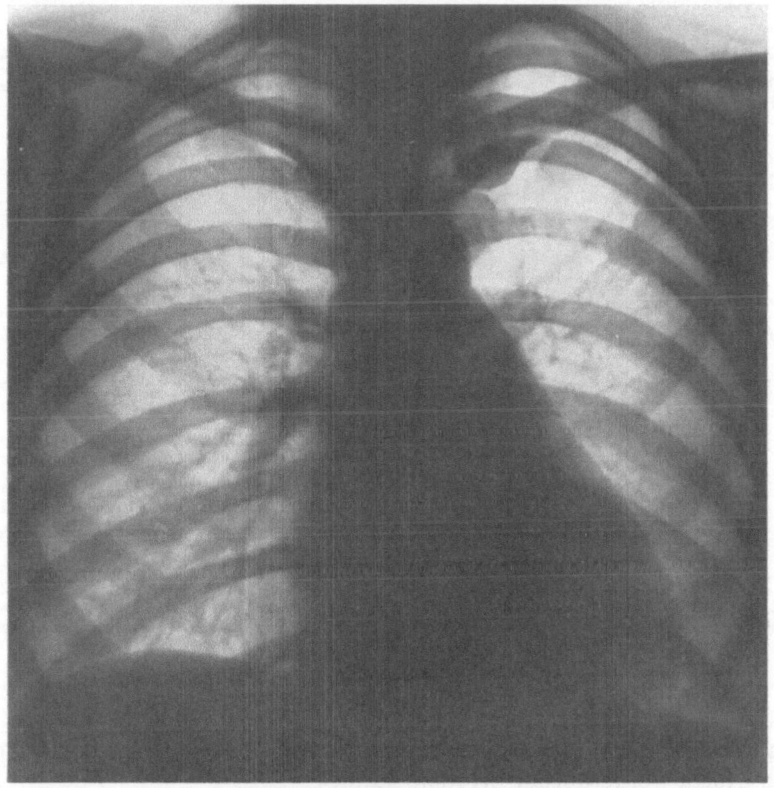

Abb. 39. Sogenanntes „Frauenherz"

vorhanden sind, wie eine Elongation der Aorta oder ein raumbeengendes Gebilde des oberen Mediastinums (z. B. eine retrosternale Struma oder ein großes Aortenaneurysma). Eine Parallelität zwischen dem Grad des Zwerchfellhochstandes und der Verkleinerung des Neigungswinkels, also der Querlagerung des Herzens, besteht allerdings nicht (Klaften und Palugyay), da das Centrum tendineum seinen Stand oft wesentlich weniger verändert als die Kuppeln des Zwerchfells.

Da bei Querlagerung des Herzens der linke Kammerbogen verstärkt nach links ausladt, wird die Herzbucht in der Regel tiefer, was dem Herzschatten aortische Konfiguration (Abb. 40*a*) verleiht und eine Vergrößerung der linken Kammer vortäuschen kann. Dies ist der Grund, warum man z. B. fälschlicherweise so oft eine Vergrößerung und Hypertrophie des Herzens in der Schwangerschaft angenommen hat. In Schrägstellung und bei frontalem Strahlengang sieht man, daß auch die Herzhinterwand stärker nach hinten ausladt, so daß das retrokardiale Feld eingeengt erscheint und die Speiseröhre im retrokardialen Abschnitt eine umschriebene Ausbiegung nach hinten erfahren kann (Abb. 15), wie man sie sonst bei Vergrößerung des linken Vorhofs zu sehen pflegt. Auf diese Tatsache wird später noch zurückzukommen sein. Es sei nur hier schon erwähnt, daß man alle diese Veränderungen der Herzform zum Verschwinden bringen kann, wenn es gelingt, durch tiefe Einatmung die „Normalsituation" des Herzens (HAUDEK) wiederherzustellen, d. h. den Neigungswinkel des Herzens auf etwa 45° zu vergrößern.

Mit dem Hinaufsteigen des Zwerchfells werden auch die Fußpunkte der Aortenschlinge, nämlich die Aortenwurzel und die Durchtrittsstelle der Aorta durch das Zwerchfell, in die Höhe gehoben; und da der Scheitel der Aortenschlinge nur in sehr begrenztem Maße kranialwärts ausweichen kann, müssen ihre beiden Schenkel, also die Aorta ascendens und descendens, nach rechts bzw. links auseinanderweichen. Das führt zu einer Verbreiterung des Gefäßbandes, zu einem stärkeren Vorspringen des Aortenknopfs und zu

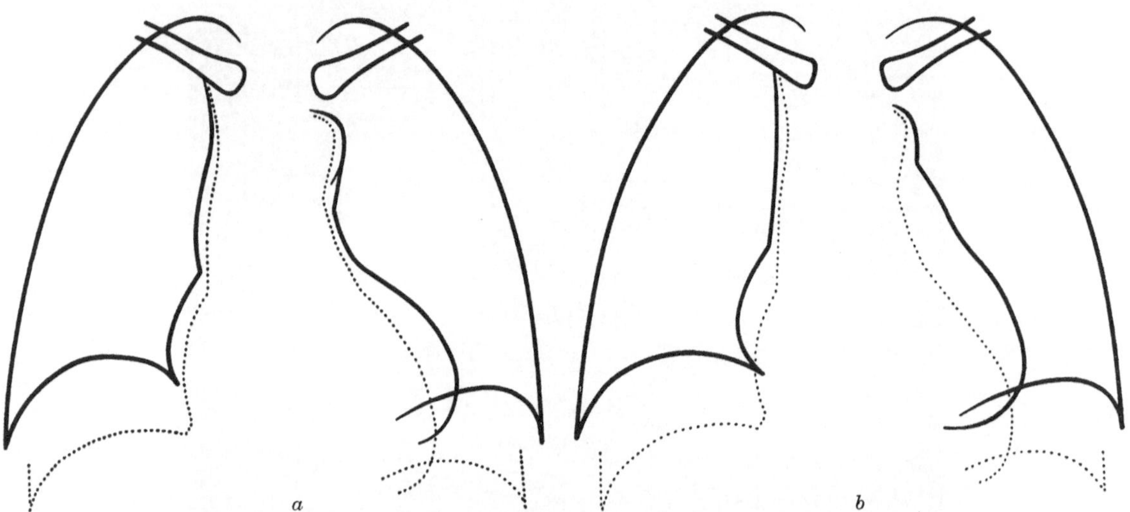

Abb. 40*a* und *b*. Veränderung des Herzgefäßschattens bei Zwerchfellhochstand.
a Erwachsenentypus. Deformation durch überwiegende Querlagerung des Herzens.
b Infantiler Typus. Deformation durch überwiegende Stauchung des Herzens und der Gefäße.
– – – – Normaler Zwerchfellstand, ——— Zwerchfellhochstand

einem breiteren Freiliegen der Aorta descendens innerhalb der Herzbucht. Die Folge davon ist, daß der Eindruck aortischer Konfiguration noch verstärkt wird und eine Erweiterung der Aorta vorgetäuscht werden kann.

Nicht immer freilich hat der Zwerchfellhochstand eine aortische Konfiguration des Herzschattens zur Folge, vielmehr kann auch ihr Gegenteil, d. h. eine *mitrale Konfiguration* zustande kommen. Diese Beobachtung macht man häufig im Kindesalter (Abb. 41) und auch bei der erwachsenen Frau (Abb. 39), insbesondere in den letzten Monaten der Schwangerschaft. Nach ZDANSKY ist die mitrale Konfiguration in diesen Fällen mindestens zum Teil durch die Nachgiebigkeit der Herz- und Gefäßwandungen sowie durch die dem jugendlichen Organismus und vielen Frauen zeitlebens eigentümliche Nachgiebigkeit des Bindegewebsapparats bedingt. Unter diesen Voraussetzungen wird nämlich das Herz durch das von unten andrängende Zwerchfell hinaufgestaucht und breitgedrückt; die in das nachgiebige Bindegewebslager des Mittelfellraums eingebetteten zartwandigen Gefäße vermögen seitwärts auszuweichen. Herz- und Gefäßschatten erscheinen nunmehr breit, niedrig und nur unvollkommen voneinander abgesetzt und gegliedert. Die Herzbucht ist mehr oder weniger vollkommen verstrichen und der Pulmonalisbogen kann sogar leicht vorspringen. Diese Art der Deformation, die durch überwiegende Stauchung der mediastinalen Organe in kaudokranialer Richtung zustande kommt, kann als infantiler Typus (Abb. 40*b*) dem Erwachsenentypus (Abb. 40*a*) gegenübergestellt werden, bei dem die Deformation — wie oben ausgeführt wurde — durch überwiegende Rotation des Herzens bewerkstelligt wird (ZDANSKY).

Abgesehen von diesen geweblichen Voraussetzungen dürfte für das Zustandekommen der mitralen Konfiguration des Kinder- und sogenannten Frauenherzens auch noch die Form des Brustkorbs von Bedeutung sein. Während nämlich der Querdurchmesser des

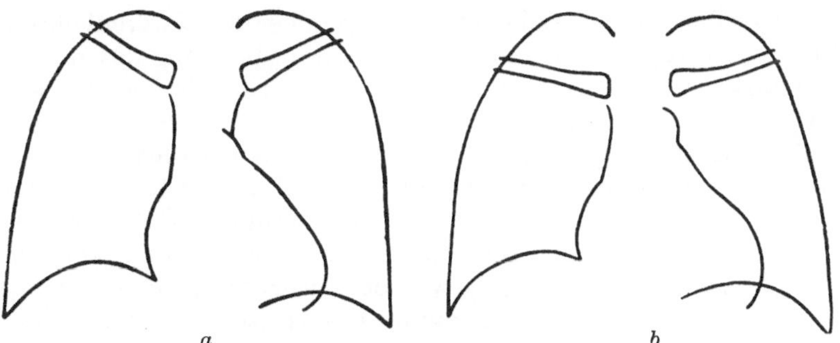

Abb. 41*a* und *b*. Mitral konfiguriertes Kinderherz. 13½jähriger Knabe. Die mitrale Form verschwindet beim Vorbeugen des Oberkörpers.
a Aufrechter Oberkörper, *b* vorgebeugter Oberkörper

Brustkorbs beim Erwachsenen wesentlich größer ist als sein Tiefendurchmesser, ist der Brustkorb des Kindes und vieler Frauen schmal und verhältnismäßig tief, so daß sich sein Horizontalschnitt der Kreisform nähert (NAUMANN, DIETLEN). Das hat eine andere Einstellung des Herzens im Brustraum zur Folge. Infolge des relativ großen Tiefendurchmessers des Brustkorbs bei gleichzeitigem Zwerchfellhochstand stellt sich nämlich die Längsachse des Herzens mehr in die Sagittale ein und fällt weniger steil von hinten-oben nach vorne-unten ab. Dadurch sieht man das Herz bei sagittalem Strahlengang in projektivischer Verkürzung von unten her, was zum Schwinden der Herzbucht beiträgt. Tatsächlich gelingt es in entsprechenden Fällen, durch Vorbeugenlassen des Oberkörpers (Abb. 41*a* und *b*) die Herzbucht in Erscheinung treten zu lassen (ZDANSKY).

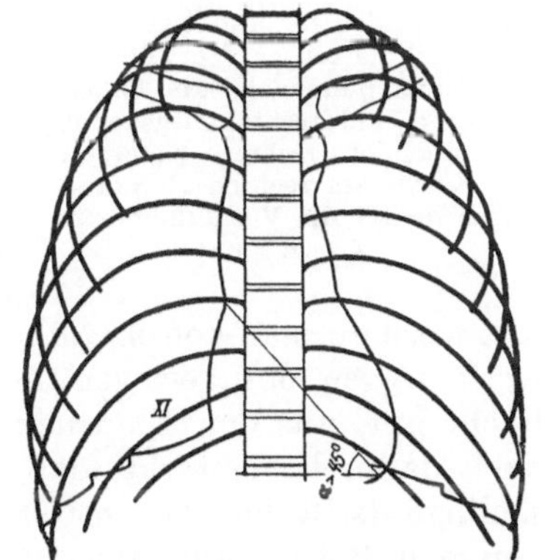

Abb. 42. Zwerchfelltiefstand. Der Neigungswinkel des Herzens $\alpha > 45°$. Bei extremem Zwerchfelltiefstand kann die elfte Rippe oberhalb des Zwerchfells erscheinen. Das Zwerchfell ist abgeflacht und läßt häufig die Zacken seiner Rippenansätze erkennen

Diese Erklärungen treffen aber nicht für alle Fälle von mitralkonfiguriertem Herzen bei Frauen zu, denn man findet diese Form auch nicht so selten bei normalem Zwerchfellstand und normaler Thoraxform. Viele Autoren sind daher der Ansicht, daß es sich um eine konstitutionelle Formeigentümlichkeit des Herzens handle.

Der *Hochstand einer Zwerchfellhälfte* führt ebenfalls zu typischen Lage- und Formveränderungen des Herzens. Bei Hochstand der *rechten Zwerchfellhälfte* beobachtet man eine Verlagerung des Herzschattens nach links und ein Flacherwerden der Herzbucht, wodurch eine mehr oder weniger ausgesprochene mitrale Konfiguration zustande kommt. Letztere ist auf Hebung des rechten Herzens und eine Linksrotation zurückzuführen, die zur Folge hat, daß die Pulmonalarterie nach links herausgedreht wird. Der *Hochstand der linken Zwerchfellhälfte* führt entweder zur Querlagerung des Herzens durch Hebung der Herzspitze und damit zur aortischen Konfiguration oder zur Verlagerung des ganzen Herzens nach rechts, so daß das Herz entweder mediangestellt erscheint oder schließlich weiter nach rechts reicht als nach links; man spricht dann von *Dextroposition* des Herzens (Abb. 268).

Wenn der Zwerchfellhochstand durch Insuffizienz einer Zwerchfellhälfte bedingt ist, dann beobachtet man oft mit der paradoxen inspiratorischen Aufwärtsbewegung des Zwerchfells ein inspiratorisches Wandern des Herzens in die Seite des normal funktionierenden Diaphragmas.

Der *Zwerchfelltiefstand* ist durch Abflachung der Kuppel und Verkleinerung der respiratorischen Exkursionen des Zwerchfells charakterisiert. Schon leichtere Grade sind am Erscheinen der zehnten oder elften Rippe über der Zwerchfellkuppel kenntlich (Abb. 42). Die zwölfte Rippe wird nur bei extremer Abflachung des Zwerchfells und bei gleichzeitig verstärkt kyphotischer Krümmung der Brustwirbelsäule, wie sie am emphysematischen Brustkorb beobachtet wird, sichtbar.

Bei Zwerchfelltiefstand rückt das Herz als Ganzes kaudalwärts, wobei der Kammerkegel eine Schwenkung nach medial-unten und gleichzeitig eine Rotation um seine Längsachse nach rechts vollführt. Durch diese Schwenkung stellt sich das Herz steiler ein; sein Neigungswinkel wird größer. So wie bei der Querlagerung ändert sich auch bei der Steilstellung des Herzens die Lage des linken Herzrandes wesentlich mehr als die des rechten. Während der linke Herzrand stark medianwärts rückt und steiler zum Zwerchfell abfällt, erfährt der rechte Herzrand höchstens eine geringfügige Einwärtsverschiebung mit Streckung und Verlängerung. Bei dieser Verlängerung kann in den diaphragmanahen Teilen des rechten Herzrandes die rechte Kammer auf eine größere Strecke randbildend werden (Assmann), was sowohl durch die Steilstellung als auch durch die Rechtsrotation des Herzens begünstigt wird. Manchmal kann man den rechten Herzrand durch eine leichte Kerbe in zwei Bögen unterteilt sehen, von denen der obere dem rechten Vorhof, der untere der Kammer entspricht (Dietlen) (Abb. 43).

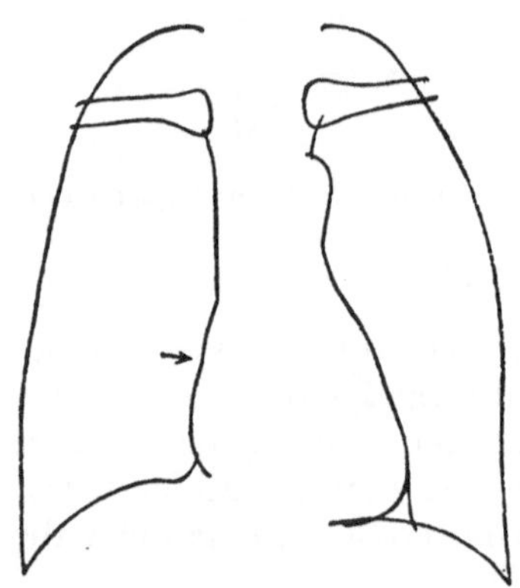

Abb. 43. Median gestelltes Herz mit flachbuckeliger Vorwölbung des Conus pulmonalis am linken Herzrand und rechts ausgedehnt randbildender rechter Kammer. Die Kerbe am rechten Herzrand (Pfeil) deutet die Vorhofkammergrenze an

Infolge des Einwärtsrückens beider Herzränder kommt es zu einer Verkleinerung des Transversaldurchmessers Tr_H. Da der linke Medianabstand wesentlich stärker abnimmt als der rechte, nähert sich der Wert von *Ml* dem Wert von *Mr*, weshalb man von *mediangestelltem Herzen* spricht. Ein solches Herz ist schmal und weist wegen des geringen Ausladens des linken Kammerbogens eine seichtere Herzbucht auf, was den Eindruck *mitraler Konfiguration* erzeugt. Dieser Eindruck wird noch dadurch verstärkt, daß auch der Aortenknopf wegen der Streckung der Aortenschlinge (s. S. 66) weniger stark nach links auslädt. Oft wölbt sich sogar der flachkonvexe Bogen des Conus und der A. pulmonalis in die Herzbucht vor und vervollständigt deren Ausfüllung (Abb. 43).

Bei höheren Graden von Zwerchfelltiefstand kann das Herz seine Unterlage auf dem Zwerchfell einbüßen, so daß man zwischen dem Herzen und dem linken Zwerchfell hindurchsehen kann. Ein solches Herz wird als *Tropfen-* (F. Kraus) oder *Pendelherz* (Wenckebach) bezeichnet (Abb. 44).

Es muß jedoch betont werden, daß es mediangestellte Herzen und selbst Pendelherzen gibt, bei denen das Zwerchfell nicht tief steht. Man nimmt an, daß solche Herzen infolge ihrer Kleinheit oder infolge abnormer Kürze der großen Gefäße (Abb. 315), besonders der Aorta, so hoch stehen, daß sie dem Zwerchfell nur unvollkommen anzuliegen vermögen (Hypoplasia cordis et aortae nach F. Kraus).

Das mediangestellte Herz ptotischer Individuen ist tatsächlich häufig klein. Diese Kleinheit kann konstitutionell bedingt sein (echtes hypoplastisches Herz von F. Kraus) und entspricht meist der Magerkeit und Muskelarmut seines Trägers (Dietlen). In der Mehrzahl der Fälle aber liegt nicht ein wirklich kleines, sondern ein normal großes Herz vor, das nur klein erscheint, weil es im aufrechten Stand mangelhaft mit Blut gefüllt ist (WENCKEBACH, KRAUS, DIETLEN). Darüber s. Kapitel IX.

Eine scharfe Grenze zwischen den schräg-, quer- und steilgestellten Herzen gibt es natürlich nicht. Ein und dasselbe Herz kann aus der einen in die andere Form übergehen. Ein Herz, das in den letzten Monaten der Schwangerschaft als Schrägherz bezeichnet werden mußte, kann nach der Entbindung zu einem Steilherzen werden. Bis zu einem gewissen Grade kann auch eine Form in die andere willkürlich übergeführt werden. HAUDEK, der die Schrägstellung des Herzens als „Normalsituation" bezeichnet, hat empfohlen, bei der Analyse des Herzschattens die Quer- und Steilstellung des Herzens womöglich durch In- bzw. Exspiration zu korrigieren und damit die Normalsituation herzustellen. Wir werden auf diese praktisch wichtige Untersuchungstechnik bei Besprechung des pathologischen Herzens noch zurückkommen.

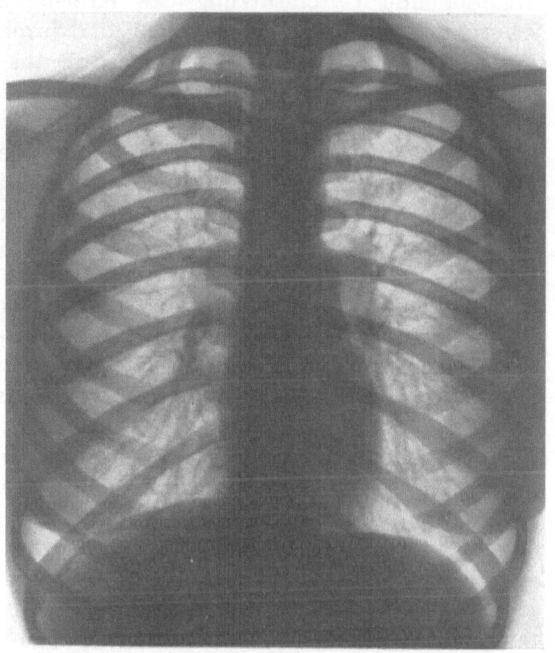
Abb. 44. Hypoplastisches Herz. Cor pendulum

Die bedeutenden Änderungen, welche die Lage und Form des Herzens in Links- und Rechtsseitenlage infolge des veränderten Zwerchfellstandes und geänderter statischer Bedingung erfahren, wurden auf S. 70ff. erwähnt. Hierüber ist auch in dem Kapitel über schwielige Perikarditis nachzulesen.

IX. Das kleine Herz

Nicht jedes Herz, das auf dem Röntgenschirm klein erscheint, ist dies auch in Wirklichkeit. Man hat vielmehr zwischen dem nur scheinbar kleinen und dem tatsächlich kleinen Herzen zu unterscheiden. Wir wissen heute, daß das hypoplastische und in bezug auf die Körperbeschaffenheit des Trägers zu kleine Herz ein relativ seltenes Vorkommnis ist im Vergleich zur Häufigkeit des nur scheinbar kleinen Herzens. Deshalb soll das letztere zuerst besprochen werden.

Abnorme Kleinheit des Herzens kann zunächst durch seine Lage im Brustkorb vorgetäuscht werden. Im vorhergehenden Abschnitt wurde auseinandergesetzt, daß der Zwerchfelltiefstand ptotischer Individuen durch Median- und Steilstellung des Herzens zur Verschmälerung des Herzschattens führt. Schon DIETLEN hat darauf aufmerksam gemacht, daß bei diesen steilgestellten Herzen häufig nur der Transversaldurchmesser verkleinert ist, während die genauere Ausmessung des Herzens ergibt, daß die Herzgröße noch völlig im Bereich des Normalen liegt; selbst Pendelherzen brauchen durchaus nicht klein zu sein (WENCKEBACH). Die Erfahrung lehrt auch, daß solche Individuen normal leistungsfähig sein können. Das schmale, mediangestellte Herz ist eben lediglich eine Teilerscheinung eines bestimmten Körperbaus, der durch verhältnismäßige Körperlänge, Schlankheit, Zwerchfelltiefstand und häufig auch Flachbrüstigkeit gekennzeichnet ist und durchaus nicht nur als STILLERscher Habitus asthenicus, sondern auch als Rassentypus vorkommt. Das ist im älteren Schrifttum nicht genügend beachtet worden.

In vielen Fällen ergibt freilich die genaue Größenbestimmung des Herzschattens, daß das Herz bei der Untersuchung im Stehen tatsächlich abnorm klein ist. Es wäre jedoch voreilig, deshalb eine Hypoplasie des Herzens anzunehmen, denn es zeigt sich zumeist, daß der Herzschatten sofort größer wird und normale Größe annehmen kann, wenn man einen Druck auf den Bauch ausübt (GLÉNARDscher Handgriff), eine festsitzende Bauchbinde anlegen läßt oder die Untersuchung in Rückenlage vornimmt (WENCKEBACH, F. KRAUS, MORITZ, DIETLEN, BJURE und LAURELL). LAURELL konnte zeigen, daß bei solchen Individuen die zirkulierende Blutmenge im aufrechten Stand wesentlich kleiner ist als im Liegen und auf abnorm tiefe Werte absinkt. Wir selbst haben bei solchen Individuen die zirkulierende Blutmenge im Stehen gelegentlich bis zu 1,5 l kleiner gefunden als im Liegen (Abb. 33*a*, *b*). *Das Herz erhält also bei solchen Fällen im Stehen abnorm wenig Blut und ist demnach nur mangelhaft gefüllt.* WENCKEBACH hat dafür in erster Linie die ungenügende Unterstützung des Kreislaufs durch das tiefstehende und abgeflachte Zwerchfell verantwortlich gemacht, das durch seine abnorm kleine inspiratorische Reserve nur eine geringe Ansaugung auf das Blut auszuüben vermag und das Blut aus den Bauchorganen, vor allem der Leber, nur ungenügend gegen das Herz ausspreßt. Wenn zudem noch die thorakale Atmung mangelhaft ist, wie dies beim flachen, starren und birnförmigen Thorax der Fall zu sein pflegt, dann leidet die Blutzufuhr zum Herzen in besonderem Maße (WENCKEBACH, HOFBAUER). Neben diesen zweifellos sehr wichtigen Bedingungen spielt aber auch ein verminderter Tonus der Splanchnicusgefäße (F. KRAUS) und der Skelettmuskulatur (HENDERSON) in der Regel eine bedeutende Rolle. Er führt dazu, daß beim Stehen ein abnorm großer Teil des Blutes in den Baucheingeweiden und den abhängigen Körperteilen liegenbleibt. Dementsprechend findet man höhere Grade orthostatischer Verkleinerung des Herzens bei vasolabilen und asthenischen Individuen sowie bei peripherer Kreislaufschwäche aus toxischen oder endokrinen Ursachen besonders häufig, und zwar selbst dann, wenn das Zwerchfell in normaler Höhe steht. Nach DIETLEN unterstützt die häufige Dünnwandigkeit und Schlaffheit des Herzens noch sein Kleinerwerden, da es sich der verminderten Blutzufuhr besonders leicht durch Verkleinerung seiner Höhlen anzupassen vermag (s. S. 69).

Auch das Gefäßband solcher Herzen ist auffallend schmal. Die Messung des Aortendurchmessers ergibt meist abnorm niedrige Werte, so daß man verleitet sein könnte, eine Aorta angusta anzunehmen. Die Wiederholung der Messung in Horizontallage zeigt jedoch meist, daß die Aorta mit der Vergrößerung des Herzens ebenfalls weiter wird und normalen Durchmesser annehmen kann, daß sie also in Wirklichkeit nicht eng ist, sondern daß sie ebenso wie das Herz im Stehen nur mangelhaft mit Blut gefüllt war (ZDANSKY) (s. S. 69).

Die Schlagfrequenz dieser im aufrechten Stand mangelhaft gefüllten Herzen ist meist erhöht, auch fällt im Röntgenbild die Lebhaftigkeit der Pulsationen des Herzschattens auf. Besonders beim Pendelherzen sieht man an der Herzspitze große, lebhafte, systolisch herzbasiswärts gerichtete Pulsationen. Die Größe dieser Pulsationen ist um so auffallender, als das Schlagvolumen dieser Herzen bekanntlich eher verkleinert ist. Nach LAURELL erklärt sich dieser scheinbare Widerspruch damit, daß das Vorhofkammerseptum durch den orthostatisch verminderten Blutzufluß in den Vorhof an seiner systolisch herzspitzenwärts gerichteten Exkursion gehindert ist, weshalb der Spitzenteil der Kammern dem Vorhofkammerseptum seinerseits in verstärktem Maße entgegenrücken muß. Man ersieht jedenfalls daraus, wie wenig die Exkursionsbreite der röntgenologisch sichtbaren Herzpulsationen für die Beurteilung des Herzens zu verwerten ist (LAURELL).

Die körperliche Leistungsfähigkeit von Individuen mit höhergradiger orthostatischer Herzverkleinerung ist oft deutlich herabgesetzt. Die Träger solcher Herzen leiden an Schwindel, Schwächezuständen, Müdigkeit, Kopfschmerzen, Herzklopfen und neigen zum Kollaps (WENCKEBACH, KRAUS, DIETLEN, LAURELL, EPPINGER). Sie sind aber eigentlich nicht als herzkrank anzusehen. Ebensowenig kann man ein solches Herz als hypoplastisch bezeichnen, wenn es auch infolge der meist geringen Beanspruchung durch seinen an sich wenig leistungsfähigen und muskelschwachen Träger häufig dünnwandig und verhältnismäßig klein gefunden wird. Ein solches Herz kann späterhin normale Größe und Form annehmen und seine statische Größenlabilität verlieren, wenn der Skelettmuskelbestand und -tonus durch körperliche Übung erhöht, der Zwerchfelltiefstand behoben und der periphere Gefäßtonus gebessert wird. Die Größenzunahme ist dann in erster Linie auf die verbesserte Blutfüllung des Herzens zu beziehen, erst in zweiter Linie auf die Zunahme seiner Muskelmasse.

Ein *anlagemäßig kleines, hypoplastisches und minderwertiges Herz* darf nur dann angenommen werden, wenn sich das Herz nicht etwa nur im aufrechten Stand, sondern auch in Horizontallage, also auch unter optimalen Füllungsbedingungen, als zu klein erweist und wenn diese Kleinheit nicht etwa lediglich durch periphere Vasomotorenschwäche oder eine Verminderung der Blutmenge bedingt ist, wie dies bei starker Austrocknung (Durchfälle, Kachexie) beobachtet wird. Dieses in der Anlage zu kleine Herz ist viel seltener (WENCKEBACH, DIETLEN), als man früher angenommen hat. Es nimmt oft die Form eines Cor pendulum oder Tropfenherzens an (Abb. 44). Es ist nach F. KRAUS meist eine Teilerscheinung des asthenischen Habitus. Es ist jedoch durchaus nicht immer median- und steilgestellt, da der Brustkorb solcher Individuen oft nicht verlängert ist; er ist im Gegenteil eher zu kurz, das Centrum tendineum steht verhältnismäßig hoch, und nur die Diaphragmen fallen wenig gewölbt allseits steil ab. Das Herz liegt nach KRAUS oft abnorm weit von der vorderen Brustwand entfernt, so daß bei frontalem Strahlengang ein breites Retrosternalfeld zu sehen ist. Das Gefäßband ist oft ausgesprochen kurz. Die Messung des Aortendurchmessers in Horizontallage ergibt beim hypoplastischen Herzen meist niedrige Werte (1,8 bis 2,3 cm für den nach KREUZFUCHS gemessenen Arcus des Erwachsenen), so daß man auch eine Hypoplasie der Aorta (Aorta angusta) annehmen muß (ZDANSKY).

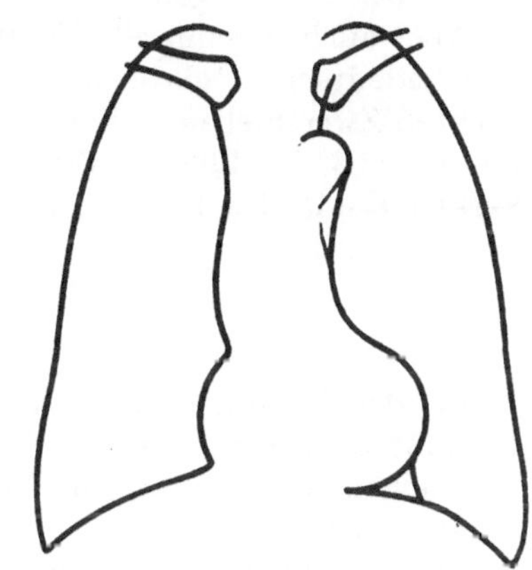

Abb. 45. Sogenanntes „Kugelherz“ bei einem alten Manne mit atheromatöser Verlängerung der Aorta

Das echte hypoplastische Herz scheint seine Größe und Form im Laufe des Lebens nur wenig ändern zu können, wenn es nicht etwa durch eine Herzmuskelschädigung (z. B. Überanstrengung, Thyreotoxikose, Anämie, Infektion) eine Dilatation erfährt. Am ehesten kann aus dem hypoplastischen Herzen das sogenannte „Kugelherz“ (F. KRAUS) werden; dieses findet sich vor allem im vorgerückten Alter und ist die Folge teils einer Linkshypertrophie, teils einer Kippung und Querlagerung des Herzens durch die atheromatös verlängerte Aorta. Im Röntgenbild sieht man den kleinen Herzschatten an einem schmalen, oft langgestreckten Gefäßband halbkugelig nach links ausladen; sein Neigungswinkel kann durch Querlagerung stark verkleinert sein (Abb. 45).

Wenn man früher meinte, daß das hypoplastische Herz oft nur in bezug auf bestimmte Dimensionen des Körpers zu klein sei und sich später zu normaler Größe auswachsen könne, so hat man damit die Grenzen zwischen dem anlagemäßig hypoplastischen Herzen und dem Herzen, das entsprechend der geringeren Entwicklung und dem geringeren Gebrauch der Skelettmuskulatur klein ist und durch mangelhafte Blutfüllung noch kleiner erscheint, als es tatsächlich ist, zu Unrecht verwischt. Denn wenn sich ein kleines Herz im Verlauf zunehmender körperlicher Übung zu normaler Größe auswächst, so kann man eigentlich nicht von einer konstitutionellen Hypoplasie des Herzens sprechen. Dies wäre höchstens bei dem im Wachstum begriffenen Individuum erlaubt, bei dem das Herz auf konstitutioneller Basis im Wachstum zurückbleiben kann, um erst späterhin seine entsprechende Größe zu erreichen. Das hypoplastische Herz des Erwachsenen hingegen sollte sich sinngemäß nur durch Dilatation infolge von Herzmuskelinsuffizienz, nicht aber durch harmonisches Wachstum seiner Höhlen und Wandungen vergrößern können.

Manche Autoren sprechen sich übrigens dafür aus, daß es eine scharfe Grenze zwischen dem kleinen Herzen des ptotischen Asthenikers und dem hypoplastischen Herzen von F. KRAUS nicht gebe (J. BAUER). Eine sichere Entscheidung wird auch im einzelnen Fall gewiß nicht immer möglich sein. Jedoch wird man mit Wahrscheinlichkeit eine konstitutionelle Hypoplasie des Herzens bzw. der Aorta annehmen dürfen, wenn auch in Horizontallage der Herzschatten klein und die Aorta schmal bleibt. Wenn sich hingegen das kleine Herz eines ptotischen Individuums beim Übergang in die Horizontallage zur Norm vergrößert und sich die Aorta zu normalem Durchmesser verbreitert, wenn sich das Herz mit dem körperlichen Training zu normaler Größe auswächst und nunmehr eine geringere orthostatische Verkleinerung zeigt als vorher, dann darf man nicht von einem konstitutionell hypoplastischen Herzen sprechen.

Es ergibt sich also, daß das konstitutionell kleine Herz durchaus nicht so häufig ist, wie man früher vielfach angenommen hat. In der Regel handelt es sich vielmehr um Herzen, bei denen sich die statischen Kräfte infolge besonderer peripherer Bedingungen in verstärktem Maße im Sinne einer orthostatisch verminderten Blutzufuhr zum Herzen auszuwirken vermögen.

Aber auch dynamische Kräfte können bei der verminderten Blutfüllung des Herzens eine bedeutende Rolle spielen. Dies ist z. B. bei der insuffizienten Atmung des abgeflachten Zwerchfells der Fall. Auch die in kraniokaudaler Richtung wirkende Fliehkraft, wie sie z. B. im Fluge wirksam wird, kann infolge des verminderten Blutzuflusses zur Verkleinerung des Herzens und zur Verengung der großen Gefäße führen.

X. Herz und Atmung

Bei der Atmung erfährt das Herz Änderungen seiner Lage, Form und Größe, die sich der röntgenologischen Beobachtung erschließen. Sie sind durch die Veränderungen der räumlichen Verhältnisse im Brustkorb bzw. durch den Wechsel der Blutfüllung des Herzens bedingt.

Da das Herz vermittels des Herzbeutels am Zwerchfell fixiert ist und diesem aufruht, muß es durch dessen respiratorische Verschiebungen bestimmte *Lageänderungen* erfahren. Diese sind bei ruhiger Atmung allerdings recht unbedeutend. Bei tiefer Atmung jedoch kommt es durch das inspiratorische Tieferrücken des Zwerchfells zur Steilstellung und durch das exspiratorische Höhertreten zur Hochdrängung und Querlagerung des Herzens. Dabei wird gleichzeitig das Herz als Ganzes kaudalwärts bzw. kranialwärts verschoben, und zwar so, daß die Verschiebungen der zwerchfellnahen Teile des Herzens größer sind als die der höhergelegenen (Moritz). Da die respiratorischen Exkursionen der Zwerchfellkuppeln wesentlich größer sind als die des Centrum tendineum, auf dem das Herz aufruht, taucht der Herzschatten bei jedem exspiratorischen Ansteigen der Zwerchfellkuppeln tiefer in den Abdominalschatten ein, während er sich bei jeder Einatmung aus diesem heraushebt, so daß sogar die Herzspitze oberhalb des Zwerchfells erscheinen kann. Am kleinsten sind die respiratorischen Verschiebungen im Bereich der großen Gefäße. Wenn die Distanz zwischen dem Aortenknopf und dem Schlüsselbein inspiratorisch größer wird, so geschieht dies weniger infolge des Tiefertretens des Aortenbogens, als vielmehr infolge der inspiratorischen Hebung des Schultergürtels (Frik).

Abgesehen von diesen Lageänderungen erfährt der Herzgefäßschatten durch die geänderten räumlichen Verhältnisse auch mancherlei *Formveränderungen.* Diese sind nicht nur vom Ausmaß der respiratorischen Zwerchfellverschiebung abhängig, sondern sie unterscheiden sich auch in qualitativer Hinsicht je nach dem Widerstand, den das Herz seiner Umformung entgegensetzt. Wenn das Herz verhältnismäßig dünnwandig, die Gefäße zart und das mediastinale Bindegewebe nachgiebig sind, dann überwiegt die *Deformation des Mediastinums durch Stauchung.* Ein solches Herz wird bei der Ausatmung gleichsam in kraniokaudaler Richtung zusammengedrückt. Beide Herzränder, der linke mehr als der rechte, rücken dabei lateralwärts und runden sich stärker; die Herzbucht wird seichter und kann auch vollständig verstreichen, so daß der Herzschatten nur wenig gegliedert erscheint und sich der mitralen Konfiguration nähern kann. Es kann das gleiche Bild entstehen, das man bei Individuen mit relativem Zwerchfellhochstand, besonders bei jungen Frauen und Kindern, so oft findet (Abb. 40*b*). Wenn dagegen der Herzmuskel kräftig oder gar verdickt ist, die Gefäße dickwandig oder rigide, das mediastinale Bindegewebe und die Pleura fest sind, dann überwiegt die *Deformation des Herzgefäßkomplexes durch Rotation und Querlagerung* über die durch Stauchung (Abb. 40*a*). Ein derartiges Herz, das sich bei der exspiratorischen Verkürzung des Brustraums nicht so leicht zusammendrücken läßt, muß dem von unten wirkenden Druck des Zwerchfells ausweichen. Da eine kranialwärts gerichtete Totalverschiebung des Herzens nur in beschränktem Maße möglich ist, geschieht dies hauptsächlich durch Rotation. Diese Rotation besteht im wesentlichen in einer Schwenkung des Längsdurchmessers des Herzens um einen in der Gegend des rechten Herzgefäßwinkels gelegenen Drehpunkt, wobei dieser allerdings selbst eine leichte kranialwärts gerichtete Verschiebung erfahren kann. Gleichzeitig rücken die beiden Schenkel der Aortenschlinge, die Aorta ascendens und descendens, auseinander, wodurch das Gefäßband breiter wird und der Aortenknopf stärker nach links vorspringt. Es handelt sich also um dieselben Veränderungen, die man auch sonst bei Zwerchfellhochstand beobachten kann, nämlich um eine Querlagerung des Herzens mit Verkleinerung seines Neigungswinkels, überwiegender Vergrößerung des linken Medianabstandes, stärkerer Rundung des rechten Herzrandes, Verbreiterung des Gefäßbandes,

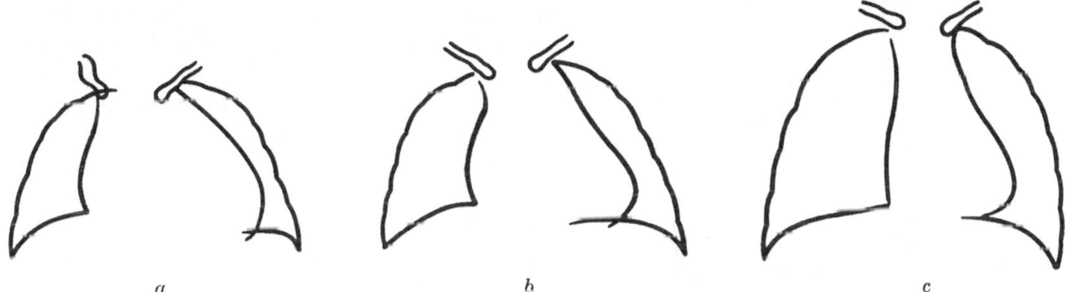

Abb. 46*a* bis *c*. Form- und Größenveränderung des Herzens eines sieben Monate alten Kindes beim Weinen, wobei sich maximale Änderungen des Zwerchfellstandes auf das Herz auswirken

stärkerem Vorspringen des Aortenknopfs und Vertiefung der Herzbucht; kurz, das Herz nimmt mehr oder weniger deutliche aortische Konfiguration an.

Bei der *Einatmung* streckt sich der Herzgefäßschatten, wobei der linke Medianabstand in stärkerem, der rechte in geringerem Maße abnimmt. Hatte der Herzschatten bei der Ausatmung durch Stauchung mitrale Konfiguration angenommen, so erscheint nunmehr eine deutliche Herzbucht; war der Herzschatten durch Querlagerung aortisch konfiguriert gewesen, so wird die Herzbucht seichter.

Alle diese Veränderungen sind, wie schon erwähnt, bei ruhiger Atmung gering oder können auch gänzlich fehlen. Bei tiefer Atmung sind sie dagegen sehr ausgesprochen, am stärksten beim jungen Kind (Abb. 46). Mit Recht machte DIETLEN darauf aufmerksam, daß bei der Untersuchung im Stehen die exspiratorischen Lage- und Formveränderungen des Herzschattens stärker hervortreten als die inspiratorischen, da das Zwerchfell in dieser Körperstellung von vornherein dem inspiratorischen Stand näherliegt. Bei der Untersuchung im Liegen ist demgemäß das Umgekehrte der Fall. Ähnliche Verhältnisse liegen beim Zwerchfelltiefstand bzw. -hochstand vor. Da im ersten Fall die exspiratorische und im zweiten die inspiratorische Reserve (HAUDEK) größer ist, wird sich im ersten Fall mehr die form- und lageverändernde Wirkung der Exspiration, im zweiten mehr die der Inspiration geltend machen müssen.

Besondere Beachtung verdienen die *respiratorischen Größenänderungen des Herzens.* Sie kommen nur bei forcierter Atmung zur Beobachtung und dürfen nicht mit dem inspiratorischen Schmälerwerden des Herzens durch Steil- und Medianstellung und sein exspiratorisches Breiterwerden durch Querlagerung verwechselt werden.

Eine echte *inspiratorische Verkleinerung* des Herzens wird deutlich, wenn die Versuchsperson nach einer tiefen Inspiration den Atem anhält und willkürlich oder unwillkürlich preßt, also die Bedingungen eines VALSALVA-Versuches herstellt. Dagegen kann man eine *inspiratorische Größenzunahme* des Herzens viel öfter beobachten (HOLZKNECHT und HOFBAUER, WENCKEBACH, EPPINGER, ARKUSSKY). Schon theoretisch muß man bei der Einatmung eine Vergrößerung des Herzens erwarten, denn es ist eine physiologisch gesicherte Tatsache, daß dem rechten Herzen bei der Inspiration eine vermehrte Blutmenge zufließt. Dieser Vergrößerung wirkt allerdings entgegen, daß das linke Herz weniger Blut erhält, denn infolge des verminderten intrathorakalen Drucks wird Blut in den Lungen zurückgehalten. Auf dem Röntgenschirm kann man tatsächlich oft beobachten, wie bei jedem tiefen Atemzug der Schatten der V. cava sup. und der rechte Herzrand infolge des verstärkten Blutzuflusses anschwellen, während der linke Herzrand infolge des verminderten Blutzuflusses aus der Lunge und wegen der inspiratorischen Steilstellung des Herzens medialwärts rückt. Beide Herzränder wandern also in solchen Fällen während der Einatmung nach rechts, um bei der darauffolgenden Ausatmung wieder nach links zurückzukehren. Der Herzschatten kann also ein *respiratorisches Pendeln* (LAURELL) zeigen, das von ZDANSKY und ELLINGER sowie von WELTZ röntgenkymographisch registriert wurde. Dieses Pendeln wird oft besonders deutlich, wenn man die untersuchte Person aufschnupfen läßt (ZDANSKY). Es ist als „*Pseudomediastinalwandern*“ zu bezeichnen und darf nicht mit einem echten Mediastinalwandern verwechselt werden, wie es etwa bei Bronchusstenose vorkommt. Von letzterem unterscheidet es sich dadurch, daß die kontrastgefüllte Speiseröhre dieses scheinbare Wandern nicht mitmacht (ZDANSKY).

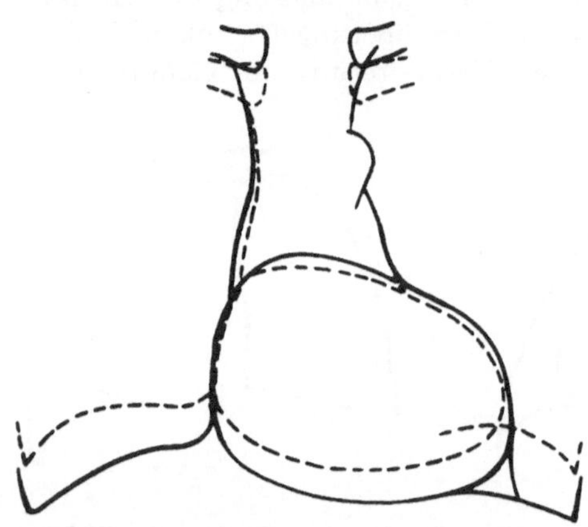

Abb. 47. Exspiratorische Größenabnahme des Herzens in einem Falle von schwerem, kardial dekompensiertem Emphysem. ——— Einatmung, – – – – Ausatmung

Eine *deutliche inspiratorische Größenzunahme des Herzens* findet man häufig beim Emphysematiker (Abb. 47), besonders im Asthma-bronchiale-Anfall (MORITZ). Man sieht dann oft ein unzweifelhaftes Anschwellen beider Herzschattenränder, das den Eindruck einer förmlichen Aufblähung des Herzens machen kann. Die röntgenkymographische Analyse durch ZDANSKY und ELLINGER hat ergeben, daß es sich um eine mit der Einatmung plötzlich einsetzende Vergrößerung beider Herzhälften handelt, die bei der angestrengten Ausatmung einer ebenso plötzlichen Verkleinerung Platz macht. Es ist kein Zweifel, daß es sich in diesen Fällen nicht eigentlich um eine inspiratorische Vergrößerung, sondern um eine *exspiratorische Verkleinerung des Herzens durch die abnorme Erhöhung des intrathorakalen Drucks während der forcierten Ausatmung*, also um einen VALSALVA-Effekt (s. unten) handelt (ZDANSKY).

Am eindrucksvollsten sind die von respiratorischen Druckschwankungen abhängigen Größenveränderungen des Herzens bei der Saug- und Preßatmung (MÜLLERscher und VALSALVAscher Versuch). Sie sind schon lange Zeit bekannt und wurden von ZDANSKY und ELLINGER, FETZER, NOLTE, KLAUS und ALBERT, TESCHENDORF, MOBERG, BORDET und FISCHGOLD u. a. der röntgenkymographischen Analyse unterzogen, so daß man heute über ihren formalen Ablauf im klaren ist.

Beim MÜLLERschen Versuch wird dadurch, daß man nach einer tiefen Ausatmung Mund und Nase schließen und eine maximale Einatmung intendieren läßt, eine brüske Herabsetzung des intrathorakalen Drucks erzeugt. Man sieht dabei gleichzeitig mit dem plötzlichen Anheben der Rippen und dem ruckartigen Tiefertreten des Zwerchfells ein Herausrücken und eine stärkere Abrundung beider Herzränder. Dieses Herausrücken, das rechts meist stärker ist als links (FETZER), erfolgt beiderseits synchron mit dem auf den Beginn der Saugung unmittelbar folgenden Herzschlag. Dabei kann das diastolische Einwärtsrücken des rechten Herzrandes, welches die Entleerung des Vorhofs in die Kammer anzeigt, völlig ausbleiben und infolge des in den Vorhof einschießenden Blutes sogar durch ein weiteres Lateralwärtsrücken ersetzt werden (ZDANSKY und ELLINGER). Der linke Kammerbogen, der ebenfalls mit der ersten Diastole lateralwärts gerückt ist, behält diese vergrößerte Linksdistanz mit verkleinerten pulsatorischen Exkursionen während der ganzen Dauer der Saugatmung bei. Am Cava superior-Schatten konnte FETZER vorhofsystolische Rückstauungswellen, am Aortenknopf eine Verkleinerung der Pulsationen röntgenkymographisch registrieren. Außerdem kann man eine Verstärkung der Gefäßzeichnung der Lunge als Folge der vermehrten Blutfülle wahrnehmen (FETZER, PFEIFER).

Es ist kein Zweifel, daß die Ausweitung des Herzens zu Beginn der Saugatmung durch den plötzlich vermehrten Blutzufluß zum Herzen erzeugt wird. Daß diese Ausweitung des Herzens über die ganze Dauer der Saugatmung erhalten bleibt, kann nur dadurch bedingt sein, daß sich das Herz unter dem Einfluß des erniedrigten intrathorakalen Drucks auf ein größeres Volumen einstellt, indem es eine vermehrte Menge von Restblut zurückbehält. Dafür spricht die Beobachtung, daß sofort mit der Beendigung der Saugung beide Herzränder synchron medialwärts rücken, so daß in ein bis zwei Schlägen die ursprüngliche Herzgröße wiederhergestellt ist.

Der VALSALVAsche Versuch besteht in einer Steigerung des intrathorakalen Drucks, indem man die Versuchsperson nach einer tiefen Einatmung pressen läßt. Mit dem Einsetzen des Pressens verkleinert sich der Herzschatten bei gleichzeitiger Zunahme der Schlagfolge in der Regel allseits. Er kann schließlich so schmal werden, daß man den Eindruck eines Leerpumpens des Herzens (F. KRAUS) bekommt. In solchen Fällen kann unter den Zeichen akuter Hirnanämie der Blutdruck zu unmeßbaren Werten absinken und der Puls in der Radialarterie verschwinden. Man findet das vorzüglich bei ptotisch-asthenischen Individuen; BÜRGER spricht vom synkopotropen Typus. In einem derartigen Fall konnte NATVIG eine Verkleinerung des Herzvolumens um 390 ccm berechnen. Nach NOLTE kann der Verkleinerung eine flüchtige Vergrößerung des Herzens vorausgehen, die durch das gleichzeitige Auspressen der großen, vor den Kammern gelegenen Venen in das rechte und linke Herz zustande kommen soll. Am meisten springt jedoch die Verkleinerung des Herzens in die Augen, die von einem Herzschlag zum anderen zunimmt (BÜRGER) und beide Herzhälften gleichzeitig betrifft. Sie ist zweifellos durch die Hemmung des Blutzuflusses zum Herzen und durch den hohen intrathorakalen Druck bedingt, der auf dem Herzen lastet und es leerzupressen sucht. NOLTE mißt auch der Erhöhung des intrapulmonalen Drucks Bedeutung bei. Durch die verminderte Blutfüllung der Lunge werden die Hilusschatten kleiner und die Gefäßstrukturen der Lungenfelder schmäler, kürzer und spärlicher (W. PFEIFER).

Während der Herzschatten sich verkleinert, werden auch die sichtbaren Pulsationen zusehends kleiner, jedoch konnte das von manchen Autoren beobachtete völlige Verschwinden von F. KRAUS, NOLTE und Verfasser nie, von STUMPF nur ausnahmsweise beobachtet werden. Die Änderungen der Pulsationen wurden von KLAUS und ALBERT röntgenkymographisch genauer untersucht.

Unmittelbar nach Beendigung des Pressens rücken die Herzschattenränder gleichzeitig lateralwärts und der Herzschatten erreicht seine Ausgangsgröße in zwei bis drei Schlägen (DE LA CAMP, ZDANSKY und ELLINGER, NOLTE). ZDANSKY und ELLINGER konnten einmal in der postpressorischen Phase alternansartige Pulsationen am linken Kammerbogen registrieren. NOLTE beobachtete gelegentlich die auffallend großen, langsamen Pulsationen der postpressorischen Bradykardie (BÜRGER).

Das Ausmaß der Herzvergrößerung beim MÜLLERschen Versuch und der Herzverkleinerung beim VALSALVAschen Versuch ist individuell sehr verschieden. Gelegentlich kann man sogar eine Größenzunahme des Herzschattens (paradoxer VALSALVA-Effekt) während der ganzen Dauer der Preßatmung (v. CRIEGERN, KLAUS und ALBERT) beobachten.

In der Annahme, daß die Größenänderungen des Herzens bei manometrisch gemessener gleicher Ab- bzw. Zunahme des intrathorakalen Drucks von der Beschaffenheit des Herzens abhängig seien, hat man versucht, die Saugatmung und insbesondere die Preßatmung als eine Funktionsprüfung des Herzens (s. S. 91f.) zu benutzen, in der Hoffnung, dadurch Einblick in die Beschaffenheit, insbesondere die Tonusfunktion des Herzmuskels (s. S. 88ff.) zu erlangen.

XI. Der Einfluß von Zufuhr und Verlust von Flüssigkeit auf die Größe des Herzens

Größere akute Blutverluste sowie die Austrocknung des Körpers durch Hunger, unstillbares Erbrechen oder profuse Durchfälle (Abb. 31) führen zu einer Verkleinerung des Herzschattens (SCHIEFFER, MEYER, ASSMANN), die besonders im Kindesalter hochgradig sein kann. Nach spontaner oder durch Flüssigkeitstransfusion bewerkstelligter Auffüllung des Gefäßsystems beobachtet man eine schnelle Rückkehr des Herzschattens zur Ausgangsgröße (MEYER und SEYDERHELM). Experimentell konnten beim Tier durch intravenöse Transfusionen von Flüssigkeit Vergrößerungen des vorher normalen Herzens erzielt werden, die dem Anstieg des Venendrucks etwa parallel gingen (MEEK und EYSER). Die gleichzeitig zu beobachtende Vergrößerung der sichtbaren Pulsationen des Herzens wies auf die Zunahme des Schlagvolumens hin. Erst bei einem Venendruck von über 150 mm H_2O (beim Kaninchen) kam es zu keiner weiteren Zunahme der diastolischen Herzgröße, dagegen zu einer deutlichen Frequenzzunahme.

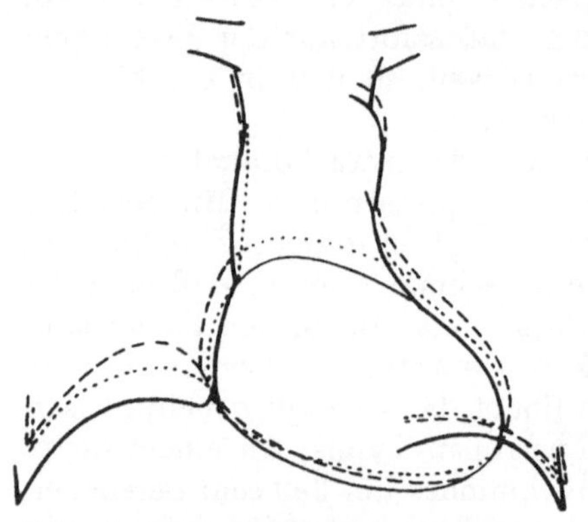

Abb. 48. Flüchtige Größenzunahme des Herzens nach intravenöser Infusion einer größeren Flüssigkeitsmenge. ———— Vor der Infusion Volumen = 515 ccm. – – – – 7 Min. nach Infusion von 1 l Normosal Volumen = 580 ccm. .... 45 Min. nach der Transfusion Volumen = 494 ccm

Größenzunahmen des Herzens kann man nach übermäßigen Transfusionen auch beim Menschen beobachten; sie können mit Lungenödem verbunden sein. Wenn sie auch nur flüchtig zu sein pflegen (Abb. 48), so zeigen sie doch, daß die Plethora eine Größenzunahme des Herzens zur Folge haben kann (E. MEYER).

Einmalige Aderlässe machen im allgemeinen keine oder höchstens ganz flüchtige Verkleinerungen des Herzens (DIETLEN, RÖSLER). Immerhin konnten GROTHUSEN sowie TSCHILOW und CHRISTOFF nach Aderlaß eine Verkleinerung des Herzschattens feststellen, obwohl der Blutentzug nicht mehr als 180 bis 300 ccm betrug. Da es sich meist um dekompensierte Kreislaufkranke handelte, ist anzunehmen, daß die mit der Besserung der Kreislaufverhältnisse einhergehende Entwässerung oder die Erholung des Herzmuskels zur Verkleinerung des Herzens geführt hat, da sich der Entzug so kleiner Blutmengen am Herzen nicht direkt bemerkbar machen kann.

Durch wiederholte Blutentziehungen, die bis zum Auftreten einer schweren chronischen Anämie fortgesetzt wurden, konnte beim Versuchstier nach einer vorhergehenden Verkleinerung eine schließliche Vergrößerung des Herzens erzielt werden, die als Zeichen einer anämischen Herzmuskelinsuffizienz aufzufassen ist (s. S. 191f.).

Über die Verkleinerung des Herzens nach ausgiebigen *Diuresen* wird an anderer Stelle zu sprechen sein.

XII. Der Einfluß der Schlagfrequenz auf die Größe des Herzens

Rein hämodynamisch muß die Zunahme der Herzfrequenz eine Verkleinerung, ihre Abnahme eine Vergrößerung des Herzens zur Folge haben (BARCORFT), da das Ausmaß der Füllung des Herzens unter sonst gleichen Verhältnissen von der Länge der diastolischen Füllungsphase des Herzens abhängig ist. Je kürzer diese ist, um so geringer ist die Füllung und um so kleiner ist das Schlagvolumen des Herzens; je länger sie ist, um so größer müssen die Füllung des Herzens und sein Schlagvolumen werden.

Geringe Unterschiede der Frequenz beeinflussen freilich die röntgenologische Herzgröße noch nicht merklich. Aus Tierversuchen (MEEK) scheint hervorzugehen, daß eine mäßige Beschleunigung niedriger Frequenzen eine nur sehr geringfügige Abnahme der Herzgröße verursacht und daß das Herz erst oberhalb einer bei 110 liegenden Grenze schnell kleiner wird, weil erst dann jener Teil der Diastole verkürzt wird, in dem die Füllung der Kammern rasch und unter hohem Druck erfolgt. Untersuchungen am Menschen haben ergeben, daß in horizontaler Bauchlage die Verkleinerung des Herzens trotz einer Atropintachykardie bis über 120/Min. ausbleiben kann oder wesentlich geringer ist als im Stehen (NYLIN, LARSSON und KJELLBERG).

MORITZ, HODGES und EYSTER sowie SCHERF und ZDANSKY konnten beim aufrecht stehenden Menschen während der *Atropintachykardie* eine Verkleinerung des Herzens beobachten, die im allgemeinen um so deutlicher wurde, je größer die Frequenzsteigerung war. Ähnliches fanden SCHERF und ZDANSKY auch nach intravenöser Injektion von *Adrenalin*, obwohl der Blutdruck manchmal bis über 200 mm Hg anstieg. In diesem Falle trägt zur Verkleinerung des Herzens neben der Frequenzzunahme allerdings auch die positiv inotrope Wirkung des Adrenalins auf den Herzmuskel bei. Es sind hier also schon verschiedene Faktoren wirksam, die die herzverkleinernde Wirkung der Frequenzsteigerung zum Teil unterstützen, zum Teil aber vermindern. Auch die von denselben Autoren sowie von BRAMS und STRAUSS nachgewiesene Verkleinerung des Herzschattens nach Einatmung von *Amylnitrit* ist nicht nur durch die Erhöhung der Schlagfrequenz bedingt, sondern vermutlich auch auf Akzeleransreizung, gewiß auch auf die Erweiterung der peripheren Gefäße zurückzuführen, welche den Blutzufluß zum Herzen vermindert.

Die Erfahrungen der Klinik widersprechen diesen experimentellen Untersuchungen nicht. Die Verkleinerung des Herzschattens bei höhergradiger Tachykardie (DIETLEN, VAN ZWALUWENBURG), seine Vergrößerung bei Bradykardie, besonders bei Fällen von totalem Herzblock, sind häufige Beobachtungen. Nicht viel seltener kann man freilich auch das gegenteilige Verhalten der Herzgröße feststellen. In der menschlichen Pathologie und Physiologie werden eben sehr oft neben der Frequenzsteigerung auch komplizierende Faktoren wirksam, die im Sinne einer Abschwächung oder gar Umkehr der herzgrößenändernden Wirkung der Schlagfrequenz eingreifen. Es ist vor allem der Zustand der Herzmuskel, der die Änderungen der Herzgröße bei wechselnder Schlagfrequenz ausschlaggebend beeinflußt. Einerseits können sowohl Bradykardie als auch Tachykardie Begleiterscheinungen einer schon vorhandenen Herzmuskelschädigung sein, anderseits kann eine Frequenzsteigerung durch das Mißverhältnis zwischen der dem Herzen angelasteten Mehrarbeit und der Koronardurchblutung zur Hypoxie und damit zur Insuffizienz und Dilatation des Herzmuskels, eine Frequenzabnahme zur verbesserten Durchblutung und Erholung des Herzmuskels führen.

Man sieht demgemäß bei *paroxysmalen Frequenzsteigerungen* gelegentlich nach einer vorausgehenden Verkleinerung eine Vergrößerung des Herzschattens folgen, die auf das Versagen der Herzkraft zurückzuführen ist (KAHLSTORF).

Diese Dilatation betrifft beide Herzhälften in gleichem Maße und kann zu einer ballonartigen Auftreibung des Herzschattens führen. Bei abnormen Arbeitsbedingungen des Herzens befällt die Dilatation vor allem jene Teile, welche die größte Arbeit zu leisten haben: beim Hochdruckherzen also vorzüglich das linke, beim Vorliegen eines Emphysems das rechte Herz. Im Zusammenhang damit kann es zur Lungen- bzw. zur Leberstauung mit Verbreiterung des Cava superior-Schattens kommen.

Selbst beträchtliche Dilatationen, die im Laufe paroxysmaler Frequenzsteigerungen aufgetreten waren, können bei Rückkehr zur normalen Frequenz wieder vollständig verschwinden, um neuerlich aufzutreten, sobald die Frequenz wieder in die Höhe geht (Abb. 49). Auffallend war auch die Verkleinerung des Herzens in einem Fall, bei dem eine Tachykardie von 144/Min. von einem totalen Block mit einer Kammerfrequenz von 54/Min. abgelöst wurde. Diese Bradykardie wirkte hier infolge der verminderten Herz-

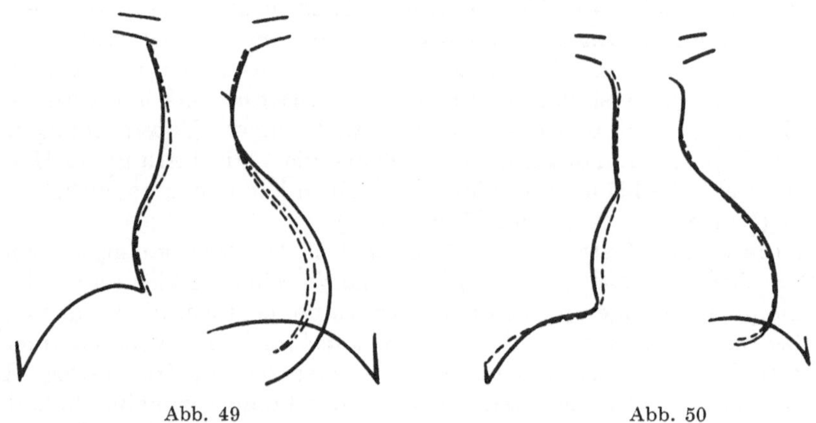

Abb. 49 Abb. 50

Abb. 49. Herzvergrößerung bei paroxysmaler Tachykardie. 22jähriger Mann. ——— 16. Oktober 1933, Tachykardie seit einigen Tagen. .... 20. Oktober 1933, normale Frequenz. — . — . — . — 21. Oktober 1933, eine Stunde nach Beginn eines neuerlichen Anfalls

Abb. 50. Verkleinerung des Herzens nach Übergang einer paroxysmalen Kammertachykardie von 144/Min. in einen totalen Herzblock mit einer Frequenz von 54/Min.
——— 27. Dezember 1934: 144/Min., — — — — 31. Dezember 1934: 54/Min.

arbeit und verbesserten Koronardurchblutung im Sinne einer Verkleinerung des Herzens (Abb. 50).

Langdauernde Tachykardien können schließlich zu einer Dilatation des Herzens führen, die nicht mehr rückbildungsfähig ist, auch wenn die Frequenz auf normale Werte herabgeht. Anderseits konnten wir in einem Fall nach subtotaler Thyrektomie eine Verkleinerung des dilatierten Herzens feststellen, obwohl die Frequenz keine Abnahme erfahren hatte. Solche Beobachtungen veranschaulichen deutlich, wie komplex die Verhältnisse liegen, und beleuchten die große Bedeutung, die der Beschaffenheit und Reaktionsweise des Herzmuskels bei den Änderungen der Herzgröße zukommt; sie bringen auch manche scheinbar paradoxe Beobachtungen unserem Verständnis nahe.

XIII. Läßt sich eine Tonusfunktion des Herzmuskels röntgenologisch nachweisen?

Die erwähnten Größen- und Formveränderungen des Herzens beim Müllerschen und Valsalvaschen Versuch (s. S. 84ff.) führen unmittelbar zur Besprechung der oben gestellten Frage, denn noch heute denkt der röntgenologisch eingestellte Leser, wenn er vom Tonus des Herzens hört, vor allem an die alten Arbeiten von Zehbe, Pongs, Plaut und Dietlen. Zehbe war der erste, der den Begriff des Herztonus in die Röntgenologie eingeführt hat, wobei er freilich diesen Begriff in dem physiologisch unhaltbaren Sinn der verschiedenen postmortalen Konsistenz des Herzmuskels gebrauchte. Er unterschied auf Grund des Röntgenbildes das normale, schlaffe und hypertonische Herz je nach dem Grade der Formveränderung des Herzschattens und der Änderung seines Neigungswinkels bei der tiefen Ausatmung. Das schlaffe (hypotonische) Herz breite sich bei der tiefen Ausatmung wie „ein Klumpen Teig" auf dem hochtretenden Zwerchfell aus, wobei der Neigungswinkel des Herzens zunehmend kleiner werde; beim normotonischen Herzen seien diese Veränderungen viel geringer, während das hypertonische Herz jede Formveränderung und jede Verkleinerung des Neigungswinkels vermissen lasse, so daß man den Eindruck gewinne, daß sich das Herz in das Zwerchfell einbohre.

Pongs und Plaut bestätigten im wesentlichen diese Feststellungen und schlossen sich auch der Zehbeschen Deutung an. Pongs unterschied das „schlaffe" und „straffe" Herz mit Hilfe der von ihm sogenannten „Tellerprobe" und des Valsalvaschen Versuchs. Er wiederholte Zehbe fast wörtlich, wenn er sagte, daß sich das „schlaffe" Herz bei der tiefen Ausatmung wie ein „Kuchenteig" auf dem hochtretenden Zwerchfell (dem Teller) ausbreite. Als weiteres Zeichen eines „schlaffen" Herzens sei eine starke Verkleinerung beim Valsalvaschen Versuch zu betrachten. Das „straffe" Herz behalte demgegenüber seine Form während der tiefen Ausatmung bei und zeige beim Pressen keine wesentliche Verkleinerung.

Dietlen, der sich mit dem Tonusproblem eingehend beschäftigte, pflichtete den oben erwähnten Autoren insofern bei, als auch er im Tonus des Herzens eine Eigenschaft des Herzmuskels erblickt, „die seine Gestalt im Zustande der Erschlaffung, seine Formbeständigkeit gegenüber formverändernden Einwirkungen bestimmt". Auch er hielt es damit für wahrscheinlich, daß eine verstärkte Form- und Größenlabilität des Herzens auf eine Verminderung der diastolischen Spannung des Herzmuskels hindeute. Aus der Beobachtung, daß hypertrophische Herzen im allgemeinen größere Formbeständigkeit zeigen als normale oder dilatierte, sprach er dem hypertrophischen Herzmuskel hypertonische Eigenschaften zu. Er betonte jedoch ausdrücklich, daß nicht jedes dilatierte Herz die Zeichen der Schlaffheit und Hypotonie zeige und daß schlaffe Beschaffenheit des Herzens nicht notwendigerweise mit Dilatation verbunden sei. Sehr viele dilatierte Herzen ließen vielmehr die Zeichen der Schlaffheit im Röntgenbilde vermissen und gerade die kleinen Herzen erwiesen sich oft als ausgesprochen schlaff.

Wie man sieht, stützen sich die Ansichten über die röntgenologische Nachweisbarkeit des Herzmuskeltonus auf die Beobachtung, daß die Form- und Größenbeständigkeit des Herzens quantitativ sehr verschieden ist, und auf die Vorstellung, daß die Form- und Größenbeständigkeit des Herzens durch seinen Tonus bestimmt werde. Aus diesen Prämissen schien sich die Folgerung zu ergeben, daß form- und größenlabile Herzen einen geringeren Tonus und eine geringere Leistungsfähigkeit besäßen als solche, die der Änderung ihrer Form und Größe einen höheren Widerstand entgegensetzen. Plaut hielt sich demgemäß auch für berechtigt, aus dem positiven Ausfall seiner röntgenologischen Tonusfunktionsprüfung auf einen geschädigten oder wenigstens minderwertigen Herzmuskel schließen zu dürfen, selbst wenn kein anderes klinisches Zeichen für eine Herzmuskelschädigung vorhanden war, und auch Dietlen neigte der Ansicht zu, daß ein Herz, das auf Grund der beschriebenen Untersuchungen als schlaff befunden wird, als funktionell minderwertig zu betrachten sei.

Die mit der Herabsetzung der Form- und Größenbeständigkeit verbundene Vorstellung einer verminderten Leistungsfähigkeit des Herzens schien auch darin eine Bestätigung zu finden, daß akut infektiös und toxisch dilatierte Herzen (Dietlen) sowie Herzen, deren Träger entsprechend ihrer ptotisch-asthenischen Konstitution minder leistungsfähig sind, besonders form- und größenlabil zu sein pflegen.

Manche Tatsachen und Überlegungen müssen freilich trotz der Richtigkeit der angeführten röntgenologischen Beobachtungen daran zweifeln lassen, daß die Form- und Größenlabilität des Herzens als bündiger Beweis oder gar als Maß einer verminderten Tonusfunktion und Leistungsfähigkeit des Herzmuskels zu betrachten sei. Nach Dietlen steht unter den schlaffen Herzen das sogenannte „kleine Herz" an erster Stelle. Dieses „kleine Herz", das sich am häufigsten bei ptotisch-asthenischen, körperlich wenig leistenden und wenig leistungsfähigen Individuen findet, ist — wie S. 79ff. ausgeführt wurde —

in der Regel in Wirklichkeit gar nicht klein, vielmehr ist es aus Ursachen, die — wie die mangelhafte Zwerchfellfunktion, die periphere Vasomotorenschwäche und der herabgesetzte Tonus der Skelettmuskulatur — nicht im Herzen selbst gelegen sind, nur mangelhaft mit Blut gefüllt. Wenn sich ein solches unter verminderter Füllung stehendes Herz beim VALSALVAschen Versuch besonders stark verkleinert und praktisch leer pumpt, wenn es sich bei der PONGschen Tellerprobe breit auf dem hochtretenden Zwerchfell ausbreitet, so ist dafür nicht ohne weiteres eine schlaffe Beschaffenheit des Herzmuskels verantwortlich zu machen. Diese Größen- und Formlabilität kann vielmehr zwangslos durch die mangelhafte Füllung des Herzens erklärt werden, die zur Folge hat, daß das Herz den veränderten räumlichen Bedingungen und Druckverhältnissen im Brustraum stärker unterworfen ist als ein Herz, das normal gefüllt wird (ZDANSKY). Wenn allerdings Dünnwandigkeit des Herzens mit niedrigem Tonus des Herzmuskels gleichbedeutend ist, wie dies DIETLEN behauptet, so wäre damit gesagt, daß die Größen- und Formlabilität des kleinen Herzens der Astheniker tatsächlich durch einen verminderten Tonus des Herzens bedingt sei. Es muß jedoch bezweifelt werden, daß eine Tonusverminderung in diesem Sinne ohne weiteres als Minderwertigkeit des Herzmuskels zu deuten ist, denn die Dünnwandigkeit dieser Herzen kann ja lediglich der Ausdruck der geringen Ansprüche sein, die derartige Individuen an ihr Herz stellen.

BÜRGER hat den dosierten VALSALVAschen Versuch als röntgenologische Funktionsprüfung des Herzens eingeführt. Starke Herzverkleinerung beim Pressen wird als Ausdruck eines verminderten Tonus des Herzens und als Kennzeichen des „synkopotropen Herztyps" betrachtet, bei dem es durch Leerpumpen des Herzens zur mangelhaften Durchblutung des Gehirns und schließlich zur Bewußtlosigkeit kommt. Auch hier handelt es sich aber meist um körperlich wenig leistende und wenig leistungsfähige Astheniker mit kleinen dünnwandigen Herzen, bei denen die meist vorhandene periphere Vasomotorenschwäche auch zu einer abnorm starken statischen Größenlabilität des Herzens führt. Wenn es auch durchaus möglich ist, daß bei solchen Individuen das Herz an der hypotonischen Einstellung des gesamten Gefäßsystems teilhat, so ist die Form- und Größenlabilität dieser Herzen doch nur mit großer Reserve als Folge einer Tonusverminderung des Herzmuskels zu verwerten.

Es ist bemerkenswert, daß auch das relativ große Herz junger, trainierter Sportleute beim VALSALVAschen Versuch und bei Lagewechsel starke Größen- und Formlabilität zeigt (ALBERT und KLAUS, REINDELL et al.), obwohl es hypertrophisch ist und nicht die geringsten Anhaltspunkte für eine funktionelle Minderwertigkeit bietet. Das zeigt, daß die Form- und Größenlabilität an sich nicht als Zeichen der Minderwertigkeit des Herzens betrachtet werden darf.

Anderseits könnte die Größen- und Formlabilität des vergrößerten Sportherzens darauf hinweisen, daß der von REINDELL und DELIUS so genannten „regulativen Dilatation" eine positiv zu bewertende, adaptative Tonusherabsetzung des Herzmuskels zugrunde liegen könnte. Nach HESS wäre ja der Herzmuskeltonus eine „stufbare Dauerspannung", welche die diastolische Füllung des Herzens reguliert, das Spannungsverhalten im Verlaufe und den Tiefpunkt am Ende der diastolischen Phase bestimmt und die Geschwindigkeit beeinflußt, mit welcher der Herzmuskel nach der Austreibung wieder in die diastolische Entspannung übergeht.

In diesem Sinne käme dem Herzmuskeltonus regulative Funktion zu, indem er unter anderem die diastolische Länge der Muskelfasern, mithin die diastolische Weite der Herzhöhlen bestimmt. Eine solche Tonusherabsetzung würde nicht eine Schädigung und verminderte Leistungsfähigkeit des Herzmuskels bedeuten, vielmehr käme ihr kompensatorische Bedeutung zu, indem das Herz vermittels seiner größeren diastolischen Faserlänge eine größere Arbeit zu leisten vermag.

Man sieht, daß *der Tonusbegriff des Herzens noch immer sehr problematisch ist*, und daß mit ihm offenbar verschiedene Dinge bezeichnet werden.

Das eine Mal versteht man unter Herabsetzung des Tonus eine *abnorme Schlaffheit des Herzens*, die als Folge nutritiver, toxischinfektiöser, neurovegetativer oder hormonaler Schäden im Röntgenbild als abnorme Form- und Größenlabilität zum Ausdruck kommt. Wenn auch in die röntgenologisch nachweisbare Form- und Größenlabilität des Herzens die peripheren Regulationen mit hereinspielen, die gerade in solchen Fällen gestört zu sein pflegen, so kann man doch vermuten, daß das Herz an der Störung des Vasomotorentonus als Teil des Gefäßsystems mitbeteiligt ist.

Das andere Mal hat man nicht eine abnorme Schlaffheit des Herzmuskels im Auge, sondern eine *regulative Tonusverminderung* im Sinne von HESS, die als Reaktion und Anpassungserscheinung des normalen Herzmuskels an die erhöhten Anforderungen aufzufassen wäre (s. oben). Diese regulative Tonusverminderung hätte eine Zunahme der diastolischen Faserlänge des Herzmuskels, also eine Dilatation des Herzens zur Folge. Daß auch ein solches Herz trotz der sich entwickelnden hypertrophischen Verdickung des Herzmuskels ausgesprochen größen- und formlabil ist, spräche im Sinne der funktionellen Natur dieser Dilatation. Doch würde es sich nicht um eine Schlaffheit des Herzmuskels, sondern um eine als durchaus positiv zu bewertende diastolische Weitstellung des Herzens durch adaptive Änderung seines diastolischen Spannungsverhaltens handeln.

Herzen bei akuten und chronischen Infektionskrankheiten, besonders bei Endomyokarditis, bei schweren Anämien zeigen oft auffallend lebhafte, fast schleudernde Pulsationen. Man hat diese Pulsationen auch röntgenkymographisch festgehalten und gewisse Besonderheiten des Kurvenverlaufs als charakteristisch für einen verminderten Herzmuskeltonus bezeichnet. Man findet jedoch gleichartige Pulsationen auch bei körperlichen Anstrengungen, psychischen Erregungen oder auch nach einem warmen Bad, sowie bei Hyperthyreosen. Es ist daraus zu schließen, daß die Pulsationen des schlaffen Herzens durch äußere Faktoren, wie durch die vergrößerte Umlaufgeschwindigkeit des Blutes und durch die vergrößerte Druckamplitude wesentlich mitbeeinflußt werden. Die Bemühungen, auf röntgenkymographischem Wege Änderungen der Kammerpulsationen zu ermitteln, die für Änderungen der diastolischen Spannung des Herzmuskels charakteristisch wären, haben bisher zu keinen eindeutigen Ergebnissen geführt.

XIV. Röntgenologische Funktionsprüfungen des Herzens

Die röntgenologische Nachweisbarkeit von Veränderungen, die das Herz unter dem Einfluß zusätzlicher Arbeitsleistungen erfährt, legt die Frage nahe, inwieweit röntgenologische Untersuchungsmethoden Aufschlüsse über die Funktionstüchtigkeit des Herzens geben.

Schon die Untersuchungen über die Änderungen des diastolischen Herzvolumens (s. S. 118) nach einer dosierten Arbeitsleistung wurden in dieser Absicht durchgeführt. Man fand, daß insuffiziente Herzen nach Arbeit (Kniebeugen, Treppensteigen, Lauf) eine Größenzunahme erfahren können (s. S. 120). An sich ist freilich eine solche Größenzunahme kein sicheres Zeichen für eine Herzmuskelinsuffizienz, denn auch das normale Herz kann nach einer einmaligen Arbeitsleistung größer werden. Dies kommt durch das Hereinspielen peripherer Kreislaufregulationen und anderer extrakardialer Faktoren zustande (s. S. 119f.). Wir erinnern hier nur daran, daß besonders die kleinen Herzen asthenischer, kreislauflabiler, körperlich untrainierter Individuen nach einer einmaligen Arbeitsleistung eine Größenzunahme durch vermehrte Blutfüllung erfahren können (s. S. 120). Es wird daher von vornherein eine *Größenzunahme des Herzens nach einmaliger Arbeitsleistung nur dann mit einiger Wahrscheinlichkeit für eine Herzmuskelinsuffizienz sprechen, wenn das Herz vorher normal groß oder vergrößert war.*

Eine Verfeinerung der röntgenologischen Herzfunktionsprüfung erhoffte man durch röntgenkymographische Registrierung der Pulsationsgröße und Bestimmung des systolischen und diastolischen Herzdurchmessers vor und nach einem Arbeitsversuch (Lauf, Kniebeugen) zu gewinnen (STUMPF, V. BRAUNBEHRENS und REINDELL, TESCHENDORF,

KIENLE). Beim normalen Herzen konnte man feststellen, daß die Pulsationen des nach Arbeit verkleinerten Herzens dadurch größer werden, daß sich der systolische Herzdurchmesser stärker verkleinert als der diastolische. Dies läßt auf eine Vergrößerung des Schlagvolumens durch vollständigere systolische Entleerung des Herzens schließen. Beim insuffizienten Herzen konnte man demgegenüber im Arbeitsversuch ein Gleichbleiben oder Größerwerden des Herzens mit Verkleinerung der pulsatorischen Exkursionen des linken Herzrandes feststellen. Diese Verkleinerung der Exkursionen ist dadurch charakterisiert, daß entweder der systolische Herzdurchmesser zunimmt, während der diastolische unverändert bleibt, oder daß sowohl der systolische als auch der diastolische Herzdurchmesser zunehmen, jedoch der erstere in stärkerem Maße als der letztere. Beides läßt auf eine Verkleinerung des Schlagvolumens des insuffizienten Herzens durch verschlechterte systolische Entleerung der Kammern schließen.

Auch die Änderungen des Pulsationstyps des linken Herzrandes (s. S. 40f.) wurden in Verbindung mit den Änderungen der Herzgröße nach Belastung eingehend untersucht. Nach STUMPF soll ein Umschlagen von Typ I in Typ II bei gleichbleibender oder zunehmender Herzgröße für eine Herzinsuffizienz (meist Koronarinsuffizienz) sprechen; ein Umschlagen von Typ II in Typ I mit Zunahme der Herzgröße, Frequenzabnahme und lateraler Plateaubildung der Kammerkurve für „Leistungsminderung“ bei kompensierten Vitien und Hochdruck; schließlich soll eine Zunahme der Herzgröße mit pathologischer Kurvenveränderung und Frequenzabnahme eine Herzinsuffizienz durch Koronarerkrankung oder Myokardschädigung bedeuten. Verkleinerung des Herzens nach Belastung bei unverändertem Typ I oder Umschlagen von Typ II in Typ I mit gleichzeitig meist vorhandener Frequenzabnahme, wie man dies beim Sportherzen häufig beobachtet (s. S. 126), soll demgegenüber auf gute Herzfunktion hindeuten.

Eine andere Funktionsprüfung fußt auf der Änderung der Herzgröße und Herzpulsationen beim „dosierten“ VALSALVAschen Versuch vor und nach körperlicher Arbeitsleistung mit gleichzeitiger Berücksichtigung des Blutdrucks, der Pulsfrequenz, des Elektrokardiogramms und der Vitalkapazität (BÜRGER).

TESCHENDORF unterscheidet nach dem Ausfall dieser Probe fünf Gruppen:

1. Beiderseitige Verkleinerung des Herzschattens beim Valsalva vor und nach Arbeit bei normalen Herzen und „gut kompensierten Herzerkrankungen“.

2. Beiderseitige Verkleinerung des Herzschattens *vor*, ein- oder beiderseitige schlechte Verkleinerung *nach* Arbeit bei Herzen, bei denen sich „ein dilatierter, hypertrophischer oder erkrankter Herzmuskel“ dem verminderten Blutinhalt nicht entsprechend anpassen kann. Hierher zählt TESCHENDORF auch hypertrophische Sportherzen und will diesen Ausfall der Probe als „Warnungssymptom“ betrachtet wissen.

3. Einseitiges Ausbleiben der Verkleinerung des Herzschattens, und zwar links bei Linkshypertrophie ohne „Neigung zu Insuffizienz“, rechts gewöhnlich bei „Stauungen im kleinen Kreislauf und im rechten Herzen“.

4. Gänzliches Ausbleiben der Verkleinerung des Herzschattens vor und nach Arbeit als „ein Zeichen für eine stark herabgesetzte Leistungsfähigkeit des Herzens, häufig mit sehr ungünstiger Prognose“.

5. Geringe Verkleinerung des Herzschattens vor, stärkere nach Arbeit soll „meist erschlaffende Herzen, die auf Arbeitsreiz nicht reagieren“ betreffen.

Der Erkenntniswert derartiger Untersuchungen ist bis heute nicht allzu hoch, da ihre Ergebnisse zum Teil die Befunde der klinischen, röntgenologischen und elektrokardiographischen Untersuchung lediglich bestätigen, zum Teil uncharakteristisch und mehrdeutig sind und überdies mit den zahlreichen Fehlerquellen des VALSALVAschen Versuchs behaftet sind (s. S. 90). Dazu kommt, daß die Vornahme des VALSALVAschen Versuchs in vielen Fällen, wie bei arteriellem Hochdruck, Myomalazie, Mitralstenose, Herzblock und dekompensiertem Herzen nicht unbedenklich ist.

Zusammenfassend kann man also feststellen, daß röntgenologische Untersuchungsmethoden für sich allein als Funktionsprüfungen des Herzens nicht tauglich sind. Dagegen ist die Röntgenuntersuchung ein wesentlicher Bestandteil jeder Beurteilung der Herzfunktion bzw. der Funktionstüchtigkeit des Herzens, besonders wenn das Herz unter abnormen Bedingungen zu arbeiten hat. Das Ergebnis der Röntgenuntersuchung trägt zur Beurteilung der Funktionstüchtigkeit und der Anpassung des Herzens an besondere hämodynamische Bedingungen wesentlich bei. Es ist dies ein Hauptanliegen und die wertvollste Leistung der klinischen Röntgenuntersuchung überhaupt.

XV. Einflüsse der Hämodynamik auf das Röntgenbild des Herzens

Änderungen der Arbeitsleistung einer Herzkammer oder eines Vorhofs haben anatomische Änderungen der Größe, Form und Wandstärke des betreffenden Herzabschnitts zur Folge, die als Anpassungen an die geänderte Hämodynamik den Kreislauf aufrecht

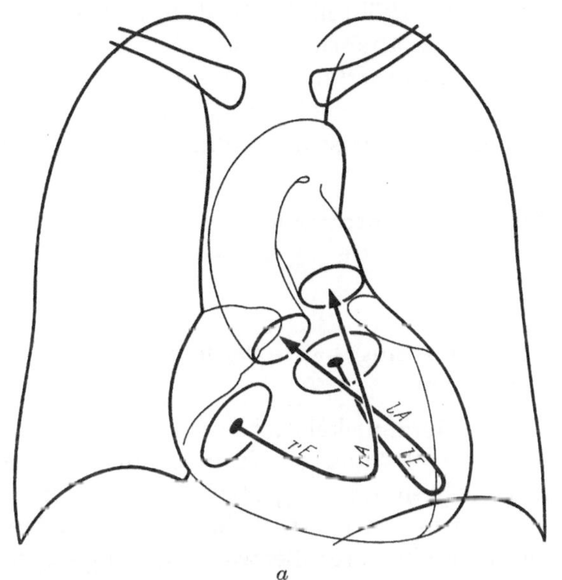

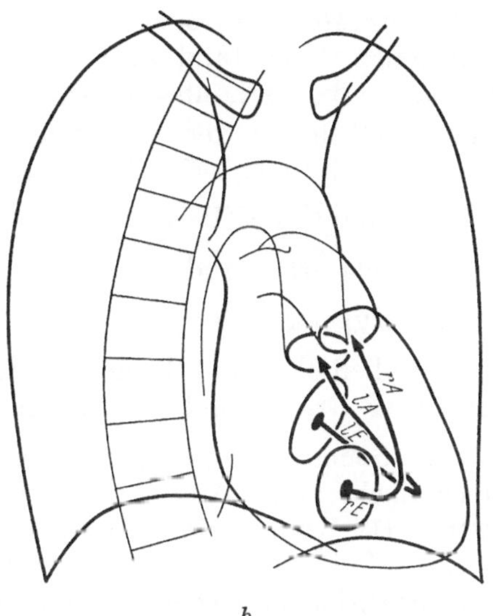

Abb. 51 *a* bis *c*. Verlaufsrichtung der Ein- und Ausflußbahn beider Kammern, *a* im Vorderbild, *b* im rechten vorderen Schrägbild und *c* im linken vorderen Schrägbild.

rE = Einflußbahn der rechten Kammer, *rA* = Ausflußbahn der rechten Kammer, *lE* = Einflußbahn der linken Kammer, *lA* = Ausflußbahn der linken Kammer

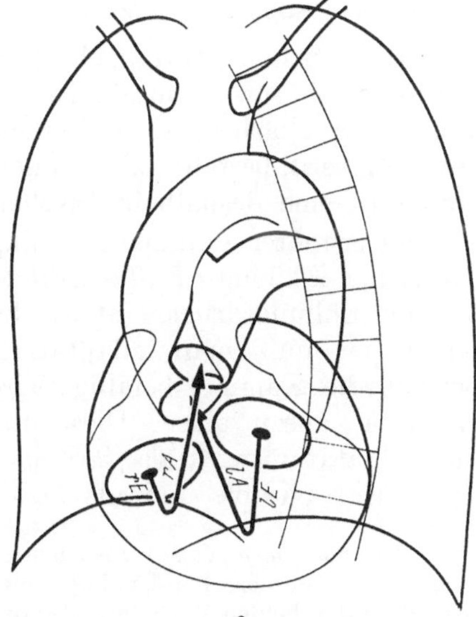

erhalten. Da diese morphologischen Veränderungen des Herzens im Röntgenbild großenteils faßbar sind, erlaubt dieses gewisse Rückschlüsse auf die Hämodynamik. Da aber diese morphologischen Reaktionen des Herzens auch vom Zustand des Herzmuskels sehr wesentlich mitbeeinflußt werden, kann man bei bekannten hämodynamischen Bedingungen aus der Größe und Form des Herzens bzw. seiner einzelnen Abteilungen mit der gegebenen Reserve auch auf die Funktionstüchtigkeit des Herzmuskels schließen.

Zum Verständnis der Röntgenbefunde ist daher die Kenntnis der anatomischen Veränderungen, welche die suffizienten und insuffizienten Kammern und Vorhöfe unter den Bedingungen erhöhter oder verminderter Druck- oder Volumleistung erfahren, unerläßlich. Sie sollen in den folgenden Ausführungen besprochen werden.

Röntgendiagnostisch verwertbar werden diese Veränderungen allerdings erst dann, wenn man sich stets nicht nur die Topographie der einzelnen Herzabteilungen, sondern auch den Verlauf der Strömungsbahnen des Herzens bei den verschiedenen Projektionsrichtungen vergegenwärtigt. Die Ein- und Ausflußbahn der Kammern erfahren nämlich — wie E. Kirch erstmals gezeigt hat — unter der Einwirkung geänderter Druck- oder Volumleistung Veränderungen ihrer Dimensionen, welche die Größe und Form des Herzschattens wesentlich bestimmen.

Die Abb. 51*a*, *b*, *c* zeigen die Lage der Ostien und den Verlauf der Ein- und Ausflußbahn beider Kammern in den drei wichtigsten Projektionsrichtungen.

Wenn man von der verminderten Arbeitsleistung durch geringeren Blutzufluß und dementsprechend herabgesetzter Förderleistung absieht, die zur *Atrophie* des Herzens führt, handelt es sich zumeist um eine erhöhte Arbeitsleistung, die dem Herzen bzw. den einzelnen Herzabteilungen abgefordert wird. Diese Mehrleistung kann in der Förderung der normal großen Blutmenge gegen einen erhöhten Widerstand, also in einer *erhöhten Druckleistung*, oder in der Förderung einer abnorm großen Blutmenge gegen den normalen Widerstand, also in einer *erhöhten Volumleistung*, oder schließlich in einer Kombination von erhöhter Druck- und Volumleistung bestehen[1].

Zur Bewältigung der erhöhten Druck- und Volumleistung stehen dem normalen Herzen drei physiologische Mittel zu Gebote:

1. Die adaptative Verstärkung der systolischen Kontraktion,
2. die Dilatation und
3. die Hypertrophie.

Die Reihenfolge und Form, in der diese Mittel eingesetzt werden, sind allerdings bei erhöhter Druck- und Volumleistung verschieden.

Ad 1. Schon die *systolische Kontraktion* des Herzmuskels ist nicht nur im Effekt, sondern auch ihrem Wesen nach bei erhöhter Druck- und erhöhter Volumarbeit verschieden. Die Kontraktion, mit der eine Kammer ihren normal großen Inhalt gegen einen erhöhten Widerstand auswirft, beruht auf der kräftigeren Kontraktion der Muskelfasern. Die Kontraktion hingegen, mit der eine Kammer ein vergrößertes Blutvolumen gegen einen normal hohen Widerstand fördert, stellt eine stärkere metrische Verkürzung ihrer vorher verlängerten Muskelfasern dar.

Ad 2. Schon daraus geht hervor, daß auch die *Dilatation* bei erhöhter Druck- und Volumarbeit sowohl ihrem Effekt als auch ihrem Wesen nach verschieden ist. Bei erhöhter Druckarbeit ist sie lediglich die Folge der Längszunahme der hypertrophischen Muskelfasern, besteht daher zunächst in einer praktisch reinen Verlängerung der Kammer und hält sich deshalb in bescheidenen Grenzen *(Widerstandsdilatation)*.

Bei erhöhter Volumarbeit hingegen ist die Dilatation die Folge der vermehrten diastolischen Füllung *(Füllungsdilatation)*. Da diese diastolische Ausweitung auch bei normalem Füllungsdruck eintritt, kann es sich nicht um eine passive Dehnung handeln, vielmehr muß man adaptative Volumvergrößerung (Reindell) annehmen, durch welche die Kammer befähigt wird, bei ihrer Kontraktion ein entsprechend vergrößertes Volumen auszuwerfen. Diese durch vermehrten Blutzufluß zustande kommende Füllungsdilatation wird als *flüchtige Sofortreaktion* bei jeder kompensatorischen Pause nach einer Extrasystole und als *Dauerreaktion* bei jeder persistent erhöhten Volumleistung

[1] Bei *abnormen Kommunikationen* zwischen den Herzhöhlen können besondere Verhältnisse vorliegen. Bei entsprechender Lage und Weite der Kommunikation und genügendem Druckgefälle zwischen den beiden Vorhöfen oder den beiden Kammern wird ein Teil des Inhalts von der Metamere höheren Drucks in die niedrigeren Drucks gepumpt. Die letztere erhält daher während ihrer Kontraktionsphase eine zusätzliche Blutmenge. Dies dürfte einer zusätzlichen Druckleistung gleichkommen, erfordert aber überdies die Förderung eines vergrößerten Blutvolumens. Wenn ein Kammerseptumdefekt den Übertritt einer größeren Blutmenge aus der einen in die andere Kammer erlaubt, kann es durch abwechselnde Überfüllung des Lungen- und Körperkreislaufs zur Kurzschlußumkehr kommen, so daß das Blut einmal von links nach rechts und dann von rechts nach links strömt. Beide Kammern stehen dann abwechselnd unter den gleichen hämodynamischen Bedingungen. Die Verhältnisse werden oft noch durch gleichzeitig bestehende Anomalien des Bulbustruncus-Abschnitts kompliziert und sollen bei den angeborenen Anomalien näher erörtert werden.

einer Kammer, etwa beim Links-Rechts-Kurzschluß eines Vorhofseptumdefekts, bei Mitral- oder Aortenklappeninsuffizienz beobachtet, denn es ist gleichgültig, ob es sich um eine vermehrte diastolische Füllung vom Vorhof oder rückläufig aus der zugehörigen Schlagader handelt.

Da — wie schon erwähnt — diese Dilatation auch ohne Erhöhung des Füllungsdrucks und ohne Steigerung des diastolischen Kammerdrucks zustande kommt, muß man der Kammer eine stufbare diastolische Weitbarkeit zuschreiben, deren Wesen bis heute nicht geklärt ist und vielleicht auf eine Tonusfunktion des Herzmuskels hindeutet (s. S. 90). Sie steht bemerkenswerterweise in keiner festen Beziehung zur Vergrößerung des Blutzuflusses; sie kann vielmehr größer sein, als es der zusätzlich zuströmenden und weitergeförderten Blutmenge entspricht, obwohl keine funktionellen Zeichen einer Herzmuskelinsuffizienz vorhanden sind. Es deutet dies auf konstitutionelle, hormonale oder neurovegetative Einflüsse hin, die den Grad der Weitstellung mitbestimmen. Eine Füllungsdilatation ist auch nicht sofort und komplett reversibel, sobald ein durch längere Zeit stattgehabter vermehrter Blutzustrom, etwa nach operativem Verschluß eines Vorhofseptumdefekts, behoben ist.

Die Dilatation der Kammern durch *erhöhte Druckleistung* unterscheidet sich morphologisch und daher auch röntgenologisch von der durch erhöhte Volumarbeit. Erstere führt — wie E. Kirsch im Tierversuch zeigen konnte — zu einer praktisch reinen Verlängerung der Kammer. Diese Verlängerung erfaßt nicht alle Teile der Kammer gleichzeitig, sondern sie beginnt am Ende der Ausflußbahn, schreitet herzspitzenwärts fort, um schließlich auf die Einflußbahn überzugreifen (Kirch). Nur der Conus pulmonalis macht von dieser Regel insofern eine Ausnahme, als er als muskelschwacher Teil der rechten Kammer eine Ausweitung auch im queren Durchmesser erfährt (Zdansky). Die Veränderung, die der Herzschatten durch diese Widerstandsdilatation und die damit verbundene Hypertrophie der rechten und linken Kammer erfährt, werden in den folgenden Kapiteln abgehandelt: Im Prinzip führen die Widerstandsdilatation und -hypertrophie der rechten Kammer durch Ausfüllung der Herzbucht zur mitralen Konfiguration (s. S. 90ff.), die der linken Kammer durch Vertiefung der Herzbucht zur aortischen Konfiguration (s. S. 104ff.) des Herzens. Das Röntgenbild wird durch die dynamische oder anatomisch fixierte Dilatation der zugehörigen Schlagader vervollständigt.

Die hypertrophische Dilatation der muskulär intakten Kammer durch *erhöhte Volumleistung* ist demgegenüber durch eine primär allseitige Ausweitung des Kammerraumes in der Längs- und Querdimension ausgezeichnet. Und wenn auch diese allseitige Ausweitung bei ihrer Entwicklung nicht alle Teile der Kammer gleichzeitig betrifft, sondern in jenem Teil beginnt, in den das vermehrte bzw. abnorme Blutquantum einströmt — sie beginnt im Bereiche der Einflußbahn bei Zustrom einer vermehrten Blutmenge aus dem Vorhof und im Bereiche der Ausflußbahn bei rückläufigem Zufluß aus der zugehörigen Schlagader (Zdansky, Blumberger) —, so breitet sie sich doch sehr bald über die ganze Kammer aus. Das Röntgenbild der Füllungsdilatation und -hypertrophie der Kammern wird ebenfalls in den folgenden Kapiteln (S. 103 und 107) geschildert.

Die *Vorhöfe* reagieren auf *Erhöhung des Widerstandes* infolge einer Stenose des Atrioventrikularostiums oder eines erhöhten diastolischen Drucks in der zugehörigen Kammer auf grundsätzlich gleiche Weise wie die Kammern. Wegen der physiologischen Muskelschwäche der Vorhöfe ist allerdings die Möglichkeit zur Überwindung eines erhöhten Widerstandes vermittels reiner Hypertrophie oder einer mit Widerstandsdilatation verbundenen Hypertrophie vergleichsweise gering. Trotzdem lassen die Röntgenbefunde keinen Zweifel darüber, daß es auch an den Vorhöfen eine Widerstandshypertrophie und -dilatation gibt, der in beschränktem Maße kompensatorische Bedeutung zukommt.

Wie die Kammern erfahren auch die Vorhöfe durch *Zustrom einer vermehrten Blutmenge* aus den Venen oder durch zusätzliche rückläufige Füllung auf dem Wege eines insuffizienten Atrioventrikularostiums eine Füllungsdilatation, deren Ausmaß zunächst vom Blutquantum abhängt, das sie während ihrer diastolischen Phase aufnehmen. Die Füllungsdilatation eines Vorhofs ist mit einer Füllungsdilatation der zugehörigen Kammer verbunden, gleichgültig, ob die Füllungsdilatation durch vermehrten Blutzustrom aus den zuführenden Venen, durch einen Vorhofseptumdefekt oder durch die Insuffizienz eines Atrioventrikularostiums bedingt ist. Jedoch ist nicht jede Füllungsdilatation einer Kammer, z. B. der linken Kammer bei Aortenklappeninsuffizienz, mit einer Dilatation des vorgeschalteten Vorhofs verbunden, was nicht näher begründet zu werden braucht.

Die Füllungsdilatation eines Vorhofs darf nicht mit seiner Widerstandsdilatation durch dekompensierte muskuläre Insuffizienz der zugehörigen Kammer verwechselt werden. Ein röntgenologisch faßbarer Unterschied dieser beiden Vorhofvergrößerungen besteht natürlich an sich nicht, jedoch gibt schon das klinische Bild wichtige diagnostische Hinweise; auch lehrt die Erfahrung, daß die Widerstandsdilatation, die der linke Vorhof durch den diastolischen Druckanstieg in der versagenden linken Kammer (etwa bei dekompensierter Aortenklappeninsuffizienz oder dekompensiertem Hochdruck) erfährt, vergleichsweise gering ist gegenüber seiner Füllungsdilatation bei gleichzeitig bestehender endokarditischer oder relativer Mitralklappeninsuffizienz.

Als charakteristisch für eine Füllungsdilatation und erhöhte Volumleistung der Vorhöfe können die an ihnen und an den Kammern vorhandenen großen Pulsationen betrachtet werden, wie man sie bei Vorhofseptumdefekt, bei der LUTEMBACHERschen Anomalie, bei der Transposition größerer Lungenvenen, beim persistenten Ductus arteriosus, aorto-pulmonaler Kommunikation und größeren arterio-venösen Aneurysmen der Lungen beobachten kann.

Ad 3. Sowohl die kräftigere Kontraktion der Muskelfasern gegen erhöhten Widerstand als auch ihre stärkere systolische Verkürzung aus vergrößerter Anfangsspannung haben ihre *Hypertrophie* zur Folge. Die kräftigere systolische Kontraktion scheint als stärkerer Reiz für die Hypertrophie zu wirken als die verstärkte systolische Verkürzung.

Die reine Hypertrophie führt — wie S. 95 näher ausgeführt wird — an sich zu keiner Vergrößerung des Herzschattens im transversalen Durchmesser, sondern lediglich zu einer Formveränderung. Wichtig ist dabei die Beachtung der Schlagadern, die bei Hypertrophie durch Widerstandserhöhung oder vermehrte Füllung meist mehr oder weniger dilatiert sind. Das gilt vor allem für die Pulmonalis. Die Dilatation der Schlagadern ist manchmal der einzige Hinweis auf eine erhöhte Druck- oder Volumarbeit der zugehörigen Kammer.

Eine wesentliche Veränderung erfährt der Röntgenbefund durch das Auftreten *muskulärer Insuffizienz.* Die muskuläre Insuffizienz der Kammer führt zu ihrer weiteren Dilatation, die nach MORITZ als *myogene Dilatation* bezeichnet wird. Sie ist ganz allgemein durch eine *allseitige Ausweitung* der betroffenen Kammer charakterisiert. Diese Ausweitung kommt dadurch zustande, daß die muskulär geschädigte und relativ insuffizient gewordene Kammer ihren Inhalt nicht mehr vermittels der Widerstandsdilatation und -hypertrophie bzw. der Füllungsdilatation und -hypertrophie hinreichend zu entleeren vermag, so daß eine zunehmende Restblutmenge zurückbleibt.

Da es sich um eine allseitige Ausweitung handelt, erfährt die unter den Bedingungen erhöhter Druckleistung verlängerte und hypertrophische Kammer durch die myogene Dilatation nicht nur eine Größenzunahme, sondern auch eine auffallende Formveränderung.

Bei der durch erhöhte Volumleistung dilatierten und hypertrophischen Kammer dagegen äußert sich eine hinzutretende myogene Dilatation lediglich in ihrer weiteren Größenzunahme, da die Kammer ja schon von vornherein nach allen Dimensionen ausgeweitet war; es gibt daher keine scharfe Grenze und keinen prinzipiellen Formunterschied zwischen der noch physiologischen Füllungsdilatation und -hypertrophie und der auf ihrer Basis auftretenden myogenen Dilatation der Kammer.

Man kann ganz allgemein sagen, daß durch das Auftreten einer myogenen Dilatation der morphologische Unterschied zwischen der unter erhöhter Druckleistung und der unter erhöhter Volumleistung stehenden Kammer verwischt wird. Es ist jedoch zu betonen, daß für die röntgenologische Unterscheidung, ob sich die myogene Dilatation einer Kammer durch Insuffizienz gegenüber einer erhöhten Druck- oder Volumleistung entwickelt hat, indirekte Zeichen aufschlußreich sind. So weist etwa das Fehlen einer diffusen Erweiterung der Aorta bei myogener Dilatation der hypertrophischen linken Kammer darauf hin, daß diese durch Insuffizienz gegenüber einer erhöhten Volumleistung und nicht einer Druckleistung zustande gekommen sein dürfte. Anderseits wird der röntgenologische Nachweis eines Emphysems oder eines Mitralklappenfehlers dafür sprechen, daß die myogene Dilatation einer hypertrophischen rechten Kammer auf eine Insuffizienz gegenüber erhöhter Druckleistung zu beziehen sein dürfte.

Funktionell bedeutet auch die myogene Dilatation an sich noch nicht eine Dekompensation. Sie kann sogar ansehnliche Grade erreichen, ohne daß der vorgeschaltete Vorhof nachweisbar vergrößert oder die röntgenologischen Zeichen einer Rückstauung in den Lungen- oder Körperkreislauf vorhanden sein müßten. Denn wenn auch die Akkomodationsbreite und Kraftreserve einer solchen Kammer herabgesetzt ist, so lehrt doch die tägliche röntgenologische Erfahrung, daß selbst höhergradig dilatierte Kammern erstaunlich leistungsfähig sein und lange Zeit bleiben können.

Natürlich gibt es keine scharfe Grenze zwischen Kompensation und Dekompensation. Es ist jedoch von praktischer Wichtigkeit, daß der Zustand der Kompensation bei myogener Dilatation als solcher hervorgehoben und von der manifesten Dekompensation bei myogener Dilatation unterschieden wird. *Es scheint deshalb zweckmäßig, eine myogene Dilatation, bei der keine röntgenologischen und klinischen Zeichen eines manifesten Leistungsversagens vorhanden sind, als kompensierte myogene Dilatation zu bezeichnen. Von ihr muß die myogene Dilatation, die mit den Zeichen eines manifesten Leistungsversagens verbunden ist, als dekompensierte myogene Dilatation abgegrenzt werden* (Zdansky).

Im Hinblick auf die Leistung für den Kreislauf sollte man ausdrücklich von einer kompensierten und dekompensierten Rechtsinsuffizienz bzw. von einer kompensierten und dekompensierten Linksinsuffizienz sprechen. Es ist jedenfalls als unpräzis zu bezeichnen, wenn die Ausdrücke Rechts- und Linksinsuffizienz das einmal im Sinne einer dekompensierten myogenen Dilatation der rechten bzw. linken Kammer, das andere Mal im Sinne einer kompensierten myogenen Dilatation gebraucht werden.

Die Röntgenuntersuchung gibt wertvolle Aufschlüsse darüber, ob die myogene Dilatation einer Kammer die Funktion der Kompensierung der muskulären Insuffizienz noch aufrechterhält oder nicht (s. unten).

Wie oben ausgeführt wurde, *erfahren auch die Vorhöfe unter dem Einfluß erhöhter Druck- oder Volumleistung eine Dilatation und Hypertrophie ihrer Wandung.* Die Möglichkeit zur Aufrechterhaltung der Kompensation durch vermehrte muskuläre Anfangsspannung und Hypertrophie ist jedoch bei den Vorhöfen wegen ihrer physiologischen Dünnwandigkeit sehr begrenzt. Daher kommt es meist zur muskulären Insuffizienz mit mehr oder weniger beträchtlicher myogener Dilatation. Wenn trotzdem keine Zeichen einer Dekompensation des Kreislaufs aufzutreten brauchen, so weist dies darauf hin, daß die Blutförderung aus den Venen in die Vorhöfe und von diesen in die Kammern nicht so sehr eine aktive Leistung der Vorhöfe, sondern die Leistung der Kammern als Saugpumpen des Kreislaufs ist. Die Kammern saugen nämlich bei der Systole durch Herabziehung der Atrioventrikularebene das Blut aus den Venen in die Vorhöfe, während bei ihrer diastolischen Relaxation und beim diastolischen Hochtreten der Atrioventrikularebene das Blut in die Kammern einströmt.

Dieser Mechanismus ist auch ohne aktiv geordnete Muskeltätigkeit der Vorhöfe, also auch bei Vorhofflimmern möglich.

Aus den Röntgenbefunden läßt sich also entnehmen, daß die myogene Dilatation zwar die Folge einer relativen muskulären Insuffizienz ist, daß sie aber unmittelbar mit Dekompensation des Kreislaufs nichts zu tun hat, daß sie vielmehr — besonders an den muskelkräftigen Kammern — zunächst kompensatorische Funktion haben kann, solange sie den insuffizient gewordenen Herzmuskel durch vermehrte Anfangsspannung zu der erforderlichen Arbeitsleistung befähigt.

Eine feste Beziehung zwischen dem Grad der röntgenologisch nachweisbaren Dilatation und der Leistungsfähigkeit bzw. Akkomodationsbreite einer Kammer besteht nicht, denn diese ist in hohem Maße von der anatomischen Beschaffenheit des Herzmuskels und seiner Blutversorgung sowie von neurovegetativen und hormonalen Einflüssen abhängig. Die Verhältnisse sind also so komplex, daß kein sicherer Schluß von der röntgenologisch faßbaren Größe einer Kammer auf ihre Leistungsfähigkeit möglich ist. Eine wenig dilatierte Kammer kann an der Grenze der Kompensation stehen, während eine beträchtlich vergrößerte Kammer ihre Aufgabe oft lange und relativ gut zu erfüllen vermag.

Wir finden uns hier einer Problematik der röntgenologischen Herzbefunde gegenüber, die jedoch nicht nur ihnen, sondern den meisten klinischen Befunden anhaftet. Im Grunde ist eben doch die vom Kranken an sich selbst erfahrene und vom Arzt beobachtete Leistungsfähigkeit für die Beurteilung des Herzens ausschlaggebend. Immerhin sprechen eine höhergradige Dilatation oder eine im Laufe der Beobachtung zunehmende Dilatation dafür, daß sich der betreffende Herzabschnitt der Grenze seiner Leistungsfähigkeit nähert oder diese zu überschreiten im Begriffe ist. Im übrigen darf eine Dekompensation, also ein manifestes Leistungsversagen einer Kammer, röntgenologisch erst dann angenommen werden, wenn es durch ungenügende Blutförderung zum nachweislichen Rückstau in den vorgeschalteten Vorhof oder in den Lungen- bzw. Körperkreislauf gekommen ist, oder wenn die Blutversorgung des Lungen- oder Körperkreislaufs ungenügend geworden oder gegen früher herabgesetzt ist. In diesem Zusammenhang gewinnt die Beachtung des *Lungenkreislaufs* besondere Bedeutung. Die Röntgenuntersuchung läßt mit einer für klinische Zwecke hinreichenden Zuverlässigkeit auf eine Drucksteigerung im arteriellen oder venösen Schenkel der Lungenstrombahn schließen; sie zeigt den Grad einer abnormen Durchfeuchtung der Lunge und deckt oft ein klinisch larviert verlaufendes Lungenödem auf.

Das Röntgenbild des Lungenkreislaufs ist also für die Beurteilung der Leistungsfähigkeit beider Herzhälften und für den Nachweis einer Dekompensation des Kreislaufs von größter Bedeutung.

1. Einflüsse der Hämodynamik auf das Röntgenbild der rechten Kammer

Die rechte Kammer ruht einerseits dem Zwerchfell breit auf und bildet anderseits den größten Teil der Herzvorderwand. Sie beteiligt sich höchstens knapp über dem Zwerchfell an der Bildung des rechten Herzrandes. Dem linken Herzrand kommt sie mit dem Conus im unteren Abschnitt der Herzbucht sehr nahe, ohne ihn allerdings zu erreichen.

Die *Einflußbahn* der Kammer erstreckt sich vom Trikuspidalostium in fast transversaler Richtung und nur wenig geneigt nach links gegen die Herzspitze. Die *Ausflußbahn* zieht von der Gegend der Herzspitze steil zum Pulmonalostium, wobei sie dem linken Herzrand mit dem Conus recht nahe kommt (Abb. 51*a*).

Erst bei Drehung aus dem sagittalem Strahlengang kommt die rechte Kammer in größerem Ausmaß zum Vorschein. In linker vorderer Schrägstellung wird sie unterhalb des allmählich verschwindenden rechten Vorhofs in zunehmendem Ausmaß randbildend, bis sie bei einem Drehungswinkel von etwa 45°, bei dem die Kammerscheidewand annähernd in der Strahlenrichtung verläuft, ungefähr die untere Hälfte der rechten-vorderen Begrenzung des Herzens bildet (Abb. 51*c*). In rechter vorderer Schrägstellung bei einer Linksdrehung um etwa 60° bildet die Ausflußbahn der Kammer mit dem Conus den größten Teil der linken-vorderen Begrenzung des Herzens; nur über dem Zwerchfell kann die linke Kammer gerade noch randbildend sein, was man jedoch nicht erkennen kann (Abb. 13*b*).

a) Die rechte Kammer bei erhöhter Druckbelastung

Wie S. 94 ausgeführt wurde, kann ein erhöhter Widerstand im Lungenkreislauf, wie er bei Emphysem, bei Lungenfibrosen, bei Pulmonalsklerose, Mitralklappenfehlern usw. vorkommt, von der rechten Kammer durch kräftigere Kontraktionen vollkommen überwunden werden, die ihrerseits als physiologischer Reiz zur Entwicklung einer Muskelhypertrophie wirken. Diese *praktisch reine Hypertrophie* der rechten Kammer führt zu keiner Vergrößerung des Herzschattens. Die hypertrophische Wandverdickung kann sich höchstens in linker vorderer Schrägstellung als verstärkte Abrundung der Herzvorderwand äußern, jedoch kann auch dieses Zeichen fehlen. Eine reine Hypertrophie der rechten Kammer kann sich also dem direkten röntgenologischen Nachweis entziehen. Oft ist sie aber aus dem indirekten Zeichen einer Dilatation der Pulmonalis zu erschließen. Der durch den pulmonalen arteriellen Hochdruck dynamisch erweiterte Pulmonalisstamm wölbt sich nämlich verstärkt gerundet in die Herzbucht vor. Und da diese Dilatation auch die beiden Pulmonalarterien und ihre großen zentralen Verzweigungen umfaßt, erscheinen die Hilusschatten vergrößert und die zentralen Gefäßstrukturen der Lungen verbreitert. Oft kann man an den Hili und an den großen arteriellen Gefäßschatten der Lungen systolisch-expansive Pulsationen als Folge der verstärkten Dehnung der Pulmonaläste durch den hohen systolischen Druckanstieg beobachten.

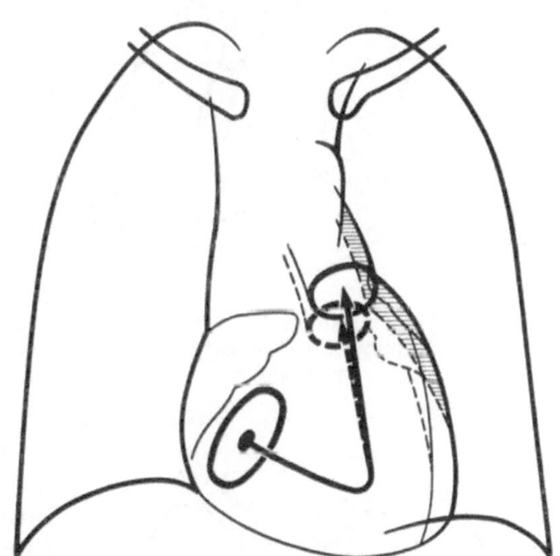

Abb. 52. Widerstandshypertrophie und -dilatation der rechten Kammer mit praktisch reiner Verlängerung ihrer Ausflußbahn

Wenn der Widerstand im Lungenkreislauf einen gewissen Grad übersteigt, kommt es durch Verlängerung der hypertrophischen Herzmuskelfasern zur *Widerstandsdilatation* (s. S. 94). Diese ist durch eine praktisch reine Verlängerung der Kammer gekennzeichnet, die am Ende der Ausflußbahn beginnt und herzspitzwärts fortschreitet, um schließlich auf die Einflußbahn überzugreifen (E. Kisch). Nur der das Ende der Ausflußbahn bildende muskelschwache Conus pulmonalis erfährt eine mehr oder weniger starke allseitige Ausweitung.

Die Widerstandsdilatation und -hypertrophie der rechten Kammer haben eine auffallende Formveränderung des Herzschattens zur Folge (Nemet und Schwedel) (Abb. 52). Da die Ausflußbahn der Kammer vom Zwerchfell steil ansteigt, findet sie bei ihrer Verlängerung an diesem ein festes Widerlager, so daß sie sich nur kranialwärts entwickeln kann. Dadurch werden der ausgeweitete Conus pulmonalis, das Pulmonalostium und der Pulmonalisstamm in die Höhe gehoben. Da die Pulmonalis überdies durch den erhöhten Druck eine dynamische, später auch anatomisch fixierte Ausweitung erfährt, wölbt sie sich nunmehr verstärkt in die Herzbucht vor und führt zu deren Ausfüllung im oberen Abschnitt. Der untere Abschnitt der Herzbucht kann durch den ausgeweiteten Conus pulmonalis ausgefüllt werden, wobei der Conus selbst durchaus nicht immer randbildend ist, sondern oft das linke Herzohr, das durch den Conus nach außen gedrängt werden kann. Die durch erhöhte Druckleistung bedingte Verlängerung der Ausflußbahn führt also zusammen mit der dynamischen Ausweitung des Conus und der Arteria pulmonalis zu einer Formveränderung des Herzens, die als *mitrale Konfiguration* bezeichnet wird, weil sie bei Mitralklappenfehlern besonders typisch ausgebildet ist. Das Bild wird vervollständigt durch die Vergrößerung der Hilusschatten und durch eine Verstärkung der zentralen arteriellen Gefäßstrukturen der Lungen, da sich die Ausweitung der Pulmonalis auch auf ihre Verzweigungen fortzusetzen pflegt. Nicht selten erkennt man an den vergrößerten Hilusschatten die schon erwähnten systolisch-expansiven Pulsationen als Folge des hohen systolischen Druckanstiegs; sie sind jedenfalls nicht als ein Hinweis auf einen gleichzeitig bestehenden Links-Rechts-Kurzschluß oder eine Pulmonalklappeninsuffizienz zu betrachten, wie mehrfach behauptet wurde.

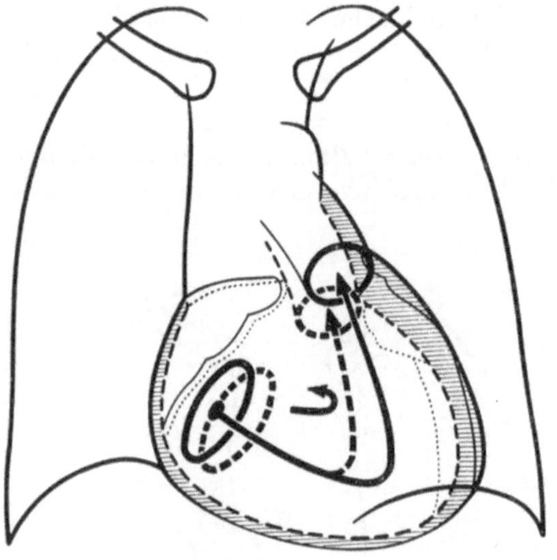

Eine Vergrößerung des Herzschattens im transversalen Durchmesser kommt durch die Widerstandsdilatation und -hypertrophie der rechten Kammer nicht zustande, solange sich die Verlängerung auf ihre Ausflußbahn beschränkt. Erst wenn die Verlängerung auf ihre Einflußbahn übergegriffen hat, kommt es wegen ihres annähernd transversalen Verlaufs zur Verbreiterung des Herzschattens (Abb. 53). Diese Verbreiterung kann ausschließlich nach links erfolgen, sofern keine Vergrößerung des linken Herzens die Entwicklung des rechten Herzens nach links verhindert. Meist rückt allerdings auch der rechte Herzrand etwas heraus, wobei er eine leichte Verlängerung und einen etwas lateralwärts abfallenden Verlauf zeigen kann; die rechte Kammer kann dann über dem Zwerchfell in größerer Ausdehnung an der Bildung des rechten Herzrandes beteiligt sein (ZEHBE, FETZER).

Abb. 53. Widerstandshypertrophie und -dilatation der rechten Kammer mit Elongation der Ein- und Ausflußbahn

Die durch erhöhte Druckleistung verlängerte und hypertrophische rechte Kammer hat eine Rotation des ganzen Herzens nach links zur Folge (ASSMANN, KIRCH). Durch diese Rotation werden die rechte Kammer nach links und die linke Kammer sowie das linke Herzohr nach hinten gedreht. Der ausgeweitete Conus pulmonalis, der dem linken Herzrand an sich schon recht nahe liegt, kann dadurch leicht im unteren Anteil der Herzbucht als flacher Buckel erscheinen, wovon man sich durch rotierende Durchleuchtung überzeugen kann. Auch der erweiterte Pulmonalisstamm wird durch diese Rotation nach links herausgedreht, wodurch die Ausfüllung der Herzbucht noch begünstigt wird (Abb. 53).

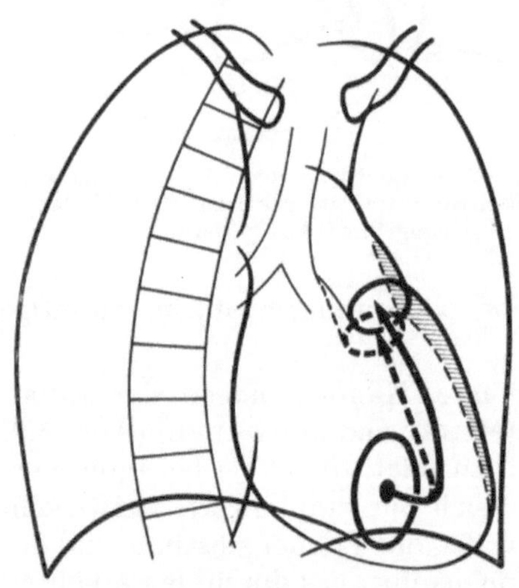

Abb. 54. Widerstandshypertrophie und -dilatation der rechten Kammer in rechter vorderer Schrägstellung

In *rechter vorderer Schrägstellung* (Abb. 54) fällt der abnorm hoch liegende und buckelig vorgewölbte Conus pulmonalis auf. In *linker vorderer Schrägstellung* (Abb. 55) wölbt sich die rechtevordere Begrenzung des Herzens stärker gerundet vor; manchmal kann man an ihrem oberen Drittel die Grenze zwischen dem eben noch randbildendem rechten Herzohr und der rechten Kammer als flache Kerbe erkennen.

Die Vergrößerung des Herzens hält sich bei Widerstandsdilatation und -hypertrophie der muskulär suffizienten rechten Kammer in bescheidenen Grenzen. Erst wenn es durch relative muskuläre Insuffizienz zu ihrer *myogenen Dilatation* (s. S. 96) gekommen ist, kann das Herz durch die allseitige Ausweitung der rechten Kammer ansehnliche Größe erreichen. Dabei ist es bemerkenswert, daß diese Dilatation zu einer ganz überwiegenden, oft ausschließlichen Linksverbreiterung des Herzens führt, da das große rechte Herz die ausgesprochene Tendenz hat, sich nach links hin zu entwickeln, sofern es daran nicht durch eine gleichzeitige Vergrößerung der linken Kammer verhindert wird. Ein solcher mitral konfigurierter Herzschatten kann weit nach links ausladen, so daß die Entscheidung, ob diese Vergrößerung lediglich durch die rechte oder durch beide Kammern bedingt sei, auf gewisse Schwierigkeiten stoßen und keinesfalls durch geometrische Ausmessung des Herzschattens getroffen werden kann.

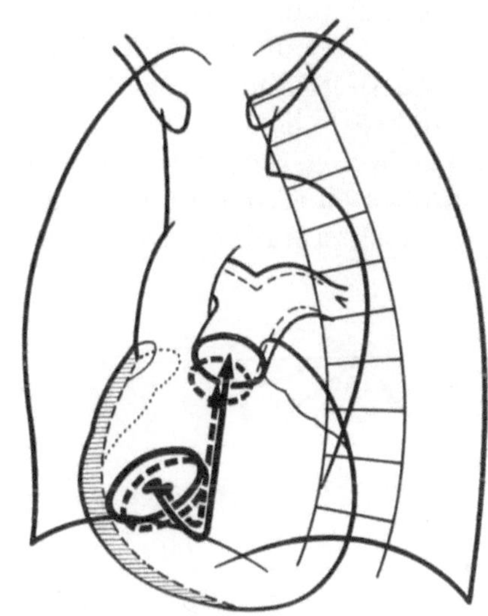

Abb. 55. Widerstandsdilatation und -hypertrophie der rechten Kammer in linker vorderer Schrägstellung

Durch eine sorgfältige Analyse des Herzschattens gelingt allerdings die Größenbestimmung der rechten Kammer in den meisten Fällen. Es empfiehlt sich zu diesem Zweck, den flachen Buckel, den der ausgeweitete Conus pulmonalis im unteren Abschnitt der Herzbucht bildet, durch eine leicht linkskonvex gekrümmte Linie zum Zwerchfell zu verlängern (Abb. 93). Diese Linie bezeichnet mit großer Annäherung die Grenze der beiden Kammern an der Herzvorderwand. Wenn die linke Kammer vergrößert ist, überragt der linke Herzrand diese Linie mit einer mehr oder weniger kräftig gerundeten Kalotte; wenn hingegen die linke Kammer normal groß ist, dann wird sie vom linken Herzschattenrand nur wenig überschritten; bei atrophischer Verkleinerung der linken Kammer, wie sie bei der hämodynamisch im Vordergrund stehenden Mitralstenose die Regel ist, kann die Linie mit dem linken Herzschattenrand praktisch zusammenfallen. Man muß sich allerdings bei diesem Vorgehen durch rotierende Durchleuchtung davon überzeugen, daß der erwähnte Buckel tatsächlich vom Conus und nicht vom vergrößerten linken Herzohr gebildet ist, wie dies bei Mitralklappenfehlern mit großem linken Vorhof häufig vorkommt. Wir werden auf diese Verhältnisse bei der Besprechung der Mitralklappenfehler zurückkommen.

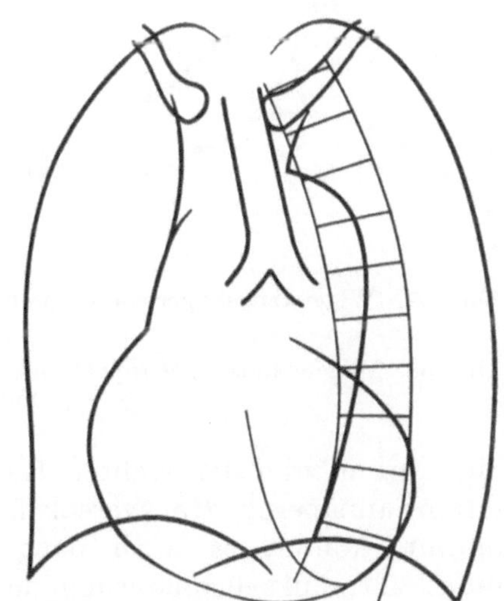

Abb. 56. Verlauf der hinteren linken Begrenzung des Herzschattens in linker vorderer Schrägstellung bei hypertrophischer Dilatation der rechten Kammer und normaler linker Kammer

Eine stärkere Rechtsverbreiterung des mitral konfigurierten Herzschattens spricht freilich immer dafür, daß an der Herzvergrößerung die rechte Kammer zumindest maßgebend beteiligt ist. Am wichtigsten für die Feststellung einer alleinigen hypertrophischen Dilatation der rechten Kammer ist die Untersuchung in linker vorderer Schrägstellung. In dieser Position fällt zwar die verstärkt gerundete Herzvorderwand ziemlich steil zum Zwerchfell ab, während die linke-hintere Begrenzung des Herzens weit nach hinten reichen und sich tief in den Wirbelsäulenschatten projizieren, ja diesen gelegentlich sogar überschreiten kann. Zum Unterschied von der hypertrophischen Dilatation der linken Kammer sieht man jedoch, wie der stark nach links-hinten ausladende Herzschatten oberhalb des linken Diaphragmas umbiegt (Abb. 56).

Die beschriebenen Veränderungen des Herzgefäßschattens bei hypertrophischer Dilatation der rechten Kammer gelten nur für normale räumliche Verhältnisse im Brustraum. Wenn diese durch Zwerchfelltiefstand eine Veränderung erfahren, wirkt sich dies auf das Röntgenbild einer Widerstandsdilatation und -hypertrophie sehr wesentlich aus.

In Kap. IV wurde gezeigt, daß das Herz bei *Zwerchfelltiefstand* eine Steil- und Medianstellung erfährt, da ihm die normale Unterlage auf dem Zwerchfell gleichsam entzogen ist. Wenn es unter diesen räumlichen Bedingungen durch erhöhte Druckbelastung der rechten Kammer zur Verlängerung ihrer Ausflußbahn und zur Ausweitung des Conus und der A. pulmonalis kommt, kann die Ausfüllung der Herzbucht ausbleiben, da sich die Ausflußbahn, die ihr festes Widerlager auf dem Zwerchfell eingebüßt hat, nunmehr kaudalwärts entwickeln kann (Abb. 57). Eine typische mitrale Konfiguration kann dann um so weniger zustande kommen, als auch der Bogen des ausgeweiteten Pulmonalisstammes eine Anspannung und Abflachung erfährt. Diese Abflachung wird noch durch die Rechtsrotation des Herzens bei Zwerchfelltiefstand begünstigt. Da schließlich

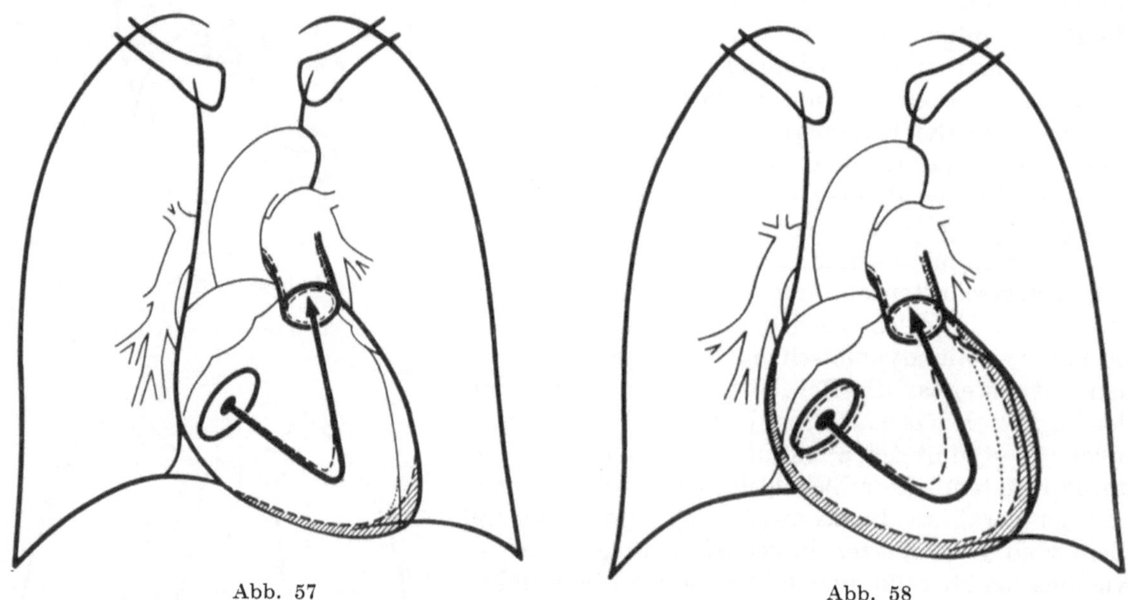

Abb. 57 Abb. 58

Abb. 57. Widerstandshypertrophie und -dilatation der rechten Kammer mit praktisch reiner Verlängerung ihrer Ausflußbahn bei Zwerchfelltiefstand

Abb. 58. Widerstandshypertrophie und -dilatation der rechten Kammer mit Elongation ihrer Ein- und Ausflußbahn bei Zwerchfelltiefstand

die Einflußbahn der rechten Kammer durch die Steilstellung des Herzens nicht mehr ihrem annähernd transversalen, sondern einen nach links-unten gerichteten Verlauf nimmt, kommt es auch nach Übergreifen der Verlängerung auf die Einflußbahn nicht zur Linksverbreiterung des Herzens. Das seiner Unterlage beraubte Herz sucht sich vielmehr median einzustellen und sieht kleiner aus, als es tatsächlich ist. Bei myogener Dilatation der hypertrophischen rechten Kammer kann der linke Herzschattenrand unterhalb der erhalten gebliebenen Herzbucht stark gerundet nach links ausladen, so daß man den Eindruck eines aortisch konfigurierten Herzens durch hypertrophische Dilatation der linken Kammer erhalten kann (Abb. 58). Ein solches Herz kann fast kugelige Form annehmen. Auch in linker vorderer Schrägstellung kann dann eine Unterscheidung unmöglich sein, wenn man die Form des Herzschattens für sich allein berücksichtigen würde. Es wurde jedoch schon darauf hingewiesen, daß ein solches Vorgehen zu falschen Schlüssen führen würde und daß man daher immer auch die Beschaffenheit der Schlagadern zu berücksichtigen habe. Wenn man von manchen Fällen nephrogenen Hochdrucks und von den seltenen Fällen einer angeborenen Infundibularstenose der

Aorta absieht, ist die Hypertrophie der linken Kammer so gut wie immer mit einer Dilatation der Aorta, zumindest im Ascendensabschnitt, verbunden. Wenn also die Aorta normal weit gefunden wird, kann man mit großer Wahrscheinlichkeit annehmen, daß eine Vergrößerung des Herzens auf eine hypertrophische Dilatation der rechten und nicht der linken Kammer zu beziehen ist. In dieser Annahme wird man noch bestärkt, wenn röntgenologische Zeichen eines pulmonalen Hochdrucks vorhanden sind.

Die Beurteilung der Größe der rechten Kammer gelingt also durch sorgfältige Analyse des Herzschattens in der Regel mit einer für klinisch-diagnostische Zwecke hinreichenden Genauigkeit. Wir können die Skepsis von SUSSMAN und JACOBSON bezüglich der Größenbestimmung der rechten Kammer nicht teilen. Im allgemeinen wird nach unserer Erfahrung — wenigstens in Europa — die Vergrößerung der rechten Kammer nicht zu häufig, sondern eher zu selten diagnostiziert. Aus den obigen Ausführungen geht hervor, daß es nur in Ausnahmsfällen notwendig sein wird, zur Beurteilung der Größe beider Kammern die Sondierung mit dem Herzkatheter vorzunehmen, die SCHAEDE und THURN für unerläßlich halten.

b) Die rechte Kammer bei erhöhter Volumbelastung

Die rechte Kammer erfährt durch dauernd oder intermittierend vermehrten diastolischen Blutzustrom eine allseitige Ausweitung, die als *Füllungsdilatation* bezeichnet wird und mit einer Hypertrophie der Kammermuskulatur verbunden ist (s. S. 94f.). Die Ausweitung beginnt in jenem Teil der Kammer, in den der abnorme diastolische Blutzustrom erfolgt, also beim Blutzustrom aus dem rechten Vorhof im Bereiche der Einflußbahn, bei rückläufiger Füllung aus der Pulmonalis im Bereiche der Ausflußbahn. Die allseitige Ausweitung scheint sich aber sehr rasch über die ganze Kammer auszubreiten. Sie ist besonders stark im Conus pulmonalis entwickelt, da dieser der muskelschwächste Teil der Kammer ist.

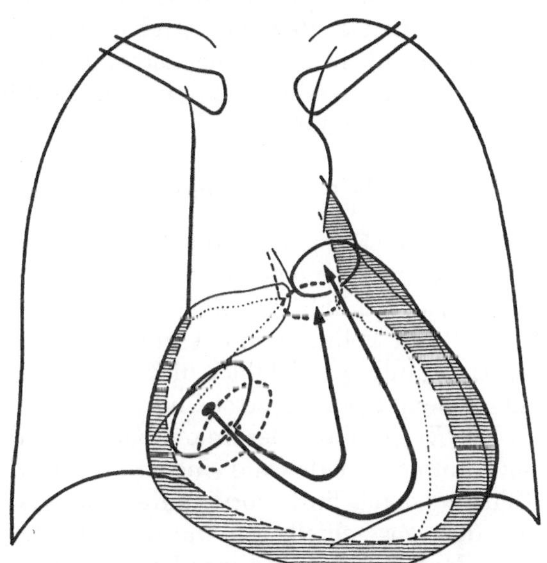

Abb. 59. Füllungsdilatation und -hypertrophie der rechten Kammer

Die Füllungsdilatation und -hypertrophie der rechten Kammer ist immer mit einer dynamischen Ausweitung der Pulmonalis und ihrer intrapulmonalen Verzweigungen verbunden.

Im Röntgenbild führt die Füllungsdilatation und -hypertrophie der rechten Kammer zur mitralen Konfiguration und Verbreiterung des Herzschattens nach links, viel weniger nach rechts. Die mitrale Konfiguration kommt dadurch zustande, daß der erweiterte Conus und Pulmonalisstamm durch die in der Längs- und Querdimension vergrößerte rechte Kammer kranialwärts angehoben (s. S. 99) und durch eine Linksrotation des Herzens (s. S. 100) nach links hinausgedreht werden (Abb. 59). Die Herzbucht wird dadurch mehr oder weniger vollständig ausgefüllt. Bei hohen Graden von Füllungsdilatation, wie sie etwa bei Vorhofseptumdefekten vorkommt, kann sich der Pulmonalisbogen als mächtiger Buckel aus der Gegend der einstigen Herzbucht vorwölben (Abb. 194). Die Hilusschatten sind dementsprechend stark vergrößert und die peripheren arteriellen Gefäßstrukturen der Lungen sind verbreitert und vermehrt.

Bei dauernd vermehrtem Blutzustrom zum Herzen und dementsprechend dauernd vergrößertem Schlagvolumen der rechten Kammer, sieht man an den Herzschattenrändern, am Pulmonalisbogen, an den Hilusschatten und an den peripheren arteriellen

Gefäßstrukturen auffallend große Pulsationen. Diese tragen an der Pulmonalis und ihren Verzweigungen systolisch-expansiven Charakter und sind der Ausdruck für die starke systolische Dehnung der arteriellen Gefäße durch das vergrößerte Schlagvolumen.

Aus den Ausführungen geht hervor, daß die muskulär suffiziente, durch erhöhte Volumleistung hypertrophisch dilatierte rechte Kammer zu einem Röntgenbild des Herzens führt, das sich morphologisch nicht von der durch muskuläre Insuffizienz myogen dilatierten, unter den Bedingungen erhöhter Druckleistung stehenden rechten Kammer unterscheidet. Nur die dem vergrößerten Schlagvolumen entsprechenden, auffallend großen pulsatorischen Exkursionen am rechten Herzen, am Pulmonalisbogen und an den arteriellen Lungengefäßen sprechen für eine Füllungsdilatation und -hypertrophie, wie sie in Fällen von Links-Rechts-Kurzschluß besonders ausgesprochen findet, und gegen eine muskulär insuffiziente Widerstandsdilatation und -hypertrophie.

Im übrigen ist die reine Füllungsdilatation und -hypertrophie der rechten Kammer gar nicht so häufig. Sie ist vielmehr sehr oft mit den Folgen erhöhter Druckbelastung vergesellschaftet, denn dauernd erhöhte Volumbelastung der Pulmonalis und des arteriellen Schenkels der Lungenstrombahn führt über kurz oder lang durch sklerotische Gefäßprozesse zu erhöhtem pulmonalem Widerstand und damit zu erhöhter Druckbelastung der rechten Kammer.

2. Einflüsse der Hämodynamik auf das Röntgenbild der linken Kammer

Die linke Kammer bildet fast die ganze linke und einen Teil der diaphragmalen Begrenzung des Herzens; nur mit einem kleinen, herzbasisnahen Teil ihrer Hinterwand nimmt sie oberhalb des Zwerchfells auch an der dorsalen Begrenzung des Herzens teil. Dorsal und kranial von der linken Kammer liegt der linke Vorhof, der den größten Teil der Herzhinterwand bildet und am linken Herzrand oberhalb des linken Kammerbogens mit seinem Herzohr erscheint.

Die *Einflußbahn* der linken Kammer, die von der Hinterwand und den dorsalen Teilen der Kammerscheidewand eingeschlossen wird, verläuft vom Mitralostium in dorsoventraler Richtung nach links-vorne-unten zur Herzspitze und liegt mit ihrem herzspitzennahen Teil dem Zwerchfell auf, während ihr an das Mitralostium angrenzender Teil dem hinteren Mediastinum zugewendet ist. Die *Ausflußbahn*, die von den ventralen Teilen der Kammerwandung und der Kammerscheidewand eingeschlossen wird, verläuft von der Herzspitze nach rechts-oben zum Aortenostium und bildet den größten Teil des linken Herzrandes.

Im Vorderbild gehört demnach der größte Teil des linken Herzschattenrandes der Ausflußbahn der linken Kammer an; darüber findet sich der kurze flache Bogen des linken Herzohrs. Die Einflußbahn ist in dieser Projektion nicht randbildend (Abb. 51*a*). Letztere kommt bei einer Drehung in linke vordere Schrägstellung zum Vorschein (Abb. 51*c*). Über ihr ist nunmehr der linke Vorhof in größerer Ausdehnung randbildend, der bei einem Drehungswinkel von etwa 45°, bei dem die Kammerscheidewand ungefähr im Strahlengang verläuft, die obere Hälfte der dorsalen Begrenzung des Herzschattens bildet. In rechter vorderer Schrägstellung (Abb. 51*b*) verschwindet die linke Kammer alsbald hinter der rechten, jedoch wird die Tiefenausdehnung des Herzschattens in dieser Stellung, abgesehen von der Größe des linken Vorhofs, von der Länge der Einflußbahn der linken Kammer mitbestimmt.

a) Die linke Kammer bei erhöhter Druckbelastung

Ein erhöhter Widerstand, der von der linken Kammer durch verstärkte systolische Kontraktionen überwunden wird, hat eine *reine Hypertrophie* der Kammer (s. S. 94f.) und daher keine Vergrößerung des Herzschattens zur Folge. Man sieht höchstens eine kräftigere Rundung des linken Kammerbogens, die noch durchaus in den Rahmen des Normalen fällt und bei körperlich schwer arbeitenden Individuen noch als physiologisch zu betrachten ist. Bei erhöhter Druckbelastung durch arteriellen Hochdruck fällt jedoch die Erweiterung der Aorta thoracica auf, die zu einer Verbreiterung des Gefäßbandes,

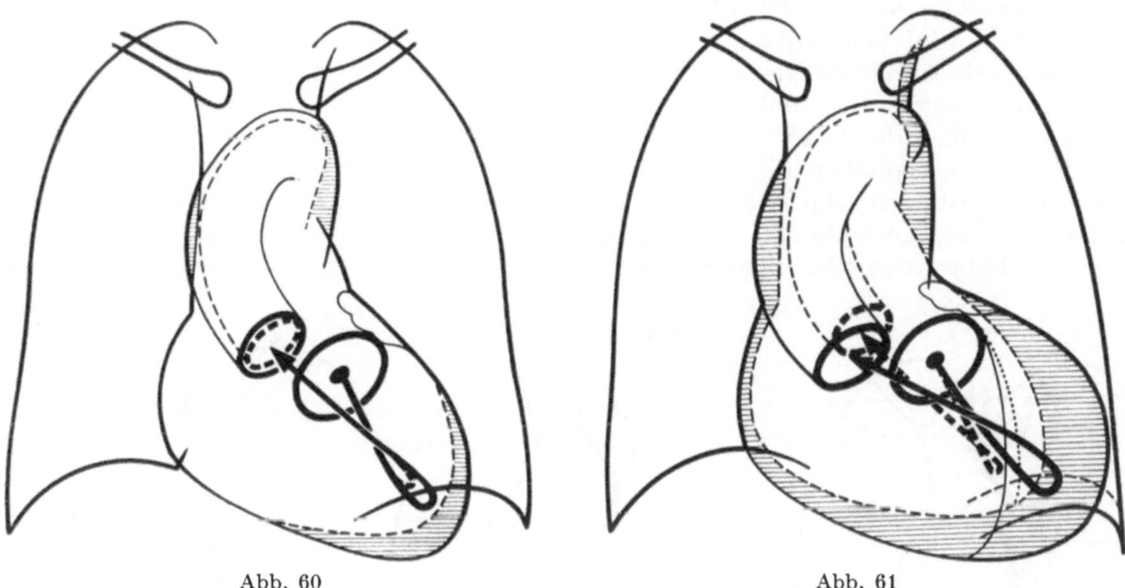

Abb. 60 Abb. 61

Abb. 60. Widerstandsdilatation und -hypertrophie der linken Kammer

Abb. 61. Durch muskuläre Insuffizienz myogen dilatierte linke Kammer eines Hochdruckherzens

zu einem stärkeren Vorspringen des Aortenknopfs und zum Freiliegen des blassen Schattens der Aorta descendens innerhalb der Herzbucht führt. Die Vorwölbung des Aortenknopfs erzeugt eine Vertiefung der Herzbucht, die zusammen mit der verstärkten Abrundung des linken Kammerbogens zum Zustandekommen der ersten Zeichen aortischer Konfiguration beiträgt. Bei jugendlichem arteriellem Hochdruck und bei nephrogenem Hochdruck kann die Dilatation der Aorta vollkommen fehlen. Bei Aortenostiumstenose und bei Isthmusstenose der Aorta kann sich die Dilatation der Aorta auf den supravalvulären Teil bzw. den Ascendensabschnitt beschränken.

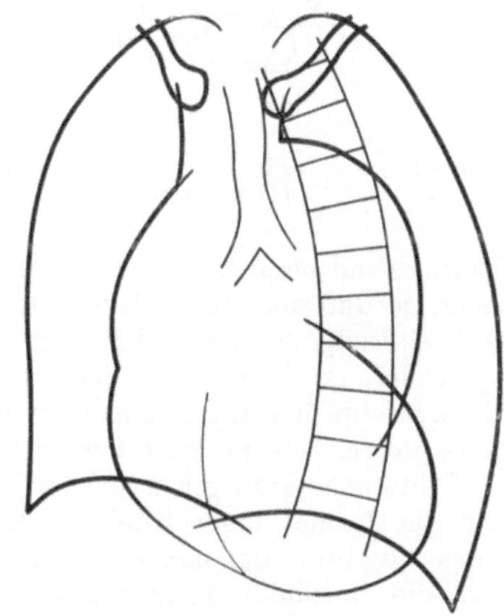

Abb. 62. Verlauf der linken hinteren Begrenzung des Herzschattens in linker vorderer Schrägstellung bei myogen dilatierter hypertrophischer linker Kammer und normaler rechter Kammer

Die durch praktisch reine Verlängerung charakterisierte *Widerstandsdilatation und -hypertrophie* (s. S. 94) *der linken Kammer* hat ebenfalls noch keine Vergrößerung des Herzens im transversalen Durchmesser zur Folge. Der von der Herzspitze nach links-oben gerichtete Verlauf der Ausflußbahn führt zu einer Verlängerung des linken Kammerbogens mit Verlagerung der Herzspitze nach unten, während die hypertrophische Verdickung der Kammerwandung in einer kräftigeren Rundung des Bogens zum Ausdruck kommt (Abb. 60). An diesem Bild ändert sich bei sagittalem Strahlengang auch dann nichts, wenn die Verlängerung auf die Einflußbahn der Kammer übergreift. In rechter vorderer Schrägstellung hingegen erkennt man jetzt einer Vergrößerung des Tiefendurchmessers des Herzens mit leichter Einengung des hinteren Mediastinums. Alle diese Veränderungen sind aber wenig in die Augen springend und in ihren Anfangsstadien überhaupt nicht sicher zu fassen, wenn man nicht Gelegenheit hat, ihre Entwicklung zu verfolgen. Oft fällt am meisten die Dilatation der Aorta auf, die aber — wie eben erwähnt — auch fehlen kann.

Das Bild wird jedoch dann sehr charakteristisch, sobald die linke Kammer durch relative muskuläre Insuffizienz eine *myogene Dilatation* erfährt, die in einer allseitigen Ausweitung besteht (s. S. 96). Diese hat eine Linksverbreiterung des Herzschattens mit starker Rundung des linken Kammerbogens und Abrundung der Herzspitze zur Folge und führt zum typischen Bild aortischer Konfiguration (Abb. 61). Die für diese Herzform so charakteristische tiefe Exkavation der Herzbucht wird durch das vermehrte Vorspringen des Aortenknopfs noch vervollständigt. Bei höheren Graden der Dilatation kann die hypertrophische linke Kammer bis nahe oder bis unmittelbar an die axillare

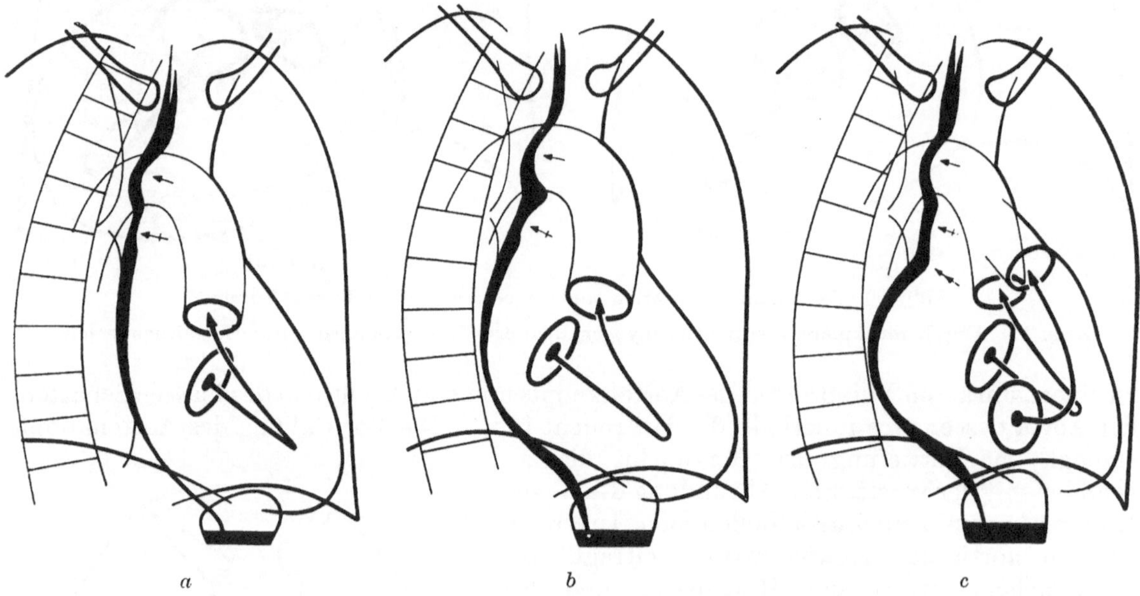

Abb. 63*a* bis *c*. Verlauf der Speiseröhre im rechten vorderen Schrägbild, *a* unter normalen Verhältnissen, *b* bei vergrößerter linker Kammer, *c* bei vergrößertem linkem Vorhof

Thoraxwand heranreichen. Solche großen linken Kammern verdrängen auch das rechte Herz, so daß der rechte Herzrand verstärkt nach rechts auslädt; eine mäßige Rechtsverbreiterung des Herzschattens bedeutet also noch nicht, daß auch das rechte Herz vergrößert ist. Die meist dilatierte und elongierte Aorta kann rechts den Schatten der V. cava sup. überragen und links innerhalb der tief exkavierten Herzbucht als blasser, links-konvex gekrümmter Schatten frei zutage liegen.

Trotz höhergradiger myogener Dilatation der hypertrophischen rechten Kammer können die Zeichen einer Rückstauung von Blut in den linken Vorhof und einer Drucksteigerung im Lungenkreislauf vollkommen fehlen (Abb. 117*a*). Das ist ein Zeichen dafür, daß die muskulär zwar relativ insuffiziente Kammer den erhöhten Widerstand im Körperkreislauf vermittels dieser Dilatation und muskulären Hypertrophie zu überwinden vermag. Das ist ein eindrucksvoller Beweis dafür, daß die myogene Dilatation nicht notwendig eine Dekompensation bedeutet, wenn freilich auch die Akkomodationsbreite einer solchen Kammer herabgesetzt ist.

Vom Ausmaß der Vergrößerung der linken Kammer erhält man oft erst in linker vorderer Schrägstellung die richtige Vorstellung (Abb. 62). Bei einer Drehung um etwa 45° nach rechts sieht man das große linke Herz mit starker Rundung tief in den Wirbelsäulenschatten hineinragen oder diesen auch überschreiten. Demgegenüber bleibt der rechte-vordere Herzschattenrand durch das große linke Herz praktisch unberührt und fällt flach und steil zum Zwerchfell ab; und zwar auch in jenen Fällen, bei denen im Vorderbild der rechte Herzrand durch das große linke Herz nach rechts verdrängt ist.

In rechter vorderer Schrägstellung kommt eine höhergradige myogene Dilatation und Hypertrophie der linken Kammer in einer deutlichen Zunahme des Tiefendurchmessers des Herzens zum Ausdruck. Die allseits ausgeweitete linke Kammer verdrängt nämlich den linken Vorhof nach hinten-oben und engt dadurch das hintere Mediastinum mehr oder weniger stark ein. Die kontrastgefüllte Speiseröhre erfährt dadurch eine Verlagerung (Abb. 63*b*). Diese Verlagerung erfolgt in vielen Fällen ausschließlich nach hinten, unterscheidet sich jedoch von der durch einen vergrößerten linken Vorhof erzeugten (Abb. 63*c*) dadurch, daß sie nicht unterhalb der Bifurkation winkelig ausbiegt, sondern in *einem* großen Bogen verläuft, weil die nach hinten-oben andrängende linke Kammer die Bifurkation und mit ihr auch die dorsal von ihr gelegene Speiseröhre nach hinten-oben verlagert.

Abgesehen davon gibt es aber verschiedene Verlaufsänderungen der Speiseröhre, die man kennen muß, um Fehldiagnosen wie etwa die Annahme eines vergrößerten linken Vorhofs, eines Descendensaneurysmas oder eines raumfordernden Prozesses im hinteren Mediastinum zu vermeiden. Wir werden darauf noch bei der Besprechung der Aorta zurückkommen (s. S. 380f.). Im wesentlichen sind die Verlagerungen der Speiseröhre dadurch bedingt, daß sie zwischen dem vergrößerten Herzen und der dilatierten Aorta descendens ins Gedränge kommt. Sehr oft zieht die Speiseröhre, die bei Atheromatose der Aorta an sich schon die Tendenz hat, der unteren Begrenzung des Aortenbogens ein Stück weit zu folgen (FLEISCHNER), mit der nach links-hinten ausbiegenden Aorta descendens bogenförmig nach hinten, um erst im supradiaphragmalen Abschnitt nach rechts zum Hiatus umzubiegen (Abb. 319). Besonders diese häufige Verlagerung der Speiseröhre darf nicht auf eine Vergrößerung des linken Vorhofs bezogen werden.

b) Die linke Kammer bei erhöhter Volumbelastung

Vermehrte diastolische Füllung der linken Kammer führt zu ihrer allseitigen Ausweitung und Hypertrophie, die bei vermehrter Blutfüllung vom Vorhof her im Bereiche der Einflußbahn, bei rückläufigem Blutzufluß von der Aorta her im Bereiche der Ausflußbahn beginnt, sich aber alsbald über die ganze Kammer ausbreitet (s. S. 95). Auch diese Füllungsdilatation ist kein Zeichen für eine relative Herzmuskelinsuffizienz, sondern eine Reaktion des normalen Herzmuskels.

Bei sagittalem Strahlengang führt die Füllungsdilatation und -hypertrophie der linken Kammer zur Linksverbreiterung des Herzens mit Elongation und verstärkter Rundung des linken Herzbogens und Abrundung der Spitze. In linker vorderer Schrägstellung lädt das linke Herz verstärkt gerundet nach links-hinten aus, wobei es sich tiefer in den Wirbelsäulenschatten projizieren kann. In rechter vorderer Schrägstellung kommt es zu einer Einengung des hinteren Mediastinums durch Vergrößerung des Tiefendurchmessers des Herzens (Abb. 63*b*).

Man sieht also, daß sich die unter den Bedingungen erhöhter Volumbelastung stehende, muskulär suffiziente linke Kammer grobmorphologisch nicht von der unter den Bedingungen erhöhter Druckbelastung stehenden, muskulär relativ insuffizienten linken Kammer unterscheidet. Trotzdem ist die Entscheidung meist möglich, wenn man die hypertrophische Dilatation der Kammer nicht für sich allein, sondern im Rahmen des Gesamtbefundes beurteilt. So spricht eine normal weite Aorta für erhöhte Volumleistung der linken Kammer, eine Dilatation der Aorta dagegen für erhöhte Druckleistung; in anderen Fällen wird das Vorhandensein von Zeichen eines Mitralklappenfehlers von vornherein eine gesteigerte Volumleistung der linken Kammer durch Insuffizienz der Mitralklappen wahrscheinlich machen. Auffallend große Pulsationen an der Kammer und an der Aorta weisen auf erhöhte Volumleistung hin, wie man sie bei Aortenklappeninsuffizienz als Pulsus celer beobachtet.

Auch für die Beurteilung der linken Kammer ist die Beachtung des *Zwerchfellstandes* von großer Bedeutung. Zwerchfellhochstand führt durch Querlagerung des Herzens zum verstärkten Ausladen des linken Herzrandes und zur Vertiefung der Herzbucht, so daß man den Eindruck der aortischen Konfiguration durch Hypertrophie und Dilatation der linken Kammer erhalten kann. Zwerchfelltiefstand hingegen läßt den linken Kammerbogen durch Steil- und Medianstellung des Herzens einwärts rücken, wodurch die Herzbucht seichter wird und die linke Kammer kleiner erscheinen kann, als sie tatsächlich ist. In zweifelhaften Fällen soll man nach HAUDEK versuchen, den Zwerchfellhochstand durch tiefe Einatmung, den Zwerchfelltiefstand durch tiefe Ausatmung zu beheben und dadurch normale räumliche Verhältnisse im Brustraum herzustellen.

3. Einflüsse der Hämodynamik auf das Röntgenbild des rechten Vorhofs

Der rechte Vorhof umgreift gleichsam das Herz von rechts her; er bildet fast seinen ganzen rechten Rand und erstreckt sich einerseits nach hinten bis zur linken Begrenzung der Vv. cavae, die in ihn einmünden, anderseits nach vorne bis ventral von der Aorta

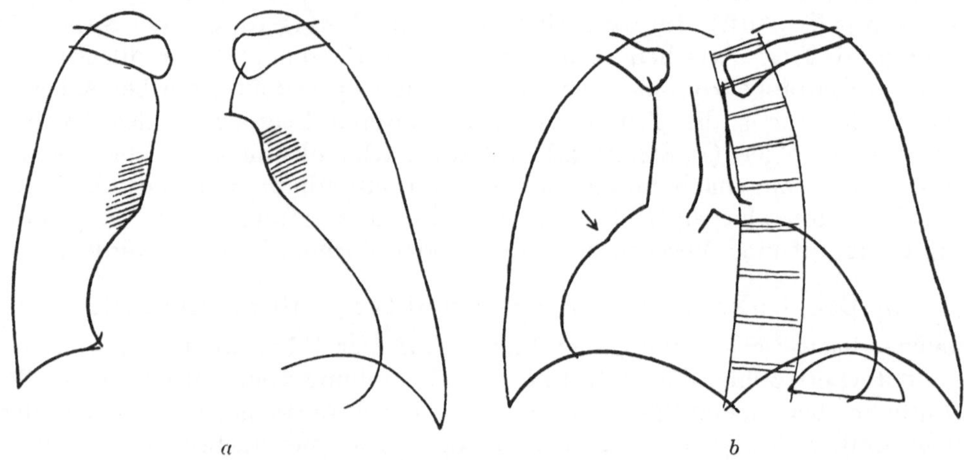

Abb. 64*a* und *b*. Mitral-Aortenklappenfehler mit Lungenstauung. 54jährige Frau. Die Grenze zwischen der großen hypertrophischen rechten Kammer und dem normal großen rechten Vorhof ist in linker vorderer Schrägstellung (*b*) als Kerbe (Pfeil) erkennbar

ascendens und bis an den Conus pulmonalis. Die rechte Vorhofkammergrenze verläuft an der Herzvorderwand ungefähr von der Gegend des Herzzwerchfellwinkels steil nach medial und aufwärts.

Bei sagittalem Strahlengang bildet demnach der rechte Vorhof fast den ganzen rechten Rand des Herzschattens; nur in den diaphragmanahen Teilen kann die rechte Kammer randbildend sein, ohne daß es freilich möglich wäre, Vorhof und Kammer gegeneinander abzugrenzen. Der rechte Herzrand überragt den rechten Wirbelsäulenrand um etwa eine Fingerbreite.

Bei Linksdrehung verschwindet der rechte Vorhof zunehmend vom rechten Herzschattenrand und in dem Winkel zwischen Herz und Zwerchfell kommt nunmehr der blasse Schatten der V. cava inf. zum Vorschein. Mit zunehmender Drehung tritt in den kranialen Teilen unmerklich an die Stelle des rechten der linke Vorhof, bis bei einer Drehung um 60° der Verlauf der Herzhinterwand praktisch von ihm bestimmt wird (Abb. 13*a* und *b*).

Bei Rechtsdrehung erscheint die rechte Kammer in immer größerer Ausdehnung, so daß bei einer Rotation um etwa 45° nur mehr die obere Hälfte der Herzvorderwand vom rechten Herzohr, die untere von der rechten Kammer gebildet wird (Abb. 17*a* und *b*).

Wenn sich während der tiefen Einatmung der rechte Vorhof stärker füllt und rundet, dann wird die Vorhofkammergrenze manchmal als seichte Kerbe erkennbar.

Entsprechend seiner Lage hat die Vergrößerung des rechten Vorhofs eine Rechtsverbreiterung des Herzschattens mit Verlängerung und verstärkter Rundung des rechten Herzbogens zur Folge. Trotz dieser günstig scheinenden Bedingungen ist die Beurteilung der Größe des rechten Vorhofs nicht leicht, weil seine Abgrenzung gegen die rechte Kammer meist nicht mit Sicherheit gelingt. Die Entscheidung, ob ein stärkeres Ausladen des elongierten und verstärkt gerundeten rechten Herzrandes durch eine Vergrößerung des rechten Vorhofs oder der rechten Kammer oder beider erzeugt wird, ist schwer und oft unmöglich. Bei vergrößerter rechter Kammer und normal großem rechtem Vorhof kann man allerdings in linker vorderer Schrägstellung gelegentlich die Vorhofkammergrenze als eine Kerbe (Abb. 64*b*) oder abgerundete Knickung (Abb. 65*b*) sehen, die an der rechten-vorderen Begrenzung des Herzens knapp unterhalb der Aorta ascendens gelegen ist (Német und Schwedel). Manchmal kann man diese Grenze auch im Vorderbild im oberen Drittel des rechten Herzrandes erkennen (Zehbe). Keinesfalls darf eine Verbreiterung des Herzschattens nach rechts kurzerhand als Zeichen einer Vergrößerung des rechten Vorhofs betrachtet werden. Ganz abgesehen davon, daß jede Vergrößerung beider Kammern zu einer Rechtsverbreiterung des Herzschattens führt, auch wenn der rechte Vorhof normal groß ist, können herzfremde Prozesse, wie rechtsseitig abgesackte pleuromediastinale und perikardiale Flüssigkeitsansammlungen, Cölom- und Perikardzysten sowie Perikarddivertikel usw., eine Vergrößerung des rechten Vorhofs vortäuschen.

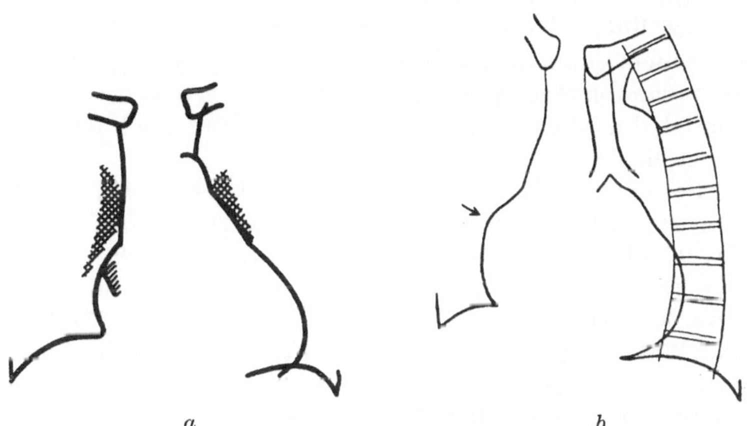

Abb. 65*a* und *b*. Mitral-Aortenklappenfehler mit Lungenstauung. 53jährige Frau.
Die abgerundete Winkelbildung (Pfeil) in linker vorderer Schrägstellung (*b*) zusammen mit dem Fehlen einer Verbreiterung des Cava-superior-Schattens im Vorderbild (*a*) und dem Vorhandensein einer hochgradigen Lungenstauung zeigen an, daß sich die Vergrößerung des rechten Herzens auf die Kammer beschränkt

Isolierte Vergrößerungen des rechten Vorhofs kommen bei der seltenen Ebsteinschen Anomalie vor. Sie können dabei monströses Ausmaß erreichen und zu großen kugeligen Herzschatten führen; der Verlauf des weit nach links ausladenden linken Herzrandes kann dann von dem extrem großen rechten Vorhof bestimmt werden. Erworbene Stenosen des rechten Atrioventrikularostiums, die zu einer isolierten Vergrößerung des rechten Vorhofs führen könnten, sind im Gegensatz zur Mitralstenose äußerst selten und bei der angeborenen Trikuspidalstenose (s. S. 159f.) verhindert der obligate Vorhofseptumdefekt eine stärkere Vergrößerung des rechten Vorhofs.

Fast immer ist die Vergrößerung des rechten Vorhofs mit einer Vergrößerung der rechten Kammer verbunden. Sie ist im Rahmen eines Dreiostienvitiums oder einer relativen Trikuspidalklappeninsuffizienz als Kombination von rückläufiger Füllungsdilatation und Widerstandsdilatation aufzufassen, während sie beim Links-Rechts-Kurzschluß eines Vorhofseptumdefekts oder abnormer Lungenveneneinmündungen eine reine Füllungsdilatation darstellt, solange es nicht durch Entwicklung eines erhöhten Widerstandes in der Lungenstrombahn zur Drucksteigerung in der rechten Kammer gekommen ist.

Die erhöhte Volumleistung des rechten Vorhofs kommt in seinen abnorm großen pulsatorischen Exkursionen zum Ausdruck, die allerdings durch naturgemäß ebenfalls vergrößerten Pulsationen der rechten Kammer überlagert zu werden pflegen. Die erhöhte Volumleistung des rechten Vorhofs (und der rechten Kammer) sind immer mit den Zeichen der aktiven Blutüberfüllung des Lungenkreislaufs und auffallenden systolisch-expansiven Pulsationen an den arteriellen Gefäßstrukturen der Lungen verbunden.

4. Einflüsse der Hämodynamik auf das Röntgenbild des linken Vorhofs

Der linke Vorhof bildet den größten Teil der Herzhinterwand. Er grenzt hinten an die Speiseröhre, oben an die rechte Pulmonalarterie und an die untere Begrenzung beider Hauptbronchien; dies trifft besonders für den linken Hauptbronchus zu. Von links und rechts treten die Pulmonalvenen in den Vorhof ein. Man unterscheidet beiderseits einen oberen und unteren Venentrichter, in welche die obere bzw. untere Pulmonalvenengruppe einmündet. Der obere Venentrichter liegt beiderseits ventral, der untere dorsokaudal vom Stammbronchus.

Am linken Herzrand ist der linke Vorhof mit seinem Herzohr im unteren Teil der Herzbucht, also oberhalb des linken Kammerbogens in individuell verschiedenem Ausmaß randbildend (Abb. 8). Den rechten Herzrand erreicht der linke Vorhof nicht, kommt ihm aber ziemlich nahe, da er bis an die linke Begrenzung der beiden Hohlvenen heranreicht.

Bei einer Linksdrehung um etwa 60° (Abb. 13) bildet der linke Vorhof den größten Teil des dem hinteren Mediastinum zugekehrten Herzschattenrandes; nur über dem Zwerchfell bleibt noch ein kleines Stück des rechten Vorhofs randbildend, das aber für den Verlauf der Herzhinterwand nicht bestimmend wird. Bei einer Rechtsdrehung um etwa 45° (Abb. 17) kommt der linke Vorhof oberhalb der linken Kammer zum Vorschein und bildet ungefähr die obere Hälfte der linken-hinteren Begrenzung des Herzens; die untere Hälfte gehört der linken Kammer an. Die Vorhofkammergrenze ist nicht selten als seichte Kerbe erkennbar.

Es ist wahrscheinlich, daß der Übertritt des Blutes aus dem Vorhof in die Kammer unter normalen Bedingungen vorzüglich durch das kammerdiastolische Hochtreten des weit geöffneten Atrioventrikularostiums bewirkt wird und daß eine aktive Kontraktion des Vorhofs erst in der präsystolischen Phase in Aktion tritt. Bei einer Stenosierung des Atrioventrikularostiums allerdings steht der Vorhof unter dem Zwang, seinen Inhalt durch aktive Kontraktion in die Kammer zu fördern. Wenn man im Röntgenbild mancher Mitralstenosen den linken Vorhof praktisch normal groß findet und anatomisch eine hypertrophische Wandverdickung feststellt, dann zeigt dies, daß auch der Vorhof zu einer praktisch *reinen Widerstandshypertrophie* befähigt ist. Zumeist kommt es aber zu einer mehr oder weniger stark entwickelten *Widerstandsdilatation* durch unvollständige Entleerung.

Für die Differentialdiagnose zwischen einer hämodynamisch überwiegenden oder sogenannten reinen Mitralstenose und einer sich hämodynamisch auswirkenden Mitralklappeninsuffizienz wäre die Unterscheidung zwischen der Widerstandsdilatation und Füllungsdilatation des linken Vorhofs erwünscht. Diese Unterscheidung ist jedoch nicht möglich. Die Hoffnung, sie durch *elektrokymographische Registrierung der Vorhofpulsationen* zu treffen (Boone, Chamberlain et al., Luisada und Fleischner, Heckmann, Deutsch et al., Engström, Kjellberg und Ruhde u. v. a.) ist nicht in Erfüllung gegangen; hauptsächlich deshalb, weil die Pulsationen der Vorhofhinterwand und des linken Herzohrs nicht nur von den Volumänderungen des Vorhofs, sondern auch durch die Exkursionen der Kammerbasis mitbestimmt werden (s. S. 42). Das für die Mitralstenose als charakteristisch gehaltene, von der Anfangsspannung der Kammer bis in die präsystolische Kontraktionsphase des Vorhofs verlängerte laterale Kurvenplateau, das als Ausdruck der erschwerten und verlängerten Entleerung des Vorhofs postuliert wurde, hat sich als nicht konstant und als nicht pathognomonisch erwiesen (Anderson, Davison und Epps, Haubrich).

Gewisse Anhaltspunkte für die Hämodynamik des linken Vorhofs ergaben Untersuchungen von ARVIDSSON, der dadurch, daß er die Kontrastfüllung durch den in die Pulmonalis vorgeschobenen Herzkatheter vornahm, eine gute Darstellung des linken Vorhofs erzielen und sein *Volumen* und seine *herzrhythmischen Volumschwankungen* (Schlagvolumen) errechnen konnte. Er fand bei praktisch reinen Mitralstenosen auffallend kleine, bei überwiegender Mitralklappeninsuffizienz wesentlich größere Volumschwankungen des linken Vorhofs, was auf sein großes Schlagvolumen durch das Pendelblut zurückzuführen ist.

Bei Vergrößerung des linken Vorhofs kommt es entsprechend seiner dorsalen Lage regelmäßig zu einer Einengung des hinteren Mediastinums von vorne; ein großer linker Vorhof kann bis an die Wirbelsäule heranreichen und dieser breit anliegen. Ausnahmsweise kann er durch seine Pulsationen Usuren an der Wirbelsäule mit oder ohne radikuläre Erscheinungen erzeugen (ASHWORTH und JONES, LACK).

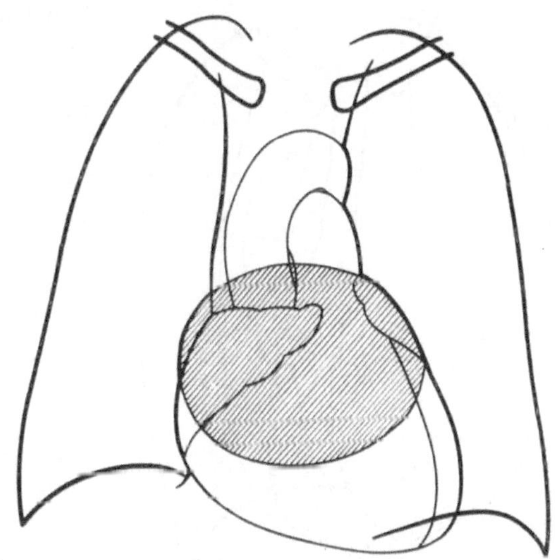

Abb. 66. Vergrößerung des linken Vorhofs. Der vergrößerte linke Vorhof kann rechts randbildend werden und einen abnormen dritten Bogen im rechten Herzgefäßwinkel bilden. Das ausgeweitete linke Herzohr wölbt sich im unteren Abschnitt der Herzbucht buckelig vor. Bei kleinem Herzen und großem linkem Vorhof kann man diesen gelegentlich als dunkleren Kernschatten innerhalb des Herzschattens erkennen

Im *Vorderbild* muß ein mäßig vergrößerter linker Vorhof wegen seiner dorsalen Lage keine auffallenden Form- und Größenänderungen des Herzschattens zur Folge haben. Oft bildet aber das vergrößerte linke Herzohr im unteren Anteil der Herzbucht eine bucklige Vorwölbung (Abb. 90*a*), an der Vorhofpulsationen zu registrieren sind. In Fällen hochgradiger Vergrößerung kann der linke Vorhof gelegentlich einen mächtigen Buckel erzeugen, der die Herzbucht ausfüllt, den linken Hauptbronchus erkennbar hochdrängt oder ihn sogar übersteigt und bis zum Aortenknopf hinaufreichen kann (Abb. 112*a*, *b*). Die Möglichkeit dazu ist dadurch gegeben, daß der linke Bronchus — wie schon oben erwähnt wurde — hinter dem oberen und vor dem unteren Venentrichter liegt, also zwischen beiden eingebettet ist. Bei starker Vergrößerung kann sich daher der ventrale Teil des Vorhofs mit dem oberen Venentrichter vor dem linken Hauptbronchus kranialwärts entwickeln, während die dorsokaudalen Teile des Vorhofs unterhalb der Bifurkation in das hintere Mediastinum ausladen. Der linke Hauptbronchus wird dabei in die Höhe gehoben, wobei er zwischen dem oberen und unteren Venentrichter mehr oder weniger tief in den Vorhof einschneidet. Beim Kind, seltener beim Erwachsenen, kann der Bronchus seinerseits eine Kompression erfahren, so daß eine Atelektase der linken Lunge zustande kommen kann (LAUENSTEIN, ZDANSKY).

Häufig macht sich die Vergrößerung des linken Vorhofs auch auf der rechten Seite des Herzschattens bemerkbar, und zwar als dichterer, bogig begrenzter Schatten innerhalb des rechten Herzrandes oder als abnormer Bogen, der über den rechten Herzrand hinaus in das Lungenfeld vorragt (LUTEMBACHER, ASSMANN). Im ersten Fall sieht man von der Mitte des rechten Herzrandes einen dichteren, rechtskonvex gekrümmten Schatten in das Herz ziehen (Abb. 68, 76). Im zweiten Fall wölbt sich hinter dem rechten Herzrand ein abnormer Bogen in das Lungenfeld vor, der entweder den rechten Herzgefäßwinkel ausfüllt (Abb. 66) oder den rechten Vorhofbogen weit überragt und bis nahe an das Zwerchfell herabreichen kann. Bei hochgradiger Dilatation kann er schließlich bis unmittelbar an die rechte vordere Brustwand herankommen und den ganzen rechten Herzrand bilden (Abb. 94).

Das Erscheinen des vergrößerten linken Vorhofs am rechten Herzrand wird durch eine Vergrößerung der rechten Kammer, wie sie bei Mitralklappenfehlern vorhanden zu sein pflegt, begünstigt, da diese eine Linksrotation des Herzens zur Folge hat (s. S. 100), die den linken Vorhof von hinten nach rechts herausdreht. Daher kann selbst ein verhältnismäßig wenig vergrößerter linker Vorhof auf der rechten Seite in Form des erwähnten Doppelkonturs oder dritten Bogens erscheinen. Diese Linksrotation des Herzens wirkt anderseits dem Hervortreten des vergrößerten linken Herzohrs innerhalb der Herzbucht entgegen. Tatsächlich wird bei Mitralklappenfehlern das Herzohr von dem meist erweiterten Conus pulmonalis oft mehr oder weniger überlagert (ASSMANN).

Wenn der linke Vorhof verhältnismäßig groß, das übrige Herz aber nur wenig oder gar nicht vergrößert ist, kann man ihn bei schlanken Individuen und bei Kindern als dichteren, querovalen, vom linken bis zum rechten Herzrand reichenden Kernschatten erkennen (Abb. 66). In vielen Fällen ist aber der vergrößerte linke Vorhof im Vorderbild nicht erkennbar. Daher ist die Untersuchung in den Schrägstellungen notwendig.

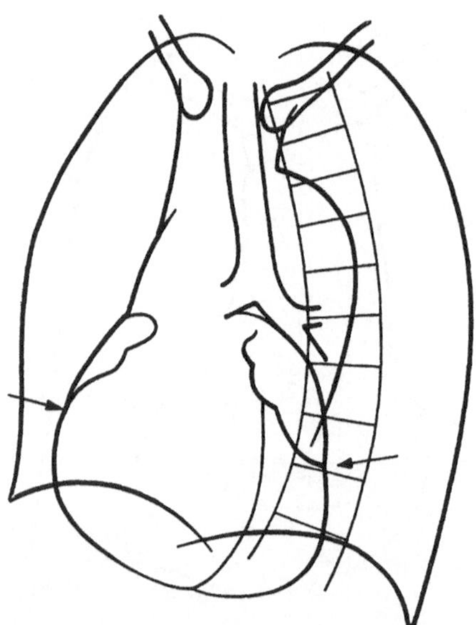

Abb. 67. Vergrößerung des linken Vorhofs in linker vorderer Schrägstellung. Der vergrößerte linke Vorhof ist gegen die normal große linke Kammer durch eine Kerbe (rechter Pfeil) als flacher, abnorm hoch ansteigender Buckel abgrenzbar

In *linker vorderer Schrägstellung* wird der linke Herzschattenrand bekanntlich in seinem oberen Teil vom linken Vorhof, in seinem unteren von der linken Kammer gebildet, wobei Vorhof und Kammer freilich zumeist nicht genau gegeneinander abgrenzbar sind. Der linke Herzschattenrand bildet vielmehr meist einen einfach gekrümmten Bogen, der sich kranialwärts unterhalb des hellen Bandes des linken Bronchus in dem Schattengewirr der linken Pulmonalgefäße verliert; nur in einem Teil der Fälle ist die Atrioventrikulargrenze als seichte Kerbe eben erkennbar. Bei Vergrößerung des linken Vorhofs ist der Bogen des linken Herzschattenrandes kranialwärts verlängert und steiler verlaufend; und nun erkennt man an ihm meist eine Zweiteilung in einen unteren Kammer- und oberen Vorhofbogen (Abb. 67); letzterer ist oft bis in die Höhe des linken Bronchus zu verfolgen. Gelegentlich sieht man, wie das helle Band des linken Bronchus durch den von unten andrängenden linken Vorhof hochgedrängt wird und flacheren, gelegentlich sogar lateralansteigenden Verlauf nimmt. Diese Doppelbogenbildung ist besonders deutlich, wenn die linke Kammer normal groß oder nur wenig vergrößert ist; bei starker Vergrößerung und Hypertrophie der linken Kammer kann sie fehlen. Erschwert wird die Beurteilung der Größe des linken Vorhofs in dieser Stellung dadurch, daß sich der linke Herzschattenrand in die Wirbelsäule und in den meist vergrößerten linken Hilus projiziert.

Wesentlich zuverlässiger gestaltet sich die Größenbestimmung des linken Vorhofs in *rechter vorderer Schrägstellung* (ASSMANN). Am besten bewährt sich eine Linksdrehung um etwa 60°. In dieser Stellung wird nämlich der dem retrokardialen Feld zugekehrte Herzschattenrand in seinem Verlauf von der Größe des linken Vorhofs bestimmt. Normalerweise fällt er in flachkonvexer Krümmung steil zum Zwerchfell ab. Wenn hingegen der linke Vorhof vergrößert ist, dann lädt die Herzhinterwand mit kräftiger Rundung verstärkt in das retrokardiale Feld aus und engt dieses mehr oder weniger ein (Abb. 63*c*, 69). Bei beträchtlicher Vergrößerung des linken Vorhofs kann auf diese Weise vom retrokardialen Feld nur ein größeres helles Areal hinter dem Gefäßband und ein kleines helles Dreieck oberhalb des Zwerchfells übrig bleiben. Gelegentlich kann das retrokardiale Feld gänzlich verschattet sein.

Aus den schon auf S. 23f. angeführten Gründen und wegen der gerade bei diesen Fällen häufig vorhandenen Lungenstauung bereitet die Abgrenzung der Herzhinterwand und damit die Größenbestimmung des linken Vorhofs freilich oft beträchtliche Schwierigkeiten. Man soll daher nie die *Kontrastfüllung der Speiseröhre* zur indirekten Lokalisierung der Herzhinterwand unterlassen (G. Schwarz, Assmann und Gäbert).

Auf diese Weise stellt man bei Vergrößerung des linken Vorhofs fest, daß die Speiseröhre fast regelmäßig eine *Verlagerung nach hinten* erfährt, die knapp unterhalb der Bifurkation mit einer stumpfwinkeligen Ausbiegung beginnt, also *umschrieben* ist (Abb. 63c, 69).

Die anatomischen Verhältnisse, die zu dieser umschriebenen Verlagerung der Speiseröhre führen, wurden von Stoerck und Kovács untersucht. Diese Autoren konnten zeigen, daß sich der vergrößerte linke Vorhof unterhalb der Bifurkation in das hintere

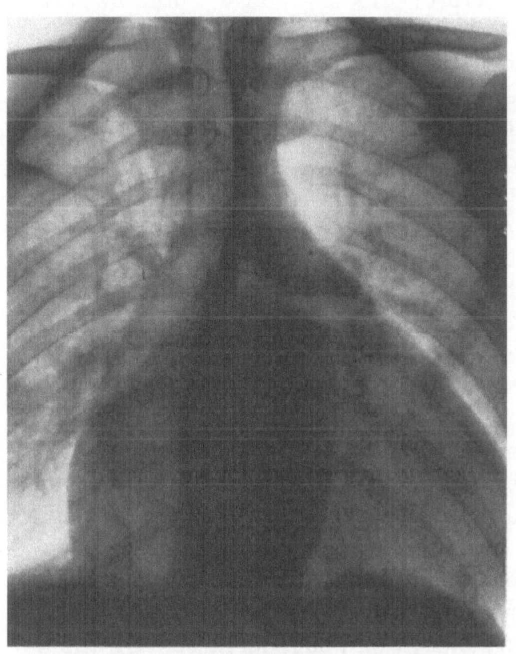

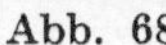

Abb. 68

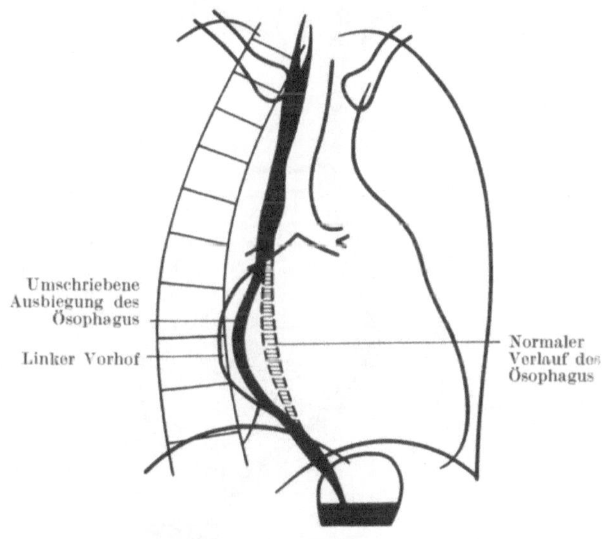

Abb. 69

Abb. 68. Spreizung der Bifurkation durch den vergrößerten linken Vorhof bei kombiniertem Mitralklappenfehler

Abb. 69. Dorsalwärts gerichtete Verlagerung der Speiseröhre durch den vergrößerten linken Vorhof. Es ist zu beachten, daß die Verlagerung der Speiseröhre *zirkumskript* unterhalb der Bifurkation erfolgt

Mediastinum entwickelt, wobei er sich zwischen den beiden Bronchien gleichsam hindurchzwängt und eine Vergrößerung des Bifurkationswinkels von rund 70° bis auf über 100° erzeugen kann (Abb. 68). Dabei kann der linke Bronchus, der schon normalerweise knapp oberhalb des linken Vorhofs verläuft oder ihm unmittelbar aufruht, derart hochgedrängt werden, daß er horizontalen (Abb. 70), ja gelegentlich lateral ansteigenden Verlauf nehmen und besonders bei Kindern manchmal komprimiert (Abb. 112) werden kann[1].

Aus der engen Lagebeziehung zwischen der Speiseröhre und der Herzhinterwand ergibt sich mit Notwendigkeit, daß das verstärkte dorsalwärts gerichtete Ausladen des vergrößerten linken Vorhofs in das hintere Mediastinum nicht ohne Einfluß auf den Verlauf der Speiseröhre bleiben kann. Letztere nimmt zwar hinter der Trachea und der Bifurkation noch normalen Verlauf, unterhalb der Bifurkation jedoch wird sie durch den in das hintere Mediastinum ausladenden linken Vorhof verlagert, und zwar zunächst in dorsaler Richtung (Abb. 69); das Ausmaß dieser umschriebenen Verla-

[1] Diese Hochdrängung des linken Bronchus kann bekanntlich zu einer Kompression und Parese des linken N. recurrens Anlaß geben (v. Ortner).

gerung ist unter sonst gleichen Bedingungen von der Größe des linken Vorhofs abhängig.

Dieser dorsalwärts gerichteten Verdrängung sind allerdings dadurch Grenzen gesetzt, daß die Speiseröhre an der absteigenden Aorta oder an der Wirbelsäule auf einen Widerstand stößt. Dadurch kann es gelegentlich zur Kompression der Speiseröhre kommen, die sich besonders deutlich bei frontalem Strahlengang in einer beträchtlichen Einengung des Lumens und in einer mehr oder weniger verlangsamten Passage der verschluckten Kontrastpaste äußert. Letztere kann sich sogar oberhalb der Verengerung durch längere Zeit anstauen. Wenn es nur ganz ausnahmsweise zu Schluckbeschwerden kommt, so rührt dies daher, daß die Speiseröhre innerhalb des lockeren Bindegewebes des hinteren Mediastinums meist *seitlich* ausweicht.

Tatsächlich erkennt man bei sagittalem Strahlengang, daß die kontrastgefüllte Speiseröhre unterhalb der Bifurkation die Medianebene verläßt und seitlich — und zwar in der Regel *nach rechts* — ausbiegt (Abb. 70). In einer Minderzahl der Fälle entzieht sich die Speiseröhre dem Druck der andrängenden Vorhofhinterwand durch eine Ausbiegung nach *links*-hinten (H. Rösler und K. Weiss); dies sieht man am häufigsten bei höhergradig dilatierten, weit nach rechts reichenden linken Vorhöfen. Gelegentlich kann man eine abwechselnde Rechts- und Linksverlagerung beobachten.

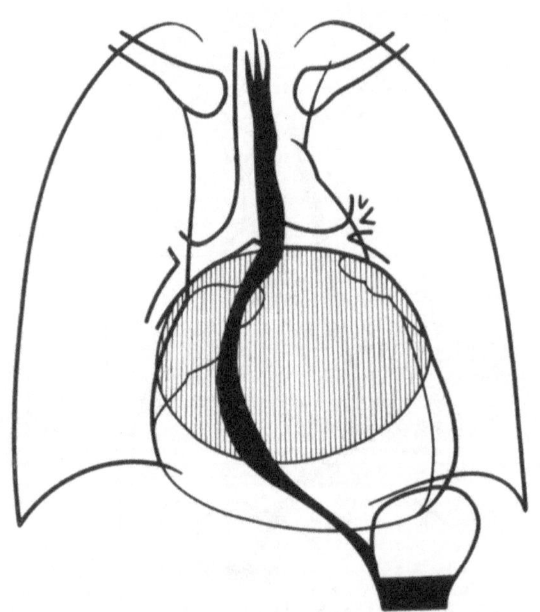

Abb. 70. Zirkumskripte Verlagerung der Speiseröhre nach rechts durch den vergrößerten linken Vorhof. Starke Spreizung der Carina

Die Kontrastfüllung der Speiseröhre stellt die beste Methode dar, die Vergrößerung des linken Vorhofs zu erkennen. Allerdings darf man sich nicht darauf beschränken, den Verlauf der Speiseröhre nur in der einen oder anderen Stellung zu verfolgen. Eine nach links-hinten gerichtete Verlagerung kann bei ausschließlicher Durchleuchtung in rechter vorderer Schrägstellung dem Nachweis entgehen, wenn sich bei diesem Strahlengang das nach links-hinten ausbiegende Stück der Speiseröhre in die geradlinige Fortsetzung des oberen thorakalen Abschnitts projiziert. Es ist daher notwendig, den Verlauf der kontrastgefüllten Speiseröhre sowohl bei sagittalem als auch in schrägem Strahlengang zu verfolgen. Auch bei transversalem Strahlengang kommt ihre dorsalwärts gerichtete Verlagerung gut zur Darstellung.

Bei orthostatisch mangelhafter Füllung des Herzens infolge von peripherer Vasomotorenschwäche kann die Vergrößerung des linken Vorhofs bei der Untersuchung im aufrechten Stand dem Nachweis entgehen und erst bei Untersuchung in Horizontallage nachweisbar werden (Zdansky).

Hier muß daran erinnert werden, daß nicht jede dorsalwärts gerichtete umschriebene Verlagerung der Speiseröhre auf eine Vergrößerung des linken Vorhofs zu beziehen ist. Man findet eine solche vielmehr häufig auch beim *Hydroperikard* und bei *Zwerchfellhochstand* (Abb. 15). Durch letzteren kann die Herzhinterwand derart in die Höhe gedrängt und dorsalwärts ausgebaucht werden, daß die Speiseröhre die gleiche Verdrängung erfährt wie durch eine Vergrößerung des linken Vorhofs. Anderseits wird durch *Zwerchfelltiefstand* die Herzhinterwand gestreckt und abgeflacht, so daß der linke Vorhof kleiner erscheinen kann, als er tatsächlich ist. Die Beachtung des Zwerchfellstandes ist daher auch in dieser Hinsicht von Wichtigkeit. Bei abnormem Zwerchfellstand soll man versuchen, durch Ein- bzw. Ausatmung normale räumliche Verhältnisse herzustellen (HAUDEK), um die sich daraus ergebenden Irrtümer zu vermeiden.

Eine weitere Fehlerquelle bei der Deutung der Speiseröhrenverlagerung ergibt sich daraus, daß die Lage und der Verlauf der Herzhinterwand nicht nur durch die Größe des linken Vorhofs, sondern auch durch die Größe der anderen Herzabteilungen beeinflußt wird. So verdrängt die *vergrößerte linke Kammer* den linken Vorhof nach hinten und oben, so daß eine Einengung des hinteren Mediastinums zustande kommt und die Speiseröhre nach hinten oder seitlich ausbiegen muß. Diese Ausbiegung unterscheidet sich jedoch von derjenigen, die durch eine Vergrößerung des linken Vorhofs erzeugt wird, durch ein wesentliches Merkmal: sie setzt nicht winkelig unterhalb der Bifurkation an, sondern sie verläuft meist in *einem* großen Bogen um die Herzhinterwand (Abb. 63*b*). Dieser differentialdiagnostisch wichtige Unterschied kommt dadurch zustande, daß die vergrößerte linke Kammer die Herzbasis hebt und die Trachea mit der Bifurkation dorsal- und kranialwärts verlagert, ohne daß der Bifurkationswinkel eine Spreizung erfährt, wie dies bei Vergrößerung des linken Vorhofs der Fall ist. Daher wird schon der hinter der Trachea und der Bifurkation liegende Teil der Speiseröhre dorsalwärts verdrängt, während ihr unterhalb der Bifurkation liegender Teil keine zirkumskripte Ausbiegung mehr erfährt, sondern in einem großen Bogen um die Hinterwand des großen Herzens herumzieht.

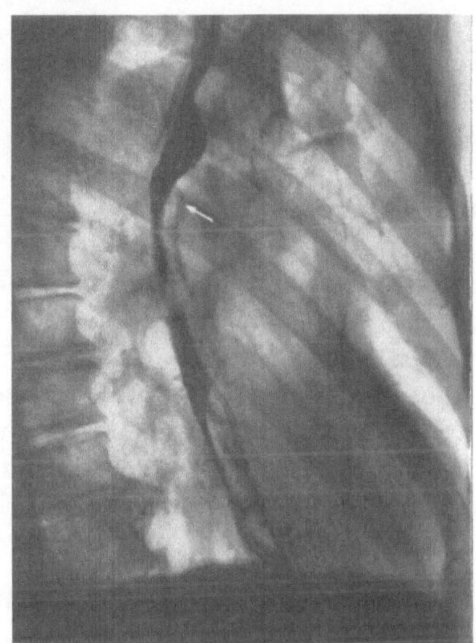

Abb. 71. Umschriebene Ausbiegung der kontrastgefüllten Speiseröhre (Pfeil) in der Höhe der Bifurkation bei Erweiterung der Pulmonalarterie in einem Falle von Emphysem (rechtes vorderes Schrägbild)

In diesem Zusammenhang muß noch an eine zirkumskripte, dorsalwärts und oft auch nach rechts gerichtete Ausbiegung der Speiseröhre erinnert werden, die knapp unterhalb des Aortenbogens gelegen ist und durch den Druck des linken Hauptbronchus erzeugt wird (HALL). Sie ist bei Erweiterung der Pulmonalarterie stärker ausgebildet, weil durch diese die Bifurkation und der linke Bronchus dorsalwärts gegen die Speiseröhre gedrängt werden (Abb. 71). Eine Verwechslung mit einem vergrößerten linken Vorhof ist jedoch kaum möglich, da diese Ausbiegung etwa in der Höhe der Bifurkation liegt und noch oberhalb der Herzbasis endet.

Schließlich kann die Speiseröhre bei hypertrophisch dilatierter linker Kammer und dilatierter Aorta eine umschriebene, nach hinten gerichtete Ausbiegung erfahren, die sehr an die Verlagerung durch den vergrößerten linken Vorhof erinnert. Die Speiseröhre folgt dabei der nach links-hinten ausbiegenden Aorta descendens, um im epiphrenalen Abschnitt wieder nach rechts umzubiegen und dem Hiatus zuzustreben. Es handelt sich also um eine umschriebene Verlagerung nach links-hinten, wie man sie bei stark vergrößerten linken Vorhöfen sehen kann. Man muß daher den Verlauf der Aorta descendens genau beachten und das Vorliegen einer hypertrophischen Dilatation der linken Kammer berücksichtigen.

Aus den vorstehenden Ausführungen ist zu entnehmen, daß sich die Röntgendiagnostik der hämodynamisch bedingten Veränderungen der einzelnen Herzabteilungen in erster Linie auf die *Formveränderungen des Herzschattens* stützt, die meist auch mit Änderungen seiner Größe verbunden sind. Diese Formveränderungen besitzen hohen diagnostischen Wert, ohne freilich pathognomonisch zu sein. Ihre Deutung gewinnt an Evidenz erst durch sorgfältige Berücksichtigung der übrigen Brustorgane, der räumlichen Verhältnisse, denen sich das Herz anpassen muß, und mancher pulsatorischen Erscheinungen. Das Vorhandensein eines Emphysems, einer Lungenstauung, eines Lungenödems oder verstärkter Pulsationen der Hilusschatten ist ebenso wichtig für die Beurteilung des Herzens, wie der Nachweis des Vorhandenseins oder Fehlens einer Elongation oder Dilatation der Aorta, eines Pulses celer, eines pleuralen Ergusses, eines abnormen Zwerchfellstandes, einer Deformation des knöchernen Brustkorbs (Skoliose der Wirbelsäule, Trichterbrust) usw., worauf im einzelnen noch zurückzukommen sein wird.

XVI. Der Einfluß körperlicher Arbeit auf das Röntgenbild des Herzens

Daß körperliche Arbeit zur Hypertrophie des Herzmuskels führt, ist eine seit langem gesicherte Tatsache. Über die dilatative Wirkung der körperlichen Arbeit auf das normale Herz herrschte jedoch bis in die vorröntgenologische Zeit wenig Klarheit. Es ist dies zum Teil darauf zurückzuführen, daß man die Größe des Herzens auf Grund der klinischen Untersuchung oft unrichtig beurteilte.

Immerhin sprachen schon in der vorröntgenologischen Zeit manche Einzelbeobachtungen von Albutt, Jaquet, C. Wilson u. a. sowie vor allem die bekannten Befunde von Henschen an Lappländern und Skimeistern dafür, daß körperliche Arbeit zur Dilatation des völlig gesunden und auch weiterhin leistungsfähig bleibenden Herzens führen kann.

Aber erst die röntgenologische Beobachtung ermöglichte das eingehende Studium dieser wichtigen Frage der menschlichen Physiologie und Pathologie.

Bei der Besprechung dieser Frage erweist es sich als notwendig, die Veränderungen der Herzröntgenbefunde während und nach einer einmaligen Arbeit sowie nach länger andauernden körperlichen Mehrleistungen, insbesondere durch sportliches Training, getrennt zu betrachten.

1. Die Änderungen des Herzröntgenbildes des Untrainierten während der körperlichen Arbeit

Hier ergeben sich sogleich große technische Schwierigkeiten, da völlige Ruhigstellung, Vermeidung von Preß- und Saugatmung und absolut unveränderte Einstellung der Versuchsperson nur schwer zu bewerkstelligen sind. Moritz und Dietlen gingen in ihren Arbeitsversuchen so vor, daß sie die auf dem Rücken liegende Versuchsperson in den seitlich ausgestreckten Armen Gewichte halten (statische Arbeit) oder beide Beine wiederholt anheben (dynamische Arbeit) ließen. Zur Vermeidung unwillkürlicher Pressung ließen sie regelmäßig atmen und bei jeder Ausatmung pfeifen. Bei diesen Versuchen konnten sie eine Verkleinerung des Herzschattens während der Arbeitsleistung beobachten, die im allgemeinen mit der Zunahme der Herzfrequenz parallel ging und in einem Fall von akut-infektiöser Herzerweiterung am stärksten war. Sie schlossen daraus, daß die normale Arbeitsreaktion des Herzens seine Verkleinerung sei; sie sei als Akzeleranswirkung aufzufassen, die durch die gesteigerte Frequenz zur verminderten Blutfüllung und durch die Verstärkung der Kontraktion zur vollständigeren Entleerung des Herzens führe. Nicolai und Zuntz fanden demgegenüber bei möglichster Abkürzung des Intervalls zwischen der Arbeitsleistung und der Untersuchung — also streng genommen nicht mehr während der Arbeit — in der Regel eine Vergrößerung des Transversaldurchmessers des Herzschattens im durchschnittlichen Ausmaß von 4 mm, die binnen drei Sekunden wieder zurückging. Bruns und Römer konnten während der Arbeitsleistung (wiederholtes Abbeugen des Knies im aufrechten Stand) in 15% eine Vergrößerung, in 25% eine Verkleinerung, in 60% einen Wechsel von Vergrößerung und Verkleinerung der diastolischen Herzschattengröße feststellen. McCrea et al. sahen auf ihren Fernaufnahmen Vergrößerungen, die während mäßiger Arbeit geringer waren als während schwerer Arbeit. Gottheimer und Kost konnten auf röntgenkymographischem Wege selbst bei schwerster Arbeit nur im Beginn eine flüchtige Herzgrößenzunahme nachweisen.

Die Ergebnisse der röntgenologischen Untersuchungen waren also nicht einheitlich. Auf Grund theoretischer Überlegungen könnte man eine Größenzunahme des Herzens erwarten, da dem Herzen während der Arbeit mehr Blut zuströmt als in der Ruhe. So können nach LINDHART die Herzkammern während der Arbeit um 120 bis 180 ccm mehr Blut enthalten als in der Ruhe, was eine röntgenologisch nachweisbare Vergrößerung der diastolischen Herzgröße zur Folge haben muß. Die von BRUNS und RÖMER sowie von McCREA et al. gefundenen Größenzunahmen des Herzens durften also nicht überraschen und etwa als Zeichen einer pathologischen Dilatation gewertet werden.

Wenn trotzdem auf dem Röntgenschirm eine Vergrößerung des Herzschattens durchaus nicht immer beobachtet wurde, so hat dies seinen Grund in Arbeitsreaktionen des Herzens, die der Größenzunahme entgegenwirken. Es sind dies die Steigerung der Schlagfrequenz und die Verstärkung der Herzkontraktionen, von denen erstere durch Verkürzung der diastolischen Füllungsphase, letztere durch vollständigere systolische Entleerung zur Verkleinerung des Herzens führt.

Die wichtigsten Mittel, welche dem Herzen zur Bewältigung eines erhöhten Blutzuflusses zur Verfügung stehen, wirken also teils im Sinne einer Größenzunahme, teils im Sinne einer Größenabnahme des Herzens. Daher ließe sich eine gleichartige Veränderung der Herzgröße nur erwarten, wenn sich das Herz dieser Mittel jedesmal im gleichen Verhältnis bedienen würde, wenn es gilt, ein höheres Minutenvolumen zu bewältigen. Dies ist nun aber keineswegs der Fall. Das Herz des an körperliche Arbeit nicht Gewöhnten greift vielmehr bekanntlich vor allem zur Frequenzsteigerung, wenn es eine größere Volumarbeit zu leisten hat, während das Herz des Geübten das größere Minutenvolumen in erster Linie durch Vergrößerung des Schlagvolumens aufbringt.

Im übrigen ist auch die *Art der körperlichen Leistung* von Einfluß auf die Änderung der Herzgröße (RAUTMANN). *Kurzdauernde Kraftleistungen*, die nach tiefster Inspiration bei Atemstillstand unter VALSALVA-ähnlichen Bedingungen ausgeführt werden, können gewiß eine Verkleinerung des Herzens zur Folge haben, sofern dieser Verkleinerung nicht eine gleichzeitige Erhöhung des intraabdominellen Drucks durch kräftige Betätigung der Bauchpresse sowie die akute Erhöhung des peripheren Widerstandes entgegenwirkt. *Dauerleistungen* wie Langlauf, Schwimmen und Radfahren, die bei gleichmäßig vertiefter Atmung und unter Ausnutzung aller Körperkräfte mit einem raschen Wechsel von Kontraktion und Erschlaffung großer Muskelgruppen einhergehen und die durch Ausschüttung der Blutspeicher und Abdrosselung nicht tätiger Teile zu einer mächtigen Vermehrung der dem Herzen zuströmenden Blutmenge führen, lassen eine Erweiterung beider Herzhälften, besonders der muskelschwächeren rechten Kammer erwarten.

Wie schon erwähnt, werden die Pulsationen des Herzgefäßschattens während der Arbeit nicht nur frequenter, sondern sie nehmen auch den Charakter der „erregten Herzaktion" (DIETLEN) an. Diese wird mit Recht als Folge des vermehrten diastolischen Blutzuflusses zum Herzen und der verstärkten systolischen Kontraktionen der Kammern (KREHL) aufgefaßt und als Ausdruck des vergrößerten Schlagvolumens betrachtet. Sie ist das Korrelat des verstärkten Spitzenstoßes und der ausgebreiteten Erschütterungen der Brustwand (MORITZ). Sie überdauert die Arbeitsleistung einige Zeit und schwindet ungefähr mit der Tachykardie. Die flächenkymographische Registrierung der Bewegungen durch STUMPF hat ergeben, daß die Exkursionsbreite der Pulsationen allenthalben zunimmt, und zwar derart, daß Stellen des Herzschattenrandes, die in der Ruhe kleinere Exkursionen zeigten, eine verhältnismäßig stärkere Vergrößerung der Exkursionsbreite erfahren als jene Stellen, die schon in der Ruhe stärker bewegt waren. Der diastolische Kurvenschenkel des Kammerkymogramms wird verhältnismäßig steiler als der systolische, was der bekannten Tatsache entspricht, daß die Tachykardie durch überwiegende Verkürzung der Diastole zustande kommt.

2. Die Änderungen des Herzröntgenbildes des Untrainierten nach einmaligen körperlichen Anstrengungen

Die ersten röntgenologischen Untersuchungen über die Wirkung einmaliger körperlicher Anstrengung auf die Größe des Herzens stammen von SCHOTT, der eine Zunahme der Herzgröße zu finden glaubte. Diese von LIPSCHITZ teilweise bestätigte Beobachtung erfuhr jedoch bald durch MORITZ, DE LA CAMP u. a. lebhaften Widerspruch, der sich vor allem auf die von SCHOTT angewendete Untersuchungsmethode gründete. In der Tat sprechen schon die von SCHOTT angegebenen Zahlen gegen die Richtigkeit seiner Beobachtungen. Spätere Untersucher, wie DE LA CAMP, MORITZ, DIETLEN, KIENBÖCK, SELIG und BECK, L. RAAB, DE AGOSTINO, WILLIAMSON, RAUTMANN, MCCREA et al., GOTTHEINER und KOST, R. und E. PATERSON u. a. fanden als normale Reaktion eine Verkleinerung des Herzens. Zu dem gleichen Ergebnis kamen auch GORDON und STRONG in Tierversuchen. NICOLAI und ZUNTZ konnten beobachten, wie sich das während der Arbeit vergrößerte Herz binnen drei Sekunden verkleinerte.

DE LA CAMP, L. RAAB, DE AGOSTINO, RAUTMANN und WILLIAMSON bezeichneten die Vergrößerung geradezu als Zeichen eines krankhaften oder wenigstens minderwertigen Herzens. Diesen Angaben standen allerdings Befunde von NICOLAI und ZUNTZ sowie von BRUNS und RÖMER gegenüber, aus denen hervorging, daß die Verkleinerung des Herzens doch nicht die alleinige und regelmäßige Folge einer einmaligen körperlichen Anstrengung darstellt. So konnten BRUNS und RÖMER auf Fernaufnahmen, die zwei bis fünf Minuten nach der Arbeitsleistung hergestellt worden waren, zwar in 75% der Fälle eine Verkleinerung, in 7% aber eine Vergrößerung des Herzens und in 18% ein Schwanken zwischen Vergrößerung und Verkleinerung feststellen. Auch RAUTMANN beobachtete solche Schwankungen. Bald mehrten sich derartige Angaben. Wenn man die Protokolle von DE LA CAMP durchsieht, der lediglich die Verkleinerung des Herzens als normale Reaktion gelten ließ, so findet man auch in ihnen bei herz- und kreislaufnormalen Individuen Vergrößerungen des Transversaldurchmessers des Herzens verzeichnet, die weit über die Fehlergrenze der Orthodiagraphie hinausgehen. Auch MCCREA et al. fanden nur bei mittleren Arbeitsleistungen oder kurz dauernder schwerer Arbeit eine regelmäßige Verkleinerung des Herzens; nach länger dauernder, schwerer Arbeit am Fahrradergometer sahen sie jedoch Vergrößerungen, die fünf Minuten anhalten konnten.

Mit Rücksicht auf die offenkundigen Unklarheiten und anscheinenden Widersprüche untersuchte ZDANSKY bei *untrainierten* Individuen die Veränderungen der Herzgröße und -form im aufrechten Stand nach einer einmaligen Arbeitsleistung (Treten des Fahrradergometers oder Stiegensteigen), wobei die Änderungen der Herzgröße durch Berechnung des Herzvolumens nach ROHRER über längere Zeit hin verfolgt wurden. Es ließen sich folgende Änderungen der Herzgröße feststellen:

1. Eine unmittelbar nach der Arbeit nachweisbare, meist flüchtige, unter Umständen aber mehrere Minuten anhaltende *Größenzunahme des Herzens.*

2. Eine entweder unmittelbar nach der Arbeit vorhandene oder erst nach der vorausgehenden initialen Vergrößerung in Erscheinung tretende *Größenabnahme des Herzens.*

3. *Größenschwankungen des Herzens*, die sich meist an die Phase der Verkleinerung anschlossen, gelegentlich aber auch unmittelbar nach der Arbeit einsetzten und über die Ausgangsgröße des Herzens hinausgehen konnten.

Diese verschiedenen Größenänderungen des untrainierten Herzens wurden jedoch nicht bei allen Individuen in gleicher Weise beobachtet und waren auch hinsichtlich ihres Ausmaßes, ihrer Dauer, ja sogar ihres Auftretens von gewissen Bedingungen abhängig.

Die *initiale Größenzunahme* des Herzens ist wohl einer über die Arbeitsleistung hinaus andauernden Vermehrung des Blutzuflusses zuzuschreiben. Der erhöhte Blutzufluß vermag offenbar in vielen Fällen der herzverkleinernden Wirkung der Frequenzsteigerung und der verstärkten Kontraktionen entgegenzuwirken, so daß eine Volumzunahme des

Herzens resultiert. Für diese Annahme spricht die Tatsache, daß die initiale Größenzunahme besonders bei Individuen häufig ist, die in der Ruhe eine statische Größenlabilität des Herzens zeigen. In solchen Fällen findet sich gelegentlich eine minutenlang anhaltende Vergrößerung des Herzens über den Ruhewert, offenbar weil das Herz durch die noch einige Zeit lang vertiefte Atmung und den gesteigerten Tonus der peripheren Gefäße und der Skelettmuskulatur mehr Blut zugeführt erhält als in der Ruhe. Bei Herzen, die keine nennenswerte orthostatische Verkleinerung zeigen, die also schon in der Ruhe gut gefüllt sind, beobachtet man zwei Minuten nach Beendigung der Arbeit meist keine Volumvermehrung, was verständlich ist, wenn man bedenkt, wie schnell normalerweise die Vermehrung der zirkulierenden Blutmenge und das Schlagvolumen des Herzens nach der Beendigung der Arbeit zum Ruhewert zurückgeht (Zdansky).

Die *Verkleinerung des Herzens* nach der Arbeit ist keinesfalls lediglich die Folge der herzverkleinernden Wirkung der Tachykardie, denn sie kann noch lange vorhanden sein, wenn die Frequenz schon längst zum Ruhewert abgesunken ist, und kann auch in jenen Fällen beobachtet werden, bei denen es überhaupt zu keiner nennenswerten Frequenzsteigerung gekommen war (Bruns und Römer). Auch zu Änderungen des Blutdrucks konnten keine Beziehungen gefunden werden.

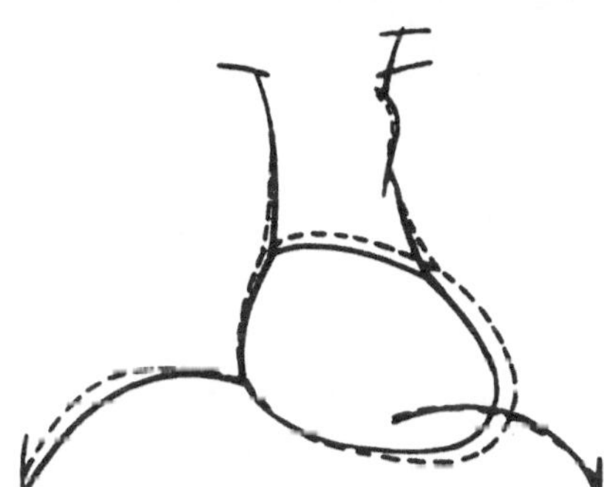

Abb. 72. Zunahme der vertikalen Herzgröße nach Schwimmtraining. —— Vor dem Training: Herzvolumen 452 ccm. – – – 12 Stunden nach dem Training: Herzvolumen 508 ccm. (16jähriger Junge, Körpergröße 174 cm, Körpergewicht 76 kg)

Schon bei der einfachen Schirmbeobachtung erkennt man, daß die *pulsatorischen Exkursionen des Herzschattens* nicht nur frequenter und lebhafter, sondern auch größer sind als in der Ruhe. In der Tat zeigt die röntgenkymographische Registrierung, daß beim normalen Herzen die Exkursionsbreite der Kammerpulsationen (ihr sogenannter „Bewegungsraum“ nach Stumpf) zugenommen hat, was auf eine Vergrößerung des Schlagvolumens schließen läßt. Außerdem zeigt sich, daß sowohl der systolische als auch der diastolische Durchmesser des Herzschattens kleiner geworden ist, und zwar ersterer meist mehr als letzterer (Stumpf, v. Braunbehrens und Reindell). Die Verkleinerung des ersteren ist durch vollständigere systolische Entleerung infolge verstärkter Kontraktionen (Steigerung des Akzeleranstonus), die Verkleinerung des letzteren durch Verkürzung der diastolischen Füllungsphase bedingt.

Die Verkleinerung des Herzens nach einer einmaligen schweren Arbeitsleistung des Untrainierten kann minuten-, stunden- und selbst tagelang anhalten. Rautmann sah nach kurz dauernden Geschwindigkeitsleistungen (100 m-Lauf) ein schnelleres Abklingen, bei Dauerleistungen hingegen ein längeres Bestehenbleiben der Herzverkleinerung. Auf die im Herzmuskel selbst gelegenen oder an ihm direkt angreifenden Faktoren weisen vielleicht die von Zdansky beobachteten *Umformungen des Herzens* hin, die mit den Größenänderungen verbunden sind, aber auch ohne sie vorkommen.

Die auf die Verkleinerung folgende Größenzunahme des Herzens führt meist zur Rückkehr zum Ausgangsvolumen, kann dieses aber auch überschreiten. *Oft finden sich wiederholte Schwankungen zwischen Vergrößerung und neuerlicher Verkleinerung* (Rautmann und Duras, Zdansky). Aus den Untersuchungen von Zdansky läßt sich entnehmen, daß sie mindestens zum Teil peripher bedingt sind, also durch teils statisch, teils reflektorisch erzeugte Änderungen des Blutzuflusses zum Herzen wesentlich beeinflußt werden.

Auch die über das Ruhevolumen hinausgehenden Vergrößerungen des untrainierten Herzens können eine überdurchschnittliche Arbeitsleistung stunden-, tage- und selbst wochenlang überdauern (Abb. 72) und können sich nach jeder Wiederholung der Arbeitsleistung von neuem einstellen (Dietlen, Bruns und Römer, Zdansky).

Wie schon angedeutet wurde, sind für die röntgenologischen Größenänderungen des Herzens bei Untrainierten nicht nur Reaktionen des Herzens, sondern auch periphere Faktoren bestimmend. So können sich bei dem einen die Frequenzsteigerung und die Labilität des peripheren Vasomotorentonus zu einer Verkleinerung des Herzens summieren, während beim anderen der vermehrte Blutzustrom zum Herzen durch Mobilisierung peripherer Blutspeicher eine Größenzunahme des Herzens zur Folge haben können.

Nun wurden die meisten Untersuchungen über Herzgrößenveränderungen des Untrainierten nach einer einmaligen überdurchschnittlichen körperlichen Arbeitsleistung am aufrecht stehenden Probanden durchgeführt. Gerade im Stehen wirken sich aber Änderungen des Vasomotoren- und Skelettmuskeltonus und der Herzfrequenz besonders stark aus. Daher sind aus solchen Untersuchungen keine verbindlichen Schlüsse auf die Funktionstüchtigkeit des Herzens erlaubt. Gewisse Anhaltspunkte wären nur durch systematische Untersuchungen in horizontaler Rückenlage zu gewinnen.

Solche Untersuchungen sind nur selten durchgeführt worden. ZDANSKY hat Vergrößerungen des Herzens bei Hochdruckpatienten mit Koronarsklerose schon nach einigen Kniebeugen oder nach Ersteigen einer Treppe beobachtet. Auch REINDELL

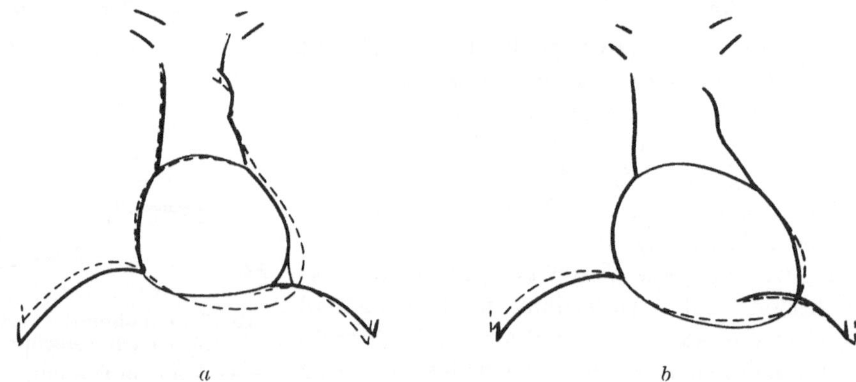

Abb. 73*a* und *b*. Ausschließliche Zunahme der vertikalen Herzgröße nach Schwimmtraining bei einem schlanken, etwas untergewichtigen Jungen.
a Aufrechter Stand: Vor dem Training: Herzvolumen = 368 ccm, nach dem Training: Herzvolumen = 419 ccm.
b Rückenlage: Vor dem Training: Herzvolumen = 579 ccm, nach dem Training: Herzvolumen = 561 ccm.
(14jähriger Junge, Körpergröße 168 cm, Körpergewicht 51,5 kg)

fand bei verminderter Herzkraft Herzvergrößerungen, welche die Arbeitsleistung überdauerten. Für eine Funktionsprüfung des Herzens sind aber derartige Versuche nicht tauglich. Schon BRUNS und RÖMER machten darauf aufmerksam, daß sich Herzen, die nach einer überdurchschnittlichen Arbeitsleistung eine Vergrößerung erfahren hatten, in der Folge als normal leistungsfähig erweisen und bei systematisch fortgesetzter Arbeit eine Hypertrophie entwickeln können. Sie fanden dies besonders häufig bei jungen Individuen von asthenischem Habitus, bei Individuen mit mediangestelltem Herzen und Pendelherzen, bei schwächlichen, anämischen und nervösen Personen. Auch ZDANSKY konnte derartige Beobachtungen machen, und er gewann den Eindruck, daß vor allem Herzen jugendlicher Individuen, die in der Ruhe eine starke orthostatische Verkleinerung gezeigt hatten, nach der Arbeitsleistung größer wurden. Diese Vergrößerung betraf oft ausschließlich oder doch überwiegend das Vertikalvolumen, während das Horizontalvolumen sich nur in geringerem Maße oder überhaupt nicht veränderte (Abb. 73*a* und *b*). Keinesfalls konnte von einer Vergrößerung des Herzens über die Norm gesprochen werden, vielmehr erreichten die Herzen unter dem Einfluß der Arbeitsleistung erst die für ihre Träger angemessene Größe, um sie mehr oder weniger lang beizubehalten. Es ist zum mindesten sehr wahrscheinlich, daß auch bei Untersuchung in horizontaler Rückenlage periphere Einflüsse in dem Sinne eine Rolle spielen, daß durch Zunahme des Vasomotoren-

und Skelettmuskeltonus die Blutverteilung im Körper verbessert und die Blutzufuhr zum Herzen gesteigert wird.

Es gibt also zweifellos akute Vergrößerungen des Herzens beim Untrainierten nach einer einmaligen Arbeitsleistung, die stunden- und selbst tagelang anhalten können und doch nicht als pathologisch zu bezeichnen sind. Die Entscheidung, ob im einzelnen Fall eine pathologische Dilatation vorliegt oder nicht, ist nicht leicht zu treffen. Jedenfalls ist große Vorsicht am Platze. Solche Herzen sind streng zu überwachen und fortlaufend daraufhin zu untersuchen, wie sie sich bei vorsichtiger Fortsetzung der körperlichen Mehrleistung verhalten (RAUTMANN). Es spricht mit großer Wahrscheinlichkeit für eine relative Insuffizienz des Herzmuskels, wenn die Vergrößerung ein Herz betrifft, das vor der Arbeit normal groß oder übernormal groß war, wenn die Vergrößerung beim Fortsetzen der Arbeitsleistung kontinuierlich zunimmt, so daß die Herzgröße schließlich übernormale Werte erreicht, und wenn schließlich subjektive Beschwerden, pathologische Veränderungen im EKG oder andere objektive Erscheinungen auf eine beginnende Herzinsuffizienz hinweisen.

3. Die Änderungen des Herzröntgenbildes durch dauernde körperliche Mehrleistung, einschließlich der sportlichen Betätigung

Die Frage, welche Veränderungen das Herz unter dem Einfluß dauernder Mehrleistung erfährt, die schwere körperliche Arbeit und sportliche Betätigung erfordern, wurde im Laufe der Zeit sehr verschieden beantwortet. Wenn heute darüber Klarheit herrscht, so ist dies zum großen Teil den Röntgenbefunden zu danken. Auch zur viel umstrittenen Frage, welche Bedeutung diesen Veränderungen zukommt, hat die Röntgenologie wesentliche Beiträge geliefert.

Wenn auch schon lange bekannt war, daß wildlebende Tiere im allgemeinen ein relativ größeres und vor allem schwereres Herz haben als nahe verwandte Haustiere, und wenn man auch im langdauernden Arbeitsversuch bei Tieren Vergrößerungen und Gewichtszunahmen des Herzens erzeugen konnte, ohne daß Zeichen eines Versagen des Herzens vorhanden gewesen wären, so war man doch lange Zeit der Ansicht, daß wenigstens beim Menschen die anstrengende körperliche Tätigkeit normalerweise keine Herzhypertrophie, geschweige denn eine Vergrößerung des Herzens zur Folge habe, da die bessere Kapillarisierung und Oxydationsbereitschaft der arbeitenden Skelettmuskulatur eine vermehrte Arbeitsleistung des Herzens überflüssig mache. So wurden Hypertrophie und Dilatation des Herzens lange nicht als normale Reaktionsweise des Herzens auf körperliche Mehrarbeit angesehen und als man um die Jahrhundertwende mit der Ausbreitung sportlicher Betätigung immer häufiger Vergrößerungen des Herzens feststellen konnte, verbreitete sich die Ansicht von der herzschädigenden Wirkung des Sports. Damals wurde mit dem Ausdruck „Sportherz“ ein durch Sport geschädigtes Herz gemeint. Aber schon in der vorröntgenologischen Zeit, mehr noch nach der Verbreitung des röntgenologischen Untersuchungsverfahrens mehrten sich die Beobachtungen von manchmal recht ansehnlichen Vergrößerungen des Herzens, ohne daß irgendwelche Zeichen für eine Herzmuskelschwäche vorhanden gewesen wäre.

Die ersten ausgedehnteren Untersuchungen über den Einfluß körperlicher Mehrarbeit auf die Herzgröße stammen von SCHIEFFER. Er bestimmte Tr_H, Hl und Hfl von Soldaten zur Zeit ihrer Einrückung und nach ihrer Ausbildung und konnte bei mehr als der Hälfte eine Zunahme der Herzabmessungen feststellen. Diese Vergrößerungen standen in keiner festen Beziehung zur Änderung des Körpergewichts; sie fanden sich vielmehr auch bei Individuen, die im Gewicht gleichgeblieben waren oder abgenommen hatten. SCHIEFFER fand auch das Herz der Radfahrer durchschnittlich größer als das der Nichtradfahrer, eine Beobachtung, die bald von DIETLEN und MORITZ bestätigt wurde. Da die meisten Träger dieser größer gewordenen Herzen keinerlei Herzbeschwerden oder objektive Kreislaufstörungen zeigten, sondern vollkommen leistungsfähig waren, zog SCHIEFFER den Schluß, daß das gesunde Herz durch körperliche Anstrengungen eine Vergrößerung erfahren könne.

Bei einem Teil der Fälle erreichte die Herzvergrößerung allerdings einen Grad, der über die durchschnittlichen Werte hinausging. Da gleichzeitig auch der auskultatorische Befund Auffälligkeiten bot, da manche dieser Individuen auch vermindert leistungsfähig waren, zogen SCHIEFFER und DIETLEN den Schluß, daß die körperliche Anstrengung immerhin zu Dilatationen führen könne, die nicht mehr als physiologisch zu bezeichnen seien und eine Herabsetzung der Reservekraft des Herzens bedeuteten.

Der erste Weltkrieg bot gleichsam in einem großangelegten Experiment die Gelegenheit, den Einfluß lang dauernder, überdurchschnittlicher körperlicher Anstrengungen auf das Herz zu prüfen. Alle Untersucher kamen zu dem einstimmigen Ergebnis, daß unter diesen Bedingungen eine mehr oder weniger starke Herzvergrößerung außerordentlich häufig ist, und zwar ohne irgendwelche Zeichen von Herzinsuffizienz. So fanden MAASE und ZONDEK bei Infanteristen, die große Märsche hinter sich hatten, größere Herzen als bei Soldaten, die nicht marschiert waren. WENCKEBACH fand im Kriege bei 100 Infanteristen 47mal vergrößerte Herzen. Auch R. KAUFMANN fand unter den Frontsoldaten neben normal großen, ja ausgesprochen kleinen Herzen auch viele vergrößerte Herzen. Da sich diese Vergrößerungen nach Ruhe und geeigneter Behandlung häufig zurückbildeten, glaubte er, sie in erster Linie als pathologische Dilatation auffassen zu müssen. Dafür schien ihm auch zu sprechen, daß sie besonders häufig bei Individuen angetroffen wurden, die Infektionskrankheiten, wie Gelenkrheumatismus, Malaria, Ruhr, Typhus und Pneumonie sowie schwere psychische Aufregung durchgemacht hatten, an Lues oder Atheromatose litten, in jugendlichem Alter standen oder körperlich ungeübt waren. Gleich SCHIEFFER konnte er auch beobachten, daß Individuen, die aus leichten Berufen und sitzender Lebensweise kamen, ferner Träger von Pendelherzen oft schon nach einer mehrwöchigen militärischen Abrichtung von diesen Vergrößerungen des Herzens betroffen wurden. KAUFMANN zog daraus den Schluß, daß eine latente Schädigung oder eine gewisse funktionelle, konstitutionell oder vielleicht auch konditionell bedingte Minderwertigkeit des Herzmuskels sowie nervöse Einflüsse eine große Rolle beim Zustandekommen dieser Herzvergrößerung spielten.

Die dauernde Vergrößerung des Herzens war für KAUFMANN ein Zeichen dafür, daß das Herz den erhöhten Anforderungen nicht mehr mit der Erhöhung seiner Kontraktionskraft zu entsprechen vermochte, sondern daß es zum Mittel der Vergrößerung greifen mußte. Solchen vergrößerten Herzen wurde eine verminderte Leistungsfähigkeit zugesprochen, da der Spielraum zwischen dem Ruhevolumen und dem Volumen, welches das Herz befähigt, eine zusätzliche Arbeit zu bewältigen, vermindert sei.

Diesen Schlußfolgerungen wurde schon damals entgegengehalten, daß sich die „Sportherzen" HENSCHENS nicht nur nicht als minderwertig erwiesen, sondern daß gerade „der Preis von dem großen Herzen erobert wurde". Auch wäre hier anzuführen, daß TUNG et al. in 45% völlig gesunder Rikschaläufer vergrößerte Herzen fanden. Auch die von KAUFMANN selbst beobachtete Tatsache, daß solche vergrößerte Herzen besonders kräftige, langsame Pulsationen am Röntgenschirm erkennen ließen — eine Beobachtung, die durch RAUTMANN bestätigt und von REIN physiologisch begründet wurde —, sprach dagegen, daß es sich bei diesen Vergrößerungen immer um eine pathologische Reaktion handelte. Diese Tatsachen machten es sehr wahrscheinlich, daß *die Vergrößerungen, welche man nach länger dauernden körperlichen Anstrengungen beobachtet, nicht gleichwertig und gewiß nicht pathologisch sein müssen.*

Für die Frage der physiologischen Wirkung andauernder körperlicher Arbeit auf die Herzgröße haben sich die röntgenologischen Untersuchungen an *Sportleuten* aufschlußreicher erwiesen als die an Soldaten und Schwerarbeitern. Denn bei den Sportlern handelt es sich von vornherein um ein gut gesiebtes Material körperlich leistungsfähiger Individuen, die unter günstigen äußeren Bedingungen in systematischer Weise zu bestimmten Bestleistungen erzogen werden, während sich unter den Soldaten und Schwerarbeitern immerhin verhältnismäßig zahlreiche Individuen finden, die aus konstitutionellen Gründen oder infolge von Krankheiten oder mangelhafter Ernährung nicht als vollwertig zu betrachten sind und oft schwerste psychische Aufregungen durchgemacht haben.

Als besonderer Vorzug der Sportuntersuchungen muß es betrachtet werden, daß es sich hier um Arbeitsleistungen handelt, welche bis zu einem gewissen Maße dosierbar sind und das Herz in verschiedener, verhältnismäßig gut definierbarer Art belasten.

Alle Autoren, die derartige Untersuchungen an Sportleuten durchgeführt haben, sind sich darin einig, daß *der Sport zu Vergrößerungen und Umformungen des Herzens führen kann.* (DIETLEN, MORITZ, SCHIEFFER, DEDICHEN, HERXHEIMER, RAUTMANN, BRUNS, GOTTHARDT, BRAMWELL und ELLIS, BERGER und OLLOZ, MORITZ, DEUTSCH und KAUF, KLAUS u. a.). Diese Größenzunahmen und Umformungen des Herzens wurden von den meisten Autoren als physiologische Folge der erhöhten Herzarbeit angesehen. REINDELL und seine Schule haben sich um die Erforschung des Sportherzens besondere Verdienste erworben.

Der Annahme, daß es sich um eine normale *Anpassungserscheinung des Herzens* handle, schien anfänglich zu widersprechen, daß die Entwicklung der Skelettmuskulatur weder mit der röntgenologisch ermittelten Herzgröße noch auch mit der anatomisch bestimmten Muskelmasse des Herzens parallel zu gehen braucht, d. h. daß die muskelkräftigsten Individuen nicht notwendig die größten und muskelkräftigsten Herzen besitzen müssen. Man fand vielmehr das gesunde Herz des Schwerathleten im Durchschnitt nicht größer und schwerer als das eines Langstreckenläufers, wie man dies aus der mächtig entwickelten Skelettmuskulatur des ersteren hätte erwarten können. Diesen scheinbaren Widerspruch klärte indes v. WEIZSÄCKER dadurch auf, daß er auf die gänzlich verschiedene Beanspruchung der Skelettmuskulatur und des Herzens bei *Kraftleistungen* und bei *Dauerleistungen* hinwies.

Fassen wir zunächst die Sportarten ins Auge, die wie das Stemmen, Gewichtheben oder der Kurzstreckenlauf auf eine kurzdauernde maximale *Kraftleistung* durch plötzlich einsetzende Anspannung bestimmter Muskelgruppen hinzielen. Von diesen Kraftleistungen wissen wir, daß sie im wesentlichen mit einer Drucksteigerung im arteriellen System verbunden sind, was für die linke Kammer eine erhöhte Druckleistung bedeutet. Diese Mehrarbeit kann die linke Kammer durch verstärkte systolische Kontraktionen überwinden, die schließlich zu einer hypertrophischen Verdickung ihrer Wandung führen (s. S. 94). Diese Hypertrophie drückt sich im Röntgenbild als kräftigere Rundung des linken Kammerbogens aus, hat aber keinesfalls eine Vergrößerung des Herzschattens in irgendeiner Dimension zur Folge (s. S. 104). Wenn man bei manchen Schwerathleten große, ja selbst sehr große Herzen mit den Zeichen einer allseitigen Dilatation der hypertrophischen linken Kammer findet, so handelt es sich in diesen Fällen schon um die Folge einer myogenen Dilatation (s. S. 96), also einer relativ muskulären Insuffizienz. Diese kann durch einen in dieser Sportkategorie immer wieder vorkommenden Abusus von Alkohol und Nikotin, gelegentlich wohl auch durch eine luetische Infektion bedingt sein (ROMBERG). Auch ist zu bedenken, daß sich gerade unter Schwerathleten häufig Individuen im vierten und fünften Lebensjahrzehnt finden, so daß man mit koronaren Insuffizienzerscheinungen zu rechnen hat. Im übrigen sind wohl infolge verbesserter ärztlicher Überwachung der Sporttreibenden solche dilatierte Herzen bei Schwerathleten recht selten geworden.

Bei den Sportarten, die auf *Weg- und Dauerleistung* beruhen, wie der Langstreckenlauf, Skilauf, Radfahren und Fußball, ist die Beanspruchung des Herzens eine gänzlich andere als bei den Sportarten, die auf eine Spannungs- und Kraftleistung hinzielen, und demgemäß sind auch die Folgen für das Herz verschieden. Alle Untersucher sind zu dem übereinstimmenden Ergebnis gekommen, daß es bei diesen Sportleuten zur allseitigen Vergrößerung des Herzens komme. Wie die röntgenologische Analyse dieser Herzen ergibt, ist diese Vergrößerung auf eine Größenzunahme beider Herzhälften, oft besonders der rechten, zu beziehen.

Diese Vergrößerung des Sportherzens ist ein komplexes Anpassungsgeschehen (REINDELL und Mitarbeiter), das sich bei entsprechendem Training schon nach einigen Wochen und Monaten entwickeln kann. REINDELL faßt diesen Anpassungszustand als das Resultat eines vegetativ gesteuerten Zusammenwirkens übergeordneter Zentren mit den peripheren Kreislaufregulationen auf. Dabei soll es sich bei der Vergrößerung der Herzbinnenräume um die Folge des hypertrophischen Wachstums der Muskelfasern handeln,

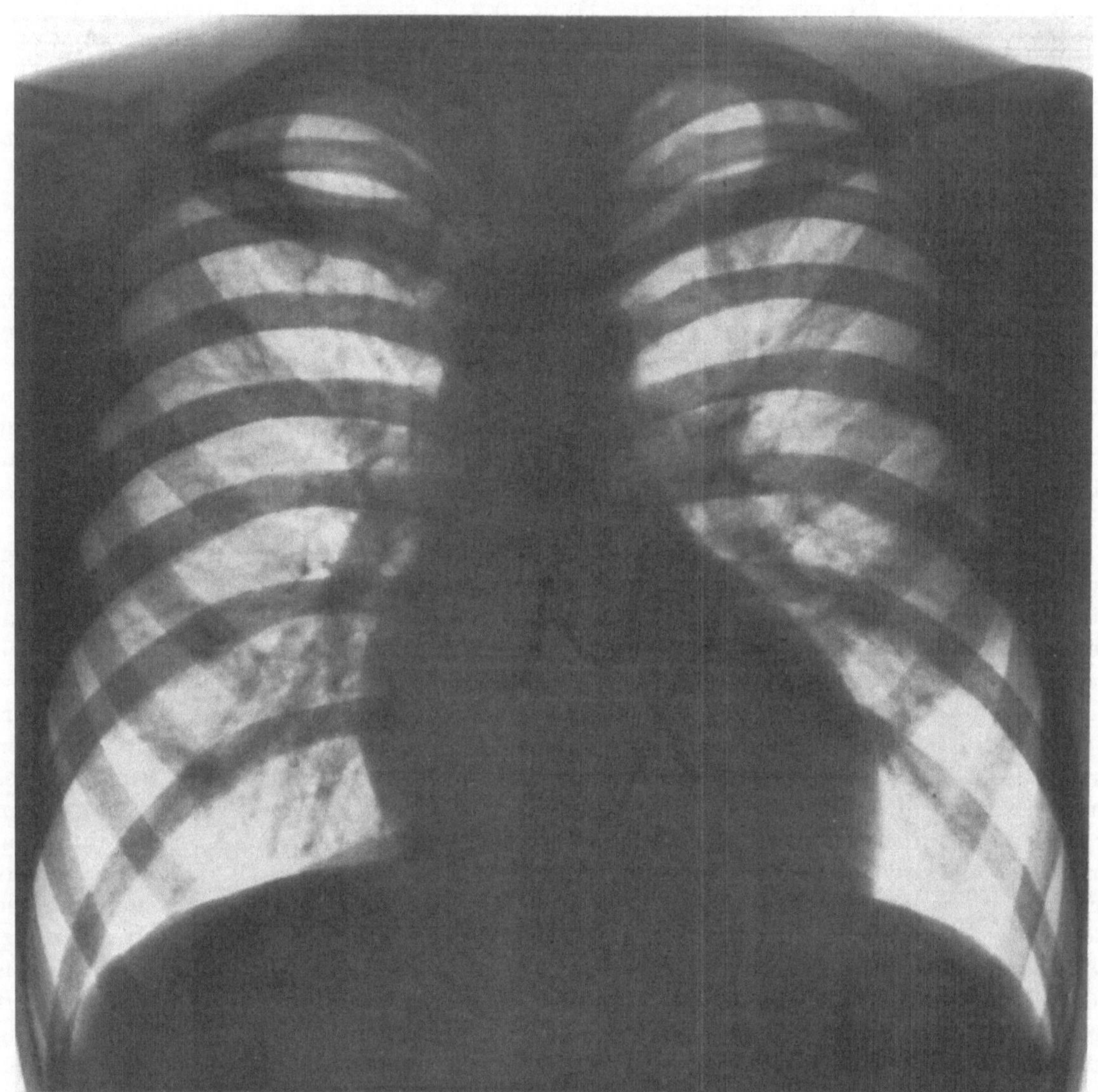

Abb. 74. Jugendliches Sportherz. (15jähriger Junge, Fußballspieler und Skiläufer)

weshalb REINDELL von dem ursprünglichen Begriff der regulativen Dilatation abgekommen ist und dafür den Begriff der regulativen Herzvergrößerung bevorzugt. Ob das hypertrophische Wachstum der Muskelfasern zur Erklärung für die oft sehr ansehnlichen Vergrößerungen des Sportherzens genügt, erscheint allerdings problematisch. Man hat jedenfalls den Eindruck, daß an der Vergrößerung des Herzens eine funktionelle Verlängerung der Muskelfasern beteiligt ist, die zu einer adaptativen Weitstellung der Herzhöhlen beiträgt. Ob diese Weitstellung in Beziehung zu deren sehr problematischen Tonusfunktion des Herzmuskels (s. S. 88f.) steht, kann höchstens zur Diskussion gestellt werden.

Der Effekt der hypertrophischen Dilatation des Sportherzens ist jedenfalls zweckmäßig. Während ein solches Herz in Ruhe im Schongang (Rein) arbeitet, d. h. mit relativer Bradykardie das gleiche Schlag- und Minutenvolumen fördert wie das Herz eines Untrainierten und dabei ein größeres systolisches Restvolumen zurückbehält, ändert sich dies bei körperlicher Belastung. Das untrainierte Herz bewältigt dann den vermehrten Blutzufluß überwiegend auf dem Wege des Bainbridgereflexes durch Frequenzzunahme und die Erhöhung des peripheren Widerstandes durch die positiv inotropen kräftigeren Kontraktionen des Herzmuskels. Dem Sportherzen dagegen steht überdies und vor allem die vergrößerte Länge seiner Muskelfasern zur Verfügung, durch deren potentielle stärkere systolische Verkürzung, das jederzeit bereitstehende große Restblutvolumen des Herzens ausgeworfen und durch die vermehrte zufließende Blutmenge ersetzt werden kann. Das vergrößerte Sportherz deckt also das durch körperliche Mehrbelastung geforderte erhöhte Minutenvolumen hauptsächlich durch Vergrößerung des Schlagvolumens und erst in zweiter Linie durch Zunahme der Herzfrequenz.

Das Sportherz folgt also dem Fickschen Prinzip insofern als seine potentielle Volumleistung (ceteris paribus und innerhalb gewisser Grenzen) um so größer ist, je größer die Länge seiner Muskelfasern vor der Kontraktion sind. Das Eigentümliche des Herzens ist nur, daß ihm diese Möglichkeit erhöhter Volumleistung zwar potentiell zur Verfügung steht, daß es aber von dieser Möglichkeit nur Gebrauch macht, wenn die erhöhte Volumleistung durch vermehrten Blutzufluß gefordert wird, also während der körperlichen Mehrbelastung. *Wie* der vermehrte Blutzufluß zur Verstärkung der systolischen Kontraktion und damit zum Auswurf der zur Verfügung stehenden Restblutmenge führt, ist freilich bis heute nicht geklärt.

Im übrigen ist das Mittel, sich durch stärkere Verkürzung der Muskelfasern vollständiger zu entleeren und ein größeres Blutvolumen aufzunehmen, nicht das Privilegium des Sportherzens; es steht vielmehr jedem normalen Herzen zur Verfügung, wenn auch freilich in quantitativ sehr verschiedenem Maße. Auch das Herz des Nichttrainierten vergrößert sein Schlagvolumen bei Arbeitsleistung, wenn auch dieser Vergrößerung die Frequenzzunahme entgegenwirkt. Es gehört eben zu den Grundeigenschaften des Herzens, daß es sich wie kaum ein anderes Organ den Erfordernissen anpaßt. Diese Erfahrung macht jeder an sich, wenn er aus sitzender Lebensweise wieder in die Berge kommt und in wenigen Tagen ohne Tachykardie wieder beachtliche Leistungen vollbringt.

Die Vergrößerung des Sportherzens ist also eine physiologische Reaktion und nicht die Folge einer muskulären Insuffizienz (Reindell). Die hypertrophische Dilatation betrifft beide Herzhälften, und zwar sowohl die Kammern als auch die Vorhöfe. Die röntgenologische Folge ist eine Vergrößerung des Herzschattens in allen Dimensionen mit einer kräftigen Rundung des linken Herzrandes und der Herzvorderwand sowie mit verstärktem Ausladen des Herzens nach rechts und gegen das hintere Mediastinum; die Herzbucht bleibt dabei erhalten (Abb. 74). Nach Reindell und Musshoff kommt es auch zu einer Vergrößerung der Hilusschatten und zur Verbreiterung der arteriellen und venösen Gefäßstrukturen der Lungen, ohne daß eine Drucksteigerung im Lungenkreislauf vorhanden wäre. Dieser Blutreichtum der Lungen wird als ein im Bedarfsfall zur Verfügung stehendes Blutdepot aufgefaßt. Die allseitige Vergrößerung des Herzens mit verstärktem Ausladen in das hintere Mediastinum und der Verstärkung der intrapulmonalen Gefäßstrukturen lassen nach Reindell oft an einen Mitralklappenfehler denken. Doch dürften differentialdiagnostische Schwierigkeiten praktisch kaum je vorkommen.

Diese Vergrößerung des Herzschattens kann sehr verschiedenes Ausmaß erreichen. Eine gewisse Abhängigkeit von der besonderen Art der überwiegend auf Weg- und Dauerleistung beruhenden Sportarten ist unverkennbar. Die größten Herzen mit besonders starker Verlängerung und Abrundung des linken Kammerbogens finden sich unter Radrennfahrern. Es ist dies zu verstehen, wenn man bedenkt, daß beim Radrennen Dauer- und Wegleistung mit Spannungs- und Kraftleistung regelmäßig kombiniert sind, denn beim Überholen und beim Überwinden von Steigungen tritt letztere immer wieder in Aktion. Der Radrennsport stellt also höchste Anforderungen an das Herz.

Nicht nur die Größe und Form des Herzens, auch die röntgenologisch zu beobachtenden *Pulsationen* erfahren unter dem Einfluß der Sportbelastung manche Veränderungen. Abgesehen von der *Ruhebradykardie* des trainierten Sportmannes lassen sich auf röntgenkymographischem Wege gewisse *Formveränderungen der Kammerpulsationen* nachweisen. Die Zacken des Kammerkymogramms werden weniger spitzig, nehmen mehr konvexe Form an oder weisen laterale Plateaubildung auf (REINDELL). Auffallend sind auch die röntgenkymographisch feststellbaren *Änderungen der pulsatorischen Exkursionsbreite an den verschiedenen Teilen des linken Kammerbogens*. Während in der Mehrzahl der normalen Herzen die Exkursionen der herzspitzennahen Teile des linken Kammerbogens größer sind als die des herzbasisnahen Abschnitts (Pulsationstype I nach STUMPF), findet sich beim Sportherzen in der Ruhe mit zunehmender Vergrößerung immer häufiger eine Umkehr, d. h. die Pulsationen werden im Bereich der Herzspitze kleiner als in den kranial angrenzenden Teilen der linken Kammer (Pulsationstype II nach STUMPF). Dies hat übrigens G. SCHWARZ schon vor langer Zeit bei linkshypertrophischen und linksdilatierten Herzen auf dem Röntgenschirm beobachtet. REINDELL nimmt an, daß die Kleinheit der herzspitzennahen Pulsationen beim vergrößerten Sportherzen dadurch zustande kommen, daß sich an der systolischen Entleerung der Kammer vornehmlich die herzbasisnahen Abschnitte beteiligen, während die Gegend der Herzspitze die vergrößerte Restblutmenge in sich berge. Für diese Annahme spricht nach REINDELL die Beobachtung, daß nach einem Arbeitsversuch, wenn sich das Herz unter dem Einfluß des gesteigerten Akzeleranstonus kräftiger kontrahiert, der Typ II in den Typ I (s. S. 40) umzuschlagen pflegt. Beim myokardgeschädigten Herzen soll dieser Umschlag in der Regel ausbleiben, was mit der Annahme einer mangelhaften Kontraktionsfähigkeit und Entleerung der Kammer begründet wurde. Auch die oben erwähnten konvexen und plateauförmigen Kammerkurven machen beim funktionstüchtigen Sportherzen im Arbeitsversuch meist normalen spitzigen Pulsationen Platz, während sie beim geschädigten Herzen unverändert bestehen zu bleiben pflegen (REINDELL).

Über die Zeit, welche erforderlich ist, damit es zu den geschilderten Vergrößerungen und Umformungen des Herzens kommt, läßt sich nichts Allgemeingültiges sagen. Sie ist natürlich unter anderem abhängig vom Ausmaß der Beanspruchung des Herzens. Als besonders günstig hat sich nach REINDELL das sogenannte Intervalltraining erwiesen. Das Lebensalter scheint innerhalb der Grenzen, in denen Sport betrieben zu werden pflegt, keine wesentliche Rolle zu spielen, jedenfalls scheint das Herz des Jugendlichen nicht in höherem Maße zu Vergrößerungen zu neigen. Größenzunahmen des Herzens, die man gleich nach Beginn sportlicher Betätigung bei schlanken asthenischen Jugendlichen findet, sind oft auf eine verbesserte Blutfüllung des Herzens durch verbesserte Blutverteilung zu beziehen (s. S. 118f.), die ihrerseits durch den gesteigerten Tonus der Skelettmuskulatur und der peripheren Gefäße bedingt ist (ZDANSKY). Im großen und ganzen kann man sagen, daß mit zunehmender Dauer der sportlichen Betätigung die Zahl der ausgesprochen vergrößerten Herzen zunimmt.

Nach dem *Aussetzen der Sporttätigkeit* bilden sich Vergrößerung und Umformungen des Herzens allmählich zurück, jedoch ist diese Rückbildung nicht immer eine vollständige. REINDELL beobachtete nach Wiederaufnahme des Trainings eine neuerliche Größenzunahme des Herzens in einigen Wochen.

Akut auftretende Herzvergrößerungen, wie sie bei intensiver sportlicher Betätigung gelegentlich beobachtet werden, sind im allgemeinen als Folgen einer relativen Überanstrengung aufzufassen, was sich manchmal in einem Absinken der sportlichen Leistung kundgibt (REINDELL), oft aber keine objektiv faßbaren Erscheinungen einer Leistungsminderung nach sich zieht. Diese akut auftretenden Vergrößerungen pflegen sich nach Ruhe innerhalb einiger Wochen zurückzubilden. Es handelt sich eben meist um eine Erscheinung von passagerer *Überanstrengungsinsuffizienz* des Herzmuskels, die übrigens auch im EKG, besonders nach Belastung, charakteristische Veränderungen erzeugen kann (REINDELL). Bei älteren Sportleuten im 4. und 5. Lebensjahrzehnt scheinen akute Dilatationen häufiger vorzukommen (DEUTSCH und KAUF). Inwieweit eine interkurrente Myokarditis oder eine Störung der Koronardurchblutung dabei ursächlich in Betracht kommt, muß in jedem Fall akuter Herzvergrößerung genau untersucht werden. Jedenfalls ist in allen Fällen strenges Sportverbot angezeigt und größte Vorsicht beim Wiederaufnehmen der Sporttätigkeit geboten.

Ins Pathologische weisen auch die oft beträchtlichen Herzvergrößerungen bei Strumaträgern sowie die schon erwähnten bei manchen Schwerathleten.

Wenn wir von diesen ausgesprochen pathologischen Herzvergrößerungen absehen, so hat es also den Anschein, daß die Größenzunahme des Herzens bei Sportleuten, selbst wenn sie recht ansehnliche Grade erreicht, etwas durchaus Normales sei. Dafür spricht auch, daß im EKG keinerlei Veränderungen gefunden wurden, die auf eine Schädigung des Herzmuskels hinweisen würden. Die oft verlangsamte Überleitungszeit ist zusammen mit der Ruhebradykardie des trainierten Sportmannes nach REIN als erhöhte vagale Drosselung aufzufassen, die im Arbeitsversuch sofort verschwindet und einer normalen Überleitungszeit und Frequenzzunahme Platz macht. Auch die von SCHLOMKA, REINDELL u. a. beschriebenen Veränderungen des EKG im Arbeitsversuch, wie Änderungen der Vorhof- und Nachschwankung und des QRS-Komplexes, weisen auf keine sichere pathologische Veränderung des Herzmuskels hin.

Die *sinnfälligste Veränderung des Sportherzens bleibt also seine Vergrößerung und Umformung durch hypertrophische Dilatation aller Herzabteilungen. Allerdings besteht im einzelnen Fall keine Proportionalität zwischen Art und Dauer der sportlichen Tätigkeit einerseits und der Größenzunahme des Herzens anderseits.* Die individuellen Abweichungen von den Mittelwerten sind vielmehr ganz außerordentlich groß und man kann bei hochtrainierten, hervorragend leistungsfähigen Sportleuten sowohl sehr große als auch relativ kleine Herzen finden. Mit dieser Beobachtung erhebt sich ein wichtiges Problem des Sportherzens. Es muß doch seine Gründe haben, daß der eine für eine Leistung, für die der andere eine ansehnliche Vergrößerung seines Herzens benötigt, mit einem praktisch normal großen, ja selbst kleinen Herzen auskommt.

Theoretisch sind für diese individuellen Unterschiede der Sportreaktion des Herzens zwei Möglichkeiten ins Auge zu fassen. Erstens könnte es sein, daß die verschiedenen Menschen zur Erreichung ein und derselben Leistung eine verschiedene Technik der Muskelarbeit und der Atmung anwenden, welche eine verschiedene Arbeitsleistung für das Herz bedingen. Diese Annahme ist von vornherein unwahrscheinlich, denn abgesehen davon, daß jede eingespielte körperliche Betätigung in weitem Maße durch subkortikale Reflexe gesteuert wird, welche individuelle Unterschiede weitgehend ausschalten, so bedingt schon die Schule, die jeder Sportler durchmacht, eine so weitgehende Gleichartigkeit der Sporttechnik, daß Unterschiede, die praktisch ins Gewicht fallen, so gut wie ausgeschlossen sind.

Es bleibt also nur die zweite Möglichkeit, daß *individuelle Unterschiede in der Ansprechbarkeit und Reaktionsweise des Herzmuskels und wohl auch peripherer Regulationsmechanismen* für die quantitative Verschiedenheit der Herzgrößenänderung bei sportlicher Betätigung verantwortlich sind. Der Verfasser hat auf diese Möglichkeiten schon in der zweiten deutschen Auflage dieses Buches hingewiesen. Heute kann man kaum noch daran zweifeln, daß der Herzmuskel unter der Einwirkung hormonaler und neurovegetativ gesteuerter Stoffwechselvorgänge (W. RAAB) auf Belastung quantitativ sehr verschieden reagiert und letztlich auch sehr verschiedene Güte aufweist. Besonders wichtig scheint dabei das Eingreifen sympathikomimetischer Catecholamine zu sein, die am Zustandekommen der Hypertrophie und Dilatation des Herzmuskels maßgeblich beteiligt sein dürften.

Wenn wir bedenken, daß sowohl die Ausschüttung dieser für das Herz hochaktiven Stoffe aus den Nebennieren und Gefäßen, als auch ihre vermutlich autochthone Bildung im Herzmuskel vegetativ gesteuert wird, und daß diese Stoffe durch hormonale Einflüsse und durch exogene Faktoren eine Wirkungssteigerung erfahren können, dann haben wir hier vielleicht einen Schlüssel zum Verständnis für die dem Grade nach individuelle Verschiedenheit der morphologischen Sportreaktion. Denn alle diese ineinandergreifenden Faktoren sind gewiß schon unter völlig physiologischen Bedingungen sehr variabel und können zweifellos durch ihr Zusammenwirken zu Folgen für das Herz führen, die graduell von Fall zu Fall sehr verschieden sind. Das muß schon für das tägliche Leben gelten, gilt aber gewiß in erhöhtem Maße für die Sporttätigkeit, die an Herz und Kreislauf in körperlicher und emotioneller Hinsicht die höchsten Anforderungen stellt. Daß unter solchen extremen Bedingungen Reaktionen am Herzen auftreten können, die an der Grenze des Physiologischen stehen und unter Umständen schon ins Pathologische überleiten, wäre leicht verständlich.

Jedenfalls genügt die röntgenologisch festgestellte Vergrößerung eines Sportherzens für sich allein nicht zur Beurteilung der Güte des Herzens. Diese ist vielmehr nur im Zusammenhang mit einer genauen Erhebung der Art der körperlichen Belastung und dem Resultat der Funktionsprüfungen des Herzens und des Kreislaufs zu verwerten (REINDELL). Nur wenn diese Untersuchungen keinen Anhaltspunkt für eine Schädigung des Herzens ergeben, darf die Vergrößerung des Herzens als angemessene Reaktion auf die sportliche Betätigung betrachtet werden. Die einsichtige Zweckmäßigkeit der Sportvergrößerungen des Herzens ist freilich noch keine Gewähr für ihre gänzliche Harmlosigkeit. Untersuchungen von REINDELL et al. sowie von FREY und CONDRAU haben allerdings keine Anhaltspunkte für Spätschäden der vergrößerten Sportherzen ergeben haben, und REINDELL hält die Entwicklung einer Koronarinsuffizienz schon deshalb für unwahrscheinlich, weil das Sportherz das kritische Herzgewicht (LINZBACH) nicht überschreitet.

Zusammenfassend läßt sich sagen, daß es eine durch röntgenologische Reihenuntersuchung gesicherte Tatsache ist, daß *andauernde körperliche Mehrleistung im allgemeinen die Tendenz hat, eine Vergrößerung und Umformung des Herzens herbeizuführen, die häufig mit Änderungen des Pulsationstypus verbunden sind.* Manche Herzen bleiben aber völlig unverändert und selbst kleine Herzen können höchsten Anforderungen gewachsen sein. Das Ausmaß der Herzvergrößerung ist von der *Art der körperlichen Betätigung* abhängig, zum anderen Teil ist sie durch die konstitutionell verschiedene hormonale und neurovegetative Steuerung des Herzens und des peripheren Kreislaufs beeinflußt. Die Herzvergrößerung ist also durchaus nicht eindeutig und gleichwertig. Sie kann durch verbesserte Blutverteilung und vermehrte Blutzufuhr zum Herzen erzeugt sein, wie dies gewiß für viele Herzvergrößerungen bei jugendlichen, ptotisch-asthenischen Individuen und Trägern von Pendelherzen zutrifft. Sie kann aber auch eine physiologische Anpassungserscheinung sein, welche eine Vergrößerung des Schlag- und Minutenvolumens im Bedarfsfall ermöglicht (REINDELL). Ob diese Anpassung im besonderen Fall noch als physiologisch zu werten oder schon als eine relative Insuffizienz des Herzmuskels durch Überbeanspruchung oder verminderte Leistungsfähigkeit zu betrachten ist, läßt sich auf Grund des Röntgenbefundes allein nicht mit Sicherheit entscheiden. Eine im Laufe körperlicher Mehrarbeit rasch auftretende und allmählich immer stärker werdende Vergrößerung des Herzens weist allerdings mit großer Wahrscheinlichkeit auf eine Herzmuskelinsuffizienz hin. Bei der Mehrdeutigkeit jedes grobmorphologischen Herzbefundes ist das Ergebnis der Röntgenuntersuchung im Einzelfall nur im Zusammenhang mit dem gesamten klinischen Befund zu verwerten. In diesem Rahmen kommt ihr aber große Bedeutung zu. Jedenfalls bildet die Beobachtung der Veränderungen der Herzgröße und -form nach einer einmaligen oder dauernden Mehrleistung die wertvolle Ergänzung und Vervollkommnung einer Funktionsprüfung des Herzens.

XVII. Die Folgen peripherer arteriovenöser Kurzschlüsse für das Herz (ausschließlich des persistenten Ductus arteriosus)

Abnorme Kommunikationen zwischen größeren peripheren Arterien und Venen können angeboren oder erworben sein. Die erworbenen sind meist posttraumatisch (durch Projektil-, Splitter-, Stichverletzungen oder stumpfe Gewalteinwirkung), seltener infektiös (mykotisch) bedingt. Traumatische arteriovenöse Kurzschlüsse entwickeln sich erst geraume Zeit nach der Verletzung, wobei sich die Kommunikation allmählich unter der Einwirkung des Blutdrucks erweitert. Man unterscheidet verschiedene Formen des arteriovenösen Kurzschlusses: 1. die arteriovenöse Fistel, die eine einfache Kommunikation der miteinander verwachsenen Arterie und Vene darstellt, 2. den Varix aneurysmaticus, bei dem es unter dem Einfluß des erhöhten Drucks zur varikösen Erweiterung der Vene gekommen ist, 3. das Aneurysma varicosum, bei welchem die Verbindung zwischen den beiden Gefäßen durch einen falschen Aneurysmasack hergestellt wird, und 4. das Aneurysma arteriovenosum, bei welchem ein Aneurysma der Arterie mit einer Vene kommuniziert.

Die Angiographie läßt erkennen, daß das zentral vom Kurzschluß gelegene Stück der Arterie meist erweitert, das periphere verengert, gelegentlich auch obliteriert ist (Fick). Außerdem konnte man auf diese Weise die Ausbildung eines mehr oder weniger ausgiebigen Kollateralkreislaufs feststellen, der zur Folge hat, daß nach Unterbindung der Arterie, die zur operativen Behebung des Kurzschlusses ausgeführt wurde, in der Regel keine Ernährungsstörung ihres Versorgungsgebiets aufzutreten pflegt.

Arteriovenöse Kurzschlüsse sind klinisch immer bedeutungsvoll, da sie durch aneurysmatische Erweiterung des venösen Anteils zu Rupturen oder zu Kompressionserscheinungen lebenswichtiger Organe führen können. Besondere Bedeutung kommt ihnen aber deshalb zu, weil sie den Kreislauf und das Herz belasten können. Dies trifft zwar nicht für Kurzschlüsse zwischen kleinen peripheren Arterien und Venen zu. Je größer und zentraler gelegen aber ein Kurzschluß ist, desto größer ist die Gefahr einer wahren Umwälzung der Kreislaufverhältnisse, die eine folgenschwere *Mehrbelastung des Herzens* durch Zunahme des Schlagvolumens bei gleichzeitig hoher Schlagfrequenz führt. Vergrößertes Schlagvolumen und Tachykardie, die sehr regelmäßige Folgen weiter arteriovenöser Kommunikationen sind, bedeuten eine höchst ungünstige Belastung des Herzens, der es auf die Dauer nicht gewachsen ist.

Das *Röntgenbild* des Herzens wird durch die Füllungsdilatation und -hypertrophie aller Herzabschnitte und durch die, trotz hoher Frequenz, großen Pulsationen bestimmt. Man findet demnach einen mehr oder weniger allseits vergrößerten Herzschatten mit verstärkter Rundung beider Herzränder und gelegentlicher Vorwölbung des Pulmonalisbogens. Sehr auffallend pflegen die in Anbetracht der hohen Frequenz ungewöhnlich großen pulsatorischen Exkursionen der Herzschattenränder zu sein. Die Dilatation des Herzens kann sehr hohe Grade erreichen. Beim Versagen des Herzens kann es zur Verschleierung der Lungenfelder und zur diffusen Verstärkung der Gefäßstrukturen der Lungen kommen. Auch ein ein- oder beiderseitiger Hydrothorax ist dann häufig. Der Röntgenbefund kann einem dekompensierten thyreotoxischen Herzen sehr ähnlich sehen.

Von diagnostisch ausschlaggebender Bedeutung für das Bestehen eines arteriovenösen Kurzschlusses ist der Ausfall des sogenannten *Kompressionsversuches*. Gelingt es nämlich, durch Druck auf die Stelle des arteriovenösen Kurzschlusses die Kommunikation zwischen der Arterie und der Vene vorübergehend zu unterbrechen, dann kommt es sofort unter Anstieg des diastolischen und oft auch des systolischen Blutdrucks (Nicoladoni und Israel) zu einer starken Verlangsamung der Herzfrequenz (Schapiro, Branham). Bei gleichzeitiger Beobachtung auf dem Röntgenschirm stellt man neben einer eindrucksvollen Verlangsamung der Herzschattenpulsationen eine oft beträchtliche Verkleinerung des Herzschattens und gelegentlich auch eine Aufhellung der vorher dunklen Lungenfelder fest (Weber, Frey, Eppinger, Rieder, Fick, McGuire, Puchlew), womit die momentane Entlastung des Herzens und des kleinen Kreislaufs augenfällig zum Ausdruck kommt. Manche Autoren sahen ein Hereinrücken des rechten Herzschattenrandes (Caro). Wir selbst sahen eine allseitige Verkleinerung des sofort bradykard werdenden Herzschattens mit gleichzeitiger Aufhellung der Lungenfelder bei einer Frau mit einer arteriovenösen Fistel zwischen der A. und V. iliaca comm. sin. nach Bombensplitterverletzung. Bei der Patientin war es sechs Monate nach der Verletzung zu den ersten Zeichen von Kreislaufinsuffizienz gekommen, die sich allmählich bis zu Aszites, Leberstauung, Ödemen und Lungenstauung gesteigert hatten.

Die letzten Ursachen für die Volumbelastung und Frequenzsteigerung des Herzens sind auch durch den positiven Ausfall des Kompressionsversuches nicht völlig geklärt (Fick). Eines ist jedenfalls sicher: durch die operative Behebung des Kurzschlusses kann die schwere Belastung des Herzens beseitigt werden. Nach der Operation kann sich in Fällen, in denen das Herz noch nicht irreparabel geschädigt ist, mit der Abnahme der Schlagfrequenz und des Schlagvolumens eine prompte Verkleinerung des Herzens mit Schwinden der oft vorhandenen Herzgeräusche einstellen. Selbst beträchtliche, mit Lungen- und Hochdruckstauung einhergehende Dilatationen des Herzens bilden sich noch zurück. Der Eingriff kann noch bei schwerer Herzinsuffizienz lebensrettend wirken.

C. Röntgenpathologie des Herzens und der großen Gefäße

I. Die erworbenen Herzklappenfehler

Die Herzklappenfehler bürden dem Herzen abnorme Druck- und Volumleistungen auf. Sie führen also zu Veränderungen der einzelnen Herzabteilung, wie sie im Kapitel XV beschrieben wurden. Im einzelnen liegen freilich kompliziertere Abweichungen von der normalen Herzdynamik vor. Es sei nur an die häufige Kombination von Insuffizienz und Stenose eines Ostiums oder von relativer Insuffizienz eines Atrioventrikularostiums mit diastolischer Drucksteigerung in der versagenden Kammer erinnert, also an Zustände, welche die vorgeschaltete Herzabteilung im Sinne einer erhöhten Druck- *und* Volumleistung belasten. Dazu kommt, daß die Reaktionen der Dilatation, Hypertrophie und Atrophie, welche die einzelnen Herzabteilungen unter dem Einfluß einer Klappenläsion erfahren, nicht nur vom Grade der Verengerung oder Schlußunfähigkeit eines Klappenapparats abhängen, sondern auch von anderen Faktoren wesentlich mitbeeinflußt werden. So können myokarditische Schädigungen des Herzmuskels Dilatationen einzelner Herzabschnitte zur Folge haben, die durch die hämodynamischen Bedingungen allein nicht zu erklären sind. In anderen Fällen kann eine Myokardfibrose eine Dilatation verhindern und das Herz vor besondere Aufgaben stellen. Dazu kommen schließlich Einflüsse peripherer Regulationen, funktionelle und anatomische Veränderungen der Lungenstrombahn und des Zwerchfells, welche die Arbeitsbedingungen des Herzens wesentlich modifizieren.

Man kann daraus verstehen, daß die röntgenologisch faßbaren, grobmorphologischen Veränderungen des Herzens selbst bei gleichartig scheinenden Abweichungen von der normalen Herzdynamik von Fall zu Fall sehr verschieden sein können. Diese Verschiedenheiten schränken den diagnostischen Wert des Röntgenbefundes zwar ein, geben aber anderseits oft wertvolle Hinweise auf das Hereinspielen muskulärer Schädigungen des Herzens oder mancher zusätzlicher peripherer Mechanismen.

1. Mitralstenose

Wenn auch bekanntlich die Stenose des Mitralostiums mit einer Schlußunfähigkeit der Klappen verbunden zu sein pflegt, so ist es doch berechtigt, von einer Mitralstenose zu sprechen, wenn die Stenosierung des Ostiums funktionell so sehr im Vordergrund steht, daß sie die Dynamik beherrscht. Diese Fälle sind es auch, die für die Commissurotomie in erster Linie in Betracht kommen. Ihre röntgenologische Erfassung hat daher in den letzten Jahren an Bedeutung gewonnen.

Das Röntgenbild der Mitralstenose ist charakterisiert durch die Ausfüllung der Herzbucht mit Verkleinerung oder Schwund des Aortenknopfs, durch den steil und flach zum Zwerchfell abfallenden linken Herzrand und den häufig rechts sichtbar werdenden linken Vorhof. Dieser Befund, der sich leicht aus den hämodynamischen Bedingungen dieses Klappenfehlers ableiten läßt, ist für diesen Klappenfehler so charakteristisch, daß HOLZMANN geradezu von „mitralstenotischer Konfiguration" spricht.

Die Mitralstenose hat zur Folge, daß der linke Vorhof seinen Inhalt gegen einen erhöhten Widerstand zu entleeren hat. In einer Minderzahl der Fälle ist er dazu vermittels einer hypertrophischen Wandverdickung und ohne nennenswerte Ausweitung imstande. Dann ergibt sich ein Röntgenbild, das sich vom normalen nicht unterscheidet, denn die bloße Verdickung der Vorhofwandung ist nicht erkennbar. Eine solche praktisch reine Hypertrophie des linken Vorhofs findet man nicht nur bei rezenter, sondern auch bei jahrelang bestehender Mitralstenose. Die Feststellung eines normal großen linken Vorhofs schließt also das Vorliegen einer Mitralstenose nicht aus. Diese röntgenologisch symptomlosen Fälle sind meist gutartig und weisen keine Kreislaufstörungen auf; sie betreffen meist Frauen, bei denen oft keine Polyarthritis, keine Tonsillitis oder Chorea in der Anamnese zu ermitteln ist.

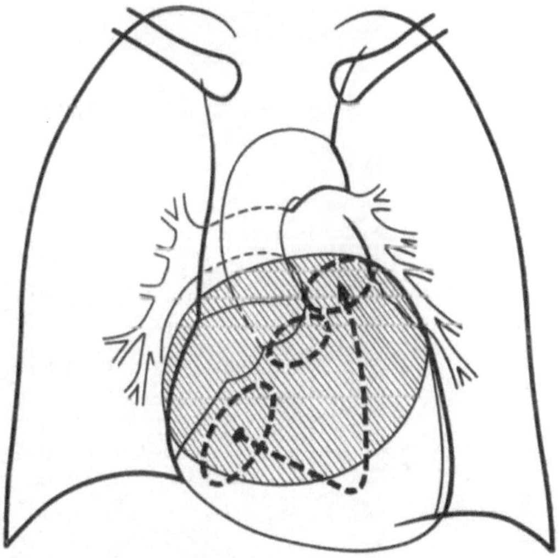

Abb. 75. Mitralstenose mit rechts randbildendem linkem Vorhof und vollständiger Ausfüllung der Herzbucht durch die erweiterte Pulmonalis und das linke Herzohr, das durch den ausgeweiteten Conus pulmonalis vorgetrieben wird

In der Regel aber kommt es zur Widerstandsdilatation und -hypertrophie des linken Vorhofs. Diese hat — wie S. 110ff. ausgeführt wurde — zur Folge, daß sich das linke Herzohr verstärkt im unteren Abschnitt der Herzbucht vorwölbt (Abb. 82) und daß der linke Vorhof entweder als dichterer Kernschatten innerhalb des rechten Herzrandes erscheint (Abb. 81) oder daß er den rechten Herzrand als abnormer dritter Bogen überschreitet. Regelmäßig erkennt man nun in den Schrägstellungen (s. S. 110ff.) und bei transversalem Strahlengang die für die Diagnose der Mitralklappenfehler so wichtige Vergrößerung des linken Vorhofs.

Die hypertrophische Dilatation des linken Vorhofs kann ohne hämodynamische Folgen für den Lungenkreislauf und das rechte Herz bleiben, wenn der Vorhof mit ihrer Hilfe seinen Inhalt vollständig und ohne Erhöhung des vorhofdiastolischen Drucks in die linke Kammer fördert. Dann bleiben auch die Gefäßstrukturen der Lungen normal, und es fehlen Zeichen einer Hypertrophie der rechten Kammer. In der Regel aber ist die hypertrophische Dilatation des linken Vorhofs mit einem diastolischen Druckanstieg im Vorhof und einer Drucksteigerung im venösen Schenkel der Lungenstrombahn verbunden. Das daraus resultierende verminderte Druckgefälle im Lungenkreislauf erfordert von der rechten Kammer eine gesteigerte Druckleistung, die sie durch eine reine Wandhypertrophie oder durch eine Widerstandsdilatation und -hypertrophie aufzubringen vermag. S. 99ff. wurde ausgeführt, daß der Herzschatten dadurch jene Form erhält, die man als mitrale Konfiguration bezeichnet. Diese wird noch dadurch verstärkt, daß der ausgeweitete Conus pulmonalis das vergrößerte linke Herzohr in die Herzbucht vortreibt (Abb. 75) und daß sich darüber der dilatierte Pulmonalisstamm vorwölbt.

Der linke Kammerbogen fällt bei der Mitralstenose flach und steil zum Zwerchfell ab, was durch die verringerte Füllung und Atrophie der linken Kammer bedingt ist. Daher ist der transversale Herzdurchmesser nicht vergrößert, oft sogar auffallend klein. Die Kleinheit der linken Kammer kommt oft am besten in linker vorderer Schrägstellung zum Ausdruck, in der man den linken Kammerbogen unterhalb des kranial angrenzenden Buckels des vergrößerten linken Vorhofs steil zum Zwerchfell abfallen sieht (Abb. 82, 86, 90). Wenn die Verlängerung der rechten Kammer von der Ausfluß- auf die Einflußbahn übergegriffen hat, kommt es zu einer leichten Vergrößerung des transversalen Herzdurchmessers, und zwar überwiegend nach links, wobei der linke Herzrand im unteren Abschnitt

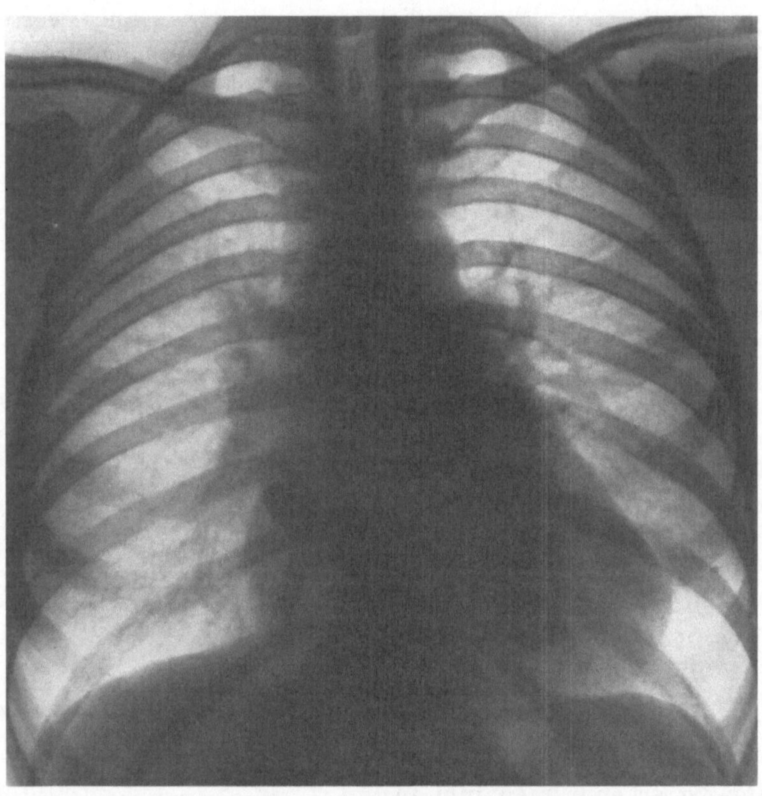

Abb. 76. Mitralstenose mit Hypertrophie und Elongation der Ein- und Ausflußbahn der rechten Kammer, kleiner linker Kammer und mäßig vergrößertem, rechts eben randbildendem linkem Vorhof. Die Herzspitze wird von der rechten Kammer gebildet und führt durch eine abgerundete Winkelbildung am linken Herzrand zum Bild eines Cœur en sabot. 38jährige Frau

mit einer abgerundeten Winkelbildung medialwärts zum Zwerchfell umbiegen kann, so daß man an ein Cœur en sabot erinnert wird (Abb. 76).

Dem steilen und flachen Abfall des linken Herzschattenrandes als Zeichen einer kleinen atrophischen linken Kammer kommt für die Unterscheidung der reinen Mitralstenose von der Kombination mit einer hämodynamisch wirksamen Mitralklappeninsuffizienz große Bedeutung zu. Denn wenn ein verstärktes Ausladen eines stark gerundeten und verlängerten linken Herzrandes auf das Vorhandensein einer hypertrophischen Dilatation der linken Kammer hinweist, kann man praktisch sicher sein, daß keine reine Mitralstenose vorliegt, sondern daß auch eine hämodynamisch wirksame Insuffizienz der Mitralklappen vorhanden ist (Abb. 92, 93). Es ist in letzter Zeit mehrfach — auch von chirurgischer Seite — behauptet worden, daß die Mitralstenose mit einer hypertrophischen Dilatation der linken Kammer einhergehen könne. Demgegenüber muß festgestellt werden, daß — abgesehen von einer Kombination der Mitralstenose mit arteriellem Hochdruck (Abb. 77) oder mit einer Aortenklappeninsuffizienz (Abb. 91*b*) — eine allseits dilatierte hypertrophische linke Kammer für das Vorhandensein einer Schlußunfähigkeit der Mitralklappen spricht.

Die buckelige Vorwölbung des Pulmonalbogens ist der Ausdruck für die dynamische, vielleicht auch schon anatomisch fixierte Dilatation des Pulmonalisstamms als Folge des erhöhten Drucks im Lungenkreislauf. Diese Dilatation beschränkt sich nicht auf den Pulmonalisstamm, sondern betrifft auch die großen arteriellen Verzweigungen in den Hili und deren Umgebung. Das führt zu Vergrößerung der Hilusschatten und zur Verbreiterung der perihilären Gefäßstrukturen. Die Hilusschatten lassen oft schon auf dem Röntgenschirm systolisch-expansive Pulsationen erkennen. Oft kann man eine im Laufe der Jahre fortschreitende Zunahme der Erweiterung der Pulmonalis und ihrer großen Äste beobachten, was durch zunehmende Sklerose der großen Arterien bedingt sein, aber auch dadurch zustande kommen kann, daß der Widerstand und Druck im Lungenkreislauf durch eine Sklerose der kleinen peripheren Arterien und der Arteriolen angestiegen ist.

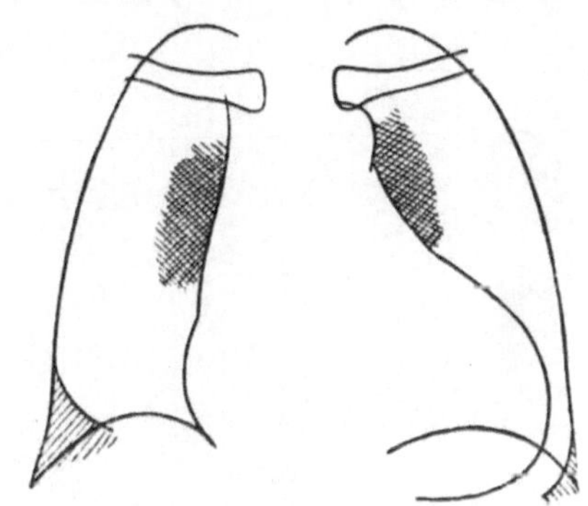

Abb. 77. Mitralstenose mit arteriellem Hochdruck. (61jährige Frau, Blutdruck *155*/Vfl, vor zwei Jahren *185*/Vfl.) Großes, im Prinzip aortisch konfiguriertes Herz mit seichter Herzbucht und beträchtlicher Lungenstauung. Der stark vergrößerte linke Vorhof und die normale Weite der Aorta sprachen gegen das Vorliegen eines einfachen dekompensierten (mitralisierten) Hochdruckherzens und machten auch röntgenologisch das Vorhandensein eines Mitralklappenfehlers wahrscheinlich

In vielen Fällen mit klinischen und röntgenologischen Zeichen einer hypertrophischen Dilatation der rechten Kammer und einer starken Ausweitung des Pulmonalisstamms und seiner großen perihilären Verzweigungen fällt die relative Zartheit und Spärlichkeit der peripheren arteriellen Gefäßstrukturen der Lungen auf (Dexter, Gorlin und Goodwin, Bolt, Actis-Dato, Fleischner und Sagall, Hornykiewytsch u. a.). Durch angiographische Untersuchungen konnte Bolt zwei Typen dieser peripheren arteriellen Gefäßenge unterscheiden, und zwar eine mit abrupter Verengung der zentral stark ausgeweiteten Arterien und eine mit allmählicher Kaliberabnahme. Die erste Form soll einer irreversiblen Verengung, die zweite einer funktionellen und reversiblen Engstellung der größeren Arterien der Lungen entsprechen. Fleischner konnte nach erfolgreicher Commissurotomie eine Erweiterung der vorher enggestellten arteriellen Gefäße im Röntgenbild beobachten, die allerdings erst nach sehr verschiedenen Zeiträumen von einigen Monaten bis zu zwei Jahren eintrat. Aus solchen Befunden, die auch der Verfasser erheben konnte (Abb. 78*a* und *b*), geht hervor, daß es bei Mitralklappenfehlern — wie übrigens auch beim Emphysem — eine funktionelle Engstellung der arteriellen Gefäßverzweigungen der Lunge gibt, die an die von v. Euler und Liljestrand beschriebene Verengung der kleinsten Arterien und Arteriolen bei mangelhafter O_2-Versorgung des Lungenparenchyms erinnert. Eine solche Engstellung ist geeignet, den Widerstand im Lungenkreislauf in verhängnisvoller Weise zu erhöhen und dem rechten Herzen eine zusätzliche schwere Last aufzubürden. Tatsächlich kann man beobachten, daß es mit der Verengung der peripheren Lungenarterien oft zur zunehmenden Dilatation und schließlich zur Dekompensation des rechten Herzens kommt. Solche Beobachtungen zeigen freilich, daß die Verengung der Pulmonalarterien nicht immer die Ursache einer pulmonalen arteriellen Drucksteigung und eines dadurch bedingten Versagens des rechten Herzens sein muß, sondern daß sie auch die Folge eines Druckabfalles im Lungenkreislauf durch Versagen des rechten Herzens sein könnte. Gegen diese Möglichkeit spricht auch nicht das Bestehenbleiben einer Dilatation des Pulmonalisstamms und seiner großen zentralen Verzweigungen, da sich eine anatomisch fixierte Gefäßerweiterung dem Absinken des Blutdrucks nicht oder nur sehr unvollkommen anzupassen vermag. Im allgemeinen läßt sich eine starke Ausweitung des

Pulmonalisstamms und seiner großen Äste mit Wahrscheinlichkeit auf eine sekundäre Pulmonalsklerose schließen. Sie ist jedoch kein sicheres Zeichen dafür, daß der Druck in der Pulmonalarterie erhöht bzw. noch erhöht ist.

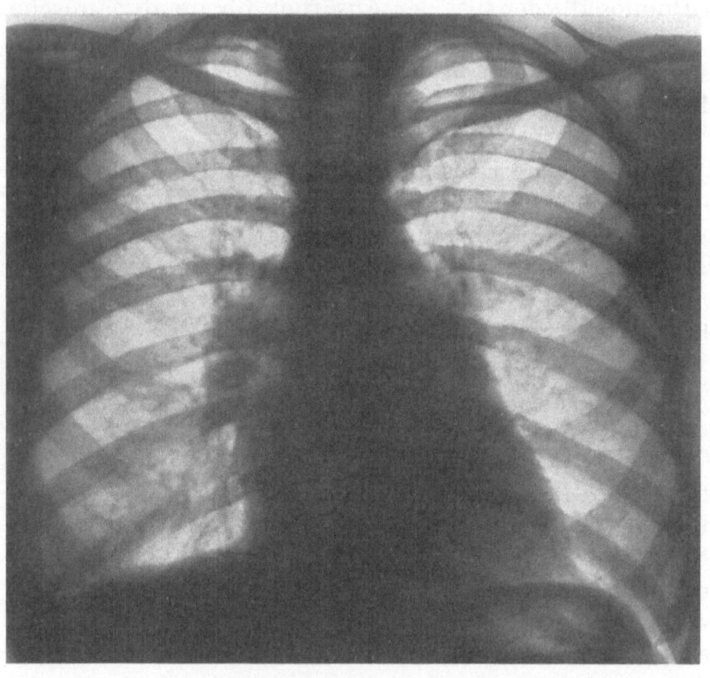

a

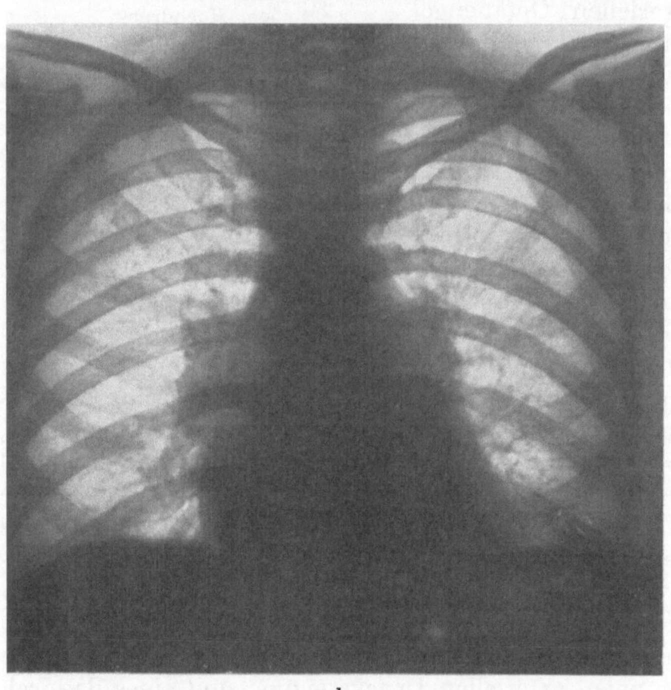

b

Abb. 78 a und b. Mitralstenose, 46jährige Frau.
a Vor Commissurotomie b 26 Tage nach Commissurotomie (s. Text)

Die Vorwölbung des Pulmonalisbogens zeigt manchmal exzessive Grade, so daß er als mächtiger Buckel nach links-vorne ausladen kann. Die starke Dilatation des Pulmonalisstamms, die solchen Befunden zugrunde liegt, wird durch die von KUGEL und EPSTEIN sowie von H. CHIARI beschriebene rheumatische Wandschädigung der Pulmonalarterie zumindest begünstigt. So kann es manchmal zur Ausbildung eines spindeligen Pulmonalisaneurysmas kommen (H. SPITZER). Starke Ausweitungen des Pulmonalisstamms finden sich auch bei der häufigen Kombination von Mitralstenose und Emphysem (Abb. 79).

Die bei Mitralstenose meist vorhandene Verkleinerung oder das völlige Verschwinden des Aortenknopfs ist nicht durch mangelhafte Füllung der Aorta bedingt, sondern ist hauptsächlich eine Folge der Linksdrehung des Herzens und der eben erwähnten Ausweitung des Pulmonalisstamms. Die dilatierte und elongierte Pulmonalis steigt nämlich so hoch hinauf, daß das distale Stück des Aortenbogens, das den Aortenknopf bildet, hinter die Pulmonalis zu liegen kommt und von dieser mehr oder weniger gedeckt wird. Daher ist auch die KREUZFUCHSsche Bestimmung des Aortendurchmessers in diesen Fällen nicht möglich. Diese gelingt jedoch zumeist, wenn durch eine Verlängerung und Erweiterung der Aorta der Aortenknopf über der Pulmonalis zum Vorschein kommt, wie man dies etwa bei Atheromatose der Aorta oder bei Kombination der Mitralstenose mit arteriellem Hochdruck sehen kann. Im letzteren Fall können das Hervortreten des Aortenknopfs und des elongierten und verstärkt gerundeten linken Kammerbogens die mitrale Konfiguration oder Mitralstenose geradezu verschleiern (Abb. 77).

Die unter dem Pulmonalisbogen gelegene buckelige Vorwölbung kann durch den *Conus pulmonalis* oder durch das *vergrößerte linke Herzohr* oder durch *beide* erzeugt sein. Manchmal erkennt man an der bogigen Vorwölbung einen Doppelkontur, wenn das linke Herzohr als blässerer Schatten den Conus überragt. Je stärker aber die Erweiterung des Conus und die Linksdrehung des Herzens sind, um so mehr verschwindet das linke Herzohr hinter dem Conus, wodurch dieser schließlich allein randbildend werden kann (ASSMANN). Im Vorderbild ist eine Entscheidung oft nicht möglich, ob die buckelige Vorwölbung dem Conus oder dem linken Herzohr angehört, jedoch gelingt sie durch Drehung des Patienten hinter dem Schirm. Denn wenn der Buckel dem Conus angehört, dann tritt er bei Linksdrehung stärker hervor und verschwindet bei Rechtsdrehung. Das umgekehrte ist der Fall, wenn er durch das dorsal vom Conus gelegene vergrößerte linke Herzohr gebildet wird. In Fällen, bei denen das Herzohr genau hinter den Conus zu liegen kommt, bleibt der Buckel sowohl bei Drehung nach rechts als auch nach links bestehen. Der Buckel des Conus pulmonalis gibt wertvolle Anhaltspunkte über die Größe der rechten Kammer und erlaubt darüber hinaus Schlüsse auf die Größe der linken Kammer (s. S. 147).

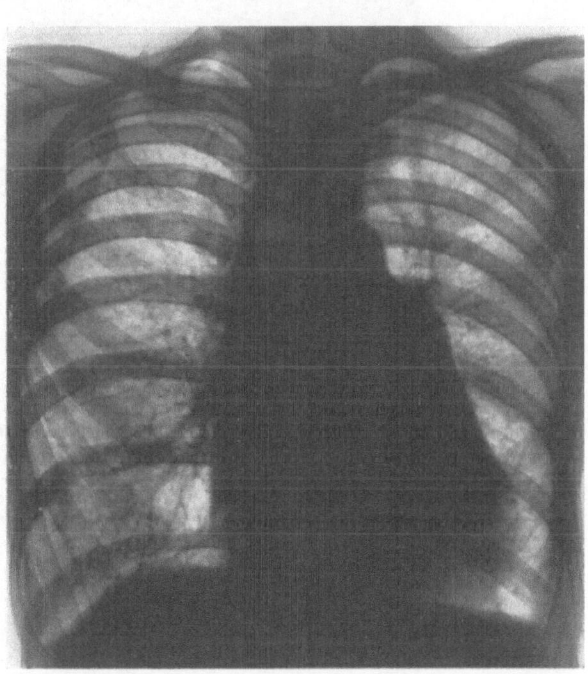

Abb. 79. Mitralstenose und Emphysem. Besonders starke buckelige Vorwölbung des Pulmonalisbogens

Der vergrößerte linke Vorhof wird in mindestens der Hälfte aller Fälle von Mitralstenose an der rechten Seite des Herzschattens sichtbar (LUTEMBACHER, ASSMANN), was durch die oben erwähnte Linksdrehung des Herzens begünstigt wird. Oft ist er nur als dichterer Doppelkontur innerhalb des rechten Herzschattenrandes erkennbar (Abb. 76, 90*a*), dessen dorsale Lage durch Drehung des Patienten hinter dem Schirm leicht festzustellen ist. Oft überragt aber der linke Vorhof den rechten in Gestalt eines abnormen dritten Bogens, der den Herzgefäßwinkel ausfüllt (Abb. 75). Bei höhergradiger Dilatation kann der linke Vorhof den rechten weit nach rechts überragen, so daß letzterer nunmehr innerhalb des rechten Herzschattenrandes als dichterer Doppelkontur erkennbar ist, von dessen ventraler Lage man sich durch rotierende Untersuchung leicht überzeugen kann. Bei den höchsten Graden der Dilatation kann der linke Vorhof als mächtige, weit in die rechte Thoraxhälfte ragende und bis an das Zwerchfell heranreichende, einfach bogig begrenzte Schattenmasse den ganzen rechten Herzrand bilden. Dadurch kann der Herzschatten eine beträchtliche Verbreiterung nach rechts erfahren. Der rechte Vorhof, der durch den enorm vergrößerten linken nach links-vorne verdrängt wird, läßt sich dann innerhalb dieser Schattenmasse nicht mehr abgrenzen.

Es ist in solchen Fällen von diagnostischer Bedeutung, daß die Speiseröhre nach *links*-hinten verdrängt zu sein pflegt (s. S. 114). Jedoch kann die Unterscheidung eines derart vergrößerten linken Vorhofs von einem abgesackten perikardialen oder mediastinalen Erguß oder einer Cölomzyste auf große Schwierigkeiten stoßen.

Ausnahmsweise kann ein exzessiv großer linker Vorhof Druckusuren an der Brustwirbelsäule erzeugen, wie man sie bei Aortenaneurysmen sieht (ASWORTH und JONES).

In jenen Fällen, bei denen der vergrößerte linke Vorhof nicht auf der rechten Seite des Herzschattens sichtbar wird, gibt die Untersuchung in den beiden Schrägstellungen und in transversalem Strahlengang mit Kontrastfüllung der Speiseröhre verläßliche Auskunft über die Größe des linken Vorhofs (s. S. 113ff.).

Die Vergrößerung des linken Vorhofs ist dem Grade der Stenosierung des Mitralostiums keineswegs proportional. Es ist dies gewiß zum Teil auf die oft gleichzeitig vorhandene Schlußunfähigkeit der Mitralklappen zurückzuführen. Von besonderer Bedeutung ist aber natürlich die Beschaffenheit des Myokards. Eine myokarditische Schädigung der

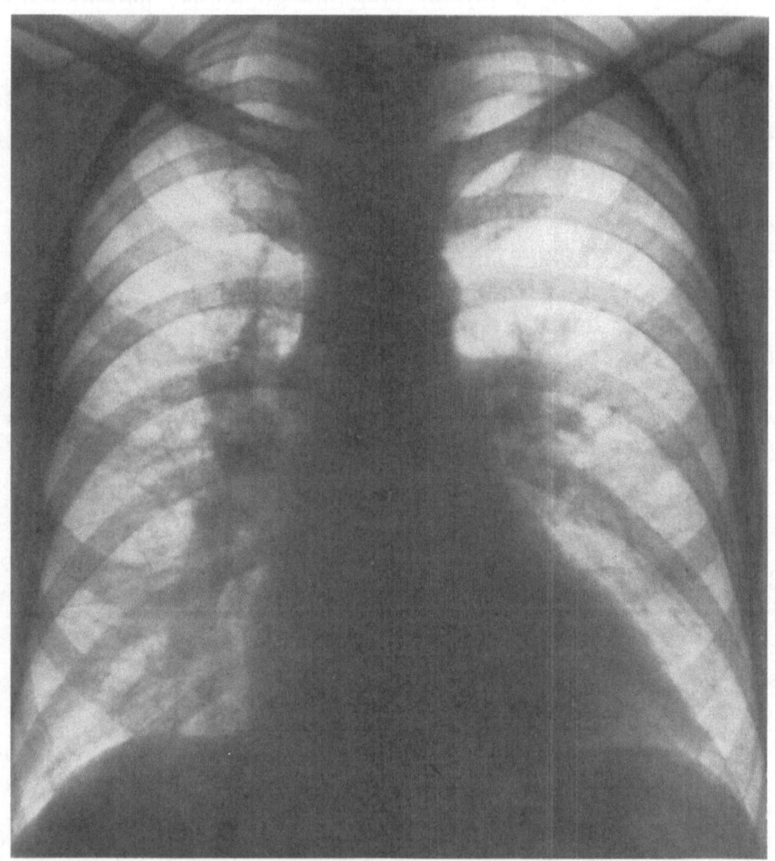

Abb. 80. Mitralstenose bei beträchtlichem Zwerchfelltiefstand durch Emphysem. 53jähriger Mann. Klinische Annahme einer Lungenfibrose. Erst der röntgenologische Nachweis des vergrößerten linken Vorhofs führte zur richtigen Diagnose. Bei dem Patienten wurde die Commissurotomie mit Erfolg durchgeführt

Vorhofwandung kann zu hochgradiger myogener Dilatation, die auch als aneurysmatische Ausweitung bezeichnet wurde, führen (Bramwell und Duguid, Lutembacher, Holzmann). Anderseits kann eine schwielige Endokardfibrose die Ausweitung des Vorhofs verhindern. Jedenfalls gibt es Knopflochstenosen mit kleinem linkem Vorhof und relativ geringgradige Stenosen des Mitralostiums mit ansehnlicher Vergrößerung des linken Vorhofs, ohne daß man im einzelnen Fall die Gründe für diese Verschiedenheiten angeben könnte.

Auch *zwischen dem Grade der Lungenstauung und der Größe des linken Vorhofs besteht keinerlei Parallelität.* Man kann bei relativ kleinem linkem Vorhof eine hochgradige Lungenstauung und nach geringer körperlicher Anstrengung das Auftreten einer akuten Drucksteigerung im Lungenkreislauf bis zum Lungenödem sehen. Anderseits kann man bei starker Vorhofvergrößerung die Zeichen einer Lungenstauung nur geringgradig ausgeprägt finden oder völlig vermissen, wobei es dahingestellt bleiben muß, ob der große

Vorhof ein vermehrtes Blutangebot gleichsam als Depotorgan aufzufangen imstande ist oder ob er durch seine Dehnung und vermehrte Anfangsspannung eine größere Kompensationsbreite besitzt als ein nur wenig dilatierter Vorhof. Vor allem spielt aber das von der Größe des linken Vorhofs gänzlich unabhängige Verhältnis zwischen der Leistung des rechten und linken Herzens eine überragende Rolle für das Auftreten und den Grad einer Lungenstauung (s. unten).

Verkalkungen der Mitralsegel (Abb. 174, 175) sind bei Mitralstenose als wichtiger Befund zu betrachten, insbesondere wenn ein chirurgischer Eingriff in Erwägung gezogen wird; denn Klappenverkalkungen können bei der Commissurotomie Schwierigkeiten bereiten und nach ihrer gewaltsamen Sprengung eine Insuffizienz des Klappenapparats hinterlassen. Bei Durchleuchtung mit harter Röntgenstrahlung und eng gezogener Blende

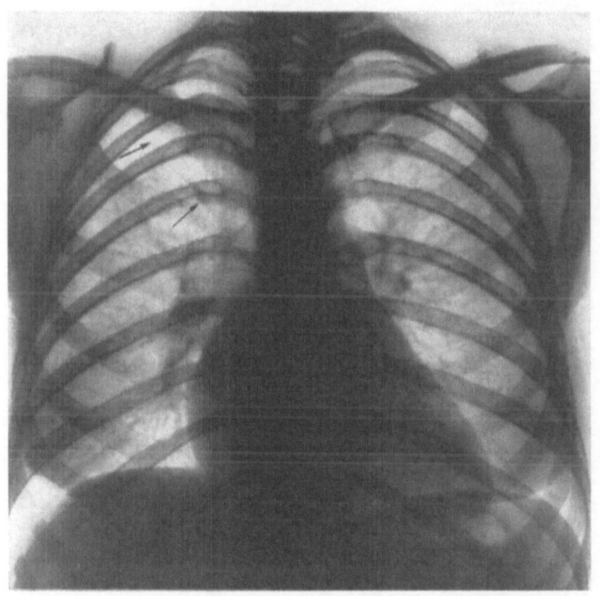

a

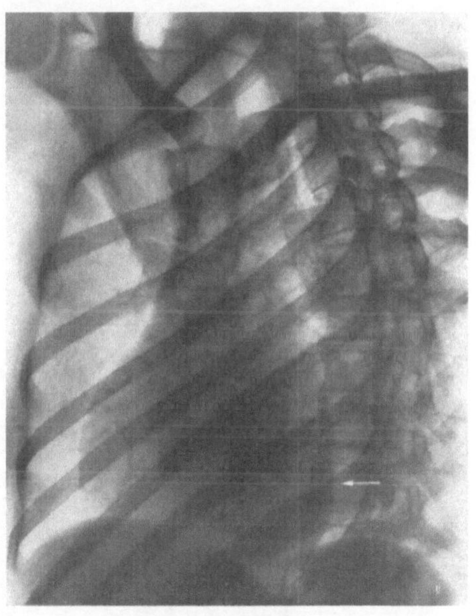

b

Abb. 81*a* und *b*. Mitralstenose bei Zwerchfelltiefstand. Infolge des Zwerchfelltiefstandes ist die Ausfüllung der Herzbucht durch den ausgeweiteten Conus und die A. pulmonalis nur gering. Der linke Vorhof ist innerhalb des rechten Herzrandes als Doppelkontur sichtbar. Im linken vorderen Schrägbild (*b*) erkennt man die Unterteilung des linken Herzschattenrandes in den Vorhofbogen und den flachen, steil zum Zwerchfell abfallenden Bogen der linken Kammer (Pfeil). Nebenbefund: Lobus venae azygos (schwarze Pfeile)

lassen sie sich oft einwandfrei feststellen und durch ihre Lage und ihre pulsatorischen Exkursionen identifizieren (s. S. 223f.).

Von praktischer Bedeutung für den Chirurgen können auch röntgenologisch nachweisbare *Wandverkalkungen* und *verkalkte wandständige Thromben des linken Vorhofs* sein (Hanley et al., Young und Schwedel, B. S. Epstein, Jürgens et al., Vickers et al., u. a.). Die relativ seltenen Wandverkalkungen rheumatischer Genese scheinen meist subendokardial zu liegen oder auch die inneren Muskelschichten der dünnen Vorhofwandung zu betreffen. Sie können daher nur bei tangentialem Strahlengang als dünne Schattenstreifen an der Herzhinterwand nachweisbar werden. Bei manchen als Vorhofwandverkalkungen gedeuteten Abbildungen der Literatur gewinnt man den Eindruck perikardialer Verkalkungen. Jürgens et al. empfehlen als bestes Verfahren zum Nachweis die Tomographie. Dem Verfasser scheinen kurzzeitige Hartstrahlaufnahmen nach sorgfältiger rotierender Durchleuchtung zur Erfassung solcher Verkalkungen am besten. Entsprechend ihrer meist endokarditischen Genese sind Verkalkungen der Wand des linken Vorhofs fast immer mit einem flimmernden Mitralvitium und anderen Klappenfehlern vergesellschaftet. Verkalkte parietale Thromben gehören meist dem Herzohr an; sie können unregelmäßig begrenzte, gelegentlich recht dichte Schatten ergeben.

Abnorme Raumverhältnisse im Brustkorb können das Röntgenbild der Mistralstenose in verschiedener Weise beeinflussen. Schon S. 102 wurde darauf hingewiesen, daß der *Zwerchfelltiefstand* der Anhebung und Vorwölbung des erweiterten Conus und der A. pulmonalis in die Herzbucht und damit dem Zustandekommen einer mitralen Konfiguration entgegenwirkt (Abb. 80, 81*a* und *b*). An Stelle des Conus und der A. pulmonalis kann allerdings nunmehr häufiger das vergrößerte linke Herzohr als flacher Buckel hervor-

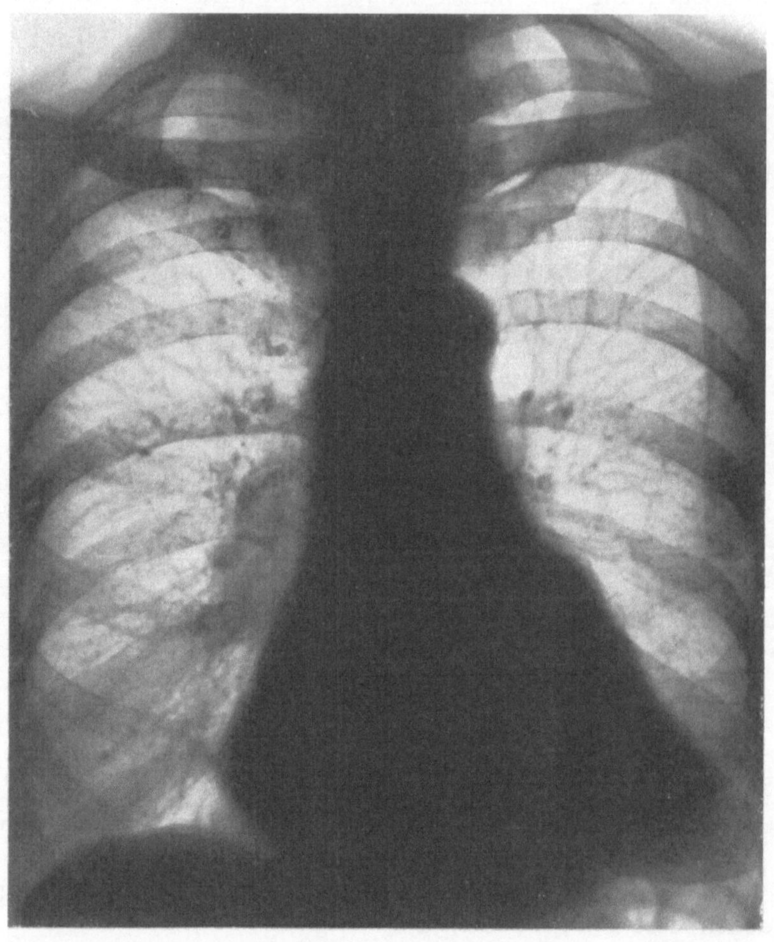

Abb. 82. Mitralstenose mit buckeliger Vorwölbung des linken Herzohrs und Erhaltung der Herzbucht durch Streckung der Pulmonalis bei Zwerchfelltiefstand. 76jährige Frau

treten, da der linke Vorhof durch die Rechtsdrehung, welche das Herz unter dem Einfluß des Zwerchfelltiefstandes erfährt, von links-hinten herausgedreht wird (Abb. 82, 83). Durch dieses flachbuckelige Hervortreten des linken Herzohrs oberhalb des linken Kammerbogens kann die mitrale Konfiguration bis zu einem gewissen Grade erhalten bleiben.

Während die Rechtsdrehung des Herzens das Erscheinen des linken Vorhofs auf der linken Seite begünstigt, wirkt sie seinem Randbildendwerden auf der rechten Seite entgegen, so daß er in Fällen von Zwerchfelltiefstand seltener und in geringerem Ausmaß rechts sichtbar ist als bei normalem Zwerchfellstand. Schließlich erfährt auch die Hinterwand des Vorhofs durch den Tiefstand des Zwerchfells eine Änderung im Sinne einer

Streckung, so daß der Vorhof kleiner erscheint, als er tatsächlich ist. Dazu kommt, daß bei vasolabilen und ptotischen Asthenikern das Herz und damit auch der linke Vorhof eine orthostatisch bedingte Verkleinerung durch mangelhaften Blutzufluß erfahren kann. Es empfiehlt sich in solchen Fällen die Untersuchung in horizontaler Rückenlage vorzunehmen (Abb. 84*a*—*c*).

Auch der *Zwerchfellhochstand* beeinflußt das Bild der Mitralstenose. Durch Querlagerung des Herzens kann er gelegentlich dem Zustandekommen der mitralen Konfiguration entgegenwirken (Abb. 85).

Um diese Fehlerquelle des abnormen Zwerchfellstandes nach Möglichkeit auszuschalten, läßt man bei Zwerchfellhochstand tief einatmen, bei Zwerchfelltiefstand ausatmen, wodurch es oft gelingt, normale räumliche Verhältnisse im Brustraum herzustellen.

Das *Versagen des Herzens* kann bei der Mitralstenose zu verschiedenen Bildern führen.

Zunächst sind jene Fälle nicht selten, bei denen es plötzlich und oft wiederholt und flüchtig zum *Lungenödem* kommt (Abb. 86*a* und *b*). Man beobachtet es gelegentlich nach körperlichen Anstrengungen, nach einer Entbindung, nach psychischen Aufregungen; manchmal genügt das Aufsetzen im Bett oder der Gang zur Röntgenuntersuchung. Es ist kein Zweifel, daß dieses Lungenödem durch die vermehrte Blutmenge begünstigt wird, die bei diesen Gelegenheiten aus der Peripherie dem Herzen zugeführt, vom hypertrophischen rechten Herzen in die Lunge befördert, vom linken Herzen aber nicht mehr bewältigt wird (SCHELLONG). Dieses ernste, manchmal unmittelbar zum Tode führende Ereignis beobachtet man verhältnismäßig häufig bei den kleinen oder nur unwesentlich vergrößerten Mitralstenoseherzen mit relativ kleinem linkem Vorhof (s. oben). Die Röntgenuntersuchung zeigt, daß sich dabei die Form und Größe des Herzens nicht zu ändern pflegen und nur in den Lungenfeldern die Zeichen des Lungenödems auftreten.

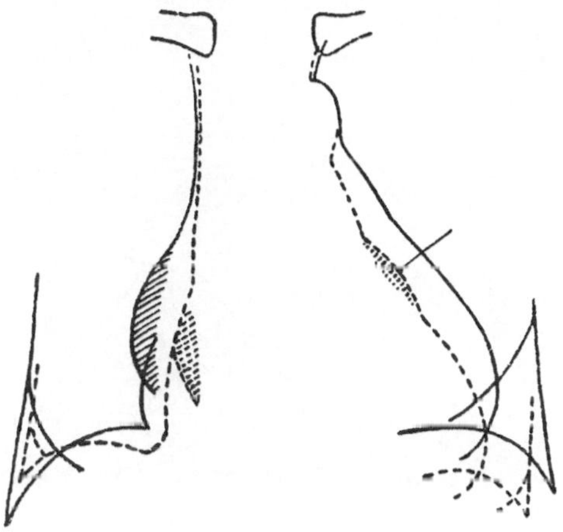

Abb. 83. Verkleinerung des Herzens und Änderung der Herzform bei Mitralstenose nach einer Diurese von 8 l. 46jährige Frau. Nach der Diurese - - - - - - - - ist das Zwerchfell tiefer getreten und das Herz kleiner geworden. Der vorher rechts weit vorspringende linke Vorhof ist in den Herdschatten hineingetreten. Dies mag zum Teil die Folge einer Verkleinerung des Vorhofs sein, doch ist dies gewiß nicht die alleinige Ursache, denn man bemerkt anderseits, daß der linke Vorhof nunmehr auf der linken Seite verstärkt in die Herzbucht ausladt. Die veränderte Sichtbarkeit des linken Vorhofs ist also mindestens teilweise durch eine Rechtsdrehung des Herzens infolge des Tiefertretens des Zwerchfells bedingt

Manchmal sieht man auch ein Lungenödem im Zusammenhang mit Fieber und den klinischen Zeichen einer *katarrhalischen Erkrankung der Lungen* auftreten. Man hat den Eindruck, daß katarrhalische Erkrankungen der Lungen bei Mitralklappenfehlern oft mit wesentlich stärkerer Durchfeuchtung der Lungen einhergehen, als es unter normalen Kreislaufbedingungen der Fall ist (ZDANSKY) (Abb. 87). Es besteht offenbar in diesen Fällen eine Neigung zu besonders starker Flüssigkeitsabscheidung aus den Gefäßen, welche die Bezeichnung der serösen Entzündung im Sinne von EPPINGER verdient. Eine scharfe Trennung von entzündlicher Exsudation und Stauungstranssudation ist in solchen Fällen röntgenologisch nicht zu treffen.

Häufiger als der vermehrte Blutstrom zum Herzen und als entzündlich-katarrhalische Lungenprozesse führt die *zunehmende narbige Schrumpfung der Mitralklappen* zur allmählichen Rückstauung des Blutes in den linken Vorhof und den kleinen Kreislauf und damit zu den Zeichen der *zunehmenden Lungenstauung* und Stauungsinduration (s. S. 351ff.). Manchmal beobachtet man dabei ein Größerwerden des linken Vorhofs. Jedoch soll hier nochmals daran erinnert werden, daß die Größe des linken Vorhofs, die Weite des Mitralostiums und der Grad der Lungenstauung weitgehend voneinander unabhängig sind und daß gerade bei den größten Vorhöfen die Lungenstauung oft gering ist, während sie in Fällen mit kleinen oder relativ kleinen Vorhöfen oft die höchsten Grade erreichen kann.

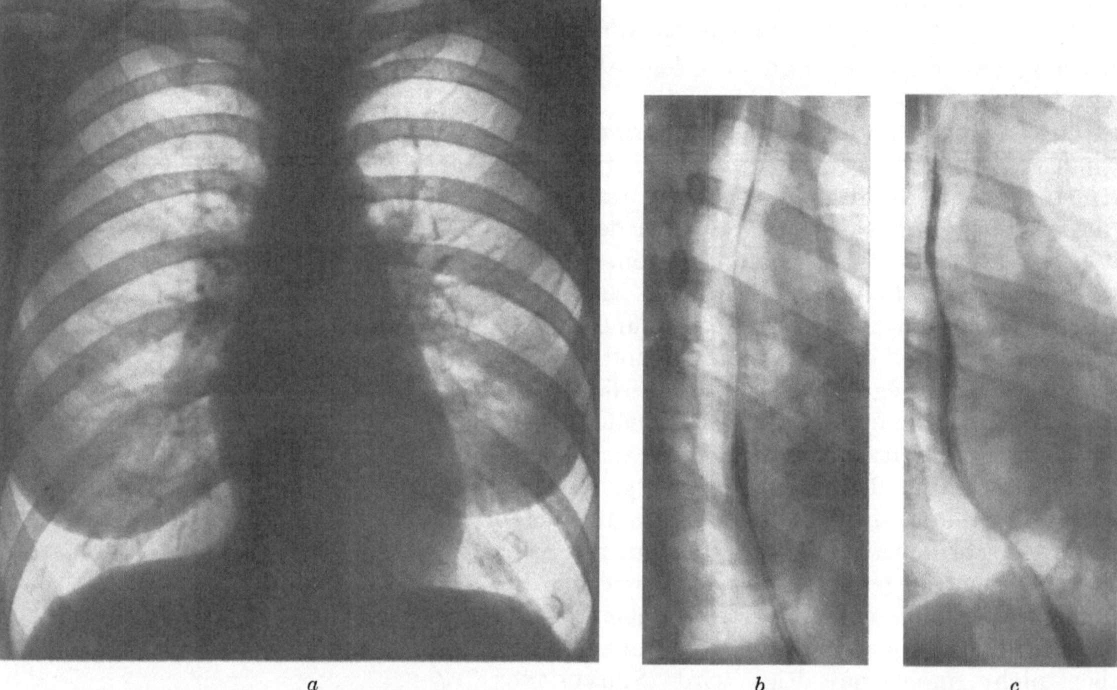

a *b* *c*

Abb. 84*a* bis *c*. Mitralstenose bei einer ptotischen Asthenikerin. 27jährige Frau. Im aufrechten Stand (*b*) erfährt die Herzhinterwand infolge des Zwerchfelltiefstandes eine Streckung, so daß der linke Vorhof normal groß erscheint; erst wenn in Rückenlage (*c*) der Zwerchfelltiefstand behoben und der Blutzufluß zum Herzen verbessert ist, tritt die Vergrößerung des linken Vorhofs durch umschriebene Verlagerung der Speiseröhre zutage

Unter sonst gleichen Bedingungen sind die Zeichen von Lungenstauung um so stärker ausgebildet, je schlechter das linke Herz das ihm zugeführte Blut zu verarbeiten vermag und je kräftiger das rechte Herz seinen Inhalt in die Lunge pumpt. Unter dem Einfluß des hohen Drucks in der rechten Kammer und im Lungenkreislauf können sich die Bögen des Conus und der A. pulmonalis zunehmend in die Herzbucht vorwölben.

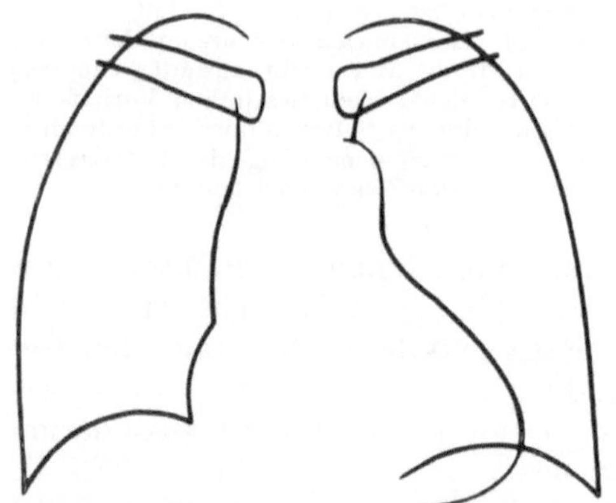

Abb. 85. Mitralstenose bei Zwerchfellhochstand. Die Querlagerung des Herzens wirkt dem Zustandekommen der mitralen Konfiguration entgegen

Mit dem *Versagen des rechten Herzens* gehen die Zeichen der Lungenstauung zurück; die Hilusschatten werden kleiner und schärfer konturiert, die Lungenfelder hellen sich auf, die Intensität der Lungenzeichnung nimmt ab. Das stimmt mit der klinischen Erfahrung überein, daß sich mit dem Eintreten der Rechtsdekompensation die Dyspnoe und Orthopnoe, der Stauungskatarrh und die Hypostasen in den abhängigen Lungenpartien zurückbilden.

Zumeist, aber durchaus nicht immer, sieht man mit dem Eintreten der Rechtsdekompensation die Zeichen der *zunehmenden Dilatation des rechten Herzens* auftreten. Wie schon S. 101 ausgeführt wurde, hat die größerwerdende rechte Kammer — falls kein Zwerchfelltiefstand vorliegt — die Tendenz, sich nach links hin zu entwickeln, wenn sie nicht durch eine vergrößerte linke Kammer daran gehindert wird. Da letztere bei der Mitralstenose klein ist, führt die Größenzunahme der rechten Kammer zu einer vorwiegenden Linksverbreiterung des Herzens, der gegenüber die Rechtsverbreiterung zurücktritt. Der rechte Herzbogen rückt verhältnismäßig wenig lateralwärts, er wird jedoch deutlich länger und fällt oft lateralwärts gegen das Zwerchfell ab, so daß der Herzzwerchfellwinkel sich einem rechten nähert. Der größere Teil des linken Herzrandes oder auch der ganze rechte Herzrand kann nunmehr von der *rechten* Kammer gebildet werden. Die für die Differentialdiagnose zwischen Mitralstenose und Mitralklappeninsuffizienz wichtige Entscheidung, ob die Vergrößerung und Linksverbreiterung des Herzschattens lediglich auf eine Vergrößerung der rechten Kammer oder auch der linken zu beziehen ist, läßt sich nach den S. 101 und 106f. auseinandergesetzten Kriterien meist treffen (Abb. 93).

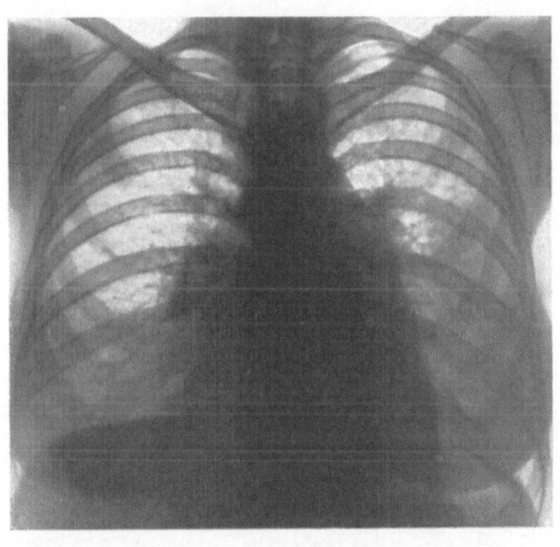

a

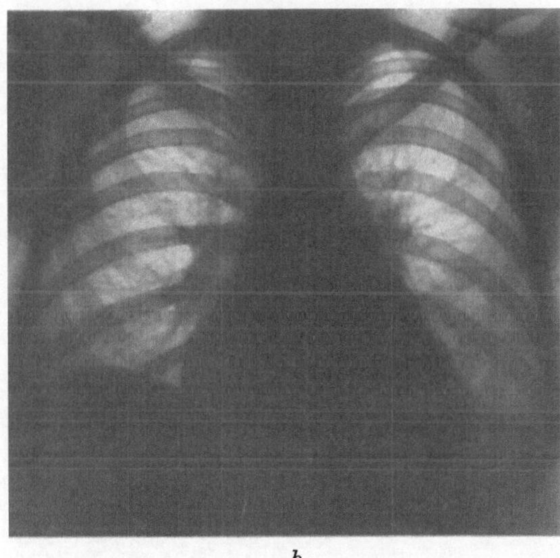

b

Abb. 86 *a* und *b*. Schweres rezidivierendes Lungenödem bei Mitralstenose im fünften Monat der Gravidität. 32jährige Frau.

In der Gravidität kam es wiederholt zu schwerem Lungenödem mit bedrohlichen Hämoptysen. Nach Commissurotomie (*b*) Sistieren der Anfälle von Lungenödem. Hereinrücken des Pulmonalisbogens als Zeichen der verminderten arteriellen pulmonalen Drucksteigerung. Normaler Partus

Graham, Steell und Pawinski haben darauf aufmerksam gemacht, daß bei hohen Drucksteigerungen im Lungenkreislauf eine Schlußunfähigkeit der Pulmonalklappen, also eine *relative Pulmonalklappeninsuffizienz,* zustandekommen kann. Scherf hat auf die verhältnismäßig große Häufigkeit dieses Vorkommnisses hingewiesen und hat dessen Pathogenese und Klinik ausführlich dargelegt. Auf Grund seiner Beobachtungen bevorzugt die relative Pulmonalklappeninsuffizienz bei Mitralstenose das weibliche Geschlecht. Sie ist häufig eine flüchtige Erscheinung; sie erscheint mit dem Ansteigen und verschwindet oft mit dem Absinken des Pulmonalisdrucks. Sie entlastet den kleinen Kreislauf durch den diastolischen Rückfluß einer gewissen Blutmenge, weshalb man mit ihrem Auftreten oft ein Nachlassen der Dyspnoe und Orthopnoe beobachten kann. Für das Zustandekommen der relativen Pulmonalklappeninsuffizienz ist eine besondere Nachgiebigkeit und Dehnung der Pulmonalarterie und ihres Klappenringes Voraussetzung, die vermutlich auf dem Boden einer rheumatisch-entzündlichen Schädigung dieser Teile entsteht und zur „Dissoziation“ der Klappen (H. Chiari) führen kann. Eine Ausweitung des Conus pulmonalis begünstigt noch ihr Zustandekommen. Das *Röntgenbild* der relativen Pulmonalklappeninsuffizienz ist in typischen Fällen sehr charakteristisch (Abb. 88). Man findet nämlich neben den sonstigen Zeichen des Mitralvitiums einen auffallend buckelig vorspringenden und verlängerten Pulmonalisbogen, der sich aus der Herzbucht vorwölbt und an den sich kaudalwärts die meist flachere Vorwölbung des Conus pulmonalis oder des linken Herzohrs und schließlich der verhältnismäßig steil abfallende und flache linke Kammerbogen anschließen. Die Hilusschatten sind stark vergrößert, die Lungenzeichnung ist verstärkt; jedoch fehlen oft die Zeichen einer höhergradigen Lungenstauung, weil die Klappeninsuffizienz — wie schon erwähnt — im Sinne einer Entlastung des kleinen Kreislaufs wirkt (Scherf). Am Pulmonalisbogen und an den Hilusschatten beobachtet man verstärkte systolisch-expansive Pulsationen, die jedoch nur in einer Minderzahl der Fälle den Charakter eines Pulsus celer annehmen (Pezzi). Das Fehlen celerartiger Pulsationen trotz des Vorhandenseins der Klappeninsuffizienz (Assmann, Holzmann) ist als Folge

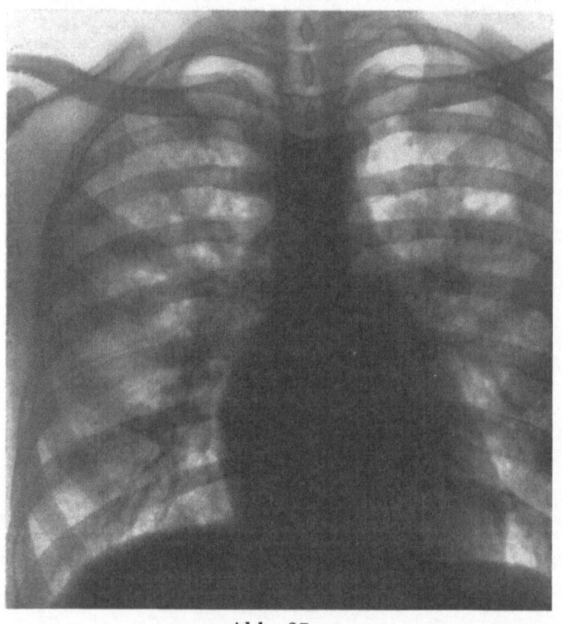

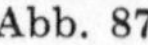

Abb. 87

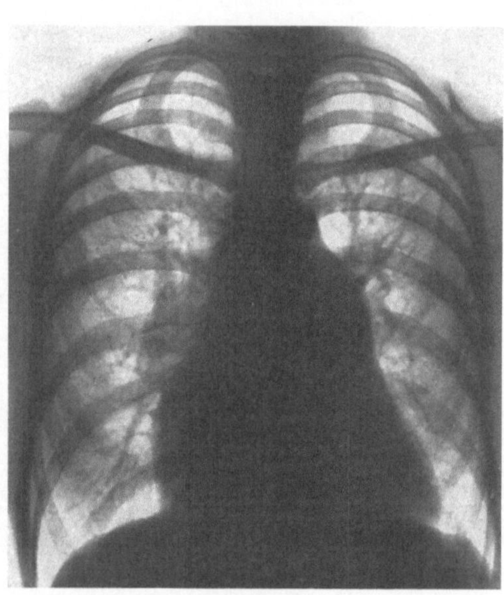

Abb. 88

Abb. 87. Mitralstenose mit Lungenödem bei fieberhafter katarrhalischer Erkrankung. 31jähriger Mann. Seit Kindheit bestehende Mitralstenose. Erkrankung vor zwei Tagen plötzlich mit Atemnot, trockenem Husten und Fieber. In der darauffolgenden Nacht stellte sich rötlich-schaumiger Auswurf ein. Das remittierende Fieber sank lytisch im Laufe der nächsten 14 Tage. Die wolkigen Verschattungen in der Lunge verschwanden in dieser Zeit. Der Herdschatten blieb unverändert

Abb. 88. Relative Pulmonalklappeninsuffizienz bei Mitralstenose

des kleinen Schlagvolumens der Mitralstenose zu betrachten, das keine hinreichende Blutdruckamplitude in der Pulmonalarterie zuläßt. Das geschilderte Röntgenbild ist sehr charakteristisch und erlaubt in Fällen von Mitralklappenfehlern, bei denen es zweifelhaft ist, ob ein am linken Sternalrand hörbares diastolisches Insuffizienzgeräusch durch eine Kombination mit einer Aorten- oder Pulmonalklappeninsuffizienz erzeugt ist, mit an Sicherheit grenzender Wahrscheinlichkeit die letztere Annahme (Schwartz). Es muß jedoch betont werden, daß dieses Röntgenbild nicht für das tatsächliche Bestehen einer relativen Pulmonalklappeninsuffizienz absolut beweisend ist; es zeigt vielmehr nur an, daß sozusagen die anatomischen Voraussetzungen für ihr Auftreten gegeben sind. Wie Scherf betont hat, beobachtet man bei derartigen Patienten nicht so selten mit dem Wechsel der Kraft des rechten Herzens ein Verschwinden und Wiederauftreten des diastolischen Geräusches. Wenn man Gelegenheit hat, dieses Wechselspiel röntgenologisch zu verfolgen, so erkennt man in einem Teil der Fälle, daß mit dem Schwinden des Insuffizienzgeräusches das rechte Herz an Größe zunimmt, der Pulmonalisbogen flacher wird und die Zeichen von Lungenstauung abnehmen. Dies zeigt, daß in gewissen Fällen die relative Pulmonalklappeninsuffizienz verschwinden kann, wenn der Druck in der Pulmonalarterie infolge eines Leistungsversagens des rechten Herzens abfällt und die dynamische Ausweitung des Klappenrings zurückgeht. Oft aber läßt der Röntgenbefund beim Kommen und Gehen der relativen Pulmonalklappeninsuffizienz keine sicheren Veränderungen erkennen.

Gleichartige Bilder wie bei der relativen Pulmonalklappeninsuffizienz können durch eine mit Mitralstenose kombinierte *endokarditische Pulmonalklappeninsuffizienz* erzeugt werden. Diese ist aber ein wesentlich selteneres Vorkommnis (SCHWARTZ und SHELLING).

Die myogene Dilatation beschränkt sich im Stadium der Dekompensation nicht auf die rechte Kammer, sondern erfaßt auch den rechten Vorhof. Auf die Möglichkeit bzw. die Schwierigkeit der Entscheidung, inwieweit die Kammer oder der Vorhof an der Ver-

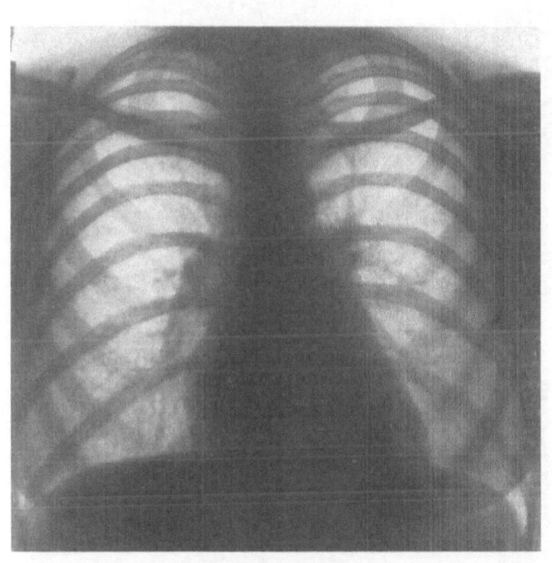

a

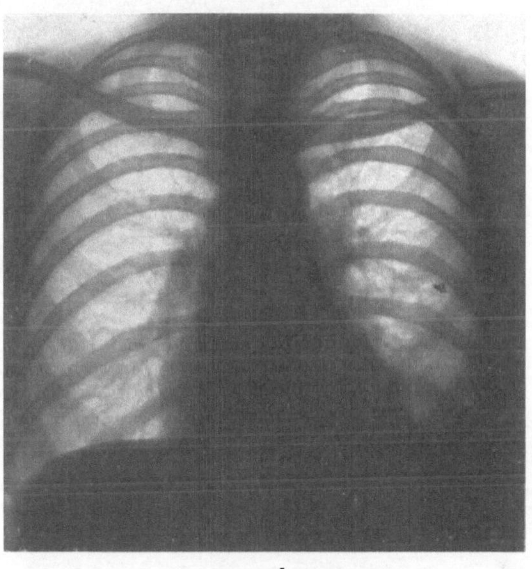

b

Abb. 89*a* und *b*. Mitralstenose vor und nach Commissurotomie. 26jährige Frau. Nicht dekompensierte, jedoch vermindert leistungsfähige Mitralstenose. Kapillardruck bei mäßiger Erregung auf pathologische Werte ansteigend.
a Vor der Commissurotomie, *b* 2½ Monate nach Commissurotomie: Hereinrücken des linken Herzohrs durch Rückbildung der Vergrößerung des linken Vorhofs

größerung des rechten Herzens beteiligt ist, wurde S. 109 hingewiesen. Wenn bei derart vergrößerten Herzen die Lungenstauung geringgradig ausgebildet ist, wenn der Schatten der V. cava superior breiter wird, das rechte Diaphragma durch Leberstauung hochrückt und ein Hydrothorax nachweisbar wird, dann muß mit dem Vorhandensein einer *relativen Trikuspidalklappeninsuffizienz* gerechnet werden. HOLZMANN hat daher vorgeschlagen, diese Änderung des Herzschattens als „trikuspidale Konfiguration" zu bezeichnen.

Mit der Wiederherstellung der Kompensation der rechten Kammer kann eine Verkleinerung des Herzschattens auftreten. Oft geht die Zunahme der Leistung der rechten Kammer mit einer röntgenologisch nachweisbaren Zunahme der Lungenstauung einher, was sich klinisch in einer Verstärkung der Dyspnoe und Orthopnoe äußert.

Die Verkleinerung des Herzschattens nach Wiederherstellung der Kompensation und ausgiebiger Diurese kann auf einer echten Verkleinerung des Herzens beruhen. Die röntgenologische Analyse solcher Herzen zeigt, daß die Verkleinerung ganz überwiegend die rechte Kammer als den am meisten beanspruchten Herzabschnitt betrifft. Die Verkleinerung des Herzschattens kann aber auch teilweise oder ausschließlich auf Resorption eines perikardialen Transsudats beruhen. Es spricht für die Resorption eines Hydroperikards, wenn mit der Verkleinerung des Herzschattens ein rechts randbildender linker Vorhof erscheint und die einzelnen Bögen des Herzgefäßschattens deutlich werden (Abb. 276).

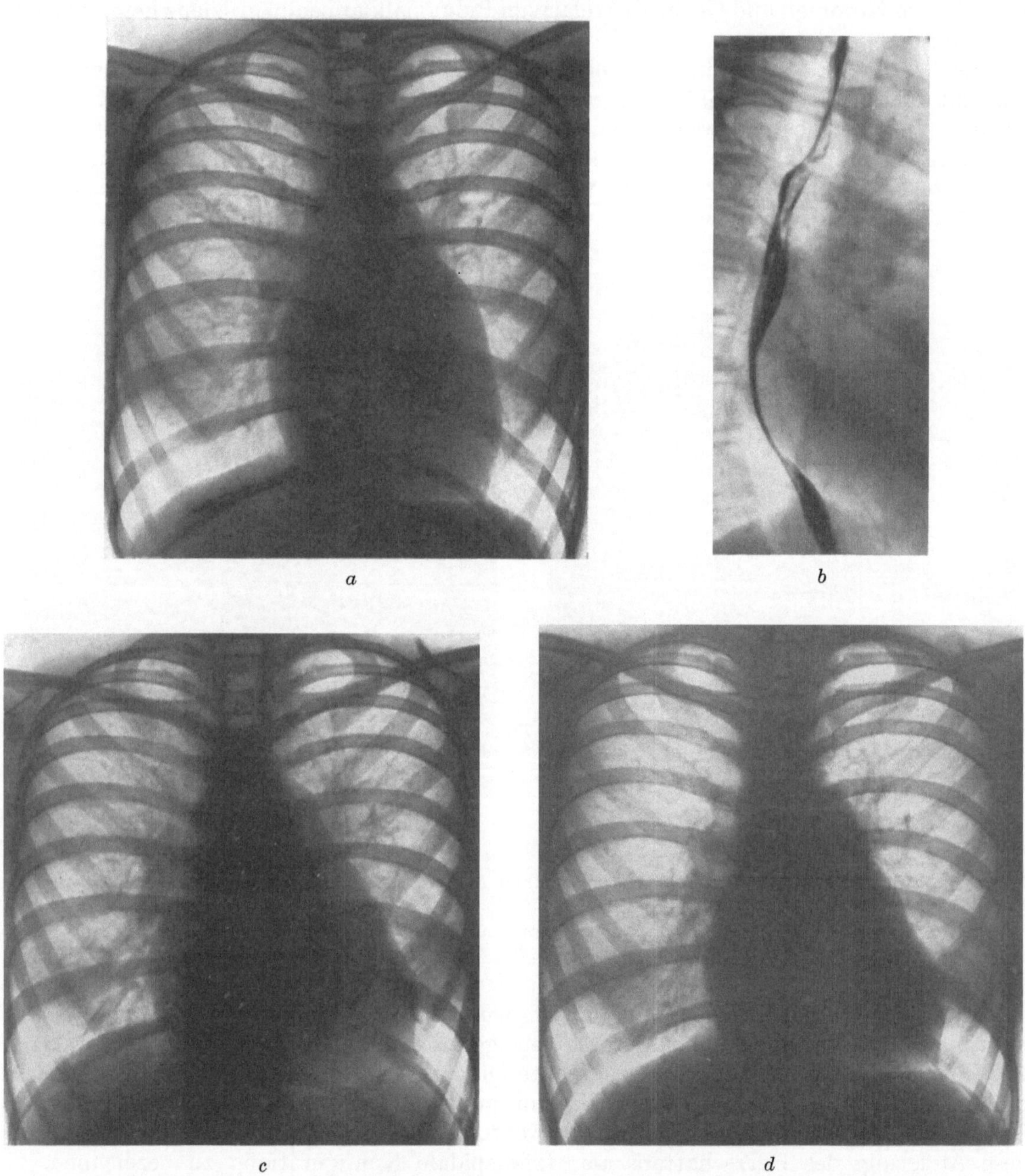

Abb. 90*a* bis *d*. Mitralstenose vor und nach Commissurotomie. 18jähriges Mädchen. Nicht dekompensierte, jedoch leistungsmäßig stark beeinträchtigende Mitralstenose.

a und *b* Vor Commissurotomie. Buckelige Vorwölbung des Conus pulmonalis und des linken Herzohrs über dem steil abfallenden linken Kammerbogen. Innerhalb des rechten Herzrandes erkennbarer linker Vorhofbogen. Starke umschriebene Ausbiegung der Speiseröhre nach hinten.

c 21 Tage nach Commissurotomie. Starke Größenzunahme des Herzens mit Auftreten von Lungenstauung bei endokarditischem Nachschub.

d 5½ Monate nach Commissurotomie. Verkleinerung des Herzens. Geringere Ausfüllung der Herzbucht durch Verkleinerung des linken Vorhofs

Wieweit an einer Verkleinerung des Herzschattens die Verkleinerung des Herzens, wieweit die Resorption eines Hydroperikards beteiligt ist, läßt sich allerdings nicht exakt feststellen.

Die postoperativen Veränderungen, die der Röntgenbefund der Mitralstenose nach Commissurotomie oder Klappensprengung erfährt, spiegeln den erzielten Effekt auf die Hämodynamik des Herzens deutlich wider (Abb. 86*a* und *b*, 89*a* und *b*, 90*a* bis *d*).

Die Behebung der Stenose am Mitralostium führt durch Entlastung des linken Vorhofs zur Herabsetzung der pulmonalen Drucksteigerung und damit zur Entlastung des rechten Herzens. Nach erfolgreicher Commissurotomie beobachtet man daher oft eine deutliche Verkleinerung des linken Vorhofs. Eine vorher dilatierte rechte Kammer kann kleiner werden, was sich in einer geringeren Vorwölbung der Herzvorderwand in linker vorderer Schrägstellung und in einer Abflachung des Conus pulmonalis bei sagittalem Strahlengang und in rechter vorderer Schrägstellung kundgibt (Abb. 89). Der Verkleinerung des Herzens durch Größenabnahme der rechten Kammer kann allerdings eine

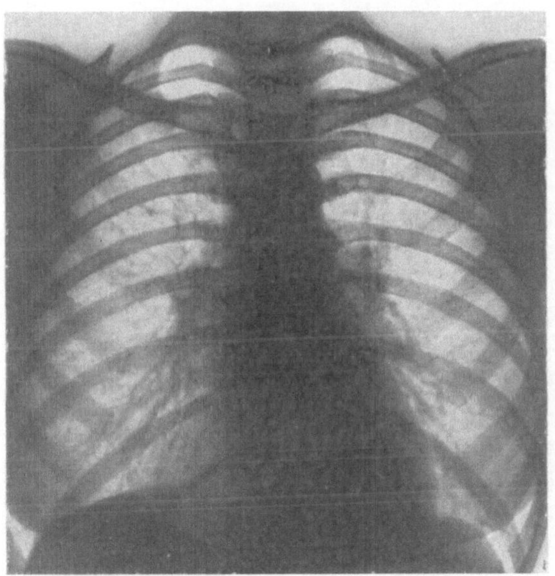

a

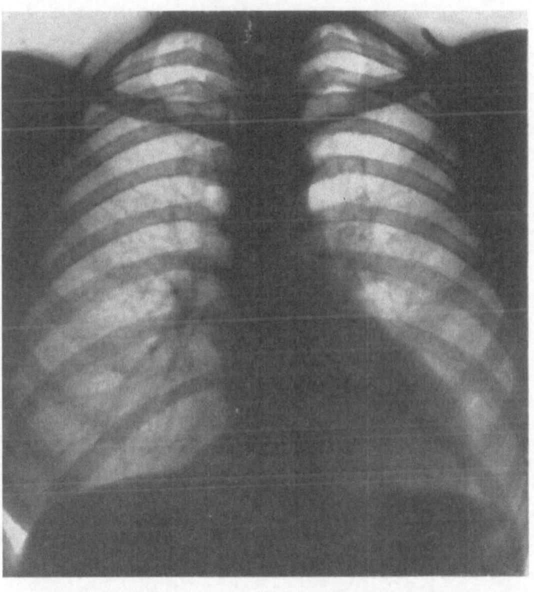

b

Abb. 91*a* und *b*. Mitralstenose und Aortenklappeninsuffizienz vor und nach Commissurotomie. 30jährige Frau.
a Vor Commissurotomie: Bild einer praktisch reinen Mitralstenose, obwohl daneben eine klinisch sichere Aortenklappeninsuffizienz vorhanden war.
b Zehn Monate nach Commissurotomie: Vergrößerung des Herzens nach links mit starker Rundung des linken Kammerbogens als Zeichen einer hypertrophischen Dilatation der linken Kammer, sowie typischer Pulsus celer an der Aorta. Nach Behebung der Mitralstenose vermag sich die Aortenklappeninsuffizienz hämodynamisch auszuwirken

Größenzunahme der linken Kammer entgegenwirken, wenn deren Füllung nach Behebung der Mitralstenose verbessert wird. Dementsprechend erkennt man, wie der vorher flache, steil zum Zwerchfell abfallende linke Kammerbogen stärker nach links auslädt. Die Herabsetzung des pulmonalen Drucks kann ferner eine deutliche Abflachung des Pulmonalisbogens zur Folge haben, wenn die Dilatation der Pulmonalis nicht schon anatomisch weitgehend fixiert war.

Besonders eindrucksvoll sind die Veränderungen des Lungenkreislaufs. Eine vorher vorhandene Lungenstauung kann sich zurückbilden, wodurch sich die Lungenfelder aufhellen und die Gefäßstrukturen der Lungen normalisieren können. In Fällen höhergradiger pulmonaler Drucksteigerung ohne Lungenstauung kann man jedoch im Gegensatz zur Abnahme der peripheren Gefäßstrukturen bei Lungenstauung eine Kaliberzunahme der peripheren pulmonalen Gefäße beobachten (Fleischner) (Abb. 78); diese weist auf die Rückbildung einer funktionellen Engstellung der peripheren arteriellen Lungengefäße hin (s. S. 133), die mit einem Absinken des pulmonalen Drucks verbunden ist. Diese Erweiterung der peripheren Lungenstrombahn stellt sich erst nach Wochen und Monaten ein.

In den ersten postoperativen Tagen ist der Herzschatten meist mehr oder weniger vergrößert, wobei nicht zu entscheiden ist, inwieweit diese Vergrößerung durch ein postoperatives Hydro- oder Hämoperikard, inwieweit durch eine akute Dilatation des Herzens bedingt ist. Jedenfalls bildet sich diese Vergrößerung in der Regel zurück. Die Beurteilung der Herzschattengröße ist übrigens in den ersten postoperativen Tagen

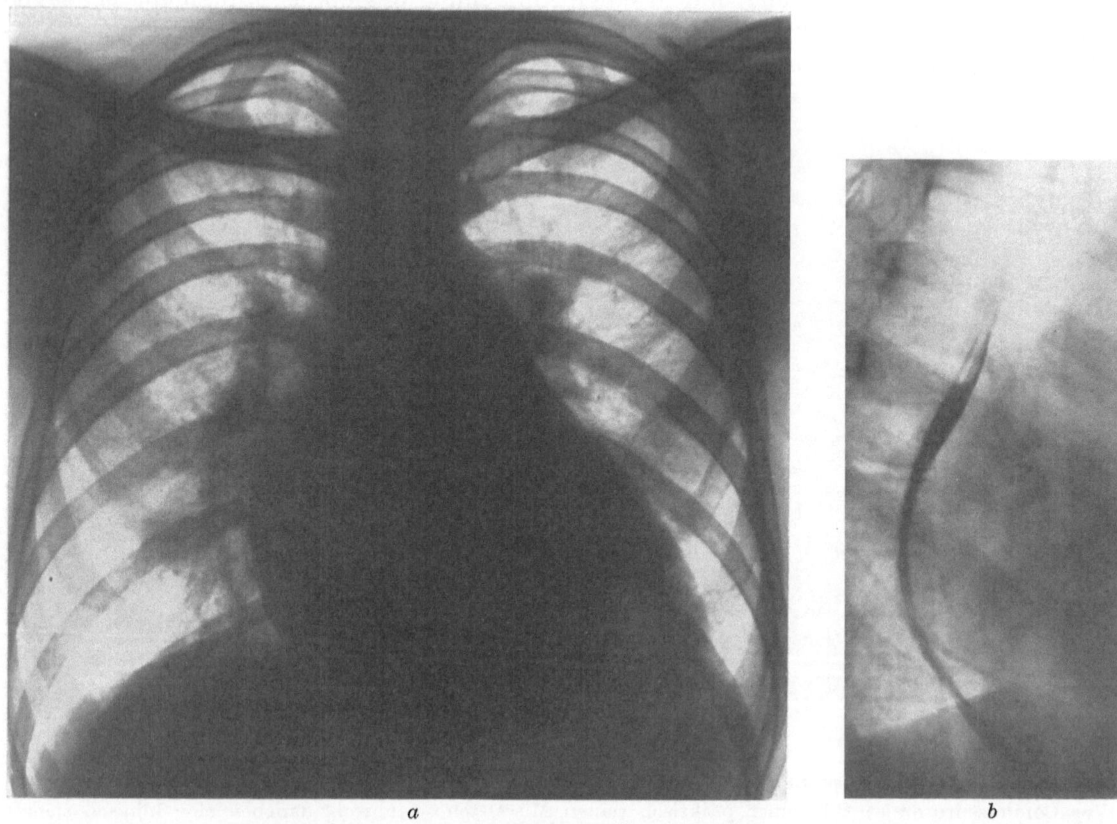

Abb. 92*a* und *b*. Mitralklappeninsuffizienz. 26jähriger Mann.
Dekompensierte Mitralklappeninsuffizienz mit Lungenstauung. Das beträchtlich vergrößerte, mitral konfigurierte Herz weist einen elongierten, stark gerundeten linken Kammerbogen als Zeichen der hypertrophischen Dilatation der linken Kammer auf. Der linke Vorhof ist stark vergrößert (*b*), ebenso das rechte Herz

durch einen linksseitigen Hydrothorax und durch Verschattungen erschwert, die beide Lungen oft ausgedehnt durchsetzen. Es handelt sich um eine ödematöse Anschoppung der Lunge, die auch sonst nach Thorakotomie beobachtet wird und sich im Laufe einiger Tage zurückzubilden pflegt. Die endgültige Größe des Herzens stellt sich meist erst nach geraumer Zeit ein.

Es ist nicht selten, daß der Herzschatten trotz subjektiver und objektiver Besserung der Kreislaufverhältnisse eine persistierende Vergrößerung durch ein verstärktes Ausladen und eine verstärkte Rundung des linken Kammerbogens erfährt. Solche Befunde weisen mit Wahrscheinlichkeit darauf hin, daß die Commissurotomie zu einer hämodynamisch wirksamen Mitralklappeninsuffizienz geführt haben dürfte (s. S. 147f.) Wir haben auch Fälle von Knopflochstenose mit Aortenklappeninsuffizienz beobachtet, bei denen das präoperative Röntgenbild eine praktisch reine Mitralstenose vortäuschte, weil sich die Insuffizienz der Aortenklappen durch die mangelhafte Füllung der linken Kammer hämodynamisch nicht auszuwirken vermochte, und nur der Auskultationsbefund auf das Bestehen der Aortenklappeninsuffizienz hinwies (Abb. 91*a* und *b*). Nach

Behebung der Mitralstenose kommt es in solchen Fällen zu einer Linksverbreiterung des Herzens mit Elongation und verstärkter Rundung des linken Kammerbogens, großen Pulsationen an letzterem und einem typischen Pul us celer an der Aorta thoracica; also zum Bild des kombinierten Mitral-Aortenvit ums.

Die Erfolgschancen der operativen Behebung der Mitralstenose hängen weitgehend vom Zustand des Herzmuskels und von der Beschaffenheit der Lungenstrombahn ab. Eine Besprechung der Indikation zur Commissurotomie gehört nicht in den Rahmen dieses Buches. Es sei hier nur soviel gesagt, daß eine höhergradige myogene Dilatation des rechten Herzens und eine Stauungsinduration der Lunge zur Zurückhaltung mahnen.

2. Die Mitralklappeninsuffizienz

a) Die endokarditische Mitralklappeninsuffizienz

Auch die Mitralklappeninsuffizienz ist selten rein und ist meist mit einer Stenosierung des Ostiums verbunden. Wenn daher vom Bild der Mitralklappeninsuffizienz gesprochen wird, so ist damit das Bild eines Mitralklappenfehlers mit hämodynamischem Überwiegen der Schlußunfähigkeit der Mitralklappen gemeint.

Ein normaler Röntgenbefund läßt eine Mitralklappeninsuffizienz ebensowenig ausschließen wie eine Mitralstenose. Die klinische Untersuchung ist der röntgenologischen bei rezenter Endokarditis manchmal überlegen; es kann Wochen und selbst Monate dauern, bis eine klinisch einwandfrei festgestellte Mitralklappeninsuffizienz röntgenologische Veränderungen setzt. Diese Fälle sind jedoch wesentlich seltener als jene anderen, bei denen es klinisch zweifelhaft ist, ob ein systolisches Geräusch, ein lauter erster Ton an der Spitze, sowie subfebrile Temperaturen durch eine endokarditische Mitralklappeninsuffizienz oder durch eine Hyperthyreose erzeugt sind, während die röntgenologische Untersuchung die sicheren Zeichen eines Klappenfehlers erkennen läßt. Auch muß an die Fälle von stummer Mitralklappeninsuffizienz erinnert werden, bei denen jedes Geräusch fehlt, die Röntgenuntersuchung aber die Diagnose einwandfrei gestattet. Es zeigt sich eben auch hier, daß weder die klinische noch die röntgenologische Untersuchung für sich allein bestehen können, sondern daß sie einander ergänzen.

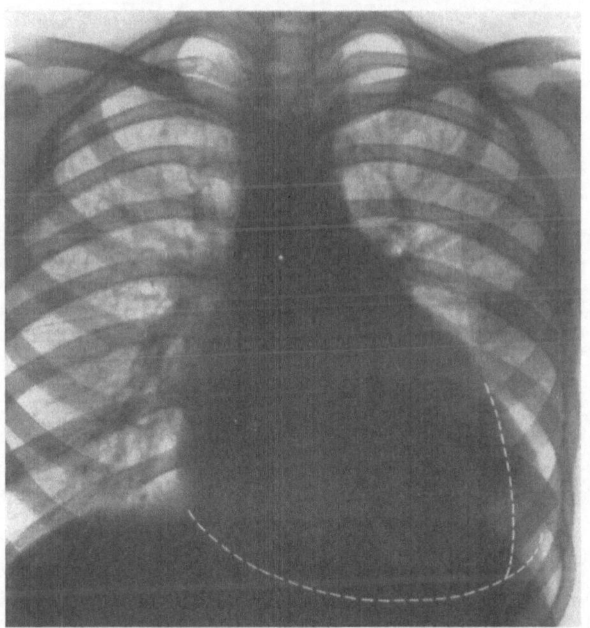

Abb. 93. Kombinierte Mitralklappenfehler.
Eine vom Conus pulmonalis steil links-konvex zum Zwerchfell gezogene Linie entspricht mit guter Annäherung dem Verlauf des Sulcus longitudinalis anterior und gibt damit eine gute Vorstellung von der Größe beider Kammern

Der typische Röntgenbefund der Mitralklappeninsuffizienz wird durch die Hämodynamik dieses Klappenfehlers bestimmt. Da die linke Kammer bei jeder Systole einen Teil ihres Inhalts durch das insuffiziente Mitralostium in den linken Vorhof zurückbefördert, erfährt dieser unter Ansteigen des diastolischen Drucks eine Füllungsdilatation. Dieser vorhofdiastolische Druckanstieg hat eine Drucksteigerung im venösen Schenkel der Lungenstrombahn zur Folge, wodurch der rechten Kammer zur Aufrechterhaltung des Druckgefälles eine erhöhte Druckleistung aufgebürdet wird. Die rechte Kammer arbeitet also unter sehr ähnlichen Bedingungen wie bei der Mitralstenose und erfährt daher auch die gleichen Veränderungen einer reinen oder dilatativen Widerstandshypertrophie.

Nur in *einem* wesentlichen Punkt unterscheidet sich das Röntgenbild der Mitralklappeninsuffizienz von dem der Mitralstenose, nämlich durch Vergrößerung des Herzschattens mit Elongation und verstärkter Rundung des linken Kammerbogens (Abb. 92*a*, 93). Diese weist auf eine hypertrophische Dilatation der linken Kammer hin, die dadurch zustandekommt, daß die Kammer in der Diastole ein um das Pendelblut vermehrtes Blutquantum erhält, das sie infolge des Spannungsverlustes, den sie [bei normal bleibender Anspannungszeit (BLUMBERGER)] durch das Entweichen des Pendelbluts erleidet, nicht völlig zu entleeren vermag. Die diastolisch und systolisch dilatierte und hypertrophische linke Kammer erzeugt eine Vergrößerung des Herzschattens mit mehr oder weniger weit nach links-hinten ausladendem linkem Kammerbogen. Diesem Befund kommt besondere differentialdiagnostische Bedeutung für die Abgrenzung gegenüber der Mitralstenose zu. Man kann sagen, daß der röntgenologische Nachweis der hypertrophischen Dilatation der linken Kammer in klinisch unklaren Fällen das verläßlichste Zeichen für das Vorhandensein einer hämodynamisch wirksamen Insuffizienz der Mitralklappen ist. Dies gilt natürlich nur dann, wenn die Mitralstenose nicht mit einem arteriellen Hochdruck (Abb. 78) oder einem Aortenklappenfehler verbunden ist. Anderseits wirkt eine höhergradige Mitralstenose dem Zustandekommen einer hypertrophischen Dilatation der linken Kammer entgegen.

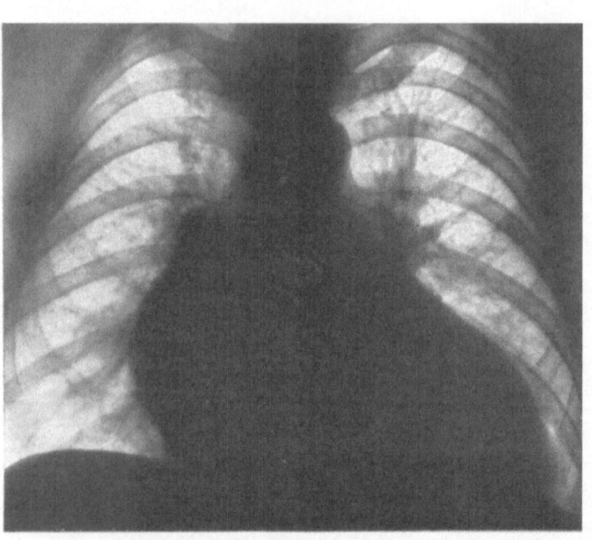

a

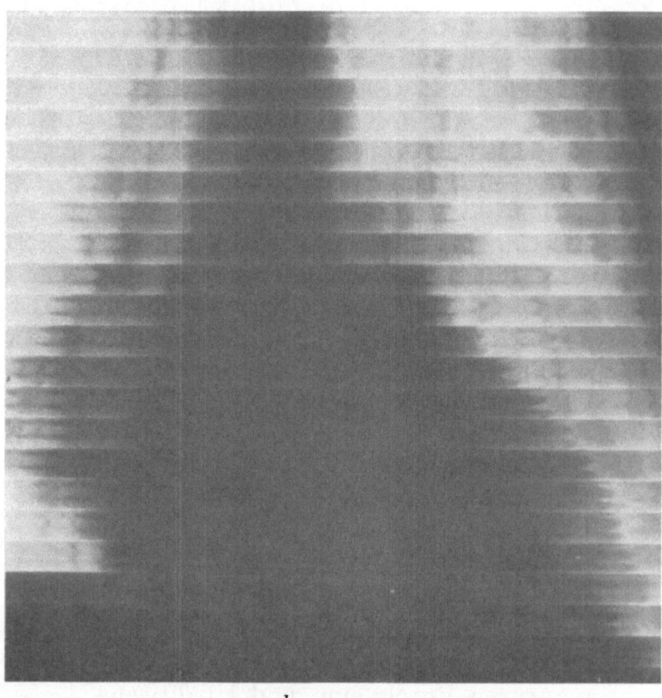

b

Abb. 94*a* und *b*. Kombinierte Mitralklappenfehler mit enormer Vergrößerung des linken Vorhofs. 54jährige Frau. Das große, durch Elongation und verstärkte Rundung des linken Ventrikelbogens im Prinzip aortisch konfigurierte Herz ist stark nach rechts verbreitert. Der enorm vergrößerte linke Vorhof bildet den ganzen rechten Herzrand (*a*). Dieser läßt dementsprechend auffallend große, kammersystolisch lateralwärts gerichtete Pulsationen erkennen

Der linke Vorhof ist bei Mitralklappeninsuffizienz so gut wie immer vergrößert; in mindestens der Hälfte aller Fälle ist er innerhalb des rechten Herzrandes sichtbar oder er überragt den rechten Vorhof nach rechts. Er kann oft enorme Größe erreichen und eine Spreizung der Bifurkation mit Kompression des linken Hauptbronchus, gelegentlich auch des rechten Stammbronchus zur Folge haben (Abb. 68, 70). Ein normal großer, ausschließlich hypertrophischer linker Vorhof kommt bei Mitralklappeninsuffizienz mit vergrößerter linker Kammer nicht vor. Wenn der linke Vorhof den rechten nach rechts hin überragt, kann man an ihm oft auffallend große kammersystolisch lateralwärts gerichtete Pulsationen erkennen, die mit dem rechten Vorhofbogen alternieren (MAIHAM) (Abb. 94*a* und *b*). Der weit nach rechts reichende linke Vorhof verschiebt den rechten Hilus nach rechts und überträgt auch auf ihn seine systolisch lateralwärts gerichteten Pulsationen (ROESLER).

Die Veränderungen, die der Herzschatten der Mitralklappeninsuffizienz im *Stadium der Dekompensation* erfährt, sind denen der Mitralstenose ähnlich, nur daß bei der Mitralklappeninsuffizienz die Dilatation der linken Kammer hohe Grade erreichen kann. Denn während bei der Mitralstenose die ungenügende Förderleistung des linken Herzens meist durch zunehmende Verengerung des Mitralostiums bedingt ist, ist sie bei der Mitralklappeninsuffizienz meist auf ein Versagen der myogen dilatierten, hypertrophischen linken Kammer zu beziehen. Beides führt zur zunehmenden Erschwerung des Blutabflusses

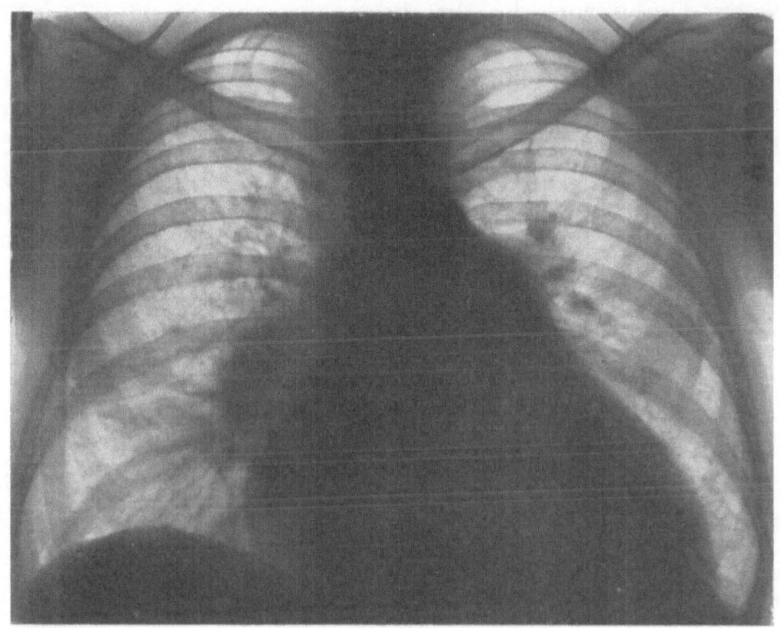

Abb. 95. Mitralklappeninsuffizienz mit Hypertrophie und beträchtlicher Dilatation beider Kammern. Chronische Lungenstauung

aus dem Lungenkreislauf und daher zu den Zeichen der Lungenstauung, die ceteris paribus um so stärker ausgebildet sind, je kräftiger das rechte Herz das Blut in den Lungenkreislauf pumpt. Durch den hohen Druck kann die Pulmonalis zunehmend dilatiert werden und der Pulmonalisbogen dementsprechend eine stärkere Vorwölbung in die Herzbucht erfahren (Abb. 95).

Mit dem Versagen und der zunehmenden Dilatation der rechten Kammer kommt es zur fortschreitenden Verbreiterung des Herzschattens nach rechts, da sich die rechte Kammer nach rechts entwickeln muß, wenn das linke Herz vergrößert ist.

Bei der Besprechung der Mitralstenose wurde schon darauf hingewiesen, daß die Dekompensation des rechten Herzens (unter sonst gleichen Bedingungen) zu einer Entlastung des Lungenkreislaufs und dadurch zu einer Abnahme aller Zeichen von Lungenstauung führt. Dies gilt natürlich auch für die Mitralklappeninsuffizienz; man findet daher zumeist gleichzeitig mit dem Auftreten der Rechtsverbreiterung des Herzschattens ein Kleinerwerden der Hilusschatten, eine Aufhellung der Lungenfelder und einen Rückgang der verstärkten Lungenzeichnung. Diese Zeichen der dekompensierten Rechtsinsuffizienz können jedoch manchmal auch ohne merkbare Größenzunahme des rechten Herzens auftreten.

Bezüglich der Diagnose einer relativen Trikuspidal- und Pulmonalklappeninsuffizienz gilt dasselbe, was bei der Mitralstenose ausgeführt wurde.

Mit der Wiederherstellung der Kompensation kommt es oft zur Verkleinerung des Herzschattens. Die sorgfältige Analyse des Herzschattens ergibt, daß die am meisten belasteten Abschnitte des Herzens, entsprechend ihrer stärksten Dilatation, die ausgiebigste Verkleinerung zu erfahren pflegen (ZDANSKY). Das ist ein wertvolles differentialdiagnostisches Zeichen gegenüber der Verkleinerung des Herzschattens durch Resorption eines Hydroperikards.

b) Die relative oder sekundäre Mitralklappeninsuffizienz

Das Röntgenbild der relativen Mitralklappeninsuffizienz wird von dem Grundleiden bestimmt, auf dessen Boden sie sich entwickelte. Immer liegt eine Dilatation der linken Kammer vor, die zur Erweiterung des Mitralklappenringes und damit zur Schlußunfähigkeit der Klappen führte.

In erster Linie kommt das dekompensierte, sogenannte mitralisierte Aortenherz in Betracht, gleichgültig, ob es sich um einen Aortenklappenfehler oder um ein Hochdruckherz in seinen verschiedenen Abarten handelt. Das Röntgenbild des mitralisierten Aortenherzens wird eingehend zu schildern sein (s. S. 155f.). Hier soll nur vorweggenommen werden, daß sich im Vergleich mit der endokarditischen Mitralklappeninsuffizienz die Vergrößerung des linken Vorhofs meist in bescheidenen Grenzen hält, so daß der Vorhof im allgemeinen nur wenig in das hintere Mediastinum ausladt und den rechten Herzrand nur selten überragt. Es ist so gut wie immer eine Lungenstauung vorhanden. Dagegen fehlen die Zeichen der höhergradigen Hypertrophie der rechten Kammer und einer stärkeren Dilatation der Pulmonalarterie.

3. Die Aortenklappeninsuffizienz

Der durch die schlußunfähigen Aortenklappen diastolisch regurgitierende Blutstrom hat eine rückläufige Füllungsdilatation der linken Kammer zur Folge, die — wie S. 107f. dargelegt wurde — zu einer Ausweitung der Kammer führt. Vermittels dieser diastolischen Dilatation vermag die Kammer in der Systole ein entsprechend vergrößertes Schlagvolumen zu bewältigen, wobei sich allmählich eine Hypertrophie der Kammer entwickelt. Die Dilatation der linken Kammer betrifft also zunächst nur ihre diastolische Größe, während ihre systolische Größe noch normal bleibt. Der Unterschied zwischen ihrer diastolischen und systolischen Größe kommt in den auffallend großen pulsatorischen Exkursionen des linken Kammerbogens zum Ausdruck. Diese weisen manchmal als erstes Zeichen auf das Bestehen einer Aortenklappeninsuffizienz hin, wenn die Größe und Form des Herzens noch nicht signifikant verändert sind (Abb. 96). Zumeist ist aber der Herzschatten durch verstärktes Ausladen des elongierten und kräftig gerundeten linken Kammerbogens nach links verbreitert, denn die Füllungsdilatation einer Kammer betrifft ja von allem Anfang an nicht nur ihre Längs-, sondern auch ihre Querdimensionen (s. S. 95). Dadurch entsteht das, was man die aortische Konfiguration des Herzens bezeichnet (Abb. 97).

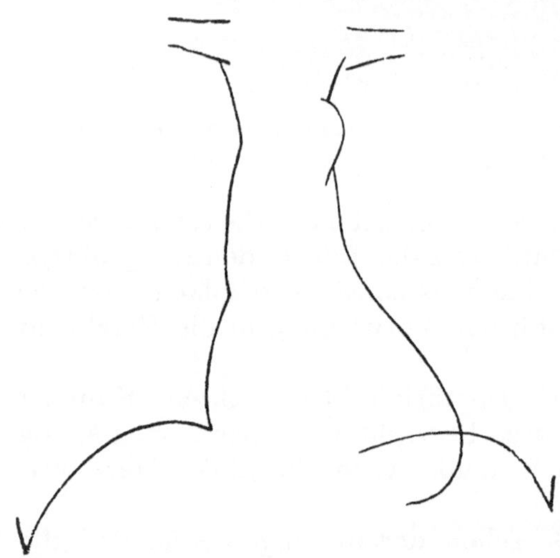

Abb. 96. Endokarditische Aortenklappeninsuffizienz mit normal großem Herzen, dessen linker Kammerbogen etwas verlängert ist. 38jähriger Mann, Bergsteiger und Fußballspieler, der vor 18 Jahren Gelenkrheumatismus hatte

Solange sich die rückläufige Füllungsdilatation der linken Kammer auf deren Ausflußbahn beschränkt, ist die Tiefenausdehnung des Herzens nicht geändert und man findet daher in rechter vorderer Schrägstellung keine Abweichung des Herzschattens von der Norm. Dies pflegt aber nur ein vorübergehender Zustand zu sein. Denn sobald die Ausweitung der linken Kammer auf die Einflußbahn übergegriffen hat, kommt es zu einer Zunahme der Tiefenausdehnung des Herzschattens (s. S. 105), die das hintere Mediastinum von vorne her einengt und die kontrastgefüllte Speiseröhre in der S. 106 geschilderten Weise dorsalwärts verlagert (Abb. 63*b*).

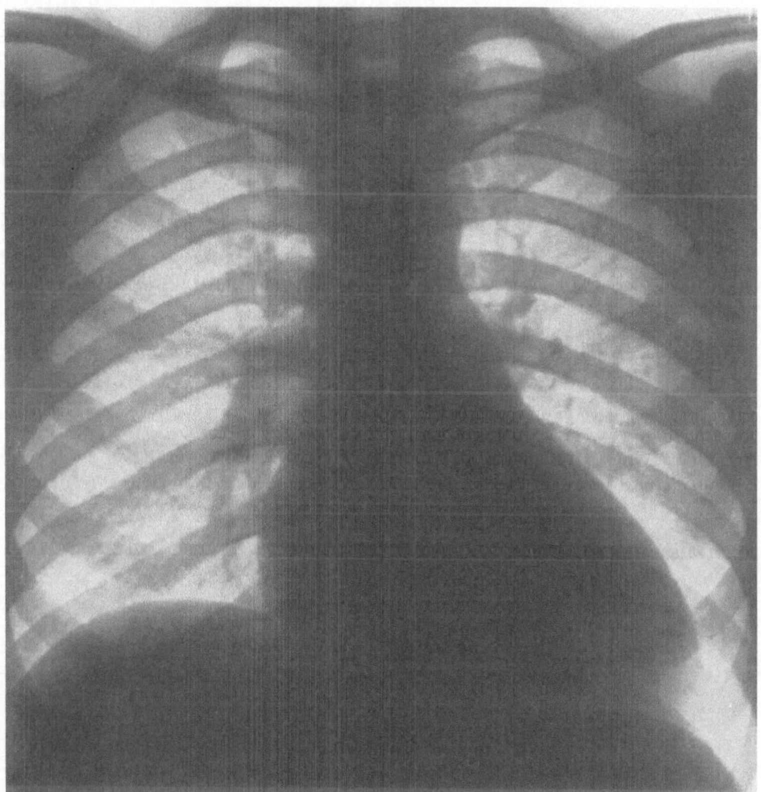

Abb. 97. Nichtdekompensierte endokarditische Aortenklappeninsuffizienz

Mit dem Auftreten einer relativen muskulären Insuffizienz kommt es zur fortschreitenden Ausweitung der Kammer durch *myogene Dilatation.* Damit erfolgt eine zunehmende Linksverbreiterung des Herzschattens mit starker Abrundung des linken Kammerbogens und der Herzspitze und mit tiefer Exkavation der Herzbucht (Abb. 98, 99). Auch die Rechtsdistanz des Herzschattens kann dabei zunehmen, was man nicht als Ausdruck einer Vergrößerung des rechten Herzens deuten darf (Abb. 61). Die Untersuchung in *linker vorderer Schrägstellung* erweist vielmehr, daß das rechte Herz nicht vergrößert ist (Abb. 62). Das Herausrücken des rechten Herzrandes bei sagittalem Strahlengang ist also in solchen Fällen nur die Folge der Verdrängung des rechten Herzens durch die große linke Kammer.

Wenn auch derartige Vergrößerungen der linken Kammer der Ausdruck ihrer relativen muskulären Insuffizienz sind, so können doch die Zeichen einer Dekompensation, also einer Lungenstauung, durch lange Zeit fehlen (Abb. 99*a* und *b*). Der linke Vorhof erweist sich demnach als nicht vergrößert, die Lungenfelder sind hell, die Hilusschatten normal groß. Solche Patienten können noch erstaunlich leistungsfähig und selbst bedeutenden körperlichen Anstrengungen gewachsen sein — eine Bestätigung dafür, daß auch der myogenen Dilatation zunächst kompensatorische Funktion zukommt (s. S. 97).

Am linken Kammerbogen sieht man bei der Aortenklappeninsuffizienz — wie schon oben erwähnt — auffallend große, kräftige *Pulsationen*, die dem vergrößerten Schlagvolumen der Kammer entsprechen. Diese Pulsationen können sich auch auf den rechten Herzrand übertragen, so daß für die Beobachtung mit dem bloßen Auge beide Herzränder die gleichen großen ventrikulären Pulsationen zeigen können. Im Röntgenkymogramm des linken Kammerbogens wurden eine Verlängerung der systolischen Medialbewegung und ein verfrühtes Einsetzen der diastolischen Lateralbewegung durch Verkürzung der Anspannung registriert (BLUMBERGER). Besonders groß und von schleuderndem Charakter sind die Pulsationen dann, wenn eine floride Endomyokarditis besteht. Mit zunehmender Dilatation der linken Kammer nimmt die Exkursionsbreite der Kammerpulsationen im allgemeinen ab, da eine große Kammer das gleiche Schlagvolumen mit einer verhältnismäßig geringeren Verkleinerung fördert als eine kleine Kammer.

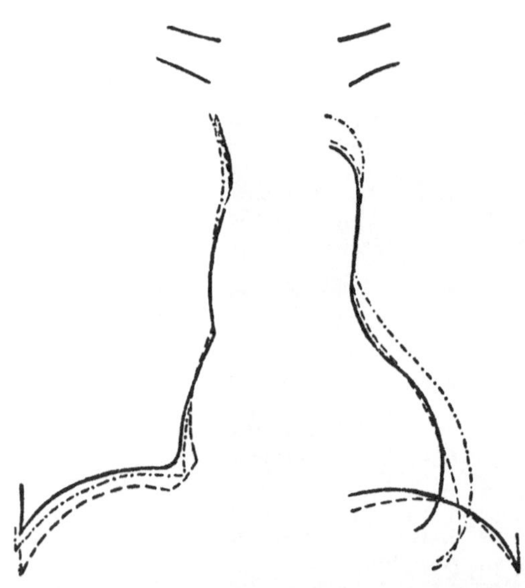

Abb. 98. Luetische Aortenklappeninsuffizienz. Aortitis luetica.
Zunehmende Verlängerung und schließliche Querdehnung der linken Kammer. ——— 23. Februar 1933, - - - - - - 10. Mai 1933, · · · · · · · · · 1. Juni 1934

Das *Gefäßband* kann normal breit sein, meist aber wird es verbreitert gefunden, da die Aorta mehr oder weniger dilatiert und elongiert zu sein pflegt (Abb. 99*a* und *b*). Demgemäß ist der rechte obere Bogen des Mittelschattens auf Kosten des rechten Herzrandes verlängert und stärker prominent, während links der Aortenknopf stärker vorspringt, was die Herzbucht noch vertieft und den Eindruck aortischer Konfiguration des Herzens noch vervollständigt. Die Aorta descendens kann als blasser Schatten innerhalb der Herzbucht breit zutage liegen; oft kann man sie auch noch innerhalb des Herzschattens bis ans Zwerchfell verfolgen.

An beiden Rändern des Gefäßbandes, oft besonders deutlich am Aortenknopf, sieht man als röntgenologisches Korrelat des peripheren *Pulsus celer* auffallend große pulsatorische Exkursionen, die durch brüske systolische Auswärts- und langsamere diastolische Einwärtsbewegungen charakterisiert sind. Im Kymogramm erkennt man den steilen systolischen Kurvenanstieg und vermißt die normale Inzisur im diastolischen Kurvenschenkel (s. S. 42). Bei fieberhaften Erkrankungen, insbesondere bei florider Endokarditis, sind diese celerartigen Pulsationen besonders groß und förmlich schleudernd; Exkursionsbreiten des Aortenrandes von 4 bis 5 mm sind dann keine Seltenheit. Besonders große Exkursionsbreiten weisen auf eine Herabsetzung der Wandspannung (Tonus) des Aortenrohrs hin (ZDANSKY).

In manchen Fällen von Aortenklappeninsuffizienz kann der sichtbare Pulsus celer an der Aorta fehlen. Das macht die röntgenologische Erkennbarkeit der Klappenläsion und die Unterscheidung von einem Hochdruckherzen unmöglich. Es lag nahe, dieses Fehlen des Pulsus celer mit einem Elastizitätsverlust der Aorta durch schwere Atheromatose oder luetische Veränderungen zu erklären. Dies trifft in der Tat für einen Teil der Fälle zu. Wir sahen jedoch auch Fälle, bei denen wir die celerartigen Pulsationen vermißten, obwohl die autoptische Kontrolle nur geringfügige oder überhaupt keine anatomischen Wandveränderungen der Aorta aufdeckte. Dies läßt daran denken, daß für das Fehlen des Pulsus celer auch noch funktionelle Momente, etwa ein erhöhter Tonus des Gefäßrohrs, verantwortlich sein könnten. Umgekehrt kann man manchmal bei schwer veränderter Aortenwandung einen einwandfreien Pulsus celer wahrnehmen. Es ist daher aus dem Vorhandensein oder Fehlen des Pulsus celer kein sicherer Schluß auf die anatomische Wandbeschaffenheit der Aorta erlaubt (ZDANSKY).

Der *Durchmesser des Aortenrohrs* ist für die Beurteilung der Klappenläsion insofern von einiger Bedeutung, als bei der endokarditischen Aortenklappeninsuffizienz die Aorta häufiger normal weit oder weniger dilatiert gefunden wird als bei der luetischen. Jedoch kann auch bei letzterer oft bis ins hohe Alter eine Aortendilatation vermißt werden. Nach unserer Erfahrung ist dies beim weiblichen Geschlecht häufiger als beim männlichen. Bei einem Teil der Fälle handelt es sich vielleicht um ursprünglich enge Aorten, deren Durchmesser trotz der luetischen Wandläsion die Norm nicht überschreitet. Übrigens hat

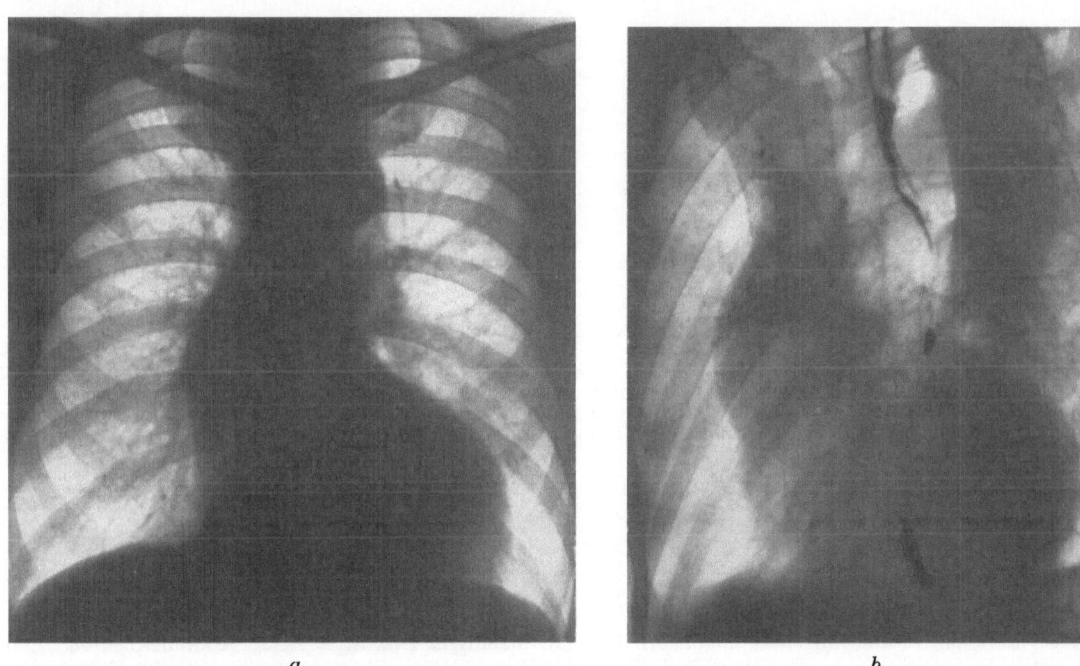

a *b*

Abb. 99*a* und *b*. Endokarditische Aortenklappeninsuffizienz. 57jähriger Mann. Myogene Dilatation der hypertrophischen linken Kammer ohne Zeichen für Dekompensation. Keine Lungenstauung. Elongierte, diffus dilatierte Aorta mit Pulsus celer

auch die endokarditische Aortenklappeninsuffizienz bei längerem Bestehen, bei gleichzeitig vorhandenem Hochdruck oder im höheren Alter meist eine mehr oder weniger starke Dilatation der Aorta zur Folge, so daß ein einigermaßen verläßlicher Schluß aus dem Aortendurchmesser auf die Ätiologie der Klappenläsion unmöglich ist. Die Schwierigkeit wächst noch dadurch, daß nicht nur bei der luetischen, sondern auch bei der endokarditischen Aortenklappeninsuffizienz die Erweiterung vorwiegend die Ascendens betreffen kann (DIETLEN) und daß man im floriden Stadium der Endokarditis selbst bei Jugendlichen recht häufig eine ansehnliche Dilatation der Aorta findet. Diese letztere Dilatation ist oft nicht anatomisch, sondern dynamisch bedingt (CLIFFORD ALBUTT, PURKS), d. h. es handelt sich um eine abnorme Dehnung des Aortenrohrs als Folge ihrer verminderten Wandspannung (Tonus). Bei der Autopsie solcher Fälle erweist sich die Aorta als normal weit und oft als besonders zartwandig. Bei Ausgang eines endokarditischen Prozesses in Heilung kann die Dilatation der Aorta verschwinden. Sie kann aber auch anatomisch fixiert bleiben. Sie kann die ganze Brustaorta, oft aber vorwiegend oder ausschließlich den Anfangsteil der Ascendens betreffen, was dann den Gedanken an eine Aortenlues, oder ein mykotisches Aneurysma nahelegen kann (Abb. 100). Die dynamisch dilatierten Aorten sind es auch, die zumeist die schon erwähnten auffallend großen, schleudernden Pulsationen zeigen; letztere sind daher auch im Verein mit gleichartigen Pulsationen am Herzschatten wertvolle Zeichen für das Bestehen einer floriden Endomyokarditis (ZDANSKY).

Mit dem Versagen der linken Kammer kann es durch Zunahme ihrer Dilatation zur weiteren Linksverbreiterung des aortisch konfigurierten Herzens kommen, so daß der stark ausladende, aber oft etwas flacher werdende linke Kammerbogen bis an die linke axillare Thoraxwand herausrücken kann. Die Rechtsdistanz des Herzschattens ändert sich dabei gewöhnlich relativ wenig, solange sich die Dilatation auf das linke Herz beschränkt.

Der Anstieg des diastolischen Drucks in der versagenden linken Kammer hat zur Folge, daß der linke Vorhof seinen Inhalt gegen einen erhöhten Widerstand zu fördern

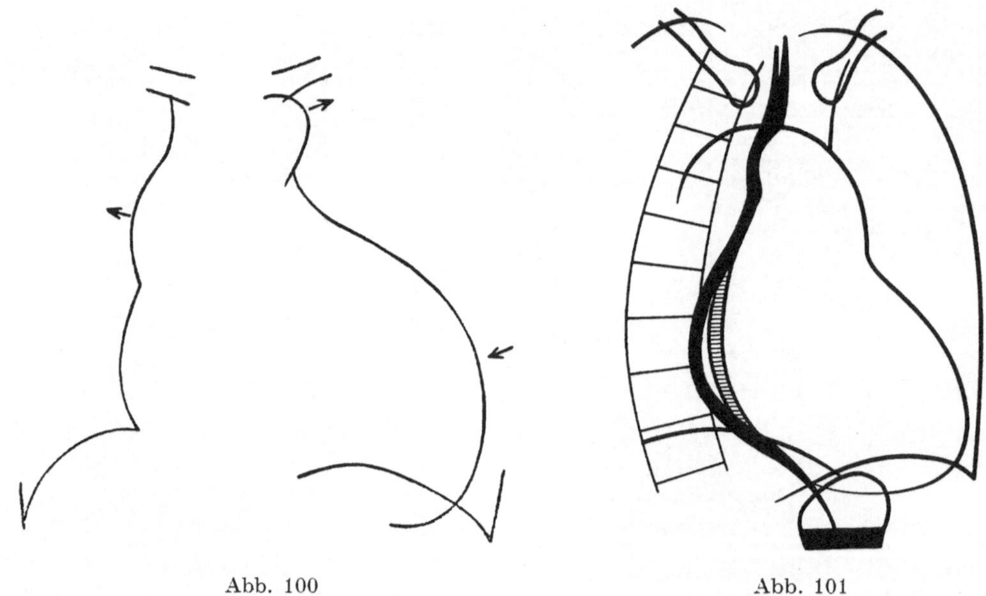

Abb. 100 Abb. 101

Abb. 100. Endokarditische Aortenklappeninsuffizienz mit mächtiger Dilatation beider Kammern infolge von Myokarditis. Dilatation der Aorta ascendens. 22jähriger Mann (Autopsie). Sehr große, lebhafte Pulsationen am linken Kammerbogen und mächtiger Pulsus celer an der Aorta, wie man dies bei florider Endomyokarditis oft sieht.

Isolierte Dilatation der Ascendens, deren Umfang 11,5 cm betrug. (Die Pfeile deuten die Richtung der großen systolischen Pulsationen an)

Abb. 101. Dekompensierte Aortenklappeninsuffizienz. Rechtes vorderes Schrägbild.

Die Speiseröhre, die vor dem Versagen der linken Kammer in einem großen Bogen um die Herzhinterwand gezogen war (gestrichelt), biegt nach dem Versagen der linken Kammer infolge der Vergrößerung des linken Vorhofs unterhalb der Bifurkation zirkumskript dorsalwärts aus

hat. Da das Versagen der Kammer ein relativ akut einsetzendes Ereignis ist, kann der linke Vorhof die damit verbundene erhöhte Druckleistung kaum durch eine Wandhypertrophie kompensieren; er erfährt vielmehr eine Widerstandsdilatation. Diese ist verhältnismäßig selten schon in sagittalem Strahlengang am Erscheinen eines Doppelkonturs (Abb. 104) oder eines dritten Bogens am rechten Herzrand zu erkennen. Leicht gelingt aber der Nachweis der Vorhofvergrößerung in rechter vorderer Schrägstellung oder in transversalem Strahlengang. Man stellt dann fest, daß die kontrastgefüllte Speiseröhre unterhalb der Bifurkation eine *umschriebene*, nach hinten und oft auch nach rechts gerichtete *Ausbiegung erfährt, die sich auf den großen Bogen, den die Speiseröhre um die Hinterwand des großen Herzens beschreibt, gleichsam aufsetzt* (Abb. 101).

Es ist bemerkenswert und zu wenig bekannt, daß diese Vergrößerung des linken Vorhofs nicht unbedingt mit den Zeichen einer Drucksteigerung im Lungenkreislauf, also einer Lungenstauung, verbunden zu sein braucht, sondern daß sie der Lungenstauung vorausgehen kann. Das zeigt, daß die Widerstandsdilatation den linken Vorhof durch die Vergrößerung seiner Anfangsspannung dazu befähigen kann, die Kompensation für einige Zeit aufrechtzuerhalten. Dieser Möglichkeit sind freilich relativ enge Grenzen gesetzt, und meist hört man von solchen Kranken, daß sie schon bei geringen körperlichen Anstrengungen atemlos werden, an nächtlicher Dyspnoe oder CHEYNE-STOKESschem Atmen leiden. Meist kommt es auch alsbald zur manifesten Rückstauung in den Lungenkreislauf und zu den Zeichen der Lungenstauung (s. unten).

Die Dekompensation der myogen dilatierten und hypertrophischen linken Kammer ist keineswegs immer mit einer höhergradigen Dilatation verbunden. Es gibt sehr stark dilatierte linke Kammern ohne Zeichen von Dekompensation und mit erstaunlich guter Leistung, und man findet anderseits relativ kleine hypertrophische linke Kammern mit allen röntgenologischen und klinischen Zeichen des schweren Leistungsversagens.

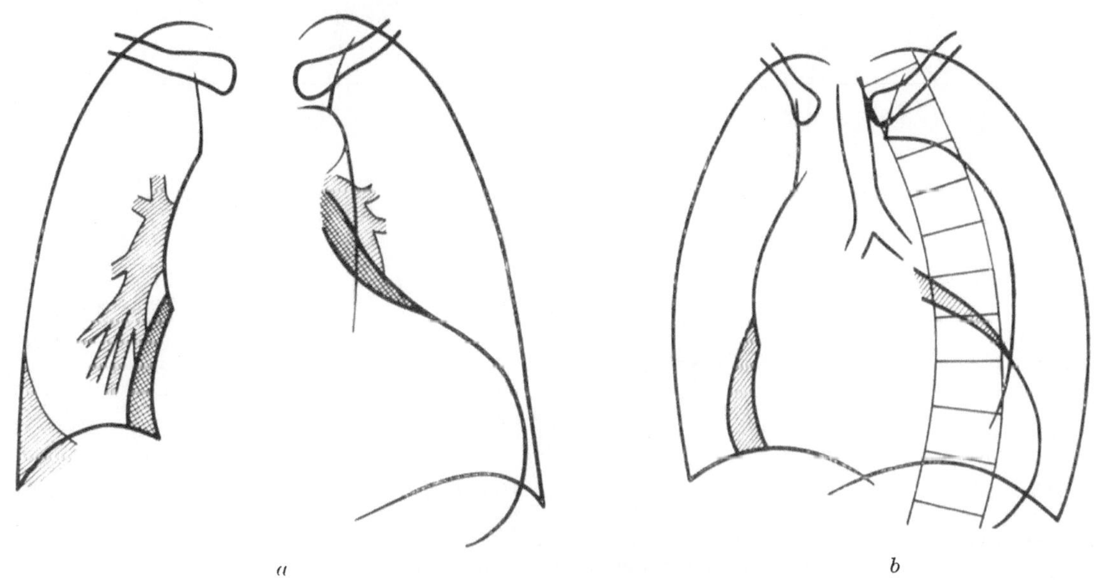

Abb. 102*a* und *b*. „Mitralisiertes Aortenherz" mit Lungenstauung und rechtsseitigem Hydrothorax als Ausdruck einer dekompensierten Aortenklappeninsuffizienz

Je größer die linke Kammer ist, desto kleiner werden im allgemeinen die pulsatorischen Exkursionen des linken Herzrandes, teils weil eine vergrößerte Kammer das gleiche Schlagvolumen mit einer relativ geringeren Verkleinerung ihres systolischen Volumens fördert als eine kleinere Kammer, teils weil das Schlagvolumen der versagenden Kammer tatsächlich kleiner wird. Bei Verkleinerung des Schlagvolumens werden auch die celerartigen Pulsationen an der Aorta undeutlicher oder sie verschwinden ganz. Immerhin bleiben sie oft lange erhalten, so daß sie manchmal bei großen mitralisierten Aortenherzen der einzige Hinweis auf das Bestehen einer Aortenklappeninsuffizienz sind.

Wie oben ausgeführt wurde, ist die Vergrößerung des linken Vorhofs als Folge des diastolischen Druckanstiegs in der versagenden linken Kammer meistens mit einer Drucksteigerung im Lungenkreislauf verbunden, da der muskelschwache Vorhof nur in sehr beschränktem Maße einer über die Norm erhöhten Druckleistung gewachsen ist. Dieser Zustand äußert sich im Röntgenbild durch das Auftreten einer manifesten Lungenstauung und durch das Seichterwerden der Herzbucht, das von VAQUEZ und BORDET als „*Mitralisation*" bezeichnet wurde (Abb. 102, 103, 104). Dieser Begriff kennzeichnet treffend die Tatsache, daß es sich um die Folgen eines hämodynamischen Geschehens handelt, das den bei den Mitralklappenfehlern wirksam werdenden Kräften und ihren anatomischen Folgen analog ist. Die Drucksteigerung im linken Vorhof und in den Lungenvenen hat nämlich ein verringertes Druckgefälle in der Lungenstrombahn zur Folge, das nur durch erhöhte Druckleistung der rechten Kammer ausgeglichen werden kann. Dadurch kommt es zur Widerstandsdilatation und -hypertrophie der rechten Kammer und zur dynamischen Ausweitung der Pulmonalis und ihrer intrapulmonalen Verzweigungen. Die Analogie geht weiter, wenn es durch myogene Dilatation der rechten Kammer zur Schlußunfähigkeit der Mitralklappen, also zur relativen Mitralklappeninsuffizienz, kommt.

Beim Versagen des linken Herzens werden also hämodynamische Kräfte wirksam, wie wir sie bei den endokarditischen Mitralklappenfehlern kennengelernt haben. Und wenn es dabei nicht zu einer so vollständigen Ausfüllung der Herzbucht kommt, wie man sie bei den Mitralklappenfehlern zu sehen pflegt, sondern eben nur zur „Mitralisation", so rührt dies daher, daß die Herzbucht vor dem Auftreten der Dekompensation

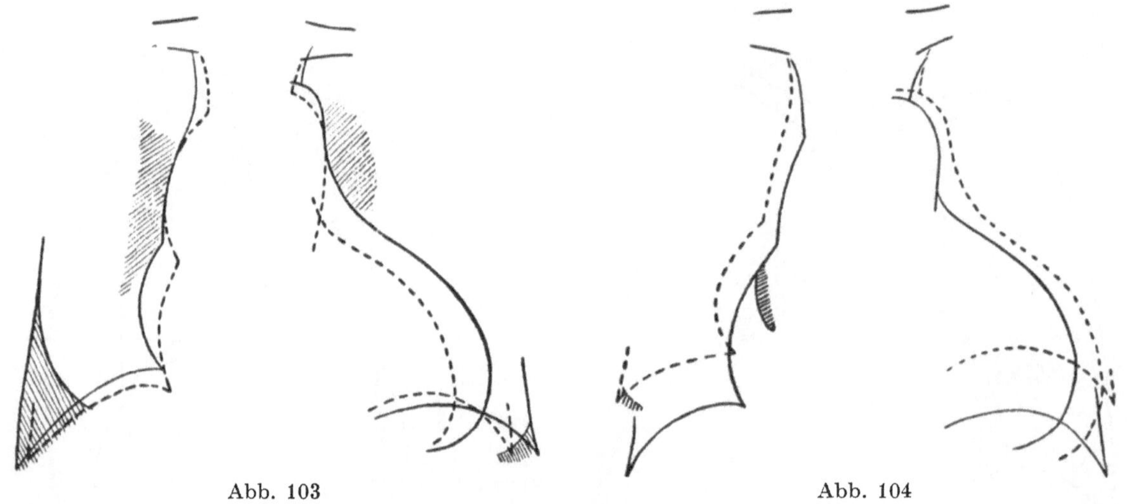

Abb. 103 Abb. 104

Abb. 103. „Mitralisiertes Aortenherz" bei luetischer Aortenklappeninsuffizienz und mit Aortitis luetica. 60jährige Frau.

13 Monate vorher (— — — —) fehlten noch die Zeichen der Linksdekompensation, jedoch war die linke Kammer schon damals beträchtlich vergrößert. Die Aorta ascendens ist stark dilatiert

Abb. 104. „Mitralisiertes Aortenherz" bei luetischer Aortenklappeninsuffizienz, Koronarsklerose und luetischer Aortitis. 55jähriger Mann.

Großer, nach links und rechts verbreiterter, aortisch konfigurierter Herzschatten mit stark gerundetem linkem Ventrikelbogen, seichter Herzbucht, rechts randbildendem linkem Vorhof und Zeichen von Lungenstauung. Andeutung von Pulsus celer an der Aorta. Sechs Wochen später (— — — —) beträchtliche Dilatation des Herzens und kleiner rechtsseitiger Hydrothorax. Autopsie: Luetische Aortenklappeninsuffizienz. Schwere luetische Aortitis mit Stenosierung der Koronarostien. Hypertrophie und Dilatation beider Kammern, besonders der linken, mit myomalazischen Schwielen. Kein perikardialer Erguß

der linken Kammer meist tief exkaviert war. Dazu kommt, daß es sich beim Versagen des linken Herzens um eine mehr oder weniger akut auftretende Widerstandserhöhung im Lungenkreislauf handelt, die nicht zu solchen Graden von Hypertrophie der rechten Kammer und von Ausweitung des Conus und der A. pulmonalis zu führen pflegt, wie die ganz allmählich sich entwickelnde Widerstandserhöhung bei Mitralklappenfehlern.

Wenn freilich bei Aortenklappeninsuffizienz gleichzeitig ein Lungenemphysem vorhanden ist, das zur Widerstandserhöhung im Lungenkreislauf führt, dann kann die chronisch sich entwickelnde Widerstandsdilatation und -hypertrophie der rechten Kammer und die Ausweitung der Pulmonalis zu einer starken Ausfüllung der Herzbucht führen. Es liegt dann eben eine *Kombination von Cor aorticum mit Cor pulmonale* vor. Bei dem Zusammentreffen von Aortenklappenfehler und Emphysem ist man nur dann berechtigt, ein Versagen des linken Herzens anzunehmen, wenn sich der linke Vorhof als vergrößert erweist und die Zeichen einer Lungenstauung vorhanden sind.

Auch ein *kombinierter Mitral-Aortenfehler* kann zu Befunden führen, die große Ähnlichkeit mit einer mitralisierten Aortenklappeninsuffizienz haben; darüber wird noch ausführlicher zu sprechen sein (s. S. 163).

Mitralisation und Lungenstauung sind meist miteinander verbunden, jedoch ist der Grad der Lungenstauung sehr verschieden. Auch hier gilt, daß die Lungenstauung ceteris paribus um so hochgradiger ist, je schlechter das linke und je kräftiger das rechte Herz arbeitet. Wenn das rechte Herz zu versagen beginnt, bilden sich die Zeichen der Lungenstauung mehr oder weniger zurück; die Lungenfelder werden heller, die Hilusschatten kleiner und schärfer konturiert, die Verstärkung der Lungenzeichnung nimmt ab. Gleichzeitig kommt es oft zur zunehmenden Rechtsverbreiterung des Herzschattens, welche durch die Dilatation des rechten Herzens bedingt ist (Abb. 103). Die Untersuchung in linker vorderer Schrägstellung zeigt, daß beide Herzhälften an der oft enormen Vergrößerung des Herzens teilhaben. Die Stauung des Blutes vor dem Herzen kommt oft deutlich in der Verbreiterung des Schattens der oberen Hohlvene und im Höhertreten des rechten Zwerchfells (Stauungsleber) zum Ausdruck. Man muß in solchen Fällen immer mit der Möglichkeit, ja Wahrscheinlichkeit einer relativen Trikuspidalklappeninsuffizienz rechnen.

Bei endokarditischer Aortenklappeninsuffizienz kann es durch myokarditische Schädigung des Herzmuskels zu enormer Dilatation beider Kammern kommen, ohne daß der linke Vorhof an der Vergrößerung teilnimmt. Da beide Kammern in gleichem Maße insuffizient werden, kann der Druckanstieg im Lungenkreislauf und damit jedes Zeichen von Lungenstauung dauernd fehlen. Man findet dann gelegentlich enorm vergrößerte, nach links und rechts ausladende, kugelige Herzen, die trotz ihrer Größe auffallend große, lebhafte Pulsationen zeigen können; auch der celerartige Puls an der Aorta ist in solchen Fällen oft ganz besonders stark entwickelt.

Manchmal findet man bei Aortenklappeninsuffizienz mit starker hypertrophischer Dilatation der linken Kammer und Stauung im Körperkreislauf weder die Zeichen einer Vergrößerung des linken Vorhofs noch einer Lungenstauung und einer Dilatation des rechten Herzens. Man nimmt an, daß in solchen Fällen die Stauung im Körperkreislauf dadurch bedingt sei, daß sich die vergrößerte und hypertrophische linke Kammer derart gegen die rechte vorwölbt, daß sie deren Lichtung einengt und damit den Blutzufluß zum rechten Herzen behindert (BERNHEIMsches Syndrom).

Besonders beim mitralisierten Aortenherzen wird man immer an die Möglichkeit denken müssen, daß an der Vergrößerung des Herzschattens ein *Hydroperikard* beteiligt sein könnte, zumal dieses allein schon zu ähnlichen Form- und Größenänderungen des Herzschattens führt. Eine sichere Entscheidung, inwieweit an der Größenzunahme eines mitralisierten Aortenherzens eine perikardiale Flüssigkeitsansammlung beteiligt ist, läßt sich nicht treffen. Man wird daher auch bei einer Verkleinerung des Herzschattens nach Besserung der Kreislaufverhältnisse und nach größeren Diuresen immer zunächst an die Resorption eines perikardialen Ergusses denken müssen. Jedoch ist die weitverbreitete Ansicht, daß die Verkleinerung des Herzschattens immer oder gar ausschließlich dadurch bedingt sei, sicher nicht richtig.

4. Die Aortenstenose

Die kräftigeren Kontraktionen, mit denen die linke Kammer den erhöhten Widerstand am Aortenostium zu überwinden vermag (s. S. 96), führen zunächst zu deren reiner Hypertrophie, die im Röntgenbild überhaupt nicht oder höchstens als verstärkte Rundung des linken Kammerbogens in Erscheinung tritt. Oft aber erfährt die linke Kammer auch eine Widerstandsdilatation, wodurch der linke Kammerbogen nicht nur verstärkt gerundet, sondern auch verlängert wird (s. S. 105). Solange die Verlängerung der linken Kammer auf deren Ausflußbahn beschränkt bleibt, ist der Tiefendurchmesser des Herzschattens im wesentlichen unberührt; sobald sie aber auf die Einflußbahn übergegriffen hat, kommt es zur Zunahme des Tiefendurchmessers des Herzens, die in rechter vorderer Schrägstellung und in transversalem Strahlengang zu erfassen ist (s. S. 106).

Die Herzbucht erfährt durch die Widerstandsdilatation und -hypertrophie der linken Kammer keine wesentliche Vertiefung, da die Aortenstenose zu keiner Erweiterung des Aortenbogens, mithin zu keiner verstärkten Vorwölbung des Aortenknopfs führt. Erst wenn es durch relative muskuläre Insuffizienz zur myogenen Dilatation, also zur allseitigen Ausweitung der hypertrophischen linken Kammer gekommen ist, findet sich das typische Bild des mehr oder weniger stark nach links verbreiterten, aortisch konfigurierten Herzens mit tiefer Exkavation der Herzbucht oberhalb des verlängerten und stark gerundeten linken Kammerbogens. Zeichen von Dekompensation können trotz beträchtlicher Vergrößerung des Herzens vollkommen fehlen; die Untersuchung in den Schrägstellungen ergibt, daß sich die Dilatation auf die linke Kammer beschränkt und der

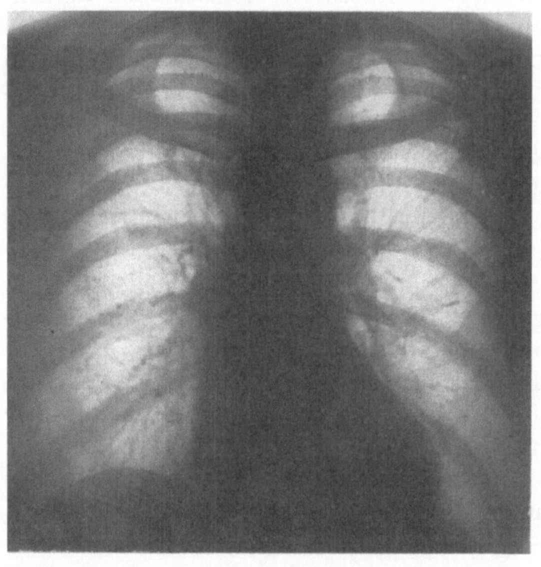

a

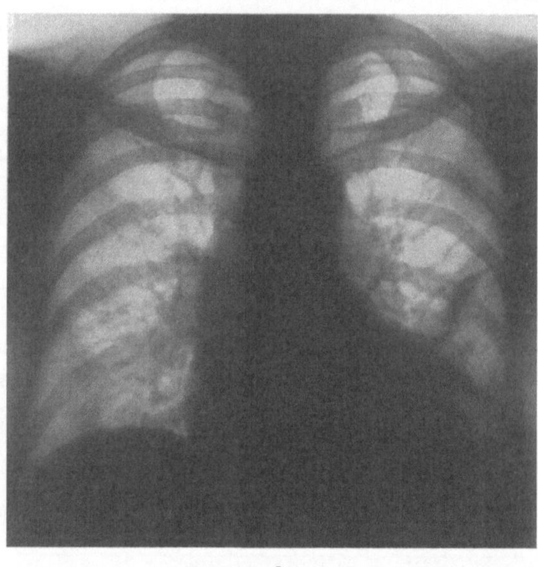

b

Abb. 105*a* und *b*. Nicht dekompensierte Aortenstenose vor und nach transventrikulärer Klappensprengung. 58jährige Frau.

a Nicht dekompensierte Aortenstenose mit verstärkter Rundung des linken Kammerbogens als Ausdruck der Hypertrophie der linken Kammer und mit starken Klappenverkalkungen der Aorta.

b Ein Monat nach Klappensprengung. Linksverbreiterung des Herzens mit starkem Ausladen des linken Kammerbogens durch Entwicklung einer Aortenklappeninsuffizienz

linke Vorhof normal groß ist; auch zeigen die Lungenfelder keine Zeichen von Lungenstauung.

Am linken Kammerbogen kann man gelegentlich auffallend langsame, gleichsam mühsame systolische Kontraktionen als röntgenologisches Korrelat des Pulsus tardus erkennen. Da aber in vielen Fällen gleichzeitig eine Schlußunfähigkeit der Aortenklappen besteht, die im Sinne großer, kräftiger Pulsationen wirkt, sind diese charakteristischen langsamen Pulsationen nicht allzu oft zu beobachten. Im Röntgenkymogramm ist bei der reinen Aortenstenose der systolische Kurvenabfall des linken Kammerbogens abgeflacht und wellenförmig (Haubrich). An der Aorta ist der systolische Kurvenanstieg deutlich verlangsamt. Klappenverkalkungen sind bei Aortenstenose außerordentlich häufig nachweisbar (s. S. 297).

Verhältnismäßig häufig ist eine Verlängerung, stärkere Ausbiegung und abgerundete Winkelbildung (Abb. 107) des rechten Gefäßbandrandes zu sehen, was auf die poststenotische Dilatation der Aorta ascendens zu beziehen ist (Vaquez und Bordet). Da es sich zunächst um eine dynamische Dilatation handelt, ist sie bei der Autopsie oft nicht nachweisbar; nach längerem Bestehen des Klappenfehlers entwickelt sich allerdings eine anatomisch fixierte Dilatation des supravalvulären Ascendensabschnitts. Nach operativer

Behebung der Aortenstenose können sich die Zeichen der Hypertrophie der linken Kammer allmählich zurückbilden. Wenn sich nach der Sprengung der Stenose eine Insuffizienz

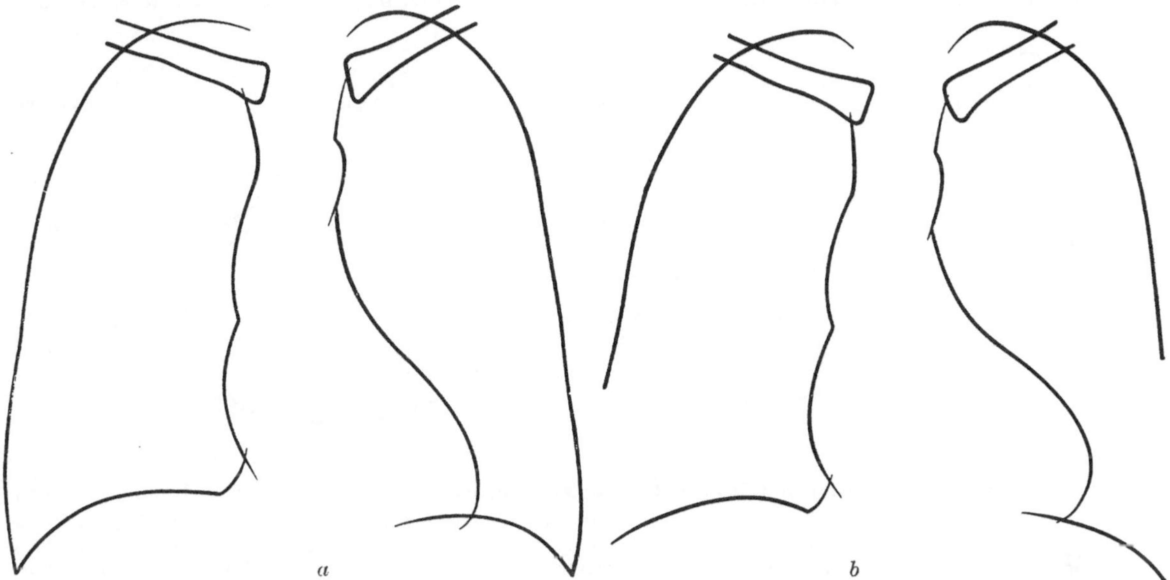

Abb. 106*a* und *b*. Nicht dekompensierte endokarditische Aortenstenose vor und nach transventrikulärer Klappensprengung. 20jähriger Mann. (Filmpausen.)

a Nicht dekompensierte Aortenstenose mit Elongation des linken Kammerbogens als Ausdruck der Füllungsdilatation der linken Kammer.

b Nach Klappensprengung und Entwicklung einer Aortenklappeninsuffizienz. Linksverbreiterung des Herzens mit verstärktem Ausladen des linken Kammerbogens durch mäßige Dilatation der hypertrophischen linken Kammer. Pulsus celer an der Aorta. Kein Zeichen für Lungenstauung

des Klappenapparats entwickelt, treten die Zeichen der Aortenklappeninsuffizienz zutage (Abb. 105, 106).

Da die Dekompensation der linken Kammer von einer Rückstauung des Blutes in den linken Vorhof und kleinen Kreislauf gefolgt ist, erleiden der Herzschatten und die Lungenfelder dieselben Veränderungen, wie sie bei der Linksdekompensation der Aortenklappeninsuffizienz beschrieben wurden, d. h. es kommt zum Bild des mitralisierten Aortenherzens (s. S. 155 f.). Wenn im Stadium der Mitralisation die charakteristischen Pulsationen der Aortenstenose bzw. der Aortenklappeninsuffizienz nicht mehr nachweisbar sind, was sehr häufig der Fall ist, dann fehlt jede Möglichkeit einer röntgenologischen Unterscheidung dieser beiden Klappenfehler.

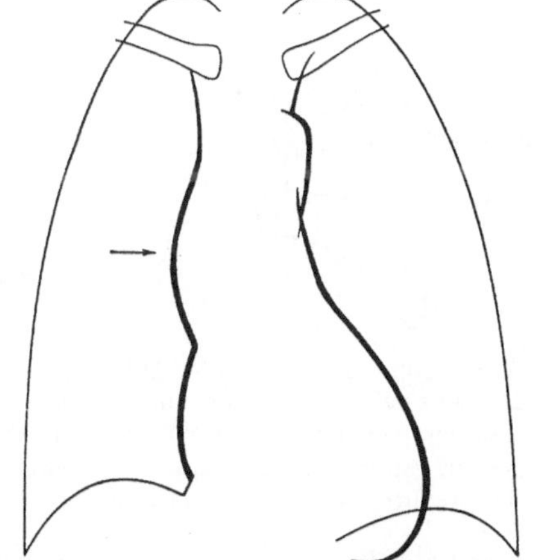

Abb. 107. Verstärktes Vorspringen und abgerundete Winkelbildung (Pfeil) des rechten Gefäßbandrandes infolge von Dilatation der Aorta ascendens bei Aortenstenose

5. Die Trikuspidalklappeninsuffizienz und -stenose

Organische Trikuspidalfehler sind fast immer mit endokarditischen Läsionen der Mitral- oder Aortenklappen vergesellschaftet; reine organische Trikuspidalfehler sind sehr selten. Dressler und Fischer haben autoptisch in 30% der endokarditischen Klappenfehler eine Beteiligung der Trikuspidalklappen gefunden; in einem Viertel der Fälle handelte es sich um Stenosen des Trikuspidalostiums. Zahlenmäßig steht die relative Trikuspidalklappeninsuffizienz durch Dilatation der rechten Kammer und Ausweitung des Atrioventrikularklappenrings ganz im Vordergrund.

Meist ist daher das Röntgenbild von den Zeichen eines Mitral- oder Aortenklappenfehlers oder eines kombinierten Mitralaortenfehlers beherrscht, jedoch weist eine auffallende Rechtsverbreiterung des Herzschattens mit Verlängerung und lateralwärts ge-

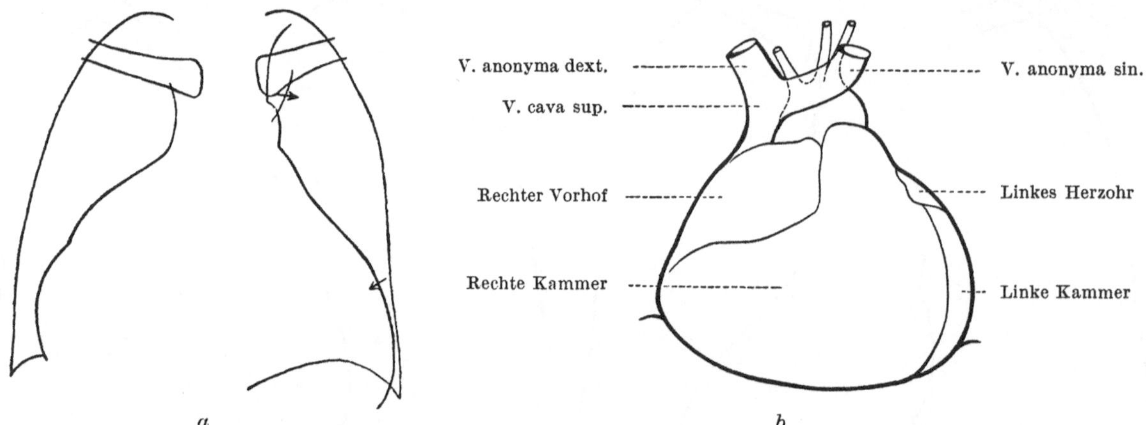

Abb. 108*a* und *b*. Dreiostienvitium mit Trikuspidalklappeninsuffizienz und -stenose. 52jährige Frau. (Autopsie.) Der verlängerte, lateral abfallende und weit nach rechts ausladende rechte Herzrand zeigte eine Unterteilung in den Vorhof- und Kammerbogen. Es bestanden keine Zeichen für Lungenstauung. An der oberhalb des Aortenknopfs zum Vorschein kommenden Vena anonyma sinistra war ein positiver Venenpuls vorhanden. (Die Pfeile deuten die Richtung der gleichzeitigen Pulsationen am linken Kammerbogen und an den vorspringenden Schatten der V. anonyma sin. an)

richtetem Abfall des rechten Herzrandes auf eine höhergradige Dilatation des rechten Herzens und damit auf die Möglichkeit einer Trikuspidalklappenbeteiligung hin. In dieser Annahme wird man bestärkt, wenn keine oder eine nur geringgradige Lungenstauung vorhanden ist oder wenn man bei wiederholter Untersuchung mit dem Auftreten der Rechtsverbreiterung eine vorhandene Lungenstauung infolge der Entlastung des Lungenkreislaufs abnehmen sieht. Eine röntgenologische Entscheidung, ob eine Insuffizienz der Trikuspidalklappen oder eine Stenose des Ostiums oder beides vorhanden ist, ist nicht möglich (Abb. 108*a* und *b*).

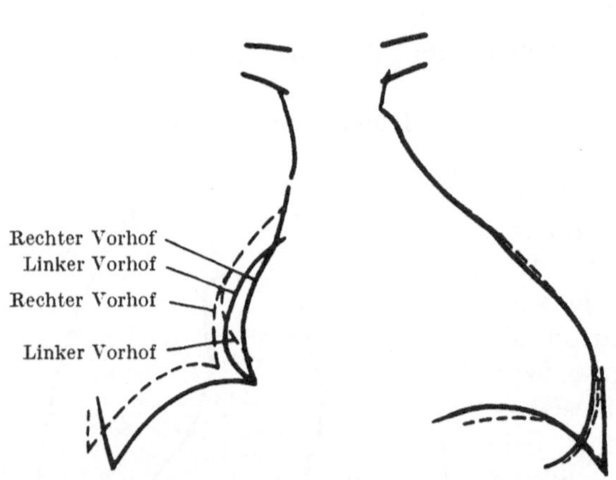

Abb. 109. Zunehmende Dilatation des rechten Herzens bei Entwicklung einer relativen Trikuspidalklappeninsuffizienz. 26jährige Frau. (Filmpausen.) Am 27. März 1935 überragte der große linke Vorhof den rechten um 7 mm nach rechts (———). Am 8. April 1935 war es bei Verminderung der Diurese und unter Gewichtsanstieg zu einer beträchtlichen Rechtsverbreiterung des Herzschattens und zu einem Hochstand des rechten Zwerchfells (Leberstauung) gekommen. Der linke Vorhof ist nunmehr innerhalb des rechten Herzrandes gelegen (— — —)

Sicher ist nur, daß man bei Trikuspidalklappeninsuffizienz am rechten Herzschattenrand oft deutliche kammersystolisch lateralwärts gerichtete Pulsationen erkennen kann. Oft sieht man an der V. cava sup., gelegentlich auch an der V. anonyma sin. über dem Aortenknopf (Holzmann) einen positiven Venenpuls (Abb. 108). Schließlich gelang Hitzenberger die röntgenkymographische Registrierung von kammersystolisch kranialwärts gerichteten Pulsationen an der rechten Zwerchfellhälfte als Ausdruck eines positiven Leberpulses. Holzmann konnte in einem Fall mit kräftig pulsierendem rechtem Vorhof einen doppelwelligen Leberpuls auf dem Röntgenschirm beobachten. Diese pulsatorischen Phänomene sind freilich nur in einer Minderzahl der Fälle einwandfrei erkennbar. Die Röntgendiagnostik der trikuspidalen Ventilstörungen muß sich daher meist auf den Nachweis der Vergrößerung des rechten Herzens bei verhältnismäßig geringer oder fehlender Lungenstauung, auf die Verbreiterung des Cava superior-Schattens und auf die Hochdrängung des rechten Diaphragmas durch die vergrößerte Leber stützen. An Beweiskraft gewinnen diese Symptome aber erst durch die Beobachtung ihres sukzessiven Auftretens.

Auf keinen Fall läßt sich mit Sicherheit entscheiden, ob eine organische oder relative Trikuspidalklappeninsuffizienz vorliegt. Es ist bemerkenswert, daß schon eine verhältnismäßig geringgradige Vergrößerung des rechten Herzens mit einer Trikuspidalklappeninsuffizienz verbunden sein kann, daß also die sogenannte ,,trikuspidale Konfiguration" nicht immer vorhanden zu sein braucht. Anderseits kann auch bei höhergradiger Dilatation des rechten Herzens eine Schlußunfähigkeit der Trikuspidalklappen fehlen; das Vorhandensein einer höhergradigen Lungenstauung spricht bei großem rechtem Herzen in diesem Sinne.

Interessant ist ein Fall *reiner relativer Trikuspidalklappeninsuffizienz*, den H. Rösler beschrieben hat. Es handelte sich um einen 43jährigen Mann, bei dem sich im Laufe von 14 Jahren eine Herzinsuffizienz mit Zyanose, positivem Venen- und Leberpuls und Vorhofflimmern entwickelt hatte. Röntgenologisch fand sich ein sehr großer, nach links

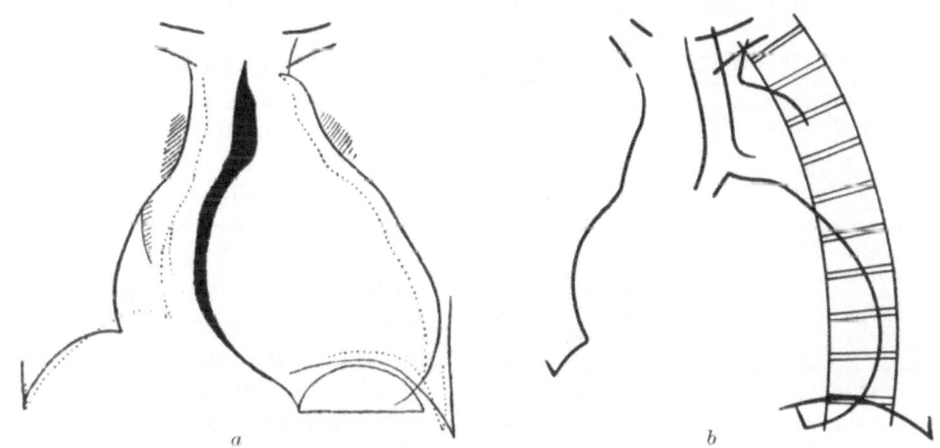

Abb. 110*a* und *b*. Dreiostienvitium (Klappeninsuffizienz und Stenose am Aorten-, Mitral- und Trikuspidalostium) bei rekurrierender Endokarditis. 27jährige Frau. (Autopsie.)
a Vorderbild, *b* linkes vorderes Schrägbild. Sechs Jahre vorher (··················) fehlten noch die Zeichen des Trikuspidalklappenfehlers

und rechts weit ausladender Herzschatten mit wohlerhaltener Herzbucht, starker Verbreiterung des Cava superior-Schattens und fehlender Lungenstauung. Die Autopsie ergab eine relative Trikuspidalklappeninsuffizienz infolge hochgradiger Ausweitung der rechten Kammer und des rechten Vorhofs, die der Verfasser auf eine myokarditische Herzmuskelschädigung zurückführte.

6. Die kombinierten Klappenfehler

Die häufige Kombination endokarditischer Klappenläsionen am Mitral- und Aortenostium führt in der Regel zu Herzen, welche die Zeichen mitraler *und* aortischer Konfiguration tragen (Abb. 110, 111). Je nach der Art und dem Grade der kombinierten Ventilstörungen, je nach dem Zustand des Herzmuskels und je nach den Bedingungen des großen und kleinen Kreislaufs erfahren jedoch die einzelnen Herzabteilungen sehr verschiedenartige Veränderungen, so daß in einem Teil der Fälle die mitrale, in einem anderen die aortische Konfiguration überwiegt oder das Bild beherrschen kann.

Die gewissermaßen gegensätzliche Wirkung der Mitralstenose und der Aortenklappeninsuffizienz wurde schon erwähnt (s. S. 146). Die kleine Blutmenge, welche das stenosierte Mitralostium in die linke Kammer eintreten läßt, wirkt der Erweiterung und Hypertrophie der Kammer, wie sie bei der reinen Aortenklappeninsuffizienz beobachtet werden, entgegen. Das aus der verminderten Blutfüllung folgende kleine Schlagvolumen der linken Kammer verhindert oft die großen pulsatorischen Exkursionen des linken Kammerbogens und oft auch das Zustandekommen eines Pulses celer an der Aorta. Die Aorta ist in der Regel normal weit und infolge der verringerten Füllung sogar auffallend eng. Das Herz trägt mithin die Merkmale des Mitralfehlers, während die Zeichen der gleichzeitig vorhandenen Aortenklappeninsuffizienz zurücktreten oder fehlen können. Abb. 91*a* und *b* zeigt einen Fall von kombinierter Mitralstenose und Aortenklappeninsuffizienz mit kleinem, ausschließlich mitral konfiguriertem Herzen, steil zum Zwerchfell abfallendem linkem Kammerbogen und fehlendem Pulsus celer, bei dem erst nach der Commissurotomie eine Vergrößerung der linken Kammer und eine Pulsus celer auftrat, da sich die Hämodynamik der Aortenklappeninsuffizienz erst nach erfolgreicher Behebung der Mitralstenose auszuwirken vermochte.

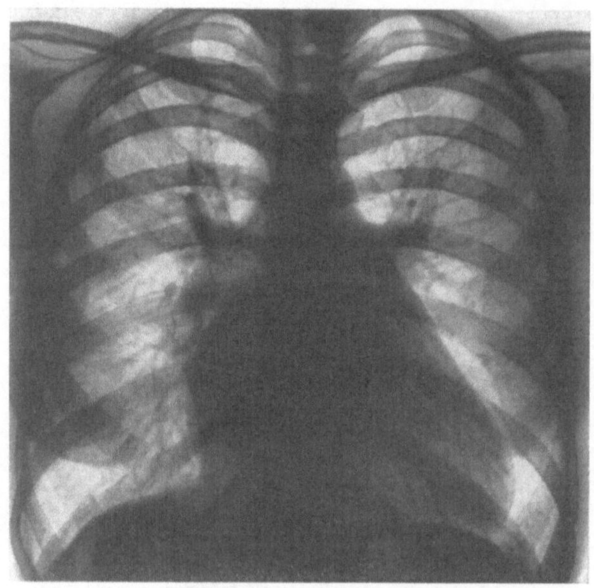

Abb. 111. Kombinierter Mitral-Aortenklappenfehler. Beträchtlich vergrößerter, nach links und rechts verbreiterter Herzschatten mit Ausfüllung der Herzbucht und verlängertem, stark gerundetem, linkem Kammerbogen, der große Pulsationen zeigte. Der große linke Vorhof überragt den rechten Vorhof nach rechts. Die Lungenfelder sind hell, jedoch sind die Hilusschatten vergrößert und die Lungenzeichnung verstärkt. Die Aorta war normal weit und zeigte keinen Pulsus celer

In anderen Fällen kommt es zu einer Füllung der linken Kammer, die hinreichend ist für das Zustandekommen ihrer Füllungsdilatation und -hypertrophie und eines vergrößerten Schlagvolumens. Auch dann kann allerdings der Herzschatten trotz der Verlängerung und kräftigeren Rundung des linken Kammerbogens noch überwiegend mitral konfiguriert bleiben, so daß ein Bild zustande kommt, wie man es bei Mitralklappeninsuffizienz sieht. Nur die vergrößerten Pulsationen am linken Kammerbogen, der oft vorhandene Pulsus celer an der Aorta und der stark vorragende Aortenknopf verraten oft, aber durchaus nicht immer, die Kombination mit einer Aortenklappeninsuffizienz. Ähnliche Bilder, jedoch ohne Pulsus celer, können auch bei Komplikation einer Mitralstenose mit arteriellem Hochdruck zustande kommen.

Wenn ein kombiniertes Mitralaortenvitium mit Lungenemphysem vergesellschaftet ist, kann die mitrale Konfiguration des Herzens im Vordergrund stehen, da sich die Folgen erhöhter Druckleistung, die der Mitralklappenfehler und das Emphysem der rechten Kammer auferlegen, summieren. Jedoch lassen Zeichen starker Hypertrophie und Dilatation der linken Kammer sowie das deutliche Vorspringen des Aortenknopfs zum mindesten daran denken, daß nicht ein reiner Mitralfehler mit Emphysem, sondern eine Kombination mit Aortenklappeninsuffizienz vorliegen könnte. Diese Vermutung wird zur praktischen Gewißheit, wenn man am linken Kammerbogen auffallend große Exkursionen und an der Aorta einen Pulsus celer erkennen kann. Ein Fehlen des Pulsus celer spricht aber nie gegen das Vorhandensein einer Aortenklappeninsuffizienz (s. S. 152).

Im Gegensatz zu den eben erwähnten Fällen kann in anderen die aortische Konfiguration über die mitrale überwiegen (Abb. 113*a*, *b* und *c*) und eine große Ähnlichkeit mit dem Bild des mitralisierten Aortenherzens (Abb. 114*a* und *b*) zustande kommen. Letzteres ist verständlich, wenn man bedenkt, daß die Dynamik der Mitral-Aortenfehler und des mitralisierten Aortenherzens sehr ähnlich ist. Wenn auch in dem einen Fall die Mitralklappen durch Schrumpfung, Zerstörung der Segel oder durch Verkürzung der Sehnenfäden, in dem anderen durch Dehnung des Klappenringes insuffizient geworden sind, so kommt es doch in beiden Fällen zur Vergrößerung des linken Vorhofs, zur Drucksteigerung im Lungenkreislauf mit Widerstandsdilatation und -hypertrophie der rechten Kammer, also zu analogen morphologischen Folgen.

Trotz dieser Ähnlichkeiten ergeben sich doch manche Unterschiede, welche die Abgrenzung des Mitral-Aortenfehlers vom mitralisierten Aortenherzen mit mehr oder

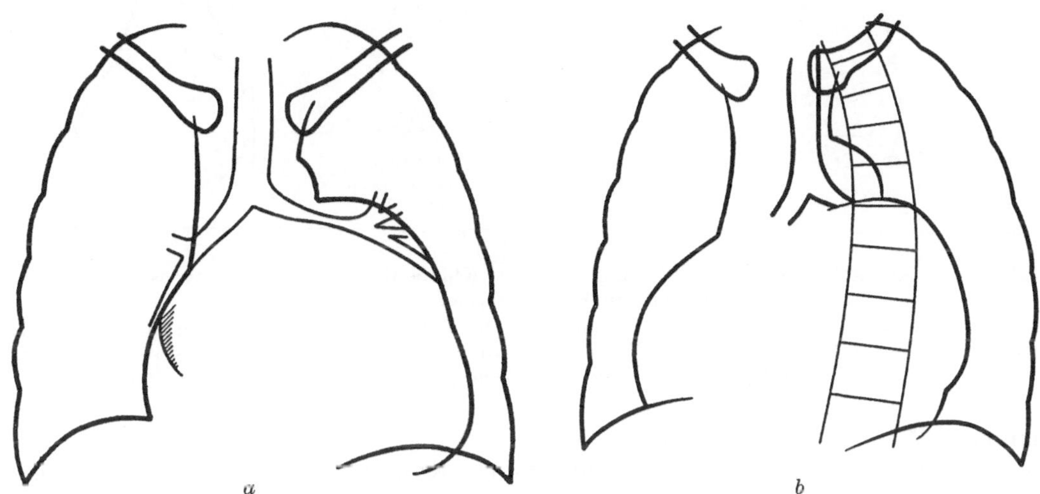

Abb. 112a und b. Kombinierter Mitral-Aortenklappenfehler mit enormer Vergrößerung des linken Vorhofs und des rechten Herzens. Der große linke Vorhof hat zur Spreizung der Carina und zur Kompression des linken Hauptbronchus geführt.

a Vorderbild. Der linke Vorhof kommt oberhalb des buckelig vorspringenden Conus pulmonalis als systolisch expansiv pulsierender, blässerer Schatten zum Vorschein und übersteigt den fast horizontal verlaufenden linken Hauptbronchus um Fingerbreite. Außerdem ist der linke Vorhof auch rechts innerhalb des Herzschattens erkennbar.

b Linkes vorderes Schrägbild. Die enorme Vergrößerung des linken Vorhofs tritt besonders deutlich hervor

weniger großer Wahrscheinlichkeit gestatten. Sie sind in der folgenden Übersicht zusammengestellt:

Mitral-Aortenfehler	Mitralisiertes Aortenherz
Linker Vorhof stärker vergrößert, stark in das hintere Mediastinum ausladend und oft rechts randbildend.	Linker Vorhof weniger vergrößert, daher wenig in das hintere Mediastinum ausladend; rechts innerhalb des Herzschattens zwar gelegentlich als Doppelkontur sichtbar, jedoch meist nicht den rechten Vorhof überragend.
Pulmonalisbogen und oft auch Conus pulmonalis innerhalb der Herzbucht als buckelig vorspringende Bögen abgrenzbar.	Herzbucht lediglich seichter geworden. Pulmonalisbogen und Conus pulmonalis nicht vorgebuchtet.
Im kompensierten Stadium lediglich vergrößerte, oft eigenpulsierende Hilusschatten. Nur im dekompensierten Stadium Zeichen von Lungenstauung.	Fast immer mehr oder weniger hochgradige Lungenstauung.
Im kompensierten Stadium manchmal nur mäßig vergrößertes, gelegentlich fast normal großes Herz.	Meist beträchtlich vergrößertes Herz.
Oft Pulsus celer vorhanden.	Kein Pulsus celer.

Diese Unterscheidungsmerkmale ergeben sich größtenteils daraus, daß sich beim kombinierten Klappenfehler die Rückstauung des Blutes in den linken Vorhof und die daraus folgende Verminderung des Druckgefälles im kleineren Kreislauf ganz allmählich entwickelt, was zur stärkeren, manchmal ganz enormen Vergrößerung (Abb. 112, 115) des linken Vorhofs sowie zur kompensatorischen Widerstandsdilatation und -hypertrophie der rechten Kammer mit allen ihren Folgen für das Röntgenbild führt, während es sich bei der

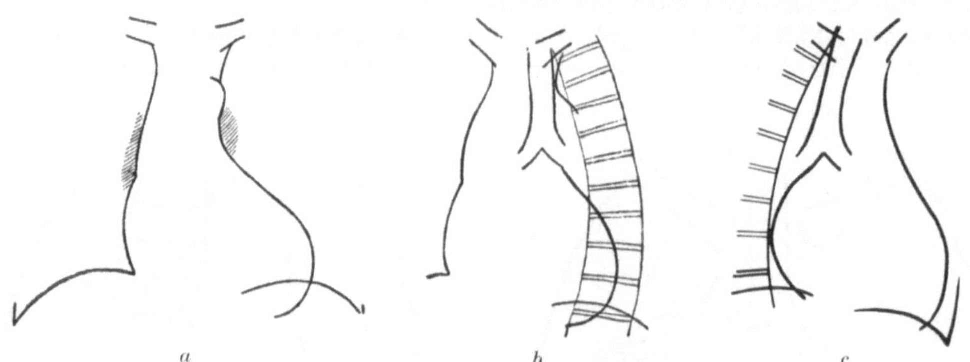

Abb. 113*a* bis *c*. Aortisch konfigurierter Herzschatten bei Klappeninsuffizienz und Stenose des Mitral- und Aortenostiums. 25jähriger Mann.

a Vorderbild, *b* linkes, *c* rechtes vorderes Schrägbild. Nur die Vergrößerung der verstärkt pulsierenden Hilusschatten und das verstärkte Ausladen der Herzhinterwand wiesen mit Wahrscheinlichkeit darauf hin, daß neben dem Aortenklappenfehler auch eine Läsion der Mitralklappen vorhanden sei

sogenannten Mitralisation des Aortenherzens um ein verhältnismäßig akutes Ereignis handelt, das sich mit dem Versagen der linken Kammer ziemlich plötzlich einstellt. Demgemäß hält sich bei der Mitralisation die Dilatation des linken Vorhofs meist in

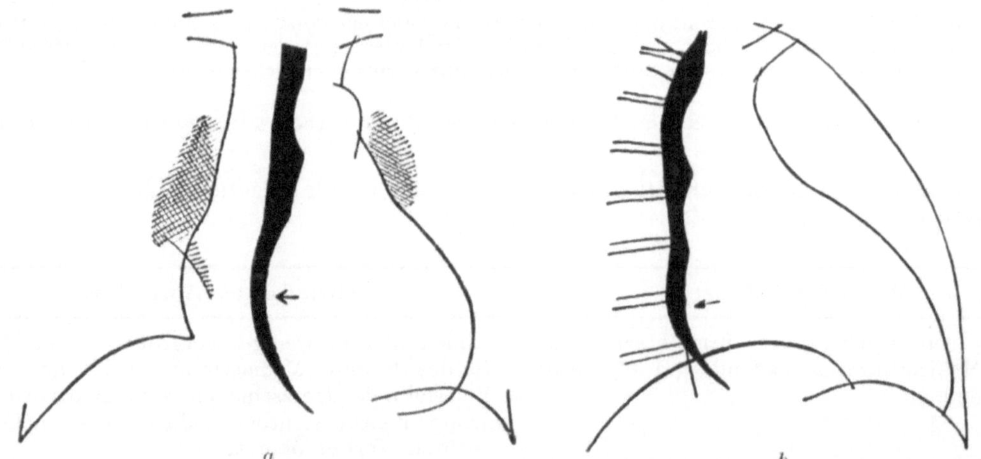

Abb. 114*a* und *b*. Typisches Bild eines kombinierten Mitral-Aortenfehlers. 56jähriger Mann.

Autopsie: Teils luetische, teils endokarditische Aortenklappeninsuffizienz und endokarditische Mitralklappeninsuffizienz. Aortitis luetica. *a* Vorderbild, *b* rechtes vorderes Schrägbild. Beträchtlich vergrößerter, vorwiegend nach links verbreiterter Herzschatten mit elongiertem, stark gerundetem linkem Kammerbogen, abgerundeter Spitze und Ausfüllung der Herzbucht durch den flachbuckelig vorgewölbten Pulmonalisbogen. Der beträchtlich vergrößerte linke Vorhof ist rechts randbildend und verlagert die Speiseröhre nach rechts hinten. Zeichen von Lungenstauung

bescheidenen Grenzen (Dietlen), und deshalb bleiben die Zeichen einer wesentlichen Hypertrophie der rechten Kammer und einer stärkeren Dilatation des Pulmonalisstamms in der Regel aus.

Es ist auch daran zu erinnern, daß bei den endokarditischen Klappenfehlern eine myokarditische Wandschädigung bei der Vergrößerung des linken Vorhofs und eine rheumatische Pulmonitis bei der Ausweitung des Pulmonalisstamms eine Rolle spielen kann, was beim koronaren Leistungsversagen der linken Kammer eines Hochdruckherzens nicht in Frage kommt.

Meist sind beim mitralisierten Aortenherzen die Zeichen einer mehr oder weniger starken Lungenstauung vorhanden, solange das rechte Herz nicht versagt hat. Es ist selbstverständlich, daß die angeführten Unterscheidungsmerkmale nicht ausnahmslos Geltung haben und daß sich manche relative Mitralinsuffizienz nicht von einer endokarditischen unterscheiden läßt (Dietlen, Vaquez und Bordet, Henschen).

Große Ähnlichkeit kann das Herz bei kombiniertem Mitral-Aortenfehler mit einem durch Emphysem komplizierten Hochdruckherzen zeigen, denn hier wie dort kann die Herzbucht durch die buckelig vorspringenden Bögen der A. und des Conus pulmonalis ausgefüllt sein; hier wie dort sind die Hilusschatten vergrößert und zeigen oft Eigenpulsationen. Die Unterscheidung ist jedoch dadurch ermöglicht, daß beim kombinierten Klappenfehler der linke Vorhof vergrößert ist, während er beim kompensierten Cor hypertonicum et pulmonale normale Größe zeigt. Wenn freilich die linke Kammer eines solchen Herzens zu versagen beginnt, dann kann die Unterscheidung von einem Mitral-Aortenfehler unmöglich werden, da nunmehr eine Vergrößerung des linken Vorhofs vorhanden ist.

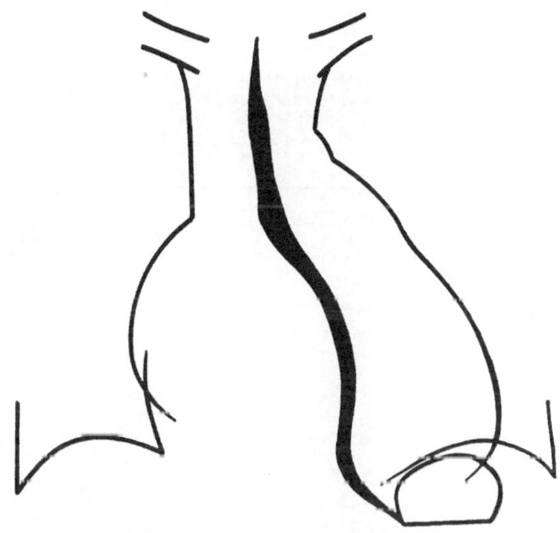

Abb. 115. Rein mitral konfigurierter Herzschatten mit vollständiger Ausfüllung der Herzbucht und weit nach rechts ausladendem linkem Vorhof bei Klappeninsuffizienz und Stenose am Mitral- und Aortenostium. 23jährige Frau (Autopsie). Sehr großer, weit nach rechts ausladender linker Vorhof, der die Speiseröhre nach links hinten verlagert

Beim *Dreiostienvitium* ist das Herz meist ansehnlich vergrößert und zeigt in der Regel die Zeichen einer beträchtlichen Dilatation des rechten Herzens (Abb. 108*a* und *b*). Eine sichere Entscheidung, ob eine Trikuspidalinsuffizienz oder Stenose des Trikuspidalostiums vorliegt, ist nicht möglich (s. S. 159ff.).

In manchen Fällen von *Kombination einer Mitral- und Trikuspidalklappenläsion* finden sich sehr große kugelige Herzschatten, deren beide Ränder unterhalb des kurzen Gefäßbandes weit nach links und rechts ausladen. Beide Ränder können jede Gliederung in einzelne Bögen vermissen lassen und stark gerundet bis nahe an die lateralen Thoraxwandungen heranreichen. Dietlen betonte schon die Schwierigkeit der klinischen und röntgenologischen Abgrenzung gegenüber einem Hydroperikard. Diese Unterscheidung ist um so schwieriger, als die Pulsationen solcher Herzschatten oft auffallend klein sind und jedes Zeichen von Lungenstauung fehlen kann. Auf Grund eines durch Herzbeutelpunktion gesicherten Falles weist Dietlen darauf hin, daß die Unterscheidung von einem Hydroperikard dann möglich ist, wenn man innerhalb des rechten Herzschattenrandes den vergrößerten linken Vorhof als Doppelkontur erkennen kann und wenn man den tief einspringenden rechten Herzzwerchfellwinkel durch den Schatten der unteren Hohlvene ausgefüllt sieht.

7. Die endokarditische Pulmonalklappeninsuffizienz

Im Gegensatz zur relativen Graham-Steellschen Pulmonalklappeninsuffizienz bei Mitralfehlern (s. S. 141) ist die reine endokarditische Pulmonalklappeninsuffizienz selten. Sie ist von ersterer dadurch röntgenologisch zu unterscheiden, daß der linke Vorhof nicht vergrößert ist; auch kann die Füllungsdilatation und -hypertrophie der rechten Kammer bei organischer Pulmonalklappeninsuffizienz relativ geringgradig sein.

Eine sichere Unterscheidung gegenüber dem angeborenen Vorhofseptumdefekt ist röntgenologisch nicht möglich, besonders wenn gleichzeitig eine relative Pulmonalklappeninsuffizienz vorhanden ist.

II. Das Cor hypertonicum

Das normale Herz kann — wie S. 94 auseinandergesetzt wurde — die Erhöhung des peripheren Widerstandes innerhalb gewisser Grenzen und für eine gewisse Zeit durch kräftigere systolische Kontraktionen der linken Kammer überwinden, die dadurch eine

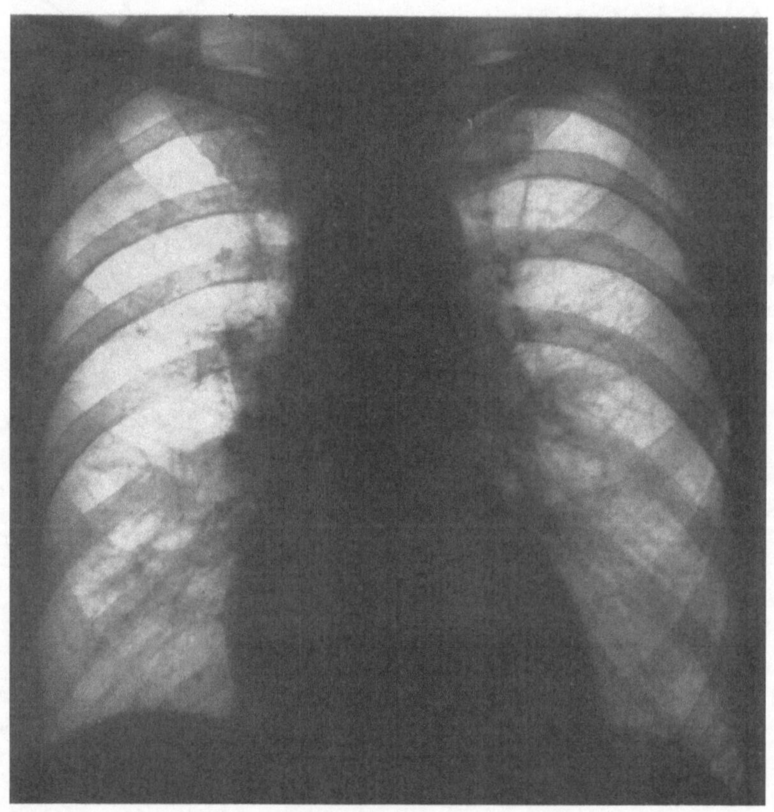

Abb. 116. Normal großes, normal konfiguriertes Herz bei einer grazil gebauten 80 Jahre alten Asthenikerin mit einem Blutdruck von 190/100 mm Hg

hypertrophische Wandverdickung erfährt. Meist kommt es aber nach kürzerer oder längerer Zeit auch ohne nachweisliche Schädigung des Myokards durch unvollkommene systolische Entleerung der linken Kammer zu deren Widerstandsdilatation und -hypertrophie.

Die Veränderungen, die das Herz durch die unter den Bedingungen erhöhter Druckleistung stehende muskuläre intakte bzw. relativ insuffiziente linke Kammer erleidet, wurden S. 104f. ausführlich dargelegt. Das daraus resultierende Röntgenbild ist sehr einförmig und für die verschiedenen Ursachen bzw. Formen des arteriellen Hochdrucks nicht charakteristisch. Man findet alle Abstufungen vom normal großen Herzen mit geringfügiger Elongation und kräftigerer Rundung des linken Kammerbogens bis zum aortisch konfigurierten Cor bovinum, das mächtig gerundet bis an die linke axillare Thoraxwand ausladen kann. *Der röntgenologisch feststellbare Grad einer hypertrophischen*

Dilatation der linken Kammer erlaubt keinen Schluß auf die Höhe des Blutdrucks. Es gibt Fälle von beträchtlicher Drucksteigerung mit normal großem und normal konfiguriertem Herzen; man findet dies besonders bei älteren, grazil gebauten Individuen, bei Frauen wesentlich häufiger als bei Männern (Abb. 116). Für das Ausmaß der Dilatation der linken Kammer sind konstitutionelle Faktoren und die Beschaffenheit des Herzmuskels von größerer Bedeutung als die Höhe des Blutdrucks. *Die Größe der linken Kammer ist auch nicht maßgebend für ihre Leistungsfähigkeit. Es gibt relativ kleine hypertrophische linke Kammern, die am Rande der Dekompensation stehen, und sehr große linke Kammern, die durch viele Jahre hindurch die Kompensation aufrechterhalten.*

Wie S. 106 dargelegt wurde, ist die allseitige Dilatation der unter den Bedingungen erhöhter Druckleistung stehenden linken Kammer immer ein Zeichen der relativen muskulären Insuffizienz, wobei röntgenologisch natürlich nicht zu unterscheiden ist, ob und inwieweit diese Insuffizienz durch mangelhafte Blutversorgung, also nutritiv, toxisch-

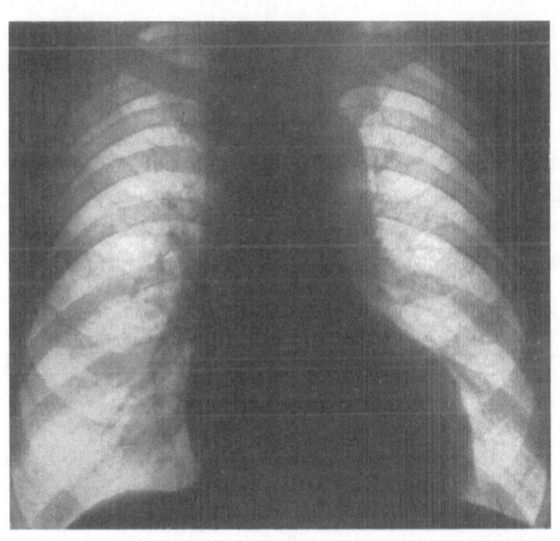

a

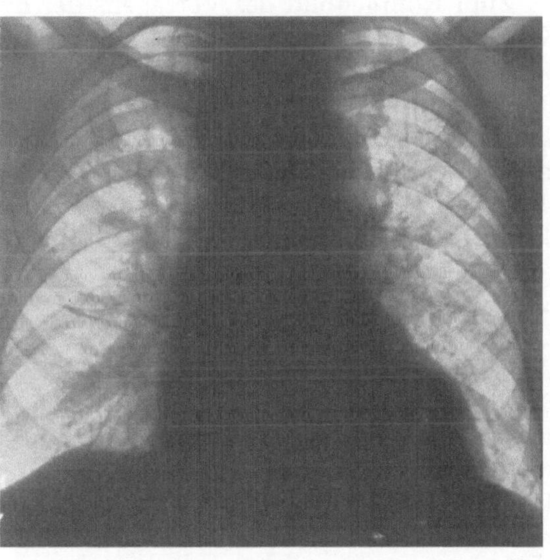

b

Abb. 117*a* und *b*. Arterieller Hochdruck. 56jähriger Mann.

a Mäßig vergrößertes aortisch konfiguriertes Herz mit Verlängerung und starker Rundung des linken Kammerbogens und abgerundeter Herzspitze. Tief exkavierte Herzbucht. Diffuse Dilatation der Aorta. Kein Zeichen für Lungenstauung.

b Sieben Monate später zunehmende Vergrößerung des Herzens nach links mit Seichterwerden der Herzbucht und Lungenstauung (Mitralisation)

hormonal oder neurovegetativ bedingt ist. Dagegen läßt die Röntgenuntersuchung unmittelbar erkennen, daß diese *myogene Dilatation nicht mit Dekompensation gleichbedeutend ist, denn es kann jedes Zeichen für ein Leistungsversagen der linken Kammer* — also eine Vergrößerung des linken Vorhofs und eine Lungenstauung — *fehlen* (Abb. 117*a* und *b*). Man ersieht daraus, daß auch noch der myogenen hypertrophischen Dilatation kompensatorische Funktion zukommt.

Die röntgenologische Erfassung der myogenen Dilatation ist deshalb von so großer Bedeutung, weil mit ihr jener Zustand erfaßt ist, bei dem die linke Kammer die Kompensation nur noch mit verminderter Reservekraft aufrechtzuerhalten vermag. Dieser Zustand bedarf der Schonung und Stützung und ist der erfolgreichen Behandlung wesentlich besser zugänglich als der sich daraus unausweichlich entwickelnde Zustand der Dekompensation, also des Leistungsversagens.

Hämodynamisch äußert sich das Leistungsversagen der linken Kammer im Ansteigen des diastolischen Kammerdrucks. Dieses hat zur Folge, daß der linke Vorhof seinen Inhalt gegen einen erhöhten Widerstand zu fördern hat. Der Vorhof erfährt dadurch eine Widerstandsdilatation, die im Röntgenbild in einem verstärkten Ausladen der Herzhinterwand und in einer umschriebenen Verlagerung der kontrastgefüllten Speiseröhre (Abb. 101) zum Ausdruck kommt. Wir haben sie schon bei der dekompensierten Aortenklappeninsuffizienz kennengelernt. Dabei können Zeichen einer Drucksteigerung im Lungenkreislauf noch völlig fehlen, was beweist, daß der linke Vorhof trotz der physiologischen Schwäche seiner Muskulatur dazu befähigt ist, die Kompensation aufrechtzuerhalten. Diese kompensatorische Funktion der Widerstandsdilatation des linken Vorhofs ist allerdings recht begrenzt, was man schon daraus entnehmen kann, daß solche Kranke bei körperlichen Anstrengungen rasch dyspnoisch werden oder oft an nächtlicher Atemnot leiden. Tatsächlich kommt es auch alsbald durch Druckanstieg im venösen Schenkel der Lungenstrombahn zu einer Verminderung des intrapulmonalen Druckgefälles, dessen Niveau nur durch erhöhte Druckleistung der rechten Kammer und Drucksteigerung im arteriellen Schenkel der Lungenstrombahn gehoben werden kann, womit es aber auch zur Lungenstauung gekommen ist.

Zum Röntgenbild des Versagens der hypertrophischen und myogen dilatierten linken Kammer und des linken Vorhofs gehört also die Lungenstauung, die sich in einer Vergrößerung der Hilusschatten und einer Verstärkung der Gefäßstrukturen der Lungen äußert. Durch Transsudation in das Lungenparenchym kommt es zur verwaschenen wolkigen Struktur der Hilusschatten und zur unscharfen Begrenzung der vermehrten und verdickten intrapulmonalen Gefäßschatten. Mit zunehmender Durchfeuchtung des Lungenparenchyms werden die Lungenfelder dunkler, schließlich treten in beiden Lungen weiche wolkige Schatten auf, die besonders in den Lungenbasen zu größeren Schattenarealen konfluieren können und Transsudatmassen und Hypostasen entsprechen. Über das Röntgenbild der Lungenstauung s. S. 351ff.

Das Versagen des linken Herzens und die Drucksteigerung im Lungenkreislauf haben aber noch eine Formveränderung des Herzschattens zur Folge, die von Vaquez und Bordet als „*Mitralisation*" bezeichnet wurde. Auch ihr sind wir schon bei der dekompensierten Aortenklappeninsuffizienz begegnet (s. S. 155f.). Sie besteht in einem Seichterwerden der vorher tief exkavierten Herzbucht, in die sich nunmehr der Pulmonalisbogen flachbuckelig vorwölben kann (Abb. 102*a* und *b*). Sie kommt dadurch zustande, daß die rechte Kammer durch die Drucksteigerung im Lungenkreislauf eine Widerstandsdilatation und -hypertrophie erfährt, mit deren Hilfe sie die erforderliche Druckleistung vollbringt. Wenn die Widerstandsdilatation und -hypertrophie der rechten Kammer beim dekompensierten Hochdruckherzen nur zu einem Seichterwerden der Herzbucht und nicht zu ihrer mehr oder weniger vollständigen Ausfüllung führt, wie man sie bei Mitralklappenfehlern zu sehen pflegt, so hat dies seinen Grund darin, daß es sich erstens beim Versagen des linken Herzens um eine akute Widerstandserhöhung im Lungenkreislauf handelt, die nicht zu jenen Graden von Elongation der Ausflußbahn der rechten Kammer und von Dilatation der Pulmonalis führt, wie man sie bei Mitralklappenfehlern so oft findet, und daß zweitens die Herzbucht des Hochdruckherzens so tief exkaviert ist, daß es nicht zu ihrer Ausfüllung kommen kann. Wenn auch Mitralisation und Lungenstauung zusammengehören, so kann der Grad der Lungenstauung doch sehr verschieden sein. Er ist ceteris paribus abhängig von dem Mißverhältnis zwischen der Druckleistung der funktionstüchtigen rechten Kammer und der ungenügenden Leistung des linken Herzens. Der Grad der Lungendurchfeuchtung, d. h. der Transsudation in das Lungenparenchym ist jedoch noch von zentralen, vaskulären und entzündlichen Faktoren abhängig, auf die wir im einzelnen weiter unten noch zu sprechen kommen.

Die Abnahme der Leistung des rechten Herzens ist meistens mit einer myogenen Dilatation der rechten Herzhälfte und daher mit einer zunehmenden Verbreiterung des Herzschattens nach rechts verbunden. So können ganz enorm große Herzen (*Cor bovinum*) zustande kommen, die den Thorax fast in ganzer Breite ausfüllen. Der Grad der Lungenstauung pflegt mit der Dekompensation des rechten Herzens abzunehmen, so daß die Lungenfelder heller, die Hilusschatten kleiner werden und die Gefäßstrukturen der Lungen weniger stark hervortreten. Das Bild wird durch einen ein- oder beiderseitigen Hydrothorax, durch die Verbreiterung des Cava superior-Schattens und die Hochdrängung des rechten Diaphragmas durch die gestaute Leber vervollständigt.

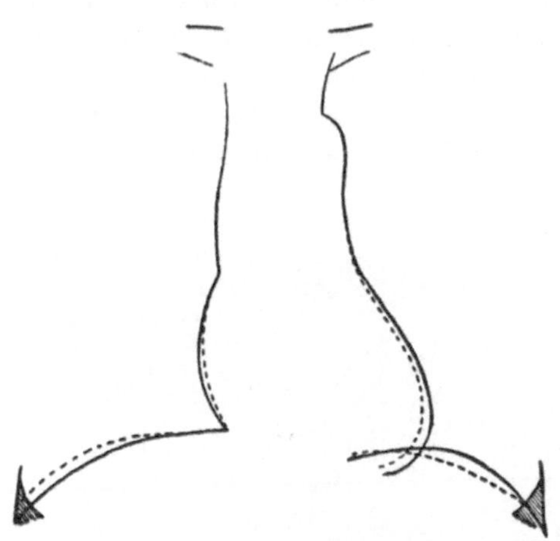

Abb. 118. Geringgradige Herzvergrößerung und beiderseitiger kleiner Hydrothorax bei akuter Nephritis. 25jähriger Mann. ——— 27. November 1936: Blutdruck 200/150 mm Hg, - - - - - - - - - 4. Januar 1937: Blutdruck 130/95 mm Hg. Der beiderseitige Hydrothorax ist geschwunden

Die Dilatation des Hochdruckherzens kann reversibel sein. Wenn die Leistung beider Herzhälften sich bessert, ist die Verkleinerung des Herzschattens allseitig und die Lungenstauung kann vollständig verschwinden. Wenn sich die Druckleistung des rechten Herzens bessert, die des linken jedoch ungenügend bleibt, können in den vorher hellen Lungen neuerlich die Zeichen der Stauung auftreten.

Wenn die geschilderten Röntgenbefunde zwar für das Hochdruckherz im kompensierten und dekompensierten Zustand ganz allgemeine Gültigkeit besitzen, so finden sich doch bei den verschiedenen Formen des arteriellen Hochdrucks gewisse Unterschiede, die zwar nicht von entscheidendem diagnostischem Wert, aber im Rahmen des gesamten klinischen Befundes für die diagnostische und prognostische Beurteilung und für die therapeutischen Folgerungen bedeutungsvoll sind. Auf solche Unterschiede haben Kliniker und Anatomen, wie v. ROMBERG, VOLHARD, FAHR, PÄSSLER, JORES, KROETZ u. a., aufmerksam gemacht.

So findet sich bei *akuter Nephritis* relativ oft ein normal großes und normal geformtes Herz, selbst wenn der Blutdruck Werte über 200 mm Hg erreicht. Wenn man freilich Gelegenheit hat, das Herz eines Nephritikers noch einmal zu untersuchen, nachdem der renale Prozeß ausgeheilt und der Blutdruck zur Norm abgesunken ist, dann wird man beim Vergleich der Orthodiagramme oder Fernaufnahmen doch zumeist feststellen, daß das Herz zur Zeit der Erkrankung etwas vergrößert und der linke Kammerbogen verlängert und meist auch stärker gerundet war (Abb. 118, 119). Diese geringfügigen Veränderungen, die als Ausdruck einer Verlängerung und beginnenden Hypertrophie der linken Kammer zu betrachten sind, stellen sich schon innerhalb der ersten zwei Krankheitswochen ein (VOLHARD).

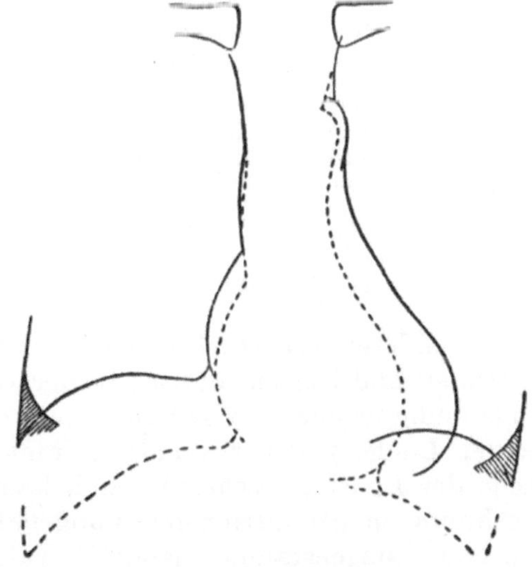

Abb. 119. Mäßige Vergrößerung des Herzens mit beiderseitigem kleinem Hydrothorax und Zwerchfellhochstand bei akuter Nephritis. Rückgang aller Erscheinungen nach Ausheilung der Nephritis. 32jähriger Mann. ——— 6. Februar 1935: Blutdruck 150/60 mm Hg, RN 85,4 mg%. - - - - - - 30. April 1935: Blutdruck 115/48 mm Hg, RN 50,4 mg%

In vielen Fällen akuter Nephritis findet sich aber eine Vergrößerung des Herzschattens, die recht beträchtlich sein kann (MORITZ, DIETLEN). Ein Zusammenhang mit der Höhe des Blutdrucks, wie ihn GROEDEL erstmalig beobachtete, ist häufig, jedoch nicht immer erkennbar. Die Vergrößerung des Herzschattens erfolgt entweder ausschließlich oder überwiegend nach links oder sie ist allseitig. Der linke Herzrand ist verlängert und lädt stärker gerundet nach links aus, was auf eine myogene Dilatation der hypertrophischen linken Kammer hinweist; die Herzbucht ist oft etwas seichter. Die Aorta ist nur wenig dilatiert oder normal weit. Die pulsatorischen Exkursionen des Herzschattens sind oft deutlich verkleinert. Regelmäßig findet sich bei der akuten Nephritis ein *Zwerchfellhochstand* (ZDANSKY), der freilich nicht immer auffällig zu sein braucht und oft erst an dem Tiefertreten des Zwerchfells nach dem Rückgang des renalen Prozesses erkannt werden kann. Er ist wohl durch Wasserretention in den Baucheingeweiden bedingt (Abb. 119). Es ist selbstverständlich, daß dieser Zwerchfellhochstand eine Hochdrängung und Querlagerung des Herzens zur Folge haben

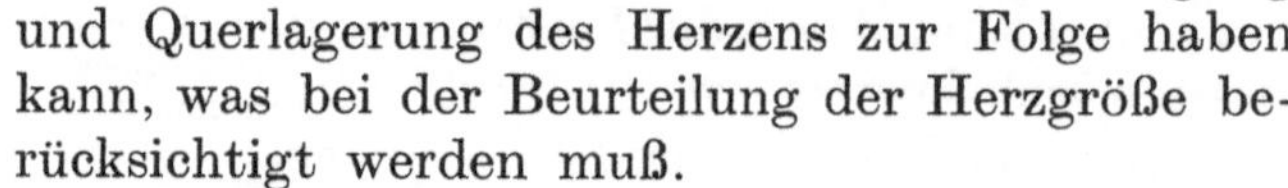

kann, was bei der Beurteilung der Herzgröße berücksichtigt werden muß.

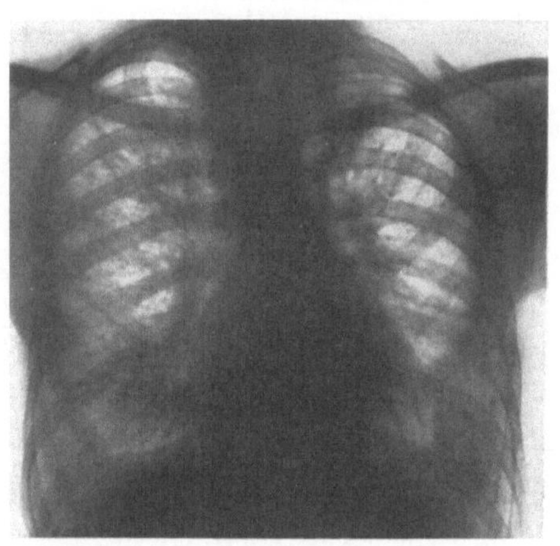

Abb. 120. Vorwiegend interstitiell entwickeltes Lungenödem bei akuter Nephritis. Die überwiegend strangförmige Form der Verdichtungen ist für das interstitielle Lungenödem sehr charakteristisch. Daneben fehlen freilich auch nicht kleinere, weiche herdförmige Schattenbildungen, die Transsudatansammlungen im Lungenparenchym entsprechen. Das Lungenödem ist in diesem Fall rechts wesentlich stärker entwickelt als links, wohl infolge der linksseitigen Pleuraschwarte. Nach drei Tagen war das Ödem verschwunden

Manchmal ist das einzige röntgenologisch faßbare Zeichen der akuten Nephritis der kaum je fehlende *beiderseitige Hydrothorax* (Abb. 118, 119), der in vielen Fällen so klein ist, daß er sich dem klinischen Nachweis entzieht. Er füllt manchmal eben sichtbar die Phrenikokostalwinkel aus oder erscheint in Form der schmalen, respiratorisch verschieblichen Schattensäume, die sich als sogenannte lamelläre Ergußschatten von den Phrenikokostalwinkeln entlang der Thoraxwand aufwärts erstrecken. Diese kleinen pleuralen Flüssigkeitsansammlungen sind wegen ihrer großen Regelmäßigkeit von diagnostischer Bedeutung (EPPINGER). Sie haben nichts mit kardialer Stauung zu tun, sondern sind als nephritische Transsudate aufzufassen.

Die *Lungenfelder* zeigen bei der akuten Nephritis häufig, aber nicht immer Veränderungen, die in sehr verschiedenem Grade ausgebildet sein können: Die Hilusschatten können vergrößert, schattendicht, verwaschen und von teils strangförmigen, teils weichen, wolkigen herdförmigen Verdichtungen umgeben sein. Diese Verdichtungen können sich auf die perihilären Lungenabschnitte beschränken, oft aber nehmen sie größere Teile der mittleren und basalen Partien beider Lungen ein; gelegentlich können sie beide Lungen vollständig erfüllen, so daß eine mehr oder weniger intensive, inhomogene Verschattung beider Lungenfelder zustande kommt. Wenn diese Verdichtungen auf die zentralen Teile der Lungen beschränkt sind, kann man aus dem Fehlen einer verstärkten Gefäßzeichnung in den peripheren Lungenabschnitten erkennen, daß es sich nicht um eine kardiale Lungenstauung handelt. Tatsächlich liegt hier ein renal bedingtes *Lungenödem* vor, dessen Röntgenbild erstmals von ZDANSKY beschrieben wurde. Es ist bald mehr interstitiell (Abb. 120), bald mehr parenchymatös (Abb. 303, 304) entwickelt (s. S. 356f.). Es entsteht oft ganz schleichend und bleibt klinisch oft lange unbemerkt, besonders wenn es vorwiegend interstitiell ist und lediglich die zentralen Teile der Lunge befallen hat. Seine röntgenologische Erkennung ist daher von großer praktischer Bedeutung. Es kann sich innerhalb weniger Tage völlig zurückbilden (ZDANSKY).

Natürlich kommt es auch gelegentlich zur *kardialen Lungenstauung*. Man findet sie gewöhnlich bei den großen, aortisch konfigurierten Herzen, die Zeichen von Mitralisation zeigen.

Die bei akuter Nephritis zu beobachtende Vergrößerung des Herzschattens ist rückbildungsfähig (Abb. 303). Sie kann oft in erstaunlich kurzer Zeit, innerhalb weniger Tage, ja sogar binnen 24 Stunden verschwinden, was oft daran zweifeln läßt, ob sie durch eine wirkliche Vergrößerung des Herzens oder durch einen perikardialen Erguß oder beides bedingt gewesen sei. Da es unmöglich ist, auf Grund des Röntgenbildes einen perikardialen Erguß von sogar einigen 100 ccm auszuschließen (s. S. 324), wird man mit der Annahme einer wirklichen Größenzunahme des Herzens sehr vorsichtig sein müssen. Dies um so mehr, als das fast regelmäßige Vorhandensein eines beiderseitigen pleuralen Ergusses eine entsprechende Flüssigkeitsansammlung im Herzbeutel von vornherein wahrscheinlich macht. Wenn man allerdings berücksichtigt, daß die pleuralen Flüssigkeitsansammlungen meist nur klein sind, dann wird man bei den oft ansehnlichen Vergrößerungen des Herzschattens der Ansicht zuneigen, daß mindestens in derartigen Fällen eine Dilatation des Herzens vorliegt, oder man müßte annehmen, daß in den Herzbeutel verhältnismäßig wesentlich mehr Flüssigkeit abgeschieden wurde als in die Pleurahöhlen. Wenn diese Möglichkeit auch nicht ohne weiteres abzulehnen ist, so verliert sie doch dadurch an Wahrscheinlichkeit, daß es Gründe genug gibt, die eine Dilatation des Herzens beim Eintritt renaler Insuffizienz verursachen können. Die Vermehrung der Blutmenge, die Erhöhung des peripheren Widerstandes und die urämisch-toxische Schädigung des Herzmuskels wirken zweifellos im Sinne einer Dilatation des Herzens. Die häufige Beobachtung, daß der Herzschatten an Größe zunimmt, wenn Zeichen der renalen Insuffizienz, insbesondere eine Erhöhung des RN auftreten, und daß diese Vergrößerung mit dem Absinken des RN wieder verschwinden kann, spricht dafür, daß sie *auf eine myogene Dilatation des Herzens durch urämisch-toxische Schädigung des Herzmuskels zu beziehen ist.* Tatsächlich finden sich ja auch in diesem Stadium der Erkrankung häufig die klinischen Zeichen des Versagens der Herzkraft und bei der Autopsie eine Dilatation des Herzens, die überwiegend die linke Kammer betrifft.

Damit ist natürlich nicht ausgeschlossen, daß eine perikardiale Flüssigkeitsansammlung zur Vergrößerung des Herzschattens beitragen kann. In welchem Maße dies der Fall ist, läßt sich bei der Unmöglichkeit, kleinere perikardiale Ergüsse röntgenologisch zu erfassen, nicht sagen. Es ist daher nicht zu leugnen, daß wir trotz der Wahrscheinlichkeit, daß der Vergrößerung des Herzschattens in vielen Fällen eine wirkliche Vergrößerung des Herzens zugrunde liegt, nichts Sicheres über deren Häufigkeit und deren Ausmaß wissen.

Im zweiten oder *Dauerstadium der Nephritis* (VOLHARD) ist der Herzschatten meist nicht oder nur wenig vergrößert. Unter Kriegsnephritikern fand FRANKE-MUSILS in 10,4% der Fälle einen normalen Herzschatten und in 45% Zeichen einer reinen Hypertrophie der linken Kammer; in 29% der Fälle war das Herz dilatiert, und zwar war in rund 11% eine Dilatation der linken, in rund 18% eine Dilatation beider Kammern feststellbar. Nach unserer Erfahrung beschränken sich die Hypertrophie und die meist nur geringgradige Dilatation auf die linke Kammer; der linke Vorhof und das rechte Herz sind meist normal groß. Höhergradige Herzvergrößerungen, wie sie bei der akuten Nephritis und im Endstadium als Folge renaler Insuffizienz beobachtet werden, kommen im Dauerstadium der Nephritis verhältnismäßig selten vor. Die Lungenfelder sind hell und zeigen weder Zeichen eines Lungenödems noch einer Lungenstauung.

VOLHARD hat betont, daß der Grad der Hypertrophie und Dilatation der linken Kammer zwar im allgemeinen von der Höhe und bis zu einem gewissen Grade auch von der Dauer der Blutdrucksteigerung abhängt, daß aber die Konstitution und die Anforderungen an die Körpermuskulatur das Ausmaß der Hypertrophie und Dilatation der linken Kammer wesentlich beeinflussen. Tatsächlich kann man selbst bei älteren, durch lange Jahre leidenden Individuen, namentlich bei grazil gebauten Frauen, völlig normal große Herzen finden. TALLQUIST und L. HESS haben auf die Bedeutung der Konstitution für das Ausbleiben einer röntgenologisch faßbaren Herzhypertrophie aufmerksam gemacht. Anderseits sieht man gelegentlich höhergradige myogene Dilatationen der linken Kammer oder des ganzen Herzens, wenn andere Schädigungen zu dem chronischen Nierenleiden hinzutreten, wie reichlicher Biergenuß, schwere körperliche Arbeit oder Übergewichtigkeit. Es entsteht dann das Bild des großen, vorwiegend nach links verbreiterten Aortenherzens mit mächtigem, manchmal bis nahe an die linke

Brustwand heranreichendem linkem Kammerbogen und kleinen pulsatorischen Exkursionen der Ränder (Cor bovinum). Die Analyse des Röntgenbildes ergibt eine mächtige Hypertrophie und Dilatation der linken Kammer und eine meist stark dilatierte Aorta. Oft erkennt man schon die Zeichen der Mitralisation, also eine Vergrößerung des linken Vorhofs, ein Größerwerden der Hilusschatten, eine zunehmende Verstärkung der Lungenzeichnung, alles Veränderungen, die ein Versagen der linken Kammer anzeigen. Schließlich kann auch das rechte Herz ansehnliche Größe erreichen, was sich in einer Zunahme der Rechtsverbreiterung, in einem stärkeren Ausladen der Herzvorderwand und oft in einem Rückgang der Lungenstauung ausdrückt.

Diese rein kardiale Dekompensation stellt nicht das typische Ende des Nephritikers dar und ist verhältnismäßig selten (v. ROMBERG).

Wenn auch im *Endstadium der chronischen Nephritis*, wie übrigens auch der *pyelonephritischen Schrumpfniere*, annähernd normal große Herzen vorkommen (Abb. 121), so

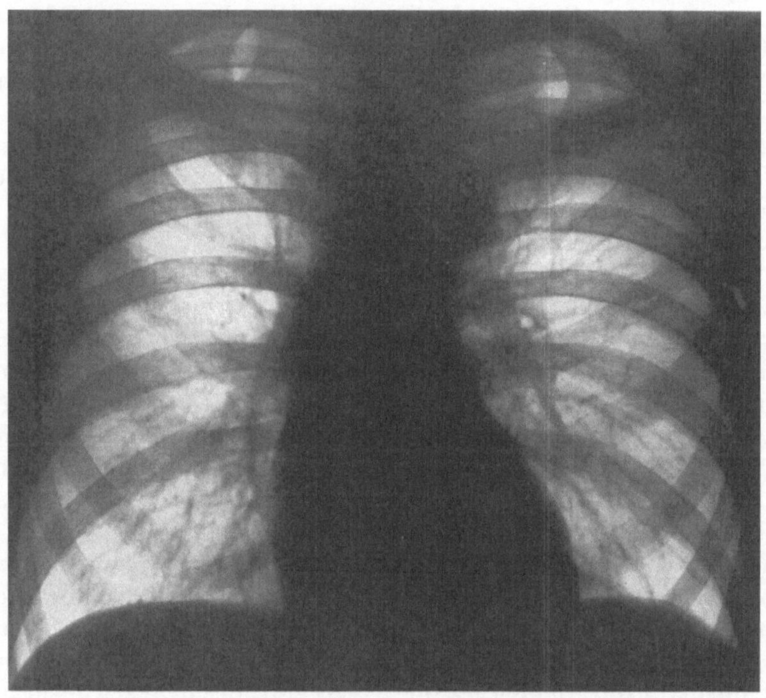

Abb. 121. Normal großes, durch verstärkte Rundung des linken Ventrikelbogens andeutungsweise aortisch konfiguriertes Herz bei chronischer Nephritis mit einem Blutdruck von 240/150 mm Hg. 23jähriger Mann

steht dieses Stadium doch meist im Zeichen der Dilatation des linkshypertrophischen Herzens, die oft beträchtliche Grade erreichen kann und wohl in erster Linie als Folge einer *urämisch-toxischen Schädigung des Herzmuskels* aufzufassen ist. Damit soll nicht gesagt sein, daß jede Retention harnpflichtiger Stoffe zu einer Dilatation des Herzens führe oder daß gar die Dilatation mit der Erhöhung des RN parallel gehe. Häufig beobachtet man sogar bei hochbleibendem RN eine Verkleinerung des Herzens, wenn seine Kraft durch Digitalis gebessert wird (Abb. 122).

Auch zwischen der *Höhe des Blutdrucks* und dem Grade der Dilatation der hypertrophischen linken Kammer ist keine einigermaßen konstante Beziehung festzustellen. Immerhin ist im einzelnen Fall eine gewisse Parallelität erkennbar, indem mit dem An- und Absteigen des Blutdrucks der Herzschatten größer bzw. kleiner wird (Abb. 123).

Jedenfalls zeigt die Röntgenuntersuchung, daß beträchtliche Dilatationen des Herzens im Endstadium der sekundären Schrumpfniere sehr häufig sind. Wenn mehrfach die gegenteilige Ansicht vertreten wird, so liegt dies daran, daß das Stadium der Herzdilatation meist kurz ist und daß man bei der Leichenöffnung wegen der maximalen Kontraktion und Totenstarre des Herzmuskels keine zutreffende Vorstellung von der Größe des Herzens im Leben erhält.

An der Vergrößerung des Herzens nehmen beide Herzhälften teil, jedoch überwiegt die Vergrößerung der linken Kammer bei weitem.

Natürlich muß man gerade im urämischen Endstadium der Nephritis immer mit der Möglichkeit rechnen, daß ein *perikardialer Erguß* zur Vergrößerung des Herzschattens

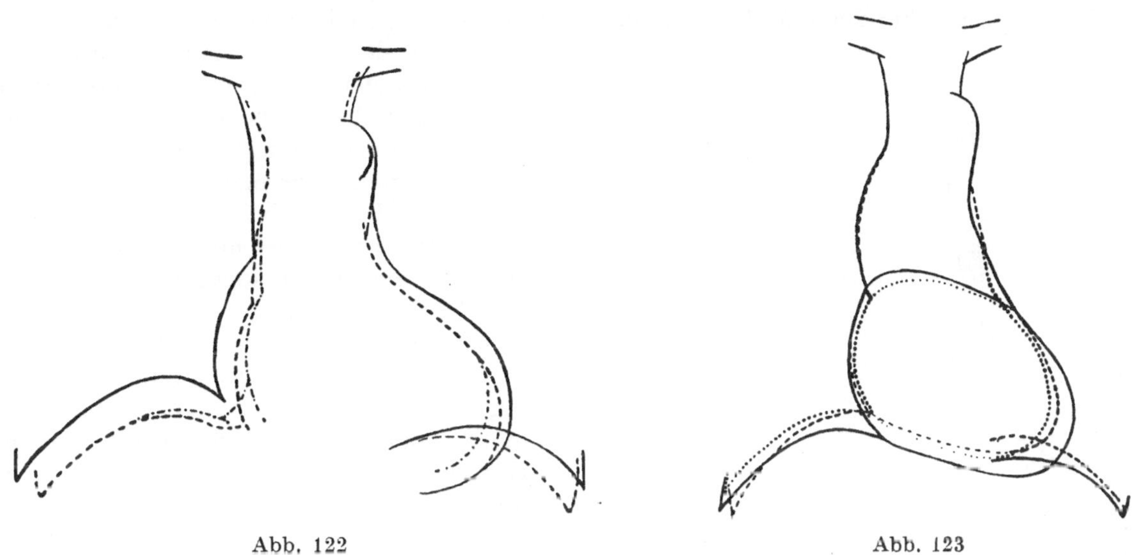

Abb. 122. Fortschreitende Verkleinerung des Herzens und Wiederherstellung der kardialen Kompensation nach Strophanthinbehandlung trotz hochbleibendem RN bei einem Fall von nephritischer Schrumpfniere. Tod acht Tage nach der letzten Untersuchung an Hirnblutung. 55jähriger Mann.

——— 1. Februar 1937: Blutdruck 205/125 mm Hg, RN 86,8 mg%, Lungenstauung. - - - - - - - - - 11. Februar 1937: Blutdruck 210/120 mm Hg, RN 108,0 mg%. Lungenstauung geschwunden. . . . . . 15. Februar 1937: Blutdruck 210/115 mm Hg, RN 106,0 mg%, keine Lungenstauung

Abb. 123. Größenänderungen des Herzens bei pyelonephritischer Schrumpfniere, die den Schwankungen des Blutdrucks ungefähr folgen. 57jähriger Mann.

Das Herz ist trotz des hohen RN nicht wesentlich vergrößert. Es ändert seine Größe mit den Schwankungen des Blutdrucks. Die Aorta ascendens ist dynamisch dilatiert, was an der abgerundeten Winkelbildung des Ascendensbogens zu erkennen ist (Autopsie)

	Blutdruck	RN
——— 14. Oktober 1936	175/95 mm Hg	106,4 mg %
· 4. Dezember 1936	140/55 mm Hg	126,9 mg %
- - - - - 18. Januar 1937	185/85 mm Hg	95,2 mg %

beitragen kann. Die urämische Perikarditis kann zu enormen Vergrößerungen des Herzschattens mit fehlenden Pulsationen führen.

Wie bei der Niereninsuffizienz der subakuten Verlaufsform, kann man auch im Endstadium der Nephritis oft die Zeichen eines zentralen, schleichend sich entwickelnden oder eines diffus ausgebreiteten, mehr oder weniger akuten *Lungenödems* (s. S. 356 ff.) beobachten. In manchen Fällen entwickelt sich aber auch eine *kardiale Lungenstauung* als Folge des Versagens des linken Herzens.

P. Geipel konnte im Röntgenbild des Leichenherzens eines Falles von Urämie *Verkalkungen* der Herzmuskelfasern in Form von zarten, mehr oder weniger dicht beieinanderliegenden, gekrümmten oder wellig verlaufenden Schattenbildungen nachweisen, die entsprechend dem Muskelfaserverlauf angeordnet waren. In vivo wurde dieser Befund bisher unseres Wissens nicht erhoben.

Es ist allgemein anerkannt, daß bei *essentiellem Hochdruck* höhergradige Dilatationen der hypertrophischen linken Kammer häufiger sind als bei nephritischem Hochdruck (VOLHARD, FAHR).

Die Ansicht von LANGE und WEHNER, daß bei kardial kompensierten Fällen von fixiertem Hochdruck die durchschnittliche Linksverbreiterung des Herzens mit der Höhe des Blutdrucks parallel gehe, gilt nur für die Mittelwerte größerer Reihen; im Einzelfall gibt es von dieser Regel viele Ausnahmen. Es ist durchaus häufig, daß Fälle mit Blutdrucksteigerung bis 200 mm Hg und darüber keine röntgenologisch nachweisbare Vergrößerung des Herzens zeigen (Abb. 116), und zwar findet man dies nicht nur in Fällen labilen Hochdrucks, bei denen diese hohen Blutdruckwerte nur vorübergehend erreicht werden oder erst seit kurzem bestehen, sondern auch in Fällen mit fixiertem Hochdruck, was mit klinischen und anatomischen Erfahrungen übereinstimmt. Gleiche Beobachtungen macht man beim Hochdruck der chronischen Bleivergiftung (VAQUEZ und BORDET). Wie beim nephritischen Hochdruck hängen eben die morphologischen Veränderungen, die das Herz erleidet, nicht allein von der Höhe und Dauer der Blutdrucksteigerung allein ab, sondern sie werden auch von konstitutionellen Faktoren, von seiner Blutversorgung, von infektiös-toxischen Einflüssen, von der Lebensweise, einem etwa vorhandenen Alkoholismus oder dem Bestehen einer Fettsucht mitbestimmt. Körperlich und seelisch aufreibende Lebensweise und Alkoholmißbrauch wirken im Sinne einer myogenen Dilatation der an sich schon überlasteten linken Kammer; ruhige Lebensweise, wie es das Temperament, höheres Lebensalter oder die durch andere Krankheiten aufgezwungene Ruhe mit sich bringen, ferner Abmagerung und manche andere Einflüsse wirken einer Hypertrophie und Dilatation des Herzens entgegen (VOLHARD). Es liegt in der Natur der Erkrankung, daß jene Faktoren, die eine Koronarinsuffizienz fördern, beim Hochdruckkranken verhältnismäßig häufiger wirksam werden als beim Nephritiker. Dies allein erklärt schon eine Häufung der großen Herzen beim Hypertoniker.

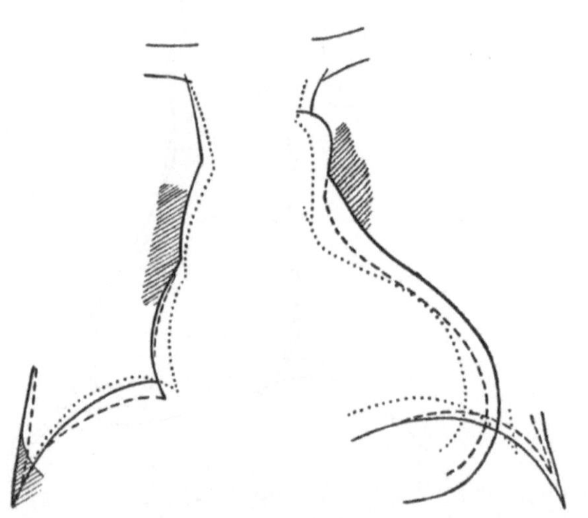

Abb. 124. Rückbildung einer akuten Vergrößerung des Herzens bei einem Fall von essentiellem Hochdruck mit Herzinfarkt. 52jähriger Mann.
——— 28. Februar 1934; - - - - - - 6. März 1934; . . . . . 12. März 1934. Der Schwund der Lungenstauung und die auch im Stadium der Dekompensation verhältnismäßig kräftigen Pulsationen sprachen dafür, daß eine tatsächliche Verkleinerung des Herzens vorlag, wenn auch nicht auszuschließen ist, daß die Resorption eines perikardialen Ergusses an der Verkleinerung des Herzschattens beteiligt gewesen sein könnte

Während also eine höhergradige Herzerweiterung beim Nephritiker in erster Linie an eine urämisch-toxische Schädigung des Herzmuskels denken lassen muß, handelt es sich bei der Dilatation des essentiellen Hochdrucks meist um die Folge einer durch Koronarinsuffizienz bedingten, oft freilich jahrelang latenten Myokardläsion. Natürlich kann aber auch beim Nephritikerherzen eine Koronarsklerose und beim Herzen des essentiellen Hypertonikers eine urämisch-toxische Schädigung hinzukommen. Diese Tatsachen muß man sich bei der Beurteilung des Röntgenbefundes vor Augen halten. Die akut auftretenden Dilatationen des Hochdruckherzens können sich ebenso mehr oder weniger vollkommen zurückbilden wie die des Nephritikerherzens (Abb. 124). Jedoch ist auch hier zu bedenken, daß eine Verkleinerung des Herzens durch Resorption einer perikardialen Flüssigkeitsansammlung vorgetäuscht sein kann.

Die Größe des Herzens der Hypertoniker ist nur von beschränktem Wert für die prognostische Beurteilung (VAQUEZ und BORDET). Man begegnet oft Herzen mit hochgradig dilatierter linker Kammer, die jahrelang unverändert leistungsfähig bleiben, ohne daß Dekompensationserscheinungen auftreten; anderseits kann man verhältnismäßig kleine Herzen frühzeitig versagen sehen.

Die *Aorta* erweist sich in der Mehrzahl der Fälle *diffus erweitert*. Manchmal findet sich auch eine vorwiegende Dilatation ihres Anfangsteils, ohne daß eine Lues im Spiele wäre (H. SCHLESINGER). Sichtbare atheromatöse Kalkeinlagerungen, besonders im Bogenteil, sind häufig. Die Dilatation der Aorta ist der arteriellen Drucksteigerung nicht proportional. Sie kann bei jugendlichem Hochdruck fehlen und nimmt in vorgerückten Jahren beträchtlich zu.

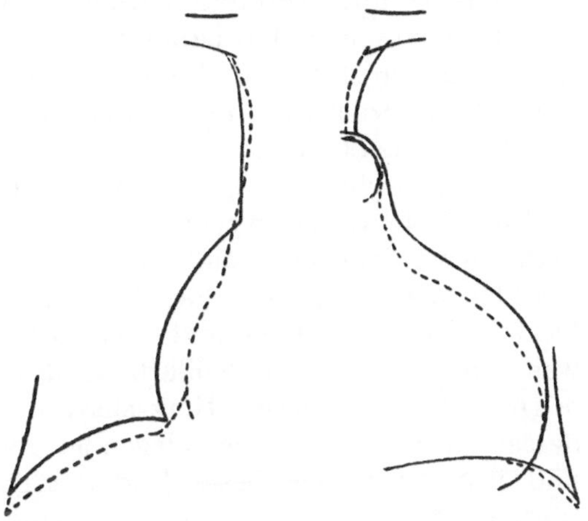

Abb. 125. Verkleinerung des Herzschattens durch Resorption eines perikardialen Ergusses bei einem Fall von dekompensiertem Hochdruck mit Koronarsklerose und Hochdruckstauung. 56jähriger Mann.

———— 8. Februar 1936: Flaschenkürbisförmiger Herzschatten mit sehr kleinen Pulsationen der Ränder als typischer Befund bei Hydroperikard. - - - - - - - - 29. Februar 1936 nach enormer Diurese und Gewichtsabnahme von 23 kg: Beachte die starke Verschmälerung des oberen Mediastinums durch Rückgang der Stauung in den brachiozephalen Venen

Im allgemeinen findet sich beim Hochdruck ein Bild, das sich von dem der Aortenklappeninsuffizienz nur durch das Fehlen der großen pulsatorischen Exkursionen am linken Herzrand und des Pulsus celer am Aortenschatten unterscheidet (DIETLEN). Natürlich unterscheiden sich auch die Veränderungen, die das Röntgenbild des Hochdruckherzens beim *Versagen der linken Kammer* erfährt, im Prinzip nicht von denen der dekompensierten Aortenklappeninsuffizienz. Man findet also die Zeichen der Mitralisation (s. S. 155f.) mit mehr oder weniger hochgradiger Lungenstauung. Wenn bei der Aortenklappeninsuffizienz mit dem Einrücken in das Stadium der Dekompensation die pulsatorischen Eigentümlichkeiten allmählich undeutlicher werden, um schließlich gänzlich zu verschwinden, besteht röntgenologisch keine Möglichkeit einer Unterscheidung vom dekompensierten Hochdruckherzen.

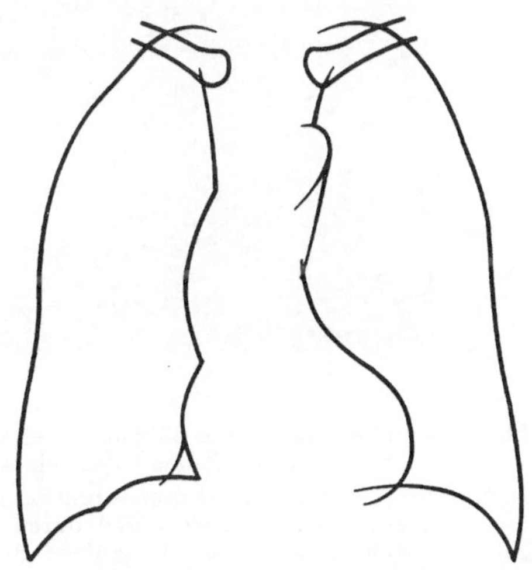

Abb. 126. Sogenanntes „Kugelherz“ bei einem alten Mann mit physiologisch mäßig erhöhtem Blutdruck und atheromatöser Verlängerung der Aorta

Mit dem schließlichen Versagen des rechten Herzens kommt es zur zunehmenden Rechtsverbreiterung des Herzschattens bei gleichzeitiger Abnahme der Lungenstauung und zum Auftreten von Zeichen der Rückstauung des Blutes in die obere Hohlvene und den großen Kreislauf.

Die oft beträchtliche Verkleinerung des Herzschattens nach Wiederherstellung der Kompensation und Entwässerung ist meist zum Teil auf die Resorption eines solchen Ergusses zu beziehen (Abb. 125).

Wenn auch nach dem oben Gesagten das Röntgenbild des dekompensierten Hochdruckherzens in differentialdiagnostischer Hinsicht wenig aufschlußreich ist, so gewährt es doch im Zusammenhang mit dem übrigen klinischen Befund wichtige Aufschlüsse über den Zustand des Herzens. So läßt die röntgenologische Feststellung einer hypertrophischen Dilatation der linken Kammer bei normalem oder unternormalem Blutdruck mit an Sicherheit grenzender Wahrschein lichkeit darauf schließen, daß einstmals ein Hochdruck vorhanden war, der durch muskuläre Insuffizienz einen Abfall erfahren hat.

Ein besonderes Bild ergibt das Hochdruckherz beim Zwerchfelltiefstand des ptotischen Asthenikers und Emphysematikers; es kann dann zum sogenannten Kugelherzen von F. KRAUS kommen. Oft handelt es sich um primär kleine Herzen, die mit starker Rundung nach links ausladen und dabei den Charakter des Pendelherzens bewahren können (Abb. 126). Solche Herzen können recht ansehnliche Größe erreichen; sie finden sich oft im höheren Lebensalter.

Die aortische Konfiguration des sogenannten *Greisenherzens* ist aber nur in einem Teil der Fälle durch Hypertrophie der linken Kammer bedingt. Sie ist vielmehr oft nur dadurch vorgetäuscht, daß das Herz durch die atheromatös verlängerte Aorta, die eine Art Hebelwirkung auf das Herz ausübt, eine Kippung und Querlagerung erfahren hat. Der Herzschatten sitzt dann oft auffallend breit und niedrig dem Zwerchfell auf, was auf eine gewisse Schlaffheit des Herzmuskels hinzudeuten scheint (LANGE und WEHNER). Über diesem Herzschatten erhebt sich das relativ schlanke, lange Gefäßband, dessen Aortenknopf hoch gelegen ist und verstärkt nach links auszuladen pflegt; VAQUEZ und BORDET haben dieses Bild mit einer phrygischen Mütze verglichen.

III. Das Cor pulmonale

Man versteht unter Cor pulmonale ein Herz, dessen rechte Kammer ihren Inhalt gegen einen über die Norm erhöhten Widerstand im Lungenkreislauf zu fördern hat, sofern diese Erhöhung des Widerstandes durch eine Einengung der Lungenstrombahn

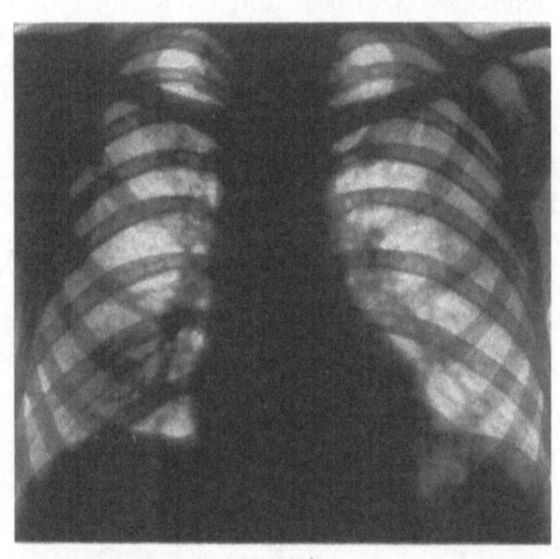

a

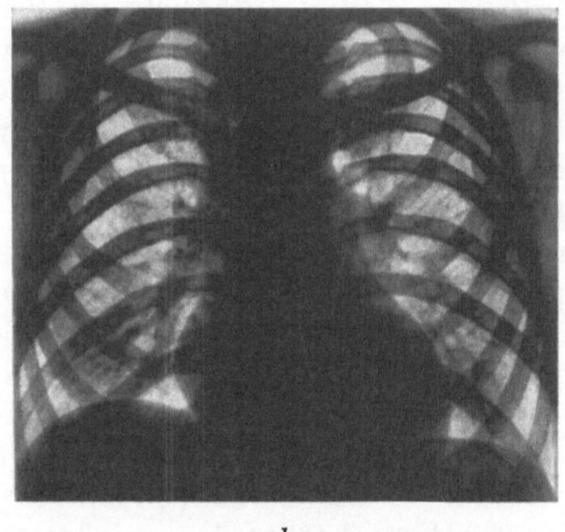

b

Abb. 127*a* und *b*. Akutes Cor pulmonale bei embolischer Verstopfung zahlreicher kleinerer Äste der Pulmonalarterie durch Zellembolien eines Pankreascarcinoms. 27jährige Frau. (Autopsie.)

a 9. November 1933: Normal großes und normal konfiguriertes Herz. *b* 6. Dezember 1933 (ein Tag vor dem Tode): Herzschatten vergrößert und durch flachbuckelige Vorwölbung des Pulmonalisbogens mitral konfiguriert. Beide Herzkammern vergrößert, die rechte mehr als die linke. Der linke Vorhof normal groß. Die Hilusschatten vergrößert, jedoch scharf begrenzt. Die Lungenfelder normal hell. Der Schatten der V. cava superior wesentlich verbreitert. Im EKG Zeichen einer Rechtsinsuffizienz

bedingt ist. Diese Einengung kann anatomisch oder funktionell oder anatomisch *und* funktionell sein. Wenn der erhöhte Widerstand im Lungenkreislauf durch Drucksteigerung im venösen Schenkel ausgelöst wird, wie das bei Mitralklappenfehlern oder bei Dekompensation eines Hochdruckherzens der Fall ist, dann spricht man nicht von Cor pulmonale, obwohl die hämodynamische Aufgabe, der sich das rechte Herz gegenübersieht, die gleiche ist und daher auch die anatomischen und röntgenologischen Folgen für das Herz im Prinzip die gleichen sind, und obwohl es bei der sekundären Pulmonalsklerose der chronischen Lungenstauung schließlich auch zu einer anatomischen Verengung der Lungenstrombahn kommt.

Das Cor pulmonale kann durch verschiedene Prozesse in der Lunge bedingt sein, denen gemeinsam ist, daß sie zu einer *anatomischen Einengung der Lungenstrombahn* führen können. Es sind dies vor allem das chronische substantielle Emphysem, ferner Prozesse, die mit Destruktion oder Verschwielung ausgedehnter Lungenabschnitte einher-

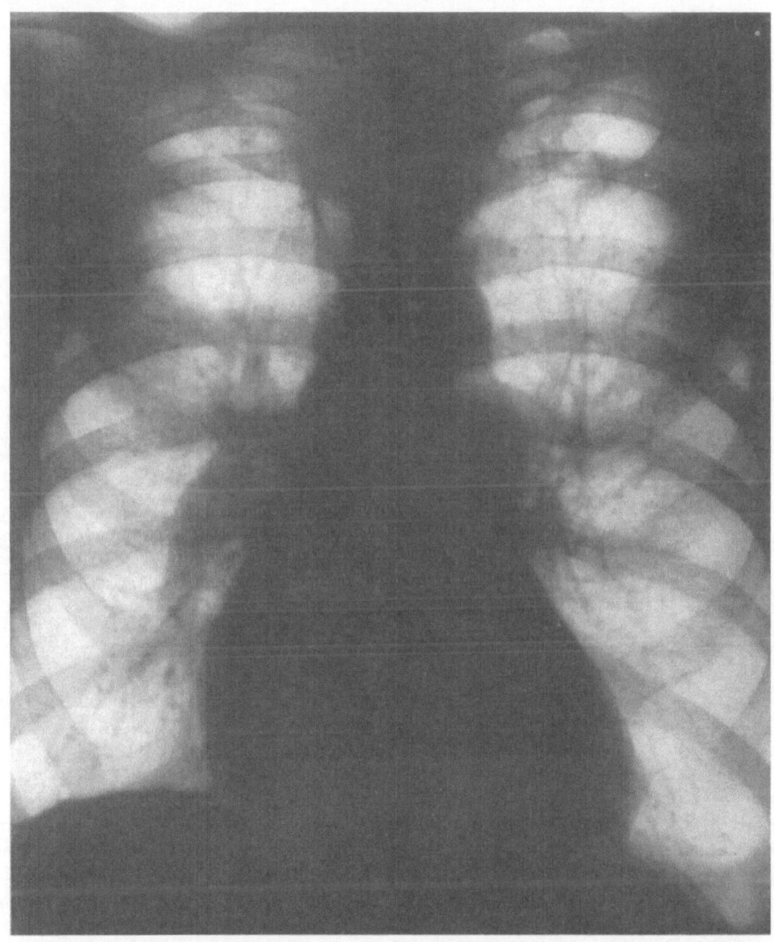

Abb. 128. Cor pulmonale bei Zwerchfelltiefstand. 49jähriger Mann mit hochgradiger Bewegungsdyspnoe, Trommelschlegelfingern und peripherer O_2-Untersättigung (88,1 %).

Mäßig vergrößertes, durch Zwerchfelltiefstand median gestelltes, nicht dekompensiertes Herz mit flachbuckeliger Vorwölbung des Pulmonalisbogens in die Herzbucht. Myogen dilatierte, jedoch nicht dekompensierte hypertrophische rechte Kammer (Druck im rechten Vorhof: 3/0 mm Hg, in der rechten Kammer: 74/0 mm Hg, in der Pulmonalis: 82/35 mm Hg)

gehen, also die Tuberkulose, die Pneumokoniosen, Fibrosen, der Morbus Boeck usw., schließlich diffuse vaskuläre Prozesse wie die primäre Pulmonalsklerose und die Thrombangitis obliterans. Von besonderer Bedeutung sind schließlich noch die *funktionellen Engstellungen* der Arteriolen und größeren peripheren Arterien der Lungen (s. unten).

Man kann ein *akutes* und ein *chronisches Cor pulmonale* unterscheiden. Mit Unrecht wird angenommen, daß das *akute Cor pulmonale* selten sei. Das ist nur dann richtig, wenn man unter akutem Cor pulmonale die Folge einer akuten Widerstandserhöhung bei anatomisch normaler Lunge im Auge hat, also etwa das dramatische Ereignis einer Embolie durch Blutgerinnsel, Fetttröpfchen oder Tumorzellverbände. Ein solches Ereignis ist zwar häufig, es ist aber aus naheliegenden Gründen relativ selten Gegenstand der Röntgenuntersuchung. Man findet dann meist ein nur mäßig, seltener höhergradig vergrößertes, vorwiegend oder ausschließlich nach links verbreitertes Herz, dessen Herzbucht durch Vorwölbung des Pulmonalisbogens mehr oder weniger ausgefüllt ist (BRILL und ROBERTSON, MASON, ZDANSKY, SCHNEIDER, PRADEN und ENGSTRÖM u. a.). Die Abb. 127 zeigt die Entwicklung eines Cor pulmonale bei einer 27jährigen Frau[1], die an einem Pankreascarcinom erkrankt war und einen Tag vor dem Tode plötzlich kollabierte. Das vorher normal große und normal konfigurierte Herz hatte sich beträchtlich vergrößert und war durch Vorwölbung des Pulmonalisbogens mitral konfiguriert. Beide Kammern erwiesen sich als dilatiert, die rechte mehr als die linke; der linke Vorhof war normal groß. Der Cava-superior-Schatten hatte eine Verbreiterung erfahren. Die Autopsie ergab, daß eine große Zahl kleiner Lungenarterien durch Geschwulstembolie verstopft

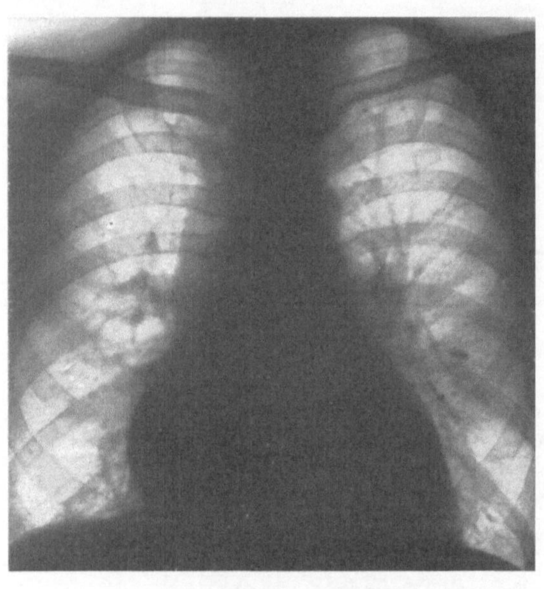

a

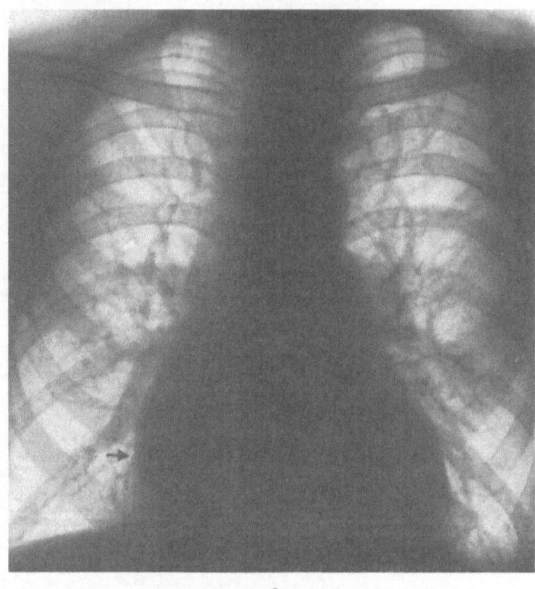

b

Abb. 129*a* und *b*. Dekompensiertes Cor pulmonale. 26jähriger Mann.

a Das vergrößerte, mitral konfigurierte, median gestellte Herz ließ in linker vorderer Schrägstellung erkennen, daß seine Vergrößerung auf eine höhergradige Dilatation des rechten Herzens zu beziehen war.

b Einen Monat später, nach Rückgang einer Leberstauung, ist das Herz kleiner geworden. Am rechten Herzrand erkennt man nunmehr eine Kerbe (Pfeil), welche die Grenze zwischen dem rechten Vorhof und der rechten Kammer bezeichnet und anzeigt, daß sich die Dilatation des rechten Herzens jetzt auf die rechte Kammer beschränkt. Durch erhöhte Druckleistung der rechten Kammer ist es zu einer Verstärkung der Gefäßstrukturen beider Lungen gekommen

war. Es ist kein Zweifel, daß es durch akute Widerstandserhöhung im Lungenkreislauf infolge von mechanischer Gefäßverstopfung und reflektorischer Engstellung großer Gefäßgebiete zu einem Versagen des Herzens mit beträchtlicher Dilatation der rechten und geringerer Dilatation der linken Kammer gekommen war.

Gegenüber dieser röntgenologisch relativ selten zu beobachtenden Möglichkeit deckt die Röntgenuntersuchung ein akutes Cor pulmonale sehr oft bei Emphysematikern und Asthmatikern auf, die mit ihrem Emphysem jahre- und jahrzehntelang ohne die Zeichen einer Herzinsuffizienz ein leidliches Dasein geführt hatten und die im Anschluß an einen katarrhalischen Prozeß mit oder ohne pneumonische Anschoppungen mehr oder weniger unvermittelt kardial insuffizient werden (Abb. 135*a*, *b*). Dabei entgeht die Entwicklung eines solchen akuten Cor pulmonale oft der klinischen Beobachtung, da das Bild von

[1] Der Fall wurde von SCHERF und SCHÖNBAUER ausführlich beschrieben, denen der Verfasser für die Überlassung der klinischen Angaben zu Dank verpflichtet ist.

dem schweren Zustand der Pneumonie oder eines Status asthmaticus beherrscht wird. Der Röntgenuntersuchung kommt bei der Erfassung dieses akuten Cor pulmonale, das oft zum Tode führt, große Bedeutung zu (s. unten).

Das chronische *Cor pulmonale* ist die Folge einer höhergradigen anatomischen Einengung der Lungenstrombahn. Die Folgen der über die Norm erhöhten Druckleistung der rechten Kammer für das Röntgenbild wurden schon S. 99ff. ausführlich auseinandergesetzt. Dort wurde gesagt, daß die Kammer diese Mehrarbeit zunächst durch kräftigere systolische Kontraktion zu leisten vermag, die physiologischerweise zur konzentrischen Hypertrophie der Kammer führt. Es wurde auch ausgeführt, daß diese reine Hypertrophie keine Vergrößerung des Herzschattens zur Folge hat und daß man auf sie höchstens aus der kräftigeren Rundung der Herzvorderwand in linker vorderer Schrägstellung, aus einer leichten buckeligen Vorwölbung des Conus pulmonalis in rechter vorderer Schrägstellung

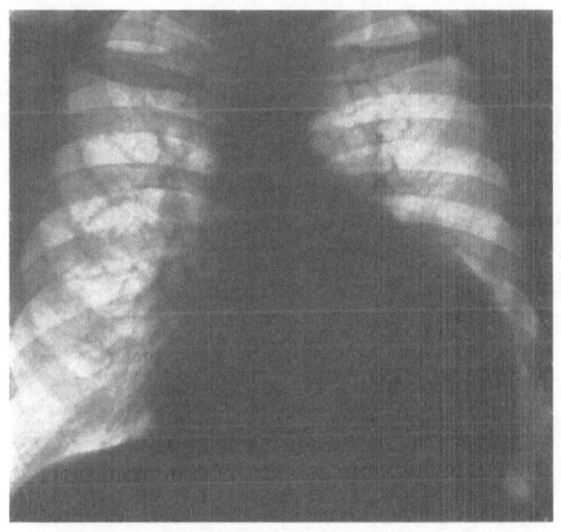

a

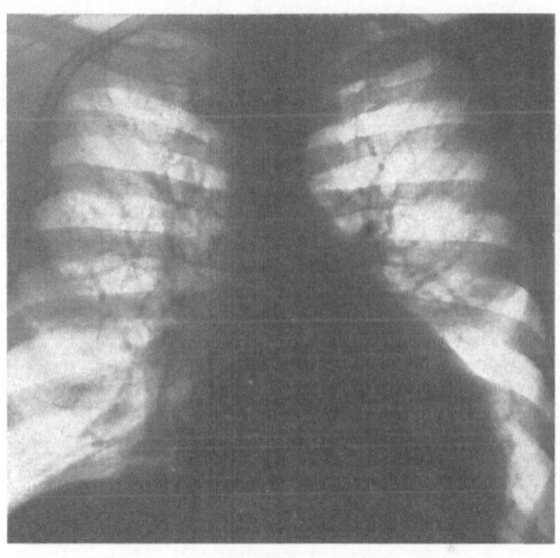

b

Abb. 130*a* und *b*. Dekompensiertes Cor pulmonale. 61jähriger Mann.

a Hochgradige Vergrößerung des Herzens durch enorme Dilatation der hypertrophischen rechten Kammer. Das Herz ist vorwiegend nach links verbreitert und mitral konfiguriert. Der linke Herzrand, der von der rechten Kammer gebildet wird, fällt steil zum Zwerchfell ab. Es besteht ein mäßiges, vorwiegend interstitielles Lungenödem.

b Durch Verkleinerung der rechten Kammer starke Größenabnahme des Herzens und flacher Abfall des linken Herzrandes. Rückgang des Lungenödems

und einer stärkeren Vorwölbung des Pulmonalisbogens schließen darf, wozu schließlich noch die vergrößerten, oft systolisch-expansiv pulsierenden Hilusschatten kommen. Es sei noch daran erinnert, daß der transversale Durchmesser des Herzens auch dann noch normal bleibt, solange sich die Verlängerung der hypertrophischen rechten Kammer auf ihre Ausflußbahn beschränkt. Doch kann es nunmehr durch Anhebung des ausgeweiteten Conus pulmonalis und des dilatierten Pulmonalisstammes zur Ausfüllung der Herzbucht, also zur mitralen Konfiguration des Herzens kommen. Eine Vergrößerung des Herzschattens im transversalen Durchmesser tritt erst dann auf, wenn die Verlängerung der Kammer auch auf die Einflußbahn übergegriffen hat (E. KIRCH) oder wenn es durch relative muskuläre Insuffizienz zu einer allgemeinen Ausweitung der rechten Kammer gekommen ist.

Nun wird freilich diese klassische Form des rechtshypertrophischen und rechtsdilatierten Herzens beim Emphysem nicht allzu häufig angetroffen, weil der so oft vorhandene Zwerchfelltiefstand dem Zustandekommen der mitralen Konfiguration aus Gründen, die S. 102 auseinandergesetzt wurden, entgegenwirkt. Trotz des erweiterten Conus pulmonalis und trotz der Dilatation des Pulmonalisstammes bleibt also die Herzbucht mehr oder weniger erhalten (Abb. 128).

Wenn die rechte Kammer im weiteren Verlauf durch muskuläre Insuffizienz eine allseitige Ausweitung erfahren hat, kommt es bei normalem Zwerchfellstand und nicht vergrößertem linkem Herzen zu einer Linksverbreiterung des mitral konfigurierten Herzens wobei durch gleichzeitige Linksrotation des Herzens schließlich der ganze linke Herzrand von der rechten Kammer gebildet werden kann (Abb. 130*a*). Wenn freilich das rechte Herz durch Zwerchfelltiefstand seine normale Unterlage eingebüßt hat, so daß sich das Herz median einzustellen trachtet (Abb. 128, 129), dann bleibt die Herzbucht mehr oder weniger erhalten und beide Herzränder laden verstärkt gerundet nach links und rechts aus. Dadurch kann der Eindruck eines mitralisierten Hochdruckherzens (Abb. 58) entstehen. Das Fehlen einer Vergrößerung des linken Vorhofs und eine normal weite Aorta werden aber gegen das Vorliegen eines dekompensierten Hochdruckherzens und für ein muskulär insuffizientes Cor pulmonale sprechen.

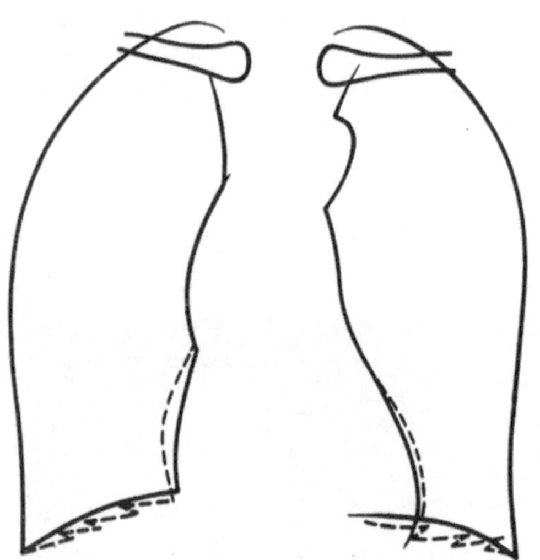

Abb. 131. Exspiratorische Verkleinerung (bzw. inspiratorische Größenzunahme) des Herzens durch den Valsalvaeffekt der exspiratorischen Dyspnoe bei schwerem substantiellem Emphysem

Am chronischen Cor pulmonale kann man oft — besonders eindrucksvoll im Asthma-bronchiale-Anfall — eine inspiratorische Größenzunahme des Herzschattens (Abb. 131) beobachten, die von HOLZKNECHT und HOFBAUER als Folge der inspiratorischen Ansaugung von Blut gedeutet wurde. Der Verfasser ist jedoch der Ansicht, daß es sich in Wirklichkeit darum handelt, daß eine unter der Valsalvawirkung der exspiratorischen Dyspnoe zustande gekommene Verkleinerung des Herzens (s. S. 84) mit dem Inspiriumsofort rückgängig gemacht wird. Es handelt sich also eigentlich nicht um eine inspiratorische Vergrößerung, sondern um eine exspiratorische Verkleinerung des Herzens.

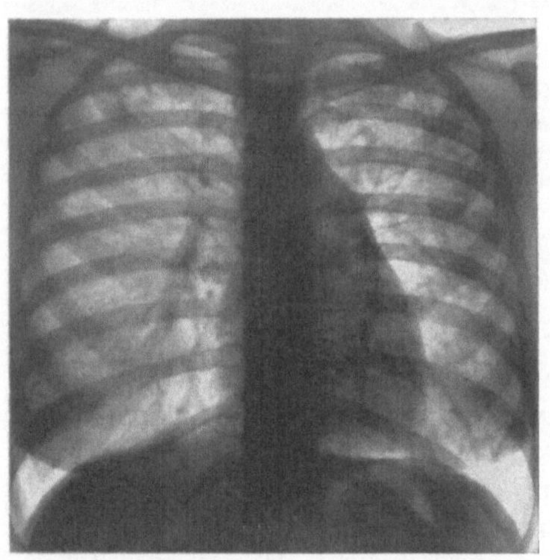

Abb. 132. Herausziehung der Pulmonalarterie durch einen schrumpfenden indurierenden Prozeß des linken Oberlappens

Die Pulsationen am Cor pulmonale sind nicht charakteristisch. Jedoch kann man besonders bei basalem hochgradigem Emphysem nicht selten schleudernde Pulsationen am betreffenden Herzrand erkennen, wie man sie bei Pneumothorax zu sehen pflegt (ZDANSKY), da die parenchymarme Lunge die pulsatorischen Exkursionen des Herzens nicht mehr abdämpft.

Durch die beim Emphysem häufigen *pleuralen und pleuromediastinalen Schwarten* kann das Cor pulmonale oft schwere Verunstaltungen erfahren. Die schrumpfende Tendenz pleuromediastinaler Schwielen hat oft eine Streckung der Mittelschattenränder zur Folge, wodurch die Bögen des Herzgefäßschattens verstreichen und der Herzschatten die Form eines schmalen gleichschenkeligen Dreiecks annehmen kann, das mit schmaler Basis dem Zwerchfell aufsitzt (Abb. 134). Durch Zugwirkung eines schrumpfenden Prozesses des linken Oberlappens kann der Pulmonalisstamm herausgezogen werden

(Abb. 132); in solchen Fällen kann es durch Verziehung des Klappenringes sogar zur relativen Schlußunfähigkeit der Pulmonalklappen und ihren röntgenologisch nachweisbaren Folgen kommen.

Wesentlich für die Beurteilung der Arbeitsbedingungen, unter denen ein Cor pulmonale steht, ist die Beachtung der *Atmungsfunktion des Zwerchfells* und der knöchernen Thoraxwand sowie die Beschaffenheit des Lungenkreislaufs. Das Zwerchfell des Emphysematikers ist mehr oder weniger abgeflacht, und zwar auch dann, wenn es — wie bei fettleibigen Pyknikern — hoch steht. Man kann sich davon bei der Durchleuchtung in transversalem Strahlengang leicht überzeugen. Man sieht dabei, wie das Zwerchfell seine kuppelförmige Rundung eingebüßt hat, oft praktisch waagrecht verläuft oder kaum gerundet und nur wenig geneigt von vorne-oben nach hinten-unten abfällt. Besonders eindrucksvoll sind bei diesem Strahlengang die kleinen respiratorischen Exkursionen des Zwerchfells, denn sie zeigen, wie gering die Ventilation der Lunge und wie klein ihre respiratorische Reserve ist. Da die Abflachung des Zwerchfells die Folge der verminderten Retraktionskraft der parenchymarm gewordenen Lunge ist, ergibt sich der verhängnisvolle Zirkel, daß eine solche Lunge, deren atmende Oberfläche an sich schon verkleinert ist, durch die Abflachung des Zwerchfells auch noch unzulänglich belüftet wird. Analoge Zusammenhänge bestehen auch zwischen der *inspiratorischen Wandstarre des Thorax* und der Lungenbelüftung; jedoch spielt die ungenügende Zwerchfellatmung zweifellos die wichtigere Rolle.

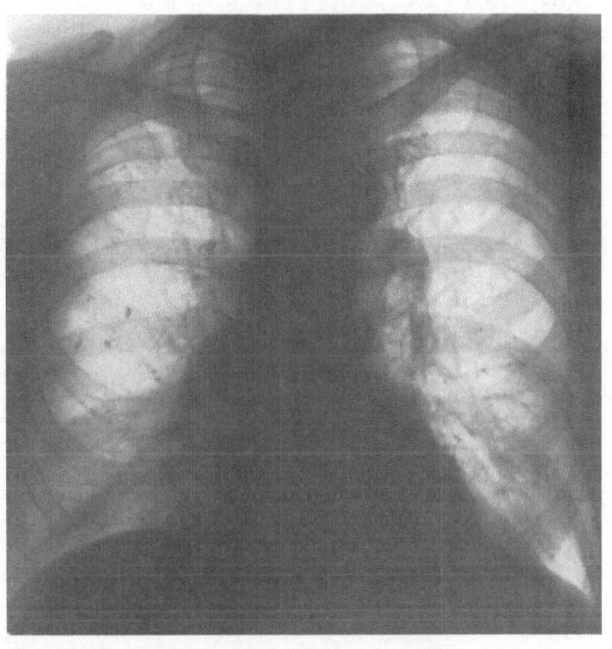

Abb. 133. Hochgradiges substantielles Emphysem mit normal großem, durch Zwerchfelltiefstand steil gestelltem Herzen und ohne nachweisbare Hypertrophie der rechten Kammer. 60jähriger Mann.

Das Emphysem betrifft die ganze linke Lunge und den rechten Oberlappen, die außerordentlich strukturarm sind. Der linke Hilus ist durch indurative Schrumpfung der apikalen Teile des linken Oberlappens hochgezogen. Der rechte Hilus ist dagegen durch Retraktion des nichtemphysematösen rechten Unterlappens kaudalwärts verlagert. Der rechte Unterlappen ist infolge von Retraktion und kompensatorisch verstärkter Durchblutung relativ strukturreich, was nicht mit einer indurativen Schrumpfung des Lappens verwechselt werden darf

Welche Bedeutung der eingeschränkten Zwerchfell- und Thoraxatmung für die Insuffizienz der Lungenventilation zukommt, erkennt man eindrucksvoll beim *Kyphoskoliotiker*, dessen Zwerchfell oft vollkommen abgeflacht von vorne-unten nach hinten-oben ansteigt und kaum nennenswerte respiratorische Exkursionen ausführt; dazu kommt noch die dauernde Inspirationsstellung der Rippen auf der Seite der Wirbelsäulenkonvexität und ihre dauernde Exspirationsstellung auf der Seite der Wirbelsäulenkonkavität, durch welche auch die kostale Atmung schwer beeinträchtigt ist.

Die daraus resultierende Verschlechterung der O_2-Versorgung der Lunge erhöht durch Engstellung des arteriellen Schenkels der Lungenstrombahn den Widerstand, den die rechte Kammer zu überwinden hat.

Die *röntgenologischen Befunde am Lungenkreislauf* sind für die Beurteilung des Cor pulmonale von besonderem Interesse. Es wurde schon oben erwähnt, daß beim typischen Cor pulmonale als Folge der dynamischen Ausweitung der Pulmonalis und ihrer Äste der Pulmonalisbogen verstärkt vorspringt, die Hilusschatten vergrößert und die zentralen arteriellen Gefäßstrukturen der Lungen verbreitert sind und daß alle diese Gefäßschatten systolisch-expansive Pulsationen zeigen können. Demgegenüber sind die Gefäßstrukturen der abnorm hellen Lungenperipherie meist zart und spärlich (Abb. 128). Daß diese spärliche Vaskularisierung nicht nur durch die abnorme Helligkeit der Lungen vorgetäuscht wird (was auf harten oder überexponierten Aufnahmen allerdings oft der Fall ist), davon kann man sich durch Schichtaufnahmen und eventuell auf angiographischem Wege überzeugen.

Die Enge der peripheren arteriellen Lungengefäße kann — wie schon oben angedeutet wurde — anatomisch oder funktionell oder anatomisch *und* funktionell bedingt sein.

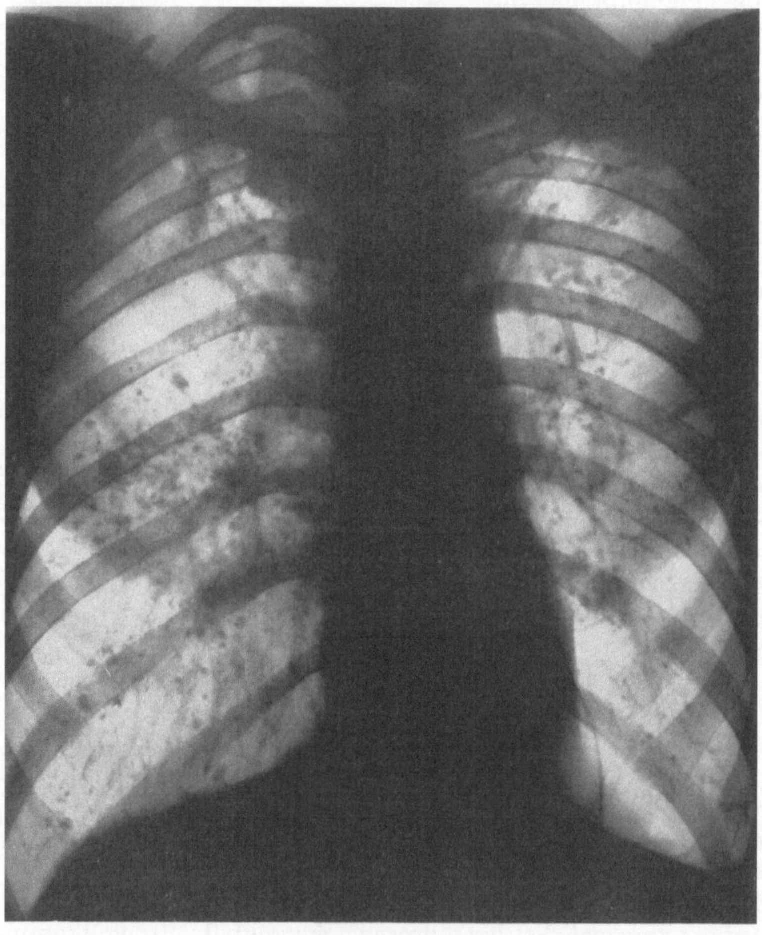

Abb. 134. „Pseudo-Cor pulmonale" bei hochgradigem substantiellem Emphysem nach alter Streutuberkulose. 38jähriger Mann.

Kleines median gestelltes, durch beiderseitige pleuromediastinale Adhäsionen deformiertes Herz ohne nachweisbare Hypertrophie der rechten Kammer und mit kleinen Hili

Eine anatomische Enge und Rarefizierung der peripheren arteriellen Lungengefäße findet sich diffus beim schweren allgemeinen substantiellen Emphysem. Sie erreicht aber höchste Grade bei regionärer hochgradiger Rarefizierung des Alveolarsystems und Interstitiums, die oft mit bullösem Emphysem und Riesensystem verbunden ist. In solchen Fällen hebt sich die Enge und Spärlichkeit der Gefäße besonders deutlich gegen die nicht oder nur weniger stark emphysematösen Lungenabschnitte ab. Der Strukturreichtum der vikariierend stärker durchbluteten Lungenabschnitte steht dann im auffallenden

Gegensatz zu den zarten Septen und fadendünnen Gefäßstrukturen der substantiell emphysematösen Lungenabschnitte und darf nicht mit einer indurativen Verdichtung und Schrumpfung verwechselt werden (Abb. 133).

Es ist aber kein Zweifel, daß bei der Enge der peripheren Lungenarterien auch funktionelle Momente eine hervorragende, oft entscheidende Rolle spielen und oft überhaupt erst zum Bilde des Cor pulmonale führen. Für diese Annahme spricht die alltägliche Beobachtung, daß selbst Fälle von hochgradiger Emphysem trotz Dyspnoe und Zyanose jedes röntgenologische Zeichen eines Cor pulmonale vermissen lassen können. Es sind das die ungemein häufigen Fälle mit kleinem, median gestelltem Herzen, an dem keine hypertrophische Dilatation und nicht einmal eine sichere reine Hypertrophie der rechten Kammer nachweisbar ist, bei denen die Pulmonalis nicht ausgeweitet und die Hilusschatten nicht vergrößert sind. ZDANSKY hat in diesen Fällen von einem *Pseudo-Cor pulmonale* gesprochen (Abb. 134). Wenn es sich bei den Trägern

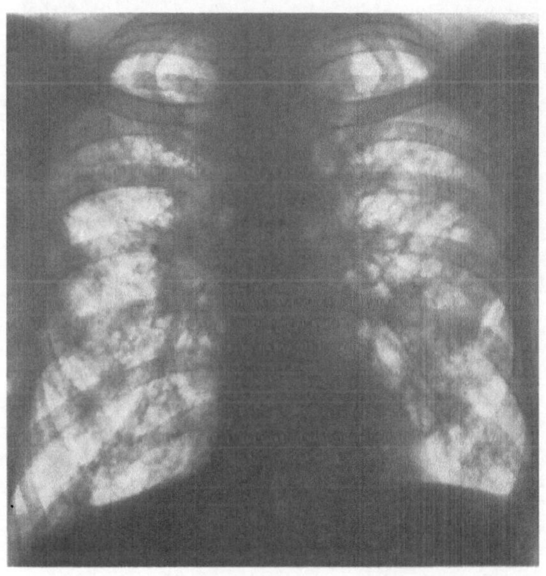

a

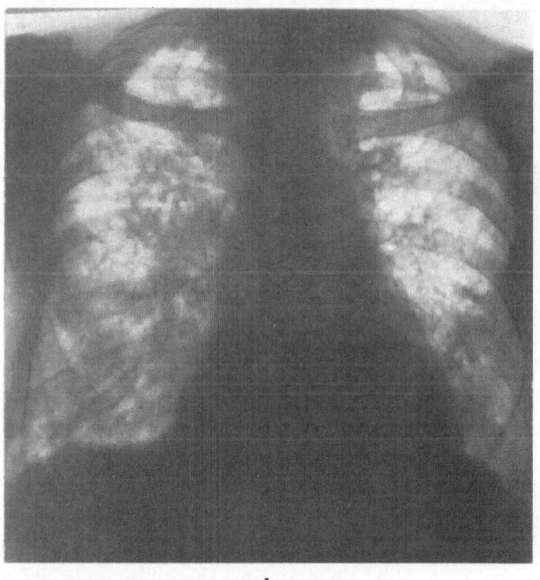

b

Abb. 135*a* und *b*. Hochgradiges Emphysem mit zystischer „Degeneration" der Lunge. 55jähriger Mann mit schwerstem Asthma bronchiale.

a Kleines, median gestelltes Herz.

b Akutes Cor pulmonale bei hochfieberhaftem Status asthmaticus und Herdpneumonie. Exitus

dieser Herzen auch meist um asthenische magere, muskelarme Individuen handelt, die durch ihr Asthma oder ihr schweres Emphysem zu einer körperlichen vita minima verurteilt sind, so ist das Fehlen von Zeichen einer hypertrophischen Dilatation der rechten Kammer doch auffallend. Dies weist darauf hin, daß selbst ein höhergradiges Emphysem nicht mit einer nennenswerten Erhöhung des Pulmonalisdrucks verbunden sein muß. Wenn solche Individuen zyanotisch und dyspnoisch sind, so sind sie dies nicht infolge einer Insuffizienz des Herzens, sondern infolge einer Diffusionsstörung im Sinne ROSSIERS und einer mangelhaften Belüftung des rarefizierten Lungenparenchyms durch mangelhafte Zwerchfell- und Thoraxatmung.

Es ist nun sehr bemerkenswert, daß es bei diesen kleinen, oft hypoplastischen Herzen im Zusammenhang mit einem katarrhalischen Prozeß oder einer Herdpneumonie zum akuten Herzversagen unter dem Bilde des akuten Cor pulmonale kommt. Das bis dahin oft extrem kleine, median gestellte Herz kann dann in kürzester Zeit eine Dilatation, besonders des rechten Herzens erfahren (Abb. 135*a* und *b*), die zum Tode führen kann, aber auch rückbildungsfähig ist. Es ist anzunehmen, daß es sich um die

Folge einer akuten Überlastung des rechten Herzens durch Engstellung der arteriellen Lungenstrombahn handelt, die ihrerseits die Folge der verminderten O_2-Spannung und erhöhten CO_2-Spannung ist (EULER und LILJESTRAND, COURNARD, KNIPPING, ROSSIER). Dieser reflektorisch ausgelösten Engstellung der arteriellen Lungenstrombahn kommt eine überragende Bedeutung für die Erhöhung des Widerstandes im Lungenkreislauf beim chronischen substantiellen Emphysem und damit für die Entwicklung eines Cor pulmonale zu. Die röntgenologisch erkennbare Strukturarmut des mit einem Cor pulmonale einhergehenden Emphysems zeigt übrigens, daß diese Gefäßenge nicht nur die kleinsten peripheren Arterien und die Arteriolen betrifft, die röntgenologisch ja gar nicht faßbar sind, sondern daß auch die Arterien von der Größenordnung der

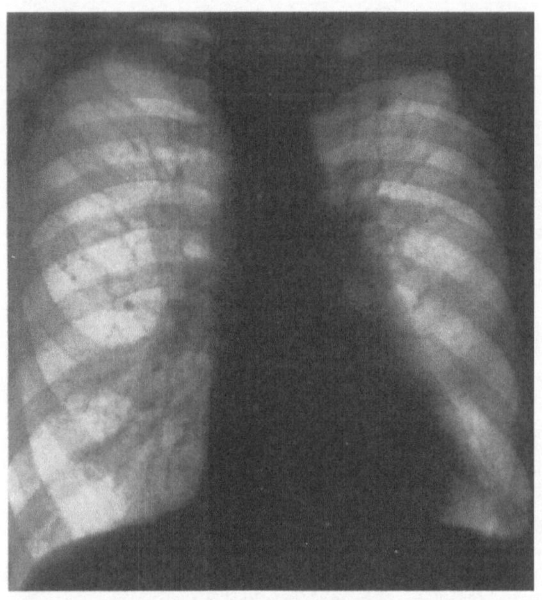

a

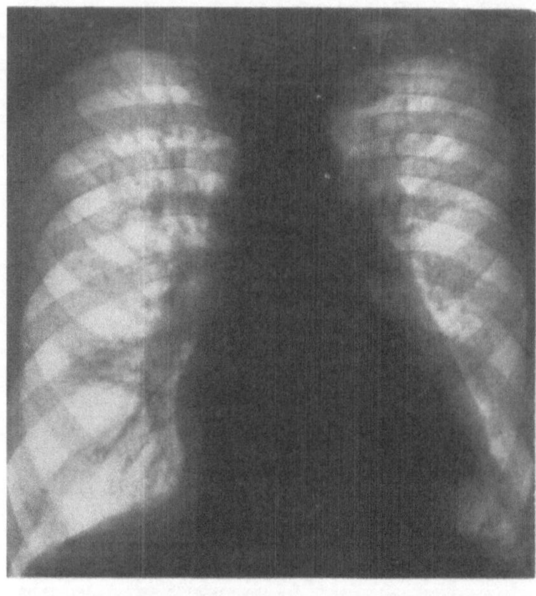

b

Abb. 136*a* und *b*. Cor pulmonale bei substantiellem Emphysem. 58jähriger Mann.

a Durch mäßige hypertrophische Dilatation der rechten Kammer ausschließlich nach links verbreitertes, mitral konfiguriertes Herz mit flachbuckeliger Vorwölbung des Pulmonalisbogens. Große Hili und verstärkte Gefäßstrukturen der Lungen bei nur geringer pulmonaler arterieller Hypertension (A. pulmonalis dext. 36/22 mm Hg).

b Größenzunahme des Herzens durch zunehmende Dilatation der rechten Kammer. Die Abnahme der pulmonalen Gefäßstrukturen muß an Engstellung der arteriellen Lungenstrombahn als Ursache des Versagens des rechten Herzens denken lassen

Segment- und Subsegmentarterien an dieser Engstellung teilhaben müssen. Für diese Annahme sprechen auch die Befunde von HARRISON, der an den Arterien dieser Größenordnung eine Mediahypertrophie nachweisen konnte.

Es spricht vieles dafür, daß eine durch Engstellung der arteriellen Lungenstrombahn bedingte akute Widerstandserhöhung im Lungenkreislauf die Ursache für das akute Cor pulmonale des Emphysematikers ist. Darauf weist die auffallende Abnahme der peripheren Gefäßstrukturen der Lungen bei manchem versagenden Cor pulmonale hin (Abb. 136*a* und *b*). Freilich kann diese Abnahme auch die Folge und nicht die Ursache des Versagens des rechten Herzens sein, wenn durch verringerte Druckleistung der insuffizienten rechten Kammer die dynamische Dilatation der Lungengefäße eine Verringerung erfährt. Dann kann man aber meistens eine Abflachung des Pulmonalisbogens feststellen, während man bei paroxysmalem Druckanstieg eine zunehmende Vorwölbung des Pulmonalisbogens beobachten kann.

Eine Drucksteigerung im arteriellen Schenkel der Lungenstrombahn ist oft auch die Ursache eines *Lungenödems* (Abb. 137), das beim Lungenemphysem oft nicht diffus, sondern herdförmig entwickelt ist und sich dann nicht immer von pneumonischen Herden unterscheiden läßt. Dazu kommt, daß bei pulmonalem Hochdruck entzündliche Lungenprozesse mit abnorm starker Anschoppung des Parenchyms einhergehen können.

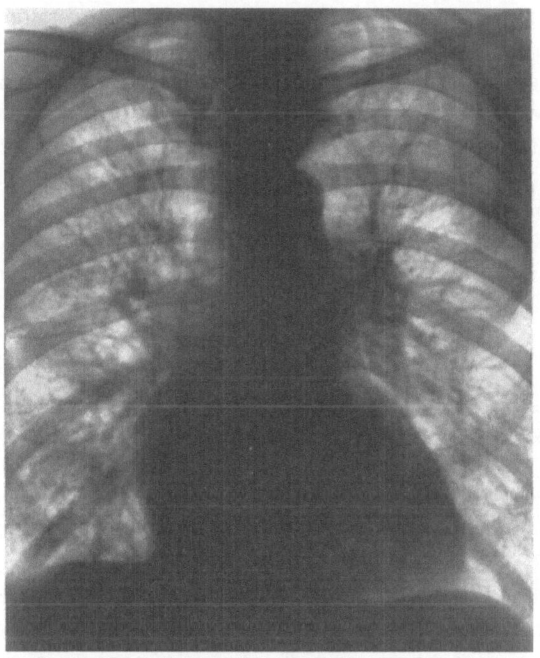

Abb. 137. Lungenödem bei hochgradigem Emphysem im Laufe eines fieberhaften katarrhalischen Prozesses. 47jähriger Mann. (Autopsie.)

Sehr großes, nach links und rechts verbreitertes Herz mit starker Abrundung beider Herzränder und flachbuckeliger Vorwölbung des Pulmonalisbogens in die erhaltene Herzbucht. Die Untersuchung in linker vorderer Schrägstellung zeigte, daß die Vergrößerung des Herzens ausschließlich auf das rechte Herz zu beziehen war. Die schlanke Aorta (Bogendurchmesser 2,3 cm) sprach gegen das Vorliegen einer Hypertrophie der linken Kammer. Die Hilusschatten waren groß und verwaschen, die Gefäßstrukturen beider Lungen diffus verstärkt und etwas unscharf konturiert. In der rechten Lungenbasis sind weiche, konfluierende Herdschatten. Die Autopsie zeigte, daß die große hypertrophische rechte Kammer fast die ganze Vorderwand des Herzens einnahm und das normal große linke Herz dorsalwärts verdrängte

Unter dem Eindrucke der wichtigen und durch Zahlen ausdrückbaren Ergebnisse der Bronchospirometrie und der Herzkatheteruntersuchungen sind die Röntgenbefunde beim chronischen und akuten Cor pulmonale etwas in den Hintergrund getreten. Man sollte jedoch nicht vergessen, daß die Röntgenuntersuchung auf kurzem Wege und ohne Belästigung des Patienten verläßliche Aufschlüsse über die Größe des Herzens gibt und daß sie die Unterscheidung zwischen dem am Krankenbett vorgetäuschten und dem echten Cor pulmonale chronicum in allen seinen Abstufungen von der praktisch reinen Hypertrophie bis zur Dekompensation der myogen dilatierten und hypertrophischen rechten Kammer gestattet. Sie gewährt darüber hinaus wertvolle Einblicke in die Verhältnisse der Lungenstrombahn; sie läßt das Vorhandensein und die Ausdehnung regionärer anatomischer Ausfälle des Lungenparenchyms, die Engstellung oder Ausweitung der größeren arteriellen Lungengefäße sowie das Ausmaß der Insuffizienz der mechanischen Durchlüftung der Lunge durch das tiefstehende und abgeflachte Zwerchfell erkennen. Die Ergebnisse der Röntgenuntersuchung sind daher im Zusammenhang mit dem klinischen Bild und dem Elektrokardiogramm von größtem Wert für die Diagnostik des Cor pulmonale, für die therapeutischen Folgerungen und für die Indikationsstellung bei geplanten operativen Eingriffen.

IV. Die Herzmuskelschädigungen

Ein pathognomonisches Röntgenbild der verschiedenen Herzmuskelschädigungen gibt es nicht. Sie können, müssen aber durchaus nicht zu einer Dilatation des Herzens führen, gleichgültig, ob es sich um eine entzündliche, toxische, nutritive oder hormonale Schädigung handelt. Beim Sinken der Herzkraft kann sich die Kreislaufperipherie so umstellen, daß das Herz entlastet wird und dieses den verminderten Anforderungen ohne Zunahme seiner Größe und ohne Änderung seiner Form gewachsen ist. Das erklärt die immer wieder gemachte Erfahrung, daß selbst schwer geschädigte Herzen oft nicht vergrößert sind, ja ausgesprochen klein sein können. Selbst Herzen, die unmittelbar vor dem Versagen stehen, können ausgesprochen klein sein. Es ergibt sich also, daß normale Größe und Form des Herzschattens eine Herzmuskelschädigung nicht ausschließen lassen.

Wenn es aber zur Dilatation des Herzens kommt, dann ist diese als myogene Dilatation aufzufassen und trägt deren röntgenologische Züge (s. S. 96). Diese Dilatation kann beide Herzhälften in gleichem Maße betreffen, woraus ein allseits vergrößertes Herz resultiert. Sie kann aber auch auf einen einzelnen Herzabschnitt beschränkt sein, wenn dieser etwa einen abnorm hohen Widerstand zu überwinden haben, wie z. B. die rechte Kammer bei Lungenemphysem oder die linke Kammer bei arteriellem Hochdruck. Gleiches kann man beobachten, wenn nur ein bestimmter Herzabschnitt muskulär geschädigt ist, etwa durch eine Myomalazie.

Wie S. 97 ausgeführt wurde, ist die myogene Dilatation zwar Folge einer relativen muskulären Insuffizienz, jedoch nicht notwendig auch der Ausdruck einer Dekompensation. Auch eine durch Muskelschädigung dilatierte Kammer kann also die Kompensation noch aufrechterhalten.

Hinsichtlich der röntgenologischen Beurteilung ist zu betonen, daß die durch Myokardläsion bedingte primäre Dilatation einer Kammer an sich nicht mit Sicherheit von einer Füllungsdilatation zu unterscheiden ist, denn beide führen zu einer allseitigen Ausweitung (s. S. 95). Es ergibt sich daraus, daß es für eine zutreffende Beurteilung der Dilatation einer Kammer wesentlich ist, daß man die Arbeitsbedingungen berücksichtigt, unter denen das Herz steht. Letztere sind aus dem klinischen Gesamtbild, aus dem Fehlen oder Vorhandensein endokarditischer Klappenläsionen, aus der Beschaffenheit der Schlagadern und aus den Verhältnissen des Lungenkreislaufs zu erschließen. Nur in diesen Zusammenhängen gibt die Röntgenuntersuchung verwertbare Aufschlüsse über die Beschaffenheit und Funktionstüchtigkeit des Herzens.

1. Die Myokarditis und die infektiös-toxischen Schädigungen des Herzens

Entzündliche Schädigungen des Herzmuskels sind außerordentlich häufig. Abgesehen davon, daß jede akute Polyarthritis von einer rheumatischen Myokarditis begleitet ist, finden sich entzündliche Läsionen keineswegs selten bei Grippe, nach Tonsillitis oder anderen fokalen Infekten. Infektiös-toxische Schädigungen des Herzmuskels sind bei Diphtherie, Scharlach, Bauch- und Flecktyphus, Pneumonie, Malaria und vielen anderen schweren Infekten häufig.

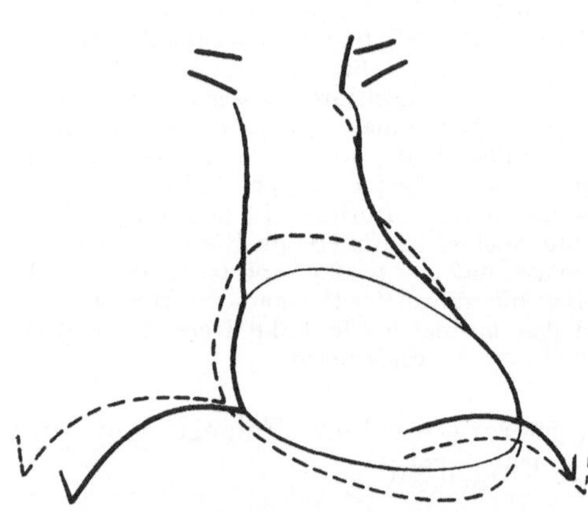

Abb. 138. „Latente Dilatation" des Herzens bei Endomyokarditis. 37jährige Frau. EKG: Verlängerte Überleitungszeit (0,27 Sek.). Im aufrechten Stand (———) ist der Herzschatten normal groß, er sitzt nur etwas breit und niedrig dem Zwerchfell auf. In Rückenlage (- - - - - -) erweist sich das Herz als mäßig dilatiert

Die klinischen Erscheinungen aller dieser Herzmuskelschädigungen sind oft wenig auffallend und nicht charakteristisch. Oft verläuft eine Myokarditis völlig unbemerkt. Temperatursteigerungen, allgemeines Krankheitsgefühl, Herzklopfen, Schmerzen in der Herzgegend, Appetitlosigkeit, Kopfschmerzen und Blässe sind mehr oder weniger häufige, jedoch keineswegs regelmäßige Erscheinungen. Eine Vergrößerung des Herzens läßt sich bei den unkomplizierten Myokarditiden klinisch meist nicht nachweisen; auch geben sie keinen charakteristischen Auskultationsbefund. Die Töne sind meist rein, ein systolisches Geräusch an der Spitze ist häufig. Die Frequenz ist oft normal, seltener gesteigert. Jedoch bemerkt man schon nach geringen körperlichen Anstrengungen oft unverhältnismäßige Frequenzzunahmen. Veränderungen des Elektrokardiogramms finden sich nur dann, wenn entzündliche Herde größere Ausdehnung haben oder im Reizleitungssystem gelegen sind.

Auch das *Röntgenbild* ist wenig charakteristisch. Die Vergrößerung des Herzens hält sich meist in mäßigen Grenzen. Sie betrifft in der Regel beide Herzhälften in gleichem Maße, wovon man sich durch die Analyse des Herzschattens überzeugen kann. Die Dilatation des Herzens ist reversibel (Abb. 142). Nur bei ganz schweren, meist tödlich endigenden Myokarditiden kann die Dilatation beträchtliche Grade erreichen. Eine Lungenstauung ist meist nicht vorhanden, dagegen kann man als Zeichen einer Stauung im Körperkreislauf einen ein- oder beiderseitigen Hydrothorax und ein Ansteigen des rechten Diaphragmas sehen, das auf eine Leberschwellung schließen läßt. Gelegentlich stellt man im Röntgenbild ein beginnendes zentrales Lungenödem (s. S. 357) fest, das sich klinisch unbemerkt entwickeln kann.

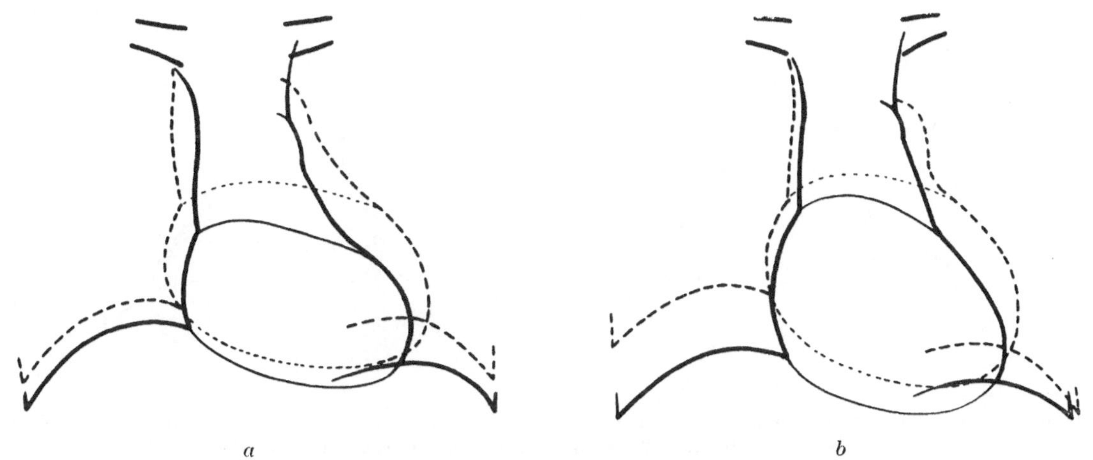

Abb. 139*a* und *b*. Übergang einer „latenten Dilatation" in eine auch im aufrechten Stand manifeste Dilatation. 30jähriger Mann mit Polyarthritis acuta und Myokarditis.

——— Vertikal-Orthodiagramm, - - - - - Horizontal-Orthodiagramm. *a* 25. November 1936: Fieber und Gelenkschwellungen. EKG normal. Das Herz erweist sich nur bei der Untersuchung in Rückenlage als dilatiert. *b* 5. März 1937: Entfiebert. EKG: Überleitungszeit verlängert. Die Dilatation des Herzens ist nunmehr auch im aufrechten Stand manifest

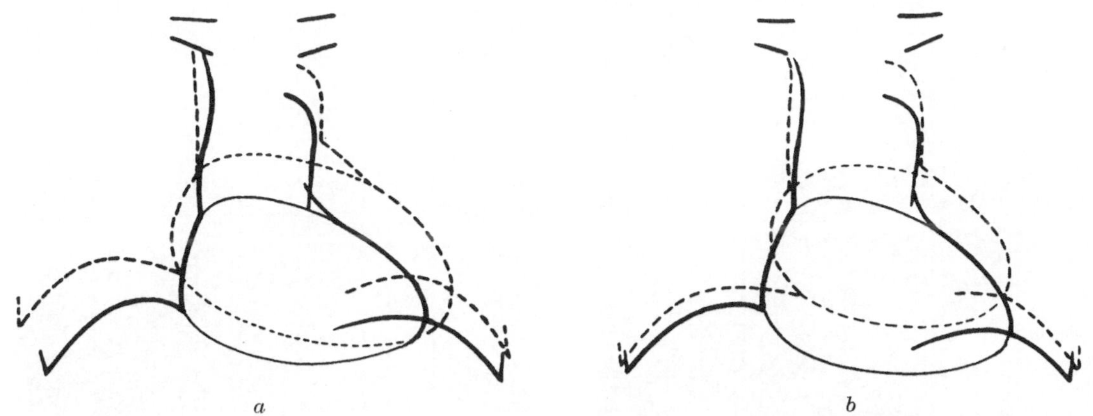

Abb. 140*a* und *b*. Passagere „latente Dilatation" des Herzens bei rheumatischer Myokarditis. Frau mit akuter Polyarthritis.

——— Vertikal-Orthodiagramm, - - - - - Horizontal-Orthodiagramm. Auf der Höhe der rheumatischen Erkrankung (*a*) deckt die Untersuchung in Horizontallage eine Dilatation des Herzens auf. 18 Monate später bei völligem Wohlbefinden (*b*) ist die latente Dilatation nicht mehr vorhanden. Dagegen ist jetzt das Herz im Stehen etwas größer als zur Zeit der Erkrankung. Diese Vergrößerung der vertikalen Herzgröße dürfte auf das Schwinden der peripheren Vasomotorenschwäche zurückzuführen sein, die auf der Höhe der Krankheit eine orthostatische Verkleinerung des Herzens zur Folge hatte

In vielen Fällen von entzündlicher oder infektiös-toxischer Myokardschädigung zeigt der Herzschatten normale Größe und Form. Oft fällt freilich auf, daß er dem Zwerchfell niedrig und breit aufsitzt, so daß man den Eindruck der Schlaffheit des Herzens erhält

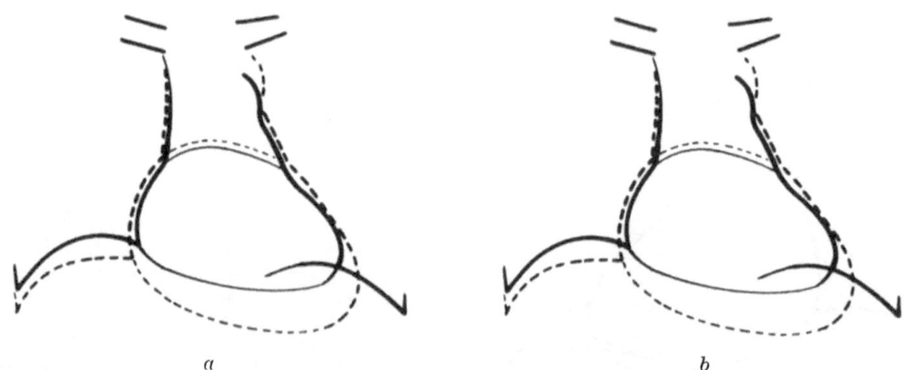

Abb. 141*a* und *b*. Übergang einer manifesten Dilatation des Herzens in eine latente bei einem Fall von rheumatischer Myokarditis. 24jähriger Mann mit Polyarthritis acuta.

——— Vertikal-Orthodiagramm, - - - - - - - - - Horizontal-Orthodiagramm. *a* Auf der Höhe der Krankheit zeigt das Herz eine beträchtliche Dilatation, die in Rückenlage noch stärker hervortritt. EKG normal. *b* Fünf Wochen später bei subjektivem Wohlbefinden ist nur noch eine latente Dilatation nachweisbar. EKG zeigt jetzt eine Verlängerung der Überleitungszeit (0,22 Sek.)

(Abb. 138). Dieser Eindruck wird noch durch die häufige *Formlabilität des Herzens* verstärkt, die man bei den respiratorischen und statischen Änderungen des Zwerchfellstandes

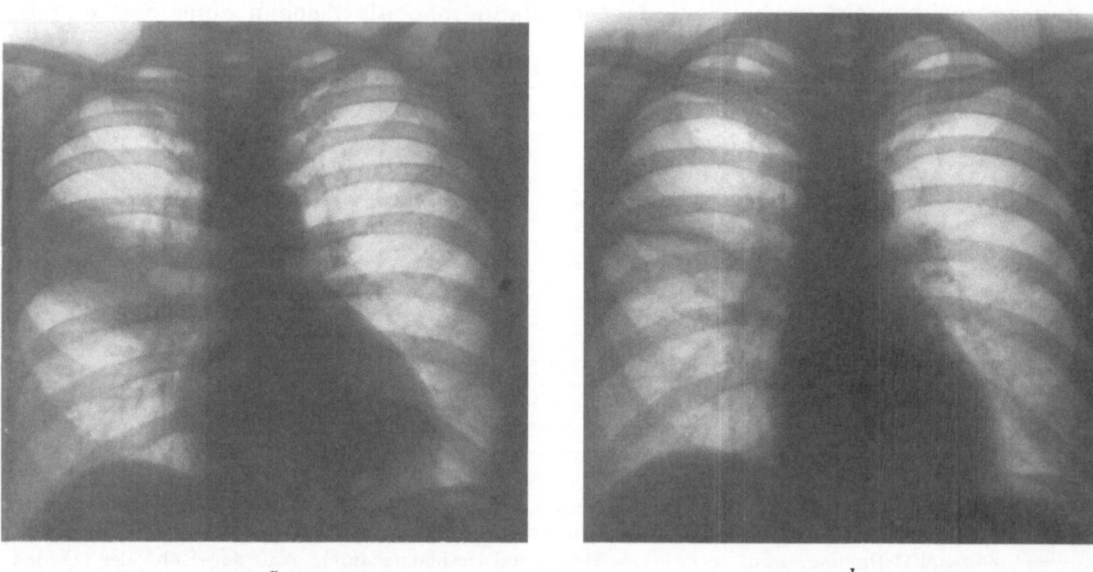

Abb. 142*a* und *b*. Akute passagere Dilatation des Herzens bei Grippepneumonie. 44jährige Frau. *a* Akut dilatiertes Herz bei Pneumonie in der rechten Oberlappenbasis. *b* Sechs Tage später Rückkehr des Herzens zu normaler Größe

beobachtet. Bekanntlich wurde diese Formlabilität als Zeichen eines herabgesetzten Tonus des Herzmuskels betrachtet. Es ist jedoch nicht zu vergessen, daß bei vielen dieser Kranken auch eine periphere Vasomotorenschwäche vorhanden ist, die sich schon in ihrer Kollapsbereitschaft kundgibt. Diese Vasomotorenschwäche hat zumindest im aufrechten Stand eine verminderte Blutfüllung des Herzens zur Folge, der sich das Herz durch Änderung seiner Form und Größe anpassen muß.

Wichtiger als diese Formlabilität des Herzens sind die *Änderungen seiner Größe*. Es wurde zwar schon eingangs erwähnt, daß selbst schwere Herzmuskelschädigungen nicht notwendig zu einer Vergrößerung des Herzens führen müssen. Wenn man es aber nicht versäumt, jeden verdächtigen Fall *in horizontaler Rückenlage* zu untersuchen, dann ist man überrascht, wie häufig Dilatationen des Herzens sind, die im aufrechten Stand dem Nachweis entgingen (DIETLEN). Diese erst im Liegen in Erscheinung tretende Dilatation kann als *latente Dilatation* bezeichnet werden. Sie weist auf eine muskuläre Schädigung des Herzens hin. Sie wird nicht selten in Fällen gefunden, bei denen das EKG normal ist oder erst im weiteren Verlauf pathologisch wird. Man beobachtet sie oft als vorübergehende Erscheinung bei akuter Polyarthritis (Abb. 140*a* und *b*), bei septischen Erkrankungen und selbst bei akuten Tonsillitiden und sieht sie gelegentlich in eine *fixierte Dilatation* übergehen (Abb. 139*a* und *b*). Man muß ihrem Nachweis einen besonderen Wert für die Erkennung einer Schädigung des Herzmuskels zusprechen. Die latente Dilatation stellt auch manchmal den Restzustand einer früher schon im aufrechten Stand manifesten Dilatation dar (Abb. 141*a* und *b*).

Die Ursache für das Latentbleiben der Dilatation im aufrechten Stand ist in der schon oben erwähnten peripheren Vasomotorenschwäche zu suchen, die zum Versacken einer unverhältnismäßig großen Menge von Blut in den abhängigen Körperteilen und zur verminderten Blutfüllung des Herzens führt (s. S. 68). Um die wahre Größe dieser Herzen festzustellen, ist es also notwendig, optimale Füllungsbedingungen für das Herz zu schaffen, die eben in Horizontallage gegeben sind. Die Bedeutung der peripheren Vasomotorenschwäche für die Größe dieser Herzen geht daraus hervor, daß man sie während der Krankheit im Liegen zwar vergrößert, im Stehen aber eher klein finden kann, und zwar kleiner, als sie vor der Erkrankung waren oder nach der Genesung sind (Abb. 140*a* und *b*). Man soll also die vergleichende Größenbestimmung des Herzens im Stehen und Liegen bei solchen Kranken niemals unterlassen.

Anders ist es, wenn die Dynamik des Herzens schon vor dem Eintritt der Herzmuskelschädigung durch einen Klappenfehler, durch ein Emphysem oder durch arteriellen Hochdruck verändert war. Dann kommt es meist nicht zu einer gleichmäßigen Vergrößerung aller Herzabteilungen, sondern zu einer überwiegenden Dilatation jener Teile, an welche die größten Anforderungen gestellt werden, also zu einer vorwiegenden Dilatation der linken Kammer bei Aortenklappeninsuffizienz oder Hochdruck, des linken Vorhofs und der rechten Kammer bei einer Mitralstenose usw. Dabei kann es dann zu akuten Dekompensationserscheinungen mit Rückstauung des Blutes in die Lungen bzw. den peripheren Kreislauf kommen. Man findet daher bei der rekurrierenden rheumatischen Endokarditis oft akute Dilatationen des Herzens, die vorzüglich die am meisten beanspruchten Herzteile betreffen und mit den Zeichen der akuten Dekompensation des Herzens, also einer Lungenstauung, eines Hydrothorax usw. einhergehen. Ein solches Herz kann bei jedem neuen myokarditischen Schub und bei jedem Aufflackern der Endokarditis größer werden, während es in der Zwischenzeit Jahre hindurch unveränderte Größe und Form beibehalten kann.

Sowohl die entzündlichen als auch die infektiös-toxischen Dilatationen des Herzens können sich weitgehend zurückbilden. Oft sieht man den akut vergrößerten Herzschatten binnen kurzer Zeit wieder seine alte Größe und Form zurückgewinnen. Man hat jedoch mit Recht darauf aufmerksam gemacht, daß solche passagere Vergrößerungen der Klappenfehlerherzen durch ein perikardiales Transsudat vorgetäuscht sein können (DIETLEN). Ja man ist sogar so weit gegangen, die röntgenologisch beobachtete Verkleinerung eines Klappenfehlerherzens fast als einen Beweis für die Resorption eines unerkannt gebliebenen perikardialen Ergusses zu betrachten. Das ist in dieser Verallgemeinerung gewiß nicht zutreffend. Sicherlich ist es schwierig, ja oft unmöglich, einen perikardialen Erguß mit Sicherheit auszuschließen; in vielen Fällen läßt sich aber doch durch sorgfältige Analyse des Röntgenbildes der Nachweis erbringen, daß die Vergrößerung des Herzschattens durch ungleiche Größenzunahme einzelner Herzabschnitte, also etwa der rechten oder linken Kammer oder des linken Vorhofs, bedingt ist.

Die Ränder des Herzgefäßschattens zeigen oft, aber durchaus nicht immer frequente Pulsationen. Ihre Exkursionsbreite ist entsprechend dem kleinen Schlagvolumen oft klein, im allgemeinen natürlich um so kleiner, je größer der Herzschatten ist. Oft sind die Pulsationen des linken Herzrandes aber im Gegenteil im ganzen vergrößert (Bordet, Holst, Stumpf) und haben dann nicht so selten auffallend lebhaften, fast schleudernden Charakter („erregter Aktionstypus", Dietlen). Besonders beim gleichzeitigen Bestehen einer Aortenklappeninsuffizienz nimmt die Exkursionsbreite der an sich schon vergrößerten Pulsationen des linken Kammerbogens und des Gefäßbandes in ganz außerordentlichem Maße zu; Exkursionsbreiten von 4 bis 5 mm und darüber gehören da nicht zu den Seltenheiten.

Man hat vielfach versucht, bestimmte röntgenkymographisch registrierte Pulsationen den verschiedenen Phasen und Arten chronischer Myokardschädigung zuzuordnen, ohne daß man zu überzeugenden Ergebnissen gekommen wäre. Nach Stumpf soll ein sogenanntes erstes Stadium der Myokardschädigung durch mäßige Zunahme der Breiten- und Längendimensionen des Herzens mit Vergrößerung der mittleren Schlagamplitude über den Wert von etwa 5 mm charakterisiert sein; ein zweites Stadium durch allgemeine Vergrößerung des Herzens mit Abnahme der Amplitude an der Herzspitze und Rückgang der mittleren Schlagamplitude auf annähernd normale Werte; ein drittes Stadium durch allseitige Abnahme der Bewegungen, Verkleinerung des Bewegungsraums und Rückgang der mittleren Schlagamplitude auf Werte von etwa 1,5 mm (Fernaufnahmen). Demgegenüber muß betont werden, daß die sichtbaren Pulsationen des Herzschattens durch anatomische und funktionelle, teils im Herzmuskel selbst liegende, teils peripher bedingte Momente bestimmt werden, die zu mannigfaltig sind, als daß die Pulsationen starren Regeln folgen könnten. Den großen, erregten Pulsationen etwa, die man so häufig bei Myokardschädigungen findet, können eine verminderte diastolische Spannung des Herzmuskels, ein verringerter Blutzufluß zum Herzen, eine beschleunigte Blutumlaufgeschwindigkeit oder eine Kombination verschiedener dieser Momente zugrunde liegen. Diese Pulsationen sind daher nicht für eine bestimmte Art oder gar einen bestimmten Grad der Myokardschädigungen bezeichnend, sie können vielmehr auch ohne eine solche bei verringertem Blutzufluß zum Herzen vasolabiler Astheniker (Laurell), ferner im Fieber, bei Erregungen, nach körperlichen Anstrengungen, bei Thyreotoxikosen usw. vorkommen. Die lebhaften Pulsationen, die durch orthostatisch verminderten Blutzufluß zum Herzen bedingt sind, pflegen in Horizontallage normalen Pulsationen Platz zu machen.

In sehr seltenen Fällen kann es im myokarditisch geschädigten Herzen zu *Verkalkungen* nekrotisch gewordener Muskelfasern bzw. Muskelfasergruppen kommen, die röntgenologisch nachweisbar sind. Clark sah bei einem 37jährigen Mann, der seit dem 8. Lebensjahr an rheumatischen Infekten litt, kalkdichte Streifen innerhalb des Herzschattens, die er auf derartige Myokardverkalkungen beziehen mußte. Auch die ausgedehnten Verkalkungen, die Svoboda und Sobotkowa bei einem Fall von Mistralstenose in der Wandung des linken Vorhofs nachweisen konnten, sind offenbar Folgen einer Myokarditis. Baumann und Naumann konnten in zwei Fällen von totalem Herzblock (Adam-Stokes) einen verkalkten Nekroseherd im Bereich des Hisschen Bündels röntgenologisch nachweisen, den sie später auch autoptisch sicherten.

Zusammenfassend ist also zu sagen, daß es keinen Röntgenbefund des Herzens gibt, der für die verschiedenen entzündlichen oder infektiös-toxischen Schädigungen des Myokards spezifisch wäre. Im allgemeinen sprechen aber akute Vergrößerungen des Herzens oder seiner einzelnen Teile, die im Verlaufe infektiös-toxischer Krankheiten auftreten, für eine Schädigung des Herzmuskels. Auch der Formlabilität des Herzens kommt eine gewisse Bedeutung zu. Besonderes Gewicht ist aber auf das Vorhandensein einer sogenannten „latenten Dilatation" zu legen, weshalb die Untersuchung in horizontaler

Rückenlage niemals unterlassen werden sollte. Die latente Dilatation des Herzens geht manchmal den Veränderungen des EKG voraus. Gewisse Bedeutung haben auch die erregten Pulsationen am Herzgefäßschatten.

2. Das Anämieherz

Unter diesem Begriff soll hier lediglich das Herz bei schweren chronischen Anämien, und zwar sowohl der perniziösen als auch der sekundären verstanden werden. LÜDKE und SCHÜLLER sowie MEYER und SEYDERHELM konnten im Tierversuch zeigen, daß große Blutentziehungen zu einer Verkleinerung des Herzens führen, daß es jedoch schließlich zur Vergrößerung des Herzens kommen kann, wenn durch fortgesetzte Blutverluste eine Anämisierung des Versuchstieres erreicht wird. Diese Dilatation wurde als Folge der mangelhaften Sauerstoffversorgung und fettigen Degeneration des Herzmuskels erkannt.

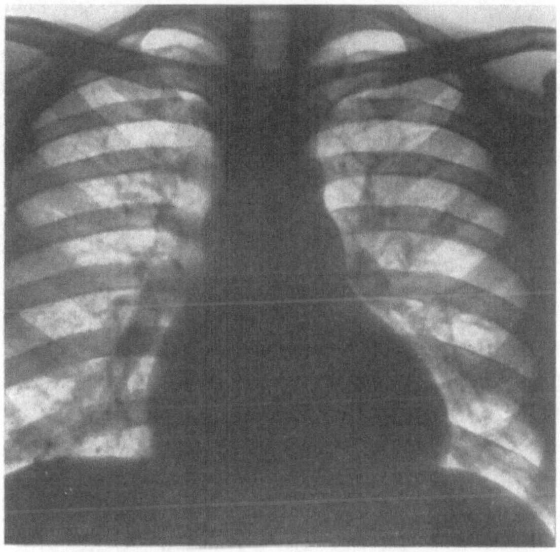

Abb. 143. Herzdilatation bei leukämischer Myelose. 48jährige Frau. Rote: 2,38 Mill., Färbeindex 0,6, Weiße: 110.000, Blutdruck 110/55 mm Hg. Mäßig vergrößerter, lebhaft pulsierender Herzschatten mit buckelig vorgewölbtem, stark pulsierendem Pulmonalisbogen. Zeichen von Vergrößerung beider Herzhälften. Celerähnliche Pulsationen der Aorta

Die Befunde beim Menschen stimmen mit diesen experimentellen Ergebnissen überein. Nach schweren Blutverlusten und großen Aderlässen kann nämlich eine Verkleinerung des Herzschattens auftreten, die allerdings nur flüchtig zu sein pflegt (DIETLEN, ASSMANN), da Gewebsflüssigkeit das Herzgefäßsystem wieder schnell auffüllt.

Nach lange dauernden, zum Bilde der sekundären Anämie führenden Blutungen hingegen, bei den Anämien der leukämischen Myelose und Lymphadenose, bei Botriocephalusanämie und anderen parasitären Anämien und schließlich bei der perniziösen Anämie kommt es häufig zur Vergrößerung des Herzschattens (DIETLEN, ASSMANN, ZONDEK, PORTER, GRÜNBERG sowie TUNG et al. u. a.). Man findet dann einen Herzschatten, der mäßig nach links und rechts verbreitert ist, dem Zwerchfell breiter aufsitzt und manchmal eine flachbuckelige Vorwölbung des Pulmonalisbogens zeigt (Abb. 143). Die Analyse des Herzschattens ergibt, daß sich beide Herzhälften an der Vergrößerung in etwa gleichem Maße beteiligen. Zeichen von Lungenstauung fehlen.

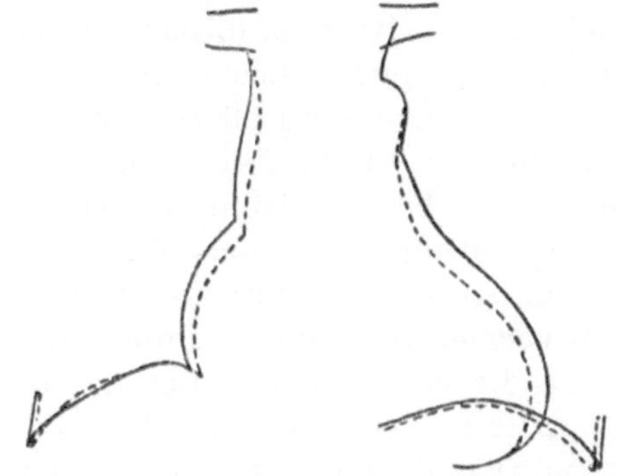

Abb. 144. Verkleinerung des Herzens nach Rückgang einer achylischen Chloranämie. 43jährige Frau

Wenn auch eine Parallelität zwischen der Schwere der Anämie und dem Grade der Herzvergrößerung nicht festzustellen ist, so ist doch kein Zweifel, daß die Häufigkeit der Herzvergrößerung mit der Dauer der Erkrankung und der Herabsetzung des Hb-Gehaltes des Blutes zunimmt.

Oft zeigt aber das Herz selbst bei höheren Graden primärer oder sekundärer Anämie völlig normale Größe. Fast regelmäßig wird die Vergrößerung dann vermißt, wenn die Anämie als Teilerscheinung eines kachektischen, mit Austrocknung einhergehenden Zustandes (Tumorkachexie, Darmintoxikation, Lungen- oder Darmtuberkulose) auftritt.

Die verminderte Blutmenge wirkt in diesen Fällen einer Vergrößerung des Herzens entgegen.

Die Vergrößerung des Anämieherzens ist rückbildungsfähig, so daß das Herz wieder normale Größe und Form annehmen kann, wenn das Blutbild durch Wiederherstellung der Knochenmarkfunktion oder durch Aufhören von Blutverlusten zur Norm zurückkehrt (Ball).

Oft beobachtet man am Herzgefäßschatten auffallend lebhafte Pulsationen, wie sie etwa bei Myokardschädigungen vorkommen. Sie mögen auch zum Teil auf die anämische Schädigung des Herzmuskels zu beziehen sein. Zum Teil sind sie sicher durch Vergrößerung des Schlagvolumens und der Blutdruckamplitude bedingt. Für die letztere Annahme spricht auch die von Heckmann bei Anämien gemachte Beobachtung, daß der systolische und diastolische Schenkel des Kammerkymogramms konkaven Verlauf nehmen und nicht konvexen, wie dies nach diesem Autor für eine Myokardschädigung charakteristisch wäre.

3. Das Herz bei Hyperthyreose und Morbus Basedowii

Wenn sich auch die vermehrte Ausschüttung von Schilddrüsenhormon auf das Herz ungünstig auswirkt, gibt es doch keine Parallelität zwischen der Schwere einer Hyperthyreose und den röntgenologisch faßbaren Veränderungen des Herzens. Auch bei schwerer Erkrankung kann der Röntgenbefund des Herzens völlig normal sein, was übrigens mit den klinischen Beobachtungen übereinstimmt (Scherf). Anderseits kann die Röntgenuntersuchung bei relativ leichten Hyperthyreosen eine Vergrößerung und Formveränderung des Herzens aufdecken. Die Ansprechbarkeit des Herzens auf eine vermehrte Ausschüttung von Schilddrüsenhormonen ist offenkundig individuell verschieden. Mit der Dauer der Erkrankung nimmt die Häufigkeit der Herzvergrößerung im allgemeinen zu (Parkinson und Cookson). Auch das Lebensalter hat insofern einen gewissen Einfluß, als Dilatationen des Herzens nach dem 40. Lebensjahr häufiger werden (Parade, Misske und Schöne). Fälle, die ganz allmählich zunehmend kachektisch werden, haben allerdings auch in vorgerückten Jahren oft ausgesprochen kleine Herzen (Parkinson und Cookson); vermutlich wirkt in diesen Fällen die Verminderung des Körperbestandes und der Blutmenge der Vergrößerung des Herzens entgegen (Dietlen).

Da die lebhaften Pulsationen, welche die vordere Brustwand in weiter Ausdehnung erschüttern, das Herz größer erscheinen lassen können, als es tatsächlich ist, und da das häufige systolische Geräusch, die Tachykardie, die perkutorisch feststellbare Ausfüllung der Herzbucht und leichte Temperatursteigerungen oft an eine subakute Endokarditis mit beginnender Mitralklappenläsion denken lassen, kommt der Röntgenuntersuchung des Herzens differentialdiagnostische Bedeutung zu, wenn auch das Röntgenbild des thyreotoxischen Herzens nicht pathognomonisch ist.

Die häufige Vergrößerung des thyreotoxischen Herzens kann durch den vermehrten diastolischen Blutzufluß zum Herzen bedingt, also als Füllungsdilatation aufzufassen sein, denn die beschleunigte Zirkulation führt dem Herzen in der Zeiteinheit ein erhöhtes Blutquantum zu. Dieser Dilatation wirkt allerdings eine Tachykardie entgegen, falls sie vorhanden ist, was durchaus nicht regelmäßig der Fall ist. Diese gegensätzliche Wirkung von vermehrtem Blutzustrom und Frequenzzunahme auf die Herzgröße begründen allein schon die verschiedenen Befunde am Herzen. Dazu kommt, daß viele Fälle von Hyperthyreose mit einer Blutdrucksteigerung einhergehen, was zur Widerstandsdilatation und -hypertrophie der linken Kammer führen kann. Nimmt man dazu, daß der Herzmuskel — wie schon gesagt — gegen die thyreotoxische Störung des hormonalen Gleichgewichts individuell verschieden empfindlich ist, dann versteht man die außerordentliche Verschiedenheit der Röntgenbefunde.

Eine große Rolle spielte früher das „mechanische“ oder „pneumische Kropfherz“, worunter man ein stärker vergrößertes Herz mit Vorwölbung des Pulmonalisbogens bie Strumen, die zur Stenosierung der Trachea geführt hatten, verstand. Man war der

Ansicht, daß das rechte Herz dadurch erhöhte Arbeit zu leisten habe, daß es die vermehrte Blutmenge, die ihm während des inspiratorisch abnorm stark herabgesetzten Thoraxdrucks zuströme, bei der Ausatmung gegen einen abnorm hoch ansteigenden intrathorakalen Druck auszuwerfen habe. Dies führe durch Drucksteigerung in der Pulmonalarterie zu einer hypertrophischen Dilatation der rechten Kammer (ORTNER, KREHL, v. ROMBERG) und damit zu einer mitralen Konfiguration und Vergrößerung des Herzens. Eine Proportionalität zwischen dem Grade einer Trachealstenose und der Größe und Form des Herzens ist jedoch keinesfalls festzustellen (v. MÜLLER, BLAUEL, STEINER, MEYER-BORSTEL, PARKINSON und COOKSON, SULGER, MISSKE und SCHÖNE). Man kann höhergradige Trachealstenosen ohne Herzvergrößerung und ohne Zeichen einer hypertrophischen Dilatation der rechten Kammer sehen.

Immerhin finden sich bei hochgradigen Trachealstenosen verhältnismäßig häufig allseits vergrößerte Herzschatten mit Zeichen einer Dilatation beider Herzhälften. Auch konnten wir nach Behebung der Trachealstenose durch Strumektomie die Rückbildung der Herzvergrößerung beobachten.

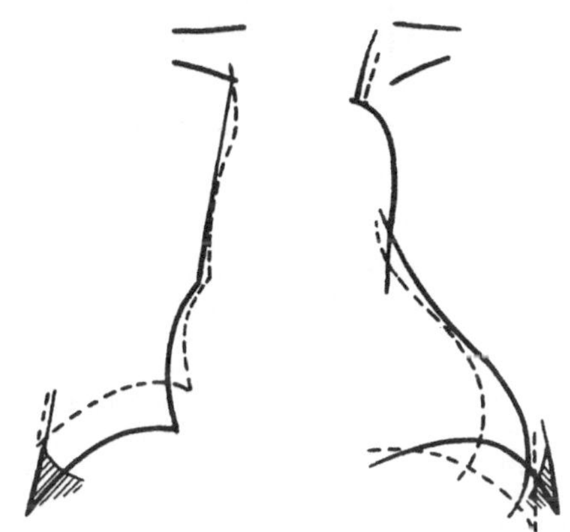

Abb. 145. Akute Dilatation des Herzens bei Thyreotoxikose, 50jährige Frau. - - - - - - 4. Oktober 1935: Normal großer, normal konfigurierter, lebhaft pulsierender Herzschatten. EKG normal, Frequenz 88 Min., RR 150/80 mm Hg, Grundumsatz + 59 %. ——— 9. Dezember 1935: Beträchtlich vergrößerter, dem Zwerchfell breit aufsitzender, lebhaft und arrhythmisch pulsierender Herzschatten mit Zeichen von Vergrößerung beider Herzhälften, kein Zeichen für Lungenstauung. Beiderseitiger kleiner Hydrothorax. EKG: Vorhofflimmern. Gesenktes Zwischenstück. Negatives T in I und II. Frequenz 100 Min., RR 145 mm Hg. Grundumsatz + 63 %

Im allgemeinen hält sich die Vergrößerung des thyreotoxischen Herzens in mäßigen Grenzen. Sie kann aber in schwer toxischen Fällen beträchtlich werden und sich innerhalb von einigen Wochen oder Monaten entwickeln (Abb. 145, 146). Der Herzschatten ist überwiegend nach links, weniger nach rechts verbreitert, die Herzbucht ist relativ seicht und der Pulmonalisbogen kann sich flachbuckelig vorwölben, so daß eine mitrale Konfiguration entstehen kann. PARKINSON und COOKSON haben diese Herzform mit einem Schinken verglichen (Abb. 147). Die verstärkte Vorwölbung des Pulmonalisbogens (Abb. 148) ist nach diesen Autoren in einem Drittel, nach PARADE in der Hälfte aller Fälle vorhanden; nach unserer Erfahrung kommt die erste Angabe der Wirklichkeit näher. Wir halten es für wahrscheinlich, daß die Dilatation der Pulmonalis als anatomische Folge der dynamischen Ausweitung durch das vergrößerte Schlagvolumen aufzufassen ist. Dafür spricht die Beobachtung, daß sich der lebhaft und stark pulsierende Pulmonalisbogen oft nur in der Phase des systolischen Druckanstiegs vorwölbt.

Wie die Untersuchung in linker vorderer Schrägstellung zeigt, betrifft die Vergrößerung des Herzens in unkomplizierten Fällen beide Herzhälften in etwa gleichem Maße. Eine überwiegende Hypertrophie und Dilatation der linken Kammer ist besonders in höherem Alter und im Klimakterium häufig und meist auf einen arteriellen Hochdruck zurückzuführen. Eine überwiegende Hypertrophie und Dilatation der rechten Kammer findet man beim gleichzeitigen Vorhandensein eines Emphysems oder Asthma bronchiale. Die thyreogene Schädigung führt eben wie jede andere Myokardläsion zur überwiegenden Dilatation jener Teile des Herzens, an welche aus anderen Gründen erhöhte Anforderungen gestellt werden.

Die Pulsationen am Herzgefäßschatten sind meist, jedoch durchaus nicht immer frequent und oft infolge von Extrasystolen oder Vorhofflimmern arrhythmisch. Sie haben häufig schleudernden oder „flatternden" (DIETLEN) Charakter. Ihre Exkursionsbreite ist durch Vergrößerung der Pulsamplitude oft auffallend groß. Je höher die Schlagfrequenz und je größer das Herz ist, um so kleiner werden natürlich im allgemeinen die sichtbaren Pulsationen, was manche widersprechende Angaben über die Größe der Pulsationen erklären mag.

Selbstverständlich sind auch an der Aorta, am Pulmonalisstamm, an den Hilusschatten und an den großen perihilären arteriellen Gefäßschatten oft systolisch-expansive Pulsationen zu beobachten. Die celerartigen Pulsationen an der Aorta werden durch verminderten Gefäßtonus noch begünstigt (ZDANSKY) und können allmählich zu einer dynamischen, später auch anatomisch fixierten Dilatation führen (BAYLEY). Durch starke Erweiterung der Aortenwurzel kann es gelegentlich zur relativen Insuffizienz der Aortenklappen (LUGER, WIECHMANN) mit echtem Pulsus celer kommen.

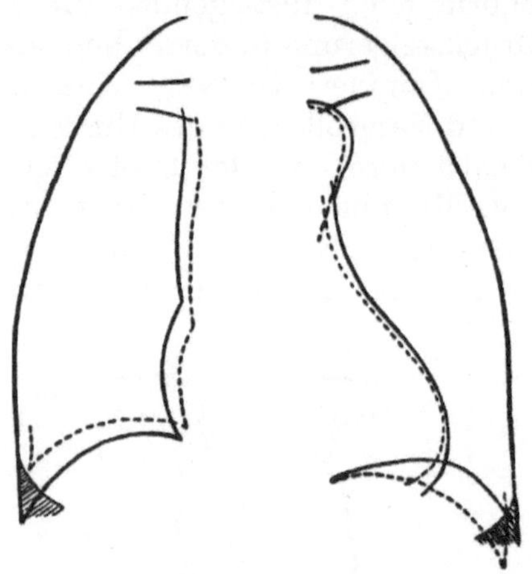

Abb. 146. Beginnende kardiale Dekompensation bei Morbus Basedowii. 55jährige Frau, seit 2¾ Jahren krank.
- - - - - - 2. März 1935: Normal großer, normal konfigurierter, lebhaft pulsierender Herzschatten. Frequenz 110 Min., RR 145/0 mm Hg. Grundumsatz + 35 %.
——— 11. Oktober 1935: Mit dem Ansteigen des Grundumsatzes auf + 72 % ist der Herzschatten größer geworden. Der Cava-superior-Schatten ist verbreitert. Es fehlten Zeichen für Lungenstauung, jedoch war ein beiderseitiger kleiner Hydrothorax aufgetreten. Frequenz 100/Min., Blutdruck 110/0 mm Hg

Die Lungenfelder sind bei Thyreotoxikosen in der Regel normal hell, da es auch beim versagenden, myogen dilatierten Herzen meist nicht zur Lungenstauung kommt. Es rührt dies daher, daß beide Herzhälften gleichzeitig und in gleichem Maße geschädigt zu sein pflegen. Die Stauung spielt sich also *vor* dem rechten Herzen ab. Häufig sind dann pleurale Ergüsse vorhanden.

Das mehr oder weniger vergrößerte, mitral konfigurierte, lebhaft und frequent pulsierende thyreotoxische Herz kann röntgenologisch große Ähnlichkeit mit einem Mitralklappenfehler im Stadium der floriden Endomyokarditis haben. Doch läßt die einfache Feststellung, daß der linke Vorhof nicht vergrößert ist, einen Mitralklappenfehler praktisch ausschließen.

Die thyreotoxische Dilatation des Herzens kann rückbildungsfähig sein. Sowohl nach Spontanheilung als insbesondere nach J^{131}-Behandlung oder Thyreoidektomie beobachtet man nicht so selten mit dem Schwinden der Insuffizienzerscheinungen eine Verkleinerung des Herzens, ja selbst eine vollständige Rückbildung zur Norm, die bereits

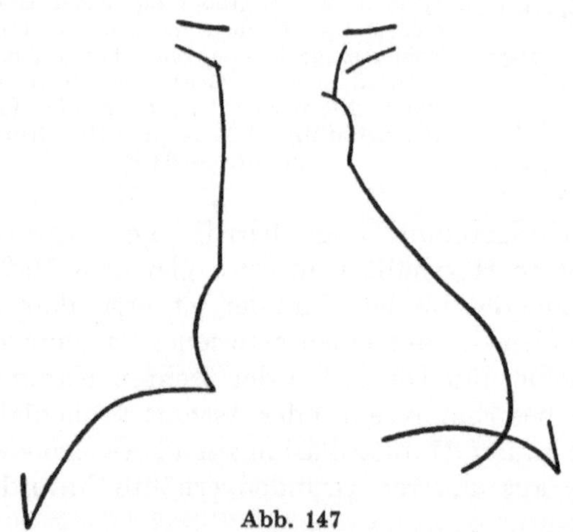

Abb. 147

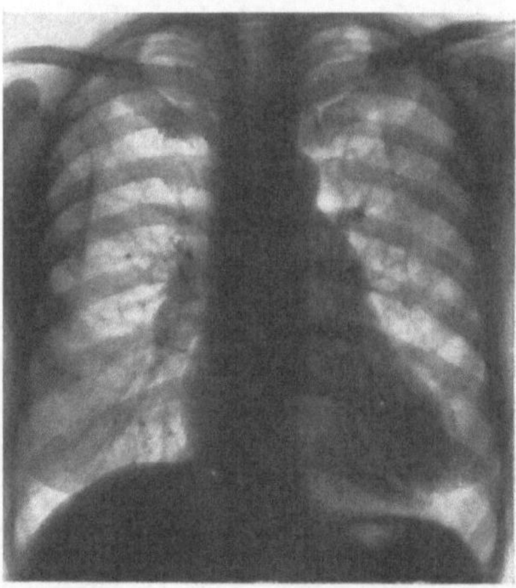

Abb. 147. Cor thyreotoxicum. 55jährige Frau mit Herzbeschwerden und Gewichtsabnahme seit zwei Jahren. Grundumsatz + 43 %. Vorhofflimmern. Mäßig vergrößerter, schinkenförmiger, lebhaft pulsierender Herzschatten mit Zeichen von Vergrößerung beider Herzhälften. Keine Zeichen für Lungenstauung. Normal weite Aorta

Abb. 148. Buckelige Vorwölbung des Pulmonalisbogens bei einem Fall von Morbus Basedowii

in den ersten Wochen nach der Operation eintreten kann (PARADE und RAHM). Die Häufigkeit der postoperativen Verkleinerung des Herzens wird allerdings sehr verschieden eingeschätzt, was offenbar auf der Verschiedenheit des Beobachtungsmaterials beruht. Nach unserer Erfahrung bilden sich Dilatationen, die sich innerhalb kurzer Zeit entwickelt haben, häufiger und vollkommener zurück als solche, die im Laufe mehrerer Jahre zustande kamen; letztere sind meist irreversibel.

Parade und Rahm konnten gelegentlich nach erfolgreicher Operation auch eine Zunahme der Herzgröße feststellen, und zwar sowohl bei Herzen, die vorher normale Größe hatten, als auch bei solchen, die vergrößert waren und in den ersten Wochen nach der Operation eine deutliche Verkleinerung gezeigt hatten. Diese Zunahme der Herzgröße trat etwa gleichzeitig mit der Zunahme des Körpergewichts auf und wird von den Autoren damit in ursächlichen Zusammenhang gebracht. Auch die Verlangsamung der Herzfrequenz mag bei der Größenzunahme des Herzens eine gewisse Rolle spielen.

Es liegt in der Natur der Sache, daß bei thyreotoxischen Herzen nicht selten retrosternal herabreichende oder mediastinal dystope Strumen vorkommen. Auf die Röntgendiagnostik solcher Fälle kann hier nicht eingegangen werden. Bezüglich ihrer häufigen Ähnlichkeit mit Aortenaneurysmen s. S. 397, 399.

4. Das Myxödemherz

H. Zondek, Assmann und Meissner waren die ersten, die auf die Vergrößerung des Herzschattens bei Myxödem aufmerksam gemacht haben. Sie bezogen diese Vergrößerung auf eine Dilatation des Herzens, eine Annahme, die alle Wahrscheinlichkeit für sich hat, denn erstens läßt die Klinik keinen Zweifel darüber, daß das Myxödem zu einer Myokardschädigung führt, und zweitens konnten die Autoren zeigen, daß sich die Vergrößerung des Herzschattens auf Schilddrüsenmedikation hin prompt zum Verschwinden bringen läßt.

Die Beschwerden von seiten des Herzens sind meist gering. Die Herztöne sind dumpf und leise; häufig besteht eine Bradykardie. Der Blutdruck ist normal oder etwas erhöht. Die Leber ist oft vergrößert. Das EKG weist eine Niedervoltage aller Zacken in allen Ableitungen auf.

Das *Röntgenbild* zeigt einen mäßig, manchmal aber auch enorm vergrößerten, nach links und rechts oder auch ausschließlich nach links verbreiterten, im Prinzip aortisch konfigurierten Herzschatten, dessen beide Ränder stärker gerundet zu sein pflegen. Die sichtbaren Pulsationen sind klein und meist träge. Die Lungenfelder sind meist hell und lassen die Zeichen von Stauung vermissen. Oft besteht ein ein- oder beiderseitiger Hydrothorax.

Solche Vergrößerungen des Herzschattens wurden von vielen Autoren beobachtet (G. Fahr, Zins und Rösler, E. Holzmann, Davis, Tung, Ayman, Rosenblum und Mark, Falcon-Lasses). Ihre Häufigkeit wurde allerdings verschieden eingeschätzt. W. Olser bezeichnete sie als nicht ungewöhnlich. Ohler und Abramson fanden sie unter 13 Fällen von Myxödem siebenmal. Andere Autoren sahen sie nur selten oder erwähnen sie überhaupt nicht. Nach Erfahrungen von Zdansky ist die Vergrößerung des Herzschattens ungemein häufig. Ihre Häufigkeit und ihr Grad nehmen im Durchschnitt mit der Schwere und der Dauer des Myxödems zu. Bei schweren Fällen wird sie nur selten vermißt.

Wie schon gesagt, bringt Schilddrüsenmedikation die Vergrößerung des Herzschattens mit den übrigen myxödematösen Symptomen in der Regel zur Rückbildung (Abb. 149). Nach dem Aussetzen der Schilddrüsendarreichung pflegt sich die Vergrößerung des Herzschattens binnen kurzer Zeit wieder einzustellen. Digitalis und Bettruhe sind ohne Einfluß auf die Größe des Herzschattens (Assmann, Fahr, Davis, Christian). Damit schien der Beweis erbracht, daß die Vergrößerung des Herzschattens immer die Folge einer Dilatation des Herzens durch myxödematöse Schädigung des Myokards sei, bis Gordon und Freeman auf das Vorkommen *perikardialer Flüssigkeitsansammlungen* bei Myxödematösen aufmerksam machten. Tatsächlich spielt das Hydroperikard eine bedeutende

Rolle beim Myxödemherzen (HURXTHAL, KAUNITZ, ZDANSKY, SCHERF), was durch Herzbeutelpunktionen wiederholt verifiziert werden konnte (Abb. 150*a* und *b*). Tatsächlich kann die Vergrößerung des Herzens großenteils oder zur Gänze durch einen perikardialen

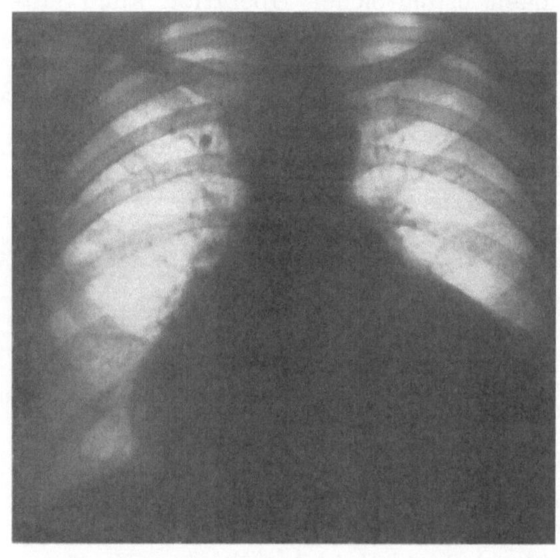

a

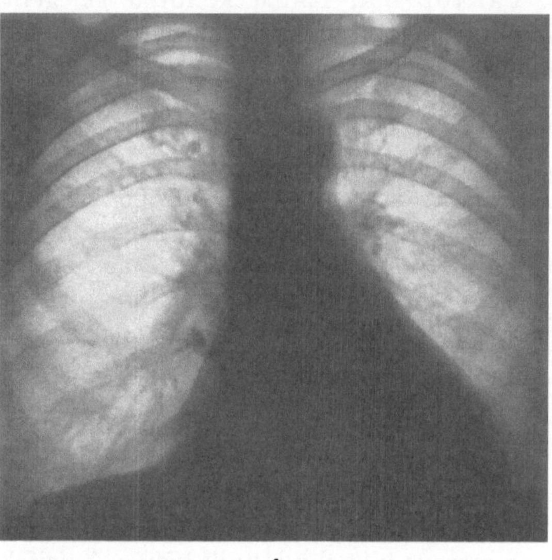

b

Abb. 149*a* und *b*. Myxödem nach Radioresektion der Schilddrüse. 56jährige Frau.

a 20. Oktober 1958. Enorm vergrößerter, flaschenkürbisartig konfigurierter Herzschatten mit kleinen Pulsationen der Ränder und hellen Lungenfeldern.

b 19. Mai 1959. Nach Thyroxinbehandlung Verkleinerung des Herzschattens zu praktisch normaler Größe

Erguß vorgetäuscht werden. Dieser bildet sich auf die Substitutionstherapie meist prompt zurück, was auf die spezifische Ausschwemmung myxödematöser Flüssigkeits-

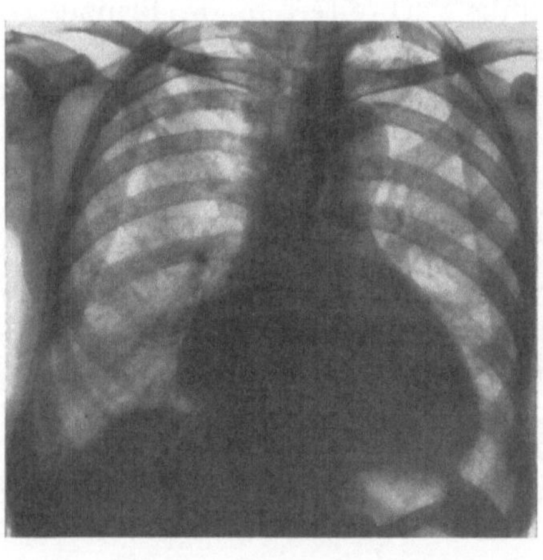

a

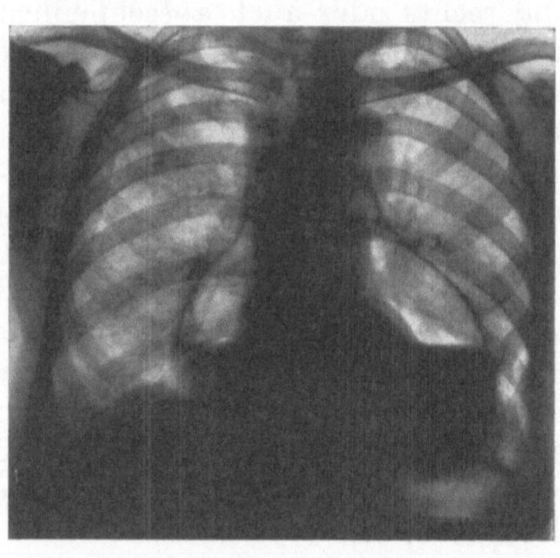

b

Abb. 150*a* und *b*. Perikardialer Erguß bei Myxödem. 59jährige Frau.

a Mäßig vergrößerter, nach links und rechts verbreiterter, schwach pulsierender Herzschatten. Auf Grund dieses Röntgenbefundes wurde ein Myxödemherz angenommen.

b Hydropneumoperikard nach Punktion und Gasfüllung des Herzbeutels. Das Herz ist normal groß

ansammlungen aus den serösen Höhlen beruht. Damit soll jedoch nicht das Vorkommen von myogener Dilatation des Herzens durch myxödematöse Schädigung des Herzmuskels geleugnet werden.

Mit Rücksicht auf diese Tatsachen ist besondere Zurückhaltung bei der Beurteilung von Veränderungen der Herzschattengröße nach totaler oder subtotaler Thyreoidektomie geboten, wie sie in Fällen von schwerer, therapieresistenter Herzdekompensation gelegentlich noch durchgeführt wird. Man kann in solchen Fällen mit dem Absinken des Grundumsatzes oder auch schon vorher Vergrößerungen des Herzschattens beobachten, auch wenn sich die Kreislaufverhältnisse gebessert haben. Nur in einer Minderzahl der Fälle findet sich ein Gleichbleiben oder eine Abnahme der Herzschattengröße (Davis, Weinstein, Risemann und Blumgart). Es wirken hier eben die verschiedensten Momente in gegensätzlicher Weise zusammen; die Besserung der Kreislaufverhältnisse durch Thyreoidektomie kann zur Verkleinerung des Herzens und zur Resorption eines Stauungshydroperikards führen, anderseits kann ein sich entwickelndes Myxödem seine oben geschilderte herzschattenvergrößernde Wirkung entfalten, ohne daß man im einzelnen Falle entscheiden könnte, welcher dieser Faktoren wirksam ist.

5. Das Beriberiherz

Die Beriberi entwickelt sich als Folge eines alimentären Thiamindefizits. Dabei kommt es zum Versagen des Herzens durch eine Myokarditis, die sich auf dem Boden von Herzmuskelnekrosen entwickelt. Reinhard sowie Aalsmeer und Wenckebach haben das Röntgenbild des Herzens bei der Beriberi eingehend beschrieben. Es handelt sich in

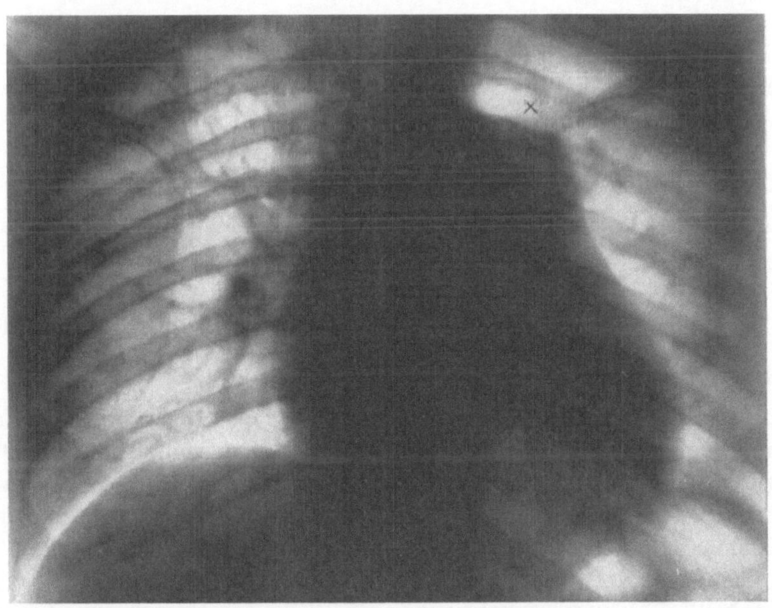

Abb. 151. Beriberiherz im „Shôshin", dem Endstadium der Erkrankung. Aus der Herzbucht des vorwiegend nach links verbreiterten Herzens wölbt sich der Buckel des Conus und der A. pulmonalis (Kreuz) vor. (Aus Wenckebach, Das Beriberi-Herz)

voll ausgebildeten Fällen um ein mitral konfiguriertes Herz, dessen Herzbucht durch den erweiterten Conus pulmonalis und den gleichfalls erweiterten Pulmonalisstamm mehr oder weniger vollständig ausgefüllt ist. Im Shôshin, dem Endstadium der Beriberi, kann der Herzschatten ganz enorme Größe erreichen; er zeigt eine mächtige, buckelige Vorwölbung des Conus und der A. pulmonalis und ist vorwiegend nach links, weniger nach rechts verbreitert (Abb. 151). Es bestehen alle Zeichen einer Vergrößerung des rechten Herzens (Wenckebach). Der Schatten der V. cava sup. ist beträchtlich verbreitert. Zahlreiche anatomische Untersuchungen (Aalsmeer, Wenckebach, Tull) haben ergeben, daß es sich tatsächlich um eine Dilatation des rechten Vorhofs und eine oft ganz enorme Ausweitung der rechten Kammer in der Längs- und Querrichtung mit ihren Folgen: der Linksrotation des Herzens und der Überlagerung des linken Herzohrs durch den ausgeweiteten Conus pulmonalis handelt. Letzterer erfährt mit dem Pulmonalklappenring und dem Stamm der Pulmonalarterie eine besonders starke Ausweitung, so daß zu der schon oft vorhandenen relativen Trikuspidalklappeninsuffizienz noch eine relative Pulmonalklappeninsuffizienz hinzukommen kann. Der linke Vorhof und die linke Kammer werden demgegenüber normal groß gefunden. Zeichen von Lungenstauung sollen fehlen, jedoch scheinen die Hilusschatten oft vergrößert zu sein (Reinhard). Zur Vergrößerung des Herzschattens scheint noch eine perikardiale Flüssigkeitsansammlung beitragen zu können (Reinhard, Wenckebach).

Alle diese Veränderungen, einschließlich des perikardialen Ergusses, können sich binnen kurzer Zeit entwickeln und nach Zufuhr von Thiaminchlorid wieder zurückbilden (Wenckebach, Hashimoto).

6. Das Herz bei den sogenannten Myokardosen

Der Begriff der Myokardosen ist noch nicht fest umrissen. Man versteht darunter degenerative Veränderungen des Herzmuskels, welche die Folgen von Störungen des Kohlehydrat-, des Fett- und des Eiweißstoffwechsels oder auch toxischer Schädigungen sein können. Den Myokardosen werden die diffuse und umschriebene Glykogenspeicherkrankheit, die Glykogenspeicherung bei Neugeborenen diabetischer Mütter und beim Morbus haemolyticus neonatorum, die Fettspeicherkrankheiten und die noch problematische Myokardose bei Dysproteinämien (Wuhrmann) zugezählt.

Ein charakteristisches Röntgenbild der Myokardosen gibt es nicht. Der Herzschatten ist mehr oder weniger vergrößert, manchmal kugelförmig und entsprechend dem frühkindlichen Lebensalter wenig gegliedert, auch mitral konfiguriert.

7. Das Herz bei Endokardfibroelastose

Unter Endokardfibroelastose versteht man eine Verdickung des Endokards mit hypertrophischer Verdickung des Myokards, die unter rapider Dilatation des Herzens zum Tode führt. Die auffallende Verdickung des Endokards kann innerhalb der einzelnen Herzhöhlen verschieden verteilt sein, bevorzugt aber das linke Herz. Das Versagen des Herzens kann schon in utero oder einige Stunden nach der Geburt erfolgen. In anderen Fällen tritt das Versagen des Herzens erst später, aber meistens innerhalb der beiden ersten Lebensjahre auf. Es sind Fälle bekannt, bei denen die Röntgenuntersuchung zunächst ein normal großes und normal konfiguriertes Herz ergeben hatte. Die Ätiologie der Endokardfibroelastose ist unbekannt. Czermak und Thalhammer halten es für wahrscheinlich, daß es sich nicht eigentlich um eine Krankheit, sondern um die Folge und den unspezifischen Endzustand einer oder verschiedenartiger Noxen im Fötalleben handle, also möglicherweise um die Folge einer Embryopathie, wofür die Vergesellschaftung mit gewissen Mißbildungen sprechen könnte.

Meist kommt es ganz unvermittelt innerhalb einiger Stunden zu den Zeichen des Kreislaufversagens; protrahiert verlaufende Fälle sind wesentlich seltener. Der Herzschatten kann rasch enorme Größe erreichen und kugelförmig nach beiden Seiten ausladen. Die Pulsationen werden sehr klein und kaum wahrnehmbar. Das Röntgenbild kann an ein großes Hydroperikard erinnern (Rossi, Dimond et al.). Der Befund ist im Zusammenhang mit dem meist unvermittelt eintretenden Herzversagen ohne vorausgehende Erkrankung sehr beweisend für diese ätiologisch ungeklärte Herzschädigung.

V. Die Koronarsklerose

Der direkte röntgenologische Nachweis der Koronarsklerose ist am Lebenden nur dann möglich, wenn es zu ausgedehnteren Kalkablagerungen in den Gefäßwandungen gekommen ist. Diese beobachtete erstmals Lenk, nachdem Simmonds die prinzipielle

Möglichkeit ihres Nachweises am Leichenherzen gezeigt hatte. Die praktische Bedeutung des direkten Nachweises von Koronargefäßverkalkungen ist für die Diagnose der Koronarsklerose allerdings nicht allzu hoch anzuschlagen, da Verkalkungen bei der atheromatösen

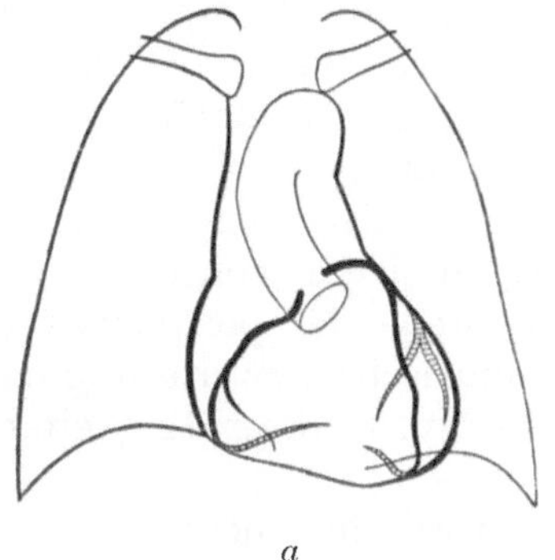
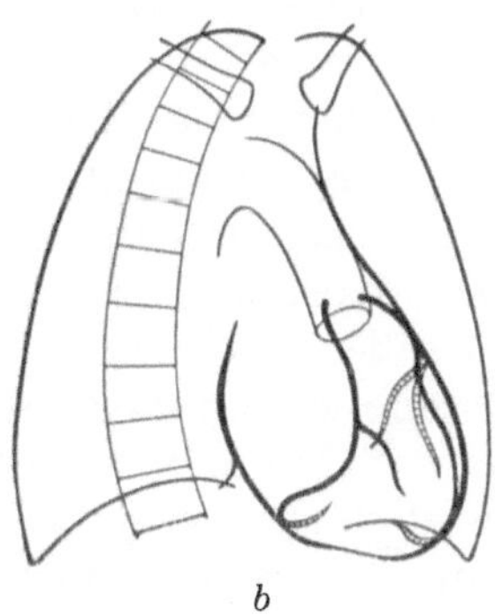
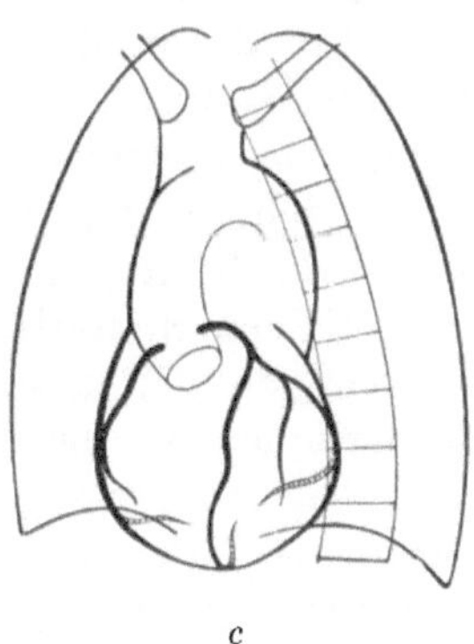

a *b* *c*

Abb. 152*a* bis *c*. Schematische Darstellung des Verlaufs der großen Koronararterienäste. *a* Bei dorso-ventralem Strahlengang, *b* bei rechter, *c* bei linker vorderer Schrägstellung

Erkrankung der Gefäße meist fehlen und nur bei der weniger bedeutungsvollen, weil nicht zur Verengerung und nur viel seltener zur Thrombosierung führenden senilen Sklerose häufig sind. Verkalkte Koronargefäße sind bei guter Dunkeladaptation des Auges, härterem Röntgenlicht und enger Blende recht oft zu erkennen (Kuhlmann, Wosika und Sosman, Snellen und Nauta). Auf kurzzeitigen Zielaufnahmen sieht man sie in

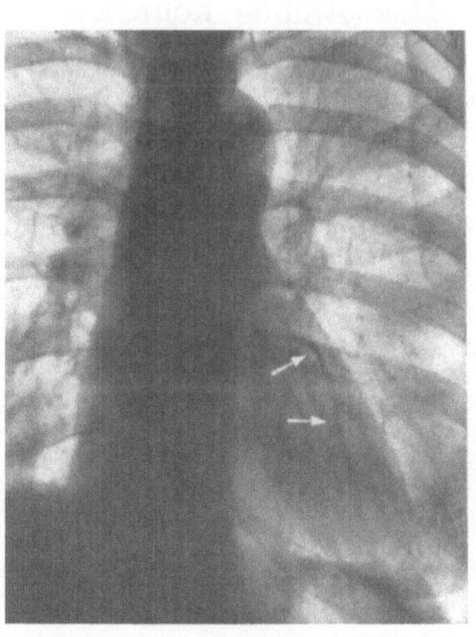
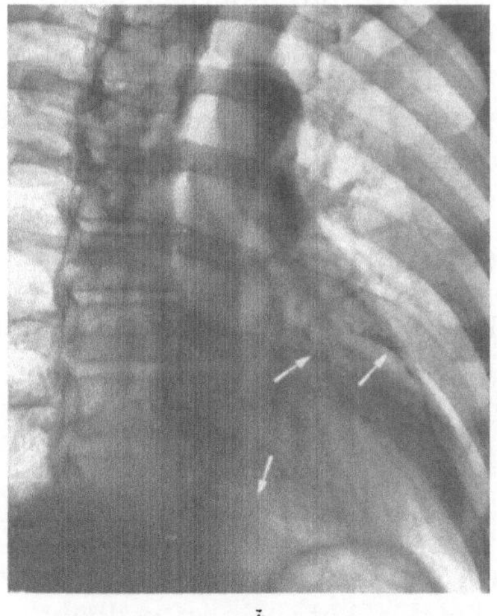
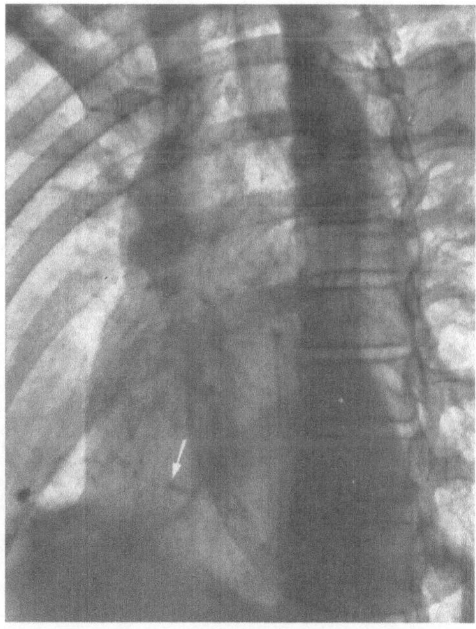

a *b* *c*

Abb. 153*a* bis *c*. Verkalkte Koronararterien. *a* Vorderbild, *b* rechtes, *c* linkes vorderes Schrägbild

Form geschlängelter, bogenförmig oder mehr gestreckt verlaufender, meist doppelt konturierter, oft vielfach unterbrochener und stellenweise knotig verdickter Schattenstreifen, die je nach der Projektionsrichtung typischen Verlauf nehmen (Abb. 152*a*, *b*, *c*, 153*a*, *b*, *c*). Gelegentlich erkennt man auch die kreisrunden kalkdichten Ringschatten orthoröntgenograd verlaufender Gefäßstrecken. Die geschilderte Form und die dem Gefäßverlauf entsprechende Lokalisation unterscheiden die Schatten der verkalkten Koronararterien von Verkalkungen des Herzskeletts, der Klappen, des Herzfleisches, des Herzbeutels, des Rippenfells oder der Lunge.

Die kalkdichten Gefäßeinlagerungen machen die Pulsationen der Herzwandung natürlich mit. Die Exkursionsbreite und -richtung ihrer Pulsationen sind je nach der Projektionsrichtung verschieden (Snellen und Nauta).

Pathogenetisch wesentlichere Aufschlüsse über die Beschaffenheit der Koronararterien sind durch ihre *retrograde Kontrastfüllung* auf dem Wege der *Aortographie* zu erzielen (Jönsson). Arnulf und Buffard haben dabei das Herz durch intravenöse Injektion von Azetylcholin für die Dauer der Untersuchung stillgelegt, doch ist dies durchaus nicht notwendig. Di Guglielmo konnte auf angiographischem Wege zeigen, daß schon im dritten und vierten Lebensjahrzehnt leichte Schlängelungen, besonders des Ramus interventricularis der linken Koronararterie vorkommen und daß von da ab die Schlängelungen der arteriellen Gefäße zunehmen und an die Stelle der peripherwärts kontinuierlichen Kaliberabnahme eine leichte gleichmäßige zylindrische Erweiterung des Gefäßlumens auftritt. Bei schwerer Sklerose kommen noch Konturunregelmäßigkeiten, umschriebene Verengerungen und Verschlüsse dazu.

Sehr selten entwickelt sich auf dem Boden einer Gefäßsklerose ein Aneurysma der Kranzarterien oder ein intra- bzw. extramurales Hämatom (Packard und Wechsler). Diese führen im Röntgenbild zu einer Vorwölbung am Herzschatten, an der systolisch-expansive Pulsationen zu sehen sind, falls keine Thrombosierung vorliegt (Ellinger). Eine Unterscheidung von einem Herzwandaneurysma, von Tumoren des Herzens oder des Herzbeutels sowie von perikardial oder mediastinal abgesackten Exsudaten ist auf Grund des Röntgenbildes oft möglich.

Trotz dieser Möglichkeiten kommt der Röntgenuntersuchung für den systematischen Nachweis der Koronarsklerose keine größere Bedeutung zu. Ein normaler Röntgenbefund des Herzens läßt selbst eine schwere Sklerose nicht ausschließen. Anderseits wird es mit einiger Wahrscheinlichkeit für das Bestehen einer Koronarsklerose sprechen, wenn man bei arteriellem Hochdruck eines älteren Menschen eine Dilatation der hypertrophischen linken Kammer feststellt. Die durch Koronarsklerose bedingten Dilatationen können außerordentliche Grade erreichen und sind im allgemeinen nicht rückbildungsfähig.

Die sicht- und registrierbaren Pulsationen des Herzschattens erleiden durch eine Koronarsklerose keine charakteristischen Veränderungen, wenn es nicht durch Koronarverschluß zu ausgedehnteren Schwielenbildungen oder zum Herzwandaneurysma (s. S. 202f.) gekommen ist.

VI. Der Koronarverschluß

Der Koronarverschluß kann durch Embolie, Aortenlues oder Thrombose zustande kommen. Der embolische Verschluß eines Koronarastes ist recht selten, dagegen ist die hochgradige Verengerung bzw. der vollkommene Verschluß eines Koronarostiums bei Aortitis luetica ein häufiges Vorkommnis. Da sich in diesem Fall die Stenosierung des Koronarostiums sehr langsam zu entwickeln pflegt, übernehmen oft Kollateralen die Ernährung des Herzmuskels, so daß es nicht zu stürmischen Erscheinungen und röntgenologisch feststellbaren Veränderungen des Herzens zu kommen braucht; oft wird der Verschluß einer Koronararterie erst bei der Autopsie aufgedeckt. Nur wenn es zu schweren Ernährungsstörungen des Herzmuskels kommt, dann tritt zwar nicht immer, aber doch zumeist eine Dilatation des Herzens auf, die höhere Grade zu erreichen pflegt, wenn gleichzeitig eine Aortenklappeninsuffizienz oder ein Hochdruck vorhanden ist.

Die häufigste und bedeutungsvollste Art des Koronarverschlusses ist die *Thrombose*, die sich zumeist auf dem Boden einer sklerotischen Gefäßwandschädigung entwickelt. Die Koronarthrombose als solche ist röntgenologisch natürlich nicht erkennbar. Jedoch kann es durch Schädigung des Herzmuskels zur zunehmenden Herzinsuffizienz und damit zur akuten Vergrößerung des Herzschattens kommen. Eine Dilatation des Herzens kann gelegentlich durch einen perikardialen Erguß nach Herzinfarkt vorgetäuscht werden (S. P. Schwartz); es ist dies jedoch nicht häufig, da die Pericarditis epistenocardica meist zu keinen größeren Ergüssen führt. In einem Fall des Verfassers war die

Ursache für eine akute Vergrößerung des Herzschattens ein Hämoperikard, das durch Ruptur der infarzierten linken Kammer entstanden war.

Alle diese Erscheinungen können fehlen, so daß man häufig trotz ausgedehnter Infarzierung der Herzwandung einen normal geformten und normal großen Herzschatten findet.

Gelegentlich kommt es zum Übergreifen der Perikarditis auf die linke Pleura und damit zum Bilde des linksseitigen pleuralen Ergusses (Abb. 154).

Borak beobachtete in einigen Fällen von linksseitigem Koronarverschluß einen Hochstand und eine eingeschränkte Verschieblichkeit des linken Zwerchfells. Er meint, daß die Pericarditis epistenocardica durch Übergreifen auf das Zwerchfell zu dessen Funktionsstörung führe. Laubry, Soulié und Heim de Balsac haben diese Beobachtung bestätigt und messen ihr eine gewisse diagnostische Bedeutung bei. Sie sahen auch einmal eine linksseitige Zwerchfellinsuffizienz, die sie mit einer Schädigung des N. phrenicus durch pleuroperikardiale Schwielen in Zusammenhang brachten, die sich im Anschluß an einen Herzinfarkt ausgebildet hatten. Nach denselben Autoren ist der linksseitige Zwerchfellhochstand auch gelegentlich durch einen vermehrten Gasgehalt des Magens und der Flexura lienalis bedingt. Es wäre gewiß denkbar, daß eine reflektorische Ruhigstellung des linken Zwerchfells nach dem Herzinfarkt eine solche abnorme Gasansammlung begünstigen könnte.

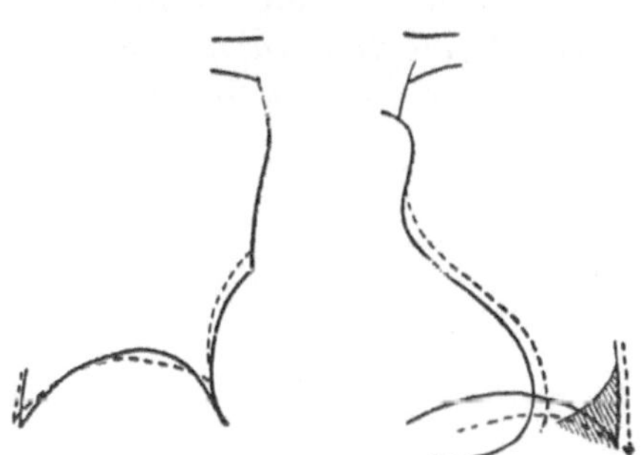

Abb. 154. Linksseitiger pleuraler Erguß nach Herzinfarkt. 34jähriger Mann. ——— Drei Tage nach Herzinfarkt. - - - - - - Zwölf Tage später ist der pleurale Erguß verschwunden. Der Herzschatten ist etwas größer geworden

Das im Anschluß an eine Koronarthrombose häufig auftretende akute und subakute Lungenödem kommt dem Röntgenologen begreiflicherweise nur selten zu Gesicht. Zeichen einer Lungenstauung werden in der Regel vermißt, wenn die Thrombose ein vorher normal großes und unter normalen Kreislaufbedingungen arbeitendes Herz betrifft. Wenn sie aber die linke Koronararterie eines Hypertonikerherzens befällt, wie dies so häufig der Fall ist, dann pflegen mit der zunehmenden Linksdilatation die Zeichen der Mitralisation und der Lungenstauung aufzutreten.

Der myomalazische Herd selbst und die Schwiele, die sich aus ihm entwickelt, sind röntgenologisch meist nicht direkt erkennbar. Die narbigen Einziehungen an der Herzoberfläche entziehen sich meist dem röntgenologischen Nachweis. Jedoch gelingt es auf röntgenkymographischem Wege oft, den myomalazischen Herd zu lokalisieren (Stumpf, v. Braunbehrens, Schilling, Arendt, Bickenbach, Cramer und Stahr, Sussman, Dacks und Master u. a.). Er äußert sich in einer Herabsetzung oder einem gänzlichen Fehlen („stumme Zone“) der pulsatorischen Exkursionen oder in systolisch lateralwärts gerichteten Pulsationen oder lediglich in einer Aufsplitterung der Ventrikelzacken an einem umschriebenen Teil des linken Herzrandes. Diese Veränderungen treten im allgemeinen nicht vor der ersten oder zweiten Woche nach einem Herzinfarkt auf, doch sah Master systolisch lateralwärts gerichtete Pulsationen gelegentlich sofort nach dem Ereignis. Gelegentlich soll ein positiver röntgenkymographischer Befund bei normalem EKG erhoben worden sein. Es sind auch Rückbildungen und progressive Verschlechterungen des röntgenkymographischen Befundes beschrieben worden, was auf den Gang des anatomischen Prozesses Schlüsse erlaubte. Meist scheinen die Befunde aber konstant zu sein. An myomalazischen Schwielen können sich parietale Thromben entwickeln, die röntgenologisch nachweisbar werden, wenn sie verkalken. Jedenfalls handelt es sich hier um eine Spätfolge.

Im ganzen ist zu sagen, daß die Diagnose des Koronarverschlusses nicht Sache der Röntgendiagnostik ist, da der Kranke ins Bett gehört und nicht den unvermeidlichen Strapazen einer Röntgenuntersuchung ausgesetzt werden darf.

An der Stelle des myomalazischen Herdes oder der Schwiele, die er hinterläßt, kann durch den intraventrikulären Druck eine umschriebene Ausbuchtung der Kammerwandung, ein sogenanntes *partielles Herzwandaneurysma* (s. unten) zustande kommen.

VII. Das Herzwandaneurysma

Unter Herzwandaneurysma[1] versteht man die umschriebene Ausbuchtung einer Kammer an einer durch Schädigung der Muskulatur verdünnten Wandstelle. Diese erworbenen Ausbuchtungen stellen entweder lediglich eine Vertiefung an der Innenfläche der betreffenden Herzhöhle dar oder sie können schon an der Herzoberfläche als buckelige Vorwölbung in Erscheinung treten.

Man unterscheidet akute und chronische Herzwandaneurysmen.

Das *akute Herzwandaneurysma*, das sich auf dem Boden einer ulzerösen Wandendokarditis oder einer abszedierenden Myokarditis entwickelt, spielt in der Röntgendiagnostik keine Rolle, da die schwerkranken Träger eines solchen Aneurysmas im allgemeinen einer Röntgenuntersuchung nicht zugeführt werden.

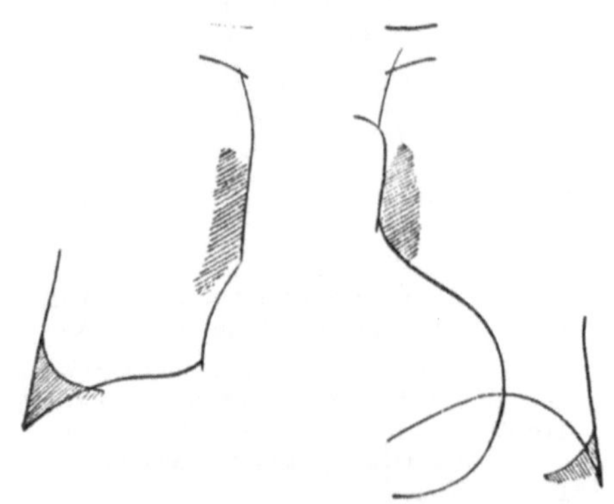

Abb. 155. Einen Tag alte, ausgedehnte Myomalazie fast der ganzen linken Kammer und der Kammerscheidewand durch arteriosklerotische Stenose der linken Koronararterie (Autopsie). 65jähriger Mann mit essentiellem Hochdruck.
Kugelige Auftreibung der linken Kammer und der Herzspitze mit kleinen Pulsationen. Lungenstauung. Beiderseitiger kleiner Hydrothorax

Das *chronische Herzwandaneurysma*, das allein röntgenologisch in Betracht kommt, geht entweder auf eine Verletzung des Herzens durch Stich oder Schuß, selten auf ein Gumma, am häufigsten auf einen myomalazischen Herd nach Koronarverschluß zurück. Es scheint sich in seltenen Fällen auch recht akut entwickeln zu können; wenigstens haben Shookhoff und Douglas einen Fall beschrieben, bei dem sich im Röntgenbild schon sechs Tage nach einem Koronarverschluß ein Aneurysma nachweisen ließ. Die förmlich kugelige Auftreibung der ausgedehnt infarzierten linken Kammer und der Herzspitze, die der Verfasser bei einem Hypertoniker (Abb. 155) beobachten konnte, der am Tage vor der Röntgenuntersuchung erstmals mit den Zeichen eines Herzinfarkts erkrankte, muß wohl als eine durch abnorme Dehnung der nachgiebig gewordenen Herzwandung bedingte Ausweitung, also als *akutes, dynamisches Herzwandaneurysma* aufgefaßt werden. Aubertin und Horeau konnten ein partielles Aneurysma der linken Kammer sechs Wochen nach der Infarzierung nachweisen.

Wenn auch der Satz Groedels, daß die Diagnose des Herzwandaneurysmas ohne Röntgenbild nicht möglich sei, in dieser Verallgemeinerung längst nicht mehr gilt (Scherf und Erlsbacher, Dressler), so muß doch gesagt werden, daß die Röntgenuntersuchung wertvolle Dienste für die Erkennung des Herzwandaneurysmas leistet. Allerdings steht fest, daß nur eine Minderzahl von Herzwandaneurysmen röntgenologisch erfaßt wird. Das hängt zum Teil damit zusammen, daß viele Aneurysmen nur die inneren Wandschichten betreffen, also eine muldenförmige Verdünnung der Kammerwandung darstellen, oder daß sie nur so wenig ausgedehnt und so seicht sind, daß sie ganz allmählich in die Umgebung übergehen. Vor allem aber ist die röntgenologische Erkennung der Herzwandaneurysmen durch ihre ungünstige Lokalisation erschwert. Die meisten sitzen ja bekanntlich in der Gegend der Herzspitze und projizieren sich demgemäß in den Abdominalschatten, gegen den sie oft nicht abgegrenzt werden können, selbst wenn sie ansehnliche Größe erreichen (Dietlen, Vogt). Aneurysmen der Hinterwand der

[1] Von den manchmal als Vorhofaneurysmen bezeichneten exzessiven Dilatationen eines Vorhofs soll hier abgesehen werden.

linken Kammer und der Vorderwand der rechten Kammer sind nur in linker vorderer Schrägstellung erkennbar (SCHWEDEL und GROSS). Aneurysmen der Kammerscheidewand bleiben fast immer unerkannt. Es sind nur vereinzelte derartige Fälle beschrieben worden (BAUKE, WACHNER und BRENNER,

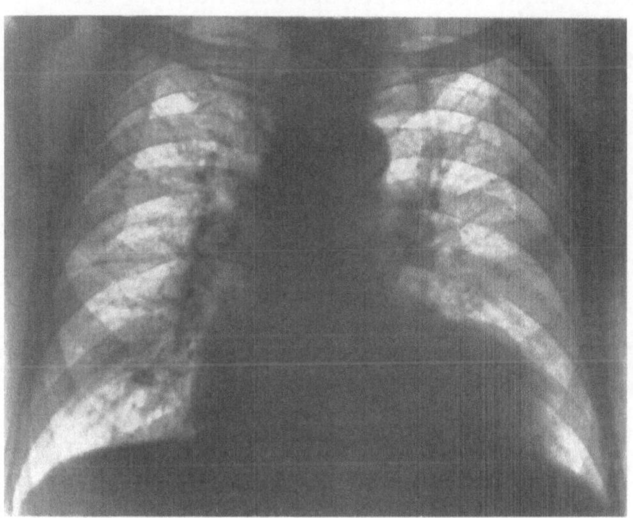

Abb. 156

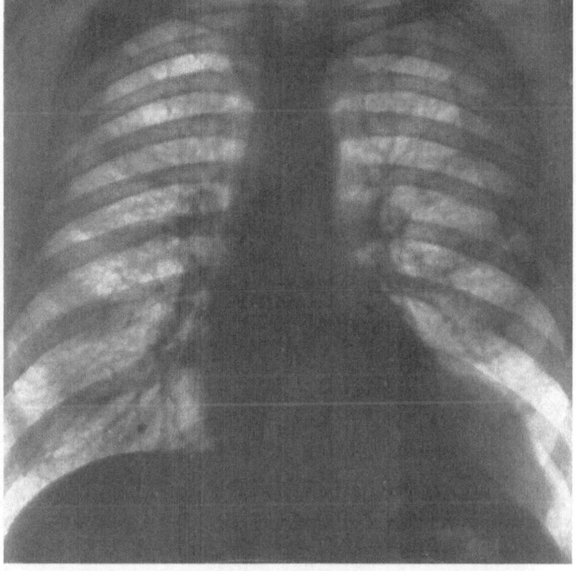

Abb. 157

Abb. 156. Partielles Aneurysma der linken Kammer bei einem 60jährigen Hypertoniker nach Herzinfarkt vor vier Monaten. Der buckelige Aneurysmaschatten zeigte keine Pulsationen. Die Lungenstauung deutet auf das Versagen der linken Kammer hin

Abb. 157. Großes Herzspitzenaneurysma nach Herzinfarkt vor sechs Monaten bei einem 41jährigen Manne. Am Aneurysmaschatten waren kleine ventrikuläre Pulsationen vorhanden

BOLLER und PAPE). Bei den bisher röntgenologisch diagnostizierten und durch Autopsie oder den übrigen klinischen Befund gesicherten Fällen handelte es sich fast ausnahmslos um umschriebene oder auch mehr diffus entwickelte Ausbuchtungen, die entsprechend der häufigsten Lage der Aneurysmen im Versorgungsgebiet des absteigenden Astes der linken Koronararterie meist am linken Herzrand saßen, und zwar entweder nahe der Vorhofkammergrenze oder in der Mitte des linken Kammerbogens (Abb. 156) oder nahe der Spitze (Abb. 157), häufig der Herzvorderwand genähert (KRAUS, BERGONIÉ und MOUTINIER, SÉZARY und ALIBERT, HEITZ und CORONE, JAKSCH-WARTENHORST, LENK, KALISCH, GOLONSKO, MELCHART, WIBERG, ZADEK, GROEDEL, KUHLMANN, PARADE, STEEL, REGELSBERGER, SCHWEDEL und GROSS). Es ist bekannt, daß sich das Spitzenaneurysma oft nicht scharf gegen die übrige Kammer absetzt, sondern eine partielle Ausweitung der Kammer darstellt, deren Höhle ganz allmählich in das Aneurysma übergeht (MÖNCKEBERG). Deshalb ist es von einer einfachen Verlängerung der linken Kammer oft nicht zu unterscheiden. Erst wenn das Aneurysma ansehnliche Größe erreicht hat (Abb. 158), kommt es im Röntgenbild zur umschriebenen Ausbuchtung des Spitzenteils, die von

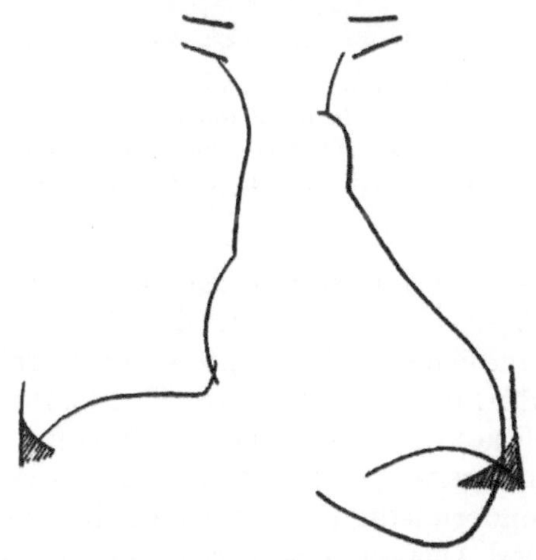

Abb. 158. Großes Herzspitzenaneurysma. 60-jähriger Hypertoniker vier Monate nach Herzinfarkt.
Der Aneurysmaschatten zeigte systolisch-expansive Pulsationen, die mit den basisnahen Teilen des linken Herzrandes alternierten. Das Aneurysma erzeugte eine Eindellung der Magenblase. Beiderseitiger kleiner Hydrothorax

Zadek als „diffuse exzentrische Spitzenrundung" bezeichnet wurde. Sie kann zu einer Herzform führen, die allerdings oft nicht mit Sicherheit von einer Aortenklappeninsuffizienz oder einem dekompensierten Hochdruck zu unterscheiden ist.

Nicht immer wird es möglich sein, eine ausgedehnte aneurysmatische Ausweitung der vorderen Teile der linken Kammer von einer Dilatation der Kammer zu unterscheiden (Schwedel und Gross). Wenn freilich der ganze linke Herzrand oder auch nur ein Teil des Herzrandes *ballonartig* aufgetrieben erscheint, so daß er winkelig unterhalb der Herzbucht ausbiegt, wie das in den Fällen von Bauke, Parade, Melchart sowie in einigen eigenen Fällen (Abb. 159) beobachtet werden konnte, dann wird man mit an Sicherheit grenzender Wahrscheinlichkeit ein Aneurysma der linken Kammer annehmen dürfen.

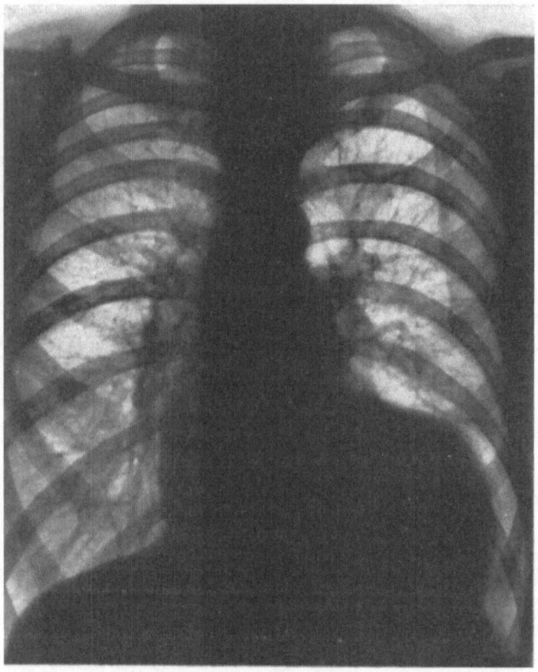

Abb. 159. Großes ballonartig ausladendes partielles Aneurysma der linken Kammer nach Herzinfarkt vor zwei Monaten. 43jähriger Mann. Der Aneurysmaschatten zeigte systolisch-expansive Pulsationen

Der Aneurysmaschatten ist meist scharf, einfach bogig oder leicht buckelig oder kantig begrenzt; manchmal ist die Begrenzung teilweise unscharf und zeigt Zacken und Unregelmäßigkeiten, die gegen das Lungenfeld, das Zwerchfell oder die vordere Brustwand ziehen. Dies deutet auf pleuromediastinale Verwachsungen hin, die sich als Folgen der Pericarditis epistenocardica ausbildeten. Es sei in diesem Zusammenhang nochmals auf das Vorkommen eines linksseitigen pleuralen Ergusses nach Myomalazie erinnert, der eine linksseitige Pleuraschwarte hinterlassen kann.

Der Aneurysmaschatten ist in der Regel strukturlos. Jedoch sind nicht selten kalkdichte Einlagerungen nachweisbar, die Simmonds als erster im Röntgenbild des Leichenherzens beobachtet hat. Seit Jaksch-Wartenhorst wurden Verkalkungen im Bereich von Herzwandaneurysmen oft beschrieben und noch viel öfters beobachtet. Die Verkalkungen können sich innerhalb der nekrotisch-schwieligen Herzwandung entwickeln. Öfters gehören sie aber parietalen Thromben (s. S. 209) an. Sie können dementsprechend rundliche, sackförmige, sogar kugelige, häufig bogige und plattenförmige Form zeigen (Sézary und Alibert, Kuhlmann, Brenner und Wachner, Heim de Balsac und Marquis, Schwedel und Gross, Verfasser u. v. a.). Gelegentlich ermöglichen Kalkeinlagerungen die Erkennung von Wandaneurysmen, die sich nicht nach außen vorwölben, sondern lediglich zu einer Verdünnung der Herzwandung geführt haben (Abb. 160*a* und *b*). Der Abstand der Verkalkungen von der Herzschattenoberfläche gibt eine Vorstellung vom Grad der Herzwandverdünnung an dieser Stelle.

Da das Herzwandaneurysma aus Narbengewebe besteht, keine funktionstüchtigen muskulären Elemente enthält und oft von parietalen Thrombenmassen ausgefüllt ist, erkennt man an seiner Oberfläche nur kleine Pulsationen oder einen völligen Stillstand (sogenannte „stumme Zonen"); es kann sich schon dadurch mehr oder weniger deutlich abheben. Nicht so selten läßt der Buckel des Aneurysmas systolisch-expansive Pulsationen infolge passiver Dehnung seiner dünnen Wandung durch den systolischen Druckanstieg erkennen; diese Pulsationen springen meist deutlich in die Augen, weil sie mit den Pulsationen der benachbarten Kammerteile alternieren. Manchmal werden diese abnormen Pulsationen erst in Rechtsseitenlage deutlich sichtbar.

Am Rande des Aneurysmabuckels wurde gelegentlich eine systolische Einziehung beobachtet (Assmann). Christian und Frik sahen schließlich in einem Fall an den Randpartien des Aneurysmas systolisch lateralwärts gerichtete Pulsationen, die durch die systolische Kontraktion, Wulstung und Abrundung der umgebenden intakten Kammermuskulatur erzeugt waren. Die beschriebenen Pulsationen sind von Stumpf, Heckmann, Cramer und Stehr u. a. auch *röntgenkymographisch* registriert worden. Heckmann glaubte feststellen zu können, daß sie immer ganz allmählich in die Pulsationen der angrenzenden, muskulär intakten Teile übergingen. Cramer und Stehr sowie Aubertin und Horeau sahen auch Doppelzackenbildungen im Bereich des Aneurysmas.

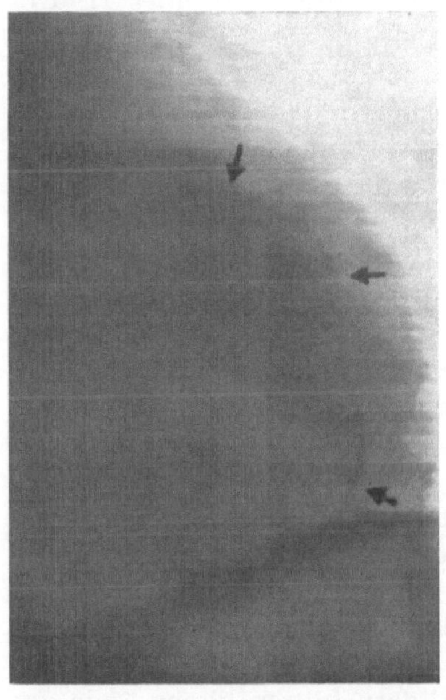

a

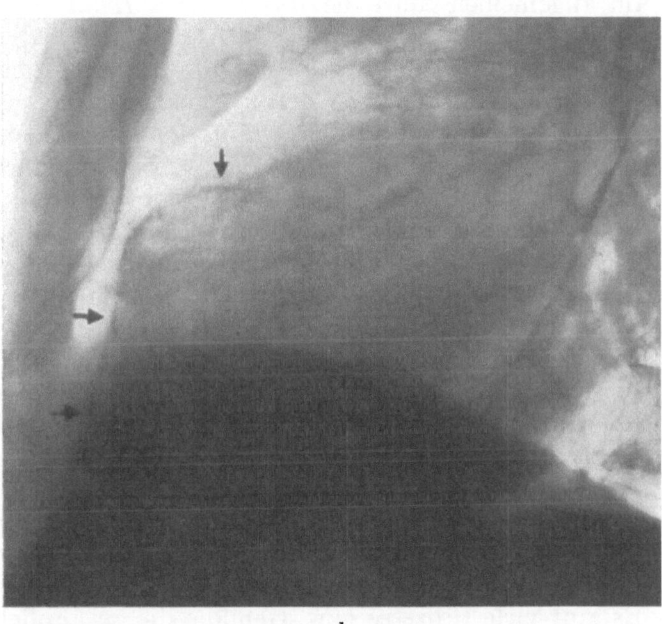

b

Abb. 160*a* und *b*. Schalig verkalktes Herzwandaneurysma der linken Kammer nach Herzinfarkt vor acht Jahren bei 64jährigem Hypertoniker.

Das Herz war beträchtlich nach links verbreitert und aortisch konfiguriert. Innerhalb und entlang des stark gerundeten linken Kammerbogens erkennt man bei sagittaler Projektion einen zarten kalkdichten, nach innen offenen, bogig verlaufenden Schattenzug, der im Kymo (*a*) deutliche Pulsationen erkennen läßt. Bei transversaler Projektion ist die zarte napfförmige Kalkschale ebenfalls gut erkennbar (*b*). Bei der Autopsie fand sich ein großes Aneurysma der linken Kammer mit subendokardialen Verkalkungen

Schon vor vielen Jahren konnte Groedel die systolisch-expansiven Pulsationen *röntgenkinematographisch* festhalten.

In Ausnahmsfällen erlaubt der Röntgenbefund in Verbindung mit den übrigen klinischen Erscheinungen die Annahme eines Aneurysmas selbst dann, wenn dieses nicht randbildend ist. So fanden Boller und Pape bei einem Kranken mit luetischer Aortenklappeninsuffizienz, arteriellem Hochdruck, rechtsseitigem Hydrothorax, Stauungsleber und Ödemen einen beträchtlich vergrößerten, vorwiegend nach rechts verbreiterten, dem Zwerchfell breit birnförmig aufsitzenden Herzschatten, dessen linker Kammerbogen jene Verlängerung und verstärkte Rundung vermissen ließ, die man sonst bei einer dekompensierten Aortenklappeninsuffizienz erwarten kann. Da auch keine Vergrößerung des linken Vorhofs und keine Lungenstauung vorhanden waren, da Zeichen einer kongenitalen Anomalie oder eines Pulmonalklappenfehlers fehlten, kamen die Autoren zur Annahme einer aneurysmatischen Ausweitung eines Herzabschnitts. Tatsächlich fand sich bei der Autopsie ein schüsselförmiges Aneurysma der unteren Hälfte der Kammerscheidewand, welches sich gegen die rechte Kammer vorbuchtete, ihre Lichtung einengte und den rechten Herzrand nach rechts verlagerte. Es resultierte also daraus eine Art von BERNHEIMschem Syndrom (s. S. 157).

RIEDERER und THEMEL beschrieben einen Fall von rupturiertem Herzwandaneurysma, bei dem es infolge von präexistenten perikardialen Verwachsungen nicht zur Herztamponade, sondern zu einer *gedeckten Perforation* mit abgesacktem Hämoperikard gekommen war. Röntgenologisch fand sich an der linken Begrenzung des Herzens eine große buckelige, systolisch-expansiv pulsierende Vorwölbung, die als partielles Herzwandaneurysma gedeutet wurde und bildmäßig gewiß nicht von einem solchen zu unterscheiden war. Die Verfasser bezeichnen den Befund als „Pseudodivertikel" des Perikards, was insofern nicht ganz glücklich ist, da Perikarddivertikel keine Eigenpulsationen zeigen und nur ausnahmsweise links liegen.

Im allgemeinen führt die *Ruptur eines Herzwandaneurysmus* zum Bild eines Hydroperikards.

Die seltenen *traumatischen Aneurysmen* nach Stich- und Schußverletzungen des Herzens unterscheiden sich von den myomalazisch entstandenen nur dadurch, daß sie mit ausgiebigen pleuromediastinalen Adhäsionen und Schwielen verbunden zu sein pflegen; es ist jedoch nicht zu vergessen, daß auch Myomalazien mit pleuroperikardialen Adhäsionen verbunden sein können. KIENBÖCK beschrieb ein kleines Aneurysma der Hinterwand der linken Kammer, in dem ein Infanteriegeschoß stak. BIANCHI deutete eine pulsierende Vorwölbung innerhalb der Herzbucht nach Schrapnellverletzung als traumatisches Aneurysma der linken Kammer. Der Verfasser sah bei einer Frau, die sich in selbstmörderischer Absicht durch die linke Brust geschossen hatte, eine etwa dattelgroße, nicht pulsierende, kantig konturierte Vorwölbung, die mit einer schmäleren Basis dem linken Kammerbogen knapp über der Herzspitze aufsaß.

Im ganzen kann man sagen, daß Herzwandaneurysmen verhältnismäßig selten röntgenologisch diagnostiziert werden, was — wie schon gesagt — mit ihrer häufigen Kleinheit und ihrem für den röntgenologischen Nachweis meist ungünstigen Sitz an der Herzspitze, an der Kammerhinterwand oder am Kammerseptum zusammenhängt. Am ehesten sind die nahe der Kammerbasis gelegenen Aneurysmen faßbar sowie die großen Spitzenaneurysmen.

Es gibt viele Prozesse bzw. Gebilde, die zu ähnlichen Bildern führen können wie das partielle Herzwandaneurysma. Es sind dies vor allem:

1. *Geschwülste* und *geschwulstartige Bildungen* des Mediastinums, der Lungenwurzel, des Herzbeutels und des Herzens. Diese zeigen nur ganz ausnahmsweise (z. B. gefäßreiche Sarkome, Hämangiome) systolisch-expansive Pulsationen. Die gleichzeitige Feststellung von Tumoren im Mediastinum oder in den Lungen, auch eine Zwerchfellähmung sprechen immer mit großer Wahrscheinlichkeit gegen ein Herzwandneurysma. *Echinokokkuszytsen* des Herzens können durch Vorwölbung am linken Herzrand einem Herzwandaneurysma um so ähnlicher sehen als sie auch schalenförmige Verkalkungen erkennen lassen können (BENHAMOU, MOREAU und BOUDIN, BLONDEAU et al., ZIZMOR und SZÜCS, LAVAURS und GRAS).

2. *Abgesackte perikardiale Flüssigkeitsansammlungen* („entzündliche Perikarddivertikel") und das echte *Perikarddivertikel.* Beide können bogig begrenzte, dem Herzschatten breit aufsitzende Vorwölbungen erzeugen, die gelegentlich eine Kalkschale erkennen lassen. Diese Gebilde liegen meist dem rechten Herzrand an, während das Herzwandaneurysma so gut wie immer links gelegen ist.

3. Kleine *abgesackte pleuromediastinale Flüssigkeitsansammlungen*, die nach einer Pleuritis zurückbleiben können, sich aber in der Regel schnell zurückbilden.

4. Das „*Fettbürzel*" des Herzens. Dieses kann manchmal bei tiefer Einatmung als lateral-konvex begrenzter, den linken Herzzwerchfellwinkel ausfüllender Schatten die Herzspitze überragen und die Pulsationen der linken Kammer in verkleinertem Maße mitmachen (Abb. 11). Beim Vorhandensein klinischer Anhaltspunkte für einen durch-

gemachten Herzinfarkt kann leicht der Verdacht auf ein Herzspitzenaneurysma entstehen (ZDANSKY).

5. *Aneurysmen* und *intra- bzw. extramurale Hämatome der Koronararterien.* Diese auf arteriosklerotischer, mykotischer oder luetischer Grundlage entstehenden Bildungen sind sehr selten (ELLINGER, PACKARD und WECHSLER).

Gegen alle diese röntgenologisch sehr ähnlichen Gebilde ist das Herzwandaneurysma durch das *Angiokardiogramm* abgrenzbar. Diesem kommt entscheidende differentialdiagnostische Bedeutung zu, da sich nur das Herzwandaneurysma als eine mit einer Herzkammer breit zusammenhängende Ausbuchtung darstellt. Auf diese Weise können auch *Aneurysmen der Kammerscheidewand* direkt sichtbar gemacht werden. Freilich wird man trotz der diagnostischen Ergiebigkeit der Angiokardiographie nur selten zu dieser Untersuchungsmethode greifen, da sie bei geschädigtem Herzmuskel nicht unbedenklich ist.

VIII. Geschwülste, Thromben und Echinokokken des Herzens

Man unterscheidet primäre und sekundäre Geschwülste des Herzens.

Die *primären Geschwülste* sind selten; manche sind kongenital. Es handelt sich um Myxome, Fibrome, Leiomyome, Rhabdomyome, Angiome, Lipome und Sarkome. Drei Viertel der primären Geschwülste sind gutartig (MAHAIM, PRICHARD). Sie werden oft als praktisch bedeutungslose Nebenbefunde erst bei der Autopsie entdeckt, können aber zu schweren Störungen der Herzdynamik durch Stenosen oder Insuffizienz eines Atrioventrikularostiums, manchmal auch zum plötzlichen Tod durch Störung der Koronardurchblutung oder des Reizleitungssystems führen.

Etwa die Hälfte der gutartigen Tumoren sind *Myxome.* Ihre Natur ist nicht völlig geklärt; die einen fassen sie als organisierte Thromben mit mukoider Metaplasie, die anderen als echte Tumoren auf. Die Myxome gehören fast immer den Vorhöfen an, meist dem linken, viel seltener dem rechten. Sie pflegen mit schmaler Basis dem Vorhofseptum oder dem Rand eines Atrioventrikularostiums aufzusitzen. Sie können zu intermittierender oder dauernder Stenosierung eines Atrioventrikularostiums führen. Durch den bevorzugten Sitz im linken Vorhof ist das Mitralostium viel häufiger befallen als das Trikuspidalostium. Das klinische Bild der Mitralstenose bzw. der Mitralklappeninsuffizienz entwickelt sich beim Myxom des linken Vorhofs manchmal ganz akut und jedenfalls viel rascher als beim endokarditischen Klappenfehler. Auch fällt oft auf, daß die Atemnot durch Aufsitzen nicht erleichtert, sondern erschwert wird und daß das Stenosen- bzw. Insuffizienzgeräusch im Liegen verschwinden kann. Gestielte Tumoren können herzrhythmisch hin und her geschleudert werden.

Die *Röntgenbefunde* der Myxome des Herzens sind im allgemeinen nicht charakteristisch. Wenn der Tumor zur Stenosierung des Mitralostiums oder zur Schlußunfähigkeit der Mitralklappen geführt hat, findet sich das Bild der entsprechenden endokarditischen Mitralklappenfehler. Der linke Vorhof ist manchmal enorm ausgeweitet. Bei Sitz des Tumors im rechten Herzen kann es zu einer auffallenden isolierten Rechtsverbreiterung des Herzschattens durch Vergrößerung des rechten Vorhofs kommen; derartige Befunde erinnern an eine EBSTEINsche Anomalie. Eine alleinige Vergrößerung des rechten Herzens ohne Zeichen für pulmonalen Hochdruck muß immer an die Möglichkeit eines rechtsseitigen Herztumors denken lassen. Von entscheidender diagnostischer Bedeutung ist die *Angiokardiographie.* Diese läßt den intrakardialen Tumor als entsprechend lokalisierten und entsprechend großen Füllungsdefekt erkennen (CHENG und SUTTON, BAHNSON und NEWMAN, STEINBERG, DOTTER und GLENN, GOLD und STEINBERG, BAYER, LOOGEN, VIETEN und WILLMANN). BUENGER et al. haben einen großen gestielten myxomatösen Tumor am Trikuspidalostium beschrieben, der durch Kalkeinlagerungen direkt sichtbar war und bei dem sie auf dem Röntgenschirm beobachten konnten, wie der Tumor systolisch in den rechten Vorhof, diastolisch in die rechte Kammer getrieben wurde. Bei dem

16jährigen dyspnoischen Jungen war ein systolisches Geräusch links vom Sternum und ein lautes frühdiastolisches Geräusch über dem ganzen Herzen zu hören.

Auch *intramurare Sarkome* können sich polypös in eine Herzhöhle entwickeln. Sie bevorzugen das rechte Herz und können dem Vorhof oder der Kammer angehören. Durch schnelles Wachstum können sie je nach ihrem Sitz zur Einflußstauung oder zur Steno-

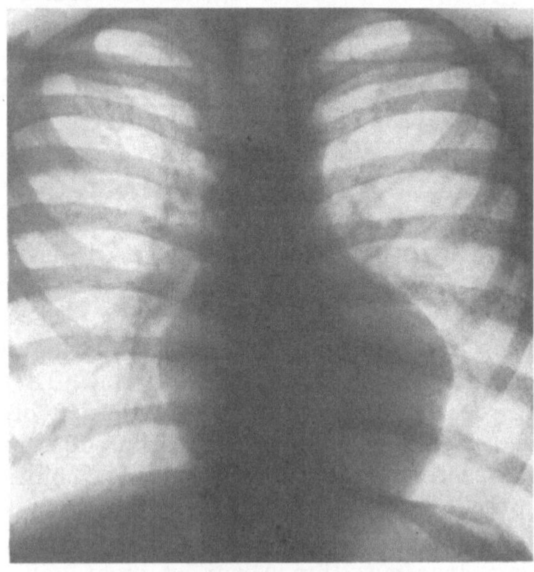

a

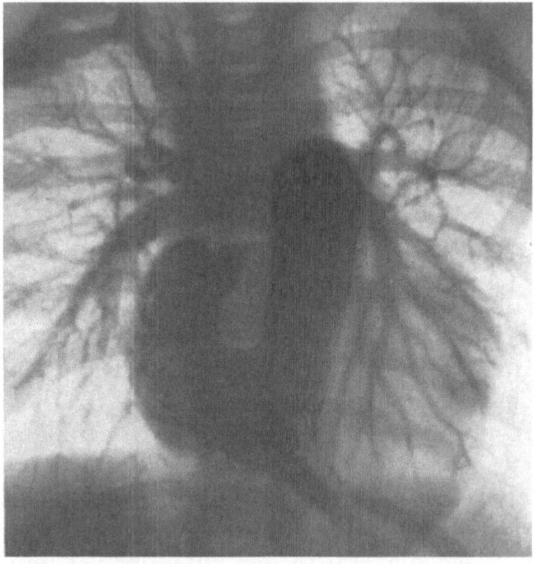

b

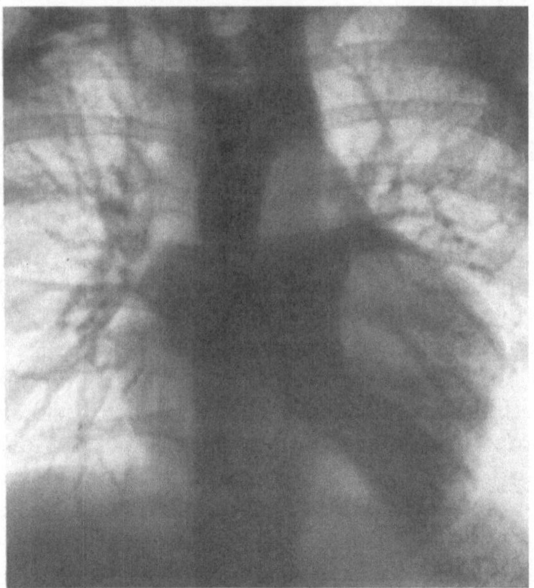

c

Abb. 161*a* bis *c*. Rhabdomyom des Herzens. Achtjähriges Mädchen (Universitäts-Kinderklinik, Basel). Röntgenologischer Zufallsbefund. Unterhalb der Herzbucht wölbt sich ein weichteildichtes, flachbuckelig konturiertes Schattengebilde vor, das vom linken Kammerbogen mitgeteilte Pulsationen zeigte. Das Schattengebilde hatte sich im Laufe einer mehrjährigen Beobachtung verkleinert (Priv.-Doz. Dr. BUCHS).

Das Dextrogramm (*b*) zeigt keinerlei Veränderungen. Das Lävogramm (*c*) läßt eine Einengung der basisnahen Teile der linken Kammer und des linken Vorhofs durch dieses Gebilde erkennen

sierung oder Insuffizienz des betreffenden Atrioventrikularostiums Anlaß geben. Sie können durch Verkalkungen gelegentlich im Röntgenbild direkt sichtbar werden. Doch muß man zunächst immer an verkalkte Herzthromben denken. Durch ihre Größe können sie — wie übrigens auch die Myxome — zu einer Erweiterung des Herzabschnitts, dem sie angehören, führen. So beobachtete EHRENBERG bei einem polypösen Sarkom des rechten Vorhofs eine beträchtliche Vergrößerung des Herzschattens nach rechts mit lebhaften Pulsationen des rechten Herzrandes, POPP bei einem soliden infiltrierenden Sarkom des rechten Vorhofs ein verstärktes Ausladen des rechten Herzschattenrandes mit fehlenden Pulsationen. *Solitäre* und *multiple Rhabdomyome* können an der Herzoberfläche als Buckel erscheinen (BREADLEY und MAXWELL). Sie haben oft schrumpfende Tendenz; Verkleinerungen der Buckelbildungen am Herzschatten sprechen daher für Rhabdomyom (Abb. 161 *a, b, c*). Eine diffuse Rhabdomyomatose größerer Herzabschnitte oder des ganzen Herzens kann zur aortischen Konfiguration (PAULI) oder zur uncharakteristischen Vergrößerung des Herzschattens führen, die nur bei gleichzeitigem Bestehen von klinischen oder röntgenologischen Zeichen einer tuberösen Hirnsklerose die Annahme einer Rhabdomyomatose rechtfertigt (CHIARI).

Die *sekundären Geschwülste des Herzens* (Carcinome, Sarkome, Retikulosarkome, das Lymphosarkom und Lymphogranulom) sind wesentlich häufiger als die primären. Sie können als echte Metastasen auf dem Blut- oder Lymphweg in das Herzfleisch gelangen; PRICHARD fand in fast 4% der Krebskranken autoptisch Metastasen im Herzen. Sekundäre Geschwülste können ferner mit dem Blutstrom in die Herzhöhlen verschleppt und implantiert werden, durch das Lumen der oberen Hohlvene in den rechten Vorhof oder aus Nachbarorganen in den Herzmuskel einwachsen. Auch sie können gelegentlich Verkalkungen erkennen lassen.

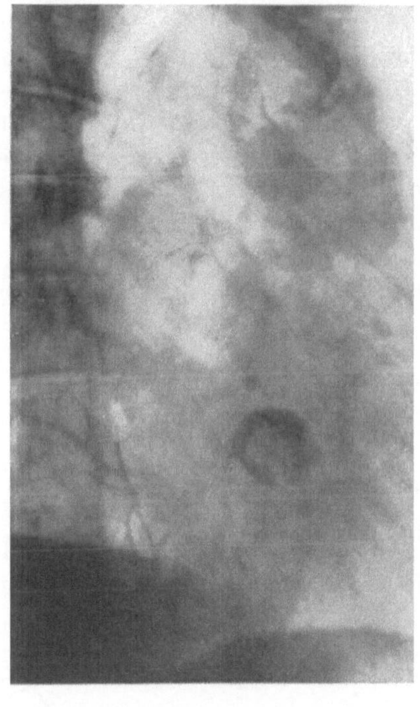

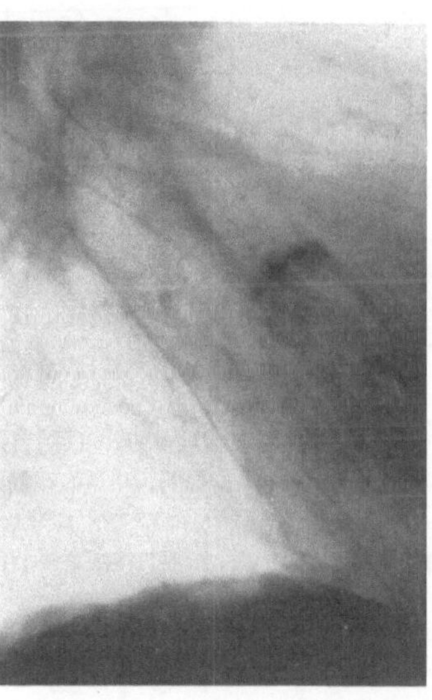

a *b*

Abb. 162*a* und *b*. Verkalkter parietaler Thrombus oder Varixknoten am Vorhofseptum. 72jährige Frau mit genuinem Hochdruck.

In der Gegend des Vorhofseptums des linkshypertrophischen und linksdilatierten Herzens ist eine napfförmige Schattenbildung, die systolisch dorsalkranialwärts gerichtete Pulsationen zeigte. *a* Rechtes vorderes Schrägbild. *b* Rechtsseitenbild

Die sekundären Geschwülste des Herzens geben keine pathognomonischen Röntgenbefunde und können sich dem röntgenologischen Nachweis entziehen. Oft machen sie buckelige Vorwölbungen an der Herzschattenoberfläche, die im Zusammenhang mit Lungenmetastasen oder mit dem Vorhandensein einer Systemerkrankung als Metastasen gedeutet werden dürfen. Auch ein Hydroperikard durch Exsudation oder Blutung in den Herzbeutel ist nicht selten; in solchen Fällen kann manchmal die Anlegung eines diagnostischen Pneumoperikards diagnostisch weiter führen. Das Pneumoperikard erlaubt auch die Entscheidung, ob Tumoren, die dem Herzen aufzusitzen scheinen, dem Herzen oder dem Herzbeutel angehören. Die *Angiokardiographie* läßt gelegentlich das Übergreifen extrakardialer Tumoren auf das Herz erkennen. BAYER et al. konnten auf diese Weise das Einwachsen eines Zwerchfelltumors in das rechte Herz nachweisen.

Parietale *Herzthromben* zwischen den Trabekeln einer Kammer oder in einem Herzohr sind röntgenologisch symptomlos, wenn es nicht zu Kalkeinlagerungen gekommen ist. Solche röntgenologisch nachweisbaren Verkalkungen können schollig, höckerig, zwiebelschalenförmig, seltener kugelig oder ovoid sein (BESSER und SCHILLING, HEEREN, BERK und RAUCH). Sie sitzen häufig im Bereiche von Myokardschwielen oder eines Herzwandaneurysmas. Gelegentlich sitzen sie am Vorhofseptum, und zwar links an der Valvula foraminis ovalis oder rechts an der Valvula sinus coronarii. ZDANSKY sah ein kirschgroßes napfartiges kalkdichtes Schattengebilde, das systolisch dorsalkranialwärts gerichtete Pulsationen ausführte und seiner Lage nach am Vorhofseptum sitzen mußte; es dürfte sich um einen verkalkten parietalen Thrombus oder Varixknochen gehandelt haben (Abb. 162*a* und *b*). Bedeutungsvoll sind die meist gestielten *Kugelthromben*, da diese zu den gleichen Störungen der Hämodynamik des Herzens führen können wie die Myxome (s. oben). Verkalkte Kugelthromben können auf dem Röntgenschirm herzrhythmisch flottierende und kreisende Bewegungen erkennen lassen (SMID). Kugelthromben sind auch angiokardiographisch als Füllungsdefekte im Herzen nachweisbar, sind jedoch von Tumoren nicht zu unterscheiden.

Schließlich können *Echinokokken* des Herzens zu klinischen und röntgenologischen Erscheinungen führen, wie man sie bei Tumoren beobachtet. Sie gehören fast immer der linken Kammer an, können deren Lumen stark einengen, sich aber auch über die Herzoberfläche vorwölben. Schalige Verkalkungen sind röntgenologisch faßbar (BENHAMOU, MOREAU und BOUDIN, BLONDEAU et al., ZIZMOR und SZÜCS, LAVAURS und GRAS).

Die *differentialdiagnostische Abgrenzung* von Geschwülsten des Herzens gegen Geschwülste und Divertikel des Herzbeutels und gegen die verschiedensten Gebilde des Mediastinums ist oft sehr schwierig. Die *Angiokardiographie* ist in dieser Hinsicht von größtem Wert, denn Geschwülste, Thromben und Echinokokken des Herzens erzeugen in der Regel Füllungsdefekte im Herzen. Geschwülste des Herzbeutels tun dies nur dann, wenn sie infiltrierend auf das Herz übergegriffen haben. Die zahlreichen differentialdiagnostisch in Betracht kommenden, teils soliden, teils zystischen Gebilde, die dem Mediastinum angehören, sowie das Aortenaneurysma erzeugen keine Defekte im Füllungsbild der Herzhöhlen.

IX. Veränderungen des Herzens und der großen Gefäße durch pleurale und pulmonale Prozesse

Das Herz erleidet durch raumbeengende und schrumpfende Prozesse der Pleura und der Lunge Verlagerungen und Verunstaltungen.

Große *rechtsseitige pleurale* Ergüsse führen zur Linksverdrängung und Linksdrehung des Herzens. Dadurch kommt es zu einer verstärkten Vorwölbung der Pulmonalarterie

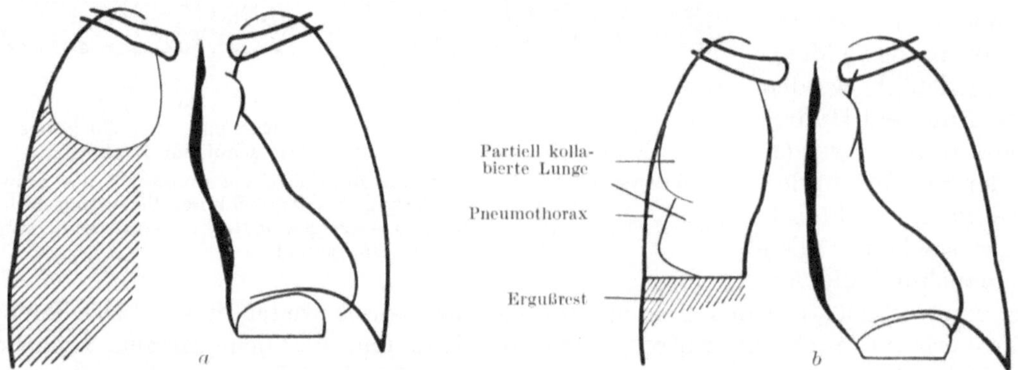

Abb. 163*a* und *b*. Verdrängung und Linksrotation des Herzens bei rechtsseitigem pleuralem Erguß. *a* Der Pulmonalisbogen wölbt sich flachbuckelig in die Herzbucht vor. Die Speiseröhre ist nach links verlagert. *b* Nach der Punktion hat der Herzschatten normale Lage und Form angenommen. Die Speiseröhre verläuft jetzt normal

in die Herzbucht, was dem Herzen eine mehr oder weniger ausgesprochen mitrale Konfiguration verleiht (Abb. 163*a* und *b*). *Linksseitige Ergüsse* verdrängen das Herz nach rechts, so daß der rechte Herzrand weit in die rechte Thoraxhälfte hineinragen kann.

Bei hohen pleuralen Ergüssen, gegen die sich der Herzschatten nicht abgrenzen läßt, ist die Beurteilung der Herzgröße erschwert oder auch unmöglich. Durch Kontrastfüllung der Speiseröhre gewinnt man aber immerhin einen gewissen Eindruck von dem

Grad der Verdrängung und kann daraus mit der gebotenen Reserve einen Schluß darauf ziehen, inwieweit das verstärkte Ausladen des dem Erguß gegenüberliegenden Herzrandes auf eine Vergrößerung des Herzens, inwieweit auf Verdrängung durch den Erguß bedingt ist. Auch läßt eine dorsalwärts gerichtete Verlagerung des retrokardialen Speiseröhrenabschnitts auf eine Vergrößerung des Herzens oder auf das Bestehen eines perikardialen Ergusses schließen.

Mediastinal abgesackte pleurale Flüssigkeitsansammlungen, die dem Herzen breit anliegen, lassen sich von diesem oft nicht abgrenzen (Abb. 164) und können eine Vergrößerung des Herzens, ein Herzwandaneurysma, ein Perikarddivertikel oder ein Aortenaneurysma vortäuschen. Über die differentialdiagnostische Abgrenzung gegen diese Gebilde ist in den betreffenden Kapiteln nachzulesen.

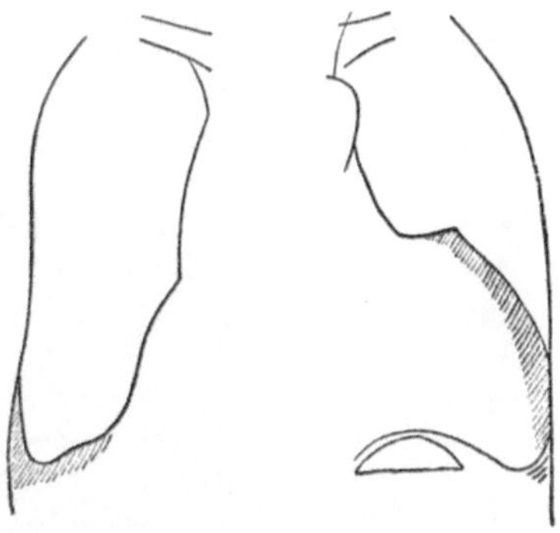

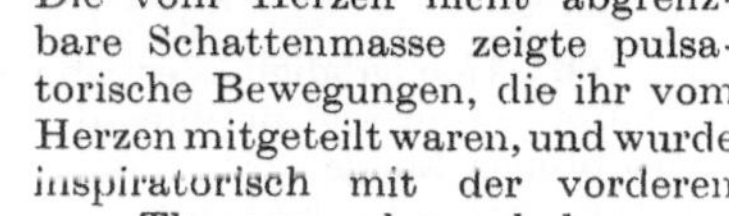

Abb. 164. Links mediastinal abgesackter pleuraler Erguß (Autopsie). 49jährige Frau. Die vom Herzen nicht abgrenzbare Schattenmasse zeigte pulsatorische Bewegungen, die ihr vom Herzen mitgeteilt waren, und wurde inspiratorisch mit der vorderen Thoraxwand angehoben

Die häufigen pleuralen Flüssigkeitsansammlungen im hinteren kostomediastinalen Winkel können sich bei sagittalem Strahlengang ganz in das Herz projizieren und in diesem als dichterer Schatten sichtbar sein, der meist die Form eines rechtwinkeligen Dreiecks besitzt, dessen längere Kathete der Wirbelsäule und dessen kürzere Kathete dem Zwerchfell aufsitzt. Die laterale Begrenzung dieses Dreieckschattens, also dessen Hypothenuse, verläuft oft nicht ganz geradlinig lateral-abwärts, sondern ist lateral-konkav oder lateral-konvex gekrümmt.

Ähnliche Verlagerungen bzw. Formveränderungen wie durch pleurale Ergüsse erfährt das Herz durch den *Pneumothorax*. Es handelt sich hier im wesentlichen um eine Verziehung des Herzens durch die Retraktionskraft der gegenüberliegenden entfalteten Lunge; beim Spannungspneumothorax um eine Verdrängung durch den hohen positiven Druck im Pneumothorax.

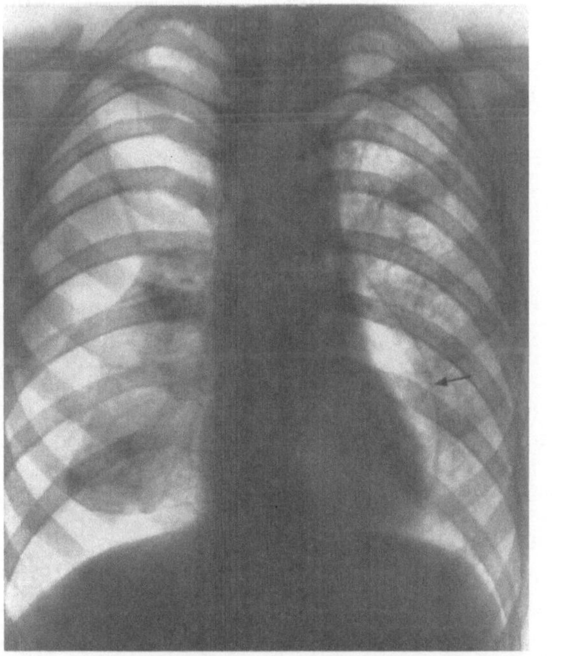

Sehr auffällig sind die schon bei sehr kleinen pleuralen Gasansammlungen in Erscheinung tretenden *großen, lebhaften und schleudernden Pulsationen des pneumothoraxseitigen Herzrandes*. Sie sind den Pulsationen wesensgleich, die man am Herzen bei eröffnetem Thorax sieht; das Herz, das von den gleichsam als Dämpfer wirkenden elastischen Zug- und Druckkräften der umgebenden Lunge befreit ist, wird bei seiner diastolischen Relaxation durch das einschießende Blut brüsk entfaltet und erfährt überdies bei seiner wechselnden Füllung bedeutende Lageveränderungen, da es an der anderen Lunge ein festes Widerlager findet.

Abb. 165. Überblähung der vorderen schwachen Stelle (vordere Mediastinalhernie) bei rechtsseitigem artifiziellem Pneumothorax. Herzklopfen und Schmerzen in der Herzgegend. Das überblähte Mediastinum wölbt sich in Form eines zarten Bogens über dem Herzschatten in das linke Lungenfeld vor (Pfeil)

Der *Grad der Verlagerung des Herzens* durch einen pleuralen Erguß und Pneumothorax ist sehr verschieden. Er hängt nicht nur von der Druckdifferenz in beiden Pleurahöhlen ab, sondern sehr wesentlich auch von der anatomischen Beschaffenheit der mediastinalen Pleura und des mediastinalen Bindegewebes. Diese ist schon konstitutionell sehr verschieden und kann durch Schwartenbildung eine Festigung, durch akut entzündliche Prozesse eine Auflockerung und Schwächung erfahren.

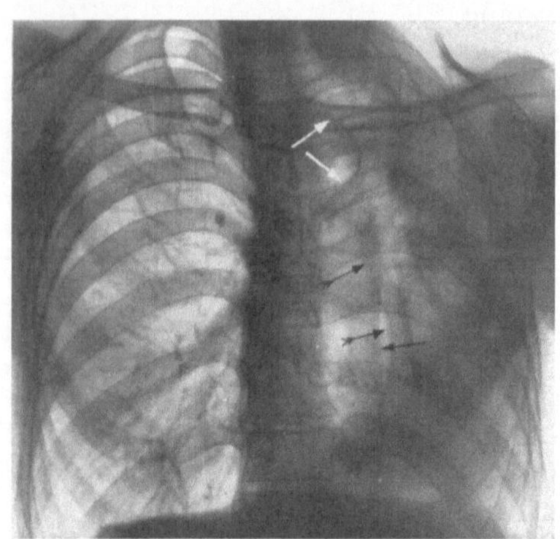

Abb. 166. Hochgradige Verziehung des Mediastinums durch Schrumpfung der linken bronchiektatischen Lunge. Die Trachea und die Bifurkation (weiße Pfeile) biegen weit in die linke Thoraxhälfte aus. Die gefiederten schwarzen Pfeile deuten auf die Begrenzung der in die linke Thoraxhälfte verzogenen rechten Lunge. Der nach rechts gerichtete schwarze Pfeil bezeichnet den linken Rand der Aorta descendens. Keine Kreislaufstörung

Nur beiläufig kann auf die nicht so selten zu beobachtende *Überdehnung der vorderen und hinteren schwachen Stelle des Mediastinums* (BRAUER) durch einen Pneumothorax hingewiesen werden. Abgesehen von ihrer sonstigen Bedeutung, auf die hier nicht eingegangen werden kann, erklärt eine solche hernienartige Überdehnung des Mediastinums manche Herzbeschwerden, wie Schmerzen und Rhythmusstörungen (Abb. 165).

Sowohl beim pleuralen Erguß als insbesondere beim geschlossenen Pneumothorax kann man ein *inspiratorisches Wandern des Mediastinums* gegen die Seite des Ergusses bzw. des Pneumothorax beobachten, das natürlich mit Änderungen der Herzform verbunden ist. *Schwielige Prozesse der mediastinalen Pleura* führen oft zu Verziehungen des ganzen Mediastinums, zur Ausfüllung der Herzzwerchfellwinkel und zur unscharf-unregelmäßigen Begrenzung oder zipfeligen Ausziehung der Mittelschattenränder. Beim Übergreifen auf das mediastinale Bindegewebe und den Herzbeutel vermögen sie das Herz an die vordere Brustwand, die Wirbelsäule oder die Lungen zu fixieren, wobei es zum Bild der Accretio kommen kann (s. S. 332f.). Beim tiefen Einatmen erfolgt häufig eine Hebung des Herzens mit der vorderen Brustwand oder eine Verziehung in die Seite der Verwachsungen.

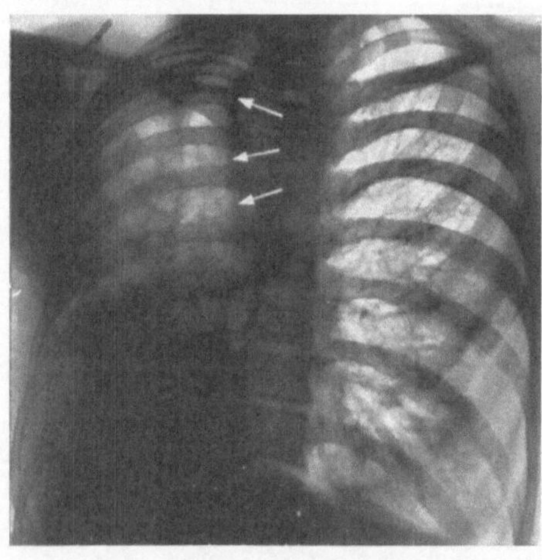

a

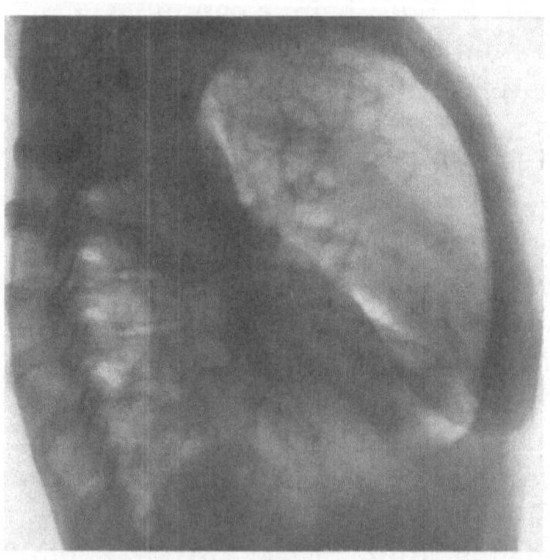

b

Abb. 167*a* und *b*. Hochgradige Verziehung des Herzens nach rechts und hinten bei bronchiektatischer Schrumpfung des rechten Unterlappens. 49jährige Frau.

a Vorderbild. Die Pfeile deuten auf den Verlauf der Trachea hin. *b* Rechtes Seitenbild. Man erkennt, wie das Herz von der vorderen Thoraxwand nach hinten verzogen ist und von der linken Lunge breit überlagert wird

Sehr häufig beobachtet man bei den meist mit beträchtlichem Emphysem verbundenen, indurierenden Prozessen der Lunge (vor allem Tuberkulose, Pneumonokoniose)

eine Streckung beider Mittelschattenränder, so daß der Herzgefäßschatten wie ein schmales, medianes, gleichschenkeliges Dreieck dem Zwerchfell aufruht. Diese Verunstaltung ist ebenfalls durch die Schrumpfung der pleuromediastinalen Schwielenbildung bewirkt (Abb. 134).

Durch pleuromediastinale Schwarten kann das Herz inspiratorisch in die betreffende Seite hineingezogen werden und der Herzrand eine inspiratorische Streckung erfahren.

Bei *schrumpfenden Prozessen der Lungen* und beim *Fibrothorax nach Pneumonektomie* ist die Verziehung des Herzens und der großen Gefäße oft besonders ausgiebig. Bei hochgradigen Schrumpfungen kann das Herz bis an die seitliche oder hintere Brust-

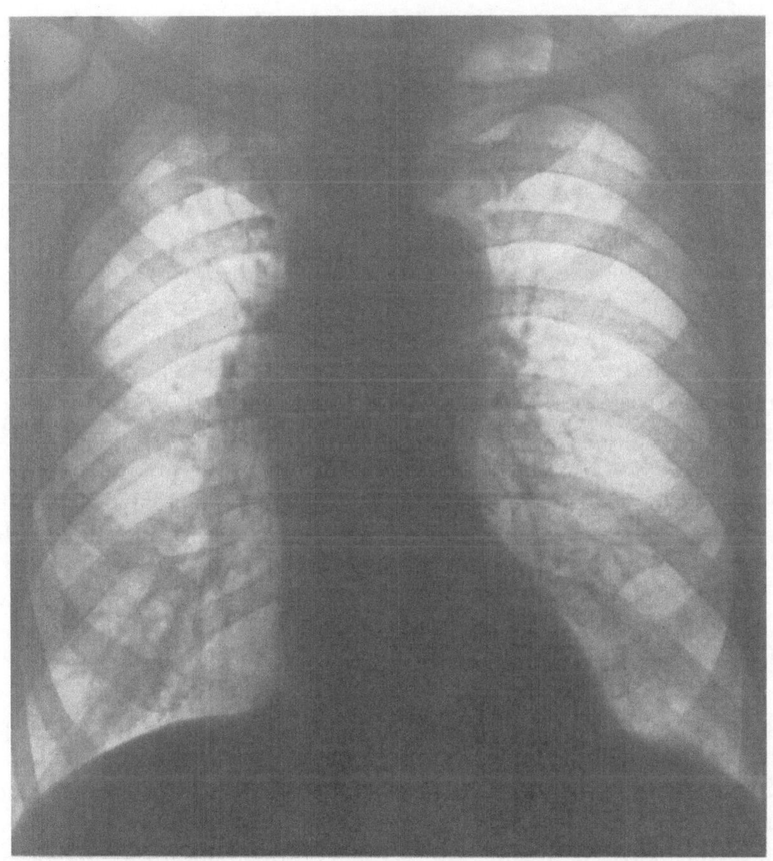

Abb. 168. Vortäuschung einer Dilatation der Aorta ascendens durch Herausziehung von seiten eines schrumpfenden Prozesses des rechten Oberlappens

wand herangezogen werden (WIESE), so daß die Wirbelsäule in ganzer Breite freiliegt und das Herz innerhalb der Verschattung vollständig verschwindet. Es besteht dann die völlige Unmöglichkeit, das Herz abzugrenzen (Abb. 166), und man ist immer wieder erstaunt, daß derartige Verziehungen des Herzens ohne Kreislaufstörungen einherzugehen pflegen.

Schrumpfende Prozesse des linken Oberlappens oder des linken Hilus führen oft zur Herausziehung der Pulmonalarterie, wodurch der Herzschatten mitrale Konfiguration erhält (Abb. 132). Diese Verziehung der Pulmonalis kann eine Dissoziation und damit eine Insuffizienz der Klappen zur Folge haben, die sich klinisch in einem links vom Sternum hörbaren diastolischen Insuffizienzgeräusch kundgibt (W. NEUMANN, SCHERF). Bei *starker Schrumpfung eines Unterlappens* beobachtet man gelegentlich eine hochgradige Verziehung des ganzen Mediastinums nach hinten, so daß das Herz neben die

Wirbelsäule zu liegen kommt und von der vikariierend emphysematösen Lunge der anderen Seite breit überlagert wird (GIORDANO) (Abb. 167*a* und *b*).

Indurierende Prozesse des rechten Oberlappens und des rechten Hilus sowie rechtsseitige mediastinale Pleuraschwarten haben oft eine Verziehung der aufsteigenden Aorta zur Folge. Ihr Schatten lädt dann verstärkt nach rechts aus, wobei er oft eine abgerundete Winkelbildung zeigt. Dadurch kann ein Bild entstehen, das dem einer erweiterten Aorta ascendens sehr ähnlich sieht. Die Messung des Ascendensdurchmessers und insbesondere die Feststellung rechtsseitiger pleuromediastinaler Adhäsionen oder eines schrumpfenden Prozesses des rechten Oberlappens erlaubt aber in der Regel eine Unterscheidung (Abb. 168).

X. Der sogenannte gastrokardiale Symptomenkomplex

Unter diesem Begriff faßte RÖMHELD Herzbeschwerden, wie Schmerzen, Beklemmungsgefühl und Rhythmusstörungen, zusammen, die nicht durch eine Erkrankung des Herzens und der Gefäße bedingt sind, sondern mittelbar oder unmittelbar vom Magendarmtrakt ausgelöst werden. Er dachte teils an rein mechanische, teils an reflektorische Einwirkungen auf das Herz, zog aber auch vom Darm ausgehende Intoxikationen in Betracht.

Der gastrokardiale Symptomenkomplex wird vorzüglich bei Männern im fünften und sechsten Lebensjahrzehnt gefunden, die zumeist dem pyknischen Typus angehören. Der Körperbau dieser Individuen, ihre mehr oder weniger stark entwickelte Fettleibigkeit und der gute Tonus der Bauchdecken bedingen einen *Hochstand des Zwerchfells*, der das Herz hochdrängt und querlagert. Oft werden die Beschwerden erst durch den vollen Magen oder durch Obstipation und Gasblähung des Darms ausgelöst.

Die klinische Untersuchung ergibt entsprechend der Querlagerung und Hochdrängung des Herzens und der großen Gefäße eine Verbreiterung der Herzdämpfung. Häufig wird der Blutdruck mäßig erhöht gefunden. Kommt noch ein systolisches Geräusch über der Aorta oder eine Akzentuation des zweiten Aortentons hinzu, dann ist man leicht geneigt, eine Atheromatose oder Lues der Aorta mit Koronargefäßschädigung anzunehmen.

Die *Röntgenuntersuchung* ergibt eine Querlagerung und Hochdrängung des oft völlig normalen oder bei erhöhtem Blutdruck aortisch konfigurierten und mehr oder weniger vergrößerten Herzens. Die Hochdrängung der Aortenschlinge kann die Aorta weiter erscheinen lassen, als sie tatsächlich ist (s. S. 76). Erst die Messung des Aortendurchmessers läßt erkennen, daß die Aorta entweder normal weit oder nur entsprechend dem Alter oder einem vorhandenen Hochdruck erweitert ist.

Oft ist der Zwerchfellhochstand einseitig; bei Gasblähung der linken Colonflexur oder bei Vergrößerung der Magenblase durch Aerophagie beschränkt er sich auf die linke Zwerchfellhälfte. Gelegentlich deckt die Röntgenuntersuchung als Ursache gastrokardialer Beschwerden einen linksseitigen Zwerchfellhochstand durch Relaxatio diaphragmatica auf; dieser führt durch Anhebung der Herzspitze zur Querlagerung des Herzens, oder er kann auch das ganze Herz im Sinne einer Dextroposition (s. S. 316) nach rechts verlagern.

Wie die röntgenologische Erfahrung lehrt, ist die häufigste Ursache sogenannter gastrokardialer Beschwerden die *Hiatusinsuffizienz*, die häufig mit Prolaps eines mehr oder weniger großen Stücks der Pars cardiaca ventriculi über das Zwerchfellniveau verbunden ist. Die Größe des prolabierten Magenabschnitts ist nicht von ausschlaggebender Bedeutung; selbst kleine Hiatushernien — nach Ansicht mancher Autoren gerade diese — können mit derartigen Beschwerden verbunden sein. Die v. BERGMANNsche Schule sah in der Hiatushernie die direkte Ursache mancher echter Durchblutungsstörungen des Herzmuskels; man stützte sich dabei auf experimentelle Untersuchungen (DIETRICH und SCHWIEGK), in denen es beim Hund gelang, durch Aufblasen eines Ballons im Hiatus oesophageus Veränderungen im EKG zu erzeugen, wie sie für Koronarinsuffizienz charakteristisch sind, und man stellte sich vor, daß sie durch Reizung des Nervus vagus an der

Durchtrittsstelle durch den Hiatus ausgelöst würden. Es ist jedoch sehr zweifelhaft, daß das Hindurchschlüpfen eines Stücks der Pars cardiaca ventriculi durch einen insuffizienten Hiatus mit der brüsken Dehnung des normalen Hiatus durch Aufblasen eines Ballons vergleichbar ist und einen Vagusreiz hervorzurufen imstande ist (ZDANSKY und ELLINGER). Man kann heute kaum noch daran zweifeln, daß die brennenden, Angina-pectoris-ähnlichen Beschwerden bei Hiatushernie im wesentlichen durch eine *Refluxoesophagitis* bedingt sind, die dadurch zustande kommt, daß eine Insuffizienz des gastroösophalen Verschlußmechanismus sauren Magensaft in die Speiseröhre übertreten läßt (NISSEN). Das Wesentliche ist daher auch nicht das Vorhandensein einer Hiatushernie, sondern die Insuffizienz des gastroösophagealen Verschlußmechanismus, die nicht unbedingt mit einer Hiatushernie verbunden sein muß. Oft findet sich als Ursache für den mangelhaften Verschluß lediglich ein Verlust der normalerweise spitzwinkeligen Incisura cardiaca („Malposition cardiotuberositaire", LORTAT-JACOB und ROBERT) mit breiter und trichterförmiger Einmündung des Antrum cardiacum in den Magen. Da in diesen Fällen die Fixationseinrichtungen des Magenfundus im subphrenischen Raum und die der Speiseröhre im Hiatus gelockert sind und letzterer erweitert zu sein pflegt, kann es natürlich auch leicht zu einer Luxation des Antrum cardiacum und eines Magenanteils über das Zwerchfellniveau im Sinne einer Hiatusgleithernie kommen (ZDANSKY).

Als klinisches Argument für einen ursächlichen Zusammenhang zwischen Hiatushernie und koronaren Durchblutungsstörungen wurde ins Treffen geführt, daß typische Zeichen von Koronarinsuffizienz im EKG bei Hiatushernie häufig sei. Dem ist entgegenzuhalten, daß erstens die Hiatusinsuffizienz sich in vorgerückten Jahren und bei korpulenten Menschen gehäuft findet, also gerade bei Individuen, die das größte Kontingent der Angina-pectoris-Fälle stellen, und daß zweitens sowohl der Reflux durch Hiatus- oder Cardiainsuffizienz als auch die echten Angina-pectoris-Anfälle im Gefolge von Störungen des vegetativen Gleichgewichts (durch Emotionen, Lebensschwierigkeiten, meteorologische Einflüsse usw.) auftreten können, so daß ihr Zusammentreffen nicht notwendig auf eine ursächliche Verknüpfung untereinander schließen läßt. Anderseits ist es durchaus denkbar, daß durch den Refluxreiz das Auftreten eines stenokardischen Anfalls auf psychosensorischem Wege begünstigt werden könnte, wenn eine Koronarinsuffizienz vorhanden ist. Jedenfalls spricht alles dafür, daß eine Koronarinsuffizienz vorhanden sein muß, damit es im Zusammenhang mit einer Hiatusinsuffizienz, einem ein- oder beiderseitigen Zwerchfellhochstand oder einer Darmblähung zu echten stenokardischen Anfällen komme.

Im übrigen ist daran zu erinnern, daß ein linksseitiger Zwerchfellhochstand, eine abnorme Gasblähung des Darms oder des Magens, ja vielleicht gelegentlich eine linksseitige Zwerchfellinsuffizienz ihrerseits die Folgen eines Herzinfarkts sein können (BORAK, LAUBRY) (s. S. 201).

XI. Das Herz bei Deformationen des Brustkorbs

Bei *Kyphoskoliose der Brustwirbelsäule* bereitet die Abgrenzung des Herzens oft bedeutende Schwierigkeiten, da sich das Herz großenteils in die intensive Schattenmasse der verkrümmten Wirbelsäule projizieren oder tief in den Abdominalschatten untertauchen kann. Letzteres ist vor allem dann der Fall, wenn das Zwerchfell steil von hinten nach vorne abfällt, so daß sich das Herz tief in den Winkel einsenkt, den das Zwerchfell mit der vorderen Brustwand einschließt.

Trotz dieser Schwierigkeiten läßt die Röntgenuntersuchung doch meist erkennen, daß die Cavaachse des Herzens selbst bei hochgradiger Kyphoskoliose der seitlichen Abweichung der Wirbelsäule nicht zu folgen pflegt, sondern daß sie sich möglichst senkrecht einzustellen trachtet (Abb. 169). Daher weicht auch die Lage des ganzen Herzens im Brustkorb nicht in dem Maße von der Norm ab, wie man dies nach dem Grade der Brustkorbverunstaltung erwarten könnte. Die Verkürzung der Thoraxhöhe führt jedoch oft zur Querlagerung des Herzens, die ein verstärktes Ausladen des linken Herzrandes und eine Vertiefung der Herzbucht, mithin eine aortische Konfiguration zur Folge hat, die in der Mehrzahl der Kyphoskoliosen (GROEDEL, AMELUNG, DIETLEN) gefunden wird. Sie wird manchmal noch durch eine Hypertrophie der linken Kammer begünstigt, wenn die Aorta durch die Deformation des Brustkorbs eine starke Abknickung erfährt.

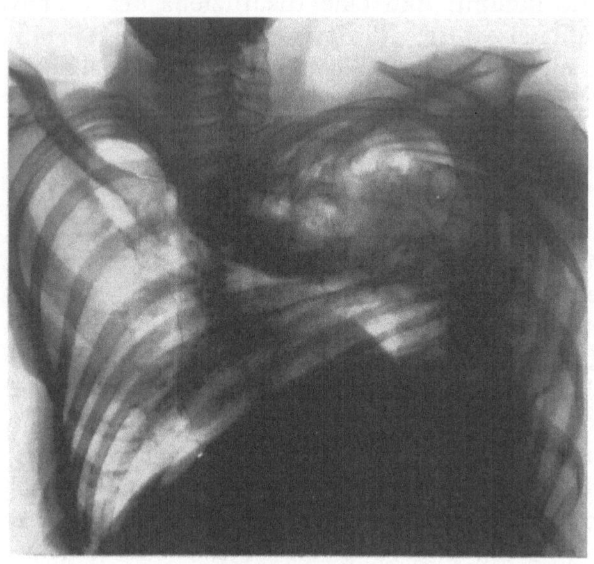

Abb. 169. Herz bei Kyphoskoliose der Brustwirbelsäule

Bei rein *kyphotischer Verkrümmung* der Brustwirbelsäule kommen die Folgen der Verkürzung und Vertiefung des Brustkorbs für die Lage des Herzens besonders stark zum Ausdruck. Bei sagittalem Strahlengang taucht dann der Herzschatten tief in den Abdominalschatten ein, so daß er kleiner erscheint, als er tatsächlich ist. Erst bei seitlicher Durchleuchtung erkennt man seine wahre Größe; man sieht dann, wie das Herz in den Raum, den die vordere Brustwand mit dem mehr oder weniger abgeflachten, von hinten-oben nach vorne-unten abfallenden Zwerchfell einschließt, hineinragt (Abb. 170*a* und *b*). Die Neigung des Herzens von hinten-oben nach vorne-unten kann 20° und weniger betragen.

Die hochgradige Zyanose, die schwere Atemnot und periphere Stauung der Kyphoskoliotiker stehen oft in einem auffallenden Gegensatz zu der geringen oder auch gänzlich fehlenden Vergrößerung des Herzschattens. Dieser Gegensatz wird verständlich, wenn man bedenkt, daß es sich — wie bei vielen Emphysematikern — nicht um eine Insuffizienz

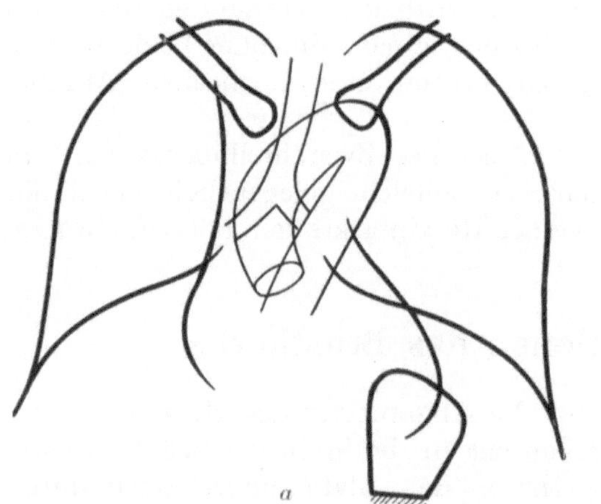

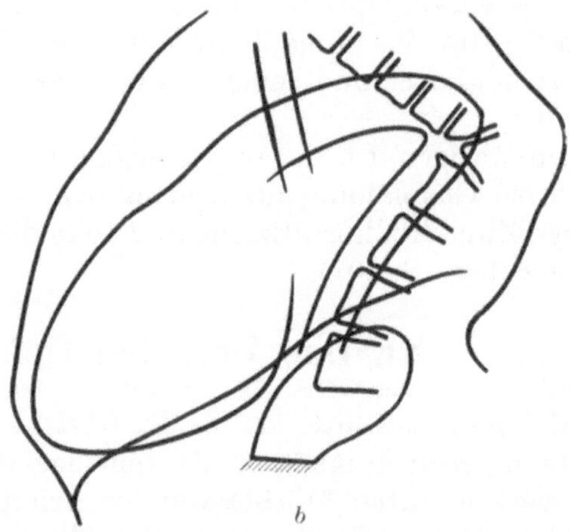

Abb. 170*a* und *b*. Deformation des Brustkorbes durch Gibbus der mittleren Brustwirbelsäule. Das Herz ist in seiner Lage verhältnismäßig wenig geändert. Dagegen zeigt die Aorta, die der Wirbelsäule zustrebt, eine winkelige Abknickung in der Höhe des Gibbus

des Herzens, sondern um eine *Insuffizienz der diaphragmalen und kostalen Atmungskräfte* handelt (WENCKEBACH, HOFBAUER). Die minimalen respiratorischen Exkursionen des vollkommen abgeflachten Zwerchfells, die man am Röntgenschirm beobachten kann, geben ein eindrucksvolles Bild der schwer beeinträchtigten Atmung. Dazu kommt, daß in vielen Fällen von kyphoskoliotischer Deformation des Brustkorbs ein substantielles

Emphysem vorhanden ist, das allerdings röntgenologisch wegen der schweren Deformation des Brustkorbs oft nicht faßbar ist.

Bei allen Kyphosen und Kyphoskoliosen strebt der *Aortenbogen* der Wirbelsäule zu. Dies bedingt oft eine beträchtliche Verlängerung und einen völlig abnormen, z. B. nach rechts hinten gerichteten Verlauf des Aortenrohrs. Winkelige Abknickungen der Aorta sind dabei nichts Seltenes (Abb. 170*a* und *b*).

Die enge Lagebeziehung zwischen dem Aortenbogen und der Speiseröhre bleibt dabei in den meisten Fällen erhalten, so daß die Vornahme der KREUZFUCHSschen Messung fast immer durchführbar ist. Immerhin gibt es Fälle, bei denen das Aortenbett tiefer liegt als der Aortenknopf; dies kommt dann vor, wenn der Aortenbogen bei höhergradiger Kyphose nach seiner Überkreuzung mit der Speiseröhre noch weiter nach hinten und oben zur Wirbelsäule ansteigt (H. RÖSLER). Im ganzen ist die *Speiseröhre* vom Verlauf der Wirbelsäule wesentlich unabhängiger als die Aorta; sie folgt der verkrümmten Wirbel-

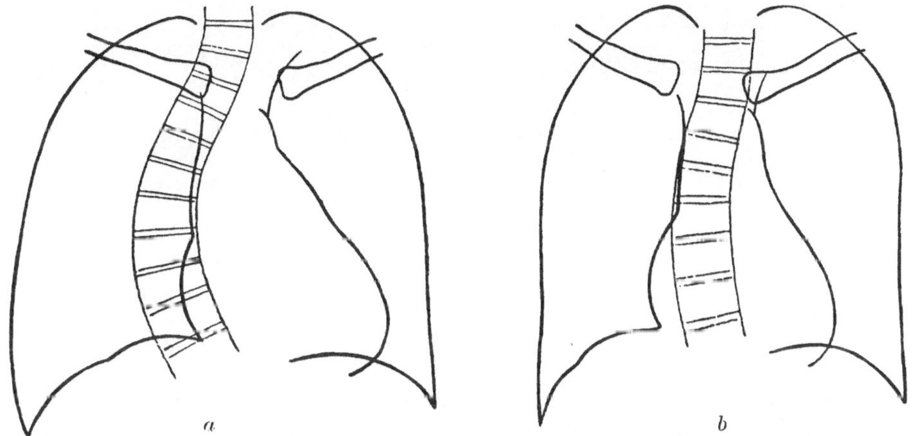

Abb. 171*a* und *b*. Mitrale Konfiguration des Herzens bei rechtskonvexer Skoliose der mittleren Brustwirbelsäule.
a Vorderbild. *b* Durch leichte Rechtsdrehung des Patienten ist die normale Konfiguration wieder herzustellen. (Filmpausen)

säule nie vollständig, sondern biegt entweder nur mäßig in der Richtung der Skoliose aus oder zieht völlig geradlinig kaudalwärts.

Lungenstauung und Lungenödem gehören nicht zum Bild der Kyphoskaliose; sie kommen jedoch im Endstadium vor. Die Lungenfelder sind daher im allgemeinen hell, sofern sie nicht durch die Verunstaltung des Brustkorbs verschattet sind.

Geringe Verunstaltungen des Brustkorbs beeinträchtigen die Funktion des Herzens und des Kreislaufs nicht, führen aber zu Lage- und Formveränderungen des Herzens, die zu Fehldeutungen Anlaß geben können.

Die häufige *rechtskonvexe Krümmung der Brustwirbelsäule* hat zur Folge, daß der gesamte Herzgefäßkomplex nach links verlagert wird, so daß der linke Herzschattenrand der axillaren Brustwand näherrückt. Durch stärkere Vorwölbung des Pulmonalisbogens wird die Herzbucht seichter und das Herz mehr oder weniger mitral konfiguriert (Abb. 171). Dieses Ausladen des Pulmonalisbogens darf nicht als Folge einer Hypertrophie der rechten Kammer betrachtet werden; sie ist vielmehr durch eine Linksrotation des Herzens bedingt (RÖSLER). Es gelingt leicht, die mitrale Konfiguration zum Verschwinden zu bringen, wenn man den Patienten so lange nach rechts dreht, bis sich der Wirbelsäulenschatten durch die Mitte des Herzgefäßschattens projiziert (Abb. 171*a*, *b*).

Die *linkskonvexe Skoliose der Brustwirbelsäule* ist seltener als die rechtskonvexe. Bei ihr liegt der größere Teil des Herzgefäßkomplexes rechts von der Wirbelsäule; daher lädt der linke Herzrand weniger weit nach links aus, der Herzschatten erscheint mediangestellt. Beim Sitz der Skoliose im oberen und mittleren Drittel der Brustwirbelsäule springt der Aortenknopf weniger stark vor, dagegen ist das ganze Gefäßband mehr oder weniger verbreitert, da die absteigende Aorta, welche der Wirbelsäule folgen muß, links freiliegt (H. Rösler). Wenn die Linkskrümmung der Wirbelsäule hinreichend stark ist,

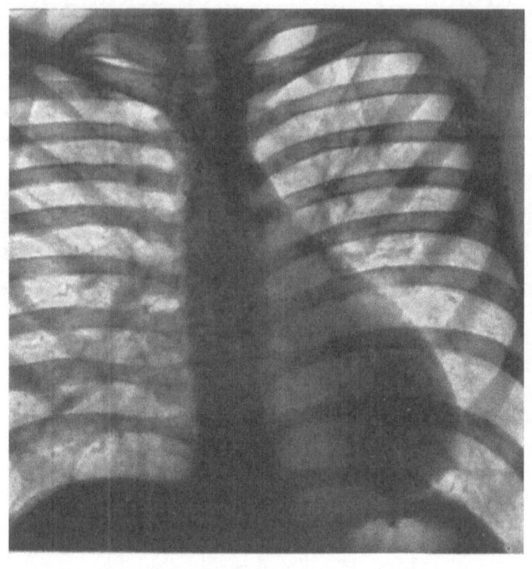

a

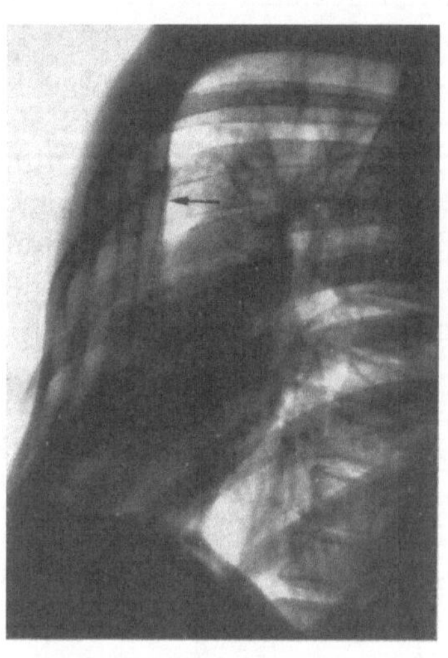

b

Abb. 172*a* und *b*. Deformation des Herzens bei Trichterbrust.
a Vorderbild. Das Herz ist nach links verlagert und zeigt eine Aufhellung seiner zentralen Teile durch Kompression in ventro-dorsaler Richtung. *b* Linkes Seitenbild. Das in die linke Brusthälfte verlagerte Herz überragt die Hinterfläche des Brustbeins (Pfeil) ventralwärts

kann man gelegentlich innerhalb des Gefäßbandes eine Aufhellung sehen, die dadurch entsteht, daß man gleichsam durch das Fenster der abnorm schräg von rechts-vorne nach links-hinten verlaufenden Aortenschlinge hindurchblickt, wie dies sonst nur in linker vorderer Schrägstellung möglich ist.

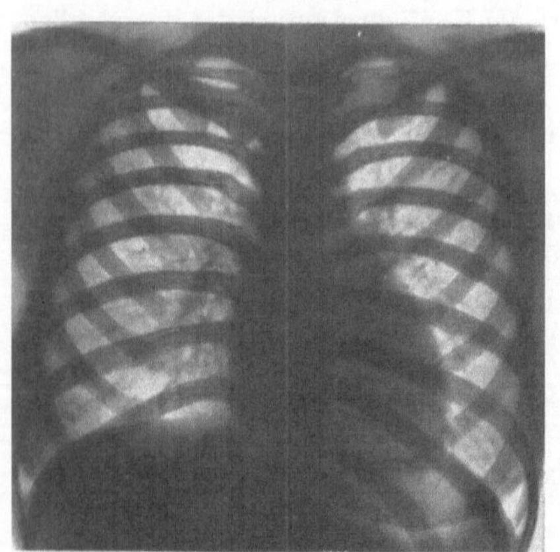

Abb. 173. Deformation des Herzens bei Trichterbrust. Die Kompression des Herzens in ventro-dorsaler Richtung hat ein Verstreichen der Herzbucht und dadurch eine mitrale Konfiguration zur Folge

Die enge Lagebeziehung zwischen dem Aortenbogen und der Speiseröhre bleibt bei den geringgradigen Wirbelsäulenverkrümmungen meist erhalten, so daß die Kreuzfuchssche Aortenmessung einwandfrei gelingt.

Bei der tiefen Atmung kann man gelegentlich ein *Mediastinalwandern* erkennen, das inspiratorisch gegen die Seite der Konkavität der Wirbelsäulenverkrümmung gerichtet ist (Zdansky). Die Kenntnis dieses Mediastinalwanderns ist wichtig, damit man nicht etwa fälschlicherweise eine Bronchusstenose annimmt.

Die *Trichterbrust* beeinflußt die Form und Lage des Herzens infolge der Verkleinerung des sternovertebralen Thoraxdurchmessers. Dieser kann 3 cm und weniger betragen; in einem Fall von H. Rösler war er sogar nur 1,3 cm. Die Herzfunktion wird dadurch kaum je beeinträchtigt. In der Regel entzieht sich das Herz der Beengung durch ein mehr oder weniger starkes Ausweichen nach links (Groedel); dadurch kann sich sein rechter Rand in die Wirbelsäule projizieren (Abb. 172*a* und *b*), während sein linker Rand bis nahe an die linke Brustwand heranreichen kann. Bei geringeren Graden von Trichterbrust erfährt das Herz lediglich eine Abplattung in ventrodorsaler Richtung. Der Herzschatten erscheint dann bei sagittalem Strahlengang plumper und nach links und rechts verbreitert. Häufig wölbt sich dabei der Conus pulmonalis in die Herzbucht vor, so daß eine mitrale Konfiguration zustande kommt (Abb. 173). Da in diesen Fällen über dem Herzen häufig ein systolisches Geräusch zu hören ist, kann für den Unerfahrenen ein Mitralklappenfehler vorgetäuscht werden. Die Feststellung eines normal großen linken Vorhofs schützt jedoch vor einer solchen Verwechslung. Entsprechend der Eindellung, die das Herz durch die trichterförmige Einsenkung des Brustbeins erfährt, erkennt man im Vorderbild manchmal eine zentrale Aufhellung (POHL) (Abb. 172*a*). Bei der Durchleuchtung in frontalem Strahlengang sieht man oft deutlich, daß das Herz links die Hinterfläche des Brustbeins ventralwärts und die Wirbelsäule dorsalwärts überragt.

Höhere Grade von Trichterbrust sind meistens mit einer rechtskonkaven Krümmung der Wirbelsäule verbunden, wodurch das Herz Platz gewinnt.

Die Speiseröhre nimmt bei Trichterbrust entweder normalen Verlauf oder sie weicht nach links, seltener nach rechts aus.

Ziemlich selten sind *reine Lordosen der mittleren und unteren Brustwirbelsäule*, die meist die Folge eines Gibbus des obersten Brustwirbelsäulenabschnitts sind. Diese Lordosen, die zu einer trichterartigen Vertiefung am Rücken führen, verkleinern den sternovertebralen Durchmesser des Brustkorbs. Wenn auch Herzbeschwerden dadurch nicht erzeugt zu werden pflegen (EDEIKEN), kann doch das Herz durch diese Einengung des Brustkorbs breitgedrückt werden.

XII. Herz und Trauma. Endokardiale Fremdkörper

Die traumatischen Quetsch- und Platzrupturen des Herzens sind nur selten Gegenstand röntgenologischer Untersuchung. Sie sind meist Folgen schwerer Brustkorbtraumen. Auch *Stich-* und *Schußverletzungen* des Herzens führen in der Mehrzahl der Fälle schnell zum Tode durch Herztamponade oder Verblutung, wenn nicht prompt chirurgisch eingegriffen wird. Die mittels eines transportablen Röntgenapparats vorgenommene Untersuchung erlaubt oft die einwandfreie Feststellung eines *Herzbeutelergusses*, womit die Diagnose der Verletzung des Herzens ohne Zeitverlust gesichert ist. Oft findet sich bei derartigen Verletzungen auch ein Pneumo- oder Hydropneumothorax, da die Pleura häufig mitverletzt ist. Gelegentlich dringt von außen oder aus der Pleurahöhle Luft in den Herzbeutel ein, so daß das Bild eines *Hydropneumoperikards* entsteht.

Klappenzerreißungen durch Brustwandtraumen (Quetschungen, Schußverletzungen, Druckwirkungen durch Explosionen) sind selten. Falls nicht gleichzeitige Verletzungen des Herzmuskels oder anderer Organe den Tod herbeiführen, können solche Klappenzerreißungen zur dauernden Insuffizienz des Klappenapparats oder durch Narbenbildungen zur Stenosierung eines Ostiums und damit zum röntgenologischen Bild eines Klappenfehlers führen, das sich von dem eines endokarditischen oder luetischen Klappenfehlers nicht zu unterscheiden braucht (KIENBÖCK, R. GUSSENBAUER, LÜTHI).

Etwas häufiger sind *Blutungs-* und *Nekroseherde des Herzmuskels* durch indirekte Gewalt („Contusio cordis" nach HADORN und TILLMANN), deren Genese nicht völlig geklärt und wahrscheinlich auch nicht einheitlich ist. Derartige Herde können zur Dilatation des Herzens durch Herzmuskelinsuffizienz, zur Ausbildung eines Herzwandaneurysmas oder zur Spätruptur mit Herztamponade führen (DIETRICH).

Experimentelle Befunde, die SCHLOMKA und seine Mitarbeiter am Versuchstier erheben konnten, sprechen dafür, daß stumpfe Brustwandtraumen, die das Herz nur indirekt treffen, zur akuten Dilatation des Herzens führen können, auch wenn keine anatomische Schädigung des Herzens nachweisbar ist. Diese Dilatation kann sich innerhalb von Minuten bis Stunden zurückbilden, aber auch von einer zum Tode führenden „Sekundärdilatation" gefolgt sein. Der Grad dieser experimentell erzeugten Dilatation soll der Schwere des stumpfen Traumas etwa parallel gehen. Diese „Commotio cordis" ist von schweren Veränderungen des EKG sowie von einem Abfall des arteriellen und einem

Anstieg des venösen Drucks begleitet; häufig ist sie mit Brady- oder Tachykardie, mit Extrasystolie, Kammerjagen oder -flimmern verbunden. SCHLOMKA führt diese Veränderungen auf eine Durchblutungsstörung des Herzmuskels durch Spasmen der Koronargefäße zurück.

Projektile, Geschoßsplitter und andere metalldichte Fremdkörper können in den Herzbeutel, in die Herzwand oder in die Herzhöhlen eindringen. Ihr röntgenologischer Nachweis ist von praktischer Bedeutung.

Wenn sie nur in den Herzbeutel eingedrungen sind, sind sie durch Verletzung eines Herzbeutelgefäßes oder des Herzens selbst mit einem Hämoperikard, durch Eindringen von Luft aus einem gleichzeitig vorhandenen Pneumothorax oder von außen mit einem Hämopneumoperikard verbunden. Solche Blutungen ziehen als Spätfolge oft eine schwielige Perikarditis und Mediastinoperikarditis (s. S. 330ff.) nach sich (GAISBÖCK). Es kommen aber auch Verletzungen des Herzbeutels ohne Blutung vor.

Je nach der Projektionsrichtung und der Lage des metalldichten Körpers kann er sich an die Oberfläche des Herzschattens oder in den Herzschatten projizieren. Zur genauen Lokalisierung ist die Durchleuchtung in verschiedenstem Strahlengang unerläßlich. Ein im Herzbeutel liegendes Projektil muß sich zum mindesten in *einer* Körperstellung an die Oberfläche des Herzschattens projizieren lassen. Wenn es im Herzbeutel frei beweglich ist, kann es seine Lage mit der Körperstellung ändern (KIENBÖCK), zumeist ist es aber durch Koagula oder schwielige Verwachsungen innerhalb des Herzbeutels fixiert. Wenn es in Schwielengewebe eingebettet ist, kann die Entscheidung, ob es intraperikardial, knapp außerhalb des Herzbeutels oder in der Oberfläche des Herzens selbst gelegen ist, unmöglich sein. Entsprechend seiner Lage an der Herzoberfläche macht es die Pulsationen des angrenzenden Herzabschnitts mit.

Steckschüsse im Herzen sind wiederholt beschrieben worden. Auch zu ihrer Lokalisation ist sorgfältigste Durchleuchtung in verschiedenstem Strahlengang notwendig. Zusammenfassende Darstellungen dieses Gegenstandes stammen von KIENBÖCK und STEFFENS. Diese Autoren sowie FREUND und CASPARSOHN, KUKULA, BECHER, FRANCHINI, v. ZEZSCHWITZ u. v. a. haben die pulsatorischen Bewegungen, die an den Projektilschatten zu beobachten sind, beschrieben. Diese Pulsationen haben, entsprechend der häufigsten Lage der Steckschüsse in der Kammermuskulatur, meist ventrikulären Charakter, d. h. sie erfolgen synchron, wenn auch durchaus nicht immer gleichgerichtet mit den sichtbaren Kammerpulsationen. Je nach der Lage und Projektionsrichtung erkennt man an dem Fremdkörperschatten meist Parallelverschiebungen oder kreisende Bewegungen, deren Exkursionsbreite außerordentlich verschieden ist. Diese kann 1 bis 2 mm, aber auch 2 cm und mehr betragen. VON ZEZSCHWITZ beobachtete auf dem Röntgenschirm an einem Geschoßsplitter, der in der Gegend des Atrioventrikularseptums lag, systolisch herzspitzenwärts gerichtete Verschiebungen von 3 cm, die das Ausmaß der systolischen Verschiebung des Vorhofkammerseptums in ausgezeichneter Weise veranschaulichten. Gelegentlich wurden auch Drehbewegungen des Projektilschattens um einen Fixationspunkt beobachtet (FREUND und CASPERSOHN); meist scheint es sich in solchen Fällen um Projektile zu handeln, die im Herzbeutel fixiert sind und nur mit einem Teil in den Herzmuskel ragen, jedoch können solche Drehbewegungen auch dadurch zustande kommen, daß die Herzmuskelschichten, die das Geschoß durchsetzt, verschieden große oder verschieden gerichtete Kontraktionen ausführen.

Projektile der Herzvorderwand zeigen meist eine systolische Verschiebung nach rechts infolge der systolischen Rechtsrotation des Herzens.

Zu den herzrhythmischen Bewegungen kommen noch Verschiebungen des Projektilschattens, die durch die respiratorischen Lageänderungen des Herzens bedingt sind.

Die *innerhalb der Herzhöhlen liegenden Geschosse* und Geschoßsplitter können direkt durch die Herzwandung eingedrungen oder durch die großen Venen in das Herz eingeschleppt worden sein. Direkt eingedrungene Geschosse können mit Zerreißung des Klappenapparats verbunden sein und zu entsprechenden klinischen und röntgenologischen

Zeichen führen (Kienböck, Gussenbauer, Lüthi). Die auf dem venösen Weg in das Herz verschleppten Geschosse stammen meist aus Bauchschüssen, besonders aus Verletzungen der Leber, und gelangen über die V. cava inf. zunächst in das rechte Herz (Freund und Caspersohn, Ascoli, McCartney und Drummond, Debreye und Lorgnier, Duval und Barnsby u. a.). Der Verfasser hat einen durch die V. anonyma sin. eingedrungenen Geschoßsplitter in der Gegend des Trikuspidalostiums auffinden können.

Aus dem Herzen können die Projektile embolisch entweder in die Pulmonalarterie (Kukula, Bishop) oder durch die Aorta in die A. carotis (Lüthi), subclavia (Kienböck), femoralis (Boeckel) oder in andere periphere Arterien verschleppt werden. Auch retrograde Verschleppung aus dem rechten Herzen in die V. hypogastrica oder femoralis wurde beobachtet (Rösler). *Wegen dieser Möglichkeit einer Ausschwemmung des Fremdkörpers aus dem Herzen ist es notwendig, daß man sich unmittelbar vor dem Versuch einer operativen Entfernung nochmals vergewissert, daß er tatsächlich noch im Herzen sitzt.*

Trendelenburg, Ledoux-Lebard, Becher u. a. haben wirbelartige und hüpfende Bewegungen intrakardialer Projektile innerhalb des Herzens beobachten können. Rösler schilderte auch kreisende Bewegungen, bei denen das Geschoß systolisch entlang der Kammerscheidewand herzbasiswärts geschleudert wurde, um dann diastolisch langsamer entlang der äußeren Wandung zur Herzspitze zurückzukehren.

Wenn ein innerhalb des Herzens frei bewegliches Projektil nicht in die Pulmonalis oder die Aorta oder retrograd ausgeworfen wird, kommt es meist bald zur Fixation in einem Herzohr oder zwischen den Trabekeln einer Kammer (Ascoli, Becher, Rösler). Die Fixation an der Wandung der Herzhöhlen kann eine dauernde sein; es kann aber auch noch später zur neuerlichen Losreißung und embolischen Verschleppung kommen (Kienböck).

Parakardial im vorderen oder hinteren Mediastinum oder neben dem Herzen liegengebliebene Geschosse können durch Schwielenbildungen, die auf den Herzbeutel oder das Herz übergreifen oder die Geflechte der vegetativen Nerven schädigen, zu mannigfachen Beschwerden, wie Schmerzen, Beklemmungsgefühl, Kollapsbereitschaft und Rhythmusstörungen führen. Die Röntgenuntersuchung vermag die genaue Lagebeziehung der metalldichten Fremdkörper zum Herzen festzustellen. Steinberg hat die Angiokardiographie zur Lokalisierung metalldichter Fremdkörper empfohlen.

XIII. Verkalkungen der Herzklappen und des Herzskeletts

Verkalkungen innerhalb des Herzens sind außerordentlich häufig; sie betreffen meist die Herzklappen, das Herzskelett oder beide. Verkalkungen der Koronargefäße (s. S. 199), des Herzfleisches oder größerer Thromben (s. S. 204, 209) treten den erstgenannten gegenüber ganz in den Hintergrund.

Die Verkalkungen der Herzklappen entwickeln sich überwiegend auf dem Boden eines chronisch endokarditischen Prozesses, seltener sind sie Folgen primär degenerativer Veränderungen des Klappengewebes.

Im *ersten* Fall liegen die Verkalkungen vorzüglich an den Klappenrändern, können aber auch bis an die Klappenansätze fortschreiten und sogar auf das Endokard und das Herzfleisch übergreifen. Sie können alle Ostien betreffen, bevorzugen aber entsprechend der Häufigkeit endokarditischer Prozesse die Klappen des Mitral- und Aortenostiums.

Im *zweiten* Fall entwickeln sie sich auf dem Boden einer kongenitalen Aortenstenose oder sie sind als senile Degenerationsfolgen mit gleichartigen Veränderungen im Herzskelett verbunden. Unter Herzskelett versteht man den bindegewebigen Anteil des Herzens, der zwischen die Vorhof- und Kammermuskulatur eingeschaltet ist. Er dient den Atrioventrikularklappen zum Ansatz und den großen Schlagadern als Ursprung, besteht aus kernarmem kollagenem Bindegewebe und umgreift die bei den Atrioventrikularostien mit dem rechten und linken Annulus fibrosus. Die beiden Annuli vereinigen sich zu einer größeren bindegewebigen Platte, die sich zum rechten und linken Trigonum fibrosum verbreitert. Durch das rechte zieht das Hissche Bündel. Links von der Verbindungsbrücke zwischen den beiden Trigona sitzt das vordere (Aorten-) Segel des Mitralostiums, rechts davon die hintere und linke Semilunarklappe des Aortenostiums.

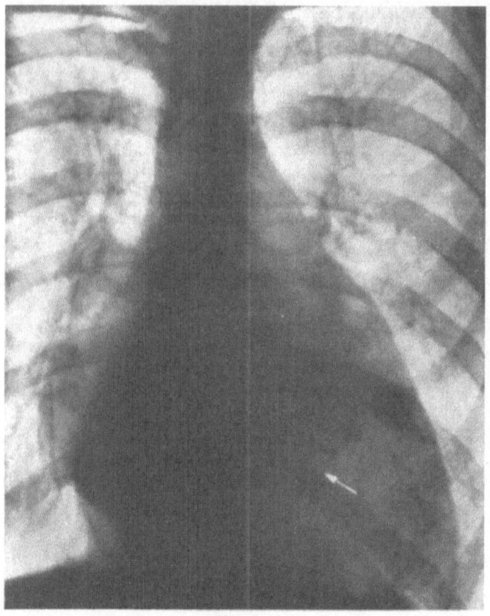

Die Verkalkungen des Herzskeletts entwickeln sich auf dem Boden fettig degenerativer und nekrotischer Prozesse und finden sich meist erst im höheren Lebensalter. Sie betreffen seltener die verhältnismäßig kernreichen Trigona, dafür um so häufiger den linken Annulus fibrosus und den Klappenring des Aortenostiums; der rechte Annulus und der Klappenring der Pulmonalis sind nur selten befallen.

Am Annulus fibrosus sin. beginnt die Verkalkung meist im hinteren Anteil und setzt sich von hier entweder ventralwärts und auf die Klappen oder auch herzspitzenwärts in das Kammerseptum fort. So kann ein fingerdicker Kalkring zustande kommen, der das Mitralostium umgreift. Durch schrumpfende Vorgänge an den befallenen Klappen können das Mitralostium stenosiert und die Klappen insuffizient werden.

Abb. 174. Verkalkung der Mitralsegel bei Mitralstenose. 43jähriger Mann. (Autopsie).

Die in der Gegend des Mitralostiums sichtbaren kalkdichten Schatten (Pfeil) führten systolisch herzbasiswärts gerichtete Exkursionen aus, was ihre Lokalisation in die Mitralsegel gestattete

Am Aortenostium beginnt die Verkalkung an der Klappenwurzel, greift dann auf die Kommissuren, die Außenseite der Klappen und die Aortenwurzel über, so daß die höckerigen Exkreszenzen die Sinus Valsalvae allmählich ausfüllen können (Abb. 176). Verkalkungen der Aortenklappen sind bei kongenitaler valvulärer Aortenstenose häufig. Die Koronarostien nehmen aber an diesem Prozeß im allgemeinen nicht teil.

Nach Giese sind endokarditische Verkalkungen am häufigsten am Mitralostium, selten am Aortenostium, öfters am Mitral- und Aortenostium.

Wenn das Trigonum fibrosum dext. an dem Verkalkungsprozeß teilnimmt, kann es zu Reizleitungsstörungen, wie partiellem oder totalem Herzblock, Verlängerung der Überleitungszeit usw., kommen.

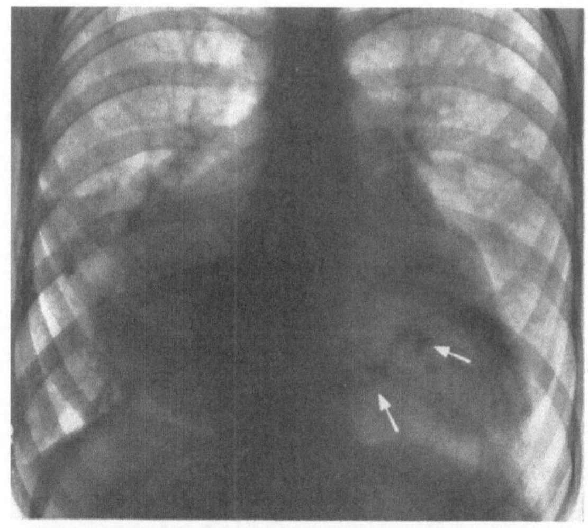

Abb. 175. Verkalkung der Mitralsegel bei Mitralstenose. 26jährige Frau.

Die sichtbaren Verkalkungen (Pfeile) führten systolisch herzbasiswärts gerichtete Exkursionen aus

Der *röntgenologische Nachweis* der Klappen- und Herzskelettverkalkungen gelingt selbstverständlich nur dann, wenn größere Kalkablagerungen vorhanden sind. Am besten sind sie bei der Durchleuchtung mit enggezogener Blende, hartem Licht und Streustrahlenblende auffindbar. Ihre pulsatorischen Bewegungen, die unten zu schildern sein werden, erleichtern ihre Sichtbarkeit auf dem Durchleuchtungsschirm, wie sie ihr Festhalten der Röntgenaufnahme erschweren. Scharfe Bilder können nur auf ausgeblendeten kurzzeitigen Aufnahmen erwartet werden.

Zumeist gehören die röntgenologisch nachweisbaren Klappenverkalkungen der Mitralis (Abb. 174, 175), seltener dem Aortenostium (Abb. 176) an. Sie stellen sich als schollige und krümelige Schattengebilde dar, die einzeln oder zu unregelmäßigen, halbmondförmigen oder ringförmigen Gruppen angeordnet sind. Ihr Nachweis ist vor einer geplanten chirurgischen Intervention wertvoll, weshalb man ihnen besondere Beachtung schenken soll.

Durchaus ähnliche Schatten können die Verkalkungen des Herzskeletts verursachen, wenn sie — was häufig der Fall ist — auf die Klappen übergreifen. Wenn sie sich aber auf das Herzskelett beschränken, dann können sie dichte, scharf begrenzte, ring- oder sichelförmige Schattenbildungen (Abb. 177, 178) ergeben (Klason, Fleischner, Saul, Parade und Kuhlmann, Baumann und Naumann, Bishop und Rösler, Kommerell).

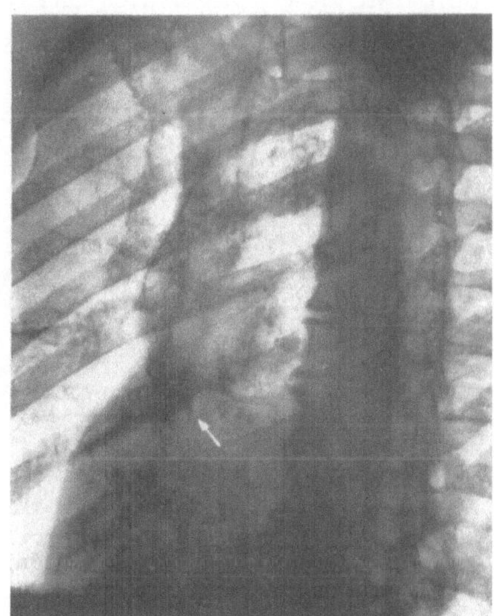

Abb. 176. Ausgedehnte arteriosklerotische Verkalkungen der Aortenklappen und des Aortenrohres. Man erkennt die halbmondförmigen Kalkmassen in den Sinus Valsalvae (Pfeil)

Die Verkalkungen am Mitralostium projizieren sich bei sagittalem Strahlengang in das mittlere und basale Drittel des Herzschattens, ½ bis 2 cm links von der Wirbelsäule; die des Aortenostiums liegen etwas höher und sind der Medianebene meist so sehr genähert, daß sie in den dunklen Schatten der Wirbelsäule zu liegen kommen. Es ist daher zu ihrer Darstellung notwendig, daß man den Patienten etwas nach rechts gegen die linke vordere Schrägstellung dreht, wodurch die Verkalkungen aus dem Wirbelsäulenschatten nach rechts herausrücken.

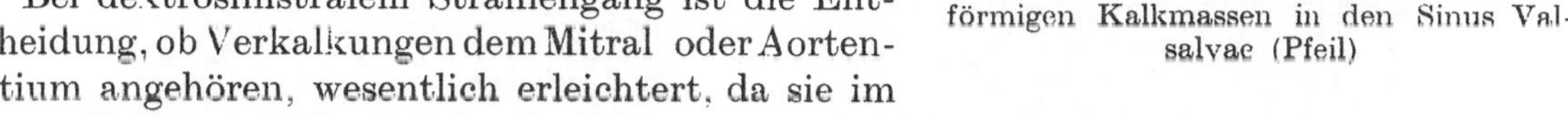

Bei dextrosinistralem Strahlengang ist die Entscheidung, ob Verkalkungen dem Mitral oder Aortenostium angehören, wesentlich erleichtert, da sie im ersten Fall im mittleren oder dorsalen Drittel des Herzschattens und tiefer, im zweiten Fall im ventralen Drittel und höher gelegen sind.

Es würde schon erwähnt, daß die pulsatorischen Bewegungen den röntgenologischen

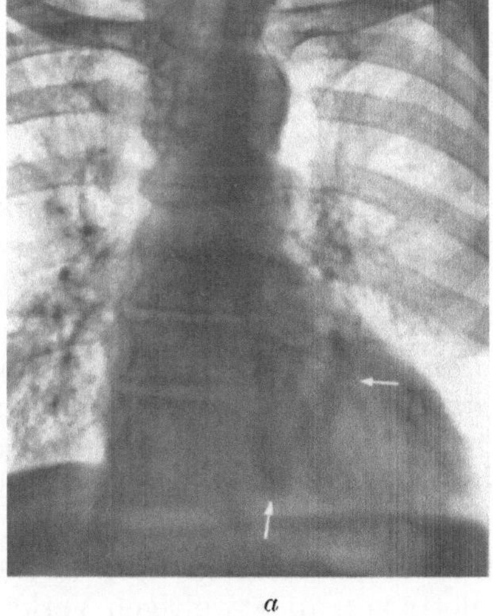

a

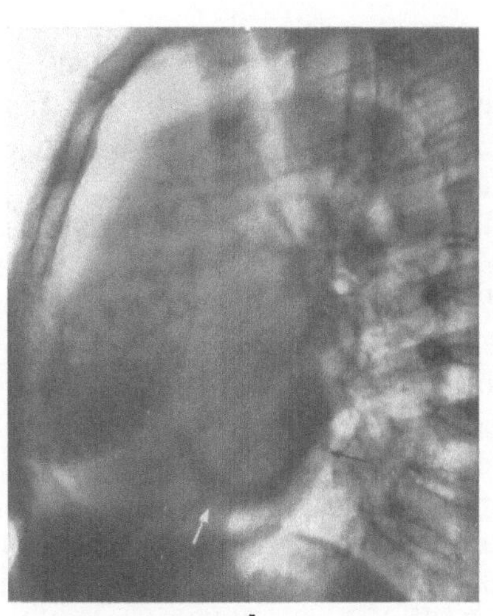

b

Abb. 177*a* und *b*. Verkalkung des Annulus fibrosus sinister. 69jährige Frau ohne Zeichen für Klappenfehler. Das spangenförmige, kalkdichte Schattengebilde (Pfeile) rückte systolisch herzspitzenwärts. *a* Vorderbild. *b* Linkes vorderes Schrägbild

Nachweis der Verkalkungen sehr erleichtern. Die Bewegungen sind je nach der Lokalisation der Verkalkungen und je nach der Projektionsrichtung verschieden. Bei den Verkalkungen im Bereich des Mitralostiums sind sie meist ungefähr elliptisch oder dreieckig und haben ruckartigen oder tanzenden Charakter, da die Geschwindigkeit der

Umlaufbewegung nicht gleichmäßig ist. Im allgemeinen erfolgt während der Systole eine brüskere Bewegung in der Richtung gegen die Herzspitze, während der Diastole eine langsamere Bewegung gegen die Herzbasis, d. h. die Exkursionen folgen im wesentlichen den Bewegungen des Atrioventrikularseptums. Kurz vor Erreichung des oberen Scheitelpunkts der Aufwärtsbewegung konnte ODQIST in einem Fall von Annulusverkalkung auf röntgenkymographischem Wege eine kurze vibrierende Unterbrechung feststellen, die er als Hochziehung des Atrioventrikularseptums durch die präsystolische Kontraktion des Vorhofs deutete. Seltener beobachtet man eine systolisch herzbasiswärts

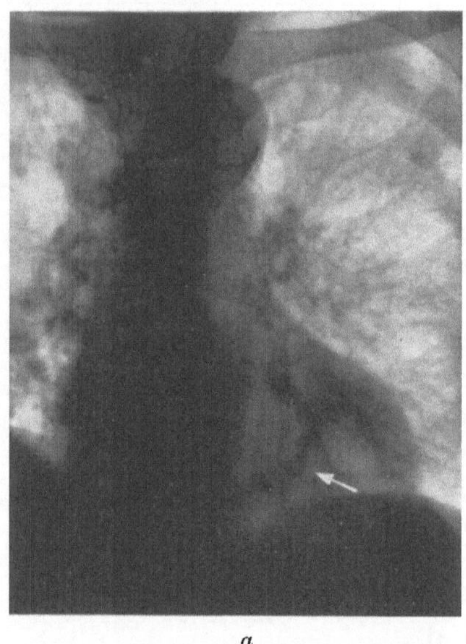

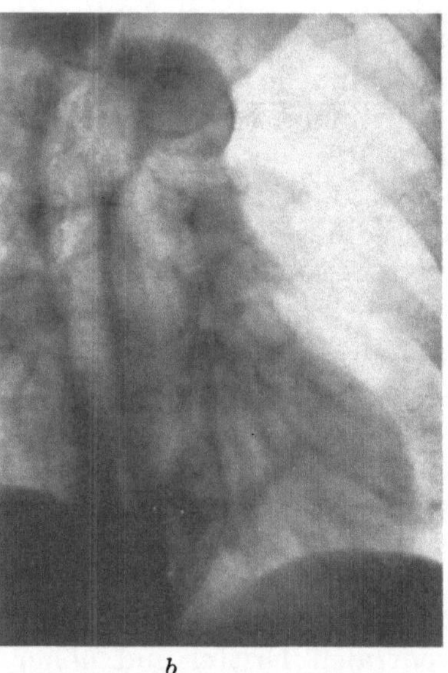

a *b*

Abb. 178*a* und *b*. Verkalkung des Annulus fibrosus sinister. 70jährige Frau ohne Zeichen für Klappenfehler. Das kalkdichte, halbkreisförmige Schattengebilde (Pfeil) rückte systolisch herzspitzenwärts. *a* Vorderbild. *b* Rechtes vorderes Schrägbild

gerichtete Bewegung der kalkdichten Schattengebilde. Der naheliegende Schluß, daß diese letztere Art der Bewegung als Beweis dafür angesehen werden könnte, daß die Verkalkungen den Klappensegeln angehörten, da die Segel beim systolischen Schluß herzbasiswärts geworfen werden, gilt nicht ausnahmslos, wie wir uns bei Autopsien überzeugen konnten. Die Bewegungen, die das Mitralostium bei der Herztätigkeit ausführt, sind äußerst kompliziert. Sie setzen sich aus der systolisch herzspitzenwärts gerichteten Wanderung des Vorhofkammerseptums und aus einer herzrhythmischen Kippung des Klappenringes zusammen, die je nach der Lage des Herzens im Brustraum sehr verschieden ausgiebig sein kann. Diese Kippung kann eine der systolischen Septumwanderung entgegengesetzte Bewegung der Annulusverkalkungen im Röntgenbild zur Folge haben. Die Verkalkungen der Klappensegel hinwiederum zeigen häufig systolisch herzspitzenwärts gerichtete Exkursionen im Röntgenbild, da die geschrumpften und an verkürzten Sehnenfäden befestigten Segel die Bewegungen des Klappenringes mitmachen müssen.

Durch ihre Lokalisation, ihre Form und ihre pulsatorischen Bewegungen unterscheiden sich die Verkalkungen der Klappen und des Herzskeletts von anderweitigen Verkalkungen im Herzen und im Herzbeutel wie verkalkten Thromben, primären und sekundären Geschwülsten, Myokardschwielen, Echinokokken, Gefäßverkalkungen und perikardialen Schwarten.

XIV. Die kongenitalen Anomalien des Herzens

Die kongenitalen Anomalien des Herzens machen etwa 0,7% aller Herzfehler aus (GERHARDT). Obwohl sie also zahlenmäßig eine verhältnismäßig untergeordnete Rolle in der Pathologie des Herzens spielen, hat sich ihnen in den letzten 15 Jahren das besondere

Interesse zugewendet, nachdem A. SPITZER und M. ABBOTT durch ihre Untersuchungen über deren Anatomie und formale Genese, H. TAUSSIG durch ihr klassisches Werk über deren Klinik, Hämodynamik und Röntgenologie den Boden vorbereitet hatten. Einen entscheidenden Impuls erfuhr die Beschäftigung mit diesen Fehlbildungen durch die von TAUSSIG angeregte chirurgische Behandlung der FALLOTschen Anomalie (BLALOCK), an die sich alsbald die operative Behebung der angeborenen Pulmonal- und Aortenstenose sowie des Vorhofseptumdefekts anschloß (CRAFOORD, NYLIN, BROCK, BALEY). Der Ausbau der Angiokardiographie und der Katheteruntersuchung des Herzens haben unsere Kenntnisse über die Anatomie und der Hämodynamik der angeborenen Herzfehler so sehr erweitert, daß die Mehrzahl der für die chirurgische Behandlung in Betracht kommenden Anomalien in vivo diagnostiziert werden kann. Die in den Werken von DOTTER und STEINBERG, JANKER, SCHAEDE und GROSSE-BROCKHOFF, DONZELOT und D'ALLAINES, ROSSI sowie von KJELLBERG et al. niedergelegten Erfahrungen sowie zahllose Veröffentlichungen vieler Autoren haben dazu geführt, daß man heute bei manchen typischen Anomalien auf die eingreifenderen Untersuchungsmethoden der Angiokardiographie und der Katheterisierung verzichten kann und mit der klinischen Untersuchung, dem Röntgenbefund und dem EKG das Auslangen findet.

Der Verfasser hat sich mit den kongenitalen Anomalien des Herzens und der großen Gefäße seit 1950 eingehender beschäftigt, so daß er sich erst in der vorliegenden Auflage dieses Buches auf ein größeres eigenes Erfahrungsgut stützen kann. Es ist begreiflich, daß sich seine Erfahrungen mit denen der obengenannten Autoren im wesentlichen decken. Entsprechend dem Charakter dieses Buches als einer Synopsis des derzeit Erreichten werden im folgenden die typischen Röntgenbefunde der wichtigsten kongenitalen Herzanomalien und ihrer Varianten geschildert. Es sei hier aber nachdrücklich auf die monographische Bearbeitung dieses Gegenstandes in den Werken von DONZELOT und D ALLAINES, ROSSI sowie von KJELLBERG et al. hingewiesen. Aus didaktischen Gründen schien es dem Verfasser vorteilhaft, an Stelle der oft schwer reproduzierbaren Angiokardiogramme vielfach Skizzen nach den Originalaufnahmen dem Texte beizufügen.

Es muß hier vorweg betont werden, daß die Röntgenuntersuchung für sich allein keine eindeutigen Aufschlüsse über die Art der vorliegenden anatomischen und hämodynamischen Verhältnisse gibt. Selbst kongenitale Anomalien, welche die Leistungsfähigkeit ihres Trägers schwerstens beeinträchtigen und mit hochgradiger Zyanose einhergehen, können annähernd normale oder völlig uncharakteristische Röntgenbefunde am Herzen ergeben. Anderseits gibt es Anomalien des Herzens und der großen Gefäße, deren abnorme Hämodynamik das Röntgenbild in mehr oder weniger charakteristischer Weise prägt. Dabei ist allerdings zu berücksichtigen, daß sich die funktionell bedingten Form- und Größenänderungen des Herzens bei den kongenitalen Anomalien oft von den funktionell bedingten Veränderungen des normal gebildeten Herzens unterscheiden, obgleich die Reaktionen des Herzmuskels auf veränderte Arbeitsleistung im Prinzip für jedes Herz Geltung haben. Das liegt hauptsächlich daran, daß einzelne Herzabteilungen von vornherein abnorm gebildet sind, ganz abgesehen davon, daß Verbindungen untereinander oder zwischen ihnen und den Schlagadern vorhanden sein können, die es beim normalen Herzen gar nicht gibt. Anderseits schaffen manche kongenitale Anomalien hämodynamische Bedingungen, die sich von erworbenen Klappenfehlern nicht oder nicht wesentlich unterscheiden, so daß bei Unkenntnis der Krankengeschichte die kongenitale Natur des pathologischen Befundes nicht manifest wird.

Durch das Ineinandergreifen von präformierten, im anatomischen Bauplan begründeten Abweichungen der Herzform und von anatomischen Folgen der abnormen Hämodynamik können anatomisch und morphogenetisch weit voneinander abliegende Fehl- und Hemmungsmißbildungen des Herzens und der großen Gefäße große Ähnlichkeit der Röntgenbefunde zeigen, während Anomalien, die einander sehr nahe stehen und durch allmähliche Übergänge miteinander verknüpft sind (wie etwa die Torsionsanomalien des Bulbustruncusabschnitts) große Verschiedenheiten der Röntgenbefunde aufweisen können. Man wird daher die Röntgenbefunde der kongenitalen Anomalien immer nur im Zusammenhang mit dem gesamten klinischen Befund und nur bei Berücksichtigung der Krankheitsgeschichte beurteilen können. In vielen Fällen kann auf die Angiokardiographie und insbesondere auf die Katheteruntersuchung nicht verzichtet werden.

1. Die angeborene Pulmonalstenose

Je nach dem Sitz unterscheidet man vier Formen der angeborenen Pulmonalstenose:

1. Die Ostiumstenose,
2. die Infundibular- oder subvalvuläre Stenose,
3. die Kombination von Ostium- und Infundibularstenose und
4. die periphere Pulmonalstenose.

Ad 1. Die *Ostiumstenose* kann ausschließlich den Klappenapparat betreffen, kann also rein valvulär sein, oder sie kann auch dem Klappenring angehören. Sie kommt relativ häufig als isolierte Anomalie vor.

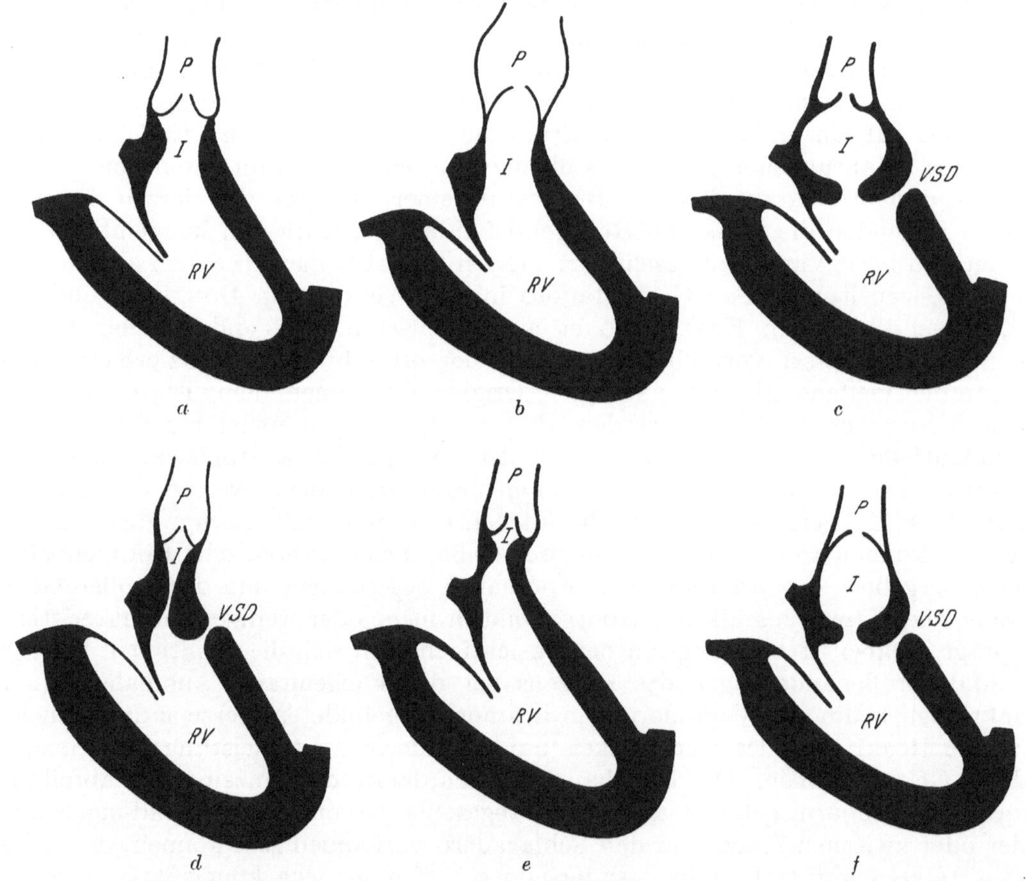

Abb. 179*a* bis *f*. Verschiedene Formen der angeborenen Pulmonalstenose.
a Normal. *b* Valvuläre Stenose. Die Klappen sind systolisch portioartig in die Pulmonalis vorgebuchtet. Die Pulmonalis ist poststenotisch erweitert. *c* Ringförmige Infundibularstenose mit Bildung einer Infundibulariskammer. *d* Röhrenförmige Infundibularstenose. *e* Unmittelbar subvalvulär gelegene kurze Infundibularstenose. *f* Kombination von ringförmiger Infundibularstenose und valvulärer Stenose mit Infundibulariskammer

Ihre *valvuläre Form* besteht in einer mehr oder weniger ausgedehnten Verlötung der Klappen, die oft nach Form und Zahl abnorm sind. Die Klappen können zu einem Diaphragma verschmolzen sein, das sich in der Austreibungszeit portioförmig in die Pulmonalis vorwölbt (Abb. 179*b*) und nur eine zentral oder exzentrisch gelegene rundliche oder ovale Öffnung von sehr verschiedener Weite enthält. Die derart verschmolzenen

Klappen können elastisch und von einem glatten Endokard überzogen sein. Mit zunehmenden Jahren wird das Diaphragma oft derb-fibrös und es kommt nicht selten zu Verkalkungen. Solche degenerativen Strukturveränderungen sind neben dem Durchmesser des verengerten Ostiums von Bedeutung für die Hämodynamik dieser Anomalie.

Die *Stenose des Pulmonalklappenrings* geht mit einer Hypoplasie des Klappenapparats, einer Reduktion der Klappen auf zwei oder einer Verlötung der Klappen einher, also mit Veränderungen, welche auch bei der valvulären Form der Pulmonalstenose beobachtet werden. Die Verengerung des Klappenrings ist relativ oft mit einer mehr oder weniger ausgedehnten Infundibularstenose verbunden.

Ad 2. Die *Infundibularstenose* liegt im Bereich des in die rechte Kammer einbezogenen Teils der Bulbus cordis, der am ausgebildeten Herzen dem Conus pulmonalis entspricht. Sie kommt dadurch zustande, daß die Crista supraventricularis wulstförmig in das Lumen der Ausflußbahn vorspringt. Sie geht daher meist von der rechten-hinteren Begrenzung aus, ohne sich allerdings auf diese zu beschränken. Dadurch entsteht ein muskulärer Ring, der in die Einflußbahn der Kammer vorspringt und diese vom eigentlichen Kammerraum abschnürt. Diese Abschnürung kann die Bildung einer kleinen dritten Kammer zur Folge haben, die auch als ,,Infundibulariskammer“ bezeichnet wird (Abb. 179*c*, 181). Diese kann je nach der Höhe, in der sich der abschnürende Ring befindet, verschiedene Größe besitzen. Der quere Durchmesser dieses abgeschnürten Teils der Ausflußbahn der rechten Kammer ist von seiner muskulären Wandstärke und von dem in ihm herrschenden Druck abhängig. In einem großen Teil der Fälle ist die Verengerung röhrenförmig und auf den Conus in seiner ganzen Länge ausgedehnt (Abb. 179*d*, 180); manchmal beschränkt sie sich aber auf den subvalvulären Teil des Conus (Abb. 179*e*), wobei sie ostiumwärts allmählich zuzunehmen pflegt; gelegentlich weist der röhrenförmige Kanal taschenartige Ausbuchtungen auf; manchmal sind mehrere enge Kanäle vorhanden.

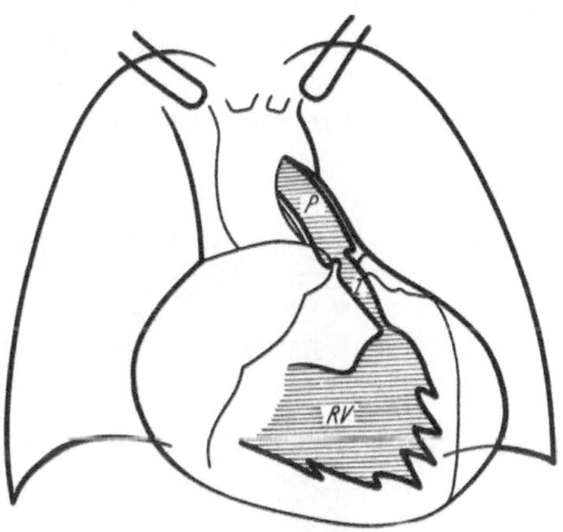

Abb. 180. Angiokardiogrammpause einer röhrenförmigen Infundibularstenose. *RV* = Rechter Ventrikel, *I* = Infundibularstenose, *P* = Pulmonalis

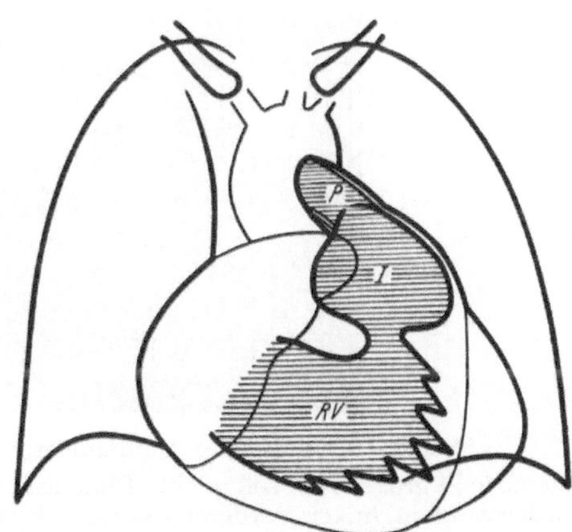

Abb. 181. Angiokardiogrammpause einer Kombination von ringförmiger Infundibularstenose und valvulärer Pulmonalstenose mit Bildung einer Infundibulariskammer

Die Infundibularstenose ist häufig Teilerscheinung einer Fallotschen Tetralogie; sie kann aber auch mit einem Vorhof- oder Kammerseptumdefekt mit oder ohne persistenten Ductus arteriosus verbunden sein.

Ad 3. Bei der *Kombination von Ostium- und Infundibularstenose* kann die eine in die andere übergehen oder durch eine verschieden große ,,Infundibulariskammer“ voneinander getrennt sein (Abb. 179*f*, 181). Auch diese kombinierte Form der Pulmonalstenose ist häufig mit Septumdefekten oder mit einem persistenten Ductus arteriosus verbunden.

Ad 4. Die *periphere Pulmonalstenose* ist wahrscheinlich die seltenste Abart. Man unterscheidet nach Smith drei Formen:

1. Einzelne oder multiple Verengerungen von Lappen-, Segment- oder Subsegmentästen, meist mit poststenotischer Dilatation.

2. Stenosen einer oder beider Lungenarterienhauptäste, in der Regel mit poststenotischer Dilatation.

3. Die supravalvuläre Pulmonalstenose ohne wesentliche poststenotische Dilatation.

Die periphere Pulmonalstenose ist oft mit anderen Anomalien kombiniert, vor allem mit FALLOTscher Tetralogie, mit Septumdefekten, mit infundibularer oder valvulärer Pulmonalstenose, persistentem Ductus arteriosus usw.

LÖHR, LOOGEN und VIETEN, die der peripheren Pulmonalstenose eine ausführliche Arbeit gewidmet haben, fanden sie unter 2500 angeborenen Herzfehlern in 0,44%.

Die erste Form ist hämodynamisch praktisch bedeutungslos und nur angiokardiographisch nachweisbar. Die zweite Form bedeutet bei Einseitigkeit keine Mehrbelastung des rechten Herzens. Nur wenn auch in der kontralateralen Seite ein erhöhter Widerstand vorhanden ist, sind die Zeichen erhöhter Druckarbeit des rechten Herzens vorhanden. Der Herzkatheter ergibt dann eine Druckdifferenz zwischen dem prä- und poststenotischen Gefäßabschnitt, die nicht nur systolisch, sondern auch diastolisch vorhanden ist. Eine verläßliche Entscheidung erlaubt aber nur die Kontrastfüllung. Die dritte Form entspricht hämodynamisch einer Klappenstenose vergleichbaren Grades und ist von dieser nur angiokardiographisch zu unterscheiden.

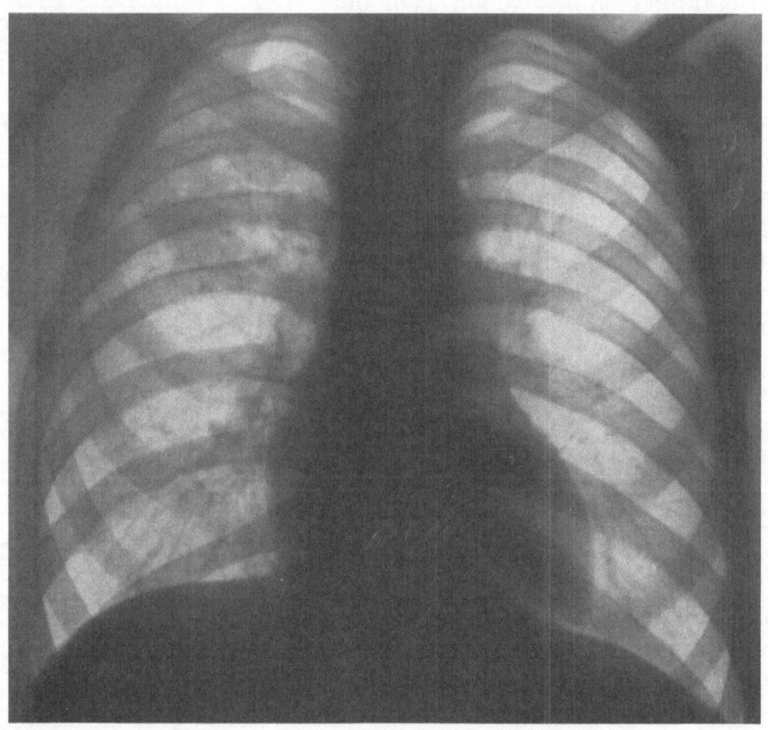

Abb. 182. Valvuläre Pulmonalstenose mit florider Lungentuberkulose. 16jähriger Junge. Das normal große Herz zeigte eine Elongation und verstärkte Rundung des rechten Herzrandes und der Herzvorderwand in linker vorderer Schrägstellung, was auf Hypertrophie der rechten Kammer schließen ließ, und eine flachbuckelige Vorwölbung der poststenotisch erweiterten Pulmonalis. Die Gefäßstrukturen der Lungen waren normal. Es bestand eine floride exsudative Tuberkulose des rechten Oberlappens. Durch Katheter ermittelte Drucke: Rechter Vorhof 5/0, Rechte Kammer 120/0, Pulmonalis 13/10 mm Hg. Commissurotomie nach Abheilung der Tuberkulose

Die Kontrastfüllung wird als selektive Angiokardiographie von der rechten Kammer her vorgenommen. Man erkennt dann am Sitz die Weite und Länge der Stenose bzw. der Stenosen sowie das Vorhandensein oder Fehlen poststenotischer Erweiterungen. Die supravalvuläre Pulmonalstenose ist anscheinend meist kurz und ringförmig; die weiter peripher gelegenen Stenosen können länger und röhrenförmig sein.

Die *reine angeborene Pulmonalstenose* ist relativ selten. ABBOTT fand sie in 9‰ der angeborenen Herzanomalien. Wie oben ausgeführt wurde, handelt es sich meistens um eine *Ostiumstenose*, doch kommen auch die Infundibular- und die kombinierte Ostium- und Infundibularstenose als isolierte Anomalie vor. Der verschiedene Sitz der Stenose bedingt gewisse Unterschiede der Röntgenbefunde.

Ganz unabhängig vom Sitz der Stenose, geht diese Anomalie lange oder dauernd ohne Zyanose einher, ist jedoch oft mit einer Arbeitsdyspnoe verbunden, die allerdings sehr gering sein kann. Zur Zyanose und Ruhedyspnoe kommt es erst beim Versagen des rechten Herzens. Erst dann kommt es auch zur Dilatation der rechten Kammer und die Perkussion ergibt eine vorwiegend nach links verbreiterte Herzdämpfung mit, seltener

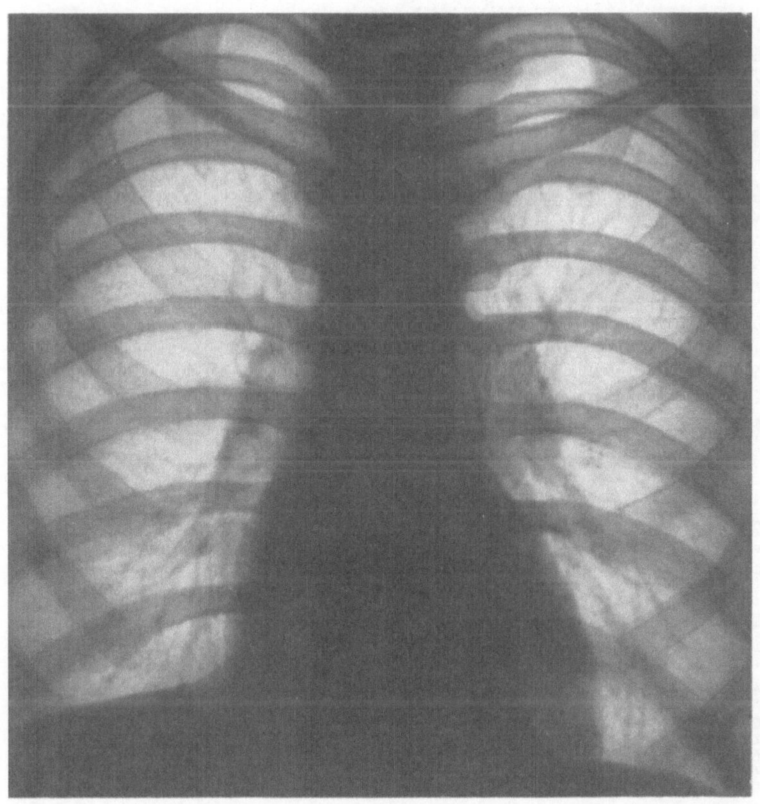

Abb. 183. Valvuläre Pulmonalstenose mit starker buckeliger Vorwölbung des Pulmonalisbogens. 15jähriger Junge. Durch Katheter ermittelte Druckwerte: Rechte Kammer 120/0, Pulmonalis 24/20 mm Hg. EKG: Rechtsüberwiegen

ohne Ausfüllung der Herzbucht. Im Epigastrium kann man oft ventrikuläre Pulsationen tasten und sehen. Links-parasternal ist ein rauhes, oft sehr lautes systolisches Stenosengeräusch zu hören, das sich kranial- und axillarwärts und bis in den Rücken fortsetzen kann. Oft tastet man links neben dem Sternum ein systolisches Schwirren. Der zweite Pulmonalton ist meist abgeschwächt, manchmal auch verstärkt und tastbar.

Wenn die reine angeborene Pulmonalstenose auch mit der Erreichung eines hohen Alters bei guter oder relativ guter Leistungsfähigkeit vereinbar ist, so ist die durchschnittliche Lebenserwartung doch herabgesetzt. Sie beträgt nach GREEN et al. 26 Jahre, denn die Träger dieser Anomalie sind durch eine sich allmählich, manchmal auch rasch entwickelnde Insuffizienz der rechten Kammer, durch eine gewisse Disposition zur Endokarditis und zur Entwicklung einer Lungentuberkulose gefährdet (Abb. 182). Durch die modernen Chemotherapeutica und Antibiotika, nicht zuletzt durch die operative Behebung der Pulmonalstenose dürfte sich freilich die mittlere Lebenserwartung nicht unwesentlich nach oben verschoben haben. Es ist wahrscheinlich, daß das Versagen der rechten Kammer dadurch begünstigt wird, daß sich die Stenose mit dem Wachstum des Körpers und des Herzens nicht entsprechend erweitert, was ein zunehmendes Mißverhältnis zwischen der Durchströmung der Lunge und dem O_2-Bedarf des Körpers zur Folge haben kann. Dies dürfte der Hauptgrund für das relativ häufige Herzversagen im Wachstumsalter sein. In späteren Jahren spielen der Elastizitätsverlust und die Starre der derbfibrös gewordenen, manchmal auch verkalkten Stenose die überwiegende Rolle. Diese Tatsachen rechtfertigen die operative Behebung in allen Fällen mit den Zeichen eines erhöhten Drucks in der rechten Kammer, besonders aber in Fällen beginnender muskulärer Insuffizienz.

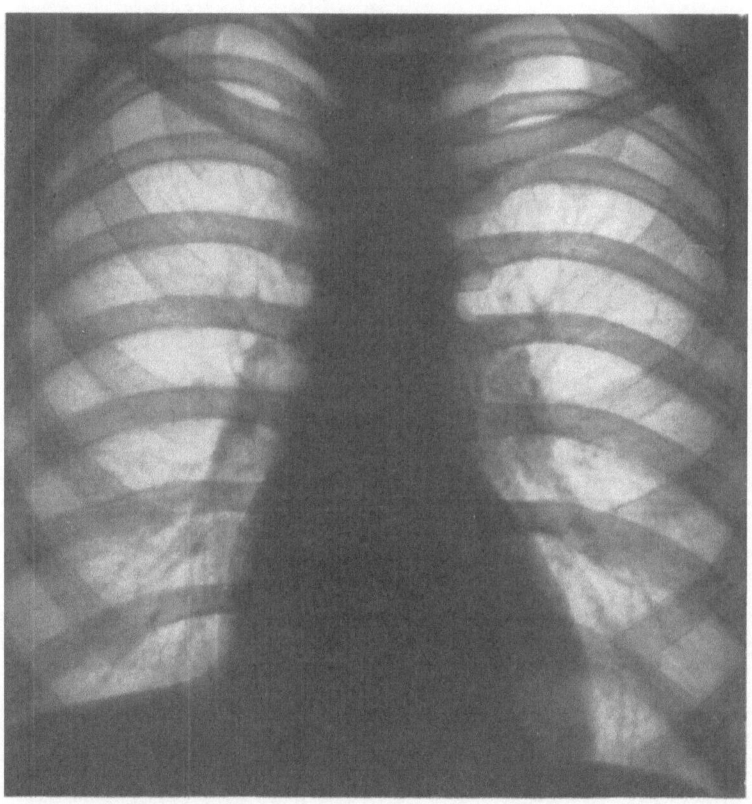

Abb. 184. Valvuläre Pulmonalstenose. 28jähriger Mann.
Beschwerdefrei. Durch Katheter ermittelte Druckwerte: Rechter Vorhof 5, Rechte Kammer 80/0, Pulmonalis 10/3 mm Hg. Periphere Sauerstoffsättigung normal. Die Erweiterung der Pulmonalis erstreckt sich auch auf die linke Pulmonalarterie, während die rechte Pulmonalarterie ausgesprochen eng ist

Der *Röntgenbefund der reinen Ostiumstenose* wird bestimmt erstens durch den erhöhten Widerstand, den die Stenose der Entleerung der rechten Kammer entgegensetzt, durch die konstitutionell und konditionell verschiedene Beschaffenheit des Herzmuskels, die individuell verschiedene Beanspruchung des Kreislaufs und schließlich durch die besonderen Strömungs- und Druckverhältnisse im poststenotischen Teil der Pulmonalis. Die Widerstandserhöhung, gegen die sich die rechte Kammer zu entleeren hat, kann so geringfügig sein, daß daraus keine röntgenologischen Zeichen einer Hypertrophie oder gar einer Dilatation der rechten Kammer resultieren. Es entspricht dies der Tatsache, daß in solchen Fällen auch der systolische Druck in der rechten Kammer nur wenig erhöht zu sein braucht. Immerhin deutet manchmal eine verstärkte Rundung der Herzvorderwand in linker-vorderer Schrägstellung auf eine hypertrophische Wandverdickung der rechten Kammer hin. Der Pulmonalisbogen kann dabei normal sein.

Erst bei höheren Graden von Stenose kommt es durch Widerstandsdilatation und -hypertrophie der rechten Kammer und durch poststenotische Erweiterung der Pulmonalis zur mitralen Konfiguration des Herzens mit buckeliger Vorwölbung des Pulmonalisbogens (Abb. 183). Der Grad der röntgenologisch nachweisbaren Hypertrophie und Dilatation der rechten Kammer ist dem Grade der Stenose nicht proportional, was aus dem oben Gesagten verständlich ist. Die poststenotische Erweiterung der Pulmonalis ist dynamisch bedingt durch Wirbelströme und durch den Anprall des Blutstroms, der von der hypertrophischen rechten Kammer mit großer Gewalt gegen die Gefäßwand getrieben wird. KJELLBERG et al. konnten den gegen die Vorderwand des Pulmonalisstamms geschleuderten Blutstrom angiokardiographisch direkt sichtbar machen (Abb. 187*c*, 185). Damit erscheint übrigens die alte Auffassung VOLHARDS über die Genese der poststenotischen Erweiterung der Aorta bei Aortenstenose (s. S. 158) bestätigt. Diese allmählich anatomisch fixierte Ausweitung kann sich vom Pulmonalisstamm auf die linke Pulmonalarterie erstrecken (LAUBRY), wie man aus der häufigen Vergrößerung des linken Hilusschattens entnehmen kann (Abb. 184). Im auffallenden Gegensatz zur Erweiterung des Pulmonalisstamms und gelegentlich auch der linken Pulmonalarterie sind die peripheren Gefäßstrukturen der Lungen zart und spärlich als Zeichen des verminderten Drucks in der Lungenstrombahn.

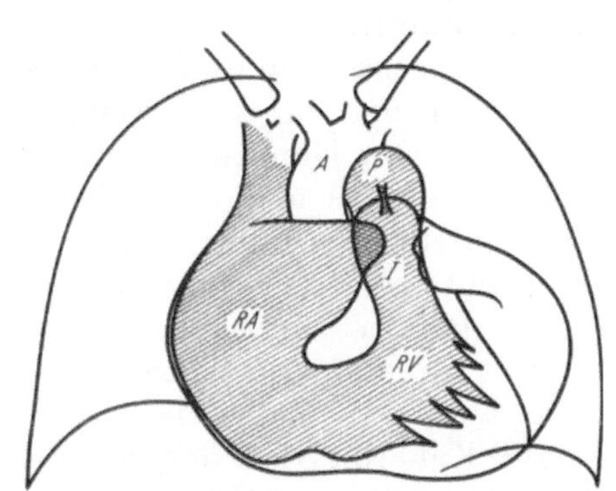

Abb. 185. Valvuläre Pulmonalstenose. Fünfjähriger Junge.

Dextrogramm in systolischer Phase. Das Infundibulum ist relativ weit. Man erkennt die portioförmig vorgewölbten Klappen und den Preßstrahl (Jet), der in die poststenotisch erweiterte Pulmonalis getrieben wird

Mit dem Auftreten einer myogenen Dilatation der hypertrophischen rechten Kammer kann bei zunehmender Abnahme der körperlichen Leistungsfähigkeit, aber oft noch ohne

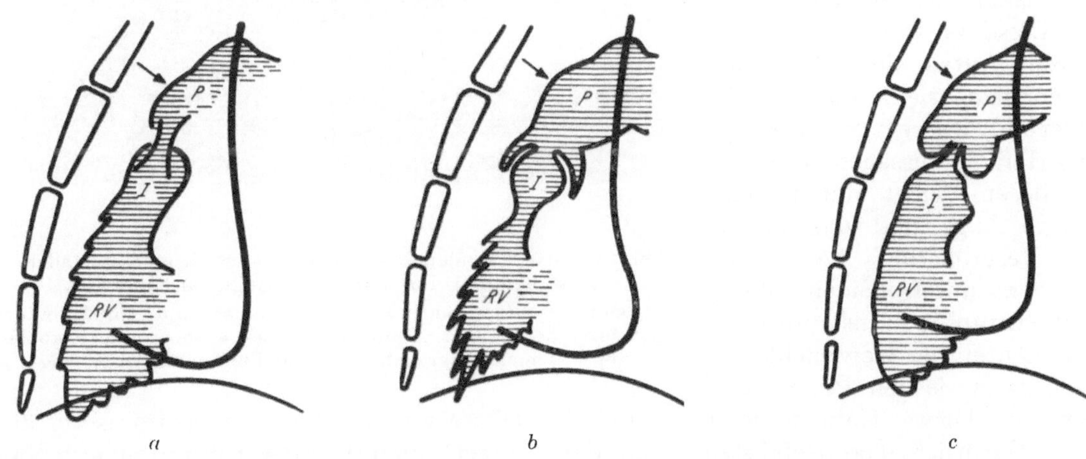

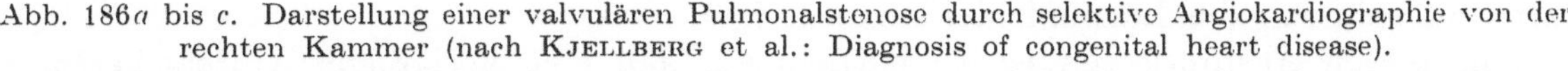

Abb. 186*a* bis *c*. Darstellung einer valvulären Pulmonalstenose durch selektive Angiokardiographie von der rechten Kammer (nach KJELLBERG et al.: Diagnosis of congenital heart disease).

a Beginn der Systole: Der durch das stenosierte Pulmonalostium gepreßte Blutstrom prallt gegen die Vorderwand der Pulmonalis (Pfeil). *b* Höhe der Systole: Portioförmige Vorwölbung des stenosierten Klappenapparats. *c* Diastole: Entfaltung der Sinus Valsalvae der Pulmonalis

Zyanose und Leberstauung eine ansehnliche Vergrößerung des Herzens auftreten, die vorwiegend nach links hin entwickelt ist, solange sich das linke Herz nicht an der Dilatation beteiligt. Der stark gerundet nach links ausladende Herzschatten kann den weniger Erfahrenen an eine Dilatation und Hypertrophie der linken Kammer denken lassen, jedoch spricht das Fehlen einer Dilatation der Aorta sofort gegen diese Annahme. Es kann schließlich zu hochgradigen ballonförmigen Vergrößerungen des Herzens kommen, bei denen die Vorwölbung des Pulmonalisbogens allmählich zurücktritt, die Lungenfelder jedoch ihre abnorme Helligkeit und Strukturarmut beibehalten, was von diagnostischer Bedeutung ist. Als Zeichen der Dekompensation des rechten Herzens kann ein ein- oder beiderseitiger Hydrothorax und als Folge der Stauungsleber ein rechtsseitiger Zwerchfellhochstand auftreten.

Die *Röntgenbefunde bei der seltenen reinen Infundibularstenose* sind je nach Art der Stenose verschieden und an sich wenig charakteristisch. Unmittelbar subvalvulär gelegene und kurze Infundibularstenosen unterscheiden sich nicht von der valvulären Stenose. Bei der sehr seltenen isolierten röhrenförmigen Stenose, bei der ein enger, manchmal verzweigter Kanal die Stelle des Conus pulmonalis einnimmt, ist die Gegend der Herzbucht eingesunken; auch fehlt meist die poststenotische Dilatation des Pulmonalisstamms (Abb. 180). Wenn hingegen eine ringförmige Stenose mit einer poststenotischen Infundibulariskammer vorhanden ist, dann kann diese als flacher Buckel in der Herzbucht erscheinen (BROCK und CAMPBELL), dessen Ausdehnung von der Größe der Infundibulariskammer abhängt (Abb. 181). Diese Vorwölbung kann im unteren Anteil der Herzbucht gelegen sein; sie kann dann im Vorderbild wie ein vergrößertes linkes Herzohr aussehen, ist jedoch von diesem leicht durch seine ventrale Lage und das Fehlen einer Vergrößerung des linken Vorhofs zu unterscheiden. Wenn sich die Infundibulariskammer im oberen Anteil der Herzbucht vorwölbt, kann sie den Pulmonalisstamm überlagern (KJELLBERG et al.) und eine Dilatation des Pulmonalisstamms vortäuschen. Natürlich sind Gefäßstrukturen der Lungen auch bei der Infundibularstenose zart und spärlich, die Lungenfelder abnorm hell.

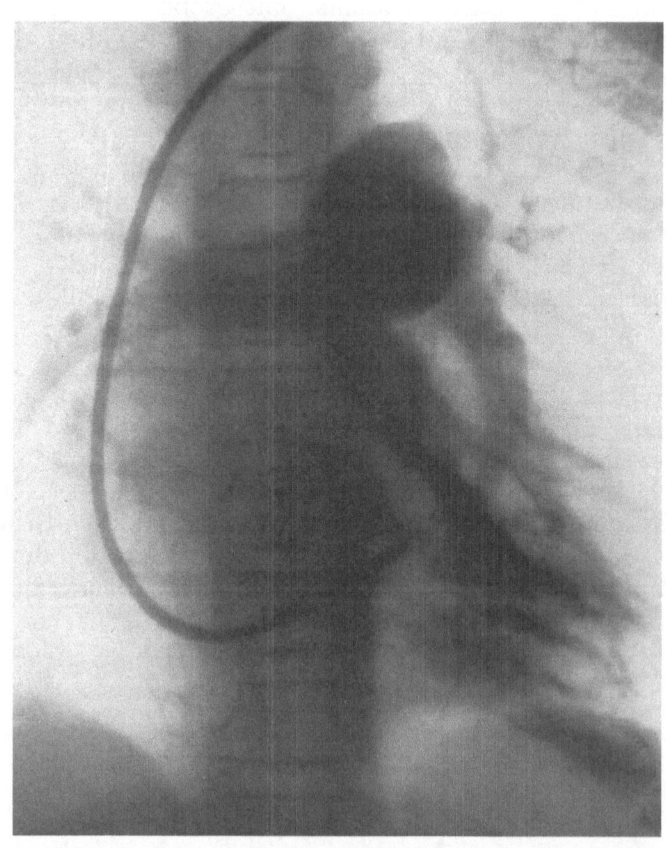

a

Abb. 187*a* bis *c*. Valvuläre Pulmonalstenose. Sechsjähriges Mädchen. Dextrogramm durch selektive Angiokardiographie.

a Sagittale Projektion: Rechte Kammer und Infundibulum systolisch kontrahiert. Pulmonalis stark ausgeweitet. Klappenapparat nicht abgrenzbar. Beide Pulmonalarterien eng

Aus diesen Ausführungen ist zu entnehmen, daß eine verläßliche Unterscheidung zwischen der Ostium- und Infundibularstenose durch eine einfache Röntgenuntersuchung oft nicht möglich ist. Die Schwierigkeit wird noch dadurch vergrößert, daß man mit der Möglichkeit einer Kombination von Ostium- und Infundibularstenose und einer dazwischenliegenden Infundibulariskammer zu rechnen hat.

Differentialdiagnostisch verläßliche Aufschlüsse über die Art, den Grad und die Ausdehnung einer Pulmonalstenose ergibt nur die *Angiokardiographie*, am besten in Form der *selektiven Kontrastfüllung* durch den in die rechte Kammer eingeführten

Herzkatheter nach CHAVEY und JÖNSSON et al. (Abb. 186, 187). Die Aufnahmen sollen in sagittalem und transversalem Strahlengang gemacht werden. Es sei hier auf die ausgezeichnete Darstellung der selektiven Angiokardiographie bei Pulmonalstenose von KJELLBERG et al. hingewiesen. Mittels der selektiven Angiokardiographie kann man den Grad der Stenose feststellen und bei valvulärer Stenose auch die Dicke der Klappen beurteilen. Das Ausmaß der poststenotischen Erweiterung der Pulmonalis wird deutlich und man erkennt die starken systolischen Kontraktionen des Conus pulmonalis. Der systolisch kontrahierte Conus darf nicht mit einer Infundibularstenose verwechselt werden.

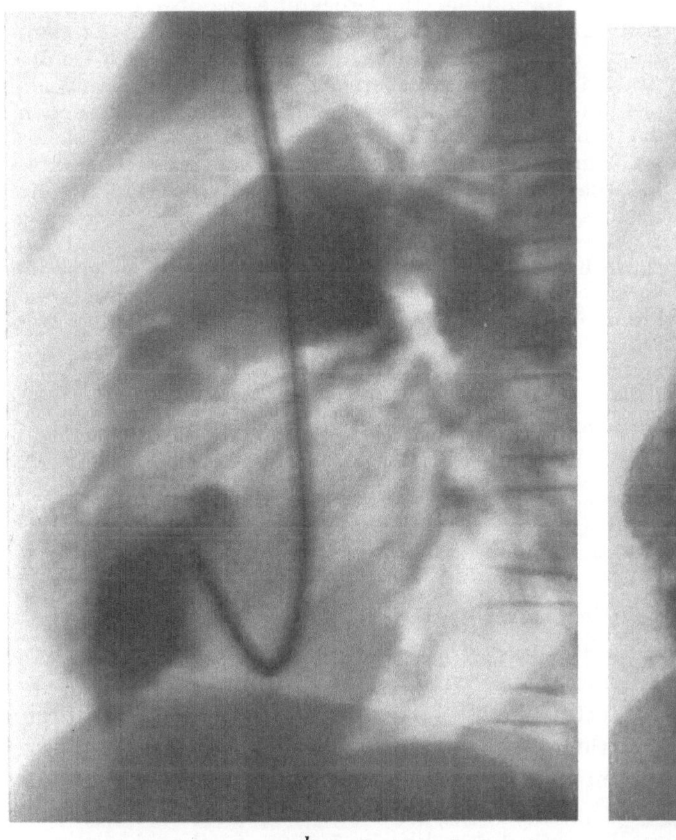

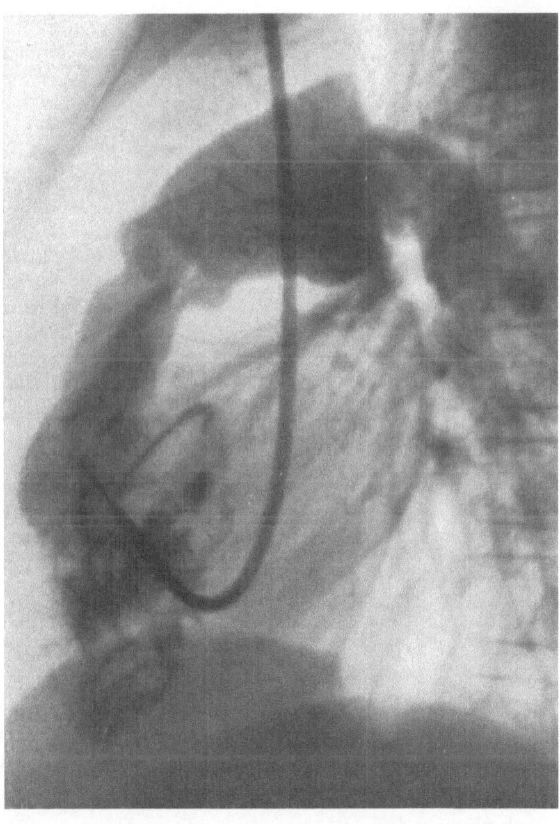

b c

b Transversale Projektion: Rechte Kammer und Infundibulum systolisch kontrahiert. Die portioförmige Vorwölbung des stenosierten Klappenapparats hat zu einer spaltförmigen Verengerung der Sinus Valsalvae der Pulmonalis geführt. Man erkennt den durch die Stenose getriebenen Preßstrahl

c Transversale Projektion: Infundibulum diastolisch erweitert. Sinus Valsalvae der Pulmonalis eröffnet

Eine Infundibularstenose darf nur dann angenommen werden, wenn der Conus pulmonalis diastolisch enger bleibt als der Durchmesser des Pulmonalisstamms. Bei Infundibularstenose bleibt der Conus pulmonalis röhrenförmig (Abb. 180), oder er weist eine ringförmige Einschnürung am Ostium infundibuli auf (Abb. 181), die den Eingang in die herzrhythmisch wechselnd weite Infundibulariskammer bildet. Die Pulsationen der Infundibulariskammer sind allerdings im allgemeinen wesentlich kleiner als die der rechten Kammer.

Die Angiokardiographie läßt erkennen, daß in vielen Fällen von vermeintlich reiner Infundibularstenose noch ein Kammerseptumdefekt vorhanden ist.

Die Entleerung der rechten Kammer erweist sich im Angiokardiogramm als mehr oder weniger verlangsamt. Bei Dekompensation der rechten Kammer mit relativer Trikuspidalklappeninsuffizienz kann man auf Serienangiokardiogrammen erkennen, wie

Kontrastblut aus der rechten Kammer in den Vorhof zurückgetrieben wird und wie sich die Atrioventrikularebene innerhalb des kontrastgefüllten Herzens hin und herbewegt, daß also das Blut zwischen Vorhof und Kammer hin und her pendelt (Abb. 188).

Im *Elektrokymogramm* der valvulären Pulmonalstenose wurden Pulsationen am Pulmonalisstamm festgehalten, denen eine gewisse diagnostische Bedeutung zukommen soll (Kjellberg et al.). In Fällen mit mäßig erhöhter Druckdifferenz zwischen der rechten Kammer und der Pulmonalis fand sich im ansteigenden Kurvenschenkel mit großer Regelmäßigkeit eine kleine Zacke, die der Vorwölbung der stenosierten Pulmonalklappen in der Anspannungszeit entsprechen soll. Bei Druckdifferenz von über 80 mm Hg scheint diese Zacke undeutlicher zu werden und im ansteigenden Kurvenschenkel tiefer zu rücken; außerdem steigt der diastolische Kurvenschenkel langsamer und eher kontinuierlich an und der Kurvengipfel erfährt eine Abrundung. Bei Druckdifferenz über 125 mm Hg schließlich scheint die Zacke im systolischen Kurvenschenkel der Pulmonalis oft ganz zu fehlen. Auch bei der Infundibularstenose haben die genannten Autoren Kurvenunterschiede je nach dem Sitz der Stenose feststellen können. Alle beschriebenen Veränderungen im Elektrokymogramm sind jedoch nicht genügend charakteristisch und konstant, als daß ihnen vorläufig für die folgenschwere Differentialdiagnose größere Bedeutung zukäme. Ihre Beweiskraft reicht jedenfalls nicht im entferntesten an die Ergebnisse der Angiokardiographie heran. Nur nebenbei sei bemerkt, daß demgegenüber die *intrakardiale Druckmessung* für die Differenzierung zwischen valvulärer und infundibulärer Stenose wertvolle Anhaltspunkte liefert. Bei der valvulären Stenose stellt man nämlich während des langsamen Zurückziehens des Herzkatheters aus dem Pulmonalisstamm einen plötzlichen Druckanstieg fest, sobald die Katheterspitze durch die Stenose in die rechte Kammer gelangt. Bei der infundibulären Stenose erhält man dagegen einen zweistufigen Druckanstieg, wobei der mittlere Druckwert dem verengerten Konus entspricht.

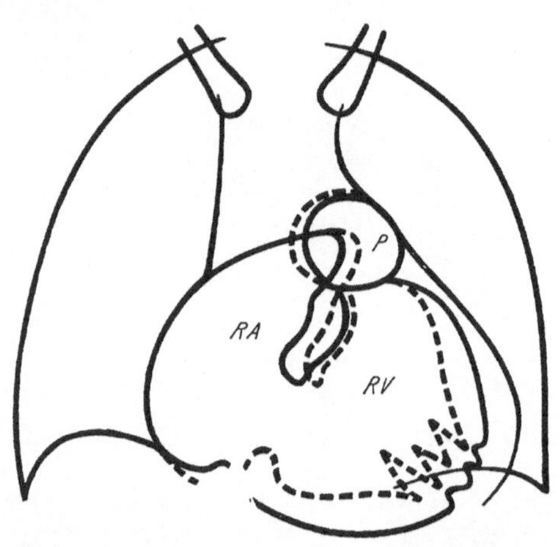

Abb. 188. Dekompensierte valvuläre Pulmonalstenose. Im Stadium der Dekompensation der rechten Kammer mit relativer Trikuspidalklappeninsuffizienz erkennt man im Dextrogramm, wie ein großer Teil des Kontrastbluts zwischen Kammer und Vorhof hin und her pendelt und nur ein kleinerer Teil in die Pulmonalis befördert wird.
—— Diastole, - - - - - - Systole

Nach operativer Behebung einer valvulären Pulmonalstenose kommt es im Röntgenbild zum Hereinrücken des rechten Herzrandes und zur verringerten Abrundung der Herzvorderwand durch Verkleinerung der entlasteten rechten Kammer und gleichzeitig meist zum stärker gerundeten Ausladen des linken Kammerbogens als Ausdruck der verbesserten Füllung des linken Herzens durch Vergrößerung der zirkulierenden Blutmenge. Der Pulmonalisbogen kann hereinrücken, bleibt aber meist länger oder dauernd verstärkt vorgewölbt.

2. Die angeborene Pulmonalstenose mit Vorhofseptumdefekt („Trilogie von Fallot")

Die Vergesellschaftung von Pulmonalstenose mit Vorhofseptumdefekt im Bereich des Septum secundum, die von Morgagni erstmals beschrieben wurde und in der Literatur meist als „Fallotsche Trilogie" bezeichnet wird, bedeutet eine Komplikation, welche die Lebenserwartung gegenüber der reinen Pulmonalstenose deutlich herabsetzt. Wie bei der reinen Pulmonalstenose handelt es sich meist um eine vavuläre Stenose, seltener um eine Infundibularstenose.

Die hämodynamische Bedeutung der Fallotschen Trilogie ist vom Grad der Pulmonalstenose und von der Weite des vorhandenen Vorhofseptumdefekts abhängig. Bei geringgradiger Stenose kann der Druck im rechten Vorhof normal bleiben, so daß es — wie beim reinen Vorhofseptumdefekt — zum Übertritt von Blut aus dem linken in den rechten Vorhof kommt (Broadbent). Da jedoch die Blutmenge, die unter diesen Bedingungen dem rechten Herzen durch den Vorhofseptumdefekt zuströmt, klein zu sein pflegt, entgeht dieser meist dem röntgenologischen Nachweis und kann nur aus dem erhöhten O_2-Gehalt des Bluts im rechten Vorhof bei der Katheteruntersuchung des Herzens erschlossen werden. Röntgenologisch können derartige Fälle den Eindruck einer reinen Pulmonalstenose machen.

Wenn es jedoch durch den erhöhten Widerstand am Pulmonalostium zum Anstieg des diastolischen Drucks in der rechten Kammer und des Drucks im rechten Vorhof gekommen ist, dann strömt venöses Blut aus dem rechten in den linken Vorhof. Dieser Rechts-Links-Kurzschluß hat einerseits eine Entlastung der rechten Kammer zur Folge, kann aber anderseits zur *Zyanose* führen. Wenn infolge von Leistungsinsuffizienz der rechten Kammer der Druck im rechten Vorhof zunehmend höher wird, kann bei entsprechend großem Vorhofseptumdefekt der Rechts-Links-Kurzschluß ein solches Ausmaß erreichen, daß die Zyanose hochgradig wird. Auf diese Weise kann eine hypoxämische Schädigung des Herzens, besonders der überlasteten rechten Kammer, zustande kommen, die durch eine weitere Drucksteigerung im rechten Vorhof einen verhängnisvollen Zirkel in Gang bringt. Das ist der Grund für das schließliche Versagen des Herzens, das sich manchmal schon in den ersten Lebensjahren, oft auch erst im zweiten und dritten Lebensjahrzehnt einstellt. Bei Kindern besteht Neigung zum Hocken wie bei der FALLOTschen Tetralogie. Die mittlere Lebenserwartung wurde bei der Trilogie mit 18 bis 20 Jahren berechnet. Bis zum Eintreten des Herzversagens können die subjektiven Beschwerden gering sein und sich nur in einer verminderten körperlichen Leistungsfähigkeit mit Arbeitsdyspnoe äußern. Oft ist die Zyanose anfangs nur intermittierend und stellt sich nur dann ein, wenn die Menge von venösem Blut, welche in das linke Herz übertritt, unter dem Einfluß des erhöhten Blutzustroms bei körperlicher Arbeit den Ruhewert übersteigt. Anderseits gibt es Fälle, die dauernd praktisch beschwerdefrei bleiben; DURAND und MÉTIANU sahen eine 35jährige Frau, die acht Schwangerschaften ohne wesentliche Erscheinungen von seiten des Kreislaufs durchgemacht hatte.

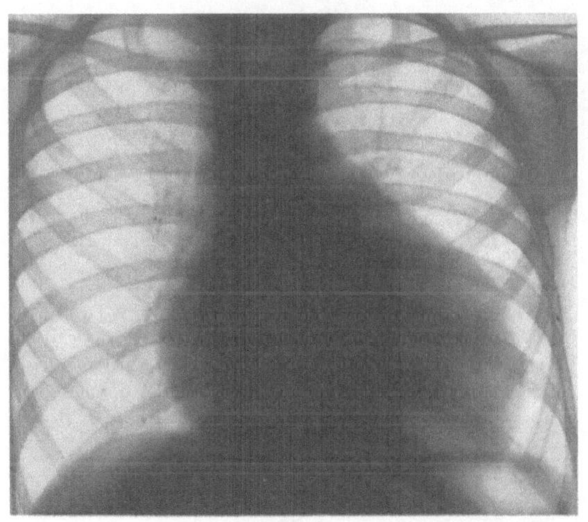

Abb. 189. FALLOTsche Tetralogie. 8½ Jahre alter zyanotischer Knabe mit hochgradiger Pulmonalstenose und Rechts-Links-Kurzschluß durch den Vorhofseptumdefekt. Sehr großes, fast kugeliges Herz mit stark dilatierter, rechts ausgedehnt randbildender rechter Kammer, mäßiger Vergrößerung des linken Vorhofs und der Kammer und stark reduzierten Gefäßstrukturen der Lunge

Der Perkussions- und Auskultationsbefund der Trilogie gleicht dem der reinen Pulmonalstenose. Eine frühzeitig auftretende Zyanose muß aber immer an eine Trilogie denken lassen.

Röntgenologisch findet man bei den nicht zyanotischen Fällen oft ein normal großes Herz. Mit dem Auftreten einer Zyanose kommt es aber zu einer fortschreitenden Herzvergrößerung, die manchmal enorme Grade erreichen kann. Im auffallenden Gegensatz zur Vergrößerung des Herzens stehen die hellen strukturarmen Lungen als Ausdruck des verminderten Drucks im Lungenkreislauf (Abb. 189).

Die abnorme Hämodynamik der Trilogie spiegelt sich in den Form- und Größenänderungen des Herzschattens wider, jedoch sind diese nicht pathognomonisch. Das Röntgenbild kann dem der reinen Ostiumstenose der Pulmonalis weitgehend gleichen. Wie bei dieser kommt es zur mitralen Konfiguration des Herzens durch Widerstandsdilatation und -hypertrophie der rechten Kammer; wie bei dieser kann die

Herzbucht durch die buckelige Vorwölbung des poststenotisch erweiterten Pulmonalisstamms ausgefüllt sein. In der Mehrzahl der Fälle findet sich jedoch zwischen dem Pulmonalisbuckel und dem linken Herzrand eine Einsenkung, die dadurch zustandekommt, daß das Infundibulum (Conus pulmonalis) nicht selten hypoplastisch und etwas

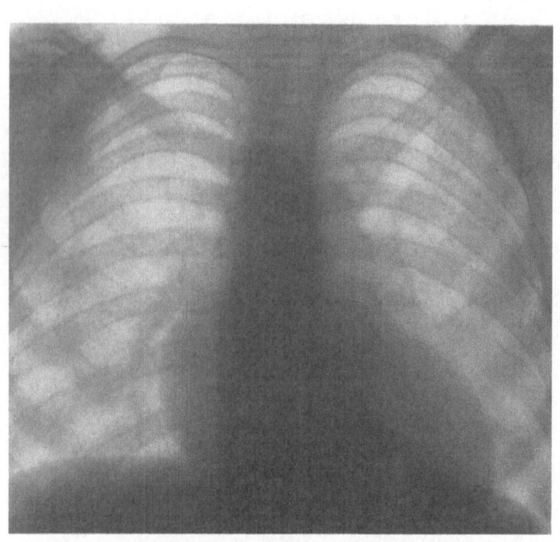

a

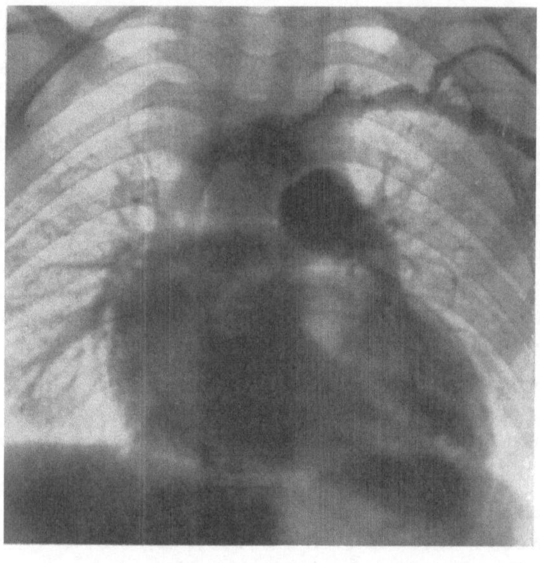

b

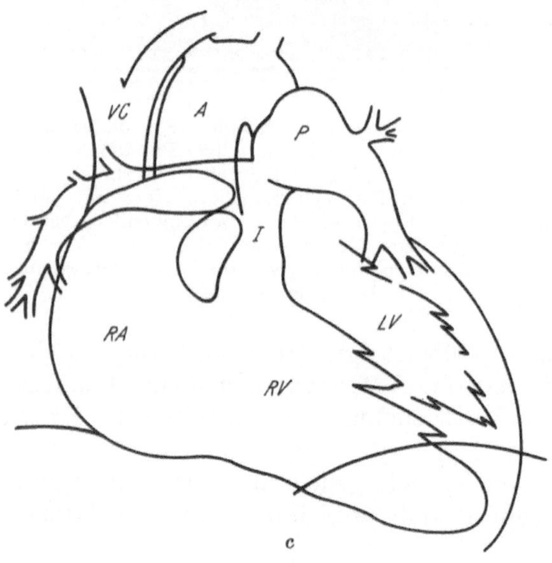

c

Abb. 190*a* bis *c*. FALLOTsche Trilogie. Zehnjähriger Knabe mit Infundibularstenose und poststenotischer Dilatation des Pulmonalisstamms. (Autopsie.)
Das mäßig vergrößerte, nach links und rechts verbreiterte, durch starke Abrundung beider Herzränder fast kugelige Herz zeigt eine buckelige Vorwölbung des Pulmonalisbogens in der erhaltenen Herzbucht und sehr zarte Gefäßstrukturen der Lungen. Im Angiokardiogramm erkennt man eine Dilatation des rechten Vorhofs und der rechten Kammer, eine kurze Infundibularstenose mit Erweiterung des Pulmonalisstamms. Auf dem Wege des Vorhofseptumdefekts ist es bald nach der Pulmonalis auch zur Kontrastfüllung des linken Herzens und der Aorta gekommen, jedoch ist die Kontrastfüllung der Aorta flauer als die der Pulmonalis. Beide Herzhälften blieben abnorm lange kontrastgefüllt

verengert ist, daß also neben der Ostiumstenose ein leichter Grad von Infundibularstenose vorhanden ist (Abb. 190, 191*a*). Wie bei der reinen Pulmonalstenose kann der linke Hilusschatten durch relative Erweiterung der linken Pulmonalarterie größer sein als der rechte (Abb. 191), wie bei dieser sind die peripheren Gefäßstrukturen beider Lungen zart und spärlich.

Wenn es zur myogenen Dilatation der rechten Kammer kommt, erfährt der Herzschatten eine Verbreiterung nach links, wobei die rechte Kammer links randbildend werden kann. In linker vorderer Schrägstellung erkennt man eine Verlängerung und starke Rundung der Herzvorderwand und ein verstärktes Ausladen des Herzens in den Wirbelsäulenschatten, wobei der linke Herzschattenrand allerdings oft mit einer abgerundeten Winkelbildung zum linken Zwerchfell umbiegt, was differentialdiagnostisch gegenüber einer Vergrößerung der linken Kammer von Bedeutung ist (Abb. 191 *b*).

Dieses Durchgangsstadium der kompensierten myogenen Dilatation der rechten Kammer pflegt nur kurz zu sein, so daß es in vielen Fällen überhaupt nicht zur Beobachtung kommt. In der Regel ist der rechte Vorhof durch Dekompensation der rechten Kammer schon mehr oder weniger dilatiert, was im Vorderbild zu einer verstärkten Rundung und Verlängerung des rechten Herzschattenrandes führt und in linker-vorderer Schrägstellung in einem starken Ausladen des Herzens nach rechts-vorne zum Ausdruck kommt. Bemerkenswert ist, daß auch in diesem zyanotischen Stadium der linke Vorhof keine oder keine nennenswerte Vergrößerung erfährt, denn in dem Maße wie das Kurzschlußvolumen aus dem rechten Vorhof zunimmt, vermindert sich der Blutzufluß durch den Lungenkreislauf in das linke Herz. Zur Vergrößerung des linken Herzens kommt es erst im Endstadium durch hypoxämische Herzmuskelschädigung; sie tritt aber auf jeden Fall gegenüber der Vergrößerung des rechten Herzens stark in den Hintergrund.

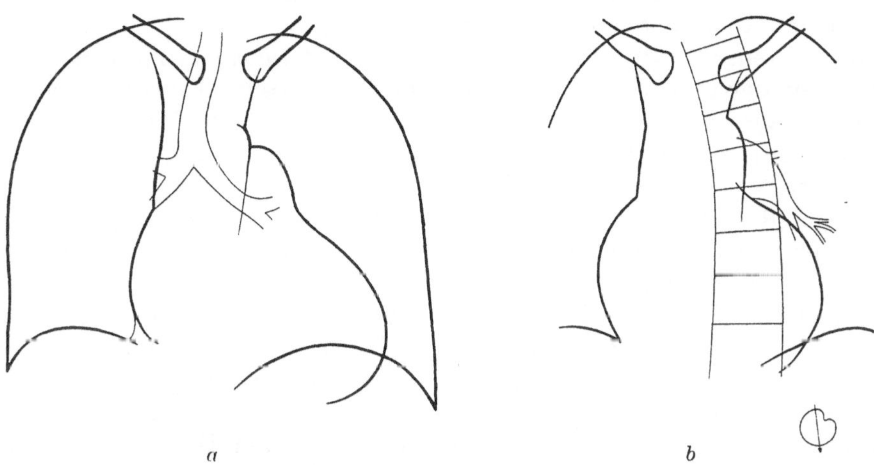

a b

Abb. 191a und b. FALLOTsche Trilogie. 11½jähriger Knabe mit schwerer Zyanose. (Autopsie.) Plumper, stark vergrößerter Herzschatten mit Abrundung beider Ränder und buckeliger Vorwölbung der dilatierten Pulmonalis über einer Einsenkung, die durch Infundibularstenose bedingt war. Im linken vorderen Schrägbild erkennt man am Ausladen der Herzvorderwand und am Einwärtsrücken der linken hinteren Begrenzung des Herzens oberhalb des Zwerchfells, daß die Vergrößerung hauptsächlich auf das rechte Herz zu beziehen war. In dieser Projektion ist auch die Ausweitung der linken Pulmonalarterie deutlich. Die Autopsie ergab einen Vorhofseptumdefekt und eine hochgradige valvuläre Pulmonalstenose mit verengtem Infundibulum

Das Röntgenbild der Trilogie ist also — wie oben erwähnt — von der reinen Pulmonalstenose manchmal nicht zu unterscheiden; es kann auch einer FALLOTschen Tetralogie sehr ähnlich sehen, jedoch wölbt sich bei dieser der Pulmonalisstamm nur ausnahmsweise buckelig in die Herzbucht vor; auch erkennt man bei der Tetralogie häufig die Dextroposition und eine Dilatation der Aorta und nicht selten einen rechtsläufigen Aortenbogen, der bei der reinen Pulmonalstenose und bei der Trilogie nur sehr selten vorkommt.

Für die Erfassung und differentialdiagnostische Abgrenzung der Trilogie gegen die reine Pulmonalisstenose ist die selektive *Angiokardiographie* von der rechten Kammer her zu empfehlen (KÜNZLER und SCHAD). Durch diese läßt sich einerseits die Pulmonalstenose am besten zur Darstellung bringen, anderseits kommt es bei rascher Injektionsgeschwindigkeit und hoher Aufnahmefrequenz zur Darstellung des interatriellen Rechts-Links-Kurzschlusses durch rückläufige Füllung des rechten Vorhofs. Man erkennt dann, wie sich über den rückläufig gefüllten rechten Vorhof der linke Vorhof, die linke Kammer und die Aorta füllen. Die Kontrastfüllung der Aorta erfolgt aber etwas später als die der Pulmonalis, was differentialdiagnostisch gegenüber der FALLOTschen Tetralogie von Bedeutung ist. Bei der Angiokardiographie von einer Armvene her kann es leicht zur praktisch simultanen Kontrastfüllung der Pulmonalis und Aorta kommen. (Auffallend und für die Trilogie gegenüber der Tetralogie recht charakteristisch ist allerdings im weiteren Verlaufe die protrahierte Kontrastfüllung des Herzens und des Lungenkreislaufs, was im Gegensatz zur Tetralogie steht). Diese protrahierte Kontrastfüllung kommt dadurch zustande, daß sich das rechte Herz gegen den Widerstand an der Pulmonalisstenose so langsam entleert, daß der Lungenkreislauf und das linke Herz abnorm lange mit Kontrastblut gespeist werden. Diese langdauernde Füllung wird auch in nicht zyanotischen Fällen von Trilogie mit Links-Rechts-Kurzschluß beobachtet.

3. Die angeborene Pulmonalklappeninsuffizienz

Bei der Pulmonalklappeninsuffizienz kongenitaler Anomalien, die mit Links-Rechts-Kurzschluß einhergehen, handelt es sich meistens um eine relative Klappeninsuffizienz durch Ausweitung des Klappenrings. Man findet sie daher relativ häufig bei Vorhofseptumdefekten und abnormen Lungenveneneinmündungen. Gelegentlich kommt sie auch bei EISENMENGERscher Anomalie vor.

Wesentlich seltener liegt eine *echte angeborene Pulmonalklappeninsuffizienz* durch Schlußunfähigkeit der verbildeten, in ihrer Zahl vermehrten oder verminderten Klappen vor (KAUTZKY, KISSIN, KJELLBERG et al.). Klinisch findet sich ein diastolisches, manchmal auch ein systolisches Geräusch über der Pulmonalis. Das EKG zeigt ein Rechtsüberwiegen.

Entsprechend der Hämodynamik dieses Klappenfehlers ist eine Füllungsdilatation und -hypertrophie der rechten Kammer mit Vergrößerung des Schlagvolumens und Pulsus celer an der Pulmonalis vorhanden. Im *Röntgenbild* findet sich demnach ein mäßig vergrößerter, überwiegend nach links verbreiterter, mitral konfigurierter Herzschatten mit Ausfüllung der Herzbucht durch Vorspringen des Pulmonalisbogens. Die Hilusschatten und die arteriellen intrapulmonalen Gefäßverzweigungen sind vergrößert. Am Herzschatten sind große Pulsationen als Ausdruck des großen Schlagvolumens des rechten Herzens vorhanden. Am Pulmonalisbogen, an den Hilusschatten und an den arteriellen Gefäßschatten der Lunge erkennt man celerartige Pulsationen.

Das Bild unterscheidet sich nicht von der ebenfalls sehr seltenen reinen endokarditischen Pulmonalklappeninsuffizienz, von einem Vorhofseptumdefekt oder von abnormen Lungenveneneinmündungen. Zum Unterschied vom persistenten Ductus arteriosus sind der linke Vorhof und die linke Kammer nicht vergrößert. Im Vorderbild kann eine GRAHAM-STEELLsche Pulmonalklappeninsuffizienz bei Mitralklappeninsuffizienz vorgetäuscht werden, jedoch wird bei dieser der linke Vorhof immer vergrößert gefunden. Zur Unterscheidung der angeborenen Pulmonalklappeninsuffizienz vom Vorhofseptumdefekt oder abnormen Lungenveneneinmündungen ist der *Herzkatheter* von entscheidender Bedeutung.

4. Der Vorhofseptumdefekt

Der Vorhofseptumdefekt ist oft mit anderen Herzanomalien vergesellschaftet. Die einen können durch ihn in ungünstigem Sinne kompliziert werden, andere aber erfahren durch ihn eine gewisse Korrektur, indem er den Kreislauf überhaupt erst ermöglicht, z. B. bei der Trikuspidalatresie, oder indem er die Deckung der Sauerstoffversorgung des Körpers wenigstens zur Not vermittelt, z. B. bei Transposition der Schlagadern.

In vielen Fällen ist aber der Vorhofseptumdefekt die beherrschende Anomalie, die allerdings häufig mit fehlerhaften Veneneinmündungen kombiniert ist. Nur von diesem sogenannten isolierten Vorhofseptumdefekt soll im folgenden die Rede sein.

Man unterscheidet verschiedene Formen des Vorhofseptumdefekts:

1. Den Vorhofseptumdefekt im Bereiche des Septum primum, den sogenannten *Primumdefekt.* Dieser macht 10 bis 15% aller Vorhofseptumdefekte aus. Er kommt dadurch zustande, daß das Septum primum durch mangelhafte Entwicklung den Anschluß an das Kammerseptum nicht erreicht. Daraus resultiert eine interatrielle Kommunikation im unteren Anteil des Vorhofseptums, die derart über dem Kammerseptum ge-

legen ist, daß beide Vorhöfe mit beiden Kammern in Verbindung stehen. Oft sind Spalt- und Defektbildungen an den Atrioventrikularsegeln vorhanden. Der Primumdefekt steht hämodynamisch dem Canalis atrioventricularis communis persistens (s. S. 289 f.) nahe. Die Lage des Defekts kann Reizleitungsstörungen zur Folge haben. Die chirurgische Behebung des Primumdefekts ist nur unter den Bedingungen des extrakorporalen Kreislaufs möglich.

2. Den Vorhofseptumdefekt durch unvollkommenen Verschluß des Foramen secundum, den sogenannten *Secundumdefekt*. Dieser viel häufigere Defekt kann dadurch zustande kommen, daß das Septum secundum nur mangelhaft zur Entwicklung kommt oder daß das Septum primum eine zu starke Rückbildung erfährt. Die daraus resultierende interatrielle Kommunikation, die einfach sein oder eine gefensterte Membran darstellen kann, liegt im oberen Anteil des Vorhofseptums. Sie ist nicht selten mit Einmündung

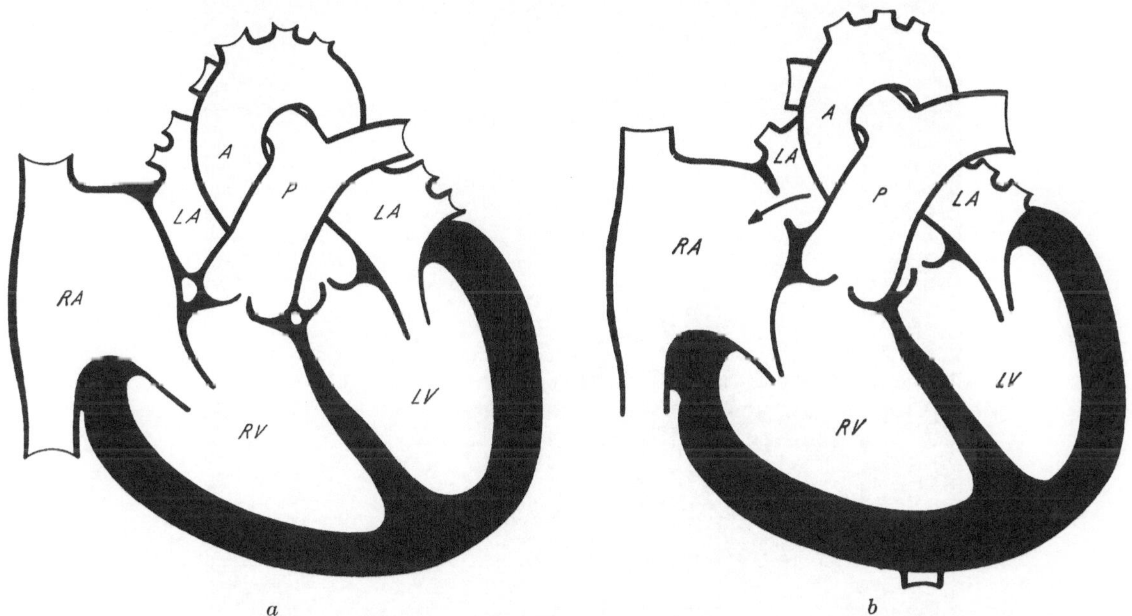

Abb. 192*a* und *b*. *a* Normale Verhältnisse. *b* Schematische Darstellung eines Vorhofseptumdefekts mit Links-Rechts-Kurzschluß.
RA = Rechter Vorhof, *RV* = Rechte Kammer, *P* = Pulmonalis, *LA* = Linker Vorhof, *LV* = Linke Kammer, *A* = Aorta

einer oder mehrerer rechter Lungenvenen in den rechten Vorhof oder in die obere Hohlvene verbunden (s. S. 300 ff.). Der chirurgische Verschluß des Defekts kann in Hypothermie durchgeführt werden.

3. Den Vorhofseptumdefekt bei Einmündung einer persistenten V. cava sup. sin. in den Sinus coronarius, den sogenannten *Sinus-coronarius-Defekt*. In der Regel mündet der Sinus coronarius, der eine persistente V. cava sup. sin. aufgenommen hat, in den rechten Vorhof, was natürlich keine hämodynamischen Folgen hat. Es gibt jedoch Fälle, in denen der Sinus coronarius zwar in den linken Vorhof mündet, jedoch gleichzeitig ein tiefsitzender Vorhofseptumdefekt vorhanden ist, durch den der mächtige venöse Blutstrom aus dem Sinus coronarius zum größten Teil in den rechten Vorhof getrieben wird.

Die ersten anatomischen Beschreibungen des Vorhofseptumdefekts vom Typus des Secundumdefekts stammen von Peacock und v. Rokitansky. Röntgenologisch-klinische Arbeiten über den Gegenstand wurden von Assmann, Roesler, Laubry et al., Bedford et al., Brannon et al., Massee et al., Dexter, Howarth et al., Cournand et al., Zdansky, Lequime, Soulié, Bayer et al., Selzer et al., Métianu und Durand, Kjellberg et al., Fellmann et al. u. v. a. publiziert.

Für die Hämodynamik des Vorhofseptumdefekts sind die Druckdifferenz zwischen dem rechten und linken Vorhof und die Größe des Defektes maßgebend. Da bis in die ersten Lebenswochen der Druck im rechten Vorhof höher sein kann als im linken, kann zunächst ein Rechts-Links-Kurzschluß mit Zyanose vorhanden sein. Diese Zyanose verschwindet jedoch, sobald die für das extrauterine Leben normalen Druckverhältnisse hergestellt sind, der Druck im rechten Vorhof absinkt und gleich oder niedriger wird als im linken Vorhof. Der linke Vorhof treibt dann einen Teil seines Inhalts in den rechten.

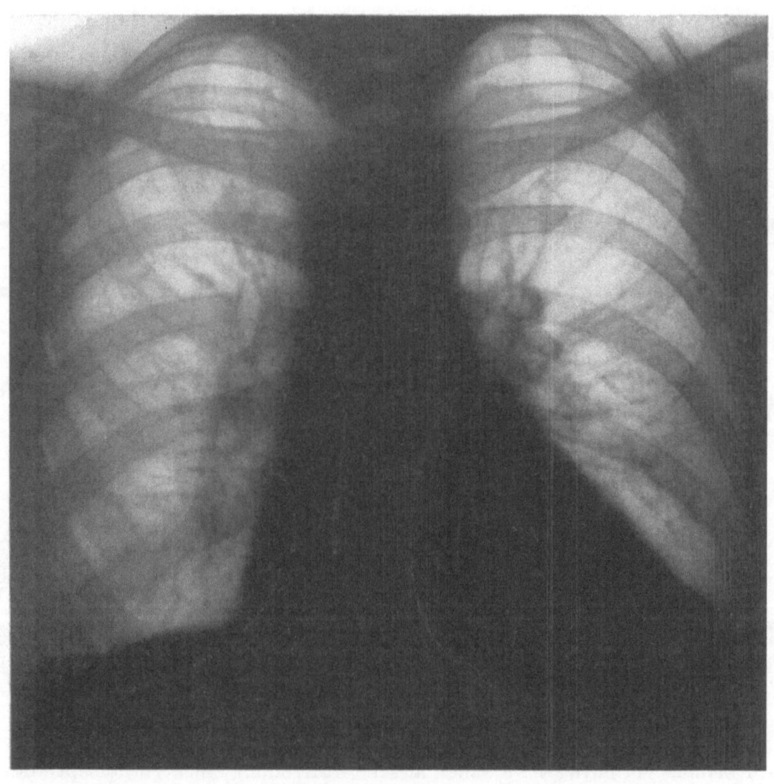

Abb. 193. Vorhofseptumdefekt. 57jährige Frau.
Keine subjektiven Beschwerden. Leises systolisches Geräusch über dem Sternum. Holperndes systolisches Geräusch am ERBschen Punkt. Extrasystolen.
Das nur wenig nach links verbreiterte Herz weist lediglich eine etwas seichtere Herzbucht auf. Die stärkere Rundung der Herzvorderwand in linker vorderer Schrägstellung ließ auf eine geringe Vergrößerung des rechten Herzens schließen. Als einziger Befund fanden sich auffallende, systolisch-expansive Pulsationen an den vergrößerten Hili, die bei Fehlen jedes Anhaltspunktes für ein Emphysem an einen Vorhofseptumdefekt denken lassen mußten.
Der Herzkatheter bestätigte die Vermutung durch erhöhte O_2-Spannung im rechten Vorhof. Der Druck in der rechten Kammer und in der Pulmonalis war normal (28/0 mm Hg). Das Kurzschlußvolumen war wenig größer als das halbe Minutenvolumen im Körperkreislauf

Der nunmehr vorhandene Links-Rechts-Kurzschluß (Abb. 192*b*) bringt eine in den ersten Lebensmonaten etwa vorhanden gewesene Zyanose zum Verschwinden.

Neben dem Druckgefälle zwischen den beiden Vorhöfen sind die Größe des Defekts für die Blutmenge maßgebend, die im extrauterinen Leben vom linken in den rechten Vorhof übertritt. Wenn der Defekt klein ist oder wenn die Valvula for. ovalis durch den höheren Druck im linken Vorhof an den Defekt angedrückt wird und ihn verschließt, handelt es sich um eine Hemmungsbildung, die hämodynamisch ohne Belang ist und nur bedeutungsvoll werden kann, wenn durch ihn ein Thrombus aus dem Körperkreislauf in das linke Herz gelangt. Bei größeren Defekten aber kann die in den rechten Vorhof übertretende Blutmenge so groß sein, daß es zur Füllungsdilatation und -hypertrophie des rechten Vorhofs und der rechten Kammer kommt. Fälle, bei denen diese Dilatation schon in früher Kindheit einsetzt und schnell progredient ist, sind prognostisch ungünstig zu beurteilen, da es alsbald zur Dekompensation des rechten Herzens zu kommen pflegt.

In vielen Fällen sind jedoch durch Jahre und Jahrzehnte keine oder kaum merkliche Beschwerden vorhanden, bis erst eine zunehmende Arbeitsdyspnoe, schließlich eine intermittierende oder dauernde Zyanose eine Untersuchung des Herzens veranlaßt.

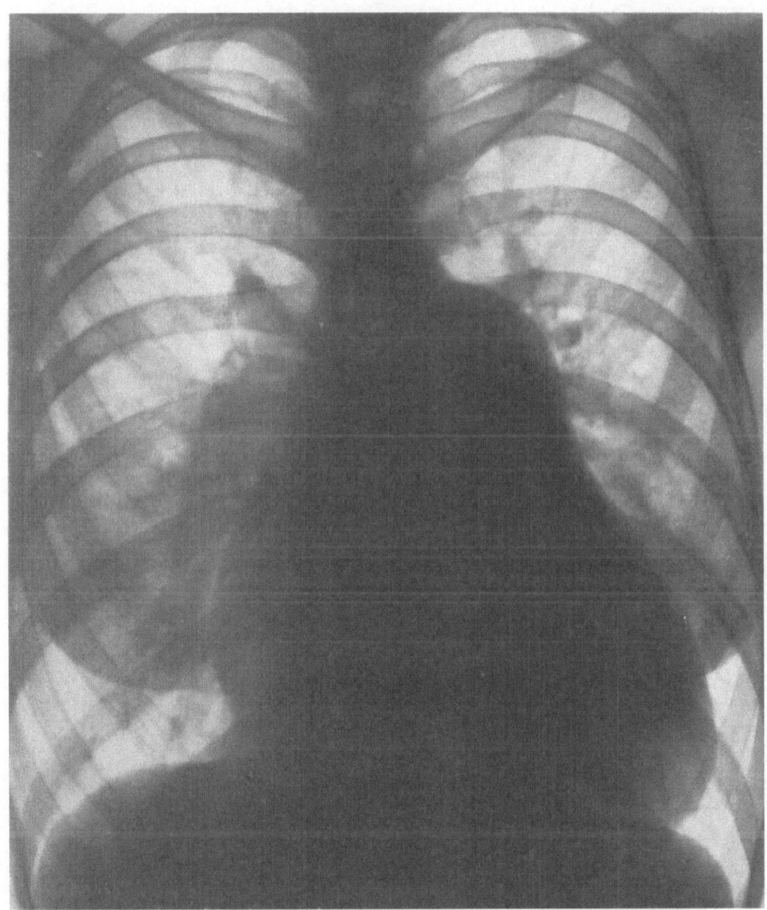

Abb. 194. Typisches Bild eines Vorhofseptumdefekts. 27jährige Frau.

Der beträchtlich vergrößerte, nach links und rechts verbreiterte Herzschatten ist durch mächtige buckelige Vorwölbung des Pulmonalisbogens mitral konfiguriert. Der linke Herzrand fällt steil zum Zwerchfell ab, der rechte ist elongiert und verstärkt gerundet. Die Untersuchung in den Schrägstellungen ergab, daß die Vergrößerung ausschließlich das rechte Herz betraf und daß der linke Vorhof normal groß war. Die Aorta war eng. Die Pulmonalis und ihre großen Äste waren hochgradig dilatiert und zeigten sehr starke systolisch-expansive Pulsationen. Diese und große Pulsationen am Herzschatten wiesen auf ein stark vergrößertes Schlagvolumen des rechten Herzens hin. Die Lungenfelder waren hell

Die mittlere Lebenserwartung ist im ganzen vermindert. Wenn man jedoch von den Fällen absieht, die in früher Kindheit einer Herzinsuffizienz erliegen, ist die Prognose verhältnismäßig günstig. Es gibt Fälle, die auch ein hohes Lebensalter erreichen. Meist freilich stellen sich um das vierte Lebensjahrzehnt Herzbeschwerden ein, die im Laufe der Jahre allmählich oder auch etappenweise und rekurrierend schlimmer werden. Die zunehmende Dyspnoe und Zyanose ist die Folge einer relativen Insuffizienz und eines schließlichen Versagens der rechten Kammer. Dieses Versagen ist weniger auf die dauernd erhöhte Volumleistung zurückzuführen, als vielmehr auf eine hinzutretende Erhöhung der Druckleistung durch Steigerung des Widerstandes in der Lungenstrombahn. Zu dieser

Drucksteigerung im Lungenkreislauf kommt es in etwa einem Viertel aller Fälle (SELZER). Sie ist meist durch sekundäre Pulmonalsklerose, manchmal durch das Auftreten eines Lungenemphysems oder komplizierender Lungenerkrankungen bedingt. Mit diesem Anstieg des diastolischen Drucks in der versagenden rechten Kammer kommt es zur Erhöhung des Drucks im rechten Vorhof. Sobald dieser den Druck im linken Vorhof übersteigt, sind die Voraussetzungen für das Auftreten einer Kurzschlußumkehr, also eines Rechts-Links-Kurzschlusses gegeben. Dieser kann zunächst nur passager bei körperlicher Arbeit auftreten, schließlich aber in einen dauernden Zustand übergehen. Die zunächst nur passagere Zyanose macht damit einer dauernden Platz.

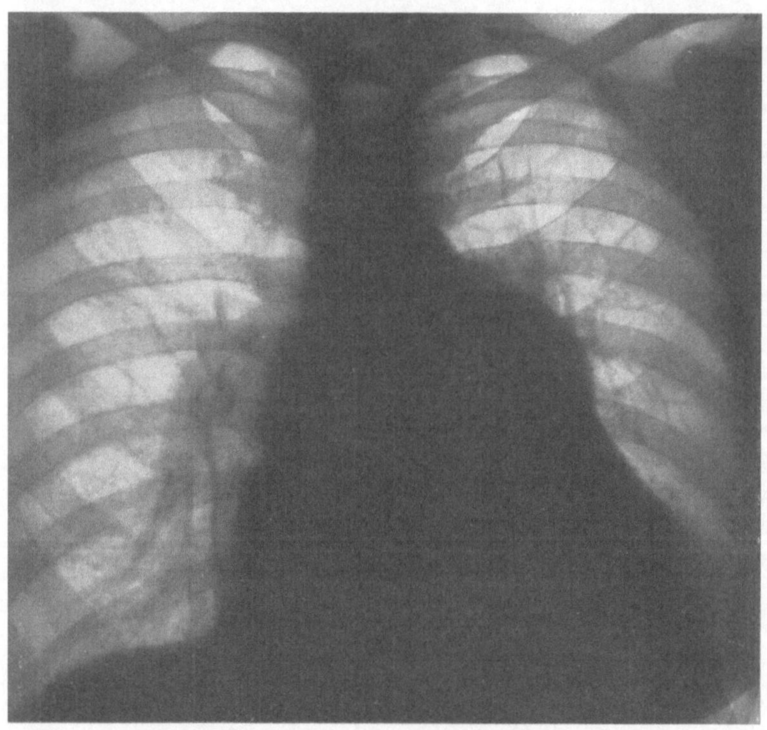

Abb. 195. Typisches Bild eines Vorhofseptumdefekts. 55jährige Frau.
Schon als Kind wenig leistungsfähig. Ein komplikationsloser Partus. Tachykardie. Rechts-Schenkelblock, partieller AV-Block, 2:1. 4,6 Mill. Rote. RR 140/80 mm Hg, keine Zyanose.
Enorm vergrößerter, nach links und rechts verbreiterter Herzschatten mit mächtiger buckeliger Vorwölbung des Pulmonalisbogens und starken systolisch-expansiven Pulsationen an diesem und an den stark vergrößerten Hilusschatten. Linker Vorhof normal. Enorme Vergrößerung des rechten Herzens. Der Katheter ergab Erhöhung der O_2-Spannung im rechten Vorhof und keine Drucksteigerung in der rechten Kammer. Das Minutenvolumen im Lungenkreislauf war doppelt so groß wie im Körperkreislauf

Die klinische Untersuchung ergibt im kompensierten Stadium eine leichte bis ansehnliche Verbreiterung der Herzdämpfung nach links mit Ausfüllung der Herzbucht; dazu kommen häufig ventrikuläre Pulsationen im Epigastrium, eine Akzentuation oder auch Spaltung des zweiten Pulmonaltons und ein systolisches Geräusch über dem ERBschen Punkt; nicht selten weist ein weiches, blasendes diastolisches Geräusch über der Pulmonalis auf eine relative Pulmonalklappeninsuffizienz durch Überdehnung des Klappenrings hin. Eine Zyanose fehlt, jedoch ist die körperliche Leistungsfähigkeit mehr oder weniger vermindert. Im dekompensierten Stadium finden sich neben einer oft enormen Vergrößerung des Herzens nach links und rechts die Zeichen einer Stauung im Körperkreislauf mit tiefer Zyanose.

Der *Röntgenbefund* ist — wenn man von Endstadien absieht — meist so charakteristisch, daß er auf den ersten Blick an einen Vorhofseptumdefekt denken läßt. Das gilt vor allem für die klinisch belangreichen Fälle mit Übertritt einer großen Blutmenge aus dem linken in den rechten Vorhof. Nur bei kleinem Kurzschlußvolumen kann das Herz normal groß oder nur wenig vergrößert sein (Abb. 193). Sonst aber wird das Röntgenbild bestimmt 1. durch eine Füllungsdilatation und -hypertrophie des rechten Herzens, 2. durch die abnorme Blutfülle des Lungenkreislaufs und 3. durch das große Schlagvolumen des rechten Herzens.

Es findet sich demnach ein meist mehr oder weniger vergrößerter, ausschließlich oder überwiegend nach links verbreiterter, mitral konfigurierter Herzschatten mit verlänger-

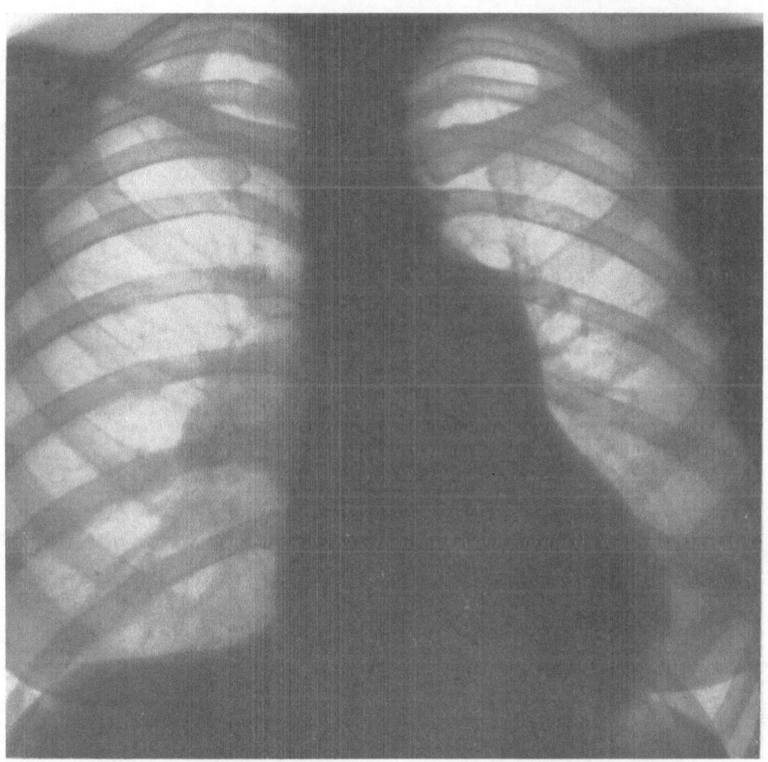

Abb. 196. Typisches Bild eines Vorhofseptumdefekts. 37jährige Frau. (Autopsie.) Tachykardie. Mäßige Zyanose. Verminderte Leistungsfähigkeit.

Mäßig vergrößerter, durch buckelige Vorwölbung des stark pulsierenden Pulmonalisbogens mitral konfigurierter Herzschatten. Große pulsierende Hilusschatten. Im Gegensatz dazu auffallend schmächtige periphere Gefäßstrukturen der Lungen, die auf eine Engstellung der Peripherie hinweisen und für einen Rechts-Links-Kurzschluß (oder einen gemischten Shunt) sprechen. Die Autopsie ergab, abgesehen von dem Vorhofseptumdefekt, eine abnorme Einmündung von Lungenvenen in den rechten Vorhof

tem und verstärkt gerundetem rechtem Herzrand und einem stark nach links ausladenden linken Herzbogen (Abb. 194). Die Herzbucht ist meist durch buckelige Vorwölbung des erweiterten Pulmonalisstamms und des Conus pulmonalis ausgefüllt. Der linke Vorhof und die linke Kammer sind nicht vergrößert. Die Aorta pflegt relativ eng zu sein, was auf die verminderte Durchblutung des Körperkreislaufs hinweist. Im Gegensatz dazu stehen als Ausdruck der verstärkten Durchblutung des Lungenkreislaufs die Vergrößerung der Hilusschatten, die ein monströses Ausmaß erreichen kann, und die Verbreiterung und Vermehrung der peripheren Gefäßstrukturen der Lungen. Die Dilatation der Pulmonalis und ihrer Äste steht in keiner unmittelbaren Beziehung zum arteriellen Druck in der Lungenstrombahn. Man findet oft hochgradige Dilatationen bei niedrigen Druckwerten. Der vermehrte Blutzufluß kann eben auch ohne Drucksteigerung zu einer hochgradigen Dilatation der Lungengefäße führen (Abb. 195). Anderseits findet man gerade in Fällen von starker arterieller Drucksteigerung die peripheren Gefäßstrukturen der Lungen im Gegensatz zu den großen Hilusschatten auffallend zart und spärlich, was auf ihre funktionelle Engstellung hinweist (Abb. 196). Von besonderer diagnostischer Bedeutung sind die großen pulsatorischen Exkursionen des rechten Herzens und des Pulmonalisbogens sowie die auffallend starken systolisch-expansiven Pulsationen der Hili und der arteriellen Gefäßstrukturen der Lungen. Sie sind das sichtbare Korrelat des großen Schlagvolumens der rechten Kammer, weisen also auf ein relativ großes Kurzschlußvolumen hin. Diese auffallend großen Pulsationen sind für den Vorhofseptumdefekt so bezeichnend, daß man aus ihnen auch bei Vorhandensein eines Mitralklappenfehlers mit großer Wahrscheinlichkeit auf das gleichzeitige Bestehen eines Vorhofseptumdefekts schließen darf (Abb. 199, 200).

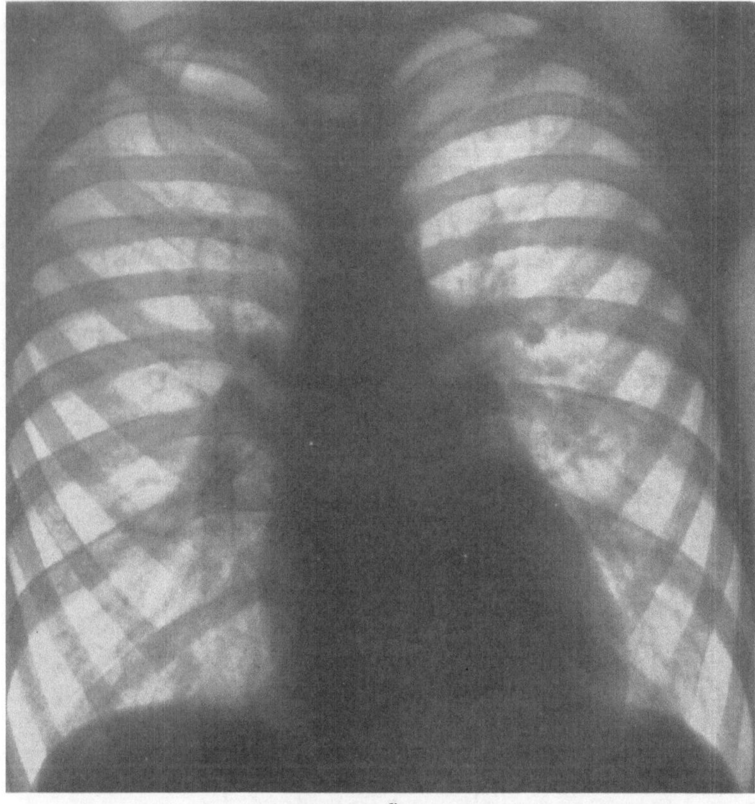

a

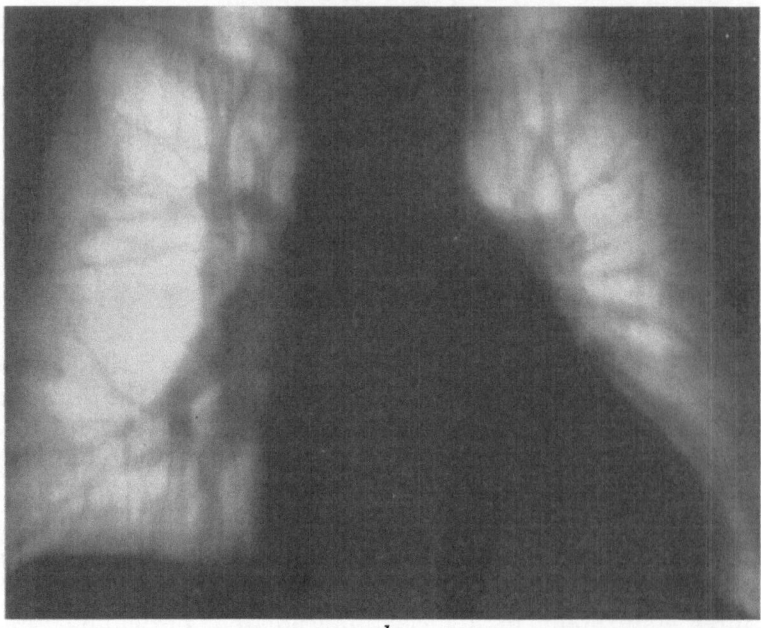

b

Abb. 197*a* und *b*. Vorhofseptumdefekt mit Einmündung von Lungenvenen in den rechten Vorhof. Elfjähriger Knabe. Normal großer, durch flachbuckelige Vorwölbung des Pulmonalisbogens mitral konfigurierter Herzschatten. Vergrößerte, systolisch-expansiv pulsierende Hilusschatten. Die abnorm einmündenden Lungenvenen sind auf der Übersichtsaufnahme und im Schichtbild nicht erkennbar und waren nur durch den Herzkatheter zu sondieren

Der Vorhofseptumdefekt ist oft mit *abnormer Einmündung von Lungenvenen* in die V. cava sup. oder in den rechten Vorhof kombiniert (Hickie et al.); diese Kombination ändert an der abnormen Dynamik des Herzens und daher auch am Röntgenbefund des Vorhofseptumdefekts nichts. Auch ein gelegentlich neben einem Vorhofseptumdefekt vorhandener Defekt in der Kammerscheidewand ist röntgenologisch nicht faßbar und kann nur durch den Herzkatheter aufgedeckt werden. Abnorme Lungenveneneinmündungen werden ebenfalls oft erst durch den Herzkatheter aufgedeckt (Abb. 197 *a, b*), sind aber nicht selten auf Frontaltomogrammen des Thorax gut erkennbar.

Durch die Füllungsdilatation und -hypertrophie des rechten Herzens kann der Herzschatten enorme Größe erlangen, ohne daß deshalb schon eine Zyanose vorhanden sein oder die Zeichen einer Stauung im Körperkreislauf auftreten müßten. Allerdings ist die fortschreitende Dilatation des rechten Herzens der Ausdruck seiner zunehmenden muskulären Insuffizienz. Diese ist die Folge des Versagens gegenüber der dauernd erhöhten Volumleistung oder gegenüber einer sich allmählich entwickelnden Widerstandserhöhung

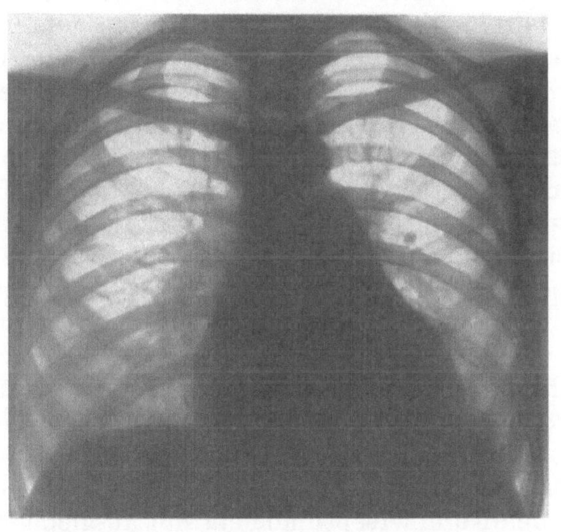

a

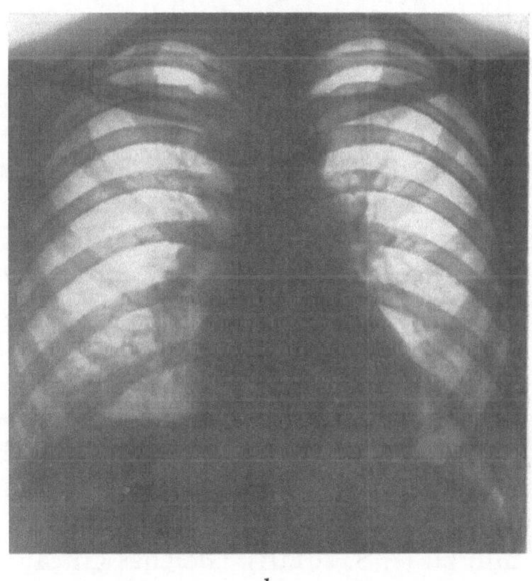

b

Abb. 198 *a* und *b*. Verkleinerung des Herzens nach operativem Verschluß eines Vorhofseptumdefekts. 24jährige Frau.

a 17. Februar 1958: Vor der Operation. *b* 23. Oktober 1958: Nach Verschluß des Vorhofseptumdefekts

in der Lungenstrombahn (s. oben); oft sind beide Faktoren im Spiele. Sie können über einen „gemischten Shunt" schließlich zur Kurzschlußumkehr mit Verkleinerung des in die Lunge beförderten Schlagvolumens führen. Welches auch die letzte Ursache für die Verminderung der Lungendurchblutung und die Verkleinerung des Schlagvolumens sein mag, auf jeden Fall haben sie eine Verringerung der Gefäßstrukturen in den peripheren Teilen beider Lungen zur Folge, während die Hilusschatten im allgemeinen vergrößert bleiben (Abb. 196); außerdem kommt es oft zum Schwund der systolisch-expansiven Pulsationen an den Gefäßstrukturen der Lungen. Dadurch kann der Röntgenbefund recht uncharakteristisch werden. Gelegentlich vermißten wir die systolisch-expansiven Pulsationen auch ohne nachweisbaren Grund. Dies veranlaßte uns bei einem 20jährigen kräftig gebauten Mann, an einen primären pulmonalen Hochdruck zu denken. Erst die Katheteruntersuchung deckte einen Vorhofseptumdefekt mit bedeutendem Kurzschlußvolumen auf; dabei war der Druck in der rechten Kammer nicht beträchtlich erhöht und von einer Dekompensation des rechten Herzens konnte keine Rede sein. Solche Fälle mahnen zu diagnostischer Zurückhaltung.

Bei erfolgreichem operativen Verschluß eines reinen Vorhofseptumdefekts kommt es, falls sich nicht schon ein irreparabler pulmonaler arterieller Hochdruck entwickelt hatte und keine irreparable muskuläre Insuffizienz des Herzens vorhanden war, zur prompten Verkleinerung des Herzschattens mit Abflachung des Pulmonalisbogens und Normalisierung der pulmonalen Gefäßstrukturen (Abb. 198*a* und *b*).

Der *Angiokardiographie* kommt für die Röntgendiagnostik des Vorhofseptumdefekts gewisse Bedeutung zu. Sie ergibt — abgesehen von der Vergrößerung des rechten Vorhofs und der rechten Kammer sowie von der schon ohne Kontrastfüllung konstatierten Ausweitung der Pulmonalis und der Lungengefäße — eine Wiederkontrastfüllung des rechten Herzens vom linken Vorhof her. Daraus resultiert eine protrahierte Kontrastfüllung sämtlicher Herzhöhlen und des Lungenkreislaufs. Auch ohne konstanten Rechts-Links-Kurzschluß kann es in seltenen Fällen unmittelbar nach der Injektion zu einer vorzeitigen Kontrastfüllung des linken Vorhofs, der linken Kammer und der Aorta auf dem Wege des Vorhofseptumdefekts kommen, wenn durch den Injektionsdruck ein flüchtiger Übertritt von kontrasthaltigem Blut aus dem rechten in den linken Vorhof erzwungen wird (Wegelius und Lind).

Die angiokardiographischen Befunde leiden besonders beim Erwachsenen an der starken Verdünnung, die das Kontrastmittel in dem großen rechten Herzen und im Lungenkreislauf erfährt. Die Bilder sind daher wenig kontrastreich und die lange Verweildauer des Kontrastmittels in beiden Vorhöfen und in der großen rechten Kammer machen die Abgrenzung der einzelnen Herzabteilungen sehr schwierig. Verläßlichen Aufschluß über die Größe des Vorhofseptumdefekts erhält man durch die Angiokardiographie nicht.

Die *Katheteruntersuchung* ergibt demgegenüber verläßliche Auskunft über die Größe des Kurzschlußvolumens und über die Kurzschlußrichtung und gestattet oft auch die Sondierung des linken Vorhofs durch den Septumdefekt. Nicht selten zeigt die Katheteruntersuchung, daß gleichzeitig eine Transposition von Lungenvenen mit Einmündung in die obere Hohlvene oder in den rechten Vorhof vorhanden ist.

Differentialdiagnostisch müssen verschiedene angeborene und erworbene Zustände in Erwägung gezogen werden. So können sehr ähnliche Befunde bei der Eisenmengerschen Anomalie erhoben werden, wenn bei dieser auch mit größerer Regelmäßigkeit eine Zyanose gefunden wird als beim Vorhofseptumdefekt. Entscheidende diagnostische Bedeutung für die Sicherung einer Eisenmengerschen Anomalie kommt dem Angiokardiogramm zu (s. S. 261ff.). Gleiches gilt auch für den Kammerseptumdefekt mit ausgiebigem Links-Rechts-Kurzschluß und für die angeborene Pulmonalklappeninsuffizienz. Die relative Pulmonalklappeninsuffizienz bei Mitralfehlern unterscheidet sich vom Vorhofseptumdefekt durch die immer vorhandene Vergrößerung des linken Vorhofs. Über die Lutembachersche Anomalie, bei der ein Vorhofseptumdefekt mit Mitralstenose kombiniert ist, siehe den folgenden Abschnitt.

5. Der Vorhofseptumdefekt mit Mitralstenose (Lutembachersche Anomalie)

Die sogenannte Lutembachersche Anomalie ist nicht häufig und wird noch seltener in vivo diagnostiziert. Meistens wird lediglich ein Vorhofseptumdefekt angenommen, da dieser das klinische und röntgenologische Bild beherrscht. Eine Zyanose fehlt. Über der Herzspitze kann ein präsystolisches Geräusch vorhanden sein.

Hämodynamisch bedeutet die Komplikation eines Vorhofseptumdefekts durch eine Mitralstenose eine zusätzliche Belastung für das rechte Herz, da die Mitralstenose im Sinne einer Drucksteigerung im linken Vorhof wirkt und daher den Links-Rechts-Kurzschluß begünstigt. Für den linken Vorhof hingegen bedeutet das Vorhandensein eines Vorhofseptumdefekts eine Entlastung, da ein Teil seines Inhalts in den rechten Vorhof entweichen kann. Das ist der Grund, warum stärkere Dilatationen des linken Vorhofs bei dieser Anomalie so selten sind.

Die Genese der Mitralstenose ist bis heute ungeklärt. Rossi nimmt für das Säuglingsalter eine Anomalie an. In späteren Jahren dürfte es sich wohl auch um die Folge einer Endokarditis handeln, die ja bekanntlich bei kongenitalen Anomalien häufig vorkommt.

Der *Röntgenbefund* gleicht weitgehend dem des reinen Vorhofseptumdefekts mit starker Dilatation der lebhaft pulsierenden Pulmonalis und ihrer intrapulmonalen Äste. Ein meist nur leicht verstärktes Ausladen der Herzhinterwand ins hintere Mediastinum mit umschriebener Verlagerung der kontrastgefüllten Speiseröhre weisen auf das Vorliegen einer Mitralstenose hin. Häufig sind die Pulsationen am Herzgefäßschatten infolge von Vorhofflimmern arrhythmisch. Bildmäßig kann das Röntgenbild der LUTEMBACHERschen Anomalie große Ähnlichkeit mit einem weiten persistenten Ductus arteriosus haben, jedoch finden sich bei diesem die Zeichen einer Füllungsdilatation und -hyper-

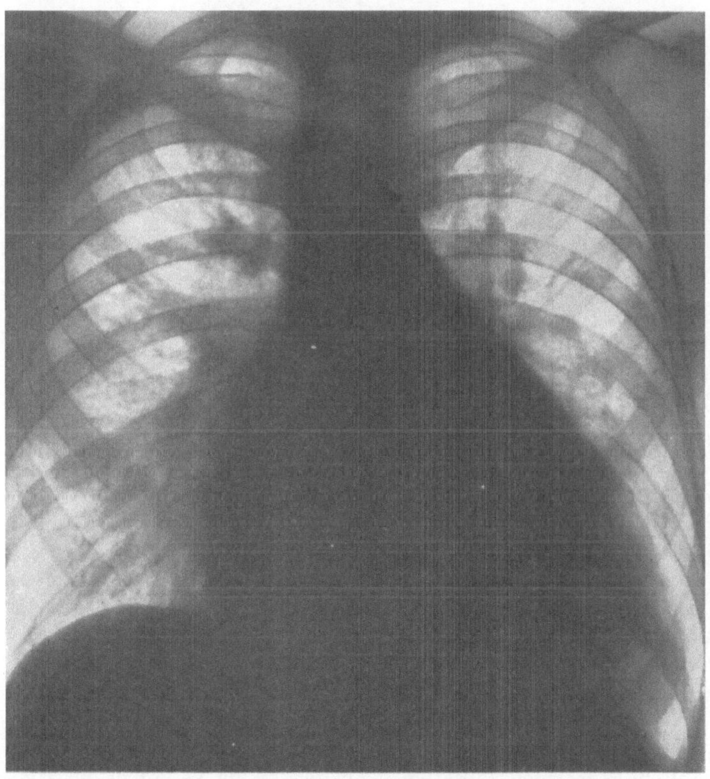

a

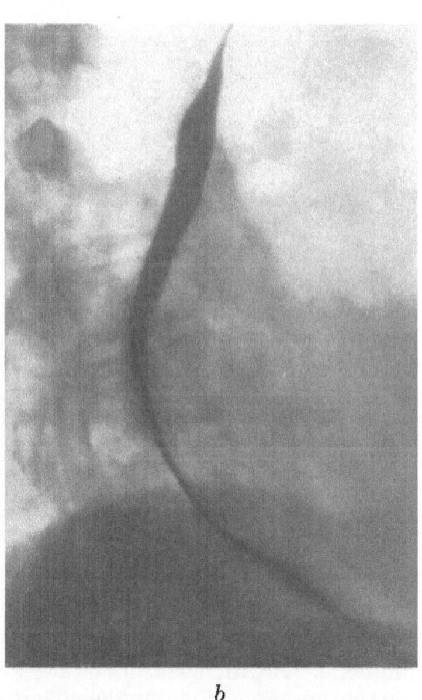

b

Abb. 199*a* und *b*. Vorhofseptumdefekt und Mitralklappeninsuffizienz und -stenose. 43jähriger Mann. Das sehr große, typisch mitral konfigurierte Herz mit den Zeichen einer hypertrophischen Dilatation beider Kammern, einer ansehnlichen Vergrößerung des linken Vorhofs (*b*) und mit beträchtlich verstärkten Gefäßstrukturen der Lungen hätte an einen reinen dekompensierten, kombinierten Mitralklappenfehler denken lassen, wenn nicht an den Hili und an den zentralen Gefäßstrukturen der Lungen auffallend große systolisch-expansive Pulsationen vorhanden gewesen wären. Diese wiesen auf einen Vorhofseptumdefekt mit kombiniertem Mitralklappenfehler hin. Die Operation bestätigte diese Annahme und ergab außerdem die Einmündung einer größeren Lungenvene in den rechten Vorhof

trophie der linken Kammer, während bei der LUTEMBACHERschen Anomalie die linke Kammer nicht vergrößert ist.

Eine Ausnahme davon macht die offenbar außerordentlich seltene Kombination von Vorhofseptumdefekt mit Mitralklappeninsuffizienz, bei der der linke Vorhof und die linke Kammer vergrößert sind (Abb. 199*a* und *b*). Ein derartiger Fall wurde auch von FELLMANN et al. beschrieben. Die Autoren konnten auch bei diesem Fall nicht entscheiden, ob die Mitralklappeninsuffizienz angeborener oder endokarditischer Natur war.

Natürlich muß bei Erwachsenen immer mit einer *endokarditischen Mitralstenose* gerechnet werden. Abb. 200 stammt von einer Frau mit florider Endocarditis lenta und den Zeichen einer Mitralstenose, bei der nur die ansehnliche Vergrößerung des rechten Herzens und die auffallend starken Pulsationen an den Hilusschatten auf das Bestehen eines Vorhofseptumdefektes hinwiesen.

Eine freilich seltene Anomalie, die von der LUTEMBACHERschen Anomalie klinisch und röntgenologisch nicht zu unterscheiden ist, an die man aber mit Rücksicht auf ein geplantes chirurgisches Vorgehen nicht vergessen darf, stellt das *Cor triatriatum* dar,

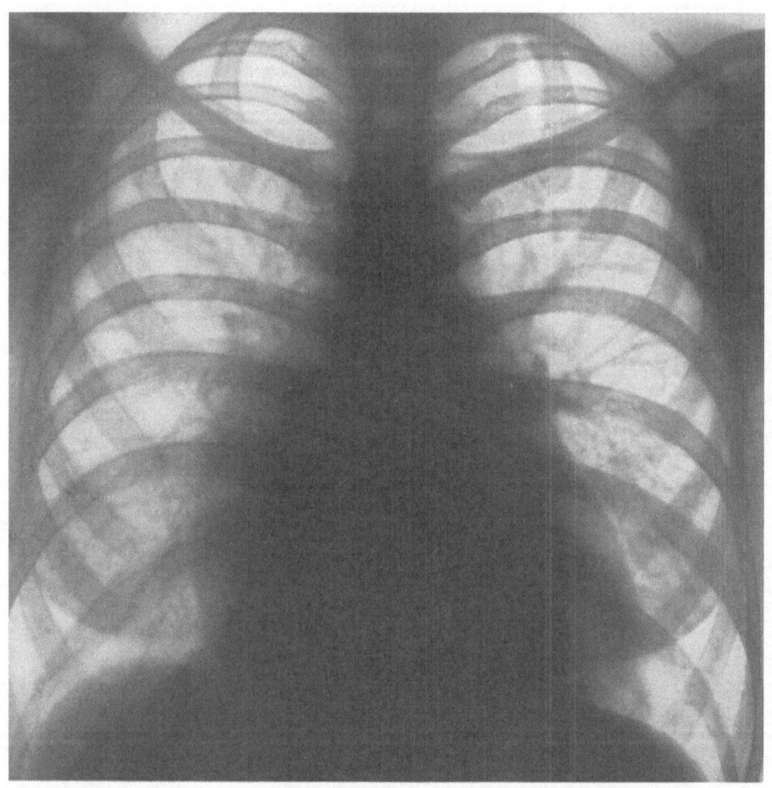

Abb. 200. Vorhofseptumdefekt und Mitralklappenfehler bei florider Endokarditis lenta. 27jährige Frau. Die starke Rechtsverbreiterung des mäßig vergrößerten, mitral konfigurierten Herzens mit Vergrößerung des linken Vorhofs ließ auf einen Mitralklappenfehler mit hypertrophischer Dilatation der rechten Kammer schließen. Die ungewöhnlich starken systolisch-expansiven Pulsationen an den mäßig vergrößerten Hilusschatten sprachen für das gleichzeitige Bestehen eines Vorhofseptumdefekts, welcher bestätigt werden konnte

wenn zwischen dem Pseudovorhof und dem rechten Vorhof eine Kommunikation besteht (s. S. 303f.). Der Verfasser hat einen derartigen Fall beobachtet (Abb. 258).

6. Anomalien des Trikuspidalostiums

a) Die Ebsteinsche Anomalie

Diese seltene Anomalie besteht in einer teilweisen oder gänzlichen Versetzung der Trikuspidalklappen unter den Annulus fibrosus in die rechte Kammer. Dadurch ist der rechte Vorhof auf Kosten des Kammerraumes vergrößert. Die Trikuspidalklappen sind mehr oder weniger verbildet, verdickt, manchmal durchlöchert; ihre Papillarmuskeln und Sehnenfäden sind verkürzt, atypisch angeordnet, verplumpt. Daraus kann eine Schlußunfähigkeit der Trikuspidalklappen resultieren. Oft sind die verbildeten Klappen derart miteinander verwachsen, daß eine Stenose zustande kommt. Die rechte Kammer kann abnorm klein, bei Insuffizienz der Trikuspidalklappen aber auch sekundär dilatiert sein, was durch die Hypoplasie ihrer Wandung begünstigt wird. Im Vordergrund steht aber die oft enorme Dilatation des rechten Vorhofs. Fast immer ist ein Vorhofseptumdefekt vorhanden.

Die klinische Symptomatologie der EBSTEINschen Anomalie ist sehr variabel. Manche

Fälle sind und bleiben praktisch symptomlos. Die ersten Symptome können schon in früher Kindheit oder erst im erwachsenen Alter auftreten. Am konstantesten ist die Arbeitsdyspnoe. Die Zyanose kann sich bei Vorhandensein eines Vorhofseptumdefekts schon frühzeitig, sonst erst im Spät- und Endstadium einstellen. Fast regelmäßig findet sich ein systolisches, selten ein diastolisches, gelegentlich ein präsystolisches Geräusch, links in der Gegend der Herzspitze. Diese Geräusche stammen von dem nach links versetzten Trikuspidalostium und können einen Mitralklappenfehler vortäuschen, jedoch ist der zweite Pulmonalton nicht akzentuiert. Ein Herzbuckel scheint selten zu sein. Häufig sind Rhythmusstörungen, insbesondere Anfälle von paroxysmaler Tachykardie. Bei Vorhandensein einer Trikuspidalklappeninsuffizienz können ein positiver Leber- und Venenpuls vorhanden sein.

Wenn auch manche Träger einer EBSTEINschen Anomalie ein hohes Lebensalter erreichen, sterben doch schon viele in früher Kindheit. Die frühzeitig zyanotisch werdenden

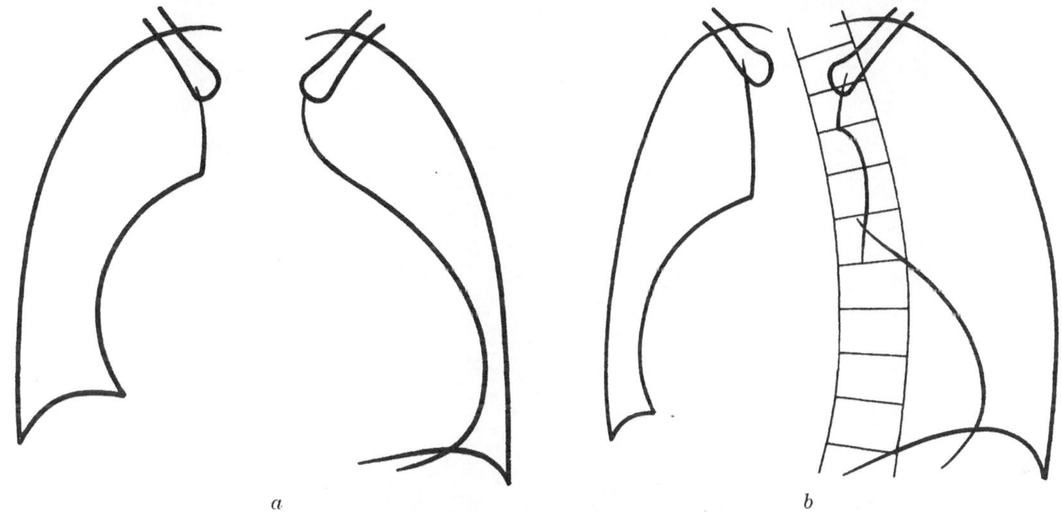

Abb. 201*a* und *b*. EBSTEINsche Anomalie.

Der Herzschatten ist enorm vergrößert, fast kugelig und lädt unter einem kurzen schmalen Gefäßband weit nach links und rechts aus. In linker vorderer Schrägstellung (*b*) erkennt man, daß das rechte Herz besonders stark vergrößert ist. Diese Vergrößerung ist hauptsächlich oder ausschließlich auf die Größe des vor der Trikuspidalklappe liegenden Teils des rechten Herzens zu beziehen. Die Hilusschatten und peripheren Gefäßstrukturen der Lungen sind dürftig entwickelt, was sofort an eine EBSTEINsche Anomalie denken lassen muß

Fälle haben eine wesentlich schlechtere Prognose als die nicht zyanotischen. Es kommen Todesfälle im Gefolge einer paroxysmalen Tachykardie vor. Die mittlere Lebensdauer beträgt daher nur rund 25 Jahre.

Mit den Röntgenbefunden bei EBSTEINscher Anomalie haben sich SOLOFF et al., ENGLER et al., SCHAEDE, BROADBENT et al., EDWARDS, CAMPBELL, GROB et al., HEIM, DE BALSAC, MÉTHIANU, KJELLBERG et al., KISTIN et al. u. a. beschäftigt.

Die hämodynamisch bedingten Formveränderungen des Herzens werden durch die Stenose oder Klappeninsuffizienz am Trikuspidalostium bestimmt, werden aber durch die relative Größe des rechten Vorhofs und durch die muskuläre Hypoplasie der primär kleinen rechten Kammer wesentlich mitbeeinflußt. Der meist vorhandene Vorhofseptumdefekt spielt eine untergeordnete Rolle. Es kommt jedoch vor, daß durch den Vorhofseptumdefekt so viel venöses Blut in den linken Vorhof übertritt, daß das linke Herz eine Füllungsdilatation und -hypertrophie erfährt und eine Zyanose auftritt. Diese seltenen Fälle können mit einem Linksüberwiegen im EKG verbunden sein, so daß man an das Vorliegen einer Trikuspidalatresie denken kann (s. unten).

Röntgenologisch findet sich — abgesehen von den Fällen, bei denen die Anomalie des Trikuspidalklappenapparats so geringfügig ist, daß die Hämodynamik dadurch keine wesentlichen Veränderungen erfährt — ein mäßig bis hochgradig vergrößerter Herzschatten, der unter einem kurzen schmalen Gefäßband vorwiegend nach links auslädt, wenn auch der rechte Herzbogen entsprechend der Vergrößerung des rechten Vorhofs verlängert und verstärkt gerundet ist (Abb. 201, 202). In linker vorderer Schrägstellung und in transversalem Strahlengang fällt das hoch oben einsetzende starke Ausladen des Herzschattens gegen die Thoraxvorderwand auf (Abb. 201*b*). Der Herzschatten liegt dadurch dem Sternum breiter an und der Retrosternalraum ist dementsprechend eingeengt. Inwieweit die oft enorme Vergrößerung des Herzens auf den rechten Vor-

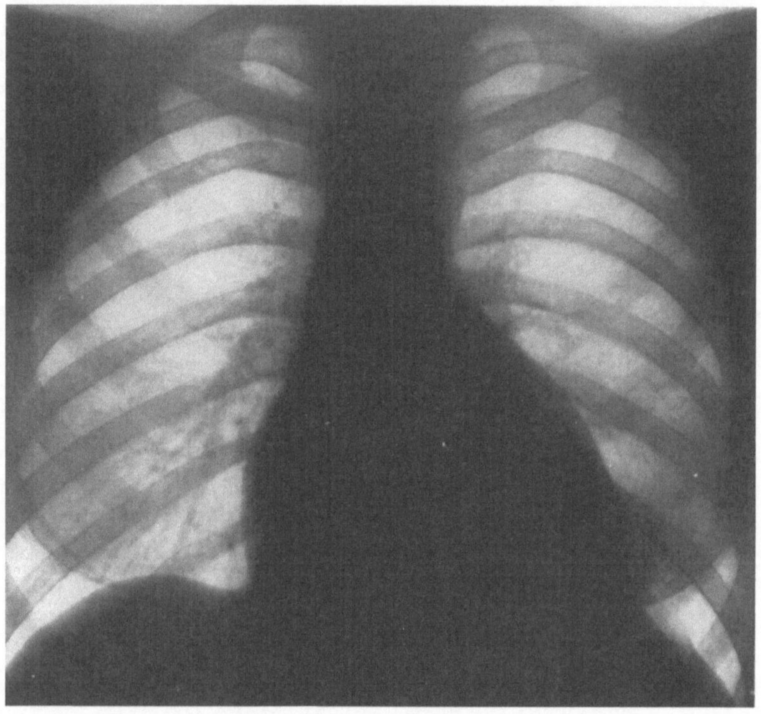

Abb. 202. EBSTEINsche Anomalie. Allgemein unterentwickelte, amenorrhoische Patientin von 21 Jahren. Geringe Zyanose seit der Geburt, hochgradige Zyanose und Dispnoe seit zwei Jahren. Herzklopfen. Tachykardie. Trommelschlegelfinger. Keine Herzgeräusche. 7,7 Mill. Rote, Hb 140%, Sinustachykardie. Rechts-Schenkelblock. Partieller Herzblock. P pulmonale (PQ = 0,24).

Mäßig vergrößertes, nach links und rechts verbreitertes Herz mit verstärkter Rundung des rechten Herzbogens und flachbuckeliger Vorwölbung des Conus pulmonalis unterhalb der Herzbucht. Sehr kleine Hilusschatten und spärliche Gefäßstrukturen der Lungen. Die Vorwölbung des Conus pulmonalis läßt darauf schließen, daß der große rechte Vorhof den hypoplastischen, jedoch sekundär dilatierten rechten Kammerraum nach links verdrängt hat

hof, inwieweit sie auf die hypoplastische, aber sekundär dilatierte rechte Kammer zu beziehen ist, läßt sich oft nicht entscheiden. Die Austastung des Herzens mit dem Katheter (THURN und SCHAEDE, KJELLBERG et al.) hat gezeigt, daß die Vergrößerung des Herzens und seine Verbreiterung nach links ausschließlich durch den rechten Vorhof bedingt sein können. In Fällen von Insuffizienz der Trikuspidalklappen kann allerdings die dünnwandige rechte Kammer an der Dilatation maßgeblich beteiligt sein. Dann kann man am linken Herzrand eine Vorwölbung des erweiterten Conus pulmonalis sehen (Abb. 202). Das linke Herz nimmt im allgemeinen an der Vergrößerung nicht teil, auch wenn ein Vorhofseptumdefekt vorhanden ist. Die Hilusschatten sind klein; die peripheren Gefäßstrukturen der Lungen sind zart und spärlich. Die Lungenfelder sind hell. Die Aorta ist normal weit oder hypoplastisch.

Die Pulsationen am Herzschatten, insbesondere am rechten Herzrand, sind klein und oft arrhythmisch; bei relativer Trikuspidalinsuffizienz können aber am rechten

Vorhof starke kammersystolische lateralwärts gerichtete Pulsationen vorhanden sein. THURN konnte diese Pulsationen des großen rechten Vorhofs sogar im unteren Abschnitt des linken Herzrandes registrieren.

Das kurze schmale Gefäßband, die mangelhafte Gliederung der Herzschattenränder, die meist kleinen Pulsationen sowie die Helligkeit und Strukturarmut der Lungen erinnern sehr an ein Hydroperikard, jedoch spricht das winkelige Ausbiegen des rechten Herzbogens gegen diese Annahme (Abb. 201*a*).

Die *Angiokardiographie* läßt in vorgeschrittenen Fällen die oft enorme Vergrößerung des rechten Herzens, die Versetzung der Kerbe, welche die Atrioventrikulargrenze bezeichnet, gegen die Herzspitze, die verlangsamte Entleerung des rechten Herzens und die Enge der Pulmonalgefäße erkennen. Wegen der beträchtlichen Verweildauer des Kontrastmittels im rechten Herzen und der Gefahr der Auslösung einer paroxysmalen Tachykardie oder eines Kammerflimmerns ist aber von der Angiokardiographie abzuraten (CAMPBELL, KJELLBERG et al.).

Bei massivem Rechts-Links-Kurzschluß durch einen Vorhofseptumdefekt mit Zyanose und Linksüberwiegen im EKG kann die Kontrastfüllung der Aorta früher erfolgen als die der Pulmonalis, so daß eine Trikuspidalatresie bzw. -stenose vorgetäuscht werden kann (GASUL et al.).

b) Die angeborene Trikuspidalatresie

Die angeborene Trikuspidalatresie ist selten und macht nur etwa 5% aller zyanotischen Herzanomalien der Kinder aus. Bei Erwachsenen ist sie noch seltener als beim Kind, da die meisten Träger dieser Anomalie schon in frühem Kindesalter sterben.

Klinisch handelt es sich um eine Anomalie, die fast obligat mit schwerer Zyanose, Trommelschlegelfingern und -zehen und Polyzythämie verbunden ist. Die körperliche Entwicklung und Leistungsfähigkeit ist dementsprechend stark gehemmt. Bei Kindern sind Anfälle von hochgradiger Dyspnoe, Bewußtlosigkeit und Krämpfen häufig. Es besteht Neigung zum Hocken. Oft findet sich ein positiver Venen- und Leberpuls. Die Herzgeräusche sind variabel; am konstantesten ist ein rauhes systolisches Geräusch im dritten Interkostalraum, knapp links vom Sternum, das kaum charakteristisch ist; in seltenen Fällen findet sich eine Akzentuation des zweiten Pulmonaltons. Das EKG zeigt meist ein Linksüberwiegen, was bei zyanotischer Herzanomalie sofort an eine Trikuspidalatresie denken lassen muß.

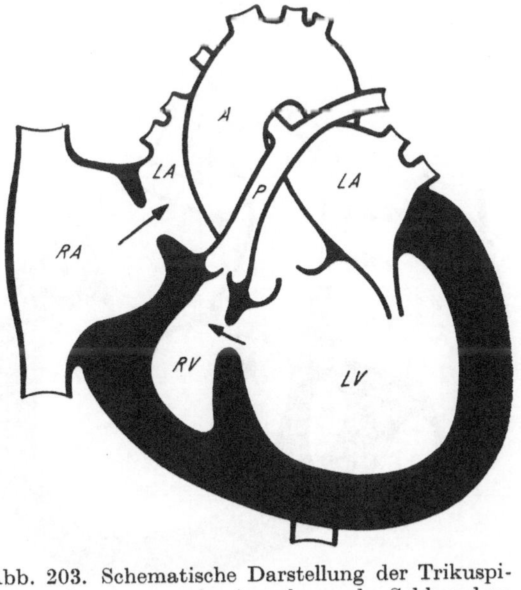

Abb. 203. Schematische Darstellung der Trikuspidalatresie mit normaler Anordnung der Schlagadern (s. Text)

Durch die Atresie des Trikuspidalostiums ist die direkte Verbindung des rechten Vorhofs mit der rechten Kammer und dem Lungenkreislauf unterbunden. Das Leben ist nur dann möglich, wenn über einen Vorhofseptumdefekt und das linke Herz eine Kommunikation mit dem Lungenkreislauf hergestellt ist.

Man unterscheidet zwei Grundformen der Trikuspidalatresie, welche diese Kommunikation in verschiedener Weise realisieren:

1. Die Trikuspidalatresie mit normalem Situs der Schlagadern und
2. die Trikuspidalatresie mit kompletter oder partieller Transposition der Schlagadern.

In beiden Fällen kann die rechte Kammer hypoplastisch sein oder gänzlich fehlen. Wenn sie hypoplastisch ist und durch einen Kammerseptumdefekt mit der linken Kammer in Verbindung steht, vermittelt sie den Übertritt von Blut aus dem linken Herzen in die ihr zugeordnete Schlagader, also bei normaler Anordnung der Schlagadern in die Pulmonalis (Abb. 203), bei Transposition der Schlagadern in die Aorta (Abb. 204).

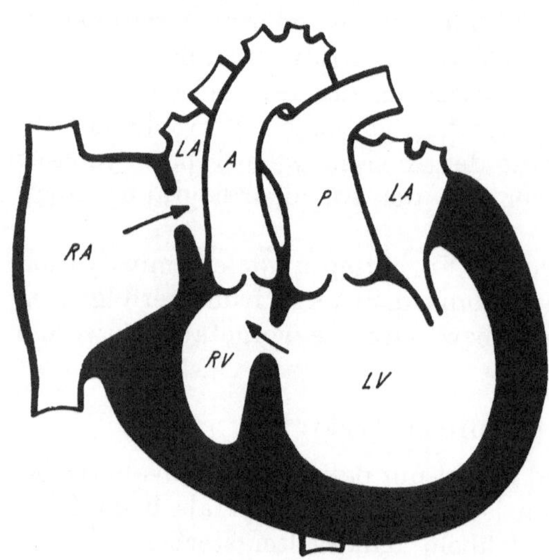

Abb. 204. Schematische Darstellung der Trikuspidalatresie mit Transposition der Schlagadern (s. Text)

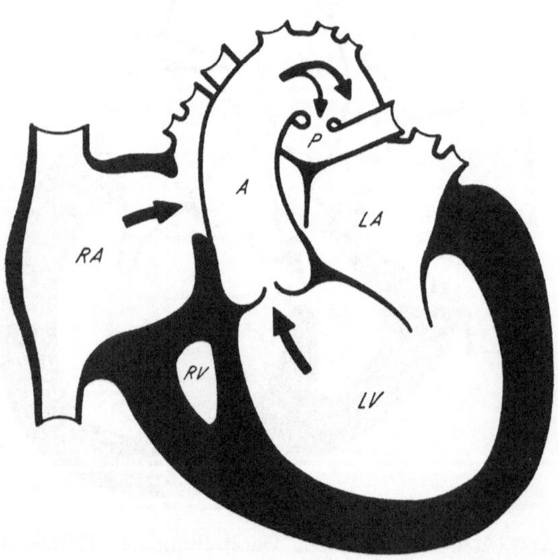

Abb. 205. Schematische Darstellung der Trikuspidalatresie mit ausgeschlossener rechter Kammer und persistentem Ductus arteriosus (s. Text)

Wenn die rechte Kammer fehlt oder als allseits geschlossener kleiner Hohlraum aus dem Kreislauf ausgeschaltet ist, kann bei normalem Situs der Schlagadern der Lungenkreislauf nur über einen persistenten Ductus arteriosus (Abb. 205) oder durch kollateral erweiterte Bronchialarterien versorgt werden. Wenn schließlich ein gemeinsamer Kammerraum vorhanden ist, aus dem die entweder in normalem Situs angeordneten oder transponierten Schlagadern ihren Ursprung nehmen, dann ist meist ein persistenter Ductus arteriosus vorhanden.

Die Dynamik des Herzens ist je nach der Ausbildung der rechten Kammer, je nach den Mündungsverhältnissen der Schlagadern und je nach dem Vorhandensein oder Fehlen eines Ductus arteriosus persistens bzw. von kollateral erweiterten Bronchialarterien unterschiedlich. Gleich bleibt aber in allen Fällen der Übertritt des gesamten Bluts durch den Vorhofseptumdefekt aus dem rechten in den linken Vorhof und gleich ist daher für alle Fälle, daß die linke Kammer die Last beider Kreisläufe aufgebürdet erhält.

Ad 1. Bei *Trikuspidalatresie mit normalen Mündungsverhältnissen der Schlagadern*, Kammerseptumdefekt und Hypoplasie der rechten Kammer (Abb. 203) tritt das abnorm große Quantum gemischten Blutes aus dem linken Vorhof in die linke Kammer. Daraus resultiert eine Füllungsdilatation und -hypertrophie der linken Kammer. Diese befördert den größeren Teil des Mischbluts durch die Aorta in den Körperkreislauf, den kleineren Teil durch den Kammerseptumdefekt und die rudimentäre rechte Kammer in den Lungenkreislauf. Da die Durchblutung des Lungenkreislaufs nur ungenügend ist, erhält der linke Vorhof — abgesehen von dem venösen Blut durch den Vorhofseptumdefekt — nur wenig arterialisiertes Blut aus der Lunge, was notwendig zu hochgradiger Zyanose führt. Ein gelegentlich vorhandener persistenter Ductus arteriosus verbessert die Lungendurchblutung und schafft damit günstigere Bedingungen für die O_2-Versorgung des Körperkreislaufs.

Wenn beide Schlagadern aus einem großen linken Kammerraum entspringen, dem der rechte Kammerraum als kleiner Appendix anhaftet, dann ist die Durchblutung des Lungenkreislaufs reichlicher und die Zyanose kann geringer sein.

Die Lebenserwartung ist bei Trikuspidalatresie mit normalem Situs der Schlagadern

stark herabgesetzt; sie ist je nach den besonderen Verhältnissen des Einzelfalls verschieden. Ein weiter Kammerseptumdefekt mit relativ weiter Pulmonalis, ein persistenter Ductus arteriosus und die Ausbildung ausgiebiger Kollateralen auf dem Wege der Bronchialarterien gestalten die Lebensaussichten günstiger. Die durchschnittliche Lebensdauer beträgt jedoch nur 1,7 Jahre, da der Tod meist im ersten Lebensjahre erfolgt. Immerhin konnte HACKENSELLNER einen Fall beobachten, der 27 Jahre alt wurde.

Ad 2. Bei *Trikuspidalatresie mit Transposition der Schlagadern* wird zwar das Körpervenenblut, das durch den Vorhofseptumdefekt in das linke Herz übertritt, auf dem Wege der über die linke Kammer versetzten Pulmonalis dem Lungenkreislauf zugeführt und in diesem arterialisiert (Abb. 204). Da aber die über die hypoplastische rechte Kammer versetzte Aorta nur das durch den Kammerseptumdefekt aus der linken Kammer zufließende Mischblut erhält, kommt es auch in diesen Fällen zur Zyanose. Im ganzen liegen die Verhältnisse jedoch günstiger als bei normalem Situs der Schlagadern, was in einer durchschnittlich längeren Lebensdauer von 9 Jahren zum Ausdruck kommt. Das höchste beobachtete Alter betrug 56 Jahre (HACKENSELLNER).

Sowohl bei normalem Situs als auch bei Transposition der Schlagadern liegt — wie schon gesagt — praktisch die ganze Last der Kreislaufarbeit auf der linken Kammer, die das Körper- und Lungenvenenblut erhält und beide Kreisläufe zu versorgen hat; sie erfährt dadurch eine Füllungsdilatation und -hypertrophie, die hohe Grade erreichen kann. Deshalb ist für diese Formen der Trikuspidalatresie im EKG ein Linksüberwiegen charakteristisch; dieses spricht daher bei bestehender zyanotischer Herzanomalie mit großer Wahrscheinlichkeit für eine Trikuspidalatresie[1].

Das vollständige Fehlen des Kammerseptums, also ein Cor triloculare biatriatum, scheint bei Trikuspidalatresie meist mit einer Transposition der Schlagadern verbunden zu sein, wobei die enge Aorta links vor der weiteren Pulmonalis aus einer Bucht des gemeinsamen Kammerraums (im sogenannten Aortenventrikel) ihren Ursprung nimmt.

Im übrigen kann die Trikuspidalatresie mit verschiedenen anderen Anomalien des Herzens und der Schlagadern (z. B. auch mit Dextrokardie oder einem rechtsläufigen Aortenbogen) verbunden sein. TAUSSIG erwähnt einen Fall mit Transposition der Schlagadern, bei denen die Aortenwurzel atretisch war und der Körperkreislauf durch die aus der linken Kammer entspringenden Pulmonalis auf dem Wege eines persistenten Ductus arteriosus versorgt wurde.

Mit den *Röntgenbefunden* der Trikuspidalatresie haben sich vor allem LAUBRY und PEZZI, TAUSSIG, EDWARDS und PURCHEL, DONZELOT et al., SNOW, DURAND und MÉTHIANU, GASUL, JANKER und HALLERBACH, WITTENBORG et al., ZDANSKY, ASTLEY et al., KJELLBERG et al. u. a. befaßt. Der Herzschatten kann normal groß oder auch vergrößert sein. Die Vergrößerung ist meist nur mäßig, seltener beträchtlich; sie ist ausschließlich oder überwiegend nach links entwickelt. Der rechte Herzschattenrand ist entsprechend der Hypoplasie oder Aplasie der rechten Kammer oft abgeflacht und kann steil innerhalb des Wirbelsäulenschattens zum Zwerchfell abfallen (Abb. 206); er kann aber auch verstärkt gerundet nach rechts ausladen, wenn der rechte Vorhof eine Dilatation erfahren hat (Abb. 207, 209). Der linke Herzschattenrand lädt unter dem kurzen Gefäßband meist stark nach links aus, um im unteren Abschnitt mit einer abgerundeten Winkelbildung senkrecht oder sogar etwas medialwärts zum Zwerchfell umzubiegen (Abb. 206, 207). ASTLEY et al. sprechen von einer quadratischen Form des Herzschattens (Abb. 207). Durch die abgerundete Winkelbildung kann eine große Ähnlichkeit mit dem Coeur en sabot der FALLOTschen Tetralogie zustande kommen (Abb. 206, 207).

[1] Es gibt jedoch auch bei anderen zyanotischen Herzanomalien ein Linksüberwiegen, wie etwa bei der FALLOTschen Tetralogie mit großem Vorhofseptumdefekt, bei manchen Fällen von EBSTEINscher und EISENMENGERscher Anomalie, bei Cor triloculare biatriatum mit Transposition der Schlagadern und Pulmonalstenose und selbst bei infantiler Isthmusstenose der Aorta (WITTENBORG et al., GASUL et al., ASTLEY et al., DONZELOT et al.). Anderseits kann ein Linksüberwiegen bei Trikuspidalatresie auch gelegentlich vermißt werden (NAGER et al.).

Dieser merkwürdige Verlauf des linken Herzschattenrandes ist im wesentlichen die Folge der starken Ausweitung der Einflußbahn der linken Kammer durch den enorm

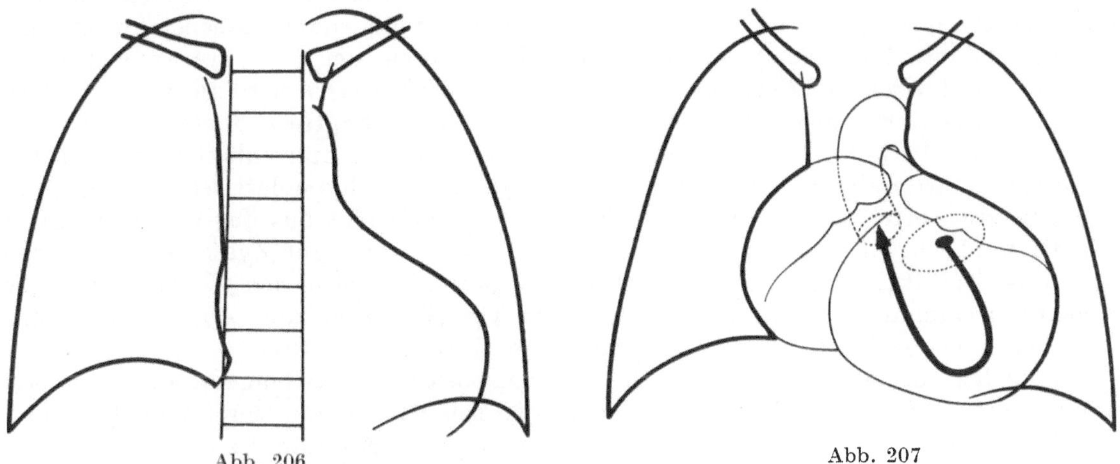

Abb. 206 Abb. 207

Abb. 206. Trikuspidalatresie mit normaler Anordnung der Schlagadern.
Der Herzschatten ist nur wenig nach links verbreitert, während der rechte Herzrand infolge der Hypoplasie der rechten Kammer steil abfällt und den Wirbelsäulenrand kaum überschreitet. Eine abgerundete Winkelbildung des linken Herzrandes erzeugt ein Röntgenbild, das an ein Cœur en sabot erinnert (s. Text)

Abb. 207. Trikuspidalatresie mit normaler Anordnung der Schlagadern. Kind.
Beide Vorhöfe sind vergrößert. Die hypertrophische, beträchtlich dilatierte linke Kammer hat durch Hypoplasie der rechten Kammer zu einer starken Rechtsrotation des Herzens geführt, so daß sie den größten Teil der Herzvorderwand bildet. Dadurch wird auch das Erscheinen des linken Herzohrs am linken Herzrand begünstigt. Durch die Elongation der Einflußbahn der linken Kammer ist das linke Herzohr außerdem angehoben. Dadurch entsteht eine abgerundete Winkelbildung am linken Herzrand, die zu einem Cœur en sabot oder „quadratischen“ Herzschatten führt

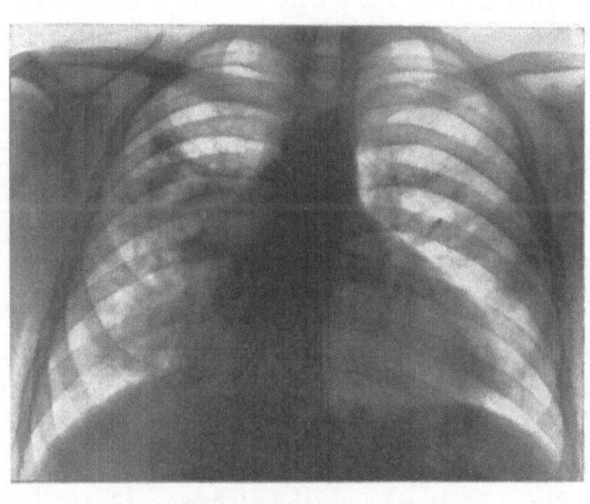

a

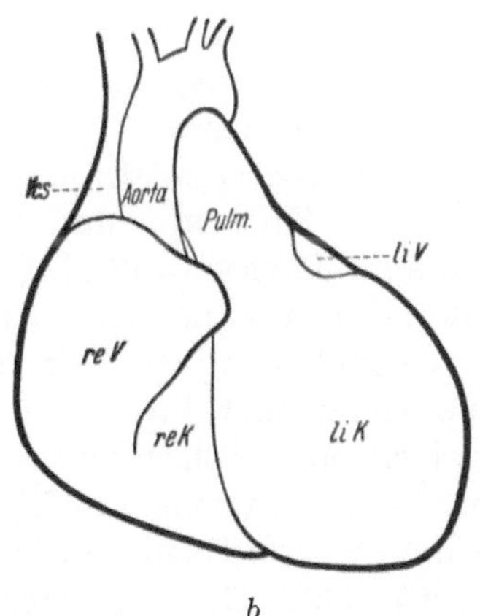

b

Abb. 208*a* und *b*. Trikuspidalatresie mit Transposition der Schlagadern. 20jähriger Mann. (Autopsie.)
Körperlich unterentwickelter, seit früher Kindheit wechselnd zyanotischer Mann mit Trommelschlegelfingern, lautem systolischem Geräusch, Schwirren über dem Herzen und akzentuiertem zweitem Pulmonalton. 6,25 Mill. Rote, Sahli 105, Diabetes mellitus. Käsige Pneumonie.
Plumper Herzschatten mit stark nach links ausladendem, aber steil zum Zwerchfell abfallendem linkem Herzrand. Kurzes Gefäßband mit fehlendem Aortenknopf. Seichte Herzbucht. Normal großer linker Hilus. Ausgedehnter Verdichtungsprozeß der rechten Lunge mit Zeichen von Zerfall. Autopsie: Trikuspidalatresie mit Transposition der Schlagadern und Vorhof- und Kammerseptumdefekt. Die abnorm weite Pulmonalis links vor der Aorta aus der dilatierten und hypertrophischen linken Kammer entspringend, die hypoplastische Aorta rechts hinter der Pulmonalis aus der sehr kleinen rechten Kammer

vermehrten diastolischen Blutzustrom (Zdansky); dazu kommt, daß über der Basis der linken Kammer noch das erweiterte linke Herzohr zum Vorschein kommen kann (Janker,

Astley et al.). Daß die erweiterte Einflußbahn der linken Kammer bestimmenden Einfluß auf den Verlauf des linken Herzrandes gewinnen kann, kommt daher, daß das ganze Herz wegen der rudimentären Entwicklung der rechten Kammer eine Rotation nach rechts erfährt. Diese Rotation hat zur Folge, daß die linke Kammer nach rechts und vorne gedreht wird; sie begünstigt auch das Erscheinen des vergrößerten linken Herzohrs über dem linken Kammerbogen (Abb. 207). In linker-vorderer Schrägstellung kommt die Vergrößerung des linken Vorhofs als buckelige Vorwölbung über der linken Kammer deutlich zum Ausdruck. Dagegen ist die Vergrößerung des linken Vorhofs in rechter-

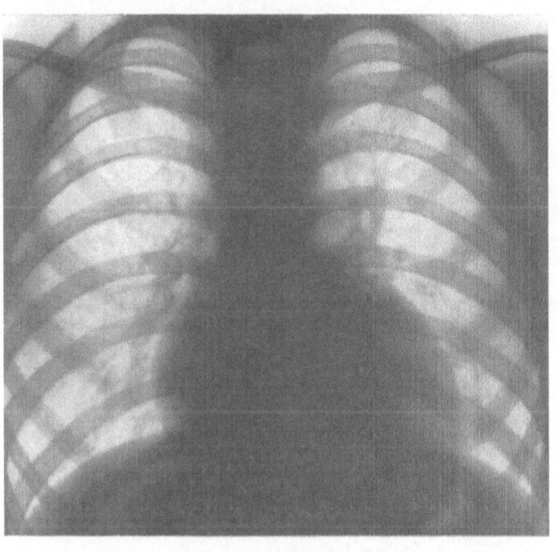

a

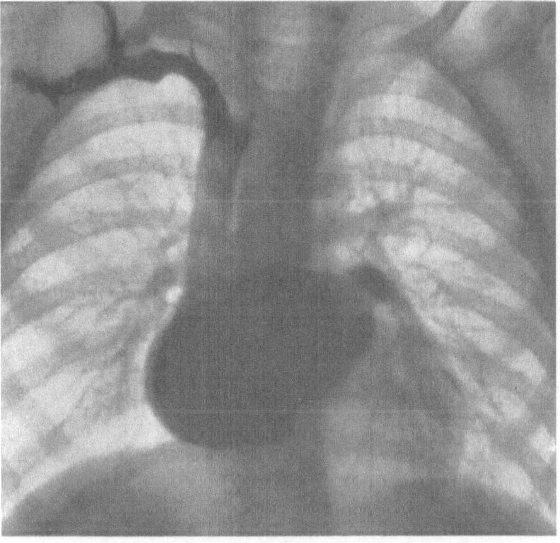

b

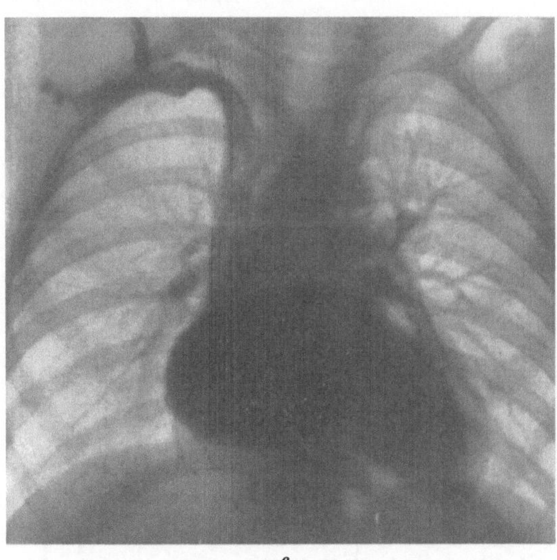

c

Abb. 209*a* bis *c*. Trikuspidalatresie mit normalem Situs der Schlagadern und hypoplastischer rechter Kammer. Schwer zyanotisches Kind. EKG: Linksüberwiegen.

a Plumper, nach rechts und links verbreiterter Herzschatten mit erhaltener Herzbucht und hoch ansetzendem, verstärkt nach links ausladendem, jedoch steil zum Zwerchfell abfallendem linkem Herzrand. Kleine Hilusschatten.

b Angiokardiogramm sofort nach der Injektion: Sofortiger Übertritt von Kontrastblut aus dem rechten in den linken Vorhof, dessen Herzohr wimpelförmig nach links gerichtet ist. Keine Kontrastfüllung der rechten Kammer.

c Angiokardiogramm 1 Sek. nach der Injektion: Kontrastfüllung der wandverdickten dilatierten linken Kammer, der weiten Aorta und der engen Pulmonalarterien. Zwischen dem kontrastgefüllten rechten Vorhof und der Spitze der linken Kammer ist ein leerer Raum, in dem die kontrastgefüllte Spitze der hypoplastischen rechten Kammer eben sichtbar wird

vorderer Schrägstellung und in transversalem Strahlengang, auch nach Kontrastfüllung der Speiseröhre, meist nicht erkennbar, was Janker mit Recht auf die oben erwähnte Rechtsrotation des Herzens zurückführt. Zweifellos spielt dabei wohl auch die Kleinheit der rechten Kammer eine Rolle, die dem Herzen nach rechts-vorne Raum schafft, so daß sich der vergrößerte linke Vorhof nicht in das hintere Mediastinum vorzuwölben braucht.

Das Gefäßband ist kurz und manchmal auffallend schmal. Durch Drehen des Patienten hinter dem Schirm und durch die Beobachtung des Durchmessers der Gefäßbandbreite im Vorderbild und in den Schrägstellungen können Anhaltspunkte für das Bestehen einer Transposition der Schlagadern gewonnen werden.

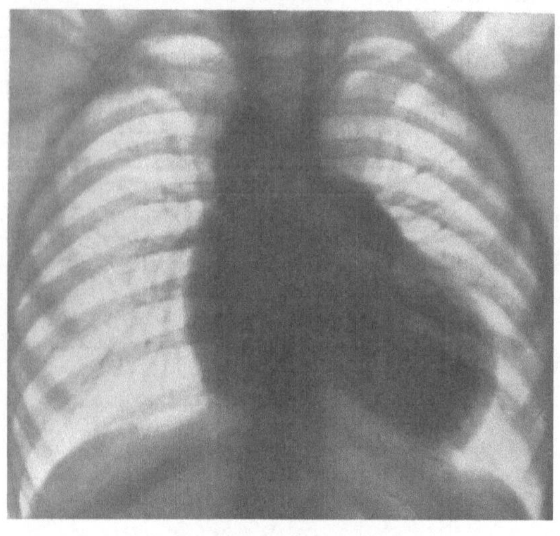

a

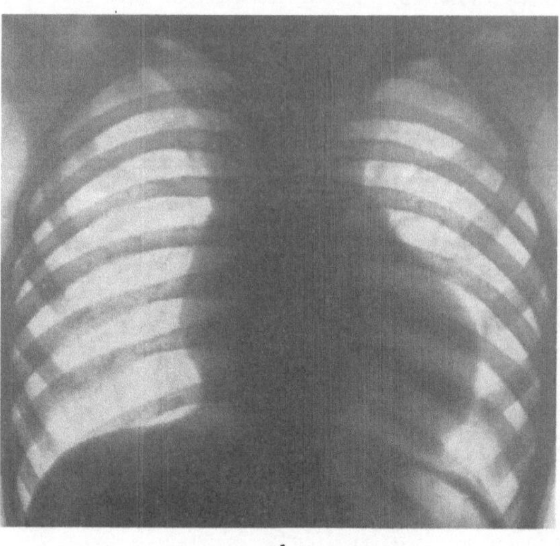

b

Abb. 210*a* und *b*. Trikuspidalatresie mit normalem Situs der Schlagadern und ausgeschlossener rechter Kammer. Schwer zyanotisches Kind. (Autopsie.)

a Plumper, vorwiegend nach links verbreiterter, „quadratischer" Herzschatten mit seichter Herzbucht und hoch ansetzendem, im oberen Anteil stark abgerundetem und hierauf steil medialwärts abfallendem linkem Herzrand. Sehr kleine Hilusschatten. Rechtsseitiger Aortenknopf.

b Angiokardiogramm 2 Sek. nach der Injektion: Zwischen der kontrastgefüllten wandverdickten und dilatierten linken Kammer und dem ebenfalls kontrastgefüllten rechten Vorhof ist ein leerbleibender Raum. Die weite Aorta verläuft über den rechten Bronchus. Die Pulmonalarterien sind außerordentlich eng; sie wurden durch einen persistenten Ductus arteriosus gespeist

Die Ausbildung der Hilusschatten und der peripheren Gefäßstrukturen der Lungen sind je nach der Durchblutung des Lungenkreislaufs verschieden. Im allgemeinen sind die Hilusschatten klein und die peripheren Gefäßschatten der Lungen zart und spärlich, wenn der Lungenkreislauf — wie dies zumeist der Fall ist — auf dem Wege eines Kammerseptumdefekts und einer hypoplastischen rechten Kammer durch eine dürftig entwickelte Pulmonalis versorgt wird (Abb. 209). Das gilt in besonderem Maße auch für jene Fälle, bei denen infolge von Aplasie der rechten Kammer oder Atresie bzw. funktioneller Undurchgängigkeit der Pulmonalis die Lunge nur durch Bronchial- und Mediastinalarterien versorgt wird; in solchen Fällen vermißt man richtige Hilusschatten und sieht lediglich abnorm verlaufende Gefäßschatten aus dem Mediastinum in die Lungen ziehen.

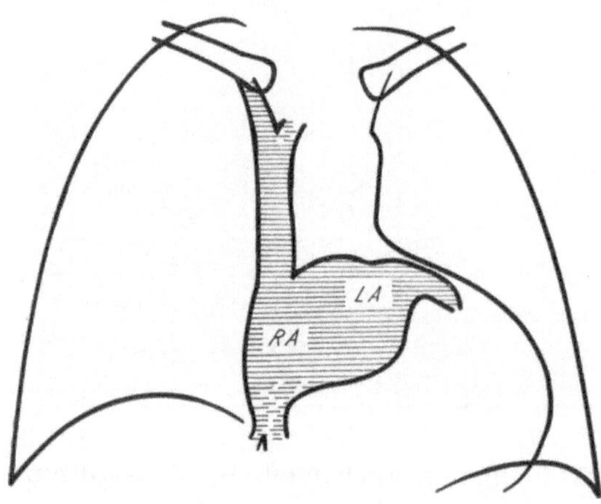

Abb. 211. Trikuspidalatresie (Angiokardiogramm). Erste Füllungsphase: Sofortiger Übertritt des Kontrastbluts aus dem rechten in den linken Vorhof

In anderen Fällen ist die Lungendurchblutung aber doch derartig, daß die pulmonalen Gefäßstrukturen praktisch normal sind; dies gilt besonders für Fälle, bei denen eine Transposition der Schlagadern oder (und) ein weiter Ductus arteriosus persistens vorhanden ist, der für einen Übertritt einer relativ reichlichen Blutmenge aus der Aorta in die Pulmonalis sorgt; es kommt ferner dann vor, wenn beide Schlagadern aus der linken Kammer ihren Ursprung nehmen. Schließlich können die Hilusschatten und peripheren Gefäßstrukturen bei Transposition der Schlagadern mit Ursprung einer weiten Pulmonalis aus der hypertrophischen und dilatierten linken Kammer und einer engen Aorta aus der hypoplastischen rechten Kammer sogar abnorm groß sein und gelegentlich systolisch-expansive Pulsationen zeigen.

Für die genaue Ermittlung der anatomischen und hämodynamischen Verhältnisse ist die *Angiokardiographie* unerläßlich. Die Aufnahmen müssen in möglichst rascher Folge gemacht und schon während der Injektion des Kontrastmittels begonnen werden, da der Übertritt des Kontrastbluts aus dem rechten Vorhof in das linke Herz sofort einsetzt und hierauf die Darstellung der Aorta und Pulmonalis praktisch simultan erfolgen kann. Nur unter solchen Aufnahmebedingungen ist eine Unterscheidung gegen eine FALLOTsche Tetralogie möglich (JANKER und HALLERBACH).

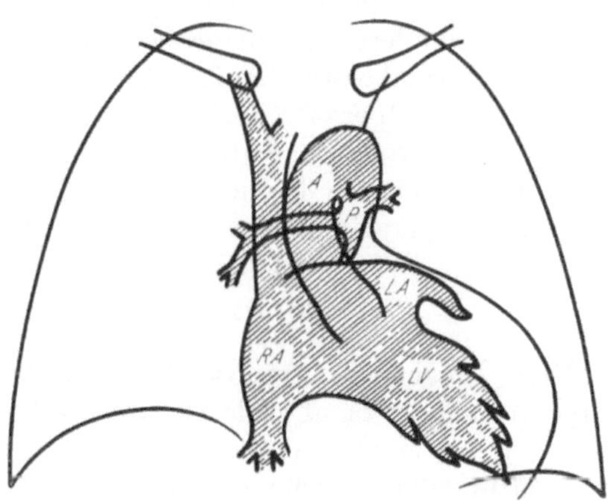

Abb. 212. Trikuspidalatresie mit ausgeschlossener oder fehlender rechter Kammer und normalem Situs der Schlagadern (Angiokardiogramm).

Zweite Füllungsphase: Zwischen dem rechten Vorhof und dem Spitzenteil der linken Kammer ist anstelle der rechten Kammer ein leerer Raum ausgespart. Die Pulmonalis wird durch einen persistenten Ductus arteriosus gespeist. Die Aorta ist weit

In der ersten Phase der Füllung vermißt man eine Kontrastfüllung der rechten Kammer und sieht, wie sich vom rechten Vorhof direkt der linke Vorhof füllt, der sich in querer Richtung mit kranialwärts scharfer und leicht konvexer Begrenzung nach links erstreckt und am linken Herzrand in den wimpelförmigen Schatten des erweiterten linken Herzohrs ausläuft (Abb. 209, 211). Im unmittelbaren Anschluß daran kommt es zur Kontrastfüllung der bauchig ausgeweiteten und wandverdickten linken Kammer. In dem Raum zwischen der linken Kammer und dem rechten Vorhof, der normalerweise von der rechten Kammer eingenommen ist, findet sich ein charakteristischer Schattenausfall. Dieser bleibt auch im weiteren Verlauf unverändert bestehen, wenn die rechte Kammer fehlt oder aus dem Kreislauf ausgeschaltet ist (Abb. 210, 212). Wenn jedoch eine rudimentäre rechte Kammer vorhanden ist, die mit der linken durch einen Septumdefekt in Verbindung steht — wie dies meist der Fall ist —, dann kommt sie innerhalb der oben erwähnten Schattenaussparung als ein Schattengebilde zur Darstellung, das sich herzspitzenwärts kommaförmig verschmälert (Abb. 209*c*, 213). Nur beim Cor triloculare biatriatum kommt ein großer Kammerraum zur Darstellung, aus dem beide Schlagadern entspringen.

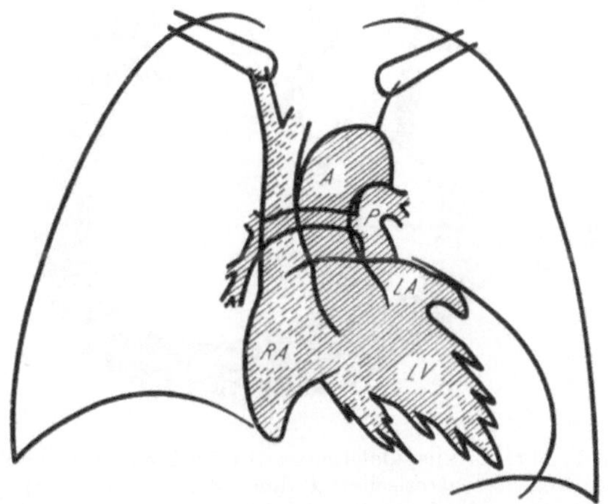

Abb. 213. Trikuspidalatresie mit hypoplastischer rechter Kammer und normalem Situs der Schlagadern (Angiokardiogramm).

Zweite Füllungsphase: Zwischen dem rechten Vorhof und dem Spitzenteil der linken Kammer erscheint die Spitze der hypoplastischen rechten Kammer. Die Pulmonalis ist hypoplastisch, die Aorta ist weit

Der Verlauf und das Kaliber der beiden Schlagadern verdienen besondere Aufmerksamkeit. Im Angiokardiogramm erkennt man meist leicht, ob die Schlagadern regelrecht entspringen oder ob eine Transposition vorliegt. Im ersten Falle ist die Aorta weit und intensiv kontrastgefüllt, während die Pulmonalis nur eng ist und verspätet zur Darstellung kommt; in zweiten Falle füllt sich zuerst die nach links versetzte weite Pulmonalis intensiv, während die nach rechts versetzte Aorta eng ist und weniger schattendicht erscheint.

Der angiokardiographischen Feststellung des Ursprungs, der Verlaufs und des Kalibers beider Schlagadern kommt große praktische Bedeutung zu, da bei Unterentwicklung, sowohl der normal verlaufenden als auch der transponierten Pulmonalis, die BLALOCKsche oder POTTsche Operation indiziert ist. Wenn die Untersuchung allerdings ergibt, daß überhaupt keine größeren Pulmonalisäste vorhanden sind und die Lunge lediglich durch kollateral erweiterte Bronchial- und Mediastinalarterien versorgt wird, dann wird man von einem operativen Versuch von vornherein absehen müssen.

c) Die angeborene Trikuspidalstenose

Eine kongenitale Stenose des Trikuspidalostiums kommt anscheinend isoliert nicht vor (KJELLBERG et al.). Sie ist wie die Trikuspidalatresie immer mit einem persistenten Foramen ovale oder einem Vorhofseptumdefekt verbunden. Die Stenose des Trikuspidalostiums kann sehr verschiedenen Grad besitzen. Die Pulmonalis scheint immer verengt zu sein. In einem Falle von KJELLBERG et al. waren eine valvuläre Pulmonalstenose, eine hypertrophische rechte Kammer und ein intaktes Kammerseptum vorhanden; in einem zweiten Fall war die Trikuspidalstenose mit einer FALLOTschen Tetralogie vergesellschaftet; in einem dritten Fall war sie mit Transposition der Schlagadern, die aus einem gemeinsamen Kammerraum entsprangen, mit Pulmonalstenose und Dextrokardie verbunden. In den beiden ersten Fällen war entsprechend der Hypertrophie der rechten Kammer ein Rechtsüberwiegen im EKG vorhanden. In einem Fall fand TAUSSIG eine Atresie der transponierten Pulmonalis, eine über einem Kammerseptumdefekt reitende Aorta und einen persistenten Ductus arteriosus, durch den der Lungenkreislauf besorgt wurde (Abb. 214).

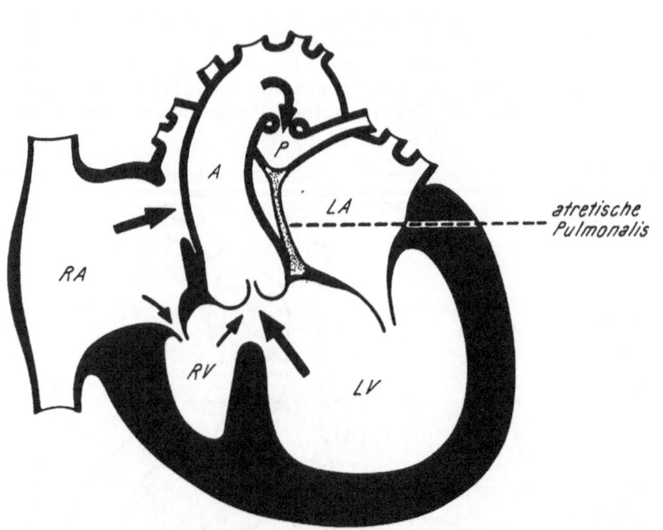

Abb. 214. Trikuspidalstenose mit Vorhofseptumdefekt, Transposition der atretischen Pulmonalis und Dextroposition der über einem Kammerseptumdefekt reitenden Aorta. Persistenter Ductus arteriosus

Die Hämodynamik des Herzens bei Trikuspidalstenose wird weitgehend durch die gleichzeitig vorhandenen Anomalien des Herzens und der großen Gefäße bestimmt. Ein charakteristisches *Röntgenbild* der Trikuspidalstenose gibt es daher nicht. Das *Angiokardiogramm* ergibt als konstantes Zeichen lediglich den Vorhofseptumdefekt, während die Größe beider Kammern sowie die gegenseitige Lage, das Kaliber, die Intensität und Reihenfolge der Füllung der Schlagadern von Fall zu Fall verschieden sind.

Die Katheteruntersuchung kann bei erhöhtem Druck in der rechten Kammer einen steilen diastolischen Kurvenabfall ergeben, was auf einen verminderten diastolischen Blutzufluß zu beziehen ist; sie stellt ferner oft einen gleichzeitig bestehenden Vorhofseptumdefekt fest.

d) Die angeborene Trikuspidalklappeninsuffizienz

Die reine angeborene Trikuspidalklappeninsuffizienz ist sehr selten. Der Verfasser hat selbst keinen derartigen Fall beobachtet. Diese Anomalie wird durch eine Verbildung des Klappenapparats erzeugt. HOTZ fand in einem Fall nur zwei Klappen, in einem zweiten Fall neben einer normalen zwei rudimentär entwickelte. In einem der beiden Fälle war das vergrößerte Herz durch buckelige Vorwölbung des Pulmonalisbogens mitral konfiguriert. Die reine angeborene Trikuspidalklappeninsuffizienz muß zu einer Füllungsdilatation und -hypertrophie der rechten Kammer und zu einer Vergrößerung des rechten Vorhofs führen. Es kann ein positiver Venen- und Leberpuls vorhanden sein. Das EKG ergibt ein Rechtsüberwiegen.

Der *Röntgenbefund* ist durch die Dilatation und Hypertrophie der rechten Kammer und die Erweiterung des rechten Vorhofs bestimmt. Am stark gerundeten und verlängerten rechten Herzbogen können entsprechend dem systolischen Rückstrom von Blut aus der rechten Kammer in den Vorhof systolisch-lateralwärts gerichtete Pulsationen zur Beobachtung kommen. Beim Versagen des rechten Herzens mag der Schatten der oberen Hohlvene breiter, das rechte Zwerchfell durch die vergrößerte Leber hochgedrängt werden und ein Hydrothorax auftreten. Mit Rücksicht auf das Fehlen von Zeichen eines pulmonalen Hochdrucks und von Veränderungen des linken Herzens sollte einem derartigen Befund diagnostische Bedeutung zukommen. In der Regel ist jedoch die angeborene Trikuspidalklappeninsuffizienz mit anderen Anomalien vergesellschaftet, die das Bild komplizieren (KJELLBERG et al.). So kommt es vor, daß die Klappeninsuffizienz durch Anlötung eines Segels über einem hochsitzenden Kammerseptumdefekt zustande kommt. Wenn dieses Segel durchlöchert ist, kann das Blut aus der linken Kammer in den rechten Vorhof übertreten, so daß hämodynamisch eine Kombination von Trikuspidalklappeninsuffizienz und Links-Rechts-Kurzschluß zustande kommt. KJELLBERG et al. haben einen derartigen Fall bei einem Mongoloid beobachtet. Der Röntgenbefund bot ein Bild wie bei einem Vorhofseptumdefekt. Nicht selten ist die Trikuspidalklappeninsuffizienz die Folge einer EBSTEINschen Anomalie (s. S. 284ff.). Ferner kommt sie im Zusammenhang mit einem persistenten Canalis atrioventriculare commune vor (s. S. 289f.).

7. Anomalien durch fehlerhafte Torsion und Teilung des Bulbus-Truncusabschnitts des Herzens

Die richtige Einpflanzung der beiden Schlagadern in die zugehörige Kammer, ihre normale Lagebeziehung zueinander sowie die normale Beschaffenheit ihrer Ostien und ihres Kalibers sind von der regelrechten Torsion und Teilung des Bulbus-Truncusrohres und von der regelrechten Einbeziehung des primitiven Bulbus in die Kammern abhängig. Diese Verhältnisse haben W. DOERR sowie ESCALLE und HEIM DE BALSAC anschaulich zur Darstellung gebracht.

Regelwidrige Torsions- und Teilungsvorgänge haben Anomalien zur Folge, die von sehr verschiedener hämodynamischer und klinischer Bedeutung sind. Es können beide oder nur eine Schlagader betroffen sein. Gewissermaßen das Extrem der fehlerhaften Verbindungen zwischen den Schlagadern und den Kammern ist die Versetzung beider Schlagadern über die ihnen nicht entsprechenden Kammern, die sogenannte komplette Transposition der Schlagadern von v. ROKITANSKY. In anderen Fällen ist nur eine Schlagader über die nicht zugehörige Kammer transponiert. Häufiger noch als diese Transposition einer Schlagader ist aber ihre unvollständige Versetzung, so daß sie aus beiden Kammern ihren Ursprung nimmt, indem sie über einem hochsitzenden Kammerseptumdefekt gleichsam reitet. Diese unvollständige Versetzung wird als Dextroposition der Aorta bzw. Sinistroposition der Pulmonalis bezeichnet. Funktionell betrachtet sind die Transposition und Dextro- bzw. Sinistroposition nur dem Grade nach verschiedene Versetzungen der Schlagadern, womit die Frage ihrer Morphogenese unberührt bleibt.

Zu den regelwidrigen Lagebeziehungen der Schlagadern gegeneinander und in bezug auf die Kammern kommen noch Anomalien ihres Kalibers. Oft ist die abnorme Weite oder Enge einer Schlagader lediglich hämodynamisch, also durch verstärkte oder verminderte Füllung bedingt. Davon zu unterscheiden sind anlagemäßig bedingte Hypoplasien oder Erweiterungen, die zur Folge haben, daß das Kaliber beider Schlagadern Unterschiede aufweist. Schließlich kann die eine Schlagader vollständig undurchgängig sein, so daß die andere als vikariierend abnorm weites Gefäß das Blut aus beiden Kammern abführen muß; je nachdem die Aorta oder Pulmonalis erhalten ist, liegt ein sogenannter Pseudotruncus aorticus oder ein Pseudotruncus pulmonalis vor. Endlich kann

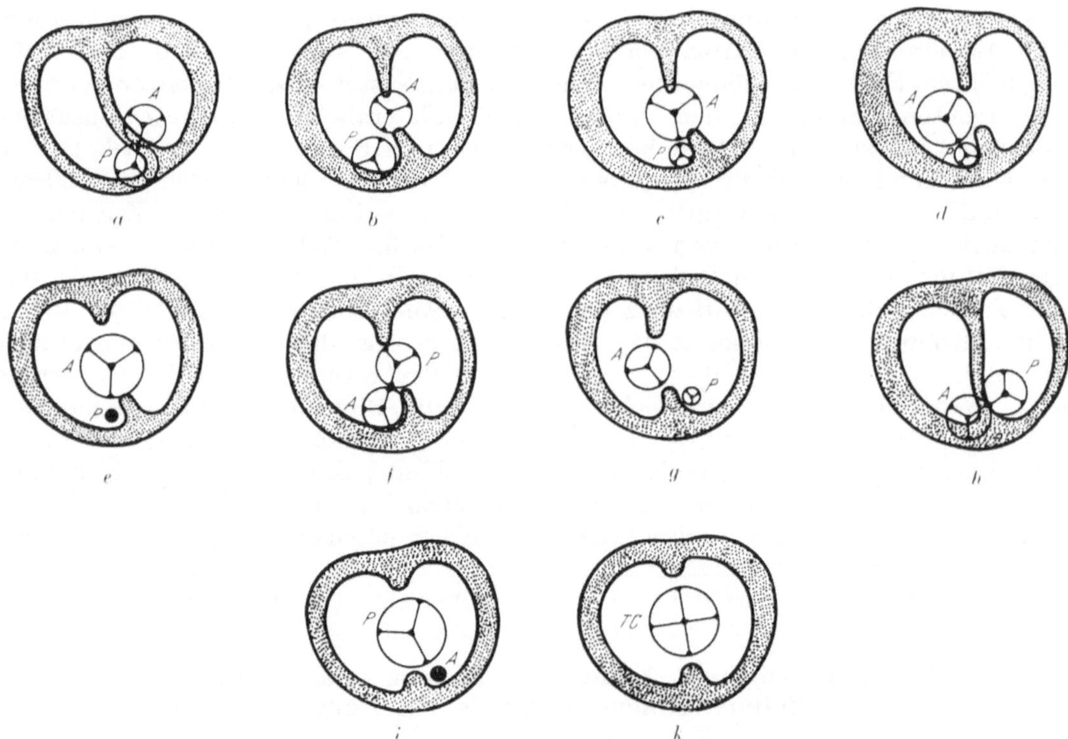

Abb. 215*a* bis *k*. Schematische Darstellung der Anomalien durch fehlerhafte Torsion und Teilung des Bulbus-Truncus-Abschnitts des Herzens.

a Normal. *b* Dextroposition der Aorta (Eisenmengersche Anomalie). *c* Dextroposition der Aorta und Pulmonalstenose (Fallotsche Tetralogie). *d* Extreme Dextroposition der Aorta und Pulmonalstenose (extreme Fallotsche Tetralogie). *e* Dextroposition der Aorta und Atresie der Pulmonalis (Pseudotruncus aorticus). *f* Transposition der Aorta und Sinistroposition der Pulmonalis (Bing-Taussig). *g* Transposition der verengerten Pulmonalis und Dextroposition der Aorta. *h* Komplette Transposition der Aorta und Pulmonalis. *i* Dextroposition der Pulmonalis und Atresie der Aorta (Pseudotruncus pulmonalis). *k* Unterbliebene Teilung des Bulbus-Truncus (Truncus arteriosus communis)

durch Ausbleiben der Teilung des Bulbus-Truncusrohres eine große gemeinsame Schlagader als Truncus communis aus beiden Kammern entspringen.

Aus diesen Störungen der Torsions- und Teilungsvorgänge des Bulbus-Truncusabschnitts ergeben sich also die verschiedensten Anomalien, die durch fließende Übergänge miteinander verbunden sind (Abb. 215). Zusätzliche Anomalien wie ein Vorhofseptumdefekt oder eine Persistenz des Ductus arteriosus können mit ihnen verbunden sein und die Zustände komplizieren. Sie können die hämodynamischen Verhältnisse entweder noch ungünstiger gestalten oder im Gegenteil das Leben überhaupt erst ermöglichen.

Aus der Unzahl von Möglichkeiten ragen einige hervor, in denen gleichsam die Typen der verschiedenen Torsions- und Teilungsanomalien des Bulbus-Truncusabschnitts verwirklich sind.

Die wichtigsten Formen der Torsions- und Teilungsanomalien des Bulbus-Truncusabschnitts sind: a) die isolierte Dextroposition der Aorta (EISENMENGERsche Anomalie), b) die Dextroposition der Aorta mit Pulmonalstenose (FALLOTsche Tetralogie mit der extremen Form des Pseudotruncus aorticus), c) die Transposition der Aorta mit Sinistroposition der Pulmonalis (TAUSSIG-BINGsche Anomalie), d) die Transposition der Pulmonalis mit Dextroposition der Aorta, e) die Transposition beider Schlagadern (komplette Transposition von v. ROKITANSKY), f) die Sinistroposition der Pulmonalis mit Atresie der Aorta (Pseudotruncus pulmonalis) und g) das vollständige Fehlen des Bulbus-Truncusseptums (Truncus communis).

a) Die isolierte Dextroposition der Aorta (Eisenmengersche Anomalie)

Die von EISENMENGER 1897 beschriebene Anomalie besteht in einer Versetzung der Aorta nach rechts (sogenannte Dextroposition), so daß diese über das Kammerseptum zu liegen kommt und aus beiden Kammern ihren Ursprung nimmt; die Aorta „reitet“ über einem hochsitzenden Defekt im Kammerseptum. Die A. pulmonalis hingegen entspringt normal aus der rechten Kammer und ist normal weit oder dilatiert. In einem Viertel der Fälle verläuft der Aortenbogen über den rechten Bronchus.

Die EISENMENGERsche Anomalie ist seltener als die FALLOTsche Tetralogie, die sich von ihr dadurch unterscheidet, daß die Pulmonalis stenosiert ist (s. S. 264ff.). Nach ABBOTT macht die EISENMENGERsche Anomalie 0,7% aller kongenitalen Herzgefäßanomalien aus. Unter den zyanotischen Anomalien findet sie sich nach verschiedenen Autoren in 5 bis 20%. Beide Geschlechter sind gleich häufig betroffen.

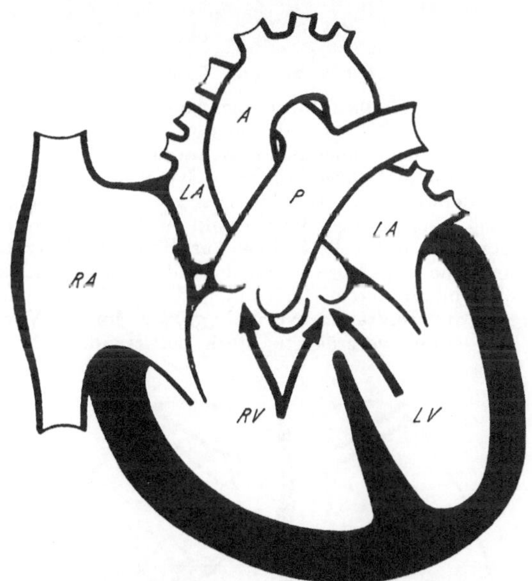

Abb. 216. EISENMENGERsche Anomalie. Infolge von Dextroposition über einem hochsitzenden Kammerseptumdefekt reitende Aorta, die daher einen Teil des venösen Blutes aus der rechten Kammer erhält. Normaler Situs der normal weiten oder dynamisch erweiterten Pulmonalis. Hypertrophische Dilatation der rechten Kammer, normal große linke Kammer

Träger einer EISENMENGERschen Anomalie sind im allgemeinen normal entwickelt, nur die von Geburt an zyanotischen oder die frühzeitig zyanotisch werdenden Fälle zeigen körperliche Entwicklungshemmung. Meist tritt die Zyanose aber erst zwischen dem 8. bis 10. Lebensjahr oder in der Pubertät (TAUSSIG), manchmal auch erst viel später auf. Mit ihr kommt es auch zur Dyspnoe, die zunächst passager ist und allmählich progredient und dauernd wird. Dann können Trommelschlegelfinger und eine Polyzythämie auftreten. Nur in Fällen von frühzeitig einsetzender und hochgradiger Zyanose besteht Neigung zur Hockstellung. Links-parasternal ist fast immer im 2. oder 3. Interkostalraum ein rauhes systolisches Geräusch zu hören, oft auch ein entsprechendes Schwirren zu tasten. Das Geräusch setzt sich kranialwärts und gegen den Rücken zu fort. Der 2. Pulmonalton ist akzentuiert, manchmal auch tastbar. Ein gelegentliches diastolisches Geräusch kann durch eine relative Schlußunfähigkeit der Pulmonalklappen oder durch eine gleichzeitig vorhandene angeborene oder erworbene Aortenklappeninsuffizienz bedingt sein. Da ein Rechts-Links-Kurzschluß vorliegt, fällt die Ätherprobe positiv aus. Die Lebenserwartung beträgt nach ABBOTT durchschnittlich 25 Jahre, nach TAUSSIG 10 bis 12 Jahre nach Einsetzen der Zyanose. Nicht zyanotische Fälle können aber ein höheres Alter erreichen. Das Leben ist durch ein Versagen des rechten Herzens und durch endokarditische Prozesse bedroht.

Wichtige Arbeiten über die Röntgensymptomatologie und Hämodynamik der EISENMENGERschen Anomalie stammen von BEDFORD und PARKINSON, SAPHIR und LEY, TAUSSIG, MAHAIM, DONZELOT et al., MANNHEIMER, MÉTHIANU und DURAND, ROSSI u. a.

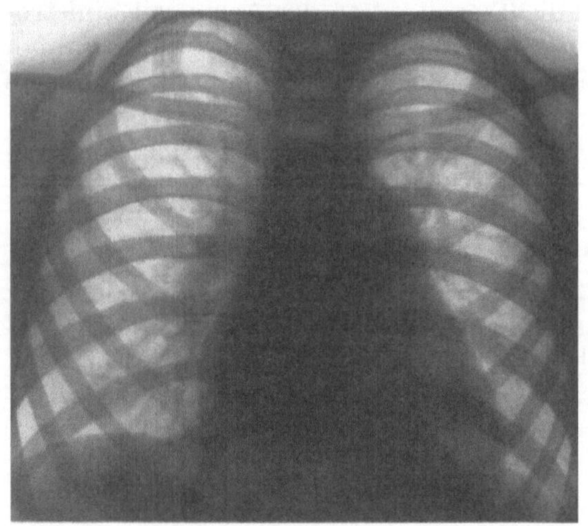

Abb. 217. EISENMENGERsche Anomalie. Fünfjähriges Mädchen.
In letzter Zeit zunehmende Zyanose und Entwicklung von Trommelschlegelfingern. Systolisches Geräusch über dem Herzen. Akzentuierter zweiter Pulmonalton. Mäßig vergrößertes, vorwiegend nach rechts verbreitertes Herz mit vollständiger Ausfüllung der Herzbucht durch buckelige Vorwölbung des Pulmonalisbogens, steil abfallendem linkem Herzrand und lateral abfallendem rechtem Herzrand. Normal großer linker Vorhof. Mäßig vergrößerte, stark pulsierende Hili

Für die Hämodynamik ist der Ursprung der Aorta aus beiden Kammern von ausschlaggebender Bedeutung (Abb. 215*b*, 216). Dieser hat zur Folge, daß eine gewisse Menge von venösem Blut aus der rechten Kammer der Aorta zugeführt wird, so daß diese Mischblut erhält. Da freilich die Aorta zum größeren Teil über der linken Kammer zu stehen pflegt, ist die Menge von venösem Blut, die aus der rechten Kammer in die Aorta übertritt, relativ gering, jedenfalls nicht hinreichend, um die oft hochgradige Zyanose zu erklären. Die rechte Kammer ist durch ihre Kommunikation mit der Aorta zu erhöhter Druckleistung genötigt, was zu ihrer Widerstandsdilatation und -hypertrophie führt. Da sich der hohe systolische Kammerdruck in die Pulmonalis fortpflanzt, kommt es zu deren dynamischer, später auch anatomisch fixierten Dilatation.

Für die weitere Entwicklung dieses Herzfehlers ist es von Bedeutung, daß die Drucksteigerung im Lungenkreislauf durch Pulmonalsklerose, die den Gesamtquerschnitt der Lungenstrombahn einengt, eine zunehmende Erhöhung erfährt. Sie ist es, die offenbar für die meist erst im Laufe des Lebens auftretende, oft hochgradige Zyanose, für die zunehmende Dilatation der hypertrophischen rechten Kammer und für deren schließliches Versagen verantwortlich ist.

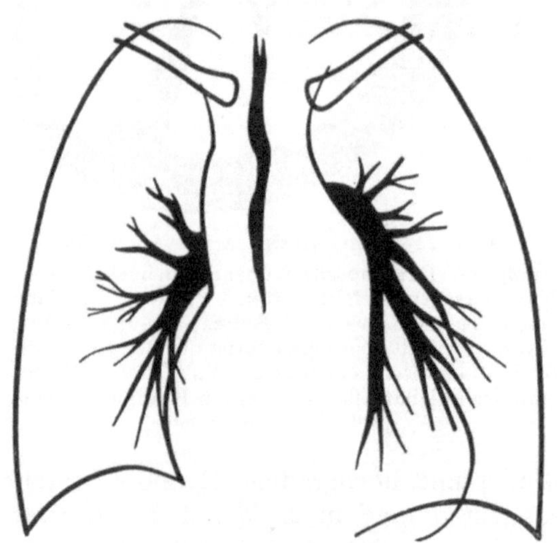

Abb. 218. EISENMENGERsche Anomalie mit Arcus aortae dexter.
Mäßig nach rechts verbreiterter, durch flachbukkelige Vorwölbung des Pulmonalisbogens mitral konfiguriertes Herz. Abgerundete Winkelbildung des linken Herzrandes nach Art eines Cœur en sabot. Vergrößerte Hili und verstärkte intrapulmonale Gefäßstrukturen mit systolisch-expansiven Pulsationen. Rechtsläufiger Aortenbogen

Röntgenologisch findet sich in typischen Fällen als Ausdruck der hypertrophischen Dilatation der rechten Kammer und des erhöhten Drucks im Lungenkreislauf ein meist mäßig vergrößerter, überwiegend nach links verbreiterter Herzschatten mit buckeliger Vorwölbung des Pulmonalisbogens. Der Herzschatten ist also mitral konfiguriert (Abb. 217). Die Hilusschatten sind vergrößert und die peripheren Gefäßstrukturen der Lungen sind verbreitert und vermehrt. Am Pulmonalisbogen, an den Hili und an den peripheren Lungengefäßen sind systolisch-expansive Pulsationen zu beobachten, denen diagnostische Bedeutung zukommt, insbesondere zur Unterscheidung von der FALLOTschen Tetralogie. Bei zunehmender Insuffizienz der überlasteten rechten Kammer kann das Herz enorme Größe erreichen. Besonders große Herzen können sich bei gleichzeitigem Vorhandensein einer Aortenklappeninsuffizienz finden, da diese zur Füllungsdilatation und Hypertrophie der linken Kammer führt; in solchen Fällen kann auch die Aorta verstärkte Pulsationen im Sinne eines Pulsus celer zeigen. Anderseits gibt es Herzen, die sich hinsichtlich ihrer Größe und Form kaum von der Norm unterscheiden; auch diese Herzen lassen jedoch meist etwas vergrößerte und verstärkt pulsierende Hilusschatten und verstärkte Pulsationen am Pulmonalisbogen erkennen, worauf in klinisch verdächtigen Fällen besonders zu achten ist. Etwa 25% aller Fälle von EISENMENGERscher Anomalie sind mit einer rechtsläufigen Aorta verbunden (Abb. 218).

Die *Angiokardiographie* läßt eine mäßige Vergrößerung oder eine normale Größe der rechten Kammer mit einer Erweiterung des Conus pulmonalis erkennen. Die Entleerung des rechten Herzens erfolgt in kompensierten Fällen rasch, und zwar gleichzeitig in die Pulmonalis und in die Aorta. Die Intensität der Kontrastfüllung der Aorta ist meist geringer als die der Pulmonalis, doch ist die Differenz der Schattenintensität beider Schlagadern weitgehend vom Grade der Dextroposition der Aorta und vom Druck im Lungenkreislauf abhängig. Die Erweiterung der beiden Pulmonalarterien und der intrapulmonalen Gefäßverzweigungen kommt eindrucksvoll zur Darstellung. Im Anschluß an die Kontrastfüllung des Lungenkreislaufs kommt es zur neuerlichen Kontrastfüllung der Aorta über die linke Kammer; diese ist jedoch meist nur wenig intensiv, weil ein Teil des Kontrastmittels aus der rechten Kammer durch die reitende Aorta schon in den Körperkreislauf entweichen konnte und weil ein Teil in der ausgeweiteten Lungenstrombahn eine starke Verdünnung erfuhr. Diagnostisch kommt alles auf die Feststellung der vorzeitigen, wenn auch nur flauen Kontrastfüllung der Aorta an, weshalb die ersten Aufnahmen schon während der Injektion des Kontrastmittels in schneller Reihenfolge gemacht werden sollen.

Eine ganze Reihe von angeborenen und erworbenen Zuständen können mit Röntgenbefunden verbunden sein, die der EISENMENGERschen Anomalie sehr ähnlich sehen. Die sorgfältige Röntgenanalyse einschließlich der Angiokardiographie erlaubt jedoch bei Berücksichtigung der Anamnese, des klinischen Befundes, und der Ätherprobe meist die differentialdiagnostische Entscheidung. Manchmal ist allerdings der Herzkatheter unerläßlich.

Bei *Vorhofseptumdefekt*, *Lungenvenentransposition* und *Lutembacherscher Anomalie* fehlt meist die Zyanose oder sie erscheint erst im Spätstadium mit dem Auftreten einer sekundären Pulmonalsklerose und zunehmender Vergrößerung des rechten Herzens. Die Angiokardiographie ergibt bei ihnen nie eine gleichzeitige Kontrastfüllung der Pulmonalis und Aorta. Die langdauernde Kontrastfüllung des rechten Herzens und des Lungenkreislaufs durch Wiederfüllung auf dem Wege des Vorhofseptumdefekts bzw. der abnorm einmündenden Lungenvenen ist für diese Anomalien sehr charakteristisch. Die Ätherprobe fällt bei ihnen stets negativ aus, sofern es nicht zu einer Kurzschlußumkehr gekommen ist. Die Katheteruntersuchung ist in zweifelhaften Fällen von entscheidender Bedeutung und ist allen anderen Untersuchungen überlegen.

Ein reiner *Kammerseptumdefekt* kann zu Bildern führen, die mit der EISENMENGERschen Anomalie identisch sind, wenn die linke Kammer einen Teil ihres Inhalts durch einen hochsitzenden Kammerseptumdefekt in die Pulmonalis treibt oder ein großes Links-Rechts-Kurzschlußvolumen die rechte Kammer und den Lungenkreislauf unter erhöhten Druck setzt, jedoch fehlt zumeist eine Zyanose und die Ätherprobe ist negativ. Die Angiokardiographie und die Katheteruntersuchung sind von hohem differentialdiagnostischem Wert.

Ein *persistenter Ductus arteriosus* läßt zum Unterschied vom EISENMENGER eine Vergrößerung des linken Vorhofs und eine hypertrophische Dilatation der linken Kammer durch vermehrte Volumleistung erkennen sowie celerähnliche Pulsationen am Aortenknopf. Die Ausweitung der Pulmonalis und der intrapulmonalen Gefäßverzweigungen sowie die systolisch-expansiven Pulsationen an diesen Gefäßen sind beim persistenten Ductus arteriosus im allgemeinen geringer als beim EISENMENGER. Eine Zyanose fehlt und die Ätherprobe fällt negativ aus, solange es nicht zur Kurzschlußumkehr gekommen ist. Auch hier kommen dem klinischen Bild und dem Herzkatheter für die Unterscheidung besondere Bedeutung zu.

Die TAUSSIG-BINGsche Anomalie kann in jenen Fällen große klinische und röntgenologische Ähnlichkeit mit der EISENMENGERschen Anomalie zeigen, bei denen die sinistroponierte, über dem Kammerseptumdefekt reitende Pulmonalis nicht stenosiert, sondern erweitert ist. Diese kann sich dann stark pulsierend aus der Herzbucht vorwölben und die Hilusschatten können systolisch-expansive Pulsationen zeigen. Bei beiden Anomalien ist die Ätherprobe positiv; bei beiden kommt es im Angiokardiogramm zur simultanen Kontrastfüllung der Schlagadern, jedoch ist die Aorta bei der EISENMENGERschen Anomalie weniger intensiv kontrastgefüllt als die Pulmonalis, während bei der TAUSSIG-BINGschen Anomalie das Umgekehrte der Fall ist.

Selbst ein *Cor pulmonale* kann bildmäßig große Ähnlichkeit mit der EISENMENGERschen Anomalie zeigen, jedoch sind bei ihm die Pulsationen an den Pulmonalarterien im allgemeinen nicht so stark. Der Lungenbefund ist differentialdiagnostisch wegweisend. Die Ätherprobe ist beim Cor pulmonale natürlich negativ.

b) Die Dextroposition der Aorta mit Pulmonalstenose (Fallotsche Tetralogie, Pseudotruncus aorticus und sogenannte Pentalogie)

Dieser durch FALLOT 1888 erstmals von anderen angeborenen Zuständen klar abgetrennten Herzanomalie liegt im wesentlichen eine Dextroposition der Aorta und eine Pulmonalstenose im Bereich des Conus pulmonalis, seltener des Ostium pulmonale zugrunde (Abb. 215*c*). Die Dextroposition der Aorta ist notwendig mit einem Kammerseptumdefekt verbunden, über dem die Aorta reitet; und die Pulmonalstenose sowie die Kommunikation der rechten Kammer mit der Aorta haben ihre Widerstandsdilatation und -hypertrophie zur Folge. Der Ausdruck „Tetralogie“ geht darauf zurück, daß man die grobmorphologischen Merkmale der reitenden Aorta, des Kammerseptumdefekts, der Pulmonalstenose und der Hypertrophie der rechten Kammer als Kennzeichen dieser Anomalie zum Ausdruck bringen wollte. Die Bezeichnung hat sich so eingebürgert, daß sie auch hier beibehalten werden soll.

Die FALLOTsche Tetralogie ist die häufigste Ursache der angeborenen Blausucht, wenn ihre Häufigkeit auch geographisch verschieden zu sein scheint. Mehr oder weniger hochgradige Zyanose, Trommelschlegelfinger und -zehen, körperliche Unterentwicklung, beeinträchtigte körperliche Leistungsfähigkeit, Neigung zur Hockstellung und zu gewissen Äquivalenten stehen im Vordergrund des äußeren Erscheinungsbildes. In den schwersten Fällen ist die Blausucht extrem, und es besteht hochgradige Dyspnoe schon bei den kleinsten Anstrengungen mit paroxysmalen Steigerungen, die von Krämpfen und Bewußtseinsverlust begleitet sein können. Anderseits gibt es Fälle mit geringer Zyanose, relativ guter körperlicher Leistungsfähigkeit und annähernd normaler Entwicklung.

Die Zyanose fehlt bei der Geburt. In schweren Fällen stellt sie sich jedoch schon beim Säugling ein, oft aber erst, wenn das Kind zu laufen beginnt. Je früher es zur Zyanose kommt, desto ungünstiger ist die Prognose. Nicht selten ist die Anomalie mit Skelettmißbildungen oder Mongolismus verbunden. Am Thorax fällt meist ein Herzbuckel auf. Über dem Herzen ist ein systolisches, rauhes und meist scharfes Geräusch mit dem Maximum links vom Sternum, in der Höhe des zweiten oder dritten Interkostalraums, seltener tiefer, zu hören. An gleicher Stelle tastet man meist auch ein Schwirren. Ein Fehlen des Geräusches und des Schwirrens spricht mit Wahrscheinlichkeit für funktionelle Undurchgängigkeit oder Atresie der Pulmonalis (MÉTHIANU und DURAND). Anderseits kann auch ein diastolisches oder ein kontinuierliches Geräusch vorhanden sein, das auf einen gleichzeitig vorhandenen persistenten Ductus arteriosus schließen läßt. Dieser kann übrigens auch bei Fehlen dieses Auskultationsbefundes vorhanden sein. Die Ätherprobe ist immer positiv.

Die Lebenserwartung ist durch die FALLOTsche Tetralogie hochgradig verringert. ABBOTT hat als mittleres Alter 12 Jahre errechnet. Es sind aber seltene Fälle beschrieben, die das 5. und 6. Lebensjahrzehnt bei relativ guter körperlicher Leistungsfähigkeit erreicht haben. Gelegentlich wurden sogar Schwangerschaften ausgetragen. Man kann sagen, daß der Zeitpunkt des Auftretens und der Grad der Zyanose für die Prognose von ausschlaggebender Bedeutung sind.

Die abnorme Hämodynamik der FALLOTschen Tetralogie wird im wesentlichen durch die dextroponierte, also über einem hochsitzenden Kammerseptumdefekt reitende Aorta und durch die Stenose der Pulmonalis bestimmt (Abb. 219). Die Dextroposition hat zur

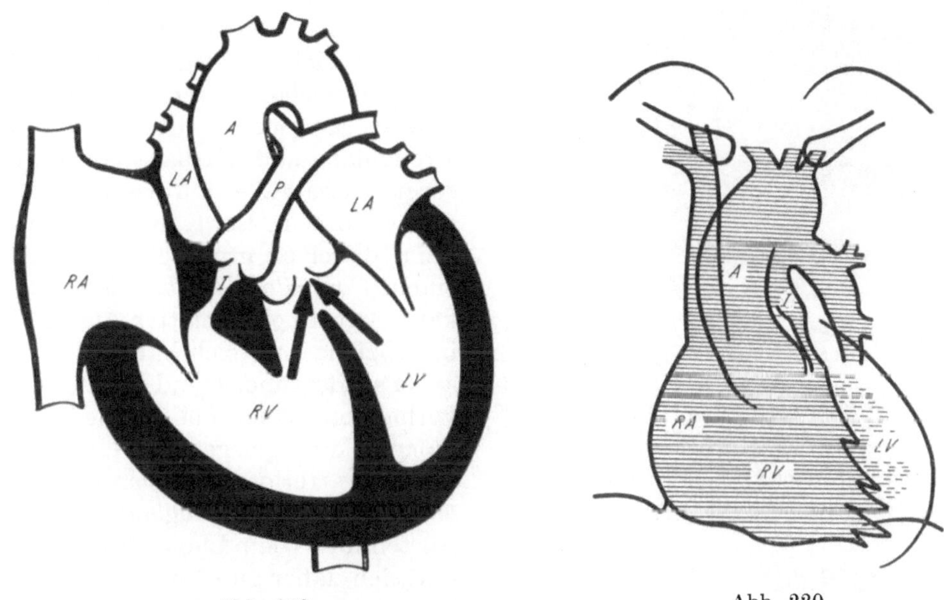

Abb. 219 Abb. 220

Abb. 219. FALLOTsche Tetralogie.
Die dextroponierte Aorta reitet über einem hochsitzenden Kammerseptumdefekt und ist relativ weit, da sie aus beiden Kammern Blut erhält. Es besteht eine Infundibularstenose (*I*) mit relativ enger Pulmonalis. Die rechte Kammer ist hypertrophisch, oft auch mäßig dilatiert

Abb. 220. Angiokardiogramm eines „extremen FALLOT" mit kaum funktionierender Pulmonalis und Versorgung des Lungenkreislaufs durch einen persistenten Ductus arteriosus („natürlicher Blalock"), sowie durch Bronchial- und Mediastinalarterien. Die linke Pulmonalarterie ist durch den persistenten Ductus relativ weit, der rechte Hilus ist kaum entwickelt. Die linke Kammer enthält schon etwas Kontrastblut durch den Kammerseptumdefekt

Folge, daß die Aorta von beiden Kammern her gefüllt wird und daher Mischblut führt; das Passagehindernis der Pulmonalstenose begünstigt noch den Übertritt von venösem Blut aus der rechten Kammer in die Aorta und durch den Kammerseptumdefekt in die linke Kammer. Das Ergebnis ist, daß der Lungenkreislauf zu wenig Blut und der Körperkreislauf Mischblut erhält. Daraus resultiert die Zyanose, die allerdings sehr verschieden entwickelt sein kann.

Die Pulmonalstenose und die Kommunikation mit der Aorta bedeuten für die rechte Kammer eine erhöhte Druckleistung, die deren Widerstandsdilatation und -hypertrophie zur Folge hat. Das linke Herz kann demgegenüber atrophisch sein, wenn die rechte Kammer einen großen Teil ihres Inhalts mit Umgehung des Lungenkreislaufs und des linken Herzens wieder dem Körperkreislauf zuführt.

Die Dextroposition der Aorta und die Pulmonalstenose können dem Grade nach große Unterschiede aufweisen. Von den Fällen, bei denen die Aorta nur mit einem kleinen Segment über die rechte Kammer versetzt ist, bis zu jenen Fällen, bei den die Aorta fast zur Gänze aus der rechten Kammer entspringt („*extremer Fallot*") (Abb. 215*d*, 220), so daß man von einer funktionellen Transposition der Aorta sprechen kann, gibt es alle Übergänge. Das analoge gilt für den Grad der Pulmonalstenose; sie kann sehr geringfügig oder bis zur funktionellen und selbst anatomischen Undurchgängigkeit ausgebildet sein. Je höhergradig die Pulmonalstenose ist, desto mehr Blut tritt aus der rechten Kammer in die Aorta über, desto weiter ist die Aorta und desto stärker pflegt die Zyanose zu sein. Bei Undurchgängigkeit der Pulmonalis wird das gesamte Blut beider Kammern in die entsprechend erweiterte Aorta befördert. In solchen Fällen, die als *Pseudotruncus aorticus* (Abb. 215c) bezeichnet werden können, wird der Lungenkreislauf durch einen persistenten Ductus arteriosus oder durch erweiterte Bronchial- und Mediastinalarterien versorgt. Diese Fälle sind besonders hochgradig zyanotisch. Der Kammerseptumdefekt kann dabei so groß sein, daß man von einem *Cor triloculare biatriatum* sprechen kann. Oft ist eine relative Aortenklappeninsuffizienz mit sichtbarem Pulsus celer am Pseudotruncus und am Arcus aortae vorhanden. Auch bei durchgängiger Pulmonalis kann gelegentlich ein persistenter Ductus arteriosus vorhanden sein, der einen Teil des ungenügend arterialisierten Aortenblutes dem Lungenkreislauf zuführt und sich daher günstig auswirkt. Es liegt hier gleichsam ein „natürlicher Blalock" vor (Abb. 220), der in der relativ geringen Zyanose und in der oft längeren Lebenszeit solcher Kranken zum Ausdruck kommt.

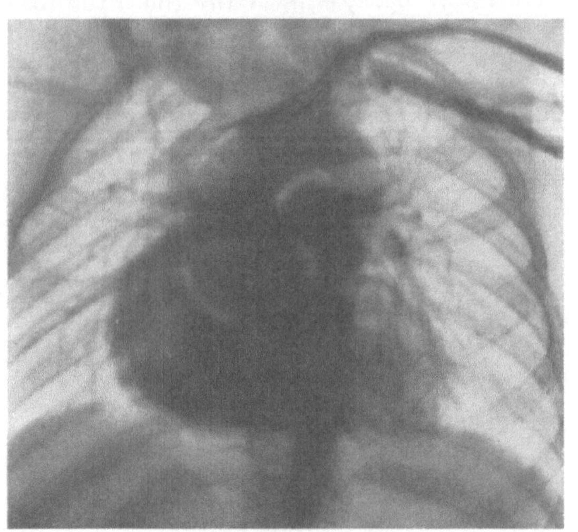

Abb. 221. Angiokardiogramm einer Fallotschen Tetralogie mit hochgradiger Zyanose. Vierjähriger Knabe. Starke Dextroposition der Aorta, die infolge einer hochgradigen Infundibularstenose stark erweitert ist. Die Infundibularstenose ist ringförmig, so daß es zur Bildung einer deutlich abgrenzbaren subvalvulären Infundibulariskammer gekommen ist. Die Durchblutung der Lungen ist spärlich

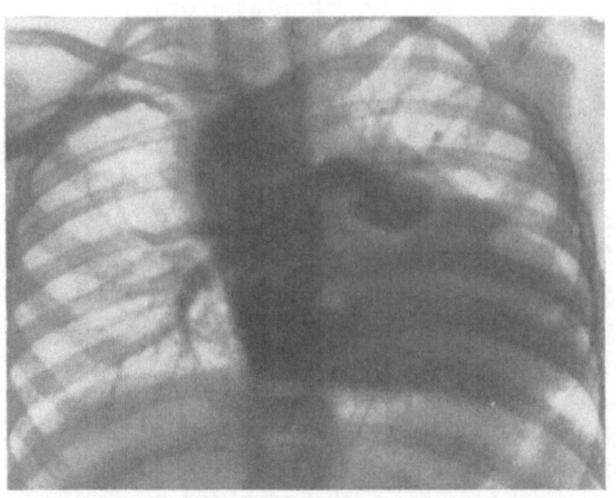

Abb. 222. Angiokardiogramm einer Fallotschen Tetralogie mit schwerer Zyanose und Ohnmachtsanfällen seit neun Monaten. Dreijähriges Mädchen. Es besteht eine valvuläre Pulmonalstenose mit höhergradig dilatierter rechter Kammer und spärlicher Lungendurchblutung. Die Aorta ist stark dextroponiert und dilatiert. Es besteht ein rechtsläufiger Aortenbogen

Zwischen dem Grad der Dextroposition der Aorta und der Zyanose bestehen jedoch keine ganz festen Beziehungen; trotz starker Dextroposition kann der Rechts-Links-Kurzschluß relativ geringfügig sein, während geringe Grade der Dextroposition mit einem starken Rechts-Links-Kurzschluß verbunden sein können. Man ersieht daraus, daß das Volumen des Kurzschlusses nicht allein von den anatomischen Verhältnissen, sondern auch von den funktionell bedingten Strömungsverhältnissen im Bereich des Kammerseptumdefekts abhängig ist.

Im Gegensatz zur reinen Pulmonalstenose und der mit Vorhofseptumdefekt verbundenen Pulmonalstenose die meist valvulär sind, liegt bei der Mehrzahl der Fälle von Fallotscher Tetralogie eine Infundibularstenose vor; diese kann allerdings mit einer Ostiumstenose verbunden sein; eine Infundibulariskammer kommt dann gelegentlich vor (Abb. 221). Eine reine Ostiumstenose kommt bei Fallot scher Tetralogie nur in etwa 7,5% der Fälle vor (MÉTHIANU und DURAND) (Abb. 222).

Nicht selten ist noch ein Vorhofseptumdefekt vorhanden, der durch einen Rechts-Links-Kurzschluß zwischen den Vorhöfen die rechte Kammer entlastet und zu einer Mehrbelastung der linken Kammer führt. Solche Fälle werden auch als FALLOTsche *Pentalogie* bezeichnet. Sie unterscheiden sich klinisch, insbesondere auch hinsichtlich der Zyanose nicht wesentlich von der FALLOTschen Tetralogie, jedoch kann die hypertrophische Dilatation der linken Kammer im Röntgenbild und im EKG hervortreten. Diese Unterscheidungsmöglichkeit ist von Bedeutung, da in solchen Fällen von der BLALOCKschen Operation wegen der Gefahr einer Überlastung der linken Kammer abzuraten ist.

Als zusätzliche Anomalien finden sich bei der FALLOTschen Tetralogie nicht selten eine Persistenz der V. cardinalis sin., die in den Sinus coronarius einzumünden pflegt;

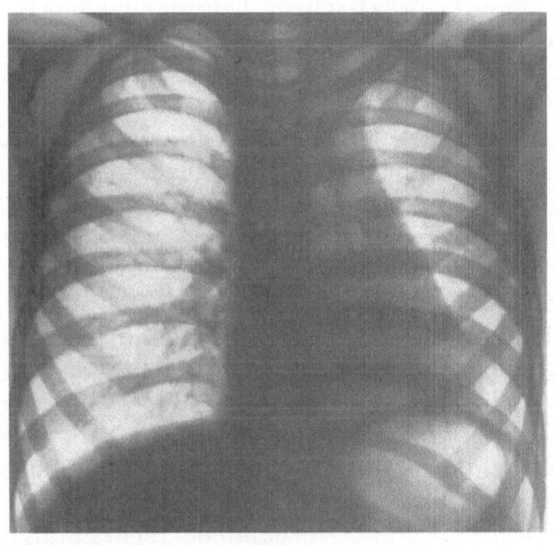

a

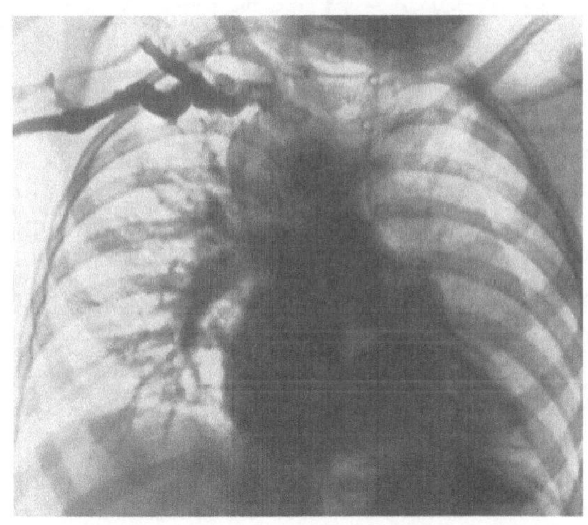

b

Abb. 223*a* und *b*. FALLOTsche Tetralogie mit Aplasie der linken Pulmonalarterie und stark vergrößertem linkem Thymuslappen.

Im Angiokardiogramm (*b*) erkennt man das Fehlen der linken Pulmonalarterie. Der röntgenologisch ungeklärt gebliebene Schatten, der das Mediastinum links überragt, erwies sich bei der Operation als großer linker Thymuslappen

häufiger noch ein rechtsverlaufender Aortenbogen (Abb. 222), bei dem die A. subclavia sin. entweder als erster Ast von der Aorta abgeht oder als letzter Ast des rechtsläufigen Aortenbogens zwischen der Speiseröhre und der Wirbelsäule die Mediane von rechts nach links überkreuzt (Abb. 362). Schließlich wurde mehrmals eine Aplasie der linken Pulmonalarterie beobachtet (Abb. 223*a* und *b*). Alle diese zusätzlichen Anomalien, die nur röntgenologisch feststellbar sind, haben für den Chirurgen große Bedeutung, wenn die Anlegung einer Anastomose zwischen einer A. subclavia und einer Pulmonalisarterie geplant ist.

Der *Röntgenuntersuchung* kommt bei der FALLOTschen Tetralogie wegen der Indikationsstellung zur operativen Behandlung große Bedeutung zu. In einem Viertel aller Fälle ist das Herz normal groß; in etwa drei Viertel ist es vergrößert, jedoch hält sich die Vergrößerung meist in bescheidenen Grenzen; sie ist nur selten hochgradig. Starke Vergrößerungen finden sich hauptsächlich bei Patienten, die ein höheres Alter erreicht haben und nur selten bei Kindern.

Trotz der Widerstandsdilatation und -hypertrophie der rechten Kammer ist der Herzschatten meist nicht mitral konfiguriert, vielmehr ist die Herzbucht in der Mehrzahl der Fälle erhalten, allerdings wenig gegliedert; sie sieht meist wie eingesunken aus. Dies ist die Folge der Stenose des Conus pulmonalis (Infundibulum) und der Hypoplasie des Pulmonalisstamms. Dazu kommt, daß die Ausflußbahn der rechten Kammer nicht ungefähr senkrecht vom Zwerchfell ansteigt und bei ihrer Verlängerung an diesem ein festes Widerlager vorfindet (s. S. 99), sondern in schräger Richtung von links-unten nach rechts-oben zur reitenden Aorta verläuft (Abb. 224). Unter diesen Umständen kann die Verlängerung der Ausflußbahn der rechten Kammer nicht zur Hebung des Conus und der A. pulmonalis führen. Der schräge Verlauf der Ausflußbahn, die Stenose des Infundibulum und die Enge des Pulmonalisstamms wirken also gemeinsam dem Zustandekommen einer mitralen Konfiguration entgegen.

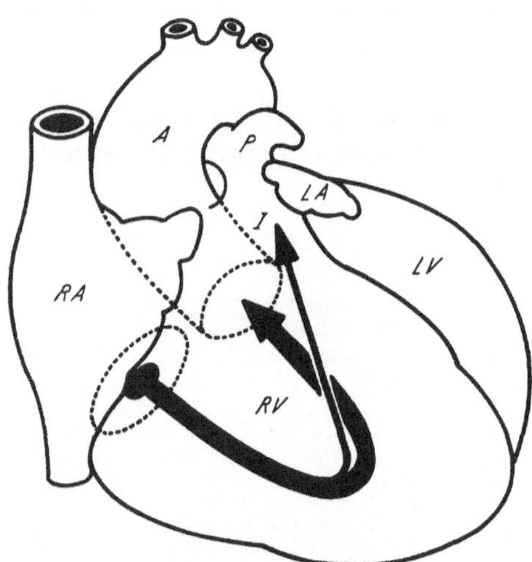

Abb. 224. Typische Fallotsche Tetralogie. Wenn der größere Teil des Inhalts der rechten Kammer in die Aorta gefördert wird, verläuft die Ausflußbahn der rechten Kammer nicht in normaler Weise (dünn ausgezogen) steil vom Zwerchfell zum Pulmonalisostium, sondern in stark schräger Richtung (dick ausgezogen) von der Herzspitze zur dextroponierten Aorta. Da außerdem meist eine Infundibularstenose vorliegt, bleibt die Herzbucht trotz der Widerstandsdilatation der rechten Kammer erhalten. Die Herzspitze ist angehoben, die linke Kammer nach hinten gedreht, so daß das Bild eines „Cœur en sabot" zustandekommt. Eine seichte Kerbe am linken Herzrand zeigt die Grenze zwischen der linken und rechten Kammer an

Die Herzbucht ist um so tiefer, je höhergradig die Stenose des Infundibulum und die Hypoplasie der Pulmonalis sind. Besonders tief ist daher die Herzbucht bei praktischer Undurchgängigkeit oder Atresie der Pulmonalis, wobei die Aorta das gesamte Blut aus beiden Kammern übernimmt (*Pseudotruncus aorticus*). Der stark vorspringende Aortenknopf der in solchen Fällen sehr weiten Aorta trägt zur Vertiefung der Herzbucht noch bei.

Es gibt jedoch auch Fälle von Tetralogie mit verstrichener Herzbucht. Beim jungen Kind kann dies dadurch zustande kommen, daß das leicht deformierbare Herz und die dünnwandigen Gefäße durch den physiologischen Zwerchfellhochstand hochgedrängt und zusammengestaucht werden (s. S. 76); das gilt natürlich besonders für die Untersuchung in horizontaler Rückenlage. Daß ein großer linker Thymuslappen zur Ausfüllung der Herzbucht führen kann, ist selbstverständlich. Ferner kann die häufig vorhandene rechtsläufige Aorta durch das Fehlen des Aortenknopfs auf der linken Seite zur Abflachung der Herzbucht beitragen.

Bei ringförmiger Infundibularstenose kann anderseits die Herzbucht durch eine buckelige Vorwölbung der Infundibulariskammer ausgefüllt sein. Diese kann sich bei sagittalem Strahlengang über die Pulmonalis projizieren und bis an den Aortenknopf aufsteigen, so daß man den Eindruck eines dilatierten Pulmonalisstamms erhält (Kjellberg et al.). In den recht seltenen Fällen von reiner Ostiumstenose oder bei ganz kurzer subvalvulärer Pulmonalstenose kann allerdings der poststenotisch dilatierte Pulmonalisstamm die Herzbucht buckelig ausfüllen. Schließlich kann die Herzbucht fehlen, wenn der linke Herzrand hoch oben aus dem Schatten der freiliegenden Aorta descendens mit einem rechten oder spitzigen Winkel ausbiegt, was in den ersten Lebensmonaten oft beobachtet wird.

Ein recht konstantes Merkmal der Fallotschen Tetralogie ist eine abgerundete Winkelbildung am linken Herzschattenrand, unterhalb welcher der Herzrand entweder senkrecht zum Zwerchfell abfällt oder etwas medialwärts umbiegt (Abb. 224 bis 226). Diese abgerundete Winkelbildung, die dem Herzen die Bezeichnung des *Holzschuhherzens* (*Cœur en sabot*) eingetragen hat, entspricht dem Spitzenteil der kleinen linken Kammer (Raab), die durch die hypertrophisch dilatierte rechte Kammer nach links-hinten und oben verdrängt wird. Beim jungen Kind erkennt man manchmal unterhalb der abgerundeten

Winkelbildung eine seichte Kerbe, welche die Grenze beider Kammern an der Herzspitze bezeichnet (KJELLBERG et al.). Der linke Herzschattenrand wird also nur im oberen Abschnitt von der linken Kammer, unterhalb dieser Kerbe von der rechten Kammer gebildet. Im übrigen ist die Holzschuhform des Herzens nicht für die FALLOTsche Tetralogie pathognomonisch, sondern sie kann auf andere Weise auch bei angeborener Trikuspidalatresie zustandekommen.

Bei Ausfüllung der Herzbucht durch eine Infundibulariskammer oder durch eine poststenotisch erweiterte Pulmonalis (s. oben) kann das Herz die Holzschuhform einbüßen. Diese wird auch dann vermißt, wenn sich die Vergrößerung des Herzens nicht auf die rechte Kammer beschränkt, sondern auch die linke Kammer betrifft. Das kommt vor, wenn ein Vorhofseptum (Pentalogie von FALLOT) mit Rechts-Links-Kurzschluß vorhanden oder wenn es in Endstadium zur hypoxämischen Dilatation beider Herzhälften gekommen ist.

Die Breite des suprakardialen Gefäßschattens ist diagnostisch nicht verwertbar. Bei starker Dextroposition und Dilatation der Aorta kann die Ascendens verstärkt gerundet nach rechts ausladen und den Schatten der V. cava sup. überschreiten. Bei Persistenz der V. cardinalis sin. (V. cava sup. sin.) erkennt man manchmal eine Verbreiterung des Mediastinums nach links durch einen blassen Schatten, der steil vom Schlüsselbein zum Herzen zieht. Über die typischen Veränderungen des Gefäßbandes durch einen rechtsläufigen Aortenbogen s. S. 416ff.

In linker vorderer Schrägstellung lädt der Herzschatten als Zeichen der hypertrophischen Dilatation der rechten Kammer verstärkt gerundet gegen die vordere Thoraxwand aus, während die linke-hintere Begrenzung des Herzschattens oberhalb des Zwerchfells nach vorne umbiegt und mit dem Zwerchfell einen spitzigen Winkel einzuschließen pflegt, worin zum Ausdruck kommt, daß die Vergrößerung des Herzens auf die rechte Kammer zu beziehen ist. Bei höheren Graden von Dextroposition der Aorta zieht der Schatten der in solchen Fällen meist dilatierten Ascendens verstärkt gerundet und steiler aus dem Herzschatten kranialwärts.

Von einigen Autoren wurde auf die abnorme Helligkeit des Aortenfensters in linker-vorderer Schrägstellung als Zeichen der Hypoplasie der Pulmonalis aufmerksam gemacht. Tatsächlich projizieren sich ein Teil des Pulmonalisstamms und der linken Pulmonalarterie in das Aortenfenster, weshalb eine Hypoplasie der Pulmonalis eine Aufhellung dieses Areals erzeugen kann. Da jedoch die Pulmonalis nicht immer merklich verengert ist, sondern bei valvulärer oder kurzer Infundibularstenose oder bei gleichzeitig bestehendem persistentem Ductus arteriosus erweitert sein kann, kommt diesem Symptom für die Diagnostik der FALLOTschen Tetralogie keine größere Bedeutung zu (MÉTHIANU und DURAND).

Zum Bild der typischen FALLOTschen Tetralogie gehören die hellen Lungenfelder, die Kleinheit der Hili und die zarten spärlichen Gefäßstrukturen der Lungen. Es entspricht dies der verminderten Durchblutung des Lungenkreislaufs. Nur bei poststenotischer Erweiterung des Pulmonalisstamms kann auch der linke Hilusschatten vergrößert sein.

Es besteht eine deutliche, wenn auch nicht regelmäßige Beziehung zwischen der röntgenologisch nachweisbaren Verminderung der Lungendurchblutung und der Weite der Aorta, indem letztere um so größer ist, je mangelhafter die Durchblutung der Lunge ist. Am spärlichsten sind die Gefäßschatten des Lungenkreislaufs bei hochgradiger Pulmonalstenose und bei Pulmonalatresie (*Pseudotruncus aorticus*). In diesen Fällen können die Hilusschatten vollständig fehlen und man sieht statt dessen blasse, zarte, netzförmige Strukturen, die im Hilusbereich am dichtesten sind und sich peripherwärts in atypischer Weise in den Lungen verzweigen; man hat diese Strukturen mit Spinnen- und Krabbenfüßen verglichen. Sie entsprechen kollateral erweiterten Bronchial- und Mediastinalarterien. Diese kollateralen Gefäßschatten werden bei Individuen, die ein höheres Alter erreicht haben, kräftiger gefunden, sei es daß sich die Kollateralen mit zunehmendem

Alter ausweiten, sei es daß nur Individuen, bei denen kräftigere Kollateralen entwickelt sind, ein höheres Alter erreichen. Gelegentlich erzeugen diese Kollateralen Impressionen an der kontrastgefüllten Speiseröhre, weshalb man es nie unterlassen soll, die Kontrastfüllung der Speiseröhre vorzunehmen. Bei bestehenden pleuralen Adhäsionen können gelegentlich kollateral erweiterte Interkostalarterien eine Verbindung zum Lungenkreislauf herstellen. Unter diesen Bedingungen sah Musshoff bei einem 22-jährigen Patienten Usuren an einer Rippe, wie sie sonst bei Isthmusstenose vorkommen.

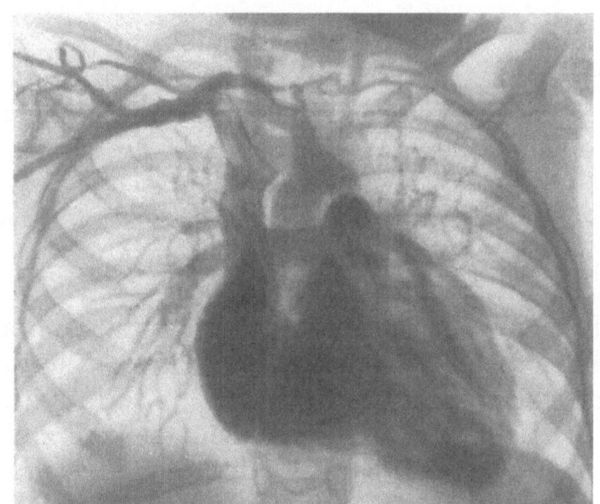

Abb. 225. Typische Fallotsche Tetralogie mit geringer Zyanose infolge relativ guter Durchblutung des Lungenkreislaufs. Zweijähriges Kind.
Angiokardiogramm: Geringgradige Infundibularstenose, daher relativ weite Pulmonalgefäße

Wenn in zahlreichen Fällen von Fallotscher Tetralogie die Hilusschatten und peripheren Gefäßstrukturen der Lungen normal, manchmal sogar verstärkt sind, so rührt dies offenbar daher, daß zusätzliche Kollateralen den Lungenkreislauf versorgen oder daß ein persistenter Ductus arteriosus vorhanden ist. Dies kann sogar zu einer Verstärkung der Gefäßschatten führen, so daß die Abgrenzung gegenüber einer Eisenmengerschen Anomalie schwierig sein kann. Abgesehen davon aber, daß bei letzterer meist eine auffallend stark buckelige Vorwölbung des Pulmonalisbogens vorhanden ist, fehlen bei der Fallotschen Tetralogie in der Regel die systolisch-expansiven Pulsationen der Eisenmengerschen Anomalie. Allerdings haben Bing sowie Campbell et al. auch bei Fallotscher Anomalie Gefäßpulsationen am Röntgenschirm beobachten können; das ist aber gewiß selten.

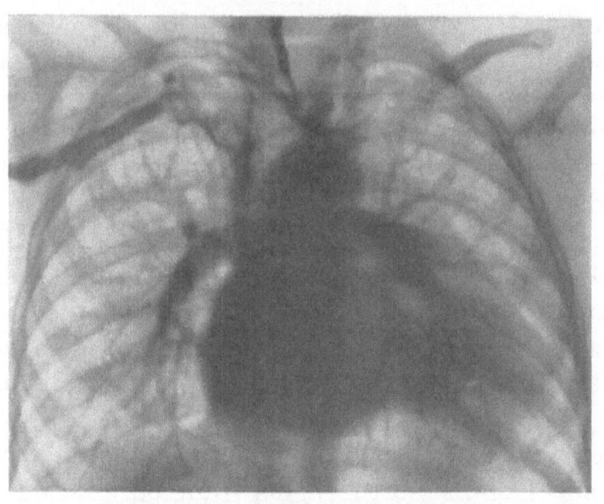

Abb. 226. Fallotsche Tetralogie.
Angiokardiogramm: Relativ geringe Dextroposition der Aorta. Mäßige Infundibularstenose der Pulmonalis. Die Aorta ist etwas flauer kontrastgefüllt als die Pulmonalis. Die Lungendurchblutung ist relativ gut. Die hypertrophische rechte Kammer ist stark dilatiert. Cœur en sabot

Im Stadium des Herzversagens und der Dekompensation kommt es zur Dilatation des rechten Herzens. Die Dilatation hält sich im Kindesalter meist in bescheidenen Grenzen, kann aber in Fällen, die ein höheres Alter erreicht haben, sehr beträchtlich sein. Der Herzschatten ist dann besonders stark nach rechts verbreitert. Die Holzschuhform ist meist nicht mehr nachweisbar und beide Herzränder laden stark gerundet lateralwärts aus. Die Lungen bleiben meist hell.

Die *Angiokardiographie* gewährt wertvolle Einblicke in die anatomischen Verhältnisse und die Hämodynamik der Fallotschen Tetralogie. Schon auf den ersten Aufnahmen stellt man als Folge der über dem Kammerseptumdefekt reitenden Aorta eine simultane Füllung beider Schlagadern fest. Je nach dem Grade der Dextroposition der Aorta findet man bei sagittalem Strahlengang die Aortenwurzel mehr oder weniger weiter rechts von der Pulmonalis (Abb. 221, 222). Man erkennt ferner, daß die Aorta oft wesentlich weiter ist als die Pulmonalis (Abb. 222), da bei höhergradiger Pulmonalisstenose der größte Teil des Blutes der Aorta zugeführt wird. Die Dilatation der Aorta gibt daher eine recht gute Vorstellung vom Grad der Pulmonalstenose. Wenn der Pulmonalisstamm oft nicht so eng ist, als man es nach dem Grade der Stenose erwarten sollte, so kann dies durch eine poststenotische Dilatation oder das Vorhandensein eines persistenten Ductus arteriosus bedingt sein; diese relative Erweiterung kann sich vom Pulmonalisstamm bis auf die linke Pulmonalarterie erstrecken.

Um Auskunft über den Grad und den genauen Sitz sowie über die Längsausdehnung der Pulmonalstenose zu erhalten, muß man das Infundibulum und das Ostium pulmonale im Angiokardiogramm direkt zur Darstellung bringen. Dies gelingt bei sagittalem Strahlengang oft nicht, da sie sich in die Aortenwurzel und in die Wirbelsäule zu projizieren pflegen; auch die linke Pulmonalarterie kann dabei störend wirken. Außerdem können sich bei diesem Strahlengang eine Infundibularstenose, eine Infundibulariskammer und der Pulmonalisstamm derart ineinanderprojizieren, daß sie voneinander nicht differenzierbar sind. Es empfiehlt sich daher, die *selektive Kontrastfüllung* durch den in die rechte Kammer eingeführten Herzkatheter vorzunehmen und auf jeden Fall simultane Aufnahmen in sagittalem und transversalem Strahlengang zu machen; besonders instruktive Bilder erhält man auch in linker-vorderer Schrägstellung, so daß man sich auf diese Projektionsrichtung beschränken kann. Man erkennt dann die genaue Lokalisation und den Grad der Stenose in ausgezeichneter Weise, was für das chirurgische Vorgehen von Wichtigkeit ist.

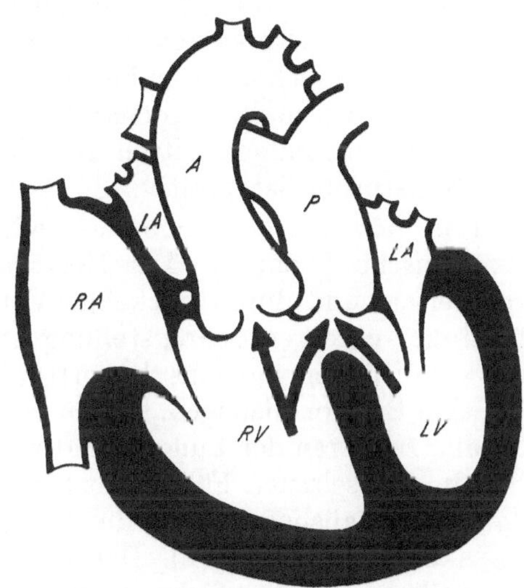

Abb. 227. Bing-Taussigsche Anomalie. Die Aorta entspringt zur Gänze aus der hypertrophischen rechten Kammer; sie ist also funktionell transponiert. Die Zyanose ist daher obligat. Die sinistroponierte Pulmonalis entspringt über einem hohen Kammerseptumdefekt; sie erhält ihr Blut teils aus der linken, teils aus der rechten Kammer und ist meist erweitert, selten verengert

Es gibt einige kongenitale Anomalien, die zu ähnlichen Röntgenbildern führen können wie die Fallotsche Tetralogie; sie sind alle wesentlich seltener als diese.

In erster Linie ist an die Eisenmengersche Anomalie zu denken, die sich durch die Erweiterung und die systolisch-expansiven Pulsationen des Pulmonalisstamms, der Hili und der intrapulmonalen Verzweigungen der A. pulmonalis unterscheidet. Die Fallotsche Tetralogie läßt demgegenüber auch dann, wenn die pulmonalen Gefäßstrukturen nicht vermindert sind, nur selten systolisch-expansive Gefäßpulsationen erkennen (s. oben). Es sei auch daran erinnert, daß die Zyanose bei Eisenmengerscher Anomalie meist erst spät auftritt und nicht so hochgradig zu sein pflegt, wie bei der Fallotschen Tetralogie; ferner daß die Katheteruntersuchung bei Eisenmengerscher Anomalie einen erhöhten Druck, bei der Tetralogie einen gegenüber der rechten Kammer niedrigeren Druck in der Pulmonalis ergibt.

c) Transposition der Aorta und Sinistroposition der Pulmonalis (Taussig-Bingsche Anomalie)

Es handelt sich um eine seltene Anomalie, bei der die Aorta transponiert ist, also aus der rechten Kammer ihren Ursprung nimmt, und die Pulmonalis sinistroponiert ist, also über einem hochsitzenden Kammerseptumdefekt reitet (Abb. 215*f*, 227). Die Aortenwurzel liegt häufiger rechts-vor, seltener rechts-hinter der Pulmonalis. Die Pulmonalis ist in typischen Fällen abnorm weit, die Aorta enger als die Pulmonalis.

Hämodynamisch ist von Bedeutung, daß die rechte Kammer, die ihren Inhalt in die Aorta und zum kleineren Teil überdies in die Pulmonalis zu befördern hat, durch die erhöhte Druckleistung eine Widerstandsdilatation und -hypertrophie erfährt. Die Pulmonalis, die dadurch unter erhöhtem Druck steht, wird dynamisch dilatiert. Auch die linke Kammer, die ihren Inhalt teils in die Pulmonalis, teils durch den Septumdefekt in die rechte Kammer zu befördern hat, erfährt eine Widerstandsdilatation und -hypertrophie, die jedoch wesentlich geringer ist als die der rechten Kammer.

Es sind Fälle mit Vorhofseptumdefekt, mit persistentem Ductus arteriosus oder mit Isthmusstenose der Aorta beschrieben worden (HEIM DE BALSAC und EMAM-ZADE, KJELLBERG et al.).

In sehr seltenen Fällen ist die sinistroponierte und über dem Septumdefekt reitende Pulmonalis stenosiert (HEIM DE BALSAC und EMAM-ZADE); solche Fälle stehen hämodynamisch dem extremen FALLOT sehr nahe und sind klinisch und röntgenologisch von diesem kaum zu unterscheiden.

Die TAUSSIG-BINGsche Anomalie ist immer mit Zyanose verbunden, die zum Unterschied von der EISENMENGERschen Anomalie, die einen sehr ähnlichen Röntgenbefund ergeben kann, schon in frühester Kindheit manifest wird. Im übrigen findet sich meist ein Herzbuckel und ein uncharakteristisches systolisches Geräusch mit tastbarem Schwirren über dem linken dritten Interkostalraum. Das EKG ergibt ein Rechtsüberwiegen. Die Ätherprobe ist positiv.

Das *Röntgenbild* erinnert — wie oben erwähnt — außerordentlich an die EISENMENGERsche Anomalie. Der Herzschatten ist ausschließlich oder vorwiegend nach links verbreitert und durch buckelige Vorwölbung des Pulmonalisbogens mitral konfiguriert. In linker-vorderer Schrägstellung stellt man fest, daß die Vergrößerung des Herzens im wesentlichen auf eine hypertrophische Dilatation der rechten Kammer zu beziehen ist. Am Pulmonalisbogen, an den vergrößerten Hilusschatten und verbreiterten arteriellen Gefäßstrukturen der Lungen sind verstärkte systolisch-expansive Pulsationen vorhanden. Nur in den seltenen Fällen mit Stenose der Pulmonalis (s. oben) fehlten die Vorwölbung des Pulmonalisbogens und die Verstärkung der pulmonalen Gefäßstrukturen (HEIM DE BALSAC und EMAM-ZADE). Der linke Vorhof und die linke Kammer sind nicht nachweisbar vergrößert. Wegen dieses relativ uncharakteristischen Befundes ist die Angiokardiographie und der Herzkatheter angezeigt.

Die *Angiokardiographie* läßt die simultane Füllung der Aorta und Pulmonalis erkennen. Die Aorta ist jedoch intensiver kontrastgefüllt als die Pulmonalis und liegt rechts und meist vor der letzteren, während sie bei der EISENMENGERschen Anomalie flauere Kontrastfüllung zeigt und immer rechts hinter der Pulmonalis gelegen ist. In der Phase des Lävogramms kommt nur die reitende Pulmonalis, nicht abeı die transponierte Aorta zur Darstellung.

Aufschlußreicher kann der *Herzkatheter* sein (MARTIN und LEWIS). Wenn die Sondierung beider Schlagadern gelingt, kann man nicht nur ihre gegenseitige Lage röntgenologisch feststellen, sondern man findet auch, daß die O_2-Sättigung in der Pulmonalis höher sein kann als in der Aorta (TAUSSIG und BING, KJELLBERG et al.); es ist dies jedoch nicht immer der Fall. Der Druck in der Pulmonalis ist erhöht, nur bei enger Pulmonalis kann er erniedrigt sein.

d) Transposition der Pulmonalis mit Dextroposition der Aorta

Diese seltene Anomalie stellt insofern das Gegenstück zur TAUSSIG-BINGschen Anomalie dar, als bei ihr die Pulmonalis transponiert ist, während die dextroponierte Aorta über einem hochsitzenden Kammerseptumdefekt reitet. Die Pulmonalarterie ist verengert, die Dextroposition der Aorta erreicht hohe Grade (Abb. 215*g*, 228, 271).

Da ein großer Teil des Körpervenenblutes aus der rechten Kammer durch die dextroponierte Aorta wieder dem Körperkreislauf zugeführt wird und da nur ein sehr kleiner Teil des Körpervenenbluts durch den Kammerseptumdefekt die transponierte Pulmonalis erreicht, kommt es zur schweren Zyanose mit Polyzythämie und Trommelschlegelfingern und -zehen. Der Grad der Zyanose ist begreiflicherweise abhängig von dem Grade der Dextroposition der Aorta und der Größe des Kammerseptumdefekts.

Klinisch sind über der Herzbasis, links vom Sternum, ein systolisches Geräusch und Schwirren vorhanden. Das EKG ergibt ein Rechtsüberwiegen. Die Ätherprobe ist positiv. Die meisten Träger dieser Anomalie sterben in früher Kindheit; nur wenn die Dextroposition der Aorta relativ gering ist, so daß sie relativ reichlich arterialisiertes Blut aus der linken Kammer erhält und wenn der Kammerseptumdefekt relativ groß ist, so daß relativ viel venöses Blut aus der rechten Kammer in die transponierte Pulmonalis gelangt, ist eine längere Lebensdauer möglich.

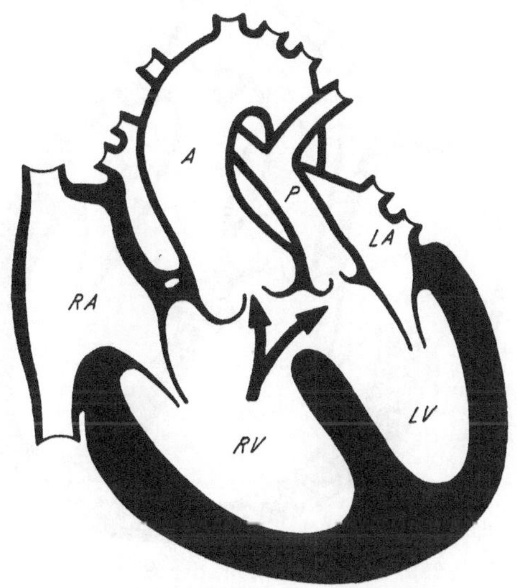

Abb. 228. Transposition der verengerten Pulmonalis und Dextroposition der Aorta. Die transponierte, also aus der linken Kammer entspringende, meist enge Pulmonalis erhält nur relativ wenig venöses Blut durch den Kammerseptumdefekt aus der rechten Kammer. Die Zufuhr von venösem Blut in den Blutkreislauf ist also ungenügend. Ein Teil des arterialisierten Blutes kann aus der linken Kammer nur durch den hochsitzenden Kammerseptumdefekt in die reitende (dextroponierte) Aorta gelangen. Die O_2-Versorgung des Körperkreislaufs ist daher ungenügend und eine Zyanose ist obligat. Die hypertrophische und mehr oder weniger dilatierte rechte Kammer fördert das venöse Blut teils durch die dextroponierte Aorta wieder in den Körperkreislauf, teils durch den hochsitzenden Kammerseptumdefekt in die linke Kammer und dadurch in die Pulmonalis

Hämodynamisch hat die rechte Kammer eine erhöhte Druckleistung zu vollbringen, da sie ihren Inhalt gegen den Aortendruck und durch den Septumdefekt in das linke Herz bzw. in die Pulmonalis zu fördern hat. Es kommt also zur Widerstandshypertrophie und -dilatation der rechten Kammer, die durch Hypoxämie alsbald eine myogene Dilatation zu erfahren pflegt.

Röntgenologisch finden sich also die Zeichen einer hypertrophischen Dilatation der rechten Kammer mit eingesunkener Herzbucht, kleinen Hilusschatten und zarten Gefäßstrukturen der Lungen. Besonders bei geringgradiger Vergrößerung der hypertrophischen rechten Kammer kann der Röntgenbefund von dem einer FALLOTschen Tetralogie nicht zu unterscheiden sein, was begreiflich ist, da die Dynamik dieser beiden Anomalien weitgehend analog ist, wenn auch bei der FALLOTschen Tetralogie die stenosierte Pulmonalis aus der rechten Kammer ihren Ursprung nimmt. Auch die *Angiokardiographie* dürfte eine Unterscheidung von der FALLOTschen Tetralogie kaum gestatten, jedoch fehlen uns darüber eigene Erfahrungen.

Die BLALOCK-TAUSSIGsche bzw. POTTsche Operation ist nicht indiziert, wenn nur wenig arterialisiertes Blut in die stark dextroponierte Aorta gelangt.

e) Die Transposition beider Schlagadern

Die Transposition der Schlagadern ist im Neugeborenenalter die häufigste kongenitale Herzanomalie; sie scheint das männliche Geschlecht zu bevorzugen. Die Lebensaussichten sind je nach den zusätzlichen Anomalien, die eine Verbindung zwischen den beiden Kreisläufen herstellen, verschieden. Die meisten Fälle sterben in früher Kindheit (BLALOCK und HANLON); es ist eine Seltenheit, daß ein höheres Lebensalter erreicht wird (CAMPBELL und SUZMAN). Das ist begreiflich, denn die Transposition der Schlagadern, d. h. die Versetzung beider Schlagadern über die ihnen funktionell nicht zugehörige Kammer (Abb. 215*h*), schließt die beiden Kreisläufe kurz und gegeneinander ab, und ist mit dem Leben nur dann vereinbar, wenn zwischen den beiden Kreisläufen Kommunikationen vorhanden sind, durch deren Vermittlung Körpervenenblut dem Lungenkreislauf und Lungenvenenblut dem Körperkreislauf zugeleitet wird. Als solche Kommunikationen kommen in Betracht: ein persistenter Ductus arteriosus, ein persistentes Foramen ovale, ein Vorhofseptumdefekt oder ein Kammerseptumdefekt. Diese

Kommunikationen kommen in verschiedenen Kombinaticnen vor und sind auch dem Grade nach sehr verschieden ausgebildet; meistens sind sie unzulänglich, so daß eine schwere Zyanose vorhanden ist und das erste Lebensjahr nur selten überschritten wird. Im Jugend- und Erwachsenenalter wird daher die Transposition nur ausnahmsweise beobachtet. Als Komplikation kann eine Hypoplasie oder Atresie einer Schlagader oder eine Isthmusstenose der Aorta vorhanden sein. Nicht selten ist die Transposition Teilerscheinung einer Trikuspidalatresie. Die Strömungsverhältnisse durch die Kommunikationen sind hinsichtlich der Menge und der Richtung des durchströmenden Blutes verschieden; sie hängen von der Weite und der Kombination der Verbindungen und vom jeweiligen Druck in den beiden Kreisläufen ab.

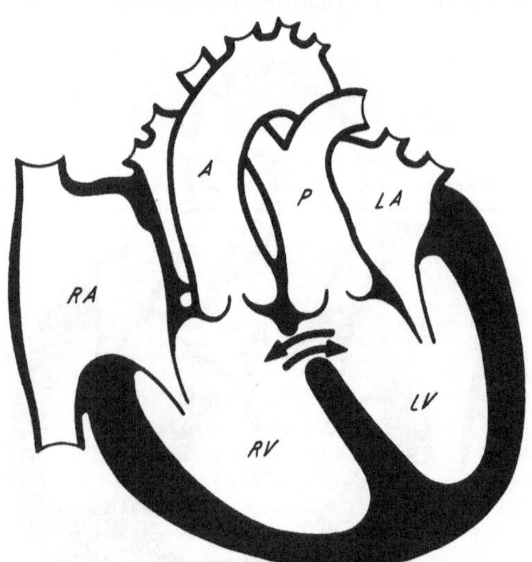

Abb. 229. Transposition der Schlagadern mit Kammerseptumdefekt.
Der Kammerseptumdefekt als einzige Verbindung zwischen beiden Kreisläufen vermittelt einen Links-Rechts- und Rechts-Links-Kurzschluß

Je größer der durch die vorhandenen intra- und extrakardialen Kommunikationen vermittelte Blutaustausch zwischen den beiden Kreisläufen ist, um so eher kann eine O_2-Versorgung des Körperkreislaufs zustande kommen, die freilich meist nicht genügt, um eine mehr oder weniger schwere Zyanose zu verhindern.

Bei einem hochsitzenden Kammerseptumdefekt als einziger Verbindung zwischen beiden Kreisläufen kommt es im Bereich des Defekts zur Durchmischung von venösem und arteriellem Blut, so daß beide Schlagadern, die rechts und links über dem Defekt entspringen, Mischblut erhalten (Abb. 229). Die Blutmenge, die auf diesem Wege vom Lungen- in den Körperkreislauf übertritt, kann etwa gleich groß sein wie die Blutmenge, die in umgekehrter Richtung strömt. Es gibt jedoch Anhaltspunkte dafür, daß diese Blutmengen verschieden groß sein und Schwankungen unterliegen können. Dafür spricht die Beobachtung, daß der Grad der Zyanose schwanken kann (Astley und Parsons); Taussig hat sogar einen fortwährenden Wechsel der Blutströmungsrichtung angenommen, der dadurch zustande kommen soll, daß der Übertritt einer größeren Menge Blut aus dem einen in den anderen Kreislauf im ersten einen Druckabfall, im zweiten einen Druckanstieg zur Folge hat, was eine alternierende Strömungsumkehr erzwingen könnte.

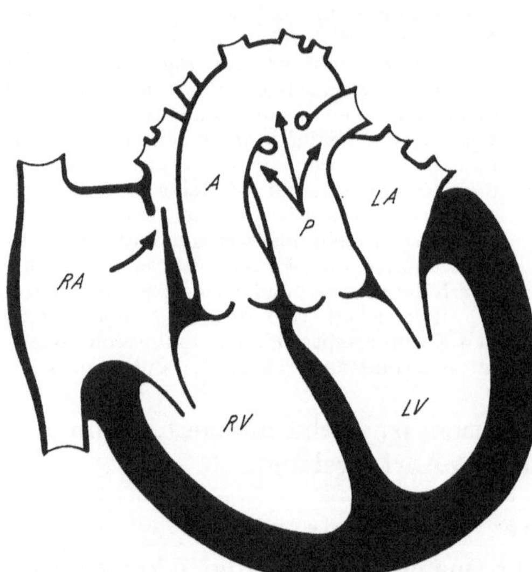

Abb. 230. Transposition der Schlagadern mit persistentem Foramen ovale und persistentem Ductus arteriosus.
Das persistente Foramen ovale vermittelt einen ventilartig wirkenden Rechts-Links-Kurzschluß, der allmählich zu einem Druckanstieg im linken Herzen und in der Pulmonalis führt, so daß der persistente Ductus arteriosus schließlich den Übertritt von Mischblut in die Aorta zu vermitteln vermag (s. Text)

Bei gleichzeitigem Bestehen eines persistenten Foramen ovale und Ductus arteriosus (Abb. 230) vermittelt ersteres nach Art eines Ventils einen dauernden Rechts-Links-Kurzschluß, durch den ein Teil des venösen Blutes in das linke Herz gelangt und sich mit dem arterialisierten Blut der linken Herzhälfte vermischt. Ein Teil des Mischblutes der linken Kammer wird durch die aus ihr entspringende Pulmonalis wieder der

Lunge zugeführt, ein anderer Teil hingegen tritt durch den persistenten Ductus arteriosus in die Aorta über. Dadurch erhalten die vor der Einmündung des Ductus abgehenden brachiozephalen Gefäße praktisch rein venöses Blut, die Gefäße der unteren Körperabschnitte hingegen partiell arterialisiertes Blut. Deshalb ist die Zyanose der unteren Körperabschnitte geringer als die der oberen (H. TAUSSIG).

Gelegentlich ist die Transposition der Schlagadern mit einer Isthmusstenose bzw. mit einer Atresie am Isthmus aortae vergesellschaftet. Die Verbindung zwischen den beiden Kreisläufen stellen dann ein persistentes Foramen ovale und ein persistenter Ductus arteriosus her. Die Folgen dieser Kombination für die O_2-Versorgung des Organismus unterscheiden sich nicht wesentlich von der Transposition mit persistentem Foramen ovale und persistentem Ductus arteriosus ohne Isthmusstenose.

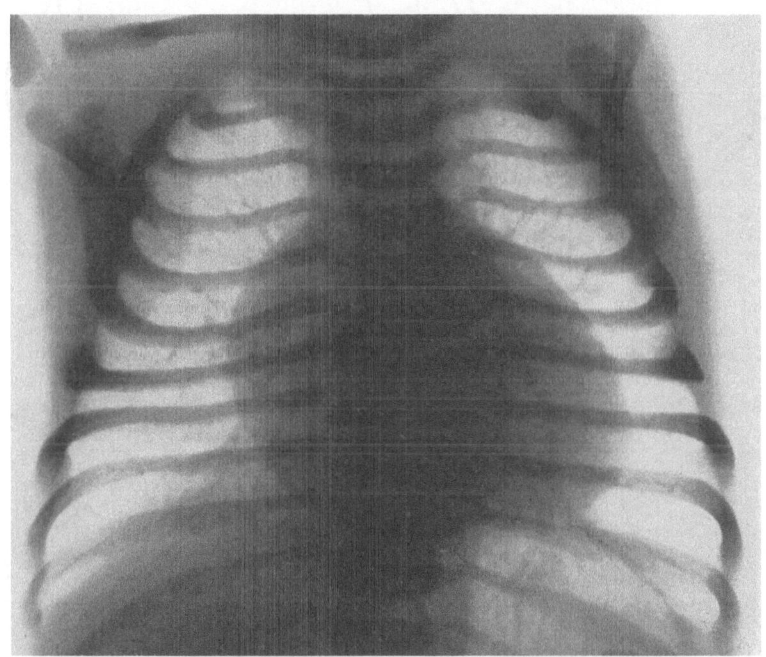

Abb. 231. Transposition der Schlagadern. Acht Tage alter Säugling. Universitäts-Kinderklinik Basel. (Autopsie.) Hochgradige Zyanose. Keine Geräusche. EKG: Rechts-Typ; beginnende Rechtshypertrophie. Unter dem kurzen, außerordentlich schmalen Gefäßband lädt der große Herzschatten mit stark gerundeten Rändern weit nach rechts und links aus. Die Hilusschatten waren vergrößert. Die Autopsie ergab eine Transposition der Schlagadern mit offenem Foramen ovale und persistentem Ductus arteriosus

Wenn sowohl ein Vorhof- als auch ein Kammerseptumdefekt vorhanden ist, dann bestehen ausgiebigere Möglichkeiten des Blutaustausches zwischen beiden Kreisläufen, selbst wenn der Ductus arteriosus verschlossen ist. Beide Kommunikationen können sich in gleicher Weise am Blutaustausch beteiligen; es kann aber auch die eine Kommunikation einen konstanten Rechts-Links-Kurzschluß, die andere einen konstanten Links-Rechts-Kurzschluß vermitteln (COOLEY und SLOAN).

Bei aller Verschiedenheit der Kommunikationen ist allen Abarten der Transposition gemeinsam, daß die beiden Kammern durch erhöhte Volum- und Druckleistung belastet werden. Beide Kammern, besonders die rechte, erfahren dadurch eine Dilatation und Hypertrophie, die allseitig ist. An der Dilatation nehmen natürlich auch die Vorhöfe teil.

Der Mannigfaltigkeit der Unterschiede hinsichtlich der Kommunikationen beider Kreisläufe steht die relative Gleichförmigkeit der klinischen Befunde gegenüber. Die Zyanose ist obligat und meist höhergradig, nur daß sie bei Bestehen eines Vorhof- und Kammerseptumdefekts später auftreten kann als bei kleineren Kommunikationen. In der Verteilung der Zyanose können allerdings merkliche Unterschiede bestehen. Bei Vorhandensein eines persistenten Ductus arteriosus ohne oder mit Isthmusstenose kann die Zyanose vom Darmbeinkamm abwärts stärker sein als in oberen Körperabschnitten (TAUSSIG), was nach den obigen Ausführungen verständlich ist. Der Auskultationsbefund ist nicht charakteristisch. Gelegentlich kann ein kontinuierliches Geräusch über dem ERBschen Punkt auf einen persistenten Ductus arteriosus hinweisen, jedoch läßt das Fehlen eines solchen Geräusches einen persistenten Ductus arteriosus nicht ausschließen. Die Ätherprobe ist in allen Fällen positiv.

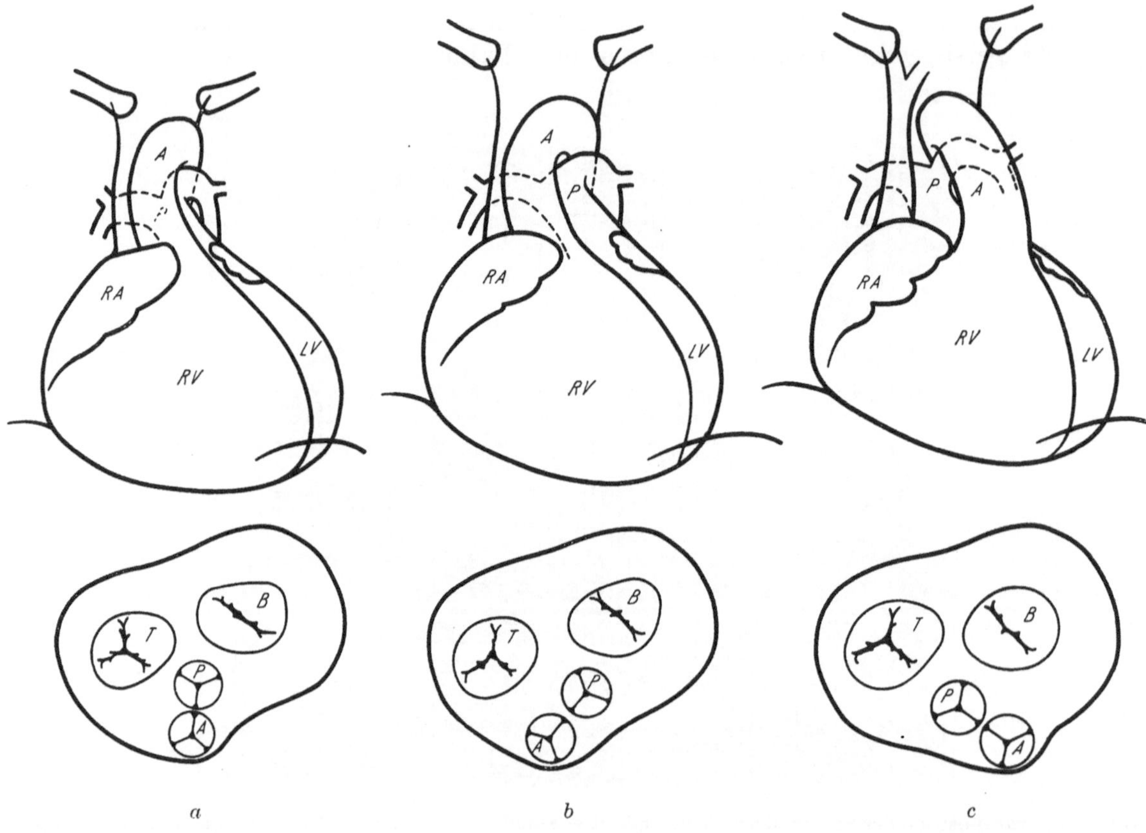

Abb. 232*a* bis *c*. Verschiedene Formen des Gefäßbandes bei Transposition der Schlagadern je nach ihrer gegenseitigen Lage.

a Die Aorta ascendens liegt vor der Pulmonalis. Das kurze Gefäßband ist bei sagittaler Projektion schmal und wird in den Schrägstellungen breiter.

b Die Aorta ascendens liegt rechts-vor der Pulmonalis. Das kurze Gefäßband ist bei sagittaler Projektion etwa normal breit und wird in rechter vorderer Schrägstellung schmaler.

c Die Aorta ascendens liegt links-vor der Pulmonalis. Das kurze Gefäßband ist bei sagittaler Projektion relativ breit, die Herzbucht durch die links ansteigende Aorta ascendens ausgefüllt. In linker vorderer Schrägstellung wird das Gefäßband schmaler

Die *Röntgenbefunde* bei Transposition der Schlagadern (TAUSSIG, CASTELLANOS et al., CAMPBELL und HILLS, DONZELOT et al., THURNHER und WEISSEL, ASTLEY und PARSONS, HEIM DE BALSAC und EMAN ZADE, KJELLBERG et al. u. a.) werden teils durch die rasch progrediente Dilatation und Hypertrophie beider Herzhälften, teils durch die variable Lagebeziehung der transponierten Schlagadern zueinander bestimmt.

Je schwerer die Zyanose ist und je rascher sie sich entwickelt, desto größer pflegt das Herz zu sein. Es gibt nur wenig Anomalien, die zu so starken Vergrößerungen des Herzens führen (Abb. 231). Der Herzschatten lädt verstärkt nach links und rechts aus; beide Herzränder sind stark gerundet. Der rechte Herzrand ist immer elongiert, was auf eine Vergrößerung des rechten Vorhofs zu beziehen ist. In der Mehrzahl der Fälle ist die

Herzbucht erhalten, seltener ausgefüllt (s. unten). In linker-vorderer Schrägstellung kann man sich durch das starke Ausladen des Herzschattens nach rechts-vorne und links-hinten davon überzeugen, daß beide Herzhälften an der Vergrößerung beteiligt sind, gleichgültig, welche Kommunikationen zwischen beiden Herzhälften bestehen. In rechter-vorderer Schrägstellung und mittels Kontrastfüllung der Speiseröhre stellt man fest, daß auch der linke Vorhof vergrößert zu sein pflegt. Die von TAUSSIG beschriebenen periodischen Größenschwankungen des rechten Vorhofs, die durch einen periodischen Wechsel der Strömungsrichtung (s. oben) bedingt sein sollen, konnten MÉTHIANU und HEIM DE BALSAC, ASTLEY und PARSONS und auch der Verfasser nicht beobachten.

Die Röntgenbefunde der Transposition sind je nach der Stellung der beiden Schlagadern zueinander verschieden. Meistens erhebt sich der suprakardiale Gefäßschatten im Vorderbild als kurzes, schmales Band aus dem Herzschatten (Abb. 232*a*), sich beim Drehen in die linke vordere Schrägstellung verbreiternd. Dieses Bild kommt dann zustande, wenn die Aorta *vor* der Pulmonalis entspringt und beide Schlagadern bei sagittalem Strahlengang ungefähr zur Deckung kommen (FANCONI), während sich in linker-vorderer Schrägstellung die Aorta *vor* die Pulmonalis projiziert und der vorderen Thoraxwand genähert ist (Typ II der Transposition nach CASTELLANOS et al.). In selteneren Fällen ist das Gefäßband im Vorderbild normal breit, während es beim Drehen in die rechte vordere Schrägstellung schmäler wird (Abb. 232*b*). Man beobachtet dies dann, wenn die Aorta nicht vor, sondern rechts-vor der Pulmonalis ihren Ursprung nimmt (Typ I der Transposition nach CASTELLANOS et al.). In beiden Fällen ist die Herzbucht erhalten. Schließlich gibt es Fälle, bei denen die Herzbucht durch eine buckelige Vorwölbung ausgefüllt ist, so daß der Herzschatten mitrale Konfiguration aufweist (Abb. 232*c*). Dieses Bild kommt dann zustande, wenn die Aorta links-vor der Pulmonalis aus der konusförmigen Ausflußbahn der rechten Kammer entspringt (Typus III der Transposition nach CASTELLANOS et al.) (ROSSI und PRADER, CAMPBELL und HILLS, DONZELOT et al., ZDANSKY, THURNHER und WEISSEL, ASTLEY und PARSONS, KJELLBERG et al.). Der Buckel in der Herzbucht entspricht in diesen Fällen dem Conus der rechten Kammer und der Aorta ascendens. Er reicht bis in die Höhe des Schlüsselbeins, da er der Aorta angehört. Ein Aortenknopf wird vermißt, gleichgültig ob der Aortenbogen über den linken oder den rechten Bronchus zieht (ASTLEY und PARSONS). Rechts fällt der geradlinig oder leicht konkav ansteigende Verlauf der V. cava sup. auf, der den Wirbelsäulenschatten kaum überragt (THURNHER und WEISSEL).

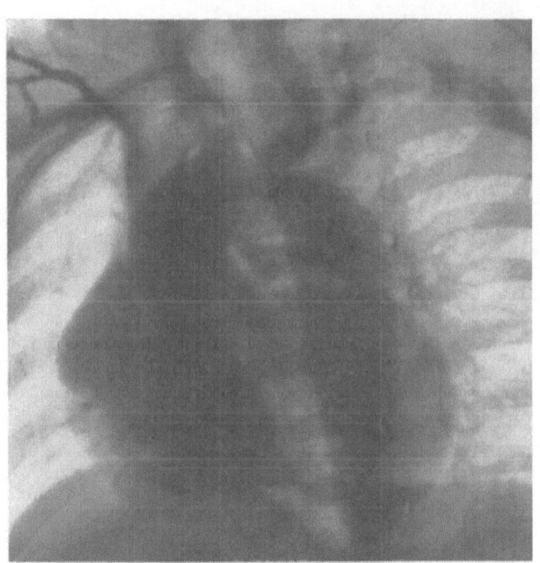

Abb. 233. Transposition der Schlagadern mit endokarditischer Pulmonalstenose. $2^3/_4$ Jahre altes Mädchen. (Autopsie.)

Angiokardiogramm in linker vorderer Schrägstellung: Beide Herzhälften stark erweitert. Die rechts-vor der Pulmonalis aus der rechten Kammer entspringende Aorta ist stark ausgeweitet. Hinter der Aorta sieht man die sehr enge Pulmonalis mit deutlicher Ostiumstenose dorsalwärts ziehen

Im auffallenden Gegensatz zur Unmöglichkeit, die Pulmonalis abzugrenzen, stehen die Vergrößerung der Hilusschatten und die Verstärkung der intrapulmonalen Gefäßstrukturen, die sogar systolisch-expansive Pulsationen erkennen lassen können. Mit diesem Befund kommen die vermehrte Durchströmung und wohl auch der mindestens periodisch erhöhte Druck im Lungenkreislauf zum Ausdruck. Wenn die Herzbucht erhalten zu sein pflegt und die Dilatation des Pulmonalisstamms nicht nachweisbar ist, so ist dies die Folge der abnormen Lage der Pulmonalis hinter der Aorta.

Ausnahmsweise kann man auch bei Transposition der Schlagadern eine buckelige Vorwölbung des Pulmonalisbogens sehen. Einen derartigen Fall hat FAVORITE

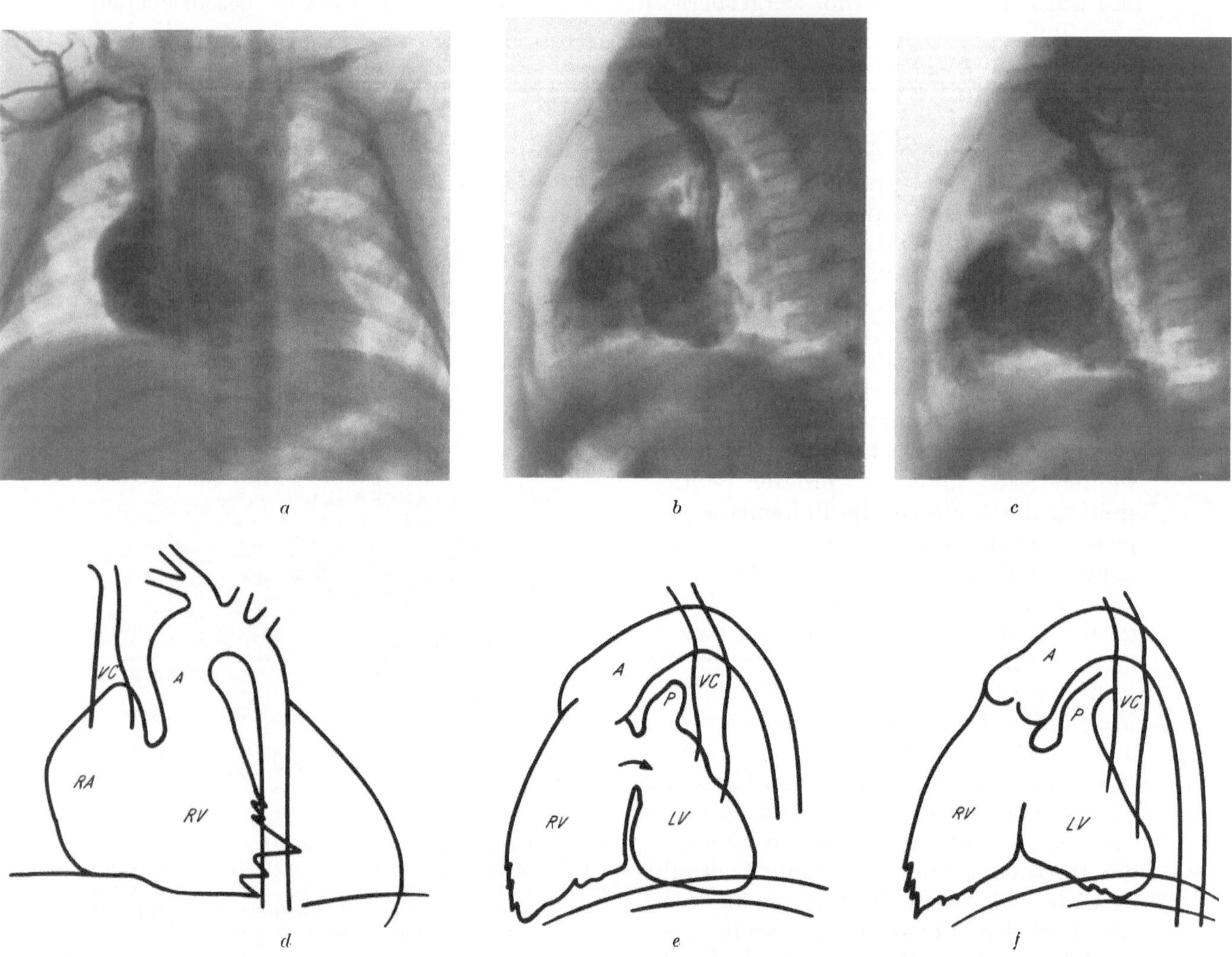

Abb. 234*a* bis *f*. Transposition der Schlagadern mit kongenitaler Hypoplasie der Pulmonalis. Fünf Monate alter Säugling. (Autopsie.)

Zyanose seit Geburt. Systolisches Geräusch über dem ganzen Herzen.

Mäßig vergrößerter, besonders stark gerundet nach rechts ausladender Herzschatten mit flachbuckeliger Verbreiterung des rechten oberen Mediastinums durch einen Thymuslappen. Gefäßstrukturen der Lungen zart. Im Angiokardiogramm finden sich eine Transposition der Aorta, ein Kammerseptumdefekt und eine sehr enge, hinter der Aorta gelegene Pulmonalis. Enge Lungengefäße.

Die Autopsie (zwei Monate nach der Untersuchung) ergab eine Transposition der Schlagadern mit großem Kammerseptumdefekt und Hypoplasie der Pulmonalis. Starke Hypertrophie der dilatierten rechten Kammer. Normaler Verlauf der Aorta

beschrieben. Bei diesem entsprang die Aorta aus einem sehr kleinen rechten, die Pulmonalis aus einem sehr großen linken Ventrikel. Letzterer enthielt beide Atrioventrikularostien und stand mit dem kleinen rechten Aortenventrikel durch einen Septumdefekt in Verbindung. Da der linke Ventrikel das Blut beider Vorhöfe erhielt, war er stark dilatiert und hypertrophisch und die aus ihm entspringende Pulmonalis war hochgradig erweitert. Der Patient, der das ungewöhnliche Alter von 18 Jahren erreichte, war plötzlich an einer Ruptur der Pulmonalis gestorben. Der Ductus arteriosus war breit durchgängig und vermittelte mit dem großen Ventrikelseptumdefekt die Verbindung beider Kreisläufe. Die Röntgenuntersuchung, die allerdings erst nach dem tödlich endigenden Ereignis der Pulmonalisruptur vorgenommen werden konnte, ergab einen beträchtlich nach links und rechts verbreiterten Herzschatten mit starker Prominenz des Pulmonalisbogens. Das Röntgenbild war allerdings durch den Bluterguß in die Perikardialhöhle wesentlich beeinflußt, so daß eine genaue röntgenologische Analyse der Herzform nicht möglich war. Eine Verringerung der pulmonalen Gefäßstrukturen kann man in Fällen finden, die mit einer kongenitalen Pulmonalstenose kompliziert sind (ASTLEY und PARSONS, KJELLBERG et al.). Der Verfasser hat dies auch in einem Fall mit kongenitaler Hypoplasie der Pulmonalis (Abb. 234) und in einem Fall mit endokarditischer Pulmonalstenose gesehen.

Die *Angiokardiographie* läßt bei Transposition beider Schlagadern die sofortige und intensive Kontrastfüllung der Aorta aus der rechten Kammer erkennen. Bei großem Kammerseptumdefekt stellt man den Übertritt des Kontrastbluts aus der rechten in die linke Kammer und die mit der Aorta fast simultane Kontrastfüllung der aus der linken Kammer entspringenden Pulmonalis fest. Wenn beide Schlagadern zur Darstellung gebracht sind, was freilich nicht immer der Fall ist, kann man auf Serienangiogrammen in zwei Ebenen ihre gegenseitige Lagebeziehung erkennen und sieht, ob die Aorta unmittelbar vor, rechts-vor oder links-vor der Pulmonalis verläuft. KJELLBERG et al. haben darauf aufmerksam gemacht, daß man allerdings wegen der oft zu engen Kommunikationen die Hämodynamik des Herzens nicht mit einer einzigen Angiokardiographie aufzuklären vermag und daß daher wiederholte Untersuchungen mit selektiver Kontrastfüllung von den einzelnen Herzhöhlen her notwendig sein können. Da selbst bei größeren Septumdefekten ein Kurzschluß vermittels der üblichen Angiokardiographie von einer Kammer her dem Nachweis entgehen kann, muß man versuchen, den linken Vorhof oder die linke Kammer durch einen Septumdefekt zu entrieren. Wenn dies gelingt, läßt sich durch die hierauf vorgenommene selektive Kontrastfüllung eine direkte Verbindung der linken Kammer mit der Pulmonalis einwandfrei nachweisen.

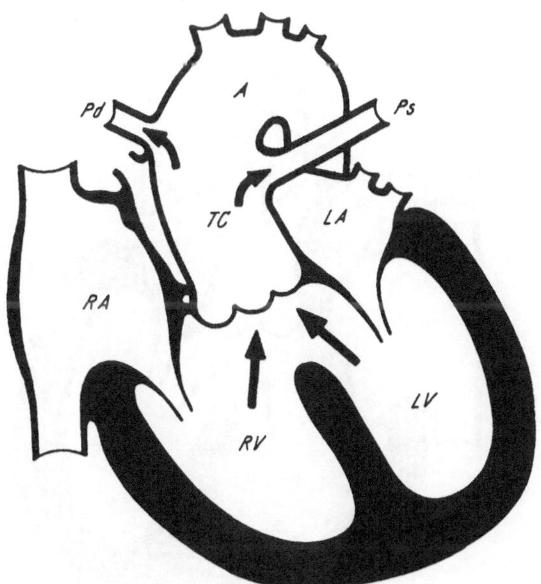

Abb. 235. Truncus communis mit Abgang der beiden Pulmonalarterien aus dem aufsteigenden Teil des Truncus

f) und g) Truncus und Pseudotruncus arteriosus

Beim Truncus arteriosus communis nimmt eine einzige Schlagader das Blut aus beiden Kammern auf; dieses Gefäß muß demnach wesentlich weiter sein als die normale Aorta oder Pulmonalis. Sein Ursprung aus beiden Kammern setzt das Vorhandensein eines hochsitzenden Kammerseptumdefekts voraus, der allerdings manchmal so groß ist, daß ein Cor triloculare biatriatum vorliegt. Die gemeinsame Schlagader, die auch kurz als Truncus bezeichnet wird, nimmt zumeist den Verlauf der normalen Aorta und versorgt den Koronar-, Körper- und Lungenkreislauf. Letzterer erhält sein Blut entweder über die Pulmonalarterien, die in verschiedener Weise vom aufsteigenden Teil des Truncus abgehen oder über Bronchialarterien, die ihren Ursprung aus dem absteigenden Teil des Truncus nehmen. Im ersten Fall spricht man von echtem *Truncus communis* (Abbildung 215*k*, 235). Dieser kann mit zwei, drei oder vier Semilunarklappen ausgestattet sein.

Er kommt morphogenetisch dadurch zustande, daß die Teilung des primitiven Truncus durch das aortopulmonale Septum unterblieben ist. Die rechte und linke Pulmonalarterie nehmen ihren Ursprung aus dem aufsteigenden Teil des Truncus. Manchmal entspringt aus dem Truncus oberhalb des Ostiums ein Pulmonalisstamm, der sich in eine rechte und linke Pulmonalarterie teilt. Auch hier liegt also ein echter Truncus vor, bei dem die Teilung durch das aortopulmonale Septum zwar begonnen, aber nicht vollendet wurde und oberhalb des Bulbusabschnitts halt gemacht hat. HOLZMANN und KIESER haben daher diese Form als *Truncus arteriosus communis incompletus* bezeichnet.

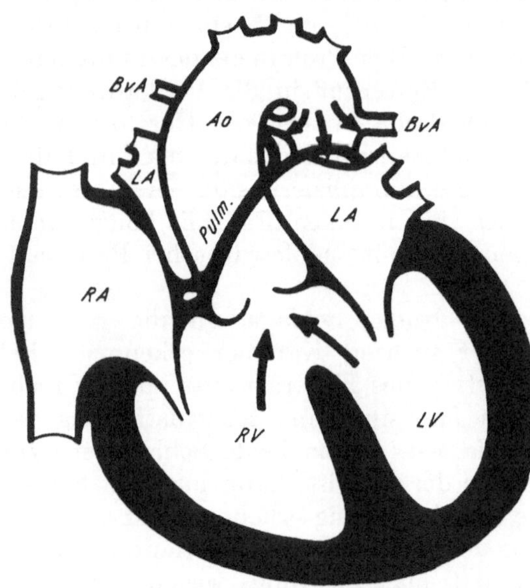

Abb. 236. Pseudotruncus aorticus mit Atresie der Pulmonalis und Versorgung der Lungen durch Bronchial- (BrA-) und Mesenterialarterien. In anderen Fällen können die Lungen über einen Ductus arteriosus versorgt werden

In jenen Fällen, bei denen die Lunge durch Bronchialarterien aus dem absteigenden Teil der solitären Schlagader versorgt wird, liegt meist ein sogenannter „*Pseudotruncus aorticus*“ vor (Abb. 236, 239). Bei ihm entspricht die solitäre Schlagader der Aorta, während die Pulmonalis nur anatomisch als rudimentäres Gefäß oder als solider Strang ausgebildet ist. Die Lunge kann dann meist nur ungenügend durch Bronchial- und Mediastinalarterien oder über einen Ductus arteriosus versorgt werden. Dieser Pseudotruncus aorticus kann hämodynamisch als Grenzfall einer FALLOTschen Tetralogie mit Unwegsamkeit der Pulmonalis aufgefaßt werden.

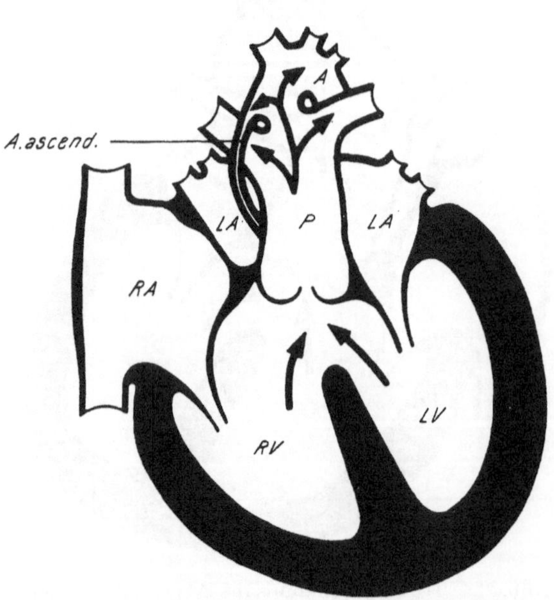

Abb. 237. Pseudotruncus pulmonalis mit Versorgung der Aorta über einen weiten Ductus arteriosus und des Koronarkreislaufs über eine hochgradig hypoplastische Aorta ascendens

In seltenen Fällen liegt ein sogenannter „*Pseudotruncus pulmonalis*“ (Abb. 237) vor. Bei diesem entspricht die solitäre Schlagader der Pulmonalis, die auf dem normalen Wege die Lungen, auf dem Wege eines weiten persistenten Ductus arteriosus den Körperkreislauf und auf dem Wege einer hypoplastischen, mit der Kammer nicht in Verbindung stehenden Aorta rückläufig den Koronarkreislauf versorgt.

Im übrigen gibt es Zwischenformen des Truncus communis, die es zweifelhaft erscheinen lassen, ob eine scharfe morphogenetische Trennung der verschiedenen Truncusformen berechtigt ist. So sind Fälle beschrieben worden, bei denen die eine Lunge durch eine aus dem aufsteigenden Teil des Truncus entspringende Pulmonalarterie, die andere Lunge durch Bronchial- und Mediastinalarterien versorgt wurde (KJELLBERG et al.).

Sowohl beim echten Truncus arteriosus communis als auch beim Pseudotruncus aorticus und Pseudotruncus pulmonalis kann das Kammerseptum vollständig fehlen und ein gemeinsamer Kammerraum vorhanden sein, also ein Cor triloculare biatriatum vorliegen.

Die hämodynamischen Folgen des echten Truncus und des Pseudotruncus aorticus und -pulmonalis sind für beide Kammern identisch, wenn diese breit miteinander kommunizieren, denn beide Kammern haben dann ihren Inhalt gegen den gleichen Widerstand zu fördern und der verschiedene Blutzufluß gleicht sich in einem gemeinsamen Kammerraum aus. Wenn jedoch nur ein relativ enger, hochsitzender Septumdefekt die Verbindung zwischen den Kammern herstellt, dann macht es einen Unterschied aus, ob der Lungenkreislauf — wie beim echten Truncus — relativ reichlich durchblutet wird, oder ob er nur durch Bronchial- oder Mediastinalarterien gespeist wird. Im zweiten Fall ist nämlich die Volumarbeit der rechten Kammer, die das ganze Hohlvenenblut erhält und dieses gegen den Druck im Truncus communis zu fördern hat, wesentlich größer als die der linken Kammer, deren Füllung von der Lunge nur gering ist. Daher kommt es zur Dilatation und Hypertrophie der rechten Kammer, während die linke relativ klein bleibt. Im ersteren Fall hingegen ist die Mehrarbeit der rechten Kammer wesentlich geringer.

Die Arterialisierung des Blutes hängt von der Durchblutung des Lungenkreislaufs ab. Wenn die Lunge durch Pulmonalarterien versorgt wird, die von einem Truncus communis abgehen, dann ist die Durchblutung der Lungen relativ reichlich und die Zyanose — wenn überhaupt vorhanden — nur gering. Wenn hingegen die Lungen nur durch Bronchial- und Mediastinalarterien versorgt werden, wie dies beim Pseudotruncus aorticus der Fall ist, dann ist eine tiefe Zyanose mit Trommelschlegelfingern und -zehen sowie eine Polyzythämie die Regel.

Klinisch ist über dem Sternum ein lautes rauhes systolisches Geräusch zu hören, das über der Herzbasis am lautesten ist. Der zweite Ton an der Basis ist laut, rein und nie gespalten. Die Ätherprobe ist positiv.

Die Prognose ist vom Grad der Zyanose abhängig; Kinder mit schlechter Durchblutung der Lungen und hochgradiger Zyanose sterben in früher Kindheit, weil das Herz durch Hypoxämie frühzeitig insuffizient wird.

Röntgenologisch findet sich meist ein beträchtlich vergrößertes Herz. Die Herzbucht ist nur beim Truncus arteriosus communis incompletus (s. oben) durch die bucklige Vorwölbung der aus dem Truncus abgehenden Pulmonalis ausgefüllt (HOLZMANN und KIESER). Bei den übrigen Formen des Truncus und Pseudotruncus hingegen ist die Herzbucht tief exkaviert. Der Aortenknopf ist entsprechen dem großen Durchmesser des Truncus vergrößert und lädt verstärkt nach links aus; nur in den Fällen, bei denen sich der Truncus nach dem Abgang weiter Pulmonalisäste stark verengt, kann der Aortenknopf klein sein (KJELLBERG et al.). Der linke Herzrand biegt stark gerundet nach links aus und zeigt manchmal eine abgerundete Winkelbildung, die zu einem Cœur en sabot führt (KJELLBERG). In linker-vorderer Schrägstellung fällt besonders bei Kindern das unvermittelte Ausladen der rechten Kammer gegen die vordere Thoraxwand auf (TAUSSIG). Bei Erwachsenen sahen wir dies nur selten.

Die Ausbildung der Hilusschatten und der intrapulmonalen Gefäßstrukturen der Lungen ist von der Blutversorgung der Lungen abhängig. Beim echten Truncus (Abbildung 238*a* und *b*) und beim seltenen Pseudotruncus pulmonalis können die Hilusschatten normal oder sogar vergrößert und die intra-pulmonalen Gefäßschatten dementsprechend ebenfalls normal oder verstärkt sein. Bei starker Erweiterung der Pulmonalisäste kann sich der linke so stark in die Herzbucht projizieren, daß er eine Erweiterung des Pulmonalisstamms vortäuscht. Beim relativ häufigen Pseudotruncus aorticus (Abb. 239*a* und *b*) hingegen, bei dem der Lungenkreislauf durch Bronchial- und Mediastinalarterien versorgt wird, sind an Stelle der kommaförmigen Hilusschatten völlig atypische Gefäßstrukturen vorhanden, die sich in den Lungenfeldern auflösen und verzweigen. An der kontrastgefüllten Speiseröhre kann man in diesen Fällen manchmal Eindellungen sehen, die durch die zur Lunge ziehenden kollateral erweiterten Bronchial- und Mediastinalarterien erzeugt werden.

Die *Angiokardiographie* läßt zunächst eine abnorm weite Schlagader erkennen. Bei sagittalem Strahlengang hat man meist den Eindruck eines einzigen Kammerraums, der bis an den linken Herzrand reicht. Bei transversalem Strahlengang erkennt man allerdings, daß ein fast transversal verlaufendes Kammerseptum vorhanden ist. Wenn der Septumdefekt groß oder ein gemeinsamer Kammerraum vorhanden ist, kommt es zur praktisch gleichzeitigen Füllung beider Kammern. Das Ausmaß der Blutversorgung der Lungen ist klar erkennbar. Die Wege, auf denen die Blutversorgung der Lunge zustande kommt, sind jedoch nur durch frequente Serienaufnahmen in zwei Projektionsrichtungen zur Darstellung zu bringen. Beim sogenannten echten Truncus wird der Abgang der beiden relativ weiten Pulmonalarterien aus dem Truncus und dessen Kaliberabnahme an dieser Stelle deutlich; eine Abgrenzung gegen den Pseudotruncus pulmonalis dürfte kaum mög-

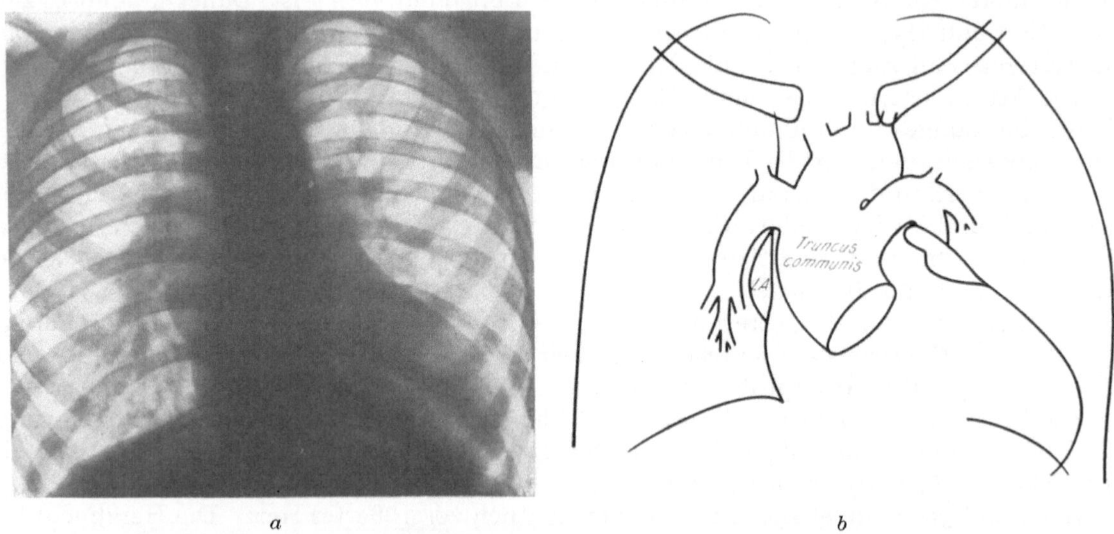

Abb. 238*a* und *b*. Truncus communis mit Abgang der beiden Pulmonalarterien aus dem aufsteigenden Teil des Truncus. Siebenjähriger Knabe.

Geringe Zyanose und in den letzten drei Jahren beginnende Trommelschlegelfinger. Rauhes, systolisches Geräusch über dem Sternum. Akzentuierter zweiter Ton an der Basis.

Das Herz ist beträchtlich vergrößert, nach links mit einem elongierten, stark gerundeten Bogen ausladend. Der den rechten Mittelschattenrand überragende Bogen (*LA*) entsprach dem vergrößerten linken Vorhof. Die Hilusschatten waren groß und zeigten — ebenso wie die verbreiterten intrapulmonalen Gefäßstrukturen — starke systolisch-expansive Pulsationen. Das Angiokardiogramm ergab den Abgang einer sehr weiten Schlagader, die als Aorta gedeutet wurde, aus einem großen rechten Kammerraum mit sofortiger Kontrastfüllung des Lungenkreislaufs. Eine Pulmonalis war nicht abgrenzbar. Mit dem Katheter konnte nur ein hoher Druck in der rechten Kammer (90/0 mm Hg) festgestellt, die Schlagader jedoch nicht erreicht werden. Auf Grund dieser Befunde wurde fälschlich ein Links-Rechts-Kurzschluß bei aorto-pulmonaler Fistel und eine beginnende Pulmonalsklerose angenommen. Die Thorakotomie ergab einen Truncus communis mit Abgang der sehr weiten Pulmonalarterien aus dem aufsteigenden Teil. Die Vergrößerung des linken Vorhofs war wahrscheinlich als Füllungsdilatation aufzufassen

lich sein, da die Pulmonalis nach Abgang der beiden Pulmonalarterien in den breiten Ductus arteriosus übergeht, der die Verbindung zum Aortenbogen herstellt. Beim sogenannten Pseudotruncus aorticus werden die beiden Pulmonalarterien vermißt; die meist relativ engen Pulmonalgefäße, die aus den Bronchial- und Mediastinalarterien stammen, füllen sich nur langsam und flau (Abb. 239*b*). Kjellberg et al. konnten in einem Fall den angiokardiographischen Nachweis erbringen, daß nur die linke Lunge durch eine aus dem Truncus entspringende Pulmonalarterie versorgt war, während die sehr gefäßarme rechte Lunge ihr Blut offenbar über Bronchial- und Mediastinalarterien erhielt. Die gleichen Autoren sahen auch einmal die rückläufige Füllung einer hypoplastischen Pulmonalis, die keine Verbindung mit den Kammern hatte, auf dem Wege eines persistenten Ductus arteriosus.

Der Abgrenzung des Pseudotruncus aorticus vom echten Truncus kommt praktische Bedeutung zu, da bei ersterem die Pottsche Operation angezeigt ist, allerdings nur dann, wenn die Angiokardiographie Kollateralen erkennen läßt, die ein hinreichendes Kaliber für eine Anastomosierung haben.

Bezüglich der Differentialdiagnose ist zu bedenken, daß der Pseudotruncus aorticus

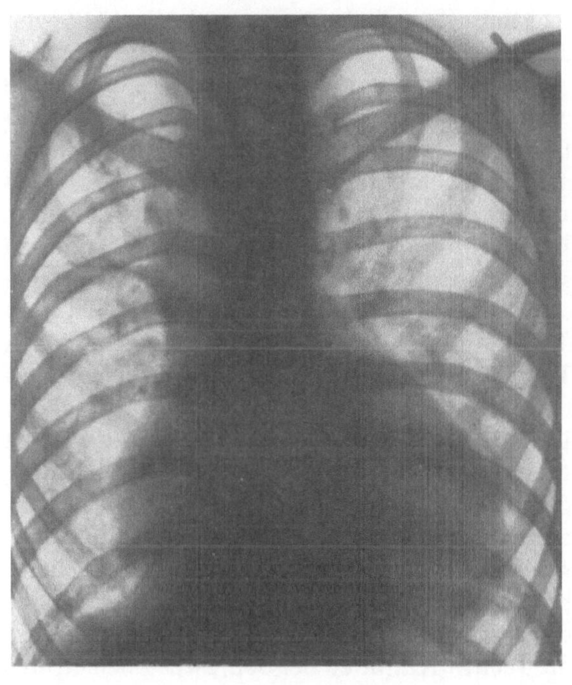

a

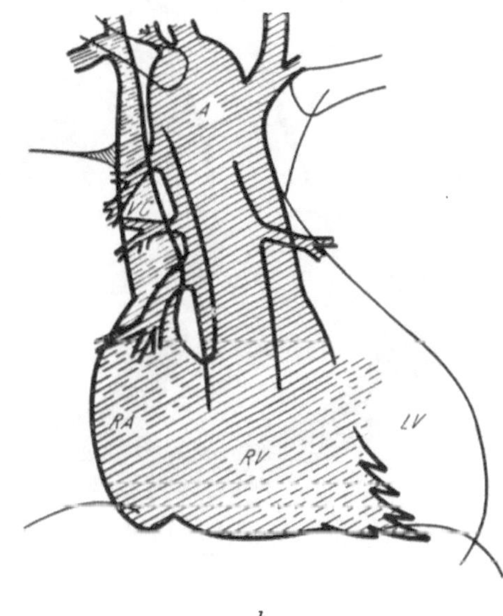

b

Abb. 239a und b. Pseudotruncus aorticus mit Arcus aortae dexter. Etwa zehn Jahre altes Mädchen. Starke Zyanose. Trommelschlegelfinger.
Mäßig vergrößertes, nach links und rechts verbreitertes, uncharakteristisch konfiguriertes Herz mit rechtsseitigem Aortenknopf und rechts absteigender Aorta descendens. Fehlende Hilusschatten. Atypische zarte Gefäßstrukturen der Lungen. Eindeutiges Angiokardiogramm (b)

weitgehend einer extremen Fallotschen Tetralogie gleicht und dieser auch in funktioneller Hinsicht entspricht. Der echte Truncus mit vermehrter Lungendurchströmung kann röntgenologisch von einer Eisenmengerschen Anomalie oder einem Ventrikelseptumdefekt ohne Hilfe der Angiokardiographie oft nicht zu unterscheiden sein.

8. Der reine Kammerseptumdefekt

Kammerseptumdefekte können Teilerscheinungen komplizierter Anomalien des Herzens wie der Fallotschen Tetralogie, der Bing-Taussigschen Anomalie, der Eisenmengerschen Anomalie, des Canalis atrioventricularis communis, der Transposition der Schlagadern, eines Truncus arteriosus oder einer Trikuspidalatresie sein. Diese Kammerseptumdefekte werden im Rahmen dieser verschiedenen Anomalien besprochen.

Der reine Kammerseptumdefekt gehört zu den häufigsten Anomalien des Herzens. Man unterscheidet zwei Formen des Kammerseptumdefekts: 1. den Defekt im muskulären Anteil des Kammerseptums (Morbus Roger im engeren Sinne des Wortes) (Abb. 240) und 2. den im membranösen Teil des Kammerseptums (sogenannter hochsitzender Kammerseptumdefekt, Taussig) (Abb. 241).

Der Defekt beim Morbus Roger im engeren Sinne kann an beliebiger Stelle des muskulären Septums liegen, allerdings selten im spitzennahen Gebiet. Die Größe des Defekts kann in weiten Grenzen schwanken, von einer kleinen Lücke bis zum vollständigen Fehlen des Septums. Beim hochsitzenden Kammerseptumdefekt liegt die Kommunikation zwischen den Kammern entweder unterhalb der Crista supraventricularis oder neben dem medialen Trikuspidalsegel oder selten im Bereich des Conus pulmonalis.

Da der Druck in der linken Kammer höher ist als der in der rechten, führt der Kammerseptumdefekt zu einem Links-Rechts-Kurzschluß, der bei Morbus Roger in den rechten Kammerraum (Abb. 240), beim hochsitzenden Septumdefekt in die Ausflußbahn der rechten Kammer, manchmal direkt gegen die Pulmonalis gerichtet ist (Abb. 241).

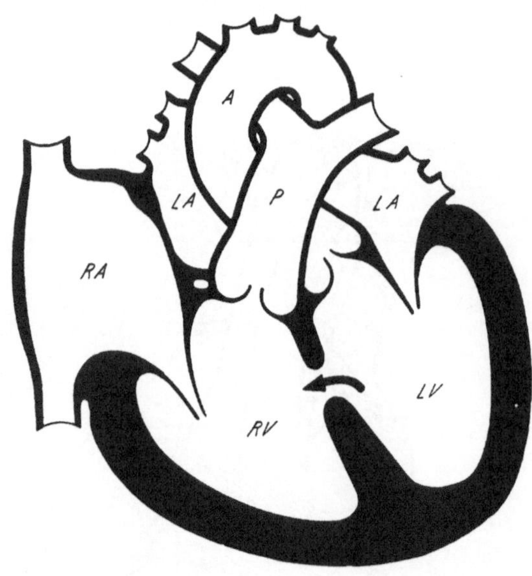

Abb. 240. Kammerseptumdefekt im muskulären Anteil des Kammerseptums (Morbus Roger) (s. Text)

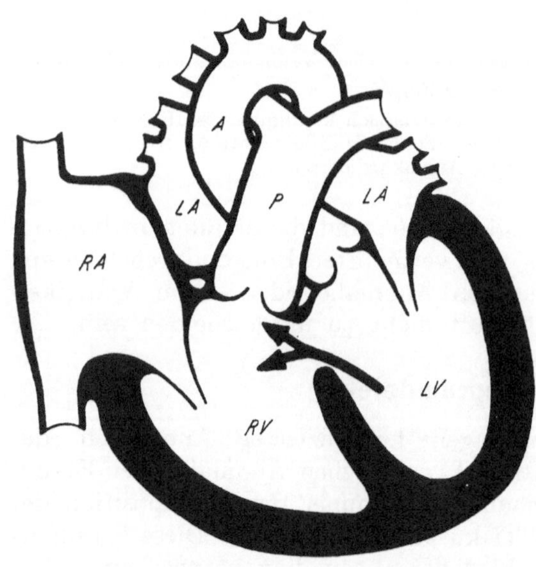

Abb. 241. Kammerseptumdefekt in der Pars membranacea septi („hochsitzender Kammerseptumdefekt") (s. Text)

Das Kurzschlußvolumen ist von der Größe und von der Lage des Defekts und vom Druckgefälle zwischen links und rechts abhängig. Es ist bemerkenswert, daß unter sonst annähernd gleichen Bedingungen das Kurzschlußvolumen beim Morbus Roger kleiner zu sein pflegt als beim hochsitzenden Kammerseptumdefekt. Dies kommt wahrscheinlich daher, daß sich der Defekt im muskulären Teil des Septums bei der systolischen Kontraktion der Kammer verengert, während der Defekt im membranösen Teil des Septums dies nicht tut. Dies dürfte auch der Hauptgrund dafür sein, daß beim Morbus Roger das Herz öfters normal groß oder im allgemeinen weniger stark vergrößert ist als beim hochsitzenden Kammerseptumdefekt. Die etwas verschiedene Hämodynamik, unter die die rechte Kammer bei den zwei Formen des Kammerseptumdefekts zu stehen kommt, dürfte demgegenüber eine untergeordnete Rolle spielen.

Wenn das Kurzschlußvolumen klein ist, kann das Herz völlig unverändert bleiben. Kammerseptumdefekte mit normalem Röntgenbefund sind nicht selten. Bei größerem Kurzschlußvolumen jedoch steht die rechte Kammer vor der Aufgabe, eine abnorm große Blutmenge gegen den abnorm hohen Druck zu fördern, der dadurch zustande kommt, daß Blut unter hohem Druck aus der linken Kammer in die rechte bzw. in die Pulmonalis gepreßt wird. Diese erhöhte Volum- und Druckbelastung führt zur hypertrophischen Dilatation der rechten Kammer und zur dynamischen Ausweitung der Pulmonalis. Letztere kann besonders beim hochsitzenden Kammerseptumdefekt, bei dem der Blutstrom aus der linken Kammer direkt gegen die Pulmonalis gerichtet sein kann, eine ansehnliche Ausweitung erfahren. Die Durchblutung des Lungenkreislaufs ist um den Links-Rechts-Kurzschluß vermehrt und belastet natürlich das linke Herz im Sinne erhöhter Volumarbeit. Daher kommt es zur Füllungsdilatation und -hypertrophie des linken Herzens.

Dem Übertritt von Blut aus der linken Kammer in die rechte und in den Lungenkreislauf sind allerdings dadurch Grenzen gesetzt, daß es zum Druckausgleich zwischen beiden Kammern kommt. Dieser Zustand wird durch eine Widerstandserhöhung in der Lungenstrombahn erreicht. Es bedarf noch der Aufklärung, inwieweit der Anstieg des pulmonalen Widerstandes zunächst funktioneller Natur ist. Auf jeden Fall kommt es schließlich zu anatomischen Veränderungen im Sinne einer Pulmonalsklerose (SELZER, EDWARDS, SWAN et al.). Mit dem Anstieg des pulmonalen arteriellen Widerstandes wird ein relativ stabiler Zustand erreicht. Der in Ruhe vorhandene, relativ geringe Links-Rechts-Kurzschluß kann aber von einem passageren Rechts-Links-Kurzschluß abgelöst werden, sobald etwa bei körperlicher Arbeit dem rechten Herzen eine erhöhte Blutmenge aus der Peripherie zugeführt wird (KJELLBERG et al.).

Der reine Kammerseptumdefekt gehört zu den relativ gutartigen Anomalien des Herzens und ist mit einem langen Leben ohne Einschränkung der Leistungsfähigkeit vereinbar, wenn die Kommunikation zwischen den Kammern klein ist. Die klinischen Erscheinungen können sogar mit zunehmendem Alter geringer werden, was man darauf zurückführt, daß sich der Septumdefekt nicht mit dem Wachstum vergrößert und daher relativ kleiner wird. Bei größeren Defekten mit großem Kurzschlußvolumen und sekundären Gefäßveränderungen im Lungenkreislauf kann man ein Zurückbleiben der körperlichen Entwicklung und eine zunehmende Verminderung der körperlichen Leistungsfähigkeit mit Arbeitsdyspnoe und Zyanose beobachten. Dabei ist die Zyanose nicht die Folge eines Rechts-Links-Kurzschlusses, sondern die Folge der mangelhaften Arterialisierung des Blutes in der Lunge. Eine strenge Beziehung zwischen der Größe des Links-Rechts-Kurzschlusses, der Überfüllung und des Drucks im Lungenkreislauf sowie der Größe des Herzens einerseits und der körperlichen Leistungsfähigkeit anderseits ist nicht immer zu beobachten (KJELLBERG et al.). Bei großem Kurzschlußvolumen ist das Leben immerhin durch das Versagen eines überlasteten rechten Herzens bedroht. Auch muß mit einer bakteriellen Endokarditis als ernster Komplikation gerechnet werden. Gelegentlich wurden schwere Hämoptysen beobachtet (HEATH et al.).

Das führende *klinische* Zeichen ist ein lautes rauhes systolisches Geräusch über dem Sternum (Preßstrahlgeräusch, H. MÜLLER) oder auch links vom Sternum in der Höhe des 3. oder 4. Interkostalraums. Manchmal tastet man auch ein entsprechendes Schwirren. Bei den ganz kleinen und ganz großen Septumdefekten kann das Geräusch fehlen oder nur sehr leise sein. Der zweite Pulmonalton ist oft akzentuiert, manchmal ist ein diastolisches Geräusch vorhanden, das durch eine relative Pulmonalklappeninsuffizienz bedingt sein kann. Bei größeren Herzen kann ein Herzbuckel vorhanden sein.

Das EKG kann in den hämodynamisch belanglosen Fällen normal sein. Bei starkem Links-Rechts-Kurzschluß, der beide Herzhälften belastet, finden sich die Zeichen der Hypertrophie beider Kammern. Wenn der Druck in beiden Kammern gleich hoch und daher kein Übertritt von Blut aus der einen in die andre Kammer vorhanden ist, wird ein Rechtsüberwiegen beobachtet, da die linke Kammer nicht, die rechte Kammer hingegen stark überlastet ist (KJELLBERG et al.).

Die Ätherprobe ist in der Regel negativ; nur wenn ein passagerer Rechts-Links-Kurzschluß auftritt, kann sie positiv werden.

Die *Röntgenbefunde* sind je nach den oben geschilderten Unterschieden der Hämodynamik verschieden (Abb. 242*a* und *b*). Fälle mit enger Kommunikation können einen völlig normalen Befund aufweisen, wenn sie zu keinem Kurzschluß geführt haben. Bei kleinem Kurzschlußvolumen kann das Herz noch normale Größe zeigen, während die Herzbucht durch leichte Ausweitung der Pulmonalis doch schon verstrichen und die Gefäßstrukturen der Lungen verstärkt sind (Abb. 242*a*). Wenn hingegen ein Übertritt einer größeren Blutmenge aus der linken in die rechte Kammer mit Drucksteigerung in letzterer und im Lungenkreislauf vorliegt, dann erfährt die rechte Kammer durch die erhöhte Volum- und Druckleistung, die ihr durch den abnormen Blutzustrom und durch die Förderung der vergrößerten Blutmenge gegen den meist erhöhten Widerstand in der Lungenstrombahn aufgebürdet ist, eine Dilatation und Hypertrophie. Der abnorm hohe Druck im Lungenkreislauf führt zur Dilatation der Pulmonalis und ihrer großen intrapulmonalen Verzweigungen. Der Rückstrom der großen Blutmenge aus der Lunge in den linken Vorhof hat eine Füllungsdilatation und -hypertrophie des linken Vorhofs und der linken Kammer zur Folge. Der Röntgenbefund ergibt also die Zeichen einer Dilatation und Hypertrophie beider Kammern und des linken Vorhofs sowie die Zeichen eines pulmonalen Hochdrucks mit vermehrter Durchblutung des Lungenkreislaufs. Der Herzschatten ist daher mehr oder weniger vergrößert, nach links und rechts verbreitert und durch buckelige Vorwölbung des Pulmonalisbogens und des Conus pulmonalis mitral konfiguriert (Abb. 242*b*). Die Pulmonalis kann hochgradig dilatiert sein und sich buckelig aus der Herzbucht vorwölben. Dies ist besonders bei hochsitzendem Kammerseptumdefekt der Fall, bei dem der „Shunt“ direkt gegen das Pulmonalostium gerichtet sein kann, kommt aber auch bei spitzennahen Defekten

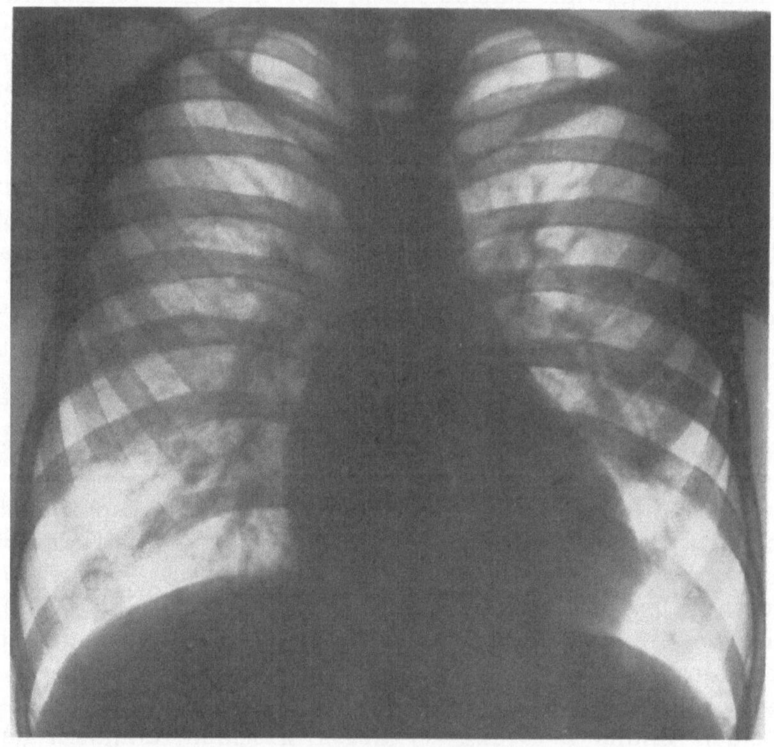

Abb. 242*a*. Morbus Roger. 13jähriger Knabe. Preßstrahlgeräusch über dem Sternum. Beschwerdefrei. Kammerseptumdefekt durch Katheter bestätigt.
Bei kleinem Kurzschlußvolumen ist das Herz normal groß, jedoch andeutungsweise mitral konfiguriert. Die Hilusschatten sind deutlich vergrößert. Die zentralen Gefäßstrukturen der Lungen sind verstärkt

vor (Heath et al.). Die Hilusschatten sind vergrößert und die zentrale Gefäßzeichnung der Lunge ist verbreitert. Das große Schlagvolumen der rechten Kammer kommt in den starken systolisch-expansiven Pulsationen des Pulmonalisbogens, der Hili und der intrapulmonalen Gefäßstrukturen zum Ausdruck, jedoch können diese Pulsationen auch fehlen, wenn das Kurzschlußvolumen klein ist. Die Herzhinterwand lädt infolge der Dilatation des linken Vorhofs verstärkt in das hintere Mediastinum aus und erzeugt die typische umschriebene Ausbiegung der kontrastgefüllten Speiseröhre. Die Füllungsdilatation und -hypertrophie der linken Kammer ist bei sagittalem Strahlengang aus der Elongation und verstärkten Rundung des linken Herzbogens und in linker-vorderer Schrägstellung aus dem starken Ausladen des Herzens nach links-hinten zu erschließen.

Auf das Druckgefälle zwischen beiden Kammern läßt der Röntgenbefund keinen verläßlichen Schluß zu, jedoch darf man aus der hypertrophischen Dilatation der rechten

Kammer, aus der Ausweitung der Pulmonalis und ihrer Äste, aus starken systolisch-expansiven Pulsationen und aus der Vergrößerung des linken Vorhofs auf ein großes Kurzschlußvolumen schließen, gleichgültig wie hoch die Druckdifferenz zwischen beiden Kammern ist. Wenn hingegen bei Druckausgleich zwischen den beiden Kammern nur ein kleines Kurzschlußvolumen vorhanden ist, können zwar die rechte Kammer hypertrophisch dilatiert und die Pulmonalis und ihre großen intrapulmonalen Äste ausgeweitet sein, jedoch lassen diese die systolisch-expansiven Pulsationen vermissen und der linke

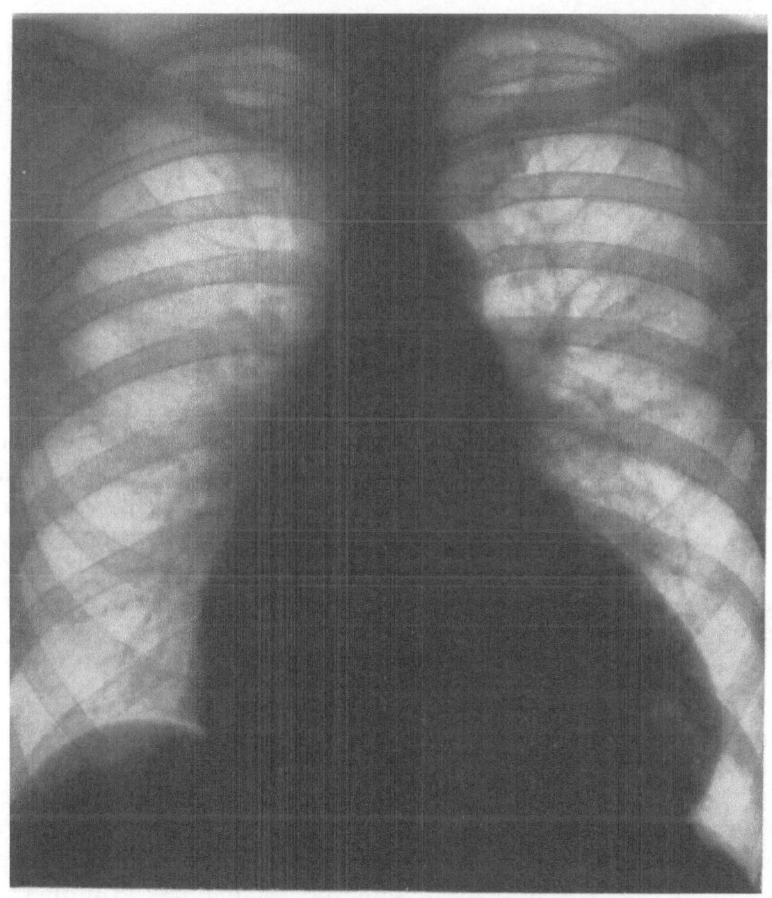

Abb. 242*b*. Morbus Roger. 63jähriger Mann.

„Herzfehler" seit 46 Jahren bekannt. Seit 15 Jahren Bewegungsdyspnoe. Keine Zyanose. Systolisches Geräusch mit Maximum über der Sternummitte. Vorhofflimmern. EKG: Biventrikuläre Hypertrophie, links dominant. Links-Schenkelblock.

Stark vergrößertes, nach links und rechts verbreitertes Herz mit stark gerundeten Herzrändern und flachbuckeliger Vorwölbung des Pulmonalisbogens. In linker-vorderer Schrägstellung Zeichen von hypertrophischer Dilatation beider Kammern. Normal weite Aorta. Vergrößerte, etwas pulsierende Hili mit verstärkten intrapulmonalen Gefäßstrukturen

Vorhof und die linke Kammer zeigen — wenn überhaupt — nur eine geringe Vergrößerung. Die Dilatation der arteriellen pulmonalen Gefäßverzweigungen beschränken sich dabei auf die großen zentralen Äste, während die Gefäßstrukturen der Lungenperipherie zart und spärlich sind, was die Engstellung der kleinen Lungenarterien anzeigt. In solchen Fällen ist an die Möglichkeit einer Kurzschlußumkehr bei körperlichen Anstrengungen zu rechnen.

Die Röntgenbefunde lassen also keine bindenden Schlüsse auf die Größe des Septumdefekts und auf den Druckgradienten zwischen den beiden Kammern zu. Wohl aber lassen sie erkennen, ob ein großes oder ein kleines Kurzschlußvolumen vorhanden ist und ob der Widerstand im Lungenkreislauf erhöht ist oder nicht.

Die *angiokardiographische* Darstellung der Lage und der Größe des Septumdefekts ist von großer Bedeutung. Bei der Kontrastfüllung von einer peripheren Vene ist das Vorhandensein eines Kammerseptumdefekts nicht regelmäßig aus einer Wiederfüllung der rechten Kammer von der linken zu erkennen. Der direkte Übertritt von Kontrastblut aus der rechten in die linke Kammer ist auf diese Weise nur selten zu beobachten (CASTELLANOS). KJELLBERG et al. haben daher empfohlen, die Kontrastfüllung durch den Herzkatheter von der rechten Kammer her durchzuführen. Dabei kommt es viel regelmäßiger unter dem Einfluß des Injektionsdrucks zu einer flüchtigen Kurzschlußumkehr und zum Übertritt von Kontrastblut in die linke Kammer. Es gelang den Autoren auf frequenten Serienaufnahmen (12 Aufnahmen in der Sekunde) in der ersten Sekunde den Septumdefekt zur Darstellung zu bringen, wenn der vor der Untersuchung gemessene systolische Druck in der rechten Kammer höher als 50 mm Hg betrug. Bei niedrigeren Kammerdrucken gelang die Darstellung jedoch nicht oder nicht regelmäßig. Das Ideal, die Kontrastfüllung von der *linken* Kammer her vorzunehmen, gelang den Autoren nur in einem Fall, bei dem der Katheter vom rechten Vorhof durch ein persistentes Foramen ovale in die linke Kammer vorgeschoben werden konnte. KÜNZLER und SCHAD haben empfohlen, beim Kammerseptumdefekt die selektive Kontrastfüllung von der Pulmonalis her vorzunehmen. Dadurch kommt ohne Störung durch das kontrastgefüllte rechte Herz das Lävogramm zur Darstellung und man erkennt den Übertritt von Kontrastblut in das rechte Herz. Die Autoren konnten auf diese Weise aus der Lage und Breite der „Shuntstraße" auf den Sitz und die Größe des Septumdefekts schließen.

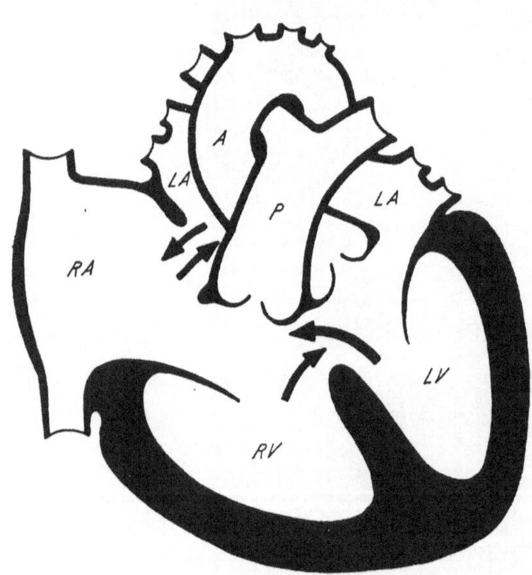

Abb. 243. Kombination von Kammer- und Vorhofseptumdefekt mit gemischtem Shunt durch beide Kommunikationen

THURN, SCHAEDE, HILGER und DÜX haben in jüngster Zeit die Darstellung des Kammerseptumdefekts durch selektive Angiokardiographie durch den über die Aorta in die linke Kammer eingeführten Katheter als Methode der Wahl empfohlen. Im linken vorderen Schrägbild kann man auf diese Weise tatsächlich das Vorhandensein und die Lage eines Kammerseptumdefekts ausgezeichnet zur Darstellung bringen, wenn man sofort mit Beginn der Injektion sehr frequente Serienaufnahmen macht. Beim hochsitzenden Defekt erfolgt der Shunt in der Kammersystole, beim tiefsitzenden Defekt vorwiegend oder ausschließlich in der Kammerdiastole.

Das Röntgenbild des isolierten Kammerseptumdefekts kann außerordentliche Ähnlichkeit mit einer Mitralklappeninsuffizienz, einem persistenten Ductus arteriosus, einer aorto-pulmonalen Kommunikation, einem Vorhofseptumdefekt oder einer EISENMENGERschen Anomalie haben, so daß die röntgenologische Unterscheidung unmöglich sein kann. Eine starke Vergrößerung des Herzens mit der Beteiligung des rechten Vorhofs und auffallend großen Pulsationen am Herzen, an der Pulmonalis und an den arteriellen Gefäßstrukturen der Lungen sprechen für das Vorliegen eines Vorhofseptumdefekts. Es ist jedoch zu bedenken, daß ein Kammerseptumdefekt mit einem Vorhofseptumdefekt verbunden sein kann (Abb. 243, 244). Das Fehlen einer Vergrößerung des linken Vorhofs und der linken Kammer müssen an eine EISENMENGERsche Anomalie denken lassen; diese Annahme wird durch das Vorhandensein einer Zyanose noch wahrscheinlicher, durch eine positive Ätherprobe praktisch gesichert. Der Anamnese und dem Auskultationsbefund kommen besondere Bedeutung für die Abgrenzung gegen einen Mitralklappenfehler und einen Ductus arteriosus Botalli zu.

Die retrograde Aortographie kann für den Nachweis eines persistenten Ductus arteriosus entscheidend sein. Oft liegt die letzte Entscheidung aber bei der Herzkatheteruntersuchung, durch die der ventrikuläre Links-Rechts-Kurzschluß meist einwandfrei

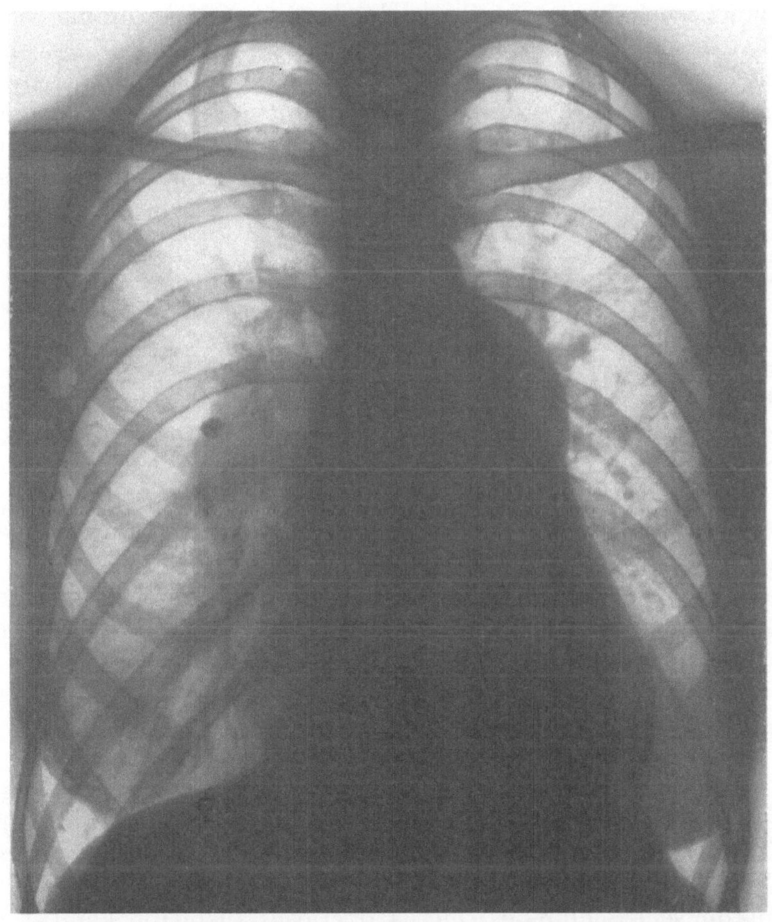

Abb. 244. Kombination von Kammer- und Vorhofseptumdefekt. 33jähriger Mann (Operation). Leichte Zyanose und Dyspnoe. Systolisches Geräusch über dem Sternum.

Durch Zwerchfelltiefstand median gestelltes, nach rechts und links verbreitertes Herz mit monströser Vorwölbung des Pulmonalisbogens und enormer Vergrößerung beider Hili, sowie Verbreiterung der intrapulmonalen Gefäßstrukturen. Große Pulsationen am Herzschatten. Systolisch-expansive Pulsationen an den Hili und an den Lungenarterien. Dieser Befund ließ auf einen starken Links-Rechts-Kurzschluß schließen. Die Operation ergab einen großen Kammerseptumdefekt und einen Vorhofseptumdefekt. Wahrscheinlich außerdem Mitralstenose

festzustellen und gegen den aurikulären Links-Rechts-Kurzschluß des Vorhofseptumdefekts sowie gegen den Links-Rechts-Kurzschluß einer aortopulmonalen Fistel oder eines persistenten Ductus arteriosus abzugrenzen ist. Ein sicheres Urteil über die Größe des Septumdefekts gestattet aber auch der Herzkatheter nicht.

9. Der persistente Canalis atrioventricularis communis

Der persistente Canalis atrioventricularis communis kommt durch mangelhafte Entwicklung des Septum primum und des Kammerseptums zustande. Dadurch bleiben die Vorhöfe mit den Kammern in breiter Verbindung und die beiden Vorhöfe stehen untereinander im Bereiche des Ostium primum, die beiden Kammern untereinander im Bereiche des Septum membranaceum in Kommunikation. Das solitäre Atrioventrikularostium ist mit abnormen Klappensegeln ausgestattet, die gewöhnlich schlußunfähig sind. Aus diesen ausgedehnten Verbindungen zwischen den Vorhöfen und Kammern sowie den Vorhöfen und Kammern untereinander ergeben sich verschiedene Kurzschlußmöglichkeiten, jedoch überwiegt der Links-Rechts-Kurzschluß weitaus.

Es handelt sich um eine schwerwiegende Mißbildung. Nach ROGER und EDWARDS führt sie in 70% der Fälle vor dem dritten Lebensjahr zum Tode; nur wenige Fälle erreichen das Erwachsenenalter. Die Anomalie kommt relativ häufig bei Mongoloiden vor (ABBOTT, TAUSSIG). Dyspnoe ist häufig, Zyanose kommt vor, ist aber wenig ausgesprochen. Ein Herzbuckel kann vorhanden sein, Herzgeräusche können fehlen, jedoch ist ein uncharakteristisches systolisches Geräusch verschiedener Lokalisation nicht selten, das am ehesten dem Geräusch beim Kammerseptumdefekt entspricht. Das EKG ergibt ein Rechtsüberwiegen, manchmal auch einen inkompletten Rechtsschenkelblock. Die Ätherprobe ist negativ.

Röntgenologisch findet man einen mäßig bis stark vergrößerten Herzschatten, der durch Vorwölbung des Pulmonalisbogens mitral konfiguriert sein kann. Der rechte Vorhof und die rechte Kammer erweisen sich als mehr oder weniger hochgradig dilatiert, so daß der Herzschatten in linker-vorderer Schrägstellung weit gegen die vordere Thoraxwand ausladt und dieser breit anliegen kann. Die Größe der linken Kammer ist auf Grund der Durchleuchtung in verschiedenem Strahlengang nicht immer zu beurteilen. Der linke Vorhof ist jedoch meist normal groß, wie man sich vermittels der Kontrastfüllung der Speiseröhre überzeugen kann. Es ist dies um so bemerkenswerter, als die Lungendurchblutung oft beträchtlich verstärkt ist, was aus der Vergrößerung der Hilusschatten und aus der Verstärkung der intrapulmonalen Gefäßstrukturen zu erschließen ist. Alle diese Gefäßschatten können verstärkte systolisch-expansive Pulsationen zeigen. Das Röntgenbild kann in allen Einzelheiten einem Vorhofseptumdefekt gleichen. Oft weist das Vorliegen eines Mongoloids auf einen persistenten Canalis atrioventricularis communis hin (KJELLBERG et al.).

10. Der persistente Ductus arteriosus Botalli

Der Ductus arteriosus Botalli, der im Fötalleben einen Teil des physiologischen Mischbluts des rechten Herzens aus der Pulmonalis in die Aorta überleitet, obliteriert im Laufe der ersten Monate des extrauterinen Lebens, nachdem er schon mit dem ersten Atemzug funktionell undurchgängig geworden war.

Wenn der anatomische Schluß des Ductus arteriosus ausbleibt, kann es zum Übertritt von Aortenblut in die Pulmonalis, also zu einem Links-Rechts-Kurzschluß kommen, dessen Ausmaß von der Weite des Ductus und von dem Gradienten zwischen Aorta und Pulmonalis abhängig ist. Sehr enge Kommunikationen sind funktionell bedeutungslos und weder klinisch noch röntgenologisch faßbar. Bei weit offenem Ductus kann das Kurzschlußvolumen aber 40 bis 70% des Schlagvolumens der linken Kammer betragen.

Die praktische Bedeutung des persistenten Ductus arteriosus ist sehr verschieden. Als Begleiterscheinung anderer Herzanomalien kann er die Fortdauer des extrauterinen Lebens oft überhaupt erst ermöglichen. Der Verschluß des Ductus arteriosus durch eine bakterielle Endokarditis (CHILES et al.) kann sich in solchen Fällen verhängnisvoll auswirken.

Als isolierte Anomalie, die das weibliche Geschlecht ausgesprochen bevorzugt, ist der persistente Ductus arteriosus seltener als seine Kombination mit anderen Anomalien des Herzens. Sie kann das Herz und den Lungenkreislauf stark belasten und zum Versagen des Herzens führen, ganz abgesehen davon, daß sie die Disposition zur Erkrankung an Endokarditis schafft. Die Lebenserwartung des isolierten Ductus arteriosus ist daher herabgesetzt, wenn auch die Erreichung eines hohen Alters vorkommt. Daraus ergibt sich die Indikation zur chirurgischen Behebung dieser Anomalie (GROSS und HUBBARD).

Der persistente Ductus arteriosus stellt die Verbindung zwischen der Aorta knapp distal vom Abgang der linken Arteria subclavia und der Pulmonalis in der Gegend ihrer Teilungsstelle her (Abb. 245); manchmal mündet er in den Anfangsteil der linken, seltener der rechten Pulmonalarterie. Seine Länge und Weite schwankt in weiten Grenzen. Er kann röhrenförmig und bis 30 mm lang sein; er kann aber auch lediglich eine Kommunikation zwischen den eng aneinander liegenden Schlagadern darstellen. Sein Durchmesser kann 10 mm und mehr betragen. Gelegentlich öffnet sich der Ductus trichterförmig mit einem sogenannten Infundibulum gegen die Aorta (Abb. 247, 252). In seltenen Fällen ist der Ductus aneurysmatisch ausgeweitet. Atheromatöse Wandverkalkungen des Ductus sind häufig (Abb. 246).

Beim *Arcus aortae dexter* kann der persistente Ductus rechts gelegen sein oder er stellt in sehr seltenen Fällen die Verbindung der Pulmonalis mit der linken Arteria subclavia her, die vom rechts verlaufenden Aortenbogen hinter der Speiseröhre nach links zieht; dadurch können Strangulationen der Speise- und Luftröhre zustande kommen (Abb. 362). Bei doppeltem Aortenbogen ist ein doppelter persistenter Ductus beschrieben worden (Barger et al.).

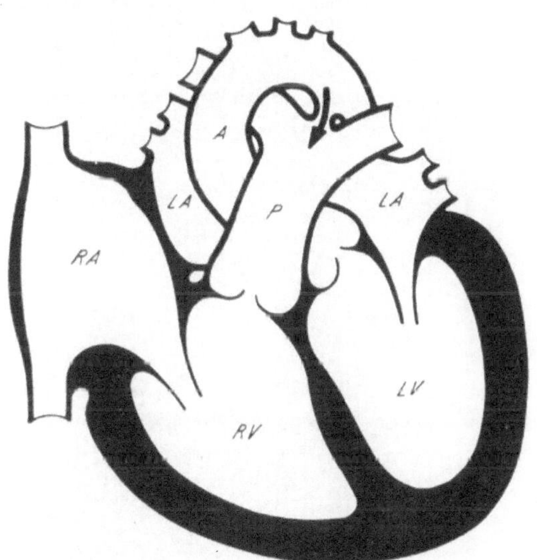

Abb. 245. Persistenter Ductus arteriosus

Hämodynamisch bedeutet der isolierte persistente Ductus arteriosus eine erhöhte Volumleistung für das linke Herz und eine erhöhte Druckleistung für die rechte Kammer. Der Übertritt von Blut aus der Aorta in die Pulmonalis hat eine vermehrte Füllung des Lungenkreislaufs und dadurch eine Füllungsdilatation und -hypertrophie des linken Vorhofs und der linken Kammer zur Folge. Die durch den persistenten Ductus unter Aortendruck erfolgende zusätzliche Füllung des Lungenkreislaufs und die sich manchmal entwickelnde Pulmonalsklerose führen zur Widerstandsdilatation und -hypertrophie der rechten Kammer und zur dynamischen, später auch anatomisch fixierten Ausweitung des Pulmonalisstamms und seiner großen Äste. Diese Ausweitung betrifft oft mehr die linke Pulmonalarterie, wenn der Blutstrom aus der Aorta gegen die linke Pulmonalarterie gerichtet ist. Der Blutverlust der Aorta durch den persistenten Ductus führt zu einem verstärkten diastolischen Blutdruckabfall in der Aorta, der vermehrte Blutzustrom in die Pulmonalis und der erhöhte Widerstand im Lungenkreislauf zu einem verstärkten systolischen Blutdruckanstieg in der Pulmonalis. Die große Druckamplitude in der Aorta kommt klinisch in einem Pulsus celer in der Arteria radialis zum Ausdruck, der nach körperlicher Belastung (Kniebeugen) zunimmt (Bohn).

Bedeutungsvoll für das Schicksal des persistenten Ductus arteriosus ist das Auftreten einer Kurzschlußumkehr. Diese tritt dann ein, wenn der Druck in der Pulmonalis den Aortendruck übersteigt. Es kann sich um einen dauernden Zustand oder zunächst um ein passageres Ereignis handeln, das nur dann auftritt, wenn dem rechten Herzen durch körperliche Arbeit eine vermehrte Blutmenge zugeführt wird. Da bei Kurzschlußumkehr venöses Blut aus der Pulmonalis in die Aorta strömt, kann es zu einer klinisch nachweisbaren Mischzyanose der unteren Körperhälfte kommen, während das brachiozephale Gebiet von Zyanose frei bleibt.

Zur Kurzschlußumkehr kann es unter zwei Bedingungen kommen: 1. bei Versagen des linken Herzens und 2. bei Erhöhung des pulmonalen Widerstandes durch Verengerung der Lungenstrombahn.

Ad 1. Beim Versagen des linken Herzens kommt es zu dessen zunehmender myogener

Dilatation mit Druckabfall in der Aorta und Drucksteigerung im Lungenkreislauf durch Lungenstauung.

Ad 2. Die dauernde Überlastung des Lungenkreislaufs durch das unter Aortendruck einströmende Blut kann allmählich zu Veränderungen der kleinen arteriellen Lungengefäße im Sinne einer sekundären Pulmonalsklerose führen und dadurch zur Widerstandserhöhung in der Lungenstrombahn und zur Drucksteigerung in der Pulmonalis. Das kann eine zunehmende myogene Dilatation der unter den Bedingungen erhöhter Druckleistung stehenden rechten Kammer und eine starke Ausweitung des Pulmonalisstamms und seiner großen Äste zur Folge haben. Eine Enge der peripheren arteriellen Lungenstrombahn mit pulmonalem Hochdruck und Rechts-Links-Kurzschluß kommt gelegentlich schon in frühem Kindesalter vor, was an die Möglichkeit denken läßt, daß die Gefäß-

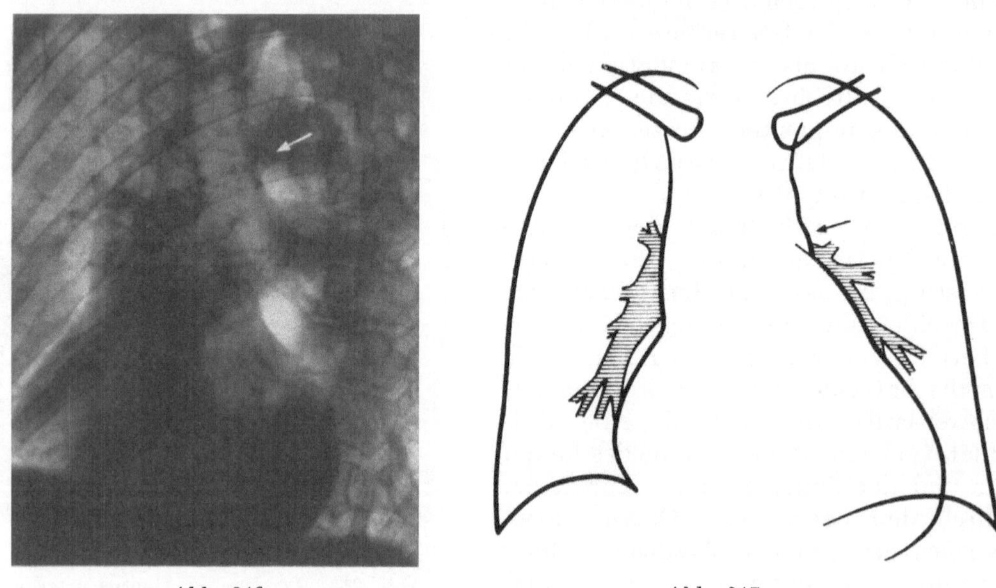

Abb. 246 Abb. 247

Abb. 246. Persistenter Ductus arteriosus mit Wandverkalkungen der Aorta an der Einmündungsstelle (Pfeil). (Autopsie.)

Abb. 247. Persistenter Ductus arteriosus mit flachbuckeliger Vorwölbung der trichterförmigen Ausweitung (Infundibulum) an seiner Einmündung in die Aorta (Pfeil)

enge in solchen Fällen das Primäre und das Offenbleiben des Ductus arteriosus das Sekundäre sein könnte (Brown).

Das führende klinische Symptom des persistenten Ductus arteriosus ist das links vom oberen Sternum hörbare kontinuierliche Geräusch, das in der Systole beginnt, zunehmend anschwillt und im Laufe der Diastole wieder abfällt (Maschinengeräusch). Bei jungen Kindern, seltener beim Erwachsenen, kann der diastolische Anteil des Geräusches fehlen. Bei sehr weiter und kurzer Kommunikation zwischen Aorta und Pulmonalis fehlt manchmal jedes Geräusch. Ein vorhandenes Geräusch kann bei sekundärem Verschluß durch endokarditische Prozesse verschwinden. Die Herzdämpfung ist normal oder nur mäßig nach links verbreitert; der Spitzenstoß ist hebend. Zyanose fehlt, kann aber — wie gesagt — bei Kurzschlußumkehr in der unteren Körperhälfte auftreten. Die körperliche Leistungsfähigkeit kann lange Zeit oder dauernd normal sein. Eine gewisse hypoplastische Entwicklung ist durch die verminderte Blutversorgung des Körperkreislaufs bei starkem Links-Rechts-Kurzschluß bedingt. Zur Dyspnoe kommt es erst beim Versagen des Herzens. Die Ätherprobe ist negativ; bei Kurzschlußumkehr wird sie jedoch positiv.

Im *Röntgenbild* ist der persistente Ductus besonders bei bestehendem Emphysem in linker-vorderer Schrägstellung als bandförmiger Schatten, der von der Pulmonalis zum

Aortenbogen zieht, manchmal direkt sichtbar. An seiner Einmündung in die Aorta sieht man gelegentlich Wandverkalkungen (Abb. 246).

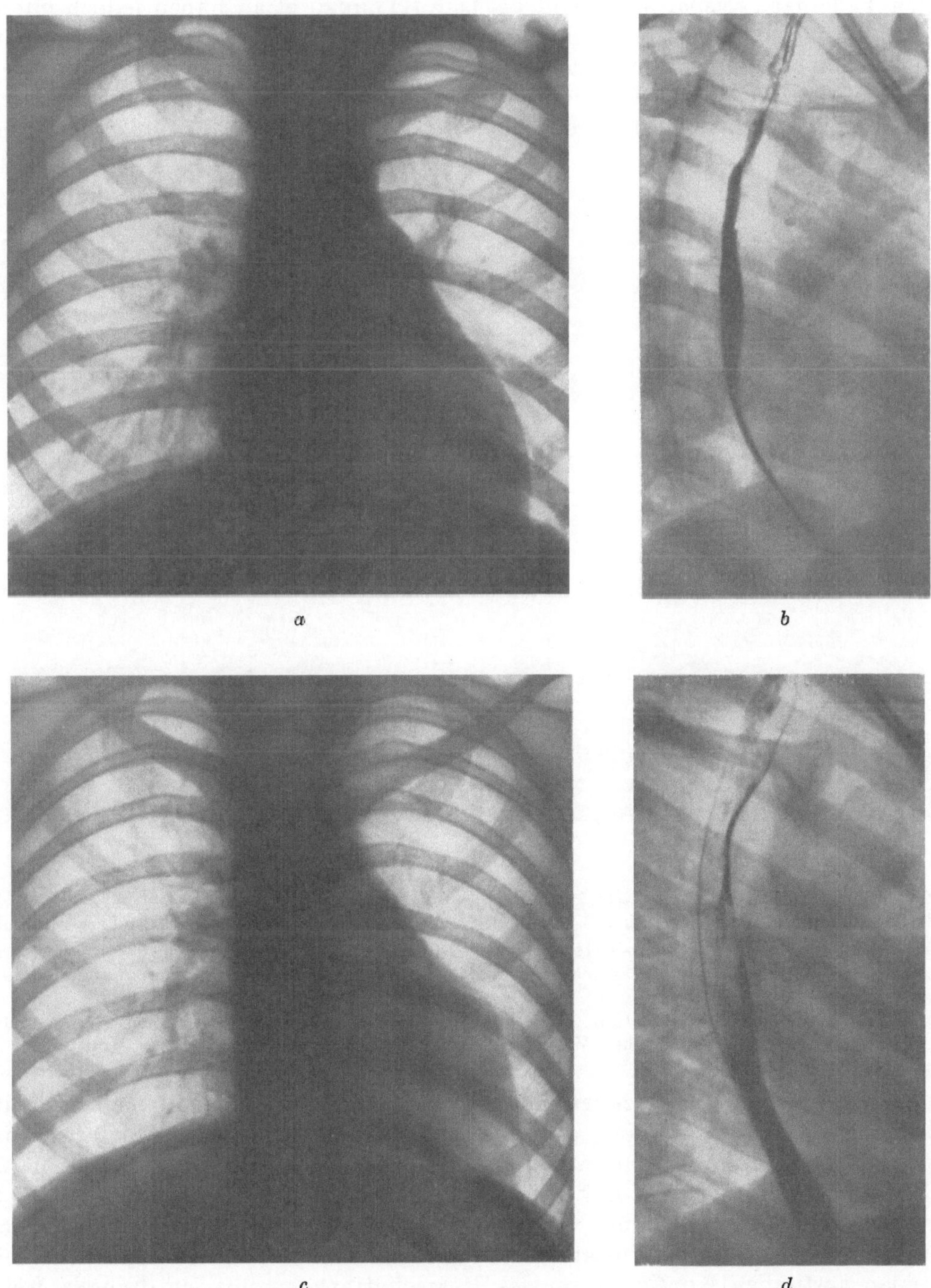

Abb. 248*a* bis *d*. Persistenter Ductus arteriosus vor und nach operativem Verschluß. Sechs Jahre altes Mädchen. Typisches systolisch-diastolisches Geräusch. Katheter: Keine pulmonale arterielle Hypertension. Großes Kurzschlußvolumen.

a und *b* Vor der Operation: Etwas vergrößertes Herz mit elongiertem und verstärkt gerundetem linkem Kammerbogen und Ausfüllung der Herzbucht durch flachbuckelige Vorwölbung des Pulmonalisbogens. Vergrößerte Hilusschatten mit verstärkten Pulsationen. Zeichen von deutlicher Vergrößerung des linken Vorhofs (*b*) und von hypertrophischer Dilatation der linken Kammer.

c und *d* 19 Tage nach der Operation: Verkleinerung des Herzens mit Rückgang der Vergrößerung des linken Vorhofs (*d*) und der linken Kammer. Pulmonaliserweiterung geringer. Hilusschatten kleiner

Die trichterförmige Ausweitung, die der persistente Ductus oft an seiner Einmündung in die Aorta besitzt (Abb. 252), soll nach Jönsson und Saltzmann im Vorderbild als flachbuckelige Vorwölbung zwischen dem Aortenknopf und dem Pulmonalisbogen in 50% aller Fälle nachweisbar sein (Abb. 247). Kjellberg et al. haben jedoch mit Recht darauf hingewiesen, daß dieses Zeichen einerseits bei Kindern selten ist, anderseits bei Erwachsenen auch ohne Vorhandensein eines persistenten Ductus vorkommen kann.

Der Herzschatten erfährt Veränderungen, die durch die oben geschilderte Dynamik des persistenten Ductus leicht verständlich sind (Abb. 248 und 249). Der vermehrte

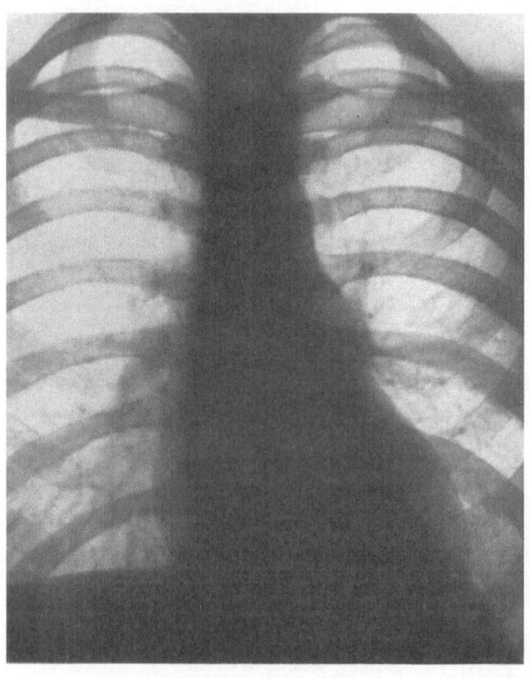

a

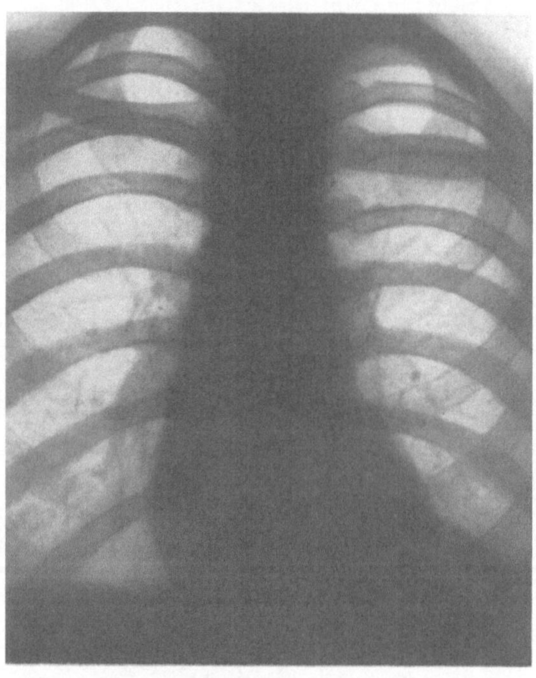

b

Abb. 249*a* und *b*. Persistenter Ductus arteriosus vor und nach operativem Verschluß. 27jährige Frau. Lautes kontinuierliches Geräusch. Katheter: keine pulmonale arterielle Hypertension. Kleines Kurzschlußvolumen.
a Vor der Operation: Etwas vergrößertes Herz mit verstärkter Rundung des linken Kammerbogens und flachbuckeliger Vorwölbung des Pulmonalisbogens. Deutliche Vergrößerung des linken Vorhofs. Kaum vergrößerte Hili.
b Etwa zwei Monate nach der Operation: Verkleinerung des Herzens. Abflachung des Pulmonalisbogens. Linker Vorhof nicht mehr vergrößert

Blutzustrom aus der Lunge erzeugt eine sehr konstante, wenn auch nicht bedeutende Vergrößerung des linken Vorhofs, die eine Einengung des hinteren Mediastinums mit entsprechender Ausbiegung der kontrastgefüllten Speiseröhre zur Folge hat (Abb. 248*b*). Die erhöhte Volumleistung der linken Kammer führt zur Linksverbreiterung des Herzschattens mit Verlängerung und verstärkter Abrundung des linken Kammerbogens, an dem oft auffallend große Pulsationen erkennbar sind. Wenn es trotzdem nicht zu einer reinen aortischen Konfiguration des Herzschattens kommt, so deshalb, weil sich der dynamisch erweiterte Pulmonalisstamm verstärkt in die Herzbucht vorwölbt und diese zum mindesten seichter werden läßt. Die durch die erhöhte Druckleistung bedingte Hypertrophie der rechten Kammer erzeugt eine verstärkte Rundung der Herzvorderwand in linker vorderer Schrägstellung.

Beide Hilusschatten sind entsprechend der vermehrten Füllung der Pulmonalis und dem gesteigerten pulmonalen Druck vergrößert und können infolge der um das Kurzschlußvolumen vermehrt einströmenden Blutmenge und infolge des hohen systolischen

Druckanstiegs systolisch-expansive Pulsationen erkennen lassen. Diese können sich manchmal bis auf die verstärkten zentralen Gefäßstrukturen der Lungen fortsetzen. Oft ist der linke Hilusschatten größer als der rechte; sehr oft läßt nur dieser systolisch-expansive Pulsationen erkennen. Dies kommt daher, daß der durch den persistenten Ductus erfolgende Shunt oft gegen die linke Pulmonalarterie gerichtet ist und nur diese dynamisch ausweitet.

Am Aortenknopf sind oft deutliche celerartige Pulsationen erkennbar. KJELLBERG et al. haben elektrokymographisch gewisse Unterschiede dieser Aortenpulsationen gegenüber dem Pulsus celer bei Aortenklappeninsuffizienz registriert. Diese Autoren haben übrigens auf diese Weise auch an der Pulmonalis Unterschiede der Pulskurven gegenüber der Norm festgestellt, denen jedoch kaum praktisch-diagnostische Bedeutung zukommt.

Alle diese Veränderungen können fehlen oder nur angedeutet sein. Jedenfalls ist festzuhalten, daß ein in jeder Hinsicht normaler Röntgenbefund das Bestehen eines persistenten Ductus arteriosus nicht mit Sicherheit ausschließen läßt.

Zu stärkeren Vergrößerungen des Herzschattens kommt es in der Regel erst bei Versagen des linken Herzens oder bei Drucksteigerung in der Lungenstrombahn. Unter beiden Bedingungen kann es — wie oben ausgeführt wurde — zur passageren oder permanenten Kurzschlußumkehr kommen. Die Röntgenuntersuchung gibt für ihr Bestehen gewisse Anhaltspunkte.

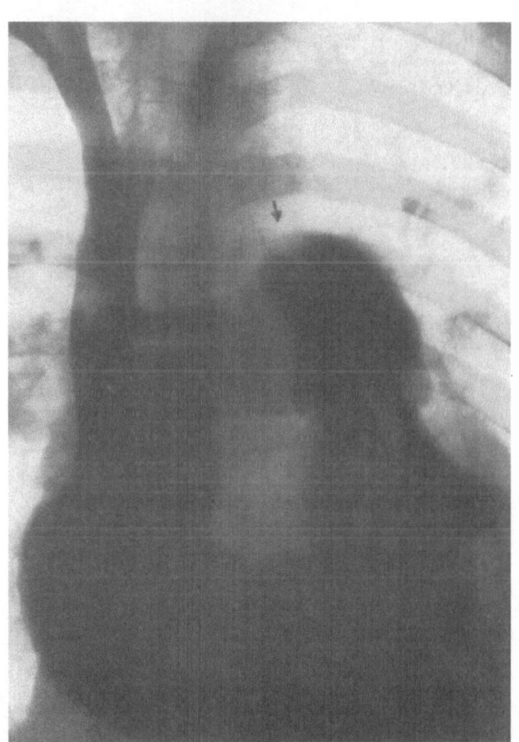

Abb. 250. Dextrogramm bei persistentem Ductus arteriosus. Verdünnungsphänomen (Pfeil) an der Teilungsstelle der dilatierten Pulmonalis

Die durch das Versagen des linken Herzens zustande kommende Kurzschlußumkehr äußert sich in einer zunehmenden Vergrößerung der linken Kammer und des linken Vorhofs und im Auftreten einer Lungenstauung. Bei Kurzschlußumkehr durch Erhöhung des pulmonalen Widerstandes hingegen kommt es durch zunehmende myogene Dilatation der rechten Kammer und buckeliges Vorspringen des erweiterten Pulmonalisstamms zur mitralen Konfiguration des Herzens. Die Hilusschatten sind vergrößert, die zentralen Gefäßzeichnungen der Lungen sind verstärkt, während die peripheren Gefäßstrukturen zart und spärlich sind (STERZ).

Die Erfassung eines permanenten Rechts-Links-Kurzschlusses ist deshalb bedeutungsvoll, weil er eine operative Intervention verbietet.

Nach operativem Verschluß des Ductus arteriosus kann sich das Herz prompt verkleinern (Abb. 248, 249), die Herzbucht kann durch Hereinrücken des Pulmonalisbogens wieder erscheinen und die Pulsationen am Herzgefäßschatten können normalen Charakter annehmen. Die Vergrößerung des linken Vorhofs kann sich vollständig zurückbilden (Abb. 248*d*).

Die *Angiokardiographie* ist für die Diagnose des unkomplizierten persistenten Ductus arteriosus meist entbehrlich, denn in klinisch und röntgenologisch zweifelhaften Fällen bringt der Herzkatheter eindeutige Ergebnisse. Dieser läßt auch eine Kurzschlußumkehr am besten erkennen. Die Angiokardiographie ist jedoch von Bedeutung, wenn es sich darum handelt, über die Weite und vor allem über die Länge des Ductus Auskunft zu erhalten, was für den Chirurgen von besonderem Interesse ist. Im Angiokardiogramm tritt die Ausweitung der Pulmonalis und ihrer intrapulmonalen Verzweigungen deutlich

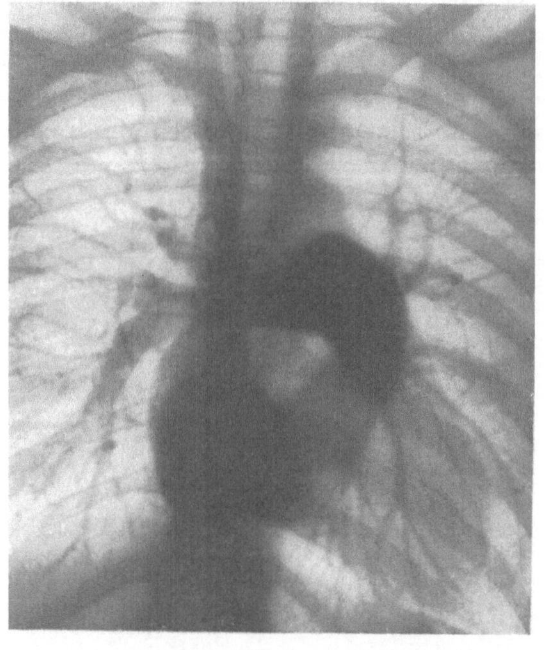

a

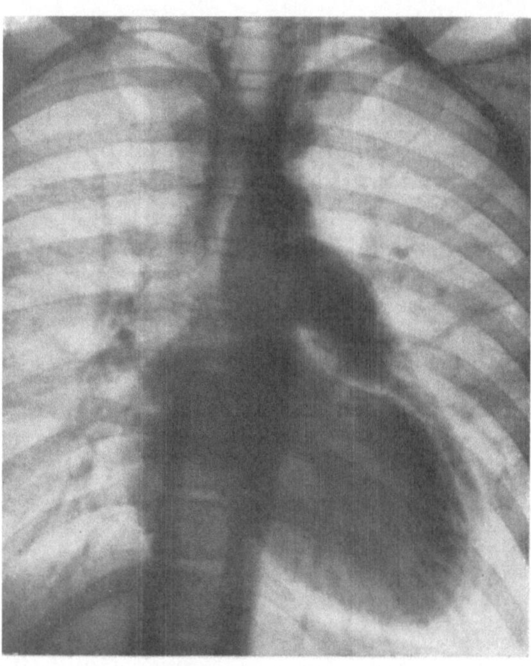

b

Abb. 251*a* und *b*. Dextro- und Lävogramm bei persistentem Ductus arteriosus.
a Dextrogramm: Abgesehen von einer Ausweitung des Pulmonalisstamms keine Auffälligkeiten.
b Lävogramm: Wiederfüllung der Pulmonalis durch den persistenten Ductus arteriosus nach vollständiger Kontrastentleerung des rechten Herzens. Dilatation des linken Vorhofs und der linken Kammer

hervor. An der Teilungsstelle der Pulmonalis oder an der Umbiegungsstelle der linken Pulmonalarterie erkennt man nicht selten eine umschriebene Schattenaussparung, die durch das Einströmen von nicht kontrasthaltigem Aortenblut bedingt ist (sogenanntes Verdünnungsphänomen) (Abb. 250). Auf frequenten Serienaufnahmen konnten Goetz und Lindt et al. auch ein kammerdiastolisches Ablassen der Kontrastfüllung der Pulmonalis durch herzrhythmische Verdünnung des Kontrastblutes feststellen.

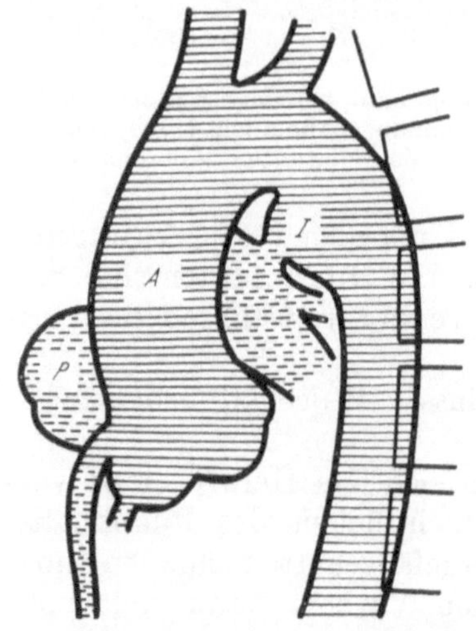

Abb. 252. Darstellung des persistenten Ductus arteriosus mit Infundibulum (*I*) und rückläufiger Kontrastfüllung der Pulmonalis durch Aortographie

Nach der Phase des Dextrogramms und nach Verschwinden der Kontrastfüllung des Pulmonalisstamms kann man als Ausdruck des Links-Rechts-Kurzschlusses im Anschluß an das Lävogramm und die Kontrastfüllung der Aorta mit großer Regelmäßigkeit die Wiederfüllung und protrahierte, nur langsam abblassende Kontrastfüllung der Pulmonalis, des Lungenkreislaufs und des linken Herzens feststellen (Abb. 251*a* und *b*).

Das Ausmaß des Verdünnungsphänomens sowie des herzrhythmischen Abblassens und der Wiederfüllung der Pulmonalis gibt einen gewissen Anhaltspunkt über das Kurzschlußvolumen. Je größer dieses ist, um so deutlicher sind diese Phänomene.

Da der persistente Ductus bei der Angiokardiographie aus naheliegenden Gründen oft nur flau zur Darstellung kommt, empfiehlt es sich, die *Aortographie* vorzunehmen

(Abb. 252), durch die auch die Abgrenzung gegenüber einer aortopulmonalen Fistel, gegen ein in das rechte Herz eingebrochenes Aneurysma des Sinus Valsalvae (PHILIPSON und SALTZMAN) und gegen einen hochsitzenden Kammerseptumdefekt möglich wird. In Fällen von Kurzschlußumkehr empfahlen KJELLBERG et al. die selektive Füllung von der rechten Kammer; diese Autoren haben dann gelegentlich den Katheter von der rechten Kammer in die Pulmonalis und durch den persistenten Ductus in die Aorta vorgeschoben und haben hierauf unter gleichzeitigem Zurückziehen des Katheters in die Pulmonalis die Kontrastinjektion vorgenommen; sie erhielten auf diese Weise hervorragende Bilder des Ductus.

11. Die kongenitale Aortenstenose

Es gibt eine valvuläre, subvalvuläre und supravalvuläre kongenitale Aortenstenose. Die valvuläre Form ist durch Anomalien der Größe und Anordnung oder durch Verschmelzung der Semilunarklappen bedingt, die oft und frühzeitig ausgiebige Verkalkungen aufweisen.

Die subvalvuläre Form wird durch eine röhrenförmige Verengerung, durch einen muskulären Wulst oder durch ein bindegewebiges Diaphragma im Bereiche des Infundibulum der linken Kammer gebildet; daher kann es — wie bei der subvalvulären Pulmonalisstenose — zur Ausbildung einer sogenannten Infundibulariskammer kommen. Der Klappenapparat kann dabei normal oder ebenfalls stenosiert sein.

Die supravalvuläre Form ist am seltensten. Sie liegt oberhalb der Sinus Valsalvae, so daß die Koronararterien prästenotisch abgehen. Manchmal handelt es sich um eine über den Sinus Valsalvae beginnende röhrenförmige Verengerung der Aorta thoracica.

Klinisch ist die kongenitale Aortenstenose von der endokarditischen Aortenstenose nicht zu unterscheiden. Das Fehlen einer endokarditischen Anamnese, der röntgenologische Nachweis starker Klappenverkalkungen und das jugendliche Alter sprechen für eine angeborene Anomalie, das gleichzeitige Bestehen einer Mitralklappenstenose dagegen; jedoch kann sich auf der Basis einer kongenitalen Aortenstenose gelegentlich auch einmal ein endokarditischer Mitralklappenfehler entwickeln. Die Aorta ascendens kann bei der subvalvulären und valvulären Stenose, ebenso wie bei der endokarditischen Aortenstenose, poststenotisch dilatiert sein.

Die meisten kongenitalen Aortenstenosen werden erst autoptisch oder intra operationem als solche erkannt; das gilt vor allem für die sub- und supravalvuläre Stenose. Die Kontrastfüllung ist zu ihrer Erkennung unerläßlich; diese wird am besten durch selektive Kontrastfüllung durch den über die Aorta in die linke Kammer vorgeschobenen Gefäßkatheter vorgenommen.

Bei der subvalvulären Form erkennt man bei sagittaler Projektion mit großer Sicherheit die Verengerung des Infundibulum, oft auch eine Verdickung des Klappenapparats.

Bei der supravalvulären Form kommt bei gleicher Projektion die zirkuläre Einschnürung (LOOGEN und VIETEN) oberhalb der Sinus Valsalvae oder die an dieser Stelle beginnende röhrenförmige Verengerung der Aorta thoracica (HERBST et al.) zur Darstellung. Bisher wurden von dieser Anomalie nur vier Fälle intra vitam durch Kontrastfüllung diagnostiziert. Einen fünften Fall konnte der Verfasser in jüngster Zeit beobachten. Es handelte sich um ein 13jähriges Mädchen ohne Beschwerden, jedoch mit den klinischen Zeichen einer nicht dekompensierten Aortenstenose. Durch Aortographie und durch das selektive Lävogramm kam eine kurze ringförmige Stenose über den Sinus Valsalvae und eine auffallende Ausweitung der Koronararterien zur Darstellung. Die linke Kammer war bei einem systolischen Kammerdruck von 150 mm Hg hypertrophisch und etwas dilatiert. Bemerkenswerterweise waren auch in dem einen Fall von LOOGEN und VIETEN die Koronararterien dilatiert, die linke im Anfangsteil sogar aneurysmatisch ausgeweitet. Es mag sein, daß die Koronararterien durch den schon im fötalen Leben vorhandenen hohen Druck eine Ausweitung erfahren können.

Die angeborenen Aortenstenosen können mit anderen Anomalien verbunden sein.

In einem Fall von subvalvulärer Stenose waren die röntgenologisch nachweisbare Vergrößerung des linken Vorhofs und der linken Kammer, die Vorwölbung des Pulmonalisbogens und die verstärkten Gefäßstrukturen der Lunge auf einen persistenten Ductus arteriosus zu beziehen.

12. Das „kongenitale" Aneurysma der Sinus Valsalvae aortae

Unter den Sinus Valsalvae der Aorta versteht man die drei taschenförmigen Ausbuchtungen der Aortenwurzel, die gegen das Gefäßlumen durch die Semilunarklappen begrenzt werden. Aus dem mehr rechts gelegenen Sinus entspringt die rechte, aus dem mehr links gelegenen die linke Koronararterie. Der meist dorsal gelegene dritte Sinus wird in der angelsächsischen Literatur auch als „noncoronary sinus" bezeichnet.

Als Sinusaneurysmen dürfen nur Aneurysmen angesehen werden, die tatsächlich von einem Sinus ausgehen; keinesfalls solche, die sich von der Ascendens her proximalwärts bis in die Sinus erstrecken.

Es gibt selten luetische und mykotische Sinusaneurysmen, die sich grobmorphologisch und hinsichtlich ihrer möglichen Folgen nicht von den sogenannten „kongenitalen" unterscheiden. Die sackförmigen Ausweitungen der Sinus bei Isthmusstenose der Aorta oder bei der erworbenen und kongenitalen Aortenstenose (Dubelier et al., Steinberg und Finby) sind von ihnen zu trennen, da sie nur durch den hohen Druck in der Aorta bzw. durch die besonderen Strömungsverhältnisse in der Aortenwurzel erzeugt wurden. Diese Ausweitungen betreffen übrigens zum Unterschied von den „kongenitalen" Aneurysmen alle drei Sinus.

Das sogenannte kongenitale Sinusaneurysma betrifft immer nur *einen* Sinus und ist klein. Es geht zumeist vom rechten, viel seltener vom hinteren, sehr selten vom linken Sinus aus und entwickelt sich fast immer *in den Herzmuskel.* Es handelt sich um eine zylindrische oder sackförmige Ausbuchtung, die mit dem Sinus durch eine engere Öffnung in Verbindung stehen kann. Es entwickelt sich wahrscheinlich erst im Laufe des Lebens, wenn auch oft frühzeitig im Kindesalter, wohl auf der Basis einer angeborenen Wandschwäche an der Anheftungsstelle der Seminularklappen am Klappenring. Gelegentlich findet man gleichzeitig Klappenanomalien. Kucsko nimmt an, daß die geringe Widerstandsfähigkeit des rechten Sinus die Ursache dafür ist, daß dieser am häufigsten der Sitz „kongenitaler" Aneurysmen ist, und er bezweifelt, daß man streng genommen von kongenitalen Bildungen sprechen darf. Es ist jedoch nicht daran zu zweifeln, daß zum mindesten eine anlagemäßig bedingte Wandschwäche die Voraussetzung für die Ausbildung dieser Aneurysmen bildet. Bürgi und Moesch haben einen Fall bei zystischer Medianekrose der Aorta beobachtet.

Das Sinusaneurysma macht an sich keine klinischen Symptome. Diese treten erst dann auf, wenn es in die rechte Kammer, in den rechten Vorhof (Goehring, v. Hauser), in die V. cava sup. oder in die Pulmonalis (Sprenkel und Stewart, Scott) eingebrochen ist und dadurch zu einem Links-Rechts-Kurzschluß mit allen seinen Folgen für das Herz geführt hat. Bei Einbruch in den Herzbeutel kommt es zur Herzbeuteltamponade. Solche Einbrüche können, müssen jedoch nicht durch ulzeröse endokarditische Prozesse in der Aneurysmawandung verursacht werden. Die Perforation eines Sinusaneurysmas ist meist mit akut einsetzenden präkardialen Schmerzen und dem Eintreten einer rasch fortschreitenden Herzinsuffizienz verbunden. Der Blutdruck sinkt, die Frequenz steigt an. Über dem Herzen erscheint meist ein kontinuierliches Geräusch, ähnlich dem Geräusch beim persistenten Ductus arteriosus.

Röntgenologisch sind Sinusaneurysmen wegen ihrer intrakardialen Lage und ihrer meist geringen Größe kaum je direkt nachweisbar (Jones und Langley). Sie müssen schon ungewöhnliche Größe erreicht und eine besonders günstige Lage haben, daß sie röntgenologisch in Erscheinung treten können. Solche große Sinusaneurysmen können sich als kugelige oder pilzförmige Gebilde aus dem Herzschatten nach rechts-vorne vorwölben, systolisch-expansive Pulsationen erkennen lassen und Wandverkalkungen zeigen

(ALBRECHT). Sie können ausnahmsweise bis an die vordere Thoraxwand heranreichen und Arrosionen an den Rippen und am Brustbein erzeugen. Das sind aber seltene Ausnahmen; in der Regel ist das Sinusaneurysma — wie gesagt — röntgenologisch nicht faßbar. Erst wenn es zu einer Perforation in das rechte Herz oder in die Pulmonalis gekommen ist, treten röntgenologische Zeichen des Links-Rechts-Kurzschlusses auf. An sich ist das daraus resultierende Röntgenbild um so weniger charakteristisch, als man das Aneurysma selbst in der Regel nicht sieht. Im Zusammenhang mit dem relativ plötzlichen Auftreten der Herzinsuffizienz mit oder ohne Geräusche, die systolisch, diastolisch oder kontinuierlich sein können, kann der Röntgenbefund aber gelegentlich die Diagnose ermöglichen. So konnte VENNING durch die Beobachtung des Auftretens einer akuten Dilatation des ganzen Herzens einschließlich des linken Vorhofs bei gleichzeitiger Dilatation und systolisch-expansiven Pulsationen der Pulmonalis und ihrer intrapulmonalen Verzweigungen die Diagnose eines akut auftretenden Links-Rechts-Kurzschlusses intra vitam stellen. Je nachdem die Perforation in den rechten Vorhof, in die rechte Kammer oder in die Pulmonalis erfolgt, finden sich die röntgenologischen Zeichen einer Dilatation des ganzen rechten Herzens, der Pulmonalis und ihrer Äste bzw. nur der rechten Kammer und der Pulmonalgefäße bzw. ausschließlich der letzteren.

Die Perforation eines Sinusaneurysmas in das rechte Herz oder in die Pulmonalis kann also zu Röntgenbefunden führen, wie man sie beim Links-Rechts-Kurzschluß eines Vorhofseptumdefekts, abnormer Lungenveneneinmündungen, einer aortopulmonalen Fistel oder eines persistenten Ductus arteriosus findet. Die röntgenologische Unterscheidung ist nur durch Kontrastfüllung möglich, die am besten vermittels der *Aortographie* durch den bis in die Aortenwurzel vorgeschobenen Katheter vorgenommen wird (PHILIPSON und SALTZMAN). Bei Perforation eines Sinusaneurysmas kommt es von der Aortenwurzel zur Kontrastfüllung der rechten Kammer oder des rechten Vorhofs, während bei aortopulmonaler Fistel oder beim persistenten Ductus arteriosus der Übertritt von Kontrastblut aus der Aorta in die Pulmonalis an entsprechender Stelle nachweisbar ist. Wenn es dagegen zu keiner direkten Kontrastfüllung des rechten Herzens oder der Pulmonalis kommt, dann sind ein Vorhofseptumdefekt oder abnorme Lungenveneneinmündungen anzunehmen.

13. Anomalien der Koronargefäße

Von den Anomalien der Koronargefäße beanspruchen Kurzschlußverbindungen röntgenologisches Interesse, wenn sie auch recht selten zu sein scheinen. BOSHER et al. haben bis 1959 aus der gesamten Literatur 39 Fälle zusammengestellt. In letzter Zeit haben PORSTMANN und GEISSLER einen weiteren Fall publiziert. Die Kurzschlüsse der rechten Koronararterie sind häufiger als die der linken. Die Kurzschlüsse der rechten können in Koronarvenen des rechten Herzens, in den Sinus coronarius, in den rechten Vorhof, die rechte Kammer oder ganz selten in die Pulmonalarterie erfolgen; es handelt sich also um arteriovenöse Kurzschlüsse, die durch den Herzkatheter nicht von einem Links-Rechts-Kurzschluß durch einen Vorhofseptumdefekt, abnorme Lungenveneneinmündungen, einen Kammerseptumdefekt, ein in die rechte Kammer perforiertes Aneurysma des Sinus Valsalvae, eine aortopulmonale Fistel bzw. einen persistenten Ductus arteriosus unterschieden werden können. Kurzschlüsse der linken Koronararterie können in die rechte Kammer (MUNKNER et al.) oder anscheinend in sehr seltenen Fällen in den linken Vorhof oder in die linke Kammer erfolgen, so daß ein arterio-arterieller Kurzschluß vorliegt, der sich dem Nachweis durch den Herzkatheter entzieht. Das Kurzschlußvolumen, das durch abnorme Kommunikationen der Koronararterien vermittelt wird, ist meist nicht so groß, daß sich daraus eine abnorme hämodynamische Belastung des Herzens ergibt, jedoch kommt gelegentlich ein arteriovenöses Aneurysma in der Wandung der rechten Kammer zur Beobachtung.

Die einzige verläßliche Methode zum Nachweis und zur Lokalisierung dieser Kurzschlüsse ist die Kontrastfüllung der Koronargefäße, am besten durch Aortographie (PORSTMANN und GEISSLER) (Abb. 253*a*, *b*).

Eine andere Anomalie stellt der Abgang der linken Koronararterie aus der Arteria pulmonalis dar (Bland-White-Garland-Syndrom). Da die fehlerhaft abgehende linke

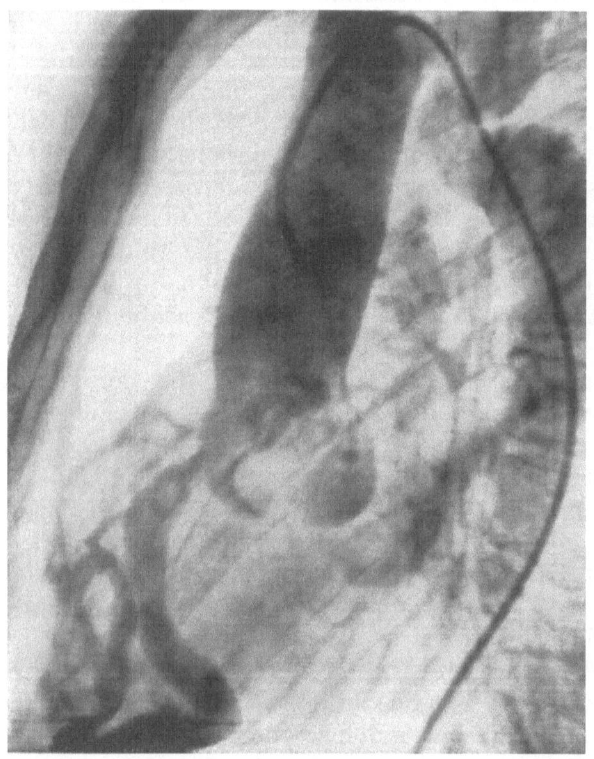

a

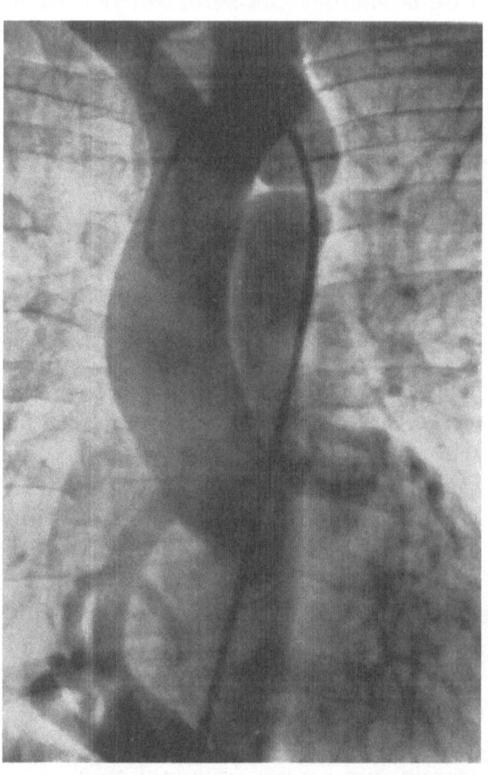

b

Abb. 253*a* und *b*. Arteriovenöse Fistel zwischen der rechten Koronararterie und den Koronarvenen des rechten Herzens. 41jähriger Mann (Fall von PORSTMANN und GEISSLER, aus Fortschritte auf dem Gebiete der Röntgenstrahlen *93*, 147, Stuttgart 1960). Uncharakteristische Herzbeschwerden. Systolisch-diastolisches Geräusch und Schwirren im linken fünften Interkostalraum. Systolisches Geräusch über der Aorta. Akzentuierter zweiter Pulmonalton. Partieller atypischer Rechts-Schenkelblock. Verlängerte Überleitungszeit. Herz normal groß und normal konfiguriert.
Die Aortographie ergab eine normal verlaufende rechte Koronararterie, die nach einer aneurysmatischen Erweiterung direkt in mehrere weite Venen des rechten Herzens überging. Nebenbefund: Isthmusstenose geringen Grades, die an den peripheren Blutdruckverhältnissen nicht zum Ausdruck kam

Koronararterie rückläufig über Anastomosen von der normal abgehenden rechten Koronararterie versorgt wird, kommt sie in der Phase des Lävogramms — wenn auch nur flau — zur Darstellung. Im Dextrogramm kommt es jedoch auffallenderweise zu keiner Kontrastdarstellung der aus der Pulmonalis abgehenden linken Koronararterie (CASE et al.).

14. Abnorme Veneneinmündungen

a) Abnorme Lungenveneneinmündungen

Zum Verständnis der sehr verschiedenartigen Anomalien der Lungenveneneinmündungen muß man sich an die Entwicklung der venösen Gefäßverbindungen zwischen der primären Lungen- und Herzanlage erinnern.

Sobald sich die primäre Lungenanlage als Ausstülpung aus der ventralen Begrenzung des primären Vorderarms entwickelt, erfährt sie ihre Vaskularisierung durch Gefäßsprossung aus dem Plexus splanchnicus (Abb. 254*a*). Dieser und daher auch die primäre Lungenanlage stehen mit den Ductus Cuvieri, also dem Hohlvenensystem in Verbindung. Eine vaskuläre Verbindung mit der Herzanlage besteht zunächst nicht. Zu dieser kommt es erst sekundär dadurch, daß in der 4. bis 5. Woche des Fötallebens der Teil des Sinus-Atriumgebiets der Herzanlage, der später den linken Vorhof bildet, mit der Lungenanlage in Verbindung tritt. Dabei sammelt sich das Blut aus der Lungenanlage zu einem gemein-

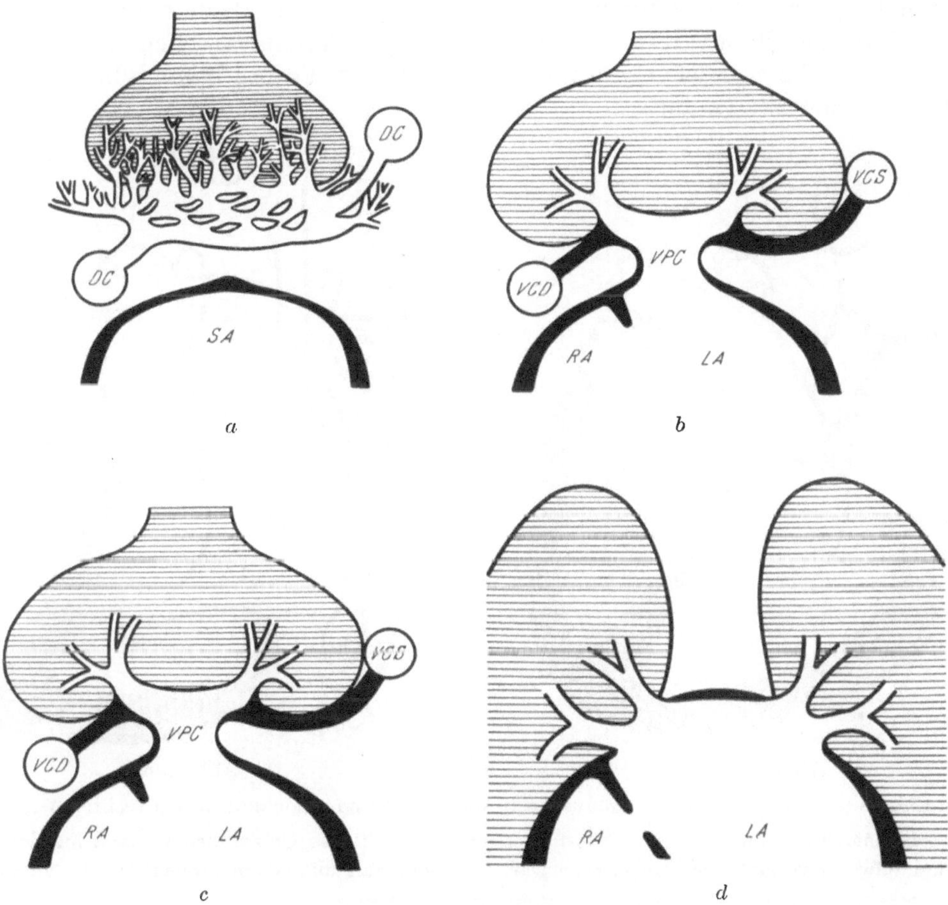

Abb. 254*a* bis *d*. Entwicklung der Lungenvenen (nach EDWARDS).

a Vom Plexus splanchnicus, der mit dem Körpervenensystem (*DC*) in Verbindung steht, sprossen Gefäße in die aus dem Vorderarm stammende Lungenanlage.

b Der Sinusatriumabschnitt (*SA*) der Herzanlage tritt mit dem Plexus splanchnicus in Verbindung, wodurch das Blut aus der Lungenanlage in das Herz einströmen kann.

c Gleichzeitig obliterieren die Verbindungen der Lungenanlage mit den Körpervenen, so daß das ganze Lungenvenenblut zunächst über eine gemeinsame V. pulmonalis communis in den Sinusatriumabschnitt einströmt. Letzterer beginnt sich in die beiden Vorhöfe zu teilen.

d Nach Teilung der zunächst unpaarigen Lungenanlage in die beiden Lungen wird die dorsale Begrenzung der V. pulmonalis communis in die Hinterwand der Sinusatriumanlage einbezogen. Das Lungenvenenblut beider Lungen mündet nun durch die rechten und linken Lungenvenen in die Sinusatriumanlage ein. Erfolgt deren Teilung in den rechten und linken Vorhof an unrichtiger Stelle, dann kann ein Teil der Lungenvenen in den rechten Vorhof einmünden.

DC = Ductus Cuvieri, *VCD* = V. cardinalis dextra, *VCS* = V. cardinalis sinistra, *VPC* = V. pulmonalis communis, *SA* = Sinusatriumanlage, *RA* = Rechter Vorhof, *LA* = Linker Vorhof

samen Gefäßstamm oder Blutraum, der gleichsam als V. pulmonalis comm. (EDWARDS) die Verbindung mit dem linken Vorhof herstellt (Abb. 254*b*).

In dem Maße, als sich diese Verbindung ausbildet, kommt es zur Rückbildung der Gefäßverbindungen zwischen der Lungenanlage und dem Hohlvenensystem (Abb. 254*c*). Schließlich differenziert sich die V. pulmonalis comm. zu den endgültigen Lungenvenen, die das Blut aus den beiden Lungen getrennt dem linken Vorhof zuführen (Abb. 254 *d*).

Wenn die Teilung der V. pulmonalis comm. in die beiderseitigen Venentrichter unterbleibt, kann sie in seltenen Fällen direkt mit dem linken Vorhof kommunizieren (Edwards). Diese Kommunikation mit dem linken Vorhof kann so eng sein, daß sich der prästenotische Truncus zu einem vorhofartigen Raum erweitert, der dem linken Vorhof von hinten breit anliegt. Dadurch entsteht ein sogenanntes „Cor triatriatum" (Borst, Griffith, Palmer, Edwards et al., Chang und Rogers), das sich infolge der Enge zwischen diesem akzessorischen Vorhof und dem linken Vorhof hämodynamisch wie eine Mitralstenose auswirkt (s. unten).

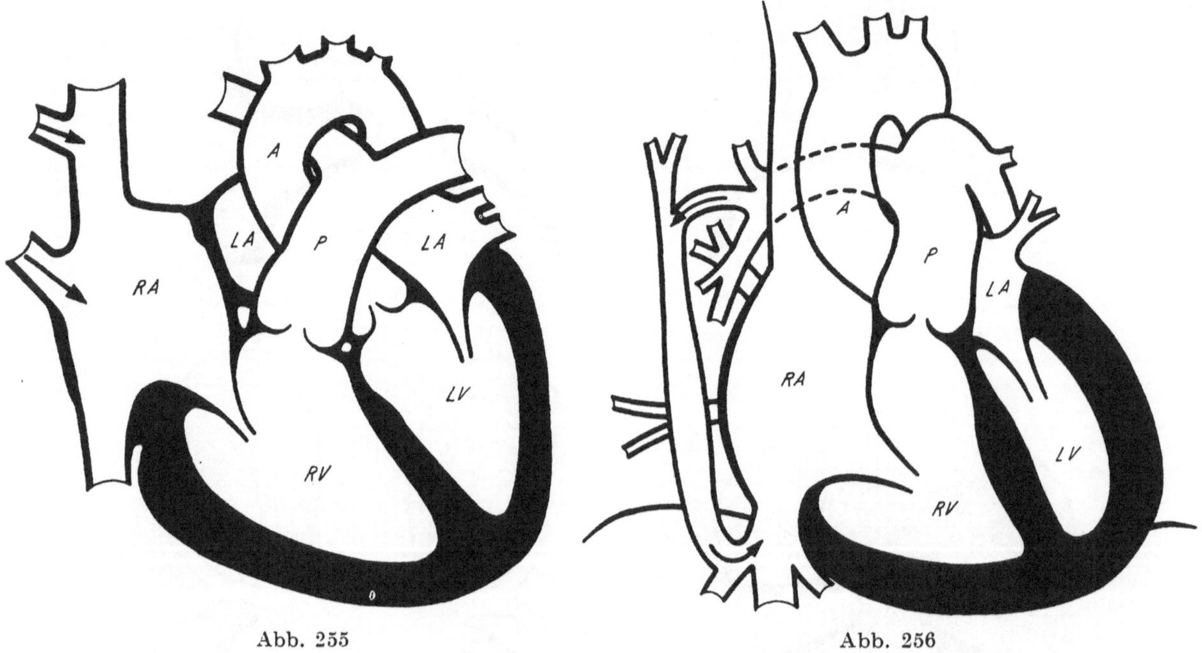

Abb. 255 Abb. 256

Abb. 255. Einmündung von rechten Lungenvenen in die V. cava superior und in den rechten Vorhof (Pfeile)

Abb. 256. Einmündung einer abnormen Lungenvene in das Gebiet der V. cava inferior. Die steil kaudalwärts verlaufende Lungenvene war in diesem Fall mit einem großen Ast der A. pulmonalis kurzgeschlossen (Pfeil)

Ziemlich häufig kommt es zu einem abnormen Anschluß von Lungenvenen an das Herz, indem die eine oder andere Lungenvene nicht mit dem linken Vorhof, sondern mit dem rechten Vorhof oder mit der V. cava sup. (Abb. 255), seltener der V. cava inf., (Abb. 256) in Verbindung tritt. Daraus resultiert ein Links-Rechts-Kurzschluß verschiedenen Grades mit Füllungsdilatation und -hypertrophie des rechten Herzens, vermehrtem Blutzufluß in die Lungen und verminderter Blutversorgung des Körperkreislaufs. Manchmal können sogar alle Lungenvenen direkt in den rechten Vorhof einmünden, so daß das in den Lungen arterialisierte Blut nur über einen Vorhofseptumdefekt das linke Herz erreichen kann.

Wenn die Verbindung des fötalen Plexus pulmonalis oder der ausdifferenzierten V. pulmonalis comm. mit dem Herzen entweder unterblieben oder obliteriert ist (Edwards und Helmholtz) können alle Lungenvenen abnormen Anschluß an ein links dorsal steil ansteigendes venöses Gefäß finden (Abb. 257), das wahrscheinlich der persistenten V. cardinalis sin. entspricht, und das gesamte Lungenvenenblut über die stark erweiterte V. anonyma sin. und die V. cava sup. dem rechten Vorhof zuleitet (sogenannter *suprakardialer Typ* nach Cooley und Collins). Diese Anomalie, die ein sehr charakteristisches Röntgenbild ergibt (s. unten), ist mit dem Leben nur vereinbar, wenn dieser extreme Links-Rechts-Kurzschluß durch den Rechts-Links-Kurzschluß eines offenen Foramen ovale, eines Vorhofseptumdefekts, eines Kammerseptumdefekts oder eines Canalis atrioventricularis halbwegs ausgeglichen wird.

In seltenen Fällen führt die V. cardinalis sin. das ganze Lungenvenenblut über den Sinus coronarius dem rechten Vorhof zu (sogenannter *kardialer Typ*), was hämodynamisch zu den gleichen Folgen führt wie die vorerwähnte abnorme Gefäßverbindung, sich röntgenologisch jedoch von dieser unterscheidet (s. unten). Sehr selten wird das ganze Lungenvenenblut durch ein Gefäß der V. cava inf. zugeführt (sogenannter *infrakardialer Typ*).

Obwohl durch diese Kommunikationen nur Mischblut in den Körperkreislauf gelangt, besteht doch keine Zyanose, da das Blut, das durch die Defekte in das linke Herz gelangt, hinreichend mit O_2 versorgt ist. Es besteht meist ein Herzbuckel und oft ein systolisches Geräusch. Eine Tachykardie und Arrhythmien sind häufig. Träger dieser Anomalie sind infolge mangelhafter Blutversorgung des Körperkreislaufs meist hypoplastisch.

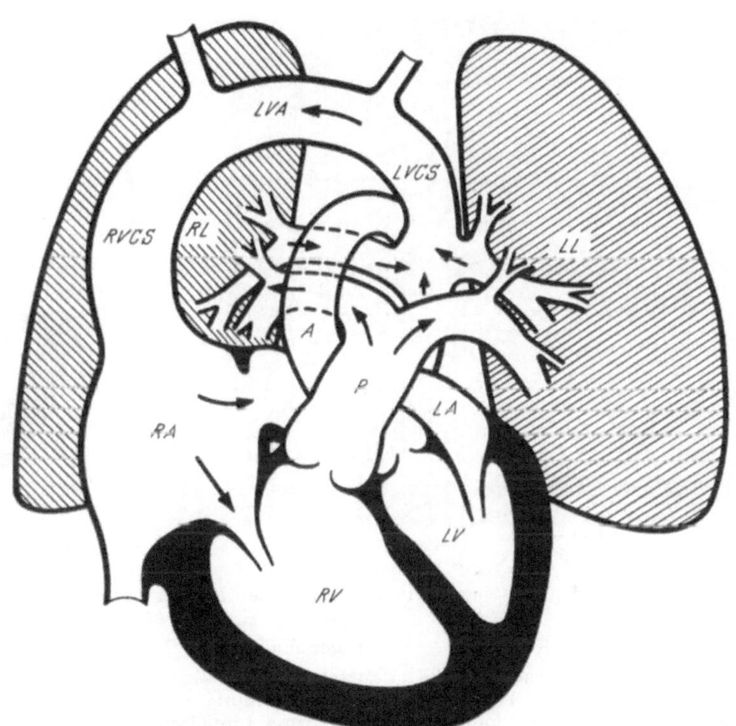

Abb. 257. Einmündung sämtlicher Lungenvenen in den rechten Vorhof auf dem Wege über eine sogenannte V. pulmonalis communis ascendens, die linke V. cava superior (*LVCS*), die linke V. anonyma (*LVA*) und die rechte V. cava superior (*RVCS*).
(In anderen Fällen kann das Lungenvenenblut durch eine persistente linke V. cardinalis sinistra über den Sinus coronarius dem rechten Vorhof zugeführt werden)

Wenn sich die Lungenvenen in einer persistenten V. cardinalis sin. sammeln, die direkt in den linken Vorhof einmündet (Ödman), dann findet sich wohl eine Verbreitung des oberen Mediastinums nach links, jedoch bleibt das Herz unverändert, da die Hämodynamik durch die Anomalie unberührt bleibt.

Entsprechend der Mannigfaltigkeit abnormer Lungenvenenzuführungen sind die Röntgenbefunde sehr verschieden. Über die Anatomie und die Röntgenbefunde dieser Anomalien wurde von Zdansky, Dotter et al., Edwards et al., Mankin und Burchall, Goraci und Kirklin, Bruwer, Ödman, Whitaker, Kucsko, Kjellberg et al., Thurn, Schweizer, Herzog und Haefely, Longin und Peppmeier u. a. berichtet.

Das Ausbleiben der Teilung der V. pulmonalis comm. mit Bildung eines „Cor triatriatum" durch Verengerung der Kommunikation zwischen dem venösen Truncus pulmonalis communis und dem linken Vorhof (s. oben) wirkt sich hämodynamisch wie eine Mitralstenose aus. Das klinische und röntgenologische Bild entspricht tatsächlich dem einer Mitralstenose, wenn keine Komplikationen mit anderen Anomalien vorhanden sind. Diese sind allerdings nicht selten.

So hat der Verfasser den Fall eines 5jährigen nicht zyanotischen Knaben beobachtet, der das klinische und röntgenologische Bild eines Links-Rechts-Kurzschlusses mit Vergrößerung des rechten Herzens und Überfüllung des Lungenkreislaufs bot (Abb. 258*a* und *b*). Die Klinik, der Röntgenbefund und der Herzkatheter (Doz. Buchs, Universitäts-

Kinderklinik, Basel) sprachen im Sinne eines Vorhofseptumdefekts. Nach operativem Verschluß des vermeintlichen Vorhofseptumdefekts kam es zur akuten Lungenstauung und zum Lungenödem, dem das Kind am 3. postoperativen Tag erlag. Die Autopsie ergab ein Cor triatriatum mit enger Verbindung zwischen dem Pseudovorhof und dem linken Vorhof. Eine Kommunikation zwischen dem linken und rechten Vorhof war nicht vorhanden. Dagegen war der Pseudovorhof mit dem rechten Vorhof durch eine Kommunikation verbunden, die den Links-Rechts-Kurzschluß vermittelte. Diese vom Chirurgen verständlicherweise als Vorhofseptumdefekt interpretierte Kommunikation kann wohl nicht anders als abnorme Lungenveneneinmündung in den rechten Vorhof gedeutet

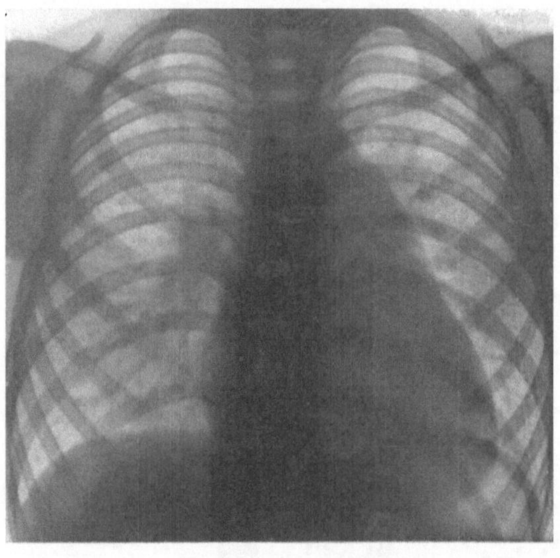

a

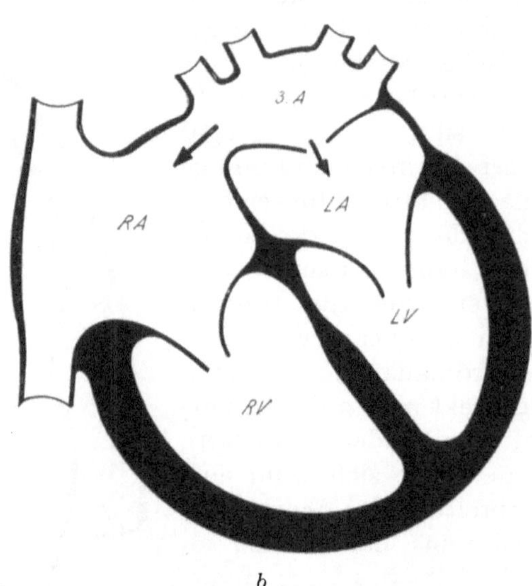

b

Abb. 258*a* und *b*. Cor triatriatum mit abnormer Lungenveneneinmündung in den rechten Vorhof. Fünfjähriger Knabe. (Autopsie.)
Klinisches und röntgenologisches Bild eines Vorhofseptumdefekts.
Die schematische Darstellung (*b*) erläutert die Verhältnisse. Die Kommunikation zwischen dem als dritten Vorhof imponierenden Truncus pulmonalis communis und dem rechten Vorhof, welcher den Rechts-Links-Kurzschluß vermittelte, kann nur als abnorme Lungenveneneinmündung in den rechten Vorhof aufgefaßt werden (s. Text)

werden (Abb. 258*b*). Ihr operativer Verschluß mußte wegen der nur sehr engen Verbindung zwischen dem Pseudovorhof und dem linken Vorhof zur akuten verhängnisvollen Stauung im Lungenkreislauf führen. Man wird intra operationem bei klinisch und röntgenologisch vermeintlicher Lutembacherscher Anomalie oder auch eines reinen Vorhofseptumdefekts immer an diese allerdings sehr seltene Anomalie denken müssen (s. S. 248).

Bei abnormer Einmündung einzelner kleiner Lungenvenen in die obere Hohlvene oder in den rechten Vorhof brauchen keine röntgenologischen Veränderungen am Herzen und an den Lungenstrukturen vorhanden zu sein. Auch das oder die abnorm einmündenden Gefäße sind auf den Thoraxaufnahmen meist nicht abgrenzbar. Wenn aber größere Lungenvenen ein großes zusätzliches Blutvolumen dem rechten Herzen zuführen, dann

Abb. 259*a* und *b*. Abnorme Lungenveneneinmündung und Vorhofseptumdefekt (Septum primum-Defekt?). 32jähriger Mann. Operation.
Das Herz ist mäßig vergrößert, besonders stark nach rechts ausladend. Die Herzbucht ist durch flachbuckelige Vorwölbung des Pulmonalisbogens ausgefüllt. Die Hilusschatten sind vergrößert und zeigten systolisch-expansive Pulsationen. Der rechte Hilus zeigt abnorme Gefäßverläufe. Das Angiokardiogramm (*b*) läßt einen mächtigen Venenstamm erkennen, der hinter dem rechten Herzen medialwärts abwärts bis zum Zwerchfell zu verfolgen ist (Pfeile).
Die Thorakotomie ergab einen großen Venenstamm, der aus der rechten Lungenbasis in die V. cava inferior, unmittelbar vor ihrem Eintritt in den rechten Vorhof, zog

kommt es zur Füllungsdilatation und -hypertrophie des rechten Herzens und zur Überfüllung des Lungenkreislaufs, was zu Röntgenbefunden führt, die von einem Vorhof-

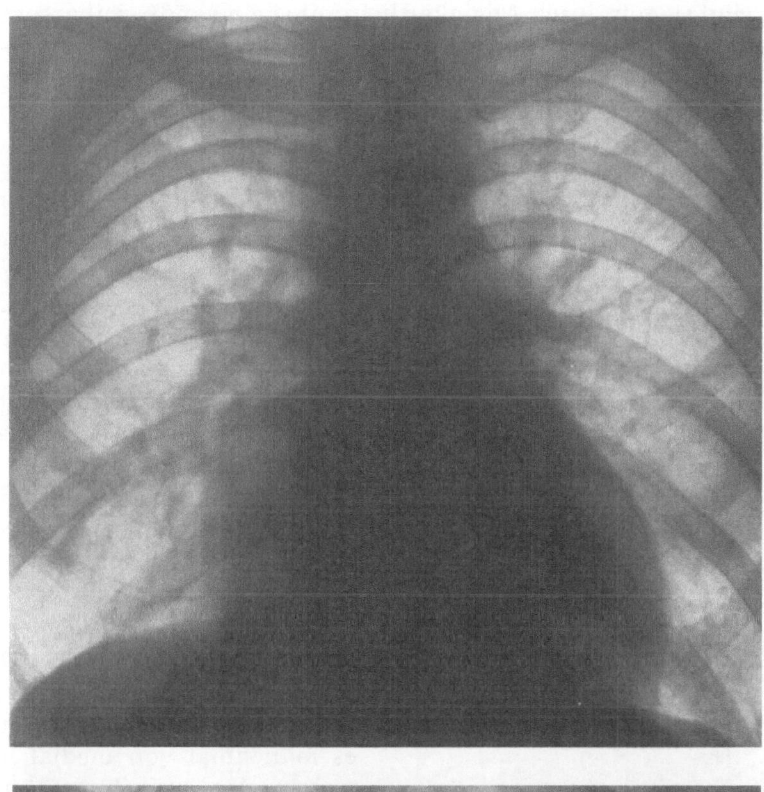

Abb. 259 a

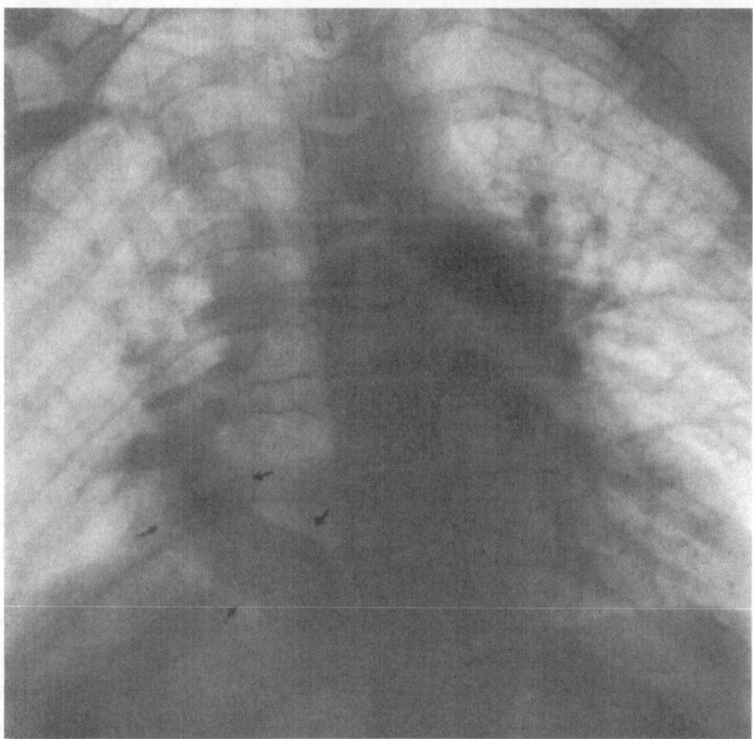

Abb. 259 b

septumdefekt nicht zu unterscheiden sind, wozu noch kommt, daß abnorme Lungenveneneinmündungen oft mit Vorhofseptumdefekt kombiniert sind. Große abnorm einmündende Lungenvenen sind schon bei der Durchleuchtung und auf Thoraxaufnahmen und besonders dann leicht erkennbar, wenn sie abnormen Verlauf nehmen (Abb. 261). Wenn aber ihr Verlauf ungefähr den normalen Venen folgt oder wenn er sich in das Herz projiziert, dann sind sie nur durch Angiokardiographie einwandfrei abgrenzbar (Abb. 259*a* und *b*). Viele solche abnorme Veneneinmündungen sind — wie gesagt — mit Vorhofseptumdefekt kombiniert und werden erst durch die Katheteruntersuchung entdeckt, die eine erhöhte O_2-Spannung im Blut der V. cava sup. ergibt, oder bei der es gelingen kann, eine Lungenvene von der V. cava sup. oder vom rechten Vorhof her zu sondieren.

Eine besondere Stellung nehmen die Fälle ein, bei denen ein großer Venenstamm der rechten Lunge das rechte Diaphragma durchsetzt und in die V. cava inf. oder in eine V. hepatica dext. einmündet. Es handelte sich durchweg um röntgenologische Zufallsbefunde, die keine klinischen Erscheinungen machen. Sie wurden erstmals von Zdansky und Dotter et al. beschrieben und sollen hier Erwähnung finden, weil ihnen gelegentlich praktische Bedeutung zukommen könnte. Man erkennt schon auf der Thoraxübersichtsaufnahme einen großen Gefäßstamm, der in der rechten Lunge in kraniokaudaler Richtung zum Zwerchfell zieht und dieses offenkundig durchsetzt, um in das Gebiet der V. cava inf. einzumünden (Abb. 261). Das Gefäß wird kaudalwärts immer breiter. Vor seinem Durchtritt durch das Zwerchfell scheint es manchmal von medial her noch einen weiten Ast aufnehmen zu können, der aus der linken Lunge stammt. In zwei vom Verfasser beobachteten Fällen war der rechte Hilusschatten kleiner als der linke; insbesondere erwies sich der Ramus intermedius der rechten Pulmonalis als auffallend eng. Bei einem dieser Fälle waren überdies auf Schichtaufnahmen breite Verbindungen zwischen Ästen der rechten A. pulmonalis und dem abnormen Gefäß direkt zur Darstellung zu bringen (Abb. 261). Die Herzkatheteruntersuchung ergab in dem einen Fall rein venöses Blut in der V. cava inf. und im rechten Herzen, im zweiten Fall Mischblut, dessen O_2-Sättigung aber geringer war, als es der Einmündung einer so großen Lungenvene entsprochen hätte (Schweizer, Herzog und Haefely). Damit war erwiesen, daß zwischen der abnormen Lungenvene und den Arterien der rechten Lunge breite arteriovenöse Verbindungen bestehen mußten. Auch der Druckabfall, der in dem einen Fall unserer Beobachtungen in der rechten Pulmonalis gegenüber der rechten Kammer gemessen werden konnte, wies auf die Verminderung des pulmonalen Widerstandes durch arteriovenöse Kommunikationen hin. In einem Teil dieser Fälle ist also ein arteriovenöser Kurzschluß zwischen Ästen der A. pulmonalis und dem abnormen Venenstamm vorhanden, durch den venöses Blut aus der A. pulmonalis der venösen Herzhälfte zugeleitet wird. Von diesem Kurzschluß war in zwei eigenen Fällen nur die rechte Lunge betroffen. In einem unserer Fälle war die O_2-Aufnahme durch die rechte Lunge deutlich vermindert, die der linken erhöht. Dies läßt auf eine verminderte Kapillardurchströmung der rechten Lunge infolge des arteriovenösen Kurzschlusses und auf eine erhöhte Kapillardurchströmung der linken Lunge schließen. Und darin mag die praktische Bedeutung dieses röntgenologischen Befundes liegen. Denn

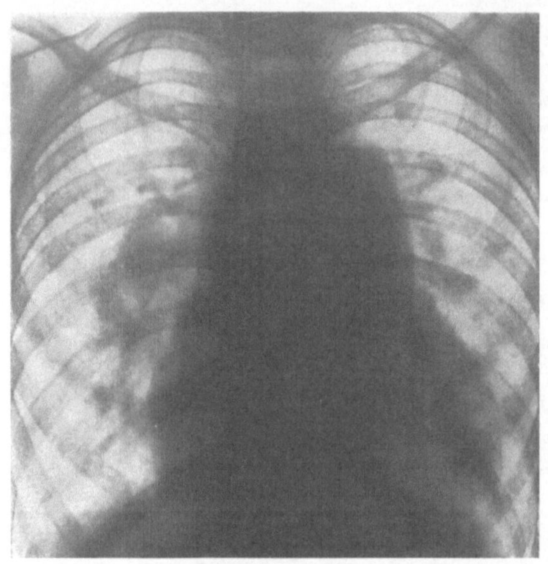

Abb. 260. Einmündung aller Lungenvenen über eine V. pulmonalis communis ascendens oder V. cava superior sinistra und über die V. anonyma sinistra in die V. cava superior dextra. Acht Jahre alter Knabe. Typische bikonvexe Verbreiterung des oberen Mediastinums mit mächtig erweiterten Lungengefäßen, „Figure of eight" (s. Text)

es ist durchaus möglich, daß bei Behinderung der Atmung der linken Lunge, z. B. durch eine Pneumonie, durch einen hohen pleuralen Erguß oder nach Pneumonektomie eine Insuffizienz der O_2-Versorgung des Körpers resultiert, da die rechte Lunge infolge des arteriovenösen Kurzschlusses keine genügende Arterialisierung des Blutes besorgt. Trotz des zweifellos vermehrten Blutzuflusses zum rechten Herzen zeigte dieses keine erkennbare Vergrößerung.

In anderen Fällen führt die abnorme Vene arterialisiertes Blut, so daß man einen arteriovenösen Kurzschluß ausschließen kann. Die rechte Lunge und demgemäß auch die rechte Pulmonalarterie können hypoplastisch sein, so daß das Herz nach rechts disloziert und der rechte Hilusschatten abnorm klein ist (LONGIN und PEPPMEIER). Auch

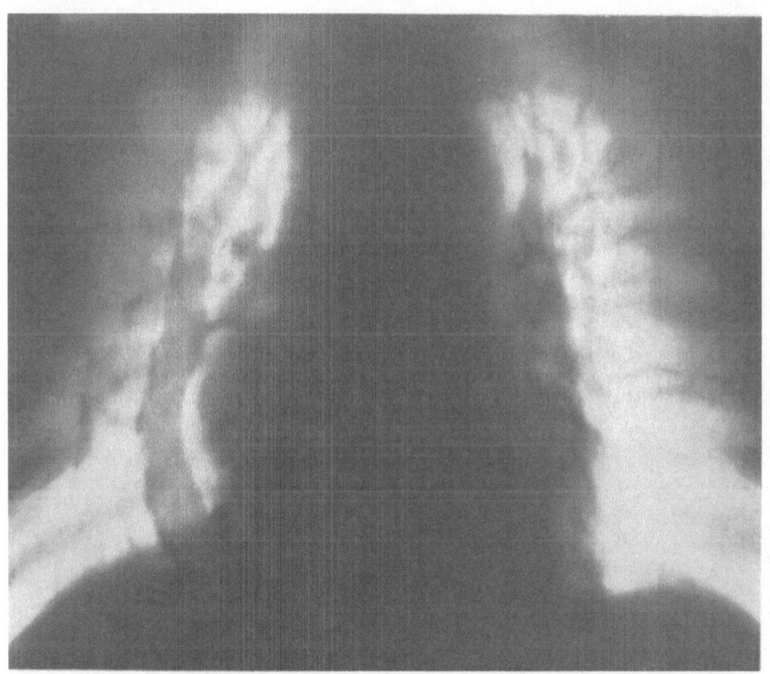

Abb. 261. Abnorme Lungenvene, die mit Ästen der rechten Pulmonalis in arteriovenöser Verbindung steht und, das Zwerchfell durchsetzend, in das Gebiet der V. cava inferior einmündet. 29jährige Frau, ohne klinische Erscheinungen

Anomalien der Bronchien der rechten Lunge konnten bronchographisch festgestellt werden. LONGIN und PEPPMEIER machen darauf aufmerksam, daß man auch mit abnormer Blutversorgung der rechten Lunge durch Äste der Bauchaorta rechnen müsse; solche Äste dürften in dem von ihnen beobachteten Fall vorhanden gewesen sein. Schließlich kamen auch Septumdefekte zur Beobachtung.

Die direkte Einmündung sämtlicher Lungenvenen in den rechten Vorhof führt im Röntgenbild durch hochgradige Füllungsdilatation und -hypertrophie des rechten Herzens zu einer beträchtlichen Vergrößerung und mitralen Konfiguration des Herzschattens mit großen, systolisch-expansiv pulsierenden arteriellen Gefäßstrukturen der Lungen und normal großem linkem Herzen. Das Bild unterscheidet sich nicht von dem eines Vorhofseptumdefekts.

Die Einmündung aller oder fast aller Lungenvenen in das Einzugsgebiet der V. cava sup. über eine persistente V. cardinalis sin. bzw. eine V. pulmonalis comm. ascendens und die V. anonyma sin. (s. oben) führt zu der schon von TAUSSIG beschriebenen, von SNELLEN und ALBERS mit der Form der Ziffer 8 treffend verglichenen Deformation des Mittelschattens (Abb. 257, 260). Diese kommt dadurch zustande, daß die V. pulmonalis comm. ascendens über dem Herzen bogenförmig nach links auslädt, während rechts die hochgradig erweiterte V. cava sup. bogenförmig nach rechts ausbiegt. Diese bikonvexe Verbreiterung des oberen Mediastinums darf nicht mit Mediastinaltumoren verwechselt werden. Die meist sehr deutlichen Pulsationen des oberen Mediastinums, die Vergrößerung und mitrale Konfiguration des Herzens und die systolisch-expansiven Pulsationen der dilatierten Pulmonalis und ihrer intrapulmonalen Verzweigungen lassen über die wahre Natur eines derartigen Befundes keinen Zweifel. Die Vergrößerung des Herzens kann hohe Grade erreichen; da der rechte Vorhof besonders stark vergrößert sein kann,

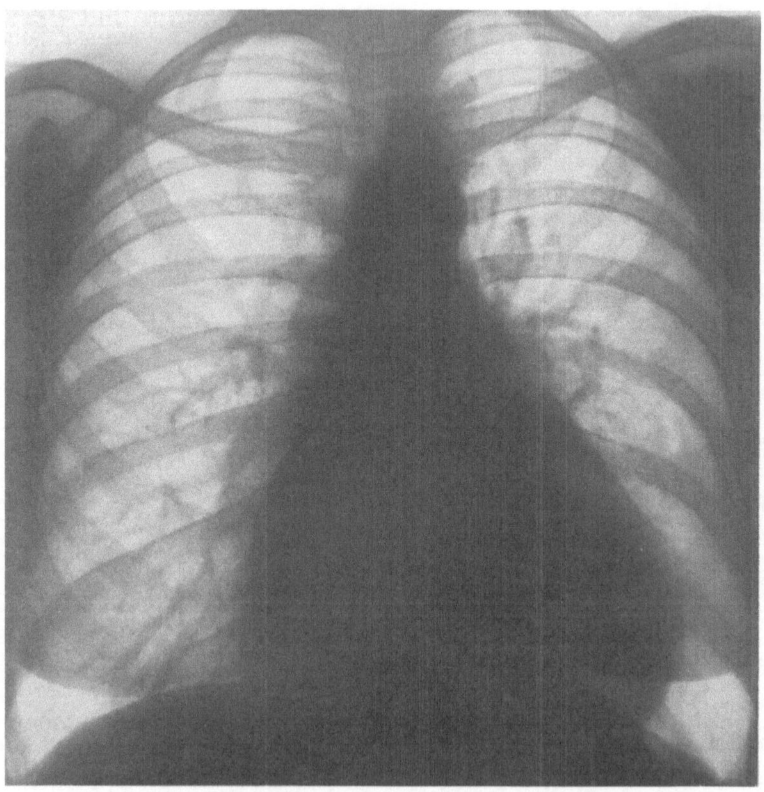

Abb. 262. V. cava superior sinistra mit Einmündung in die V. cava superior auf dem Wege einer abnorm tief verlaufenden V. anonyma sinistra. Vorhofseptumdefekt. 44jährige Frau.

Das beträchtlich vergrößerte, durch Zwerchfelltiefstand steil und median gestellte Herz zeigt eine abgerundete Winkelbildung am linken Herzrand und eine seichte Herzbucht. Die rechte Kammer war hypertrophisch dilatiert. Der Cava-superior-Schatten ist rechts konvex begrenzt, läßt keinen Übergang in einen Anonyma-Schatten erkennen und verschwindet kranialwärts im Mittelschatten. Der Katheter ergab eine V. cardinalis sinistra persistens. Die Hilusschatten waren etwas vergrößert und zeigten verstärkte Pulsationen durch Vorhofseptumdefekt.

Der Befund spricht dafür, daß die persistente V. cava sinistra durch eine retrosternal verlaufende V. anonyma mit der V. cava superior dextra in Verbindung steht

lädt der verlängerte rechte Herzrand oft auffallend stark gerundet nach rechts aus. Entsprechend der normalen Größe des linken Vorhofs zeigt die Herzhinterwand normalen Verlauf.

In den seltenen Fällen, bei denen sämtliche Lungenvenen über eine persistente V. cardinalis sin. (V. cava sup. sin.) und den Sinus coronarius in den rechten Vorhof einmünden (Whitaker), ist das obere Mediastinum durch die weite Vene nach links verbreitert.

Entsprechend der Mannigfaltigkeit abnormer Lungenveneneinmündungen können manchmal Röntgenbefunde zustande kommen, die nur wenig und in kaum eindeutiger Weise von der Norm abweichen. Thurn macht mit Recht darauf aufmerksam, daß eine einseitige Verbreiterung des oberen Mediastinums an derartige Anomalien denken lassen muß. KJELLBERG et al. haben Röntgenbefunde seltener Fälle von abnormer Einmündung von Lungenvenen veröffentlicht. Eine Aufklärung solcher Fälle ist nur durch die Katheteruntersuchung und die Angiokardiographie möglich.

b) Abnorme Körperveneneinmündungen

Eine der häufigsten abnormen Zuführungen von Körpervenenblut zum Herzen erfolgt auf dem Wege einer persistenten V. cardinalis sin. (V. cava sup. sin.). Wenn diese in die V. anonyma sin. einmündet, dann handelt es sich um eine völlig bedeutungslose Gefäßanomalie, die häufig als Zufallsbefund bei Angiokardiographien zur Beobachtung kommt (Abb. 262). Ebenso bedeutungslos ist die Einmündung in den Sinus coronarius, da auch in diesem Falle das Körpervenenblut dem rechten Vorhof zugeführt wird.

Bei manchen Dextro- und Lävokardien (s. S. 310ff.) vermittelt eine persistente V. cardinalis sin. den Anschluß der unteren Körperkreislaufhälfte an den Kreislaufmotor und ermöglicht dadurch überhaupt erst die Erhaltung des Lebens.

Wenn dagegen bei sonst normalem Herzen die persistente V. cardinalis sin. in den linken Vorhof einmündet (DAVIS et al.), dann vermittelt sie einen Rechts-Links-Kurzschluß, der eine Füllungsdilatation und -hypertrophie des linken Vorhofs und der linken Kammer mit Zyanose und spärlichen Gefäßstrukturen der Lungen zur Folge haben kann, falls das Kaliber des abnormen Gefäßes genügend groß ist. Der klinische Befund kann um so mehr an ein Mitralvitium erinnern, als ein systolisches oder diastolisches Geräusch an der Auskultationsstelle der Mitralis vorhanden sein kann. Nur die hellen strukturarmen Lungenfelder und das Fehlen der Akzentuation des zweiten Pulmonaltons müssen an diese seltene Anomalie denken lassen. Übrigens sieht man manchmal die persistente V. cardinalis sin. als sehr blassen, dorsal steil ansteigenden Schatten innerhalb der Herzbucht; er ist in bestimmten Fällen bis über den Aortenknopf kranialwärts zu verfolgen.

TAUSSIG erwähnt schließlich die Möglichkeit der Einmündung beider Vv. cavae in den linken Vorhof, der dadurch eine beträchtliche Dilatation erfährt. Das Leben kann in solchen Fällen nur durch das Vorhandensein eines Vorhofseptumdefekts und/oder eines Kammerseptumdefekts aufrecht erhalten werden.

15. Angeborene Lageanomalien des Herzens

Wenn man die topographischen Beziehungen der asymmetrisch angeordneten Organe als Ganzes betrachtet, ist nicht nur jede abnorme Lage des Herzens im Brustraum, sondern auch jede abnorme Lage des Herzens in bezug auf die Organe des Bauchraums als Lageanomalie des Herzens zu bezeichnen; dies um so mehr, als die daraus resultierende Inkongruenz zwischen den Bauchorganen und dem Herzen zu korrigierenden Anomalien an letzterem zu führen pflegt, welche die Aufrechterhaltung des Kreislaufs oft überhaupt erst ermöglichen.

Die angeborenen Lageanomalien des Herzens können daher bedingt sein: 1. durch inverse Anlage der Brust- und Bauchorgane, 2. der Brust- oder Bauchorgane, 3. durch eine abnorme Rotation des Herzens und 4. durch Inversion und Rotation des Herzens.

Man unterscheidet Dextro- und Lävokardien. Bei den *Dextrokardien* liegt die Hauptmasse des Herzens rechts. Die Bauchorgane können invers oder normal angeordnet sein. Bei den *Lävokardien* liegt die Hauptmasse des Herzens links, also in bezug auf den Thorax im wesentlichen normal. Ein Blick unter das Zwerchfell lehrt jedoch, daß die Magenblase unter dem rechten, die Leber unter dem linken Diaphragma liegt, daß also die Bauchorgane invers angelegt sind.

a) Die Dextrokardien

α) Das Herz bei Situs viscerum inversus totalis

Beim Situs viscerum inversus totalis sind sämtliche Eingeweide der Brust- und Bauchhöhle invers angelegt. Es handelt sich daher um eine kreislaufdynamisch bedeutungslose Anomalie, die nur deshalb nicht irrelevant ist, da sie zu klinischen Irrtümern führen kann.

Der Situs viscerum inversus totalis kommt gelegentlich familiär vor. Er ist nicht so selten mit Bronchiektasien verbunden (J. NEUMANN, KARTHAGENER, ADAMS und CHURCHILL u. v. a.), was als Stütze für die Theorie herangezogen wurde, daß sich die Bronchiektasien auf der Basis einer kongenitalen Minderwertigkeit des Bronchialsystems entwickeln. KARTHAGENER machte auf die gelegentliche Koinzidenz mit Bronchiektasien und Hypoplasien der Nasennebenhöhlen (KARTHAGENERsche Trias) aufmerksam.

Der *Röntgenbefund* ergibt das genaue Spiegelbild des normalen Herzens. Die Magenblase liegt unter dem tiefer stehenden linken, die Leber unter dem höherstehenden rechten Diaphragma.

Anderweitige Anomalien des Herzens der großen Gefäße sind bei Situs viscerum inversus totalis nicht selten. Auch sie ergeben das genaue Spiegelbild dieser Anomalien bei Situs solitus. Relativ häufig findet sich als einzige sonstige Anomalie eine über dem linken Hauptbronchus verlaufende Aorta.

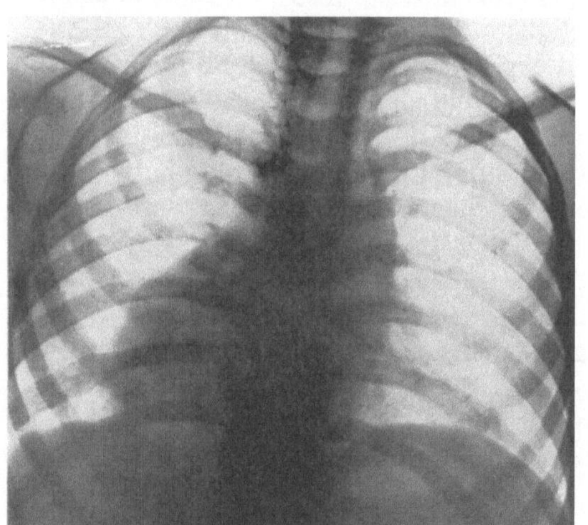

Abb. 263. Dextrokardie durch isolierte Inversion des Herzens. Vierjähriges Kind.
Keine subjektiven und objektiven Kreislauferscheinungen.
Herz- und Gefäßschatten völlig spiegelbildlich. Situs der Bauchorgane normal (s. Text)

β) *Die Dextrokardien bei Situs solitus der Bauchorgane*

Es handelt sich um isolierte Dextrokardien, die entweder durch Inversion der Herzanlage oder durch Rechtsrotation eines im Situs solitus oder auch partiell invers angelegten Herzens zustande kommen. ABBOTT hat unter tausend kongenitalen Anomalien 36 isolierte Dextrokardien, davon zehn mit und acht ohne Inversion der Herzhöhlen gefunden. Im Material des Hospital Broussais standen bis 1954 fünf Fälle mit Inversion 33 Fällen ohne Inversion gegenüber.

Dextrokardie durch isolierte Inversion des Herzens. Bei isolierter Inversion des Herzens liegt die venöse Herzhälfte mit der Trikuspidaliskammer links-vorne, die arterielle Hälfte mit der Bikuspidaliskammer rechts-hinten. Die Pulmonalis liegt rechts-vor der Aortenwurzel. Die links ansteigende Aorta ascendens biegt meist nach rechts in den Arcus um, der über dem rechten Hauptbronchus verläuft. Es liegen also anatomisch und röntgenologisch spiegelbildliche Verhältnisse vor, wenn keine komplizierenden Anomalien des Herzens und der Aorta vorhanden sind (Abb. 263).

Da die Lagebeziehung zwischen dem invers angelegten Herzen und den im Situs solitus angelegten Bauchorganen inkongruent geworden ist, müssen freilich abnorme Gefäßanschlüsse die Verbindungen herstellen. Diese kommen meist durch Persistenz von paarig angelegten Venen zustande. In der Regel vermitteln eine persistente V. cardinalis sin. und die V. hemiazygos die Blutzufuhr aus dem Bauchraum zum Herzen. Manchmal übernehmen auch Vv. hepaticae die Zufuhr von Blut in den venösen Vorhof. Durch diese Verbindungen kann der Kreislauf störungslos aufrechterhalten werden; sie sind ohne Kontrastfüllung röntgenologisch nicht erfaßbar, man darf aber mit größter Wahrscheinlichkeit auf sie schließen, wenn bei Dextrokardie durch isolierte Inversion des Herzens keine Kreislaufstörungen vorhanden sind.

Die Gefäß- und Bronchialverzweigungen der Lungen sowie deren Lappen sind mit dem Herzen wahrscheinlich immer invers entwickelt, so daß auch das Röntgenbild der Lungen das genaue Spiegelbild des Situs solitus darstellt.

Das rechte Diaphragma steht tiefer als das linke, was darauf hinweist, daß der normale

Niveauunterschied der beiden Zwerchfellhälften durch die Lage der Herzspitze und nicht durch die Leber bestimmt wird.

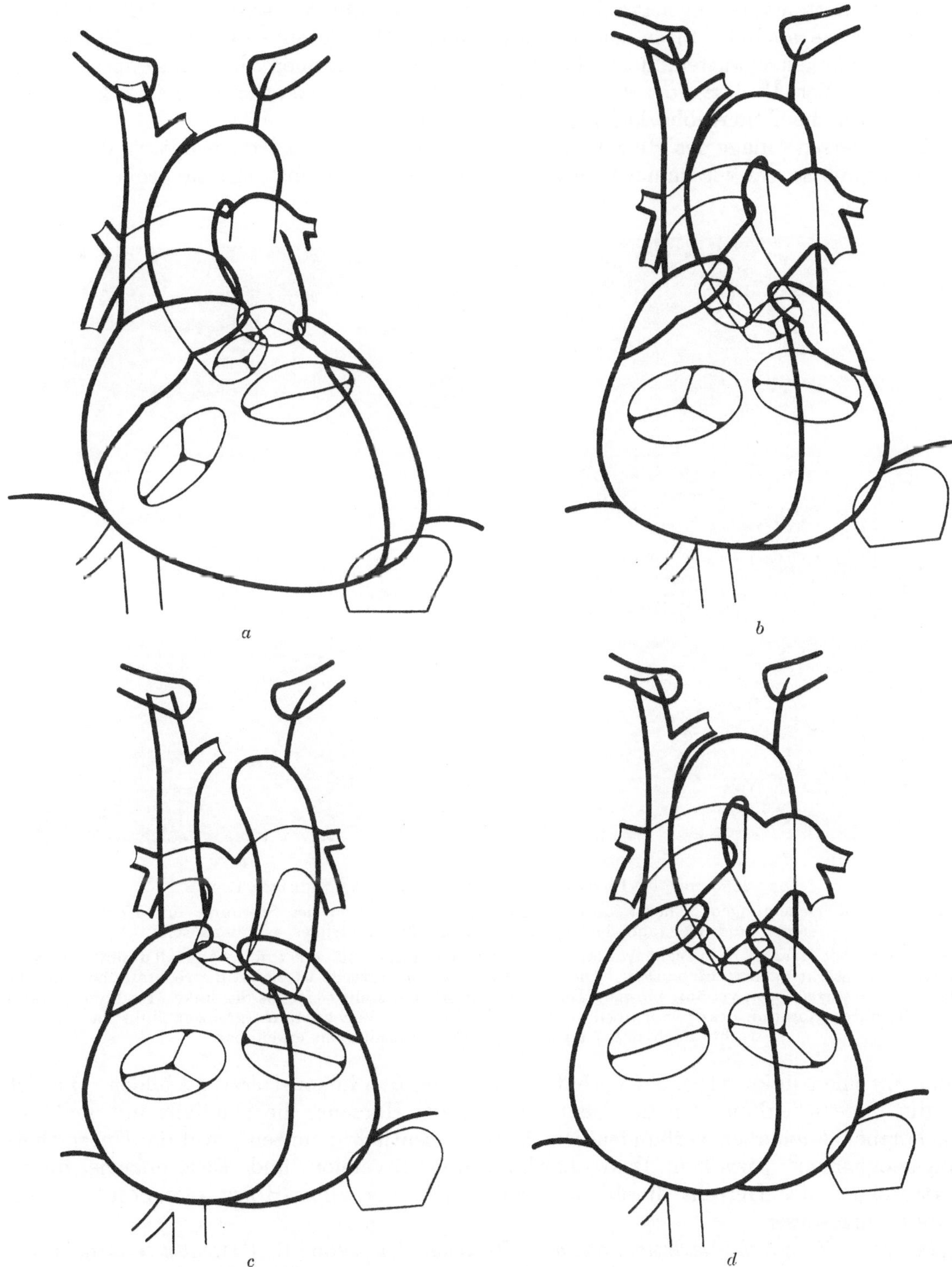

Abb. 264*a* bis *d*. Dextrokardie durch Dextrotorsion des Herzens (s. Text).
a Normale Lage des im Situs solitus angelegten Herzens.
b Dextrotorsion des im Situs solitus angelegten Herzens.
c Dextrotorsion bei Situs solitus des Herzens und Inversion der Schlagadern.
d Dextrotorsion bei Inversion der Kammern und korrigierender Transposition der Schlagadern

Nicht selten zieht der Aortenbogen über den linken Hauptbronchus hinweg, was praktisch bedeutungslos ist.

Das isoliert invers angelegte Herz ist häufig mit anderen schweren Anomalien behaftet, wie sie auch bei Situs solitus vorkommen. Man könnte daraus das Spiegelbild dieser Anomalien erwarten, doch liegen infolge der abnormen Gefäßanschlüsse oft so verwickelte Verhältnisse vor, daß sie auch durch den Herzkatheter, die Angiokardiographie und die Ätherprobe kaum zu klären sind.

Die inversen Anlage des Herzens bzw. der Vorhöfe läßt sich jedoch mittels der Angiokardiographie so gut wie immer nachweisen, denn man erkennt, daß die großen Körpervenen in einen links gelegenen Vorhof münden, der den linken Herzrand bildet. Dies ist für die Unterscheidung von der Dextrotorsion des Herzens, die ebenfalls mit anderen angeborenen Anomalien verbunden sein kann, wesentlich (s. unten). Auf die Unterscheidungsmöglichkeit zwischen Dextrokardie durch Inversion und Dextrokardie durch Dextrotorsion des Herzens durch das EKG haben vor allem HOLZMANN, SCHMIDT und THURN hingewiesen.

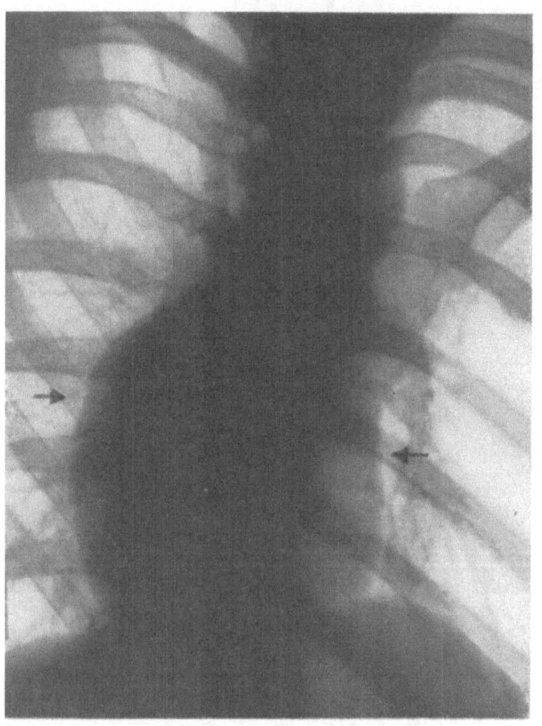

a

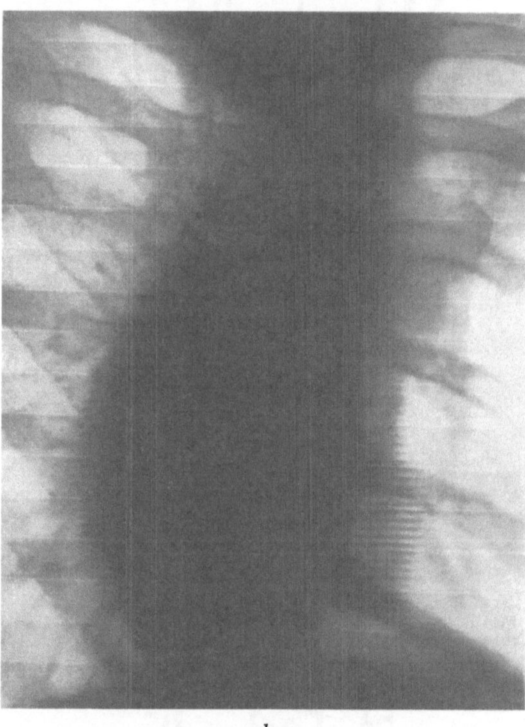

b

Abb. 265*a* und *b*. Dextrotorsion des Herzens. Achtjähriger Knabe.
Keine Kreislauferscheinungen. Thorax durch angeborene Deformation des Sternums mit Hochstand des rechten und Tiefstand des linken Sternoklavikulargelenkes asymmetrisch.
Das normal große Herz ist nach rechts rotiert, so daß der linke Herzrand steil zum Zwerchfell abfällt, während der rechte verstärkt nach rechts auslädt. Die linke Vorhofkammergrenze ist tiefer, die rechte höher gerückt (Pfeile). Der Aortenbogen verläuft normal. Das rechte Zwerchfell steht tiefer als das linke. Im Kymogramm (*b*) ist die durch Rotation des Herzens bedingte Verschiebung der Vorhofkammergrenzen (links nach unten, rechts nach oben) an den typischen Pulsationen erkennbar

Dextrokardie durch Dextrotorsion des Herzens. Die von R. PALTAUF erstmals als Dextroversion beschriebene angeborene Lageanomalie des Herzens beruht auf einer Rechtsdrehung des meist, aber nicht immer vollständig im Situs solitus angelegten Herzens. Da jedoch die gelegentliche partielle Inversion der Herzanlage nicht zum integrierenden Bestand dieser Anomalie gehört, sondern die Rechtsdrehung, wurde die Bezeichnung Dextrotorsion des Herzens vorgeschlagen (ZDANSKY).

Die Drehung des im Situs solitus angelegten Herzens nach rechts hat seine Massenverlagerung in die rechte Thoraxhälfte zur Folge, so daß der linke Herzrand steil und wenig gerundet zum Zwerchfell abfällt, während der rechte Herzrand mehr oder weniger weit nach rechts auslädt (Abb. 265, 264*b*). Diese Massenverlagerung des Herzen ist hauptsächlich auf die Drehung der linken Kammer nach vorne zurückzuführen, durch welche die rechte Kammer nach rechts verdrängt wird. Gleichzeitig wird am linken Herzrand der linke Vorhof in größerer Ausdehnung randbildend, während am rechten Herzrand die rechte Kammer erscheint und den rechten Vorhof dorsalwärts verdrängt. Die meist als seichte Kerbe sichtbare Vorhofkammergrenze kommt daher links in die Mitte oder in das untere Drittel des steil abfallenden linken Herzrandes zu liegen, während sie rechts

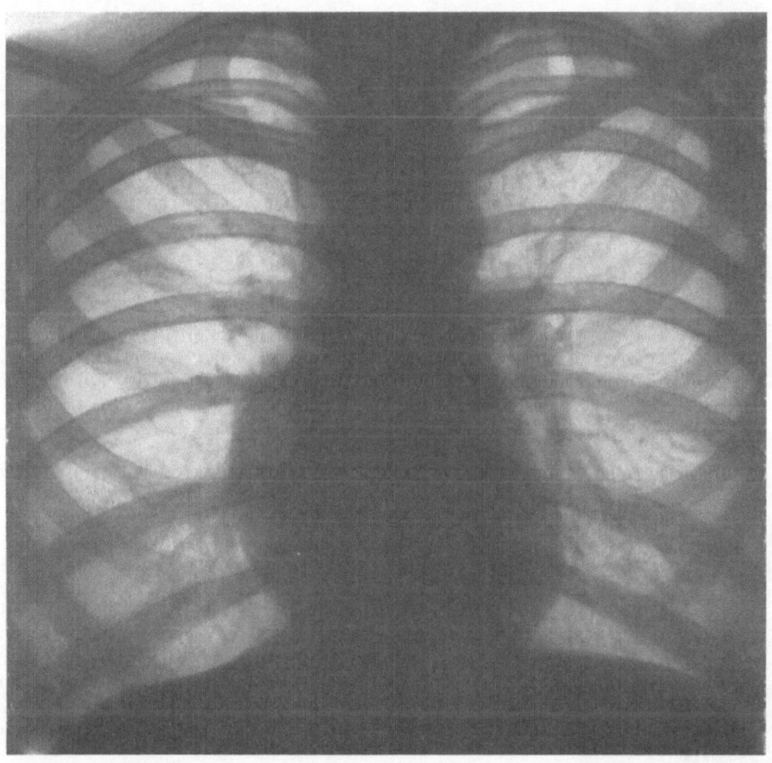

Abb. 266. Mesokardie. 27jähriger Mann. Geringster Grad der Dextrotorsion

in die obere Hälfte des nach rechts ausladenden rechten Herzrandes rückt (Zdansky, Lachmann, Schmidt und Korth) (Abb. 265, 264*b*). Eine richtige Herzspitze ist bei Dextrotorsion des Herzens nicht abgrenzbar.

Die Rechtsrotation des Herzens hat eine Verstärkung des Dralls der Aorta und Pulmonalis zur Folge. Dadurch werden der Conus und die A. pulmonalis nach rechts verdreht und verschwinden bei sagittalem Strahlengang aus der höchstens noch angedeuteten Herzbucht, während sie sich in linker vorderer Schrägstellung buckelig vorwölben. Die Aortenwurzel kommt hinter die Pulmonalis zu liegen.

Aus diesen Ausführungen ergibt sich, daß die Dextrotorsion nie das Spiegelbild des normalen Herzens sein kann, auch wenn der Aortenbogen über den rechten Hauptbronchus hinwegzieht, was nicht selten der Fall ist.

Der Grad der Rechtsdrehung des Herzens kann sehr verschieden sein. Den geringsten Grad der Dextrotorsion stellt die sogenannte „Mesokardie“ dar (Abb. 266).

Wenn auch — wie oben auseinandergesetzt wurde — die Dextrotorsion nie das Spiegelbild des normalen Herzens ist, so können doch Schwierigkeiten in der Abgrenzung der

Dextrotorsion gegen die Inversion des Herzens entstehen, wenn die Dextrotorsion mit anderen Bildungsanomalien des Herzens verbunden ist, was nicht so selten vorkommt. Zur sicheren Unterscheidung genügt aber die angiokardiographische Darstellung des venösen Vorhofs. Seine Lage und Form im Angiokardiogramm des invers angelegten Herzens entspricht dem Spiegelbild des normalen Herzens. Bei Dextrotorsion (Abb. 267) hingegen erkennt man, daß der venöse (rechte) Vorhof rechts paramedian gelegen ist.

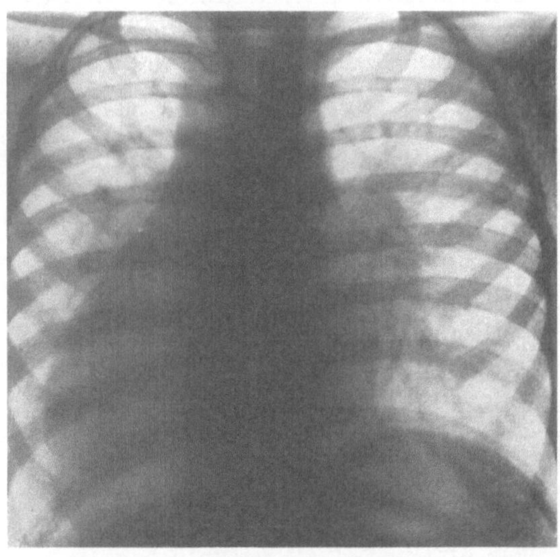

a

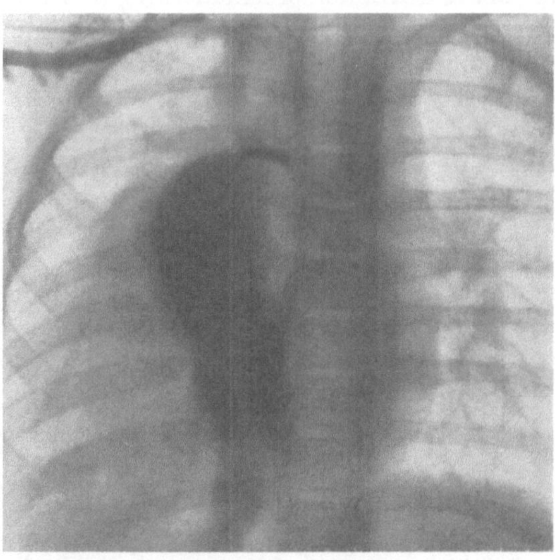

b

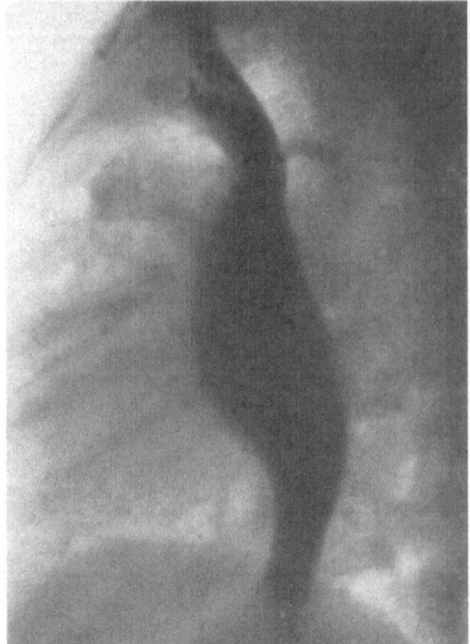

c

Abb. 267*a* bis *c*. Dextrotorsion eines Herzens mit Vorhofseptumdefekt. Vierjähriger Knabe.

Beträchtlich vergrößertes, rechts gelegenes Herz. Der Pulmonalisbogen ist bei sagittalem Strahlengang infolge der Rechtsrotation des Herzens nicht abgrenzbar. Die Kontrastfüllung des rechten Vorhofs zeigt, daß dieser nach hinten gedreht und rechts paramedian gelegen ist. Bei sagittaler Projektion (*b*) fällt seine linke Begrenzung steil und scharf begrenzt zum Zwerchfell ab, da in dieser Projektion das Vorhofseptum sagittal verläuft. Man erkennt eine schmale Shuntstraße durch das Vorhofseptum nach links in den linken Vorhof ziehen. Bei transversaler Projektion (*c*) erkennt man, daß der rechte Vorhof an die Herzhinterwand gedreht ist

Er wird nach rechts von der nach rechts ausladenden rechten Kammer, nach links vom linken Herzen überragt. Die Hohlvenen münden rechts paramedian in den Vorhof ein. Bei sagittalem Strahlengang fällt seine linke Begrenzung rechts paramedian steil und scharf begrenzt zum Zwerchfell ab, da bei dieser Projektion die Vorhofscheidewand etwa sagittal verläuft. Bei transversalem Strahlengang (*c*) erkennt man, daß sich der rechte Vorhof an die Herzhinterwand projiziert.

Es gibt Fälle von Dextrotorsion des Herzens, bei denen die beiden Hauptschlagadern gegeneinander versetzt sind, so daß die Aorta links-vor der Pulmonalis aus der linken Bikuspidalkammer, die Pulmonalis rechts-hinter der Aorta aus der rechten Trikuspidalkammer entspringt (Abb. 264*c*). Da die Schlagadern trotz dieser Versetzung aus der ihnen zugehörigen Kammer entspringen, läßt ihre Inversion den Kreislauf unberührt. Das Vorderbild des Herzens erfährt jedoch dadurch eine charakteristische Veränderung, da die links-vorne gelegene Aorta ascendens oberhalb des steil abfallenden linken Herzrandes als links-konvexer Bogen ansteigt, um in den über den linken Bronchus hinwegziehenden Aortenbogen überzugehen. Sehr charakteristisch ist das Bild in den Schrägstellungen. Bei Inversion der Schlagadern wölben sich der Conus und die A. pulmonalis in den linken, bei normaler Anordnung in der rechten vorderen Schrägstellung vor. Bei der Aorta ascendens ist dies umgekehrt; ihr flach konvex ansteigender Bogen kommt bei Inversion der Schlagadern in der rechten, bei normaler Anordnung in der linken-vorderen Schrägstellung zum Vorschein.

Als weitere Abart der Dextrotorsion ist jene zu betrachten, bei der beide Kammern invers angelegt, also miteinander vertauscht sind (Abb. 264*d*), so daß der rechte venöse Vorhof mit einer rechts liegenden Kammer verbunden ist, die durch Bikuspidalklappen, durch die Anordnung der Papillarmuskeln und den Verlauf des Reizleitungssystems als eigentliche linke Kammer gekennzeichnet ist, während der linke arterielle Vorhof mit einer links liegenden Kammer verbunden ist, die durch Trikuspidalklappen, durch eine Crista supraventricularis sowie durch die Anordnung der Papillarmuskeln und des Reizleitungssystems als eigentliche rechte Kammer charakterisiert ist. Diese Situation wäre mit dem Leben unvereinbar, wenn die venöses Blut führende Bikuspidaliskammer mit der ihr zugehörigen Aorta, die arterielles Blut führende Trikuspidaliskammer mit der ihr zugehörigen Pulmonalis verbunden wäre, denn dann würde das venöse Blut durch die Aorta wieder dem Körperkreislauf, das arterielle Blut durch die Pulmonalis wieder dem Lungenkreislauf zugeführt werden, d. h. beide Kreisläufe wären vollständig voneinander getrennt. Diese mit dem Leben nicht vereinbare Situation ist durch eine *korrigierende Transposition der Schlagadern* behoben, bei der die beiden Schlagadern in bezug auf die Kammern versetzt sind, so daß die Aorta aus der arterielles Blut führenden Trikuspidaliskammer, die Pulmonalis aus der venöses Blut führenden Bikuspidaliskammer entspringt (Abb. 264*d*). Der Aortenbogen kann dabei über den rechten oder über den linken Bronchus hinwegziehen. Die beiden Schlagadern können, aber müssen dabei nicht gegeneinander invers angelegt sein; theoretisch bestehen beide Möglichkeiten. Ob und wie oft die eine oder die andere Möglichkeit realisiert ist, entzieht sich unserer Beurteilung, weil sich die Inversionen der Kammern als solche röntgenologisch und klinisch nicht erkennen lassen. Es bleibt für den Kreislauf und auch für die röntgenologische Form des Herzens gleichgültig, ob zwischen den venösen Vorhof und die Pulmonalis die zugehörige Trikuspidaliskammer oder die inverse Bikuspidaliskammer zwischengeschaltet ist; das gleiche gilt auch für die arterielle Herzhälfte. Beide Abarten besitzen also nur theoretisches Interesse.

Wenn auch — wie oben ausgeführt wurde — die Dextrotorsion des Herzens mit oder ohne Inversion der Kammern oder der Schlagadern von der Dextrokardie durch isolierte Inversion der ganzen Herzanlage röntgenologisch meist wohl unterscheidbar ist, so können doch Fälle, die durch Emphysem, durch einen arteriellen Hochdruck oder durch kongenitale Anomalien kompliziert sind, differentialdiagnostische Schwierigkeiten bereiten. Röntgenologisch entscheidend ist in solchen Fällen das Angiokardiogramm. Auch das EKG ermöglicht eine Unterscheidung. Dieses weist bei Inversion der Herzanlage in Abl. I eine negative P-Zacke auf und gleicht im übrigen in Abl. II der normalen Abl. III und in Abl. III der normalen Abl. II (Holzmann, Taussig, Korth und Schmidt. Lachmann), während bei den verschiedenen Formen der Dextrotorsion des Herzens die Zeichen der Inversion fehlen, insbesondere die P-Zacke in Abl. I positiv ist.

Daß die Dextrotorsion des Herzens der Ausdruck einer Entwicklungsstörung darstellt, dafür sprechen nicht nur die verschiedenen Abarten, unter denen sie auftreten kann, sondern auch ihre häufige Komplikation mit anderen kongenitalen Anomalien wie Vorhof- oder Kammerseptumdefekten, Fallotscher oder Eisenmengerscher Anomalie, Pulmonalstenose, Pseudotruncus, Isthmusstenose usw. (Grunmach, Löwenthal, Geipel, Pal, Nagel, Spitzer, Mautner und Löwy u. a.). Gelegentlich vorkommende Mißbildungen am knöchernen Thorax, wie Verkrümmung, Asymmetrien und Spaltbildungen des Brustbeins sowie verschiedene Rippenanomalien (Heim de Balsac et al., Zdansky) (Abb. 265) sind weitere Beweise für die kongenitale Natur der Dextrotorsion.

Die Dextrokardien müssen wohl unterschieden werden von Massenverlagerungen des Herzens, die nicht durch eine Bildungsanomalie bedingt sind und als *Dextroposition des Herzens* bezeichnet werden können. Diese ist meist erworben und durch schrumpfende Prozesse der rechten Lunge oder der Pleura, durch rechtsseitige Pneumonektomie, durch Verunstaltungen des Thorax oder durch linksseitige raumbeengende Prozesse (Tumoren, Hydro- oder Pneumothorax, Aneurysmen, Relaxatio diaphragmatica, linksseitige Zwerchfellhernie usw.) verursacht (Abb. 268). In seltenen Fällen kann sie auch die Folge von kongenitalen Anomalien der Lunge (Hypo- oder Aplasie der rechten Lunge) sein. Es handelt sich also um Massenverlagerungen des Herzens, die mit einer Schwenkung oder auch mit einer gewissen Rotation des Herzens und den verschiedensten Deformationen verbunden sein können. Das Röntgenbild der Dextroposition ist nie das genaue Spiegelbild des normalen Herzens, kann aber Ähnlichkeit mit einer angeborenen Dextrokardie haben. Es ist daher immer auf das Vorhandensein von Prozessen oder topographischen Verhältnissen des Brustraums zu achten, die das Herz nach rechts zu verziehen oder verdrängen vermögen. Eine rechtsseitige Pleuraschwarte oder ein schrumpfender Lungenprozeß, eine unregelmäßig zackige Begrenzung des rechten Mittelschattenrandes, eine Ausfüllung des rechten Phrenikokardialwinkels durch Adhäsionen, eine inspiratorische Verziehung des Mediastinums nach rechts oder eine Hebung des rechten Herzrandes mit der vorderen Thoraxwand sprechen mit Wahrscheinlichkeit dafür, daß eine Dextroposition des Herzens und nicht eine Dextrotorsion vorliegen dürfte. Nur wenn solche Zeichen fehlen, darf die Möglichkeit einer anlagemäßig bedingten Dextrokardie angenommen werden. Es ist freilich zu berücksichtigen, daß ein schrumpfender Prozeß der Lunge oder der Pleura auch einmal mit einer echten Dextrokardie vergesellschaftet sein kann.

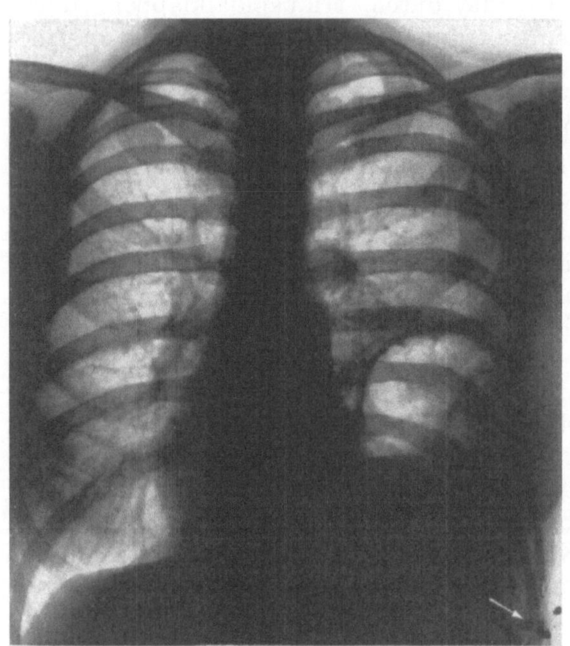

Abb. 268. Dextroposition des Herzens bei linksseitiger traumatischer Zwerchfellhernie nach Schußverletzung. Einige Geschoßsplitter (Pfeil) in der linken Brustwand

b) Die Lävokardien

Man spricht von Lävokardie, wenn bei Situs inversus der Bauchorgane das Herz normal, also links gelegen ist. Diese Linkslage des Herzens kann entweder dadurch zustande kommen, daß das Herz im Situs solitus angelegt ist, oder daß das invers angelegte Herz eine Linksdrehung erfahren hat. Im ersten Fall liegt ein Situs viscerum inversus partialis abdominalis, im zweiten ein Situs viscerum inversus totalis mit Lävotorsion des Herzens vor. Durch diese Konzeption lassen sich — soweit wir es überblicken — alle bisher beobachteten Fälle der einen oder anderen Form der Lävokardie zuordnen. Die Lävokardie durch isolierten Situs solitus des Herzens ist durch Rechtslage des venösen Vorhofs und eine positive P-Zacke in Abl. I, die verschiedenen Abarten der Lävokardie mit Lävotorsion des invers angelegten Herzens sind durch Linkslage des venösen Vorhofs und eine negative P-Zacke in Abl. I gekennzeichnet.

Die Lävokardien sind seltener als die Dextrokardien; sie machen etwa 1% aller kongenitalen Anomalien aus. Sie sind meist mit anderen Bildungsanomalien des Herzens verbunden. Eine sehr gründliche Arbeit über die Lävokardie stammt von CAMPBELL und FORGACS; diese Autoren stützen sich auf 33 Fälle, von denen sie 14 selbst beobachtet haben.

α) Die Lävokardie durch Situs solitus des Herzens bei Situs inversus abdominalis

Bei der Lävokardie durch isolierten Situs solitus des Herzens kann das Herz völlig normal gebildet sein. Der venöse Vorhof und die Trikuspidaliskammer liegen daher rechts-vorne, der arterielle Vorhof und die Bikuspidaliskammer links-hinten. Auch die Lagebeziehung der Schlagadern zueinander ist normal. Die aus dem Situs solitus des Herzens resultierende Inkongruenz zwischen dem Herzen und den Gefäßzuführungen aus den invers angelegten Baucheingeweiden wird durch Venen korrigiert, die sich normalerweise im Laufe der Entwicklung zurückbilden oder nur untergeordnete Bedeutung erlangen, also vor allem durch die V. cardinalis sin. bzw. durch die Vv. azygos und hemiazygos. Die V. cardinalis sin. pflegt dabei über den Sinus coronarius in den rechten Vorhof einzumünden. Oft münden auch Vv. hepaticae in den rechten Vorhof ein. Der Aortenbogen zieht meist über den linken, seltener über den rechten Hauptbronchus. Kreislaufstörungen können vollkommen fehlen. Das EKG ergibt eine positive *P*-Zacke in Abl. I als Zeichen des Situs solitus des Herzens.

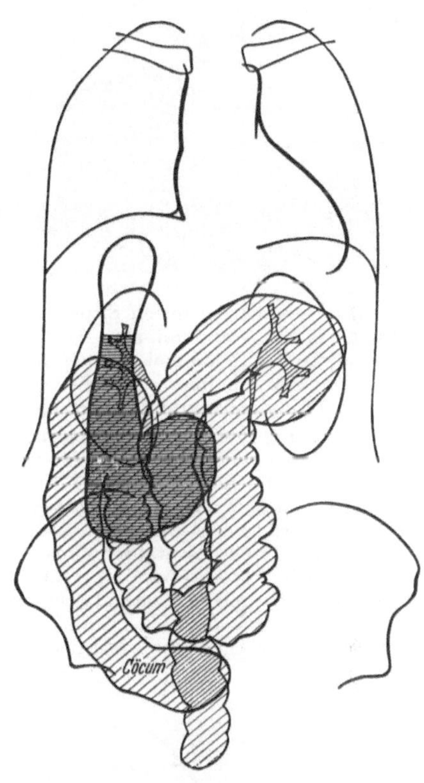

Abb. 269. Lävokardie durch Situs solitus des Herzens bei Situs inversus abdominalis. 46jährige Frau ohne Kreislauferscheinungen. Normal gelegenes, normal großes und normal konfiguriertes Herz. Partieller Situs inversus der Baucheingeweide

Durch die *Angiokardiographie* sind die Rechtslage des venösen Vorhofs und die gegenseitige normale Lage der übrigen Herzabteilungen zu ermitteln.

Der Verfasser beobachtete eine Frau von 46 Jahren (Abb. 269) mit partieller Inversion der Baucheingeweide und Mesenterium commune, die ein links gelegenes, völlig normal konfiguriertes Herz aufwies und keinerlei Kreislaufsymptome bot. Die Gefäßstrukturen der Lungen waren normal. Die Aorta verlief über den linken Hauptbronchus. Es lag hier der seltene Fall eines völlig normal entwickelten Herzens vor, bei dem der normal gelegene rechte Vorhof sein Blut aus dem Bauchraum über die V. azygos, über Lebervenen und möglicherweise auch über eine V. cardinalis sin. erhielt, wie dies in einem von GEIPEL ausschließlich anatomisch untersuchten Fall beobachtet wurde.

In der Regel geht jedoch diese Form der Lävokardie infolge von zusätzlichen Anomalien mit schwerer Zyanose einher (CAMPBELL und FORGACS). Dies wird nach der Literaturzusammenstellung von KORTH und SCHMIDT in zwei Dritteln der Fälle beobachtet. Es handelt sich um Vorhof- und Kammerseptumdefekte bis zum Cor triloculare biatriatum oder biventriculare oder selbst bis zum Cor biloculare mit oder ohne Pulmonalstenose; nicht selten um eine FALLOTsche oder EISENMENGERsche Anomalie (Abb. 270). Ferner wurden abnorme Einmündungen von Lungenvenen gefunden. Zur Klärung solcher komplizierter Fälle sind die Angiokardiographie, der Herzkatheter und das EKG unerläßlich. Die meisten Träger dieser schweren Anomalien sterben in früher Kindheit, jedoch sind eine Reihe von röntgenologisch beobachteten Fällen bekannt geworden, die älter wurden und selbst das Erwachsenenalter erreichten (ROESLER, FORGACS, ZDANSKY, CAMPBELL und FORGACS). In einem vom Verfasser beobachteten Fall handelte es sich um eine Transposition der Pulmonalis mit Dextroposition der Aorta bei einem

19jährigen Mann (Abb. 271*a*, *b*), der seit früher Kindheit an Atembeschwerden und Anfällen von Bewußtlosigkeit litt. Es bestanden eine schwere Zyanose und Trommelschlegelfinger und -zehen. Die Zahl der Erythrozyten betrug 8,5 Millionen. Die Herzdämpfung war nach links verbreitert. Der Spitzenstoß war im sechsten linken Interkostalraum, fingerbreit außerhalb der Medioklavikularlinie zu tasten. Der erste Ton an der Spitze war laut und paukend. Über dem Erbschen Punkt war ein rauhes systolisches Geräusch zu hören; gelegentlich wurde auch ein weiches diastolisches Geräusch festgestellt. Die Röntgenuntersuchung ergab folgenden Befund: Normal gelegener, beträchtlich vergrößerter, nach links und rechts verbreiterter Herzschatten mit erhaltener Herzbucht und abgerundeter Abwinkelung des linken Herzrandes nach Art eines Cœur en sabot. Magen unter der rechten, Leber unter der linken Zwerchfellhälfte. Verbreitertes Gefäßband. Blasser, bogig begrenzter, systolisch lateralwärts rückender Schatten, der sich unterhalb des Aortenknopfs und vor dem Anfangsteil der Aorta descendens vorwölbt. Hilusschatten und Gefäßzeichnung der Lungen normal. Die Autopsie ergab folgenden Befund: Situs inversus der Bauchorgane. Herz im Situs solitus mit hochsitzendem Kammerseptumdefekt, reitender Aorta und Transposition der hypo-

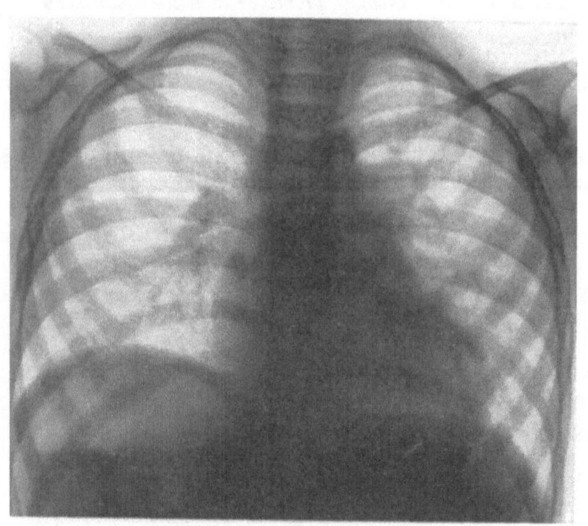

Abb. 270. Lävokardie durch Situs solitus des Herzens bei Situs inversus abdominalis. 3¾jähriges Mädchen. Akrozyanose mit Trommelschlegelfingern. Lautes systolisches Geräusch über dem Herzen mit Maximum über der Pulmonalis und Fortleitung in die Lungen. Der nur wenig vergrößerte Herzschatten ist durch flachbuckelige Vorwölbung des Pulmonalisbogens mitral konfiguriert. Die rechte Kammer ist hypertrophisch und mäßig dilatiert. Die Hilusschatten sind vergrößert und ließen ebenso wie die verstärkte zentrale Gefäßzeichnung der Lungen systolisch-expansive Pulsationen erkennen. Die Aortenwurzel ist nach rechts versetzt. Der Aortenbogen verläuft normal über dem linken Bronchus. Der röntgenologische und klinische Befund sprachen für Eisenmengersche Herzanomalie

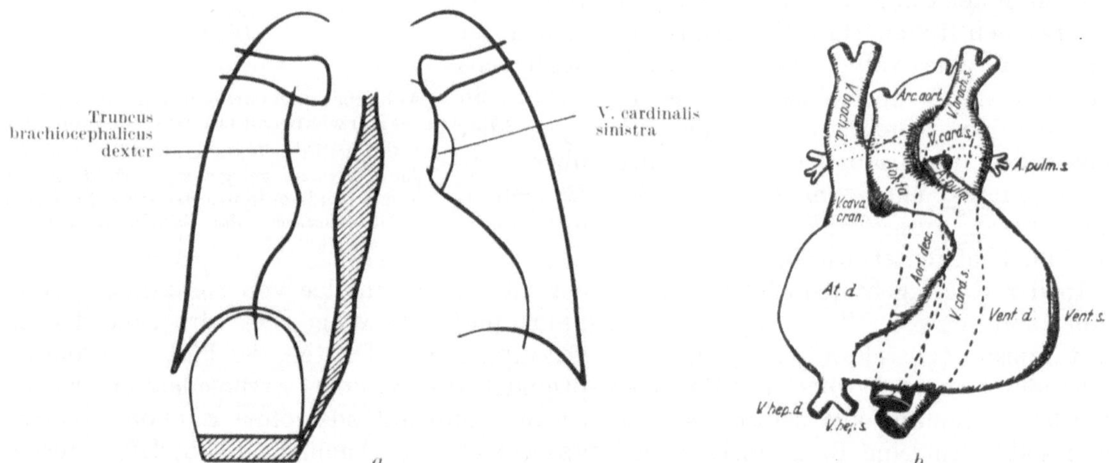

Abb. 271*a* und *b*. Lävokardie bei Transposition der verengerten Pulmonalis und Dextroposition der Aorta mit Kammerseptumdefekt, Persistenz der V. cardinalis sinistra und Fehlen der V. cava inferior. Inversion der Bauchorgane. 19jähriger Mann. Autopsie (s. Text)

plastischen, aus einer kleinen linken Kammer entspringenden Pulmonalis (s. S. 272f). Normal gelegener, geräumiger rechter Vorhof, der durch ein mit drei Segeln ausgestattetes Ostium mit der ansehnlich vergrößerten, fast die ganze Herzvorderwand bildenden rechten Kammer verbunden ist. Sehr kleiner, links-hinten gelegener linker Vorhof, der durch einen kurzen gemeinsamen Stamm einige Pulmonalvenen aufnimmt und durch ein mit zwei Segeln ausgestattetes Ostium mit der ebenfalls sehr kleinen linken Kammer in Verbindung steht. Der rechte Vorhof erhält das Blut aus dem Bauchraum teils durch die direkt in ihn einmündenden Vv. hepaticae, teils durch die normal einmündende V. cava sup., in welche die links von der Aorta descendens aufsteigende und die linke Pulmonalis ventralwärts überkreuzende V. cardinalis sin. einmündet. Aortenbogen normal über den linken Bronchus hinwegziehend.

β) *Die Lävokardie durch Linksrotation des invers angelegten Herzens*

Diese Form der Lävokardie ist als Situs inversus totalis mit Lävotorsion des Herzens aufzufassen. Da also sowohl das Herz als auch die Bauchorgane invers angelegt sind, stehen sie untereinander in Kongruenz. Eine Kreislaufstörung ist daher mit dieser Anomalie nicht verbunden, wenn sie nicht durch andere Anomalien kompliziert ist. Bildmäßig kann man sie mit der im vorigen Abschnitt behandelten Lävokardie, die durch isolierten Situs solitus des Herzens bedingt ist, gewisse Ähnlichkeiten haben, jedoch gleicht das linksrotierte, invers angelegte Herz ebensowenig einem im Situs solitus angelegten Herzen, wie das rechtsrotierte, im Situs solitus angelegte Herz einer Inversion des Herzens (s. S. 312ff.). Was über letzteres gesagt wurde, kann daher sinngemäß auf die Linksrotation des invers angelegten Herzens übertragen werden.

Der venöse Vorhof ist beim linksrotierten, invers angelegten Herzen größtenteils nach hinten gedreht und bildet höchstens das obere Drittel des linken Herzrandes, dessen untere zwei Drittel von der Trikuspidaliskammer gebildet werden. Der arterielle Vorhof bildet ungefähr die obere Hälfte des rechten Herzrandes, während dessen untere Hälfte von der Bikuspidaliskammer gebildet wird. Eine typische Herzspitze ist links nicht vorhanden, wenn auch die Hauptmasse des Herzens links gelegen ist. Das Röntgenbild des Herzens ist also dem der Dextrokardie durch Dextrotorsion des normal angelegten Herzens spiegelbildlich. Die Aorta zieht typisch über den rechten Hauptbronchus hinweg. Diese Verhältnisse sind angiokardiographisch zu erfassen, so daß die Unterscheidung von der Lävokardie durch Situs solitus des Herzens bei Situs viscerum inversus partialis möglich ist. Es kann hier auf die Ausführungen über die Dextrokardie durch Dextrotorsion und durch Inversion des Herzens hingewiesen werden. Im EKG ist das invers angelegte, linksrotierte Herz durch eine negative P-Zacke in Abl. I charakterisiert, während die Lävokardie durch isolierten Situs solitus des Herzens eine positive P-Zacke in Abl. I aufweist.

Wie bei der Dextrotorsion des im Situs solitus angelegten Herzens, gibt es auch bei der Lävotorsion des invers angelegten Herzens verschiedene Abarten. Zunächst können die beiden Schlagadern gegeneinander invers angelegt sein, so daß ihre gegenseitige Lage zwar vertauscht, aber jede Schlagader mit der ihr zugehörigen Kammer verbunden ist; in diesen Fällen liegt die Aorta rechts-vor der Pulmonalis, was durch Drehung des Patienten hinter dem Schirm festzustellen ist. Schließlich können die beiden Kammern miteinander vertauscht sein, so daß der venöse Vorhof mit der Bikuspidaliskammer, der arterielle Vorhof mit der Trikuspidaliskammer verbunden ist; durch eine (korrigierende) Transposition der beiden Schlagadern über die ihnen zwar nicht anatomisch, aber funktionell zugehörige Kammer werden in diesen Fällen normale Kreislaufverhältnisse hergestellt. Diese verschiedenen Abarten des Situs inversus totalis mit Linksrotation des Herzens haben nur theoretisches Interesse, da der Kreislauf durch sie nicht beeinträchtigt wird. In der überwiegenden Mehrzahl der Fälle sind jedoch auch diese Formen der Lävokardie mit komplizierenden Anomalien verbunden (Campbell und Forgacs), die zu schwerer Zyanose führen können und ganz im Vordergrund der Erscheinungen stehen.

Von den beiden Arten der Lävokardie ist die *Lävoposition des Herzens* zu unterscheiden. Sie ist als Massenverlagerung des invers angelegten Herzens nach links zu betrachten. Sie ist wie die Dextroposition ein erworbener Zustand, der freilich entsprechend der

Seltenheit der Inversion des Herzens auch nur höchst selten zur Beobachtung kommt. Die Ursachen für die Lävoposition sind die gleichen wie die für die Dextroposition. Die Folgen für das Herz sind denen der Dextroposition spiegelbildlich. Deshalb kann hier auf die Ausführungen auf S. 316 verwiesen werden.

D. Die Erkrankungen des Herzbeutels

Bis auf wenige Stellen sind das Herz und die Wurzeln der großen Gefäße vom Herzbeutel eingehüllt. Dieser ist so dünn und schmiegt sich seinem Inhalt so vollkommen an, daß sich die Unregelmäßigkeiten der Herzoberfläche und der Gefäßkrone auf seiner Oberfläche abzeichnen[1].

Das parietale Blatt des Herzbeutels gewährleistet mit der verstärkenden fibrös-elastischen Schicht der Tunica fibrosa die Fixation des Herzens im Brustkorb und auch einen gewissen Schutz gegen seine Überdehnung. Die Pars diaphragmatica ist mit dem Centrum tendineum des Zwerchfells fest verwachsen; die Pars mediastinalis ist seitlich durch lockeres Bindegewebe mit der Pleura mediastinalis verbunden, wodurch die Fixation des Herzbeutels gegen die Pleurahöhlen sowie gegen die Lungenwurzeln hergestellt wird; die Pars sternocostalis endlich ist im Bereich des sogenannten pleurafreien Dreiecks durch die Ligamenta sternopericardiaca und durch lockeres Bindegewebe an der vorderen Brustwand befestigt. Hinten grenzt das äußere Perikardblatt an das lockere Bindegewebe des hinteren Mediastinums. Die Speiseröhre liegt in der Medianebene dem Herzbeutel mehrere Zentimeter an.

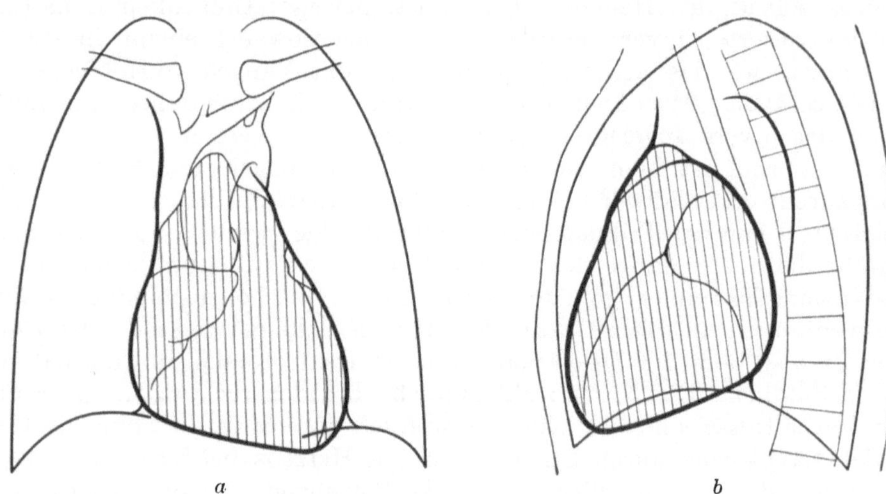

Abb. 272*a* und *b*. Schematische Darstellung der Ausdehnung des Herzbeutels. *a* Vorderbild, *b* Linksseitenbild. Herzbeutel schraffiert

Der Übergang des parietalen in das viszerale Blatt des Perikards erfolgt vorne in einer Linie, die am rechten Umfang der V. cava sup., oberhalb ihrer Einmündung in den rechten Vorhof beginnt und nach links aufwärts über den vorderen Umfang der Aorta ascendens (etwa 1 cm unterhalb des Abganges des Truncus brachiocephalicus) zur A. pulmonalis zieht; letztere ist etwa bis zum Ligamentum Botalli vom Herzbeutel bedeckt (Abb. 272*a*, *b*). Dadurch, daß die Aorten- und Pulmonaliswurzel vom Herzbeutel gemeinsam umgriffen werden, entsteht ein Kanal, der Sinus transversus pericardii, welcher diese beiden Gefäße von der V. cava sup. trennt.

Hinten erfolgt der Übergang der beiden Herzbeutelblätter in zwei aufeinander ungefähr senkrecht verlaufenden, schmalen Umschlagstellen, von denen die eine in kranio-kaudaler Richtung verläuft und die Hinterwand der Vv. cava sup. und inf. miteinander verbindet, während die andere waagrecht über die Hinterwand des linken Vorhofs hinweg von einem Venentrichter zum andern zieht.

Alle diese Verhältnisse sind röntgenologisch normalerweise nicht erkennbar, ihre Kenntnis ist aber von Bedeutung, da nur durch sie manche pathologischen Veränderungen des Röntgenbildes verständlich werden.

[1] Der sogenannte perikardiale Fettbürzel, der den linken Herzzwerchfellwinkel häufig ausfüllt (s. S. 19), wird durch Binde- und Fettgewebe zwischen dem Herzbeutel und der mediastinalen Pleura gebildet, gehört also nicht dem Herzbeutel an.

Der normale Herzbeutel ist der röntgenologischen Darstellung unzugänglich, auch die *trockene Perikarditis* ist daher nicht direkt faßbar. Die gelegentlich zu beobachtenden lebhaften Pulsationen des Herzschattens (BRAUER) können mit Wahrscheinlichkeit auf die bei Perikarditis häufige oberfläche Randmyokarditis oder eine diffuse Myokarditis bezogen werden, wenn nicht eine toxisch bedingte Herabsetzung des peripheren Vasomotorentonus mit im Spiele ist.

1. Das Hydroperikard

Ein großer *perikardialer Erguß*, der die ganze Herzbeutelhöhle ausfüllt, hüllt das Herz mit Ausnahme der dorsalen Umschlagstellen allseits ein und erstreckt sich nach oben bis über die Wurzeln der großen Gefäße.

Die Verteilung kleinerer Flüssigkeitsmengen innerhalb des Herzbeutels hat man durch seine Füllung an der Leiche zu klären versucht (v. CURSCHMANN, WILLIAMSON, ALWENS und MOOG, REINBERG und LINDENBRATEN). Die Ergebnisse dieser Untersuchungen dürfen allerdings nur mit Vorsicht auf die Verhältnisse in vivo übertragen werden, denn der Widerstand, den die toten Organe und Gewebe der künstlich eingebrachten Flüssigkeit entgegensetzen, ist sehr verschieden vom Widerstand, den das arbeitende Herz und der Herzbeutel dem hydrostatischen Druck eines perikardialen Ergusses bereiten. Dies tritt schon sehr auffällig in der Tatsache zutage, daß v. CURSCHMANN 180 bis 200 ccm, ELIAS und FELLER 400 bis höchstens 800 ccm Flüssigkeit im Herzbeutel der Leiche unterbringen konnten, während der Herzbeutel im Leben an die 2000 ccm und mehr zu fassen vermag, wenn die Füllung ganz allmählich erfolgt und der Herzbeutel durch entzündliche Prozesse eine gewebliche Auflockerung erfahren hat. Immerhin steht fest, daß kleine Flüssigkeitsmengen zum größten Teil im diaphragmalen Abschnitt, in der nachgiebigeren linken Herzbeutelhälfte und in den Furchen und Winkeln der Herzbasis und zwischen den großen Gefäßen zur Ansammlung kommen. Von der überwiegenden Flüssigkeitsansammlung in der linken Herzbeutelhälfte kann man sich auf dem Röntgenschirm nach Sauerstoffeinblasung in den mit Exsudat gefüllten Herzbeutel überzeugen.

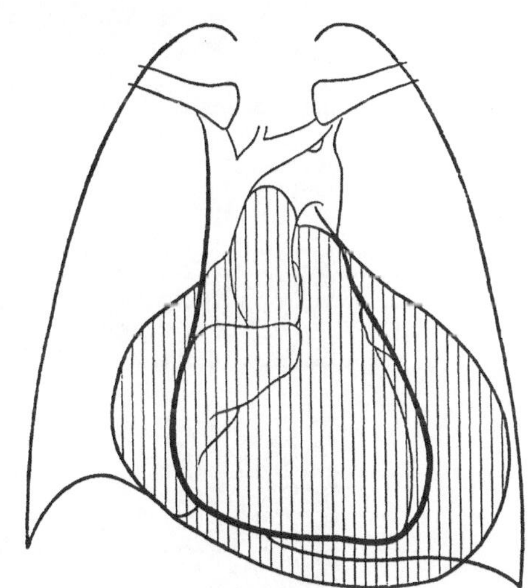

Abb. 273. Schematische Darstellung des Hydroperikards (s. Text)

Auch große perikardiale Ergüsse bilden einen Flüssigkeitsmantel um das Herz, der nicht überall gleich dick ist, sondern in der linken Herzbeutelhälfte, in der Umgebung der Herzspitze und am Zwerchfell am mächtigsten, rechts vom Herzen und an dessen Vorderwand schmäler und an der Hinterwand des Herzens am schmälsten ist (Abb. 273).

Das *Röntgenbild des großen perikardialen Ergusses* wurde zum ersten Male von DIETLEN beschrieben. Entsprechend den geschilderten Verhältnissen findet man einen besonders stark nach links, weniger nach rechts verbreiterten, nach vorne und hinten weit ausladenden Mittelschatten, dessen Konturen unterhalb eines auffallend kurzen Gefäßbandes in großen S-förmig verlaufenden Bögen dem Zwerchfell zustreben (Abb. 274*a*). Links kann der Herzschatten dabei bis an die axillare und hintere Brustwand heranreichen und ihr breit anliegen. Das Gefäßband kann durch Stauung der V. cava sup. nach rechts verbreitert sein. Die Herzzwerchfellwinkel springen meist spitzig ein, was zu der perkussorisch feststellbaren Ausfüllung des EBSTEINschen Winkels im Gegensatz zu stehen scheint. Dieser Widerspruch erklärt sich damit, daß der schmale, zwischen der Leber und dem ausgedehnten Herzbeutel einspringende Keil von mehr oder weniger atelektatischem Lungengewebe dem perkussorischen Nachweis entgeht. Bei den ganz großen perikardialen Ergüssen können die Herzzwerchfellwinkel stumpf werden.

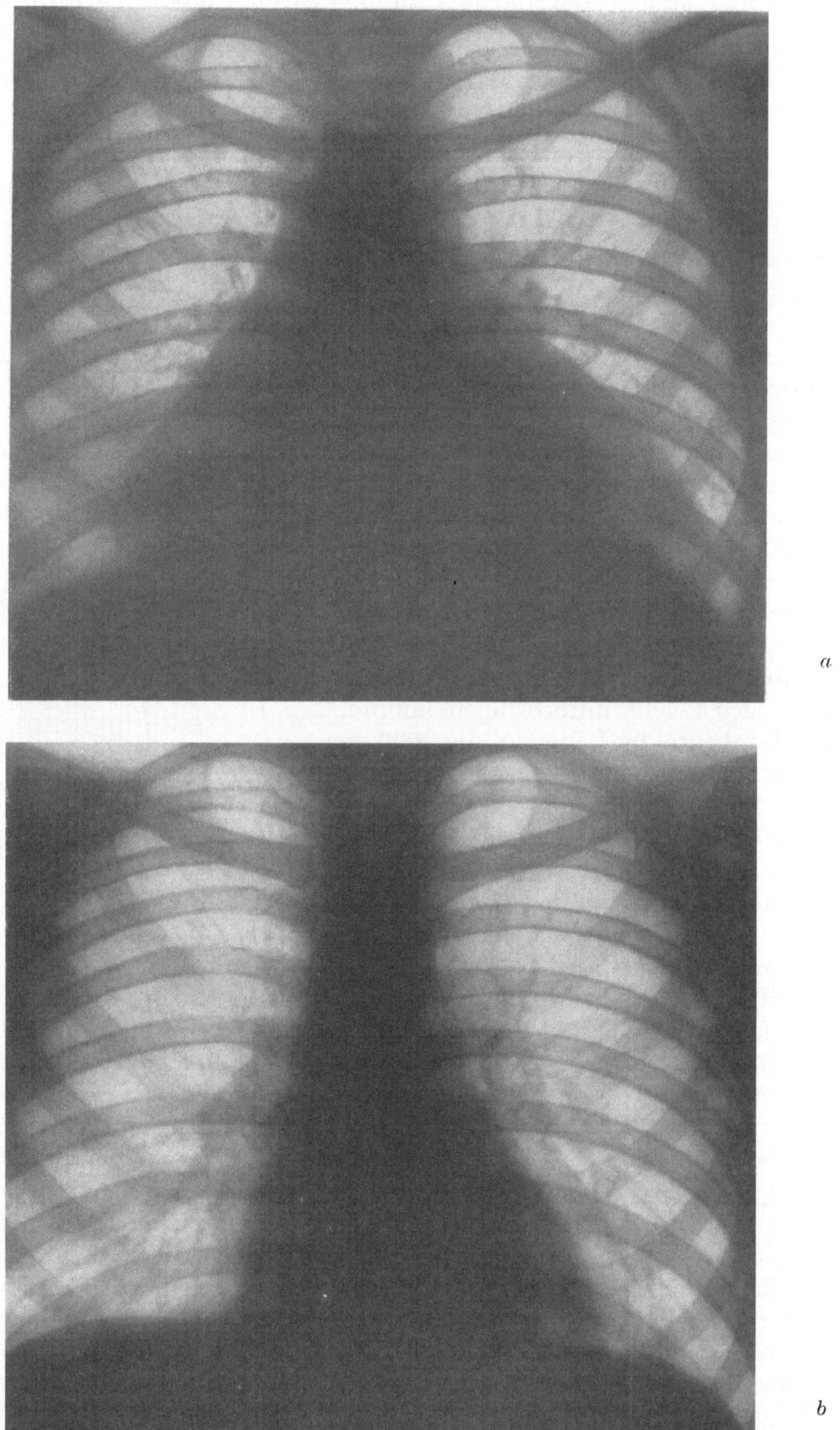

Abb. 274*a* und *b*. Großes entzündliches Hydroperikard. 17jähriger Mann.

Der „Herzschatten" ist enorm vergrößert, nach links und rechts verbreitert. Er läßt keine Modellierung in die einzelnen Herzbögen erkennen und erinnert an einen Flaschenkürbis. Die Pulsationen am Herzschatten fehlten. Das gänzliche Fehlen von Lungenstauung sprechen im Zusammenhang mit dem Herzbefund für ein *entzündliches* Hydroperikard und gegen ein Stauungstranssudat. Resorption des Hydroperikards im Laufe eines Monats (*b*)

Die Gliederung des Herzgefäßschattens in die einzelnen Bögen wird beim großen perikardialen Erguß vermißt, wenn das von Flüssigkeit umgebene Herz nicht stark vergrößert und pathologisch geformt ist. So entsteht die Form des Herzgefäßschattens, die von DIETLEN treffend mit einem Flaschenkürbis verglichen wurde.

Bei frontalem Strahlengang erkennt man, daß diese große Schattenmasse der vorderen Brustwand in weiter Ausdehnung anliegt und daß auch das retrokardiale Feld von vorne her eingeengt ist. Die Speiseröhre biegt daher auch in großem Bogen nach hinten, häufig auch nach rechts aus; eine umschriebene Verlagerung unterhalb der Bifurkation, wie man sie bei Vergrößerung des linken Vorhofs zu sehen pflegt, kommt weniger häufig vor.

Das linke Zwerchfell wird durch das große Gewicht der auf ihm lastenden Flüssigkeit kaudalwärts verlagert; die Magenblase ist oft von oben sichtbar eingedrückt. Da das rechte Zwerchfell durch die gestaute Leber häufig kranialwärts gedrängt ist, kann ein großer Höhenunterschied zwischen den beiden Zwerchfellkuppeln zustande kommen.

Beim MÜLLERschen und VALSALVAschen Versuch ändert sich die Größe des Herzschattens nicht (HECKMANN).

Die *pulsatorischen Exkursionen* der Herzschattenränder fehlen entweder vollständig oder sie sind nur in Form geringfügiger Erschütterungen wahrnehmbar. Nach HECKMANN sollen die Pulsationen beim Abbeugen des Oberkörpers nach links am linken Rand wieder in Erscheinung treten können. Da die Vorhofpulsationen durch eine überlagernde Flüssigkeitsschicht leicht unterdrückt werden, verschwinden sie früher als die Kammerpulsationen. Im Gegensatz zu den kleinen oder fehlenden Pulsationen am Herzschatten stehen die erhaltenen Pulsationen an der Aorta (BERNER). Jedoch können auch diese Pulsationen bei großen Herzbeutelergüssen sehr klein sein, da bei letzteren das Schlagvolumen der linken Kammer sehr stark verkleinert ist.

Die *Lungenfelder* können beim großen perikardialen Erguß verschiedenes Aussehen haben. Beim entzündlichen Erguß sind sie oft vollkommen hell und die Hilusschatten sind normal groß, d. h. es fehlen Zeichen der Stauung im Lungenkreislauf. Der Erguß komprimiert ja den rechten Vorhof und die intraperikardial gelegenen Teile der Hohlvenen (ELLIAS und FELLER) und drosselt dadurch die Blutzufuhr zum Herzen, was zur Einflußstauung und zur Oligämie des Lungenkreislaufs führt. Das Fehlen einer Lungenstauung, das in so auffallendem Gegensatz zur röntgenologischen Größe des Herzschattens steht, ist von diagnostischer Bedeutung und spricht mit großer Wahrscheinlichkeit für einen perikardialen Erguß und gegen einen dekompensierten Hochdruck, eine Aortenklappeninsuffizienz oder ein kombiniertes Vitium.

Darüber hinaus lassen die hellen Lungenfelder eines Hydroperikards auch einen gewissen Schluß auf die Qualität des perikardialen Ergusses zu. Denn das Fehlen von röntgenologischen Zeichen einer Lungenstauung spricht für seine *entzündliche* bakterielle, urämische oder neoplastische Natur und gegen ein Stauungstranssudat. Ein Stauungstranssudat im Herzbeutel ist stets mit den Zeichen einer Lungenstauung verbunden, wenn diese auch durch eine perikardiale Flüssigkeitsansammlung eine Abnahme erfahren kann. Bei Urämie anderseits kann ein Hydroperikard trotz des Fehlens einer Dekompensation des linken Herzens mit einer Verschattung der Lungen verbunden sein. Diese ist aber nicht durch Lungenstauung, sondern durch ein Lungenödem bedingt, was sich röntgenologisch meist unterscheiden läßt (s. S. 356). Doch kommen freilich bei Urämie nicht selten Kombinationen von renalem Lungenödem und kardialer Lungenstauung vor.

Das Herz ist innerhalb des umgebenden Flüssigkeitsmantels niemals abgrenzbar. Nur abgesackte perikardiale Flüssigkeitsansammlungen, die dem Herzen von der einen oder anderen Seite aufsitzen, können gelegentlich infolge ihrer geringeren Schichtdichte als blässere Schatten gegen das Herz abzugrenzen sein. In diesem Zusammenhang soll nur auf eine Möglichkeit einer Doppelkonturbildung bei Hydroperikard aufmerksam gemacht werden, die aber nichts mit einer Abgrenzung des Herzens gegen den perikardialen Erguß zu tun hat. Bei frontalem Strahlengang kann man nämlich gelegentlich innerhalb des weit nach links-hinten ausladenden Schattens der linken Herzbeutelhälfte die wesentlich weniger weit dorsal reichende, prävertebrale rechte Herzbeutelhälfte als dunklere Schattenmasse erkennen.

Nach der obigen Schilderung könnte das Röntgenbild des großen perkardialen Ergusses als charakteristisch und fast eindeutig angesehen werden. Dies trifft jedoch keineswegs zu. Bei allgemeiner Dilatation des Herzens durch Myokardläsion, ferner bei hochgradig dilatierten Dreiostienvitien kann der nach links und rechts weit ausladende, fast kugelige und nur schwach pulsierende Herzschatten große Ähnlichkeit mit einem großen perikardialen Erguß haben. Die Ähnlichkeit ist um so größer, als in diesen Fällen die Lungen oft relativ hell sind, da ja eine Leistungsinsuffizienz des rechten Herzens vorliegt, durch die selbst eine vorhanden gewesene Lungenstauung zurückgehen oder verschwinden kann. Dietlen hat darauf aufmerksam gemacht, daß es gegen ein Hydroperikard spricht, wenn man den vergrößerten linken Vorhof innerhalb des Herzschattens oder die V. cava inf. innerhalb des rechten Herzzwerchfellwinkels abgrenzen kann. Das Fehlen dieser Zeichen spricht aber natürlich nicht unbedingt für das Bestehen eines perikardialen Ergusses.

Wenn schon die Erfassung großer perikardialer Ergüsse Schwierigkeiten bereiten kann, so *versagt die Röntgendiagnostik bei kleineren und mittleren Flüssigkeitsansammlungen leider nur allzu häufig*. Die Meinungen über die kleinste röntgenologisch nachweisbare Menge perikardialer Flüssigkeit gehen weit auseinander. P. White und P. Camp kamen auf Grund der Überprüfungen aller von 1920 bis 1930 am Massachusetts General Hospital autoptisch oder durch Herzbeutelpunktion gesicherten Fälle von perikardialem Erguß zu dem Ergebnis, daß Flüssigkeitsmengen bis zu 500 ccm meist dem röntgenologischen (und klinischen) Nachweis entgehen. Es muß freilich berücksichtigt werden, daß die Beweiskraft solcher Angaben nur mit Vorsicht zu bewerten ist, da sich die Menge des perikardialen Ergusses zwischen der röntgenologischen Untersuchung und der autoptischen Kontrolle wesentlich vermehrt haben kann. Gleichwohl gehört der Nachweis oder der Ausschluß eines perikardialen Ergusses zu den undankbarsten Aufgaben der gesamten Röntgendiagnostik.

Zwar führen auch kleine und mittlere perikardiale Ergüsse zu einer Vergrößerung und zu Formveränderungen des Herzschattens. Diese sind jedoch nur wenig charakteristisch. Sie bereiten einer Unterscheidung von Dilatationen des Herzens, wie man sie etwa bei primärer Myokardschädigung oder beim mitralisierten Aortenherzen sieht, oft unüberwindliche Schwierigkeiten, da es bei diesen Dilatationen oft zur Verbreiterung des Herzschattens, zum allmählichen Verstreichen seiner Gliederung und zur zunehmenden Verkleinerung seiner pulsatorischen Exkursionen kommt. Auch die von Heckmann beschriebene Aufspaltung bzw. Doppelgipfeligkeit der Randzacken im Kymogramm kommen nicht nur beim perikardialen Erguß, sondern auch bei Herzmuskelschädigungen vor. In differentialdiagnostischer Hinsicht hat in zweifelhaften Fällen das Fehlen einer Lungenstauung und einer Erweiterung der Aorta große Bedeutung, denn es spricht mit Wahrscheinlichkeit gegen ein mitralisiertes Aortenherz; eine Myokardläsion entzündlicher, anämischer oder toxischer Natur wird sich freilich dadurch nicht ausschließen lassen. Wir erinnern hier an das sogenannte Myxödemherz, hinter dem sich oft ein perikardialer Erguß verbirgt, der ein normal großes oder mäßig vergrößertes Herz umgibt (Abb. 150*a* und *b*). Selbst lebhafte Pulsationen sprechen nicht gegen das Vorliegen eines Hydroperikards.

Als Zeichen für das Vorhandensein eines perikardialen Ergusses hat man bestimmte Formveränderungen des Mittelschattens beim Wechsel der Körperstellung angeführt (Dietlen, Holmes, P. White, Kamenetzky und Rabinowitsch). Diese Umformungen werden durch statisch bedingte Umlagerungen der Flüssigkeit innerhalb des Herzbeutels erzeugt. Dadurch kann der rechte Herzzwerchfellwinkel im Liegen kleiner, im Stehen größer werden; ferner wird der Mittelschatten im Liegen, besonders in Beckenhochlagerung, in seinen kranialen Abschnitten breiter, in den kaudalen schmäler als im Stehen, so daß er mehr kugelige Form annimmt (Abb. 275). Entsprechende Änderungen können auch in Linksseitenlage (v. Curschmann) beobachtet werden. Alle diese statisch bedingten Formveränderungen sind aber für das Vorhandensein eines perikardialen Ergusses keineswegs beweisend, denn auch ein schlaffes Herz kann bei verschiedener Körperstellung sehr wechselnde Form annehmen. Anderseits spricht auch die statische Formstabilität des Herzschattens nicht gegen das Vorhandensein eines perikardialen Ergusses, denn sie wird auch dann beobachtet, wenn der Herzbeutel die Flüssigkeit fest umspannt und dadurch ihre Umlagerungen einschränkt.

Auch die Ausbauchung des diaphragmalen Herzschattenrandes nach unten (Brauer) und das Fehlen der sichtbaren Pulsationen in der Gegend der Herzspitze nach Gasaufblähung des Magens (Arcelin, Maragliano) sind keine Beweise für das Bestehen eines Hydroperikards.

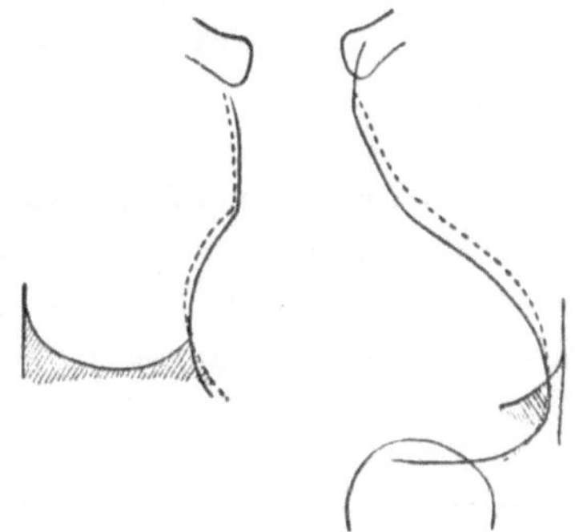

Abb. 275. Umformung des Herzschattens im Stehen und Liegen bei Hydroperikard. 17jähriges Mädchen. — — Vertikalortho, - - - - - Horizontalortho

Besonders schwierig und meist unmöglich ist die Entscheidung, inwieweit bei einem dekompensierten Klappenfehler oder einer Myokardläsion die Vergrößerung des Herzschattens durch Dilatation des Herzens, inwieweit durch ein gleichzeitig vorhandenes Hydroperikard bedingt ist. Diese Entscheidung ist um so schwieriger, als das *Hydroperikard der Form des eingeschlossenen Herzens folgen kann* und keineswegs zu dem klassischen flaschenkürbisähnlichen Bild führen muß, besonders wenn das eingeschlossene Herz pathologisch konfiguriert ist (Zdansky). Wenn sich z. B. zu einem Mitralklappenfehler mit buckelig vorgewölbtem Pulmonalisbogen ein perikardialer Stauungserguß gesellt, so bleibt der Herzschatten in der Regel mitral konfiguriert und der Buckel des Pulmonalisbogens bleibt meist erhalten (Abb. 276). Die Verteilung der Flüssigkeit im Herzbeutel paßt sich eben der Form des Herzens derart an, daß diese im wesentlichen erhalten bleibt. Wenn allerdings bei einem Mitralklappenfehler der vorher randbildende oder innerhalb des rechten Herzrandes abgrenzbare vergrößerte linke Vorhof gleichzeitig mit der Größenzunahme des Herzschattens verschwindet, dann darf man allerdings mit an Sicherheit grenzender Wahrscheinlichkeit das Auftreten eines perikardialen Ergusses annehmen (Abb. 276).

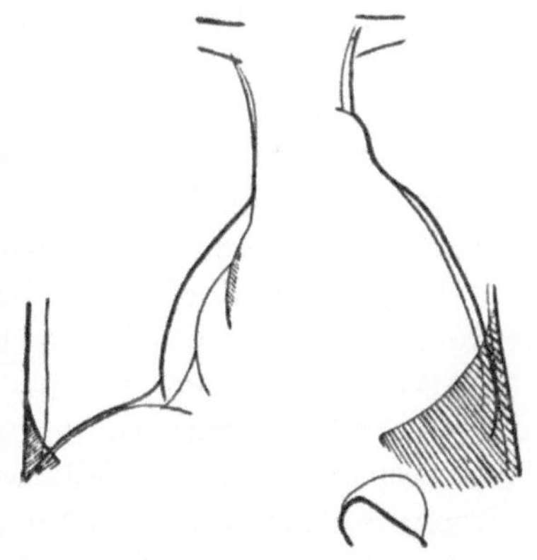

Abb. 276. Perikardialer Erguß bei Mitralklappenfehler (durch Herzbeutelpunktion gesichert). 56jährige Frau. Der Ergußschatten zeichnet die mitrale Konfiguration des Herzens nach (dick ausgezogenes Ortho). Nach Resorption des Ergusses wird der vergrößerte linke Vorhof auf der rechten Seite sichtbar (dünn ausgezogenes Ortho)

Wegen der angeführten diagnostischen Schwierigkeiten und Enttäuschungen ist man so weit gegangen, jede binnen kurzer Zeit auftretende oder zurückgehende Vergrößerung des Herzschattens auf das Auftreten bzw. die Resorption eines perikardialen Ergusses zu beziehen, und hat echte Größenänderungen des Herzens höchstens bei akut-infektiösen oder toxischen Herzmuskelschädigungen, bei schweren Anämien oder länger andauernden paroxysmalen Frequenzsteigerungen gelten lassen wollen. Mit dieser Verallgemeinerung ist man zweifellos zu weit gegangen, denn viele Größenänderungen des Herzschattens sind nachweislich auf Schwankungen der Herzgröße zu beziehen. Wenn z. B. bei einem Hochdruckherzen oder einem Aortenklappenfehler gleichzeitig mit dem Auftreten einer überwiegenden Linksverbreiterung des Herzschattens die Zeichen einer Lungenstauung, also einer Linksdekompensation auftreten, so spricht dies mit hoher Wahrscheinlichkeit für eine Dilatation des linken Herzens, auch wenn diese Vergrößerung des Herzschattens reversibel ist. Ebenso wird jede Verbreiterung des Herzens mit zunehmendem Vortreten des Conus und der A. pulmonalis bei dekompensierten Mitralklappenfehlern und beim Cor pulmonale für eine Vergrößerung des rechten Herzens selbst sprechen. Gleichwohl wird man nicht ausschließen können, daß bei der vorübergehenden Größenzunahme des Herzens ein perikardialer Erguß mitbeteiligt ist.

Torrance ist es bei kleinen perikardialen Ergüssen gelungen, die im Sulcus coronarius ant. vorhandene Ansammlung von Fettgewebe tomographisch als schmale bogig begrenzte oder sichelförmige Aufhellung innerhalb des perikardialen Flüssigkeitsmantels zur Darstellung zu bringen. Die Entfernung dieser schmalen Aufhellung von der Oberfläche des Herzschattens gibt eine gute Vorstellung von der Schichtdicke eines perikardialen Ergusses. Leider ist diese elegante Methode nur selten erfolgreich, da das subepikardiale Fettgewebe oft nicht genügend entwickelt ist und weil die relativ lange Exposition der Schichtaufnahme ein so zartes bewegtes Objekt nur selten zur Abbildung bringt.

Einen Fortschritt für die Erfassung kleinerer perikardialer Ergüsse stellt die *Angiokardiographie* dar (Williams und Steinberg, Levy et al.). Ein perikardialer Erguß äußert sich in einer abnorm breiten Weichteilschicht zwischen dem kontrastgefüllten Cavum des rechten Vorhofs und dem rechten ,,Herzrand". Freilich wird man nur wenigen Kranken diese diagnostische Methode zumuten, was eine starke Einschränkung ihres Wertes bedeutet.

Nicht so selten bleiben nach der Resorption perikardialer Ergüsse und partieller Verwachsung der Herzbeutelblätter *abgekapselte Restexsudate* zurück. Diese liegen häufiger rechts als links und stellen entweder einen von dicken Schwarten umgebenen Hohlraum oder einen dünnwandigen flüssigkeitsgefüllten Sack dar, der dem Herzen oder auch den Wurzeln der großen Gefäße breit aufsitzt. Der Inhalt ist serös-fibrinös, meist fibrinös-hämorrhagisch, manchmal aber auch eitrig. Im Schrifttum wird oft von ,,entzündlichen Perikarddivertikeln" gesprochen, wir meinen jedoch, daß man die Bezeichnung ,,Divertikel" den angeborenen oder auch erworbenen Ausstülpungen des Perikardialsacks (s. S. 328f.) vorbehalten und besser von abgesackten perikardialen Ergüssen sprechen sollte.

Das Röntgenbild der abgesackten perikardialen Ergüsse ist je nach deren Lage und Größe sehr mannigfaltig. Es handelt sich um weichteildichte, dem Herzen und oft auch den Gefäßwurzeln breit anliegende, ovoide oder halbkugelige Schattengebilde, die einfach bogig oder auch polygonal begrenzt sind, im Stehen gelegentlich überhängende Form zeigen und weniger schattendicht als das Herz sind. Meist lassen sie keine Pulsationen, manchmal aber doch mitgeteilte Pulsationen erkennen. Kienböck und Weiss beobachteten einmal kalkdichte Einlagerungen an ihrer Oberfläche, die durch Perikardverkalkungen erzeugt waren. Gelegentlich sind an den Schattengebilden respiratorische und statische Formveränderungen wahrzunehmen. So kann man sehen, wie mit dem Tiefertreten des Zwerchfells bei der Einatmung oder beim Übergang vom Liegen in den aufrechten Stand die Schattengebilde flacher und länger werden, während sie sich während der Ausatmung und in Horizontallage verkürzen und stärker gegen die Lungenfelder vorbuchten. Im Stehen beobachtet man überdies gelegentlich die schon erwähnte überhängende Form. Diese Formlabilität, die von Jäderholm und Jansson in Fällen beobachtet wurde, die sie als Perikarddivertikel ansprachen, weisen auf das Vorliegen eines dünnwandigen, mit Flüssigkeit gefüllten Sackes hin. Der Verfasser hat jedoch die gleiche Formlabilität auch bei Cölomzysten des Mediastinums, ja selbst bei weichen, gelegentlich gestielten Fibromen und Thymustumoren beobachtet, die dem rechten Herzrand anlagen.

Die Röntgendiagnose abgekapselter perikardialer Ergüsse ist immer nur mit einiger Wahrscheinlichkeit zu stellen. Die verschiedensten Tumoren des Mediastinums, primäre und sekundäre Geschwülste des Herzens und des Herzbeutels können zu gleichartigen Bildern führen. Am ehesten scheint uns noch die respiratorische und statische Formlabilität gegen die angeführten Prozesse und für einen abgesackten Erguß zu sprechen; jedoch bleibt auch dann noch ungewiß, ob es sich um einen abgesackten dünnwandigen perikardialen Erguß, ein Perikarddivertikel, eine mediastinale Cölomzyste oder eine pleuromediastinal abgesackte Flüssigkeitsansammlung oder um Tumoren von weicher Konsistenz (s. oben) handelt.

2. Das Pneumoperikard und Hydropneumoperikard

Zur spontanen Gasansammlung im Herzbeutel kann es nach Einbruch einer tuberkulösen Kaverne, im Anschluß an entzündliche oder neoplastische, mit Abszedierung oder Gangrän einhergehende Prozesse der Lunge, nach Durchbruch eines Speiseröhrendivertikels, eines eingeklemmten Zwerchfellbruchs, eines Speiseröhren- oder Magentumors, ja sogar eines Magengeschwürs kommen. Häufiger sind die traumatisch bedingten Gasansammlungen im Herzbeutel. Bei diesen kann die Luft aus der Lunge, durch die Speiseröhre oder direkt durch äußere Körperwunden in den Herzbeutel gelangen. Derartige Beobachtungen wurden nach Berstung der Lunge bei Kontusion des Brustkorbs, nach Stich- und Schußverletzungen (Dietlen und Jenckel), nach Perforation der Speiseröhre durch einen verschluckten Fremdkörper (Arens und Stewart), nach zufälliger Verlet-

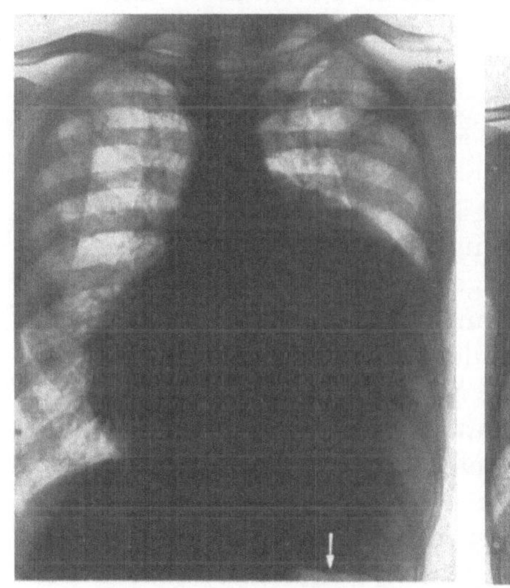

a

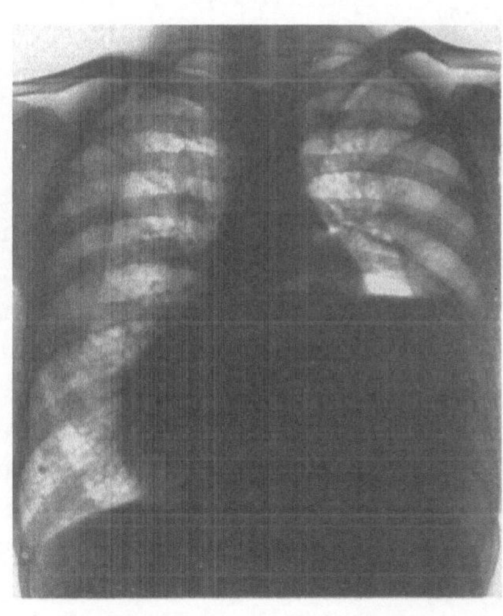

b

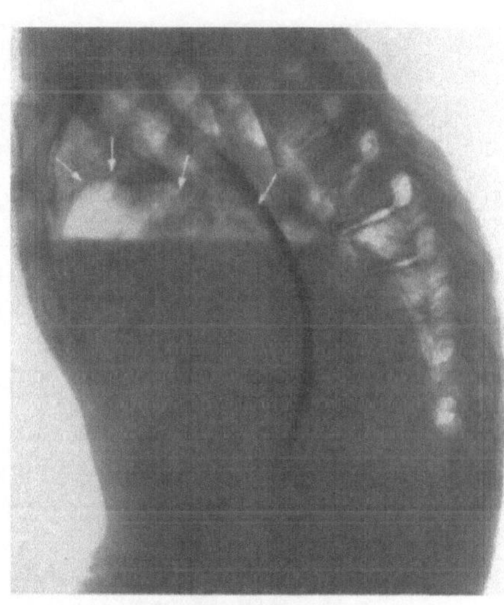

c

Abb. 277*a* bis *c*. Großer perikardialer Erguß.

a Enorm großer, nicht pulsierender, ungegliederter „Herzschatten", der unterhalb des kurzen schmalen Gefäßbandes weit nach links und rechts auslädt. Die Magenblase ist von oben her eingedellt (Pfeil). Normale Gefäßzeichnung der Lunge. *b* Hydropneumoperikard nach Punktion desselben Falles. Man erkennt die ungleiche Verteilung der Flüssigkeit in den beiden Herzbeutelhälften und den Ansatz des Herzbeutels knapp unterhalb des Aortenknopfs. *c* Linkes Seitenbild desselben Falles. Man sieht das kuppelartige Gewölbe des Herzbeutels (Pfeile), das nur vom Schatten des Aortenbogens überragt wird. Die kontrastgefüllte Speiseröhre projiziert sich in die weit nach hinten ausladende linke Herzbeutelhälfte. Die Speiseröhre bezeichnet etwa die Lage der Herzhinterwand. Bei der Durchleuchtung war letztere innerhalb des Schattens der ausgeweiteten linken Herzbeutelhälfte als Doppelkontur erkennbar

zung des Herzbeutels bei Pleurapunktionen oder gelegentlich einer Pneumothoraxanlegung (Saupe, Wegemeier) usw. gemacht. Gelegentlich scheint das Gas durch gasbildende Keime im Herzbeutel selbst erzeugt zu werden (Brauer, Brailsford).

Fast niemals handelt es sich übrigens um ein reines Pneumoperikard, sondern meist um ein Hydropneumoperikard, da der Herzbeutel neben Gas meist auch ein serös-fibrinöses, eitriges oder hämorrhagisches Exsudat, Blut oder Transsudat enthält. Der reinste Befund eines Hydropneumoperikards findet sich nach Punktion eines Herzbeutelergusses mit nachfolgender beabsichtigter (Abb. 277*a*, *b*, *c*) oder zufälliger Gasfüllung.

So schwierig die Erkennung eines perikardialen Ergusses sein kann, so leicht ist die des Hydropneumoperikards, wenn man den Patienten in aufrechter Körperhaltung durchleuchtet. Denn es ist charakterisiert durch den horizontalen Flüssigkeitsspiegel, der bei kleinen Gasansammlungen in dem gewölbeartig ausgedehnten Kuppelraum des Herzbeutels rund um die großen Gefäße erkennbar ist; im Vorderbild sieht man oft lediglich ein größeres helles Dreieck neben der Pulmonalarterie und ein kleineres neben der V. cava sup. (Abb. 277*b*). Bei größeren Gasansammlungen sind die Wurzeln der großen Gefäße und das Herz von einer hellen Zone umgeben, die links meist breiter als rechts ist, kaudalwärts mit dem horizontalen Flüssigkeitsspiegel abschließt und gegen die Lungenfelder durch den dünnen, haarscharf konturierten Schattenzug des abgehobenen Herzbeutels und der mit ihm verwachsenen Pleura pericardiaca abgegrenzt wird. Dieser meist nur ½ bis 1 mm breite Schattenzug verdickt sich oft ein wenig am oberen Ansatz. Bei schwieliger Verdickung des Herzbeutels oder der mediastinalen Pleura oder wenn der Innenfläche des Herzbeutels fibrinöse Beschläge oder Tumormassen angelagert sind, kann er beträchtlich verbreitert sein (Abb. 278). Seine Konturen können dann auch unscharf und unregelmäßig werden.

Am Herzschatten selbst sieht man auffallend lebhafte, schleudernde Pulsationen, wie man sie sonst auf der Seite eines Pneumothorax zu beobachten pflegt. Sie haben ihre Ursache im Wegfall des direkt anliegenden, umspannenden Herzbeutels und des elastischen Polsters der Lunge.

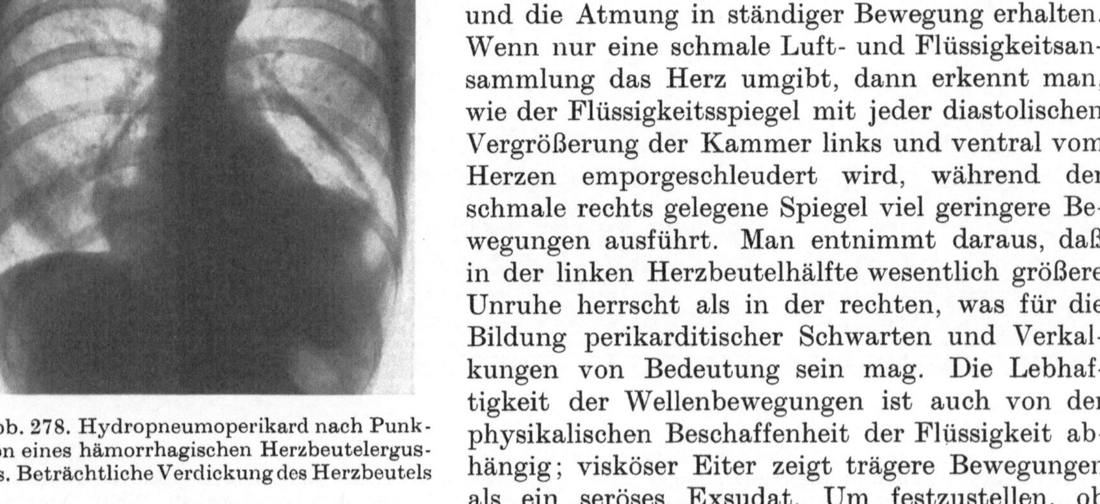

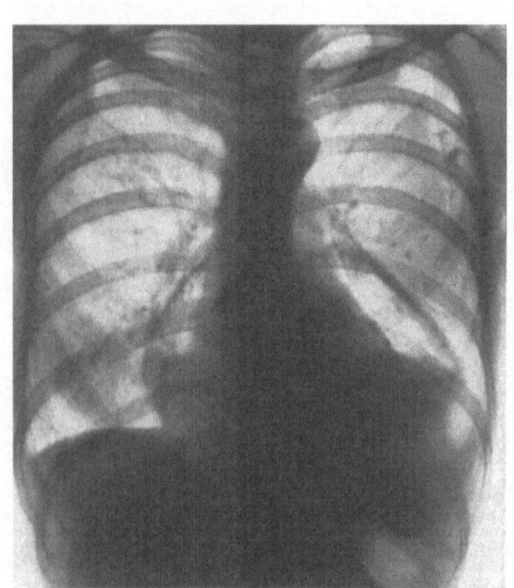

Abb. 278. Hydropneumoperikard nach Punktion eines hämorrhagischen Herzbeutelergusses. Beträchtliche Verdickung des Herzbeutels

Der Flüssigkeitsspiegel, der das Herz allseits umgibt, wird durch diese Pulsationen des Herzens und die Atmung in ständiger Bewegung erhalten. Wenn nur eine schmale Luft- und Flüssigkeitsansammlung das Herz umgibt, dann erkennt man, wie der Flüssigkeitsspiegel mit jeder diastolischen Vergrößerung der Kammer links und ventral vom Herzen emporgeschleudert wird, während der schmale rechts gelegene Spiegel viel geringere Bewegungen ausführt. Man entnimmt daraus, daß in der linken Herzbeutelhälfte wesentlich größere Unruhe herrscht als in der rechten, was für die Bildung perikarditischer Schwarten und Verkalkungen von Bedeutung sein mag. Die Lebhaftigkeit der Wellenbewegungen ist auch von der physikalischen Beschaffenheit der Flüssigkeit abhängig; visköser Eiter zeigt trägere Bewegungen als ein seröses Exsudat. Um festzustellen, ob die Herzbeutelhöhle überall erhalten und die Flüssigkeit in ihr frei verschieblich ist, empfiehlt sich nicht nur die selbstverständliche Drehung des Patienten in alle Durchleuchtungsrichtungen, sondern auch die Untersuchung in den Seitenlagen.

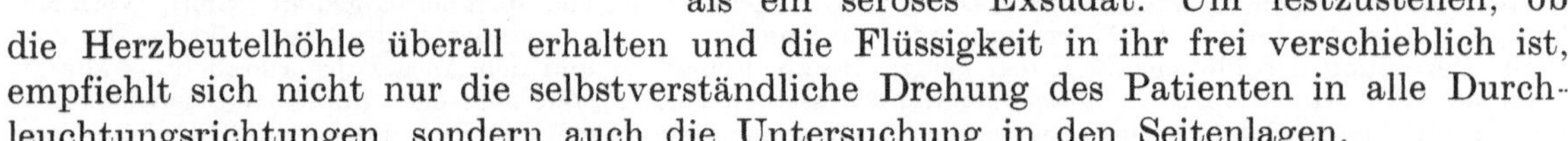

3. Das Perikarddivertikel

Perikarddivertikel sind umschriebene Ausbuchtungen des Herzbeutels, die mit Flüssigkeit gefüllt sind und sehr verschiedene Größe haben können; die kleinsten sind etwa erbsen- bis bohnengroß, die größten doppelfaustgroß. Wahrscheinlich sind sie nicht einheitlicher Natur, vielmehr dürfte es sich teils um kongenitale, teils um erworbene Bildungen handeln. Nach den Untersuchungen von Hart, v. Rokitansky, Bristowe und Schirmer sind es meist gestielte Aussackungen, die durch einen engeren Hals mit der übrigen Perikardialhöhle in Verbindung stehen. Die Wandung besteht meist nur aus der Serosa, die sich hernienartig durch eine Lücke im bindegewebigen Anteil des Herzbeutels ausstülpt. Man stellt sich im allgemeinen die Entstehung der erworbenen Divertikel so vor, daß die entzündlich geschädigte Wandung des Herzbeutels an einer umschriebenen Stelle durch den erhöhten Innendruck eines perikardialen Ergusses oder eines vergrößerten Herzens überdehnt wird.

Von Perikarddivertikeln sind die mit Flüssigkeit gefüllten Kammern zu unterscheiden, die gelegentlich bei adhäsiver Perikarditis gefunden werden. Sie stellen abgesackte, oft hämorrhagische, manchmal auch eitrige Restexsudate des Herzbeutels dar (s. S. 326). Sie wurden verschiedentlich als „entzündliche" Perikarddivertikel bezeichnet, ein Ausdruck, den man besser vermeiden sollte.

Das Perikarddivertikel bevorzugt die rechte Seite des Herzens, liegt meist nahe der vorderen Thoraxwand, oft im rechten Phrenikokardialwinkel. Es ergibt im Röntgenbild ein bogig oder halbkugelig begrenztes, scharf konturiertes Schattengebilde, das weniger dicht als der Herzschatten ist und diesem meist breitbasig, seltener pilzförmig aufsitzt. Die Sicherung, daß es sich tatsächlich um ein Perikarddivertikel handelt, ist auf Grund des Röntgenbefundes allein nicht zu erbringen, sondern nur durch den operativen oder autoptischen Befund. Die verschiedensten Gebilde, die dem Herzen oder dem Herzbeutel, der mediastinalen Pleura oder dem Zwerchfell angehören, können zu Bildern führen, die ein Perikarddivertikel vortäuschen. Hier sind vor allem zu nennen: perikardial oder mediastinal abgesackte Ergüsse, Dermoid- und Cölomzysten, das zystische Hämangiom, Lymphangiom und Teratom, Echinokokken, primäre und metastatische

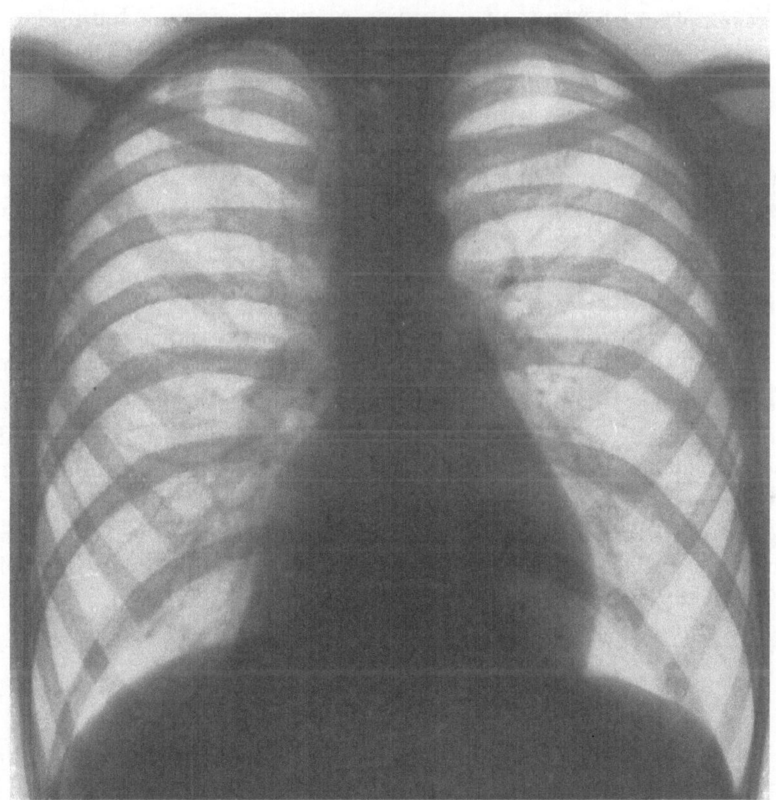

Abb. 279. Langgestieltes weiches Neurinom am rechten Herzrand. Zehnjähriges Mädchen ohne klinische Erscheinungen. Operation (s. Text)

Tumoren des Herzens, des Herzbeutels, des Mediastinums, des Zwerchfells und der vorderen Thoraxwand, rechtsseitige parasternale Hernien, Aneurysmen der Aorta ascendens, Herzwandaneurysmen usw. Perikarddivertikel, wie übrigens auch die parakardialen Cölomzysten, die oft im rechten Phrenikokardialwinkel liegen, können in die basalen Teile des interlobären Hauptspalts hineinragen und dadurch bei transversalem Strahlengang einen interlobär abgesackten Erguß vortäuschen (Jäderholm, Rogers und Leigh). Entsprechend ihrer Dünnwandigkeit und ihrem flüssigen Inhalt lassen Perikarddivertikel manchmal beutel- oder rucksackartige Form sowie eine Formveränderlichkeit bei Lagewechsel und bei der tiefen Atmung erkennen (Jansson). Tumoren zeigen demgegenüber größere Formstabilität, sind jedoch oft erstaunlich weich und daher auch formveränderlich (Zdansky), wie der Fall eines langgestielten weichen Neurinoms (Abb. 279) zeigt, das als weichteildichte Schattenmasse dem rechten Herzen breit angelagert und von diesem nicht abgrenzbar war. Es erwies sich bei tiefer Respiration und bei Lagewechsel als außerordentlich formlabil, so daß man an einen abgesackten Erguß oder eine schlaffe Zyste denken mußte. Es ist zu bedenken, daß auch perikardial und mediastinal abgesackte Ergüsse (FREEDMAN), Zysten verschiedener Natur (REITAN) statische und respiratorische Formlabilität zeigen können. LOEHR beobachtete bei einem zystenartigen Schattengebilde am rechten Herzrand eine starke Verkleinerung, wenn er den Patienten aus der aufrechten Stellung in Rückenlage und Kopftieflage brachte. Dieses Phänomen spricht mit Wahrscheinlichkeit für eine Kommunikation des fraglichen Gebildes mit der Perikardialhöhle und daher für ein Perikarddivertikel, dessen flüssiger Inhalt sich in die Perikardialhöhle zu entleeren vermag. Das Fehlen oder Vorhandensein mitgeteilter Pulsationen kann weder für noch gegen ein Perikarddivertikel verwertet werden, während systolisch-expansive Pulsationen gegen ein Perikarddivertikel sprechen. Wandverkalkungen sind eher im Sinne einer Dermoid- oder Echinokokkenzyste oder eines entzündlichen Prozesses zu verwerten, kommen aber gelegentlich beim Perikarddivertikel vor. Ein partielles Herzwandaneurysma, das keine systolisch-expansiven Pulsationen erkennen läßt, kann ein Perikarddivertikel vortäuschen. RIEDERER und THEMEL haben eine gedeckte Ruptur eines Herzwandaneurysmas, die eine pulsierende Vorwölbung am linken Herzrand bildete, als „Pseudodivertikel" des Perikards beschrieben.

Die Beziehung divertikelähnlicher Gebilde zum Herzen ist oft durch die Angiokardiographie zu klären, sofern gegen diese Untersuchung keine Kontraindikation von seiten des Herzens vorliegt.

Im röntgenologischen Schrifttum sind bisher relativ wenige autoptisch gesicherte Fälle beschrieben worden (LENK, JÄDERHOLM, MAZER, COOPER et al., LILLIE et al., BISHOP et al., BATES und LEAVER, THURN u. a.).

Es handelt sich fast immer um Zufallsbefunde, denen aber deshalb Bedeutung zukommt, da die harmlose Natur auf Grund des Röntgenbefundes nicht zu sichern ist. Dieser muß Anlaß sein, alle klinischen Mittel zur Klärung derartiger Befunde einzusetzen. Und wenn diese keinen Anhaltspunkt für einen malignen Prozeß ergeben, sind in zunächst kürzeren, später längeren Intervallen Röntgenkontrollen durchzuführen. Das Perikarddivertikel ändert seine Größe beim Erwachsenen im Laufe der Jahre nicht.

Im Zweifelsfall empfiehlt sich die Probethorakotomie, eventuell nach vorgängiger diagnostischer Röntgenbestrahlung. Es ist selbstverständlich, daß vorher nach einem Primärtumor oder einer Systemerkrankung gesucht werden muß.

4. Die schwielige Perikarditis und Mediastinoperikarditis

Wenn eine Perikarditis mit einer einfachen Verödung der Herzbeutelhöhle ausheilt, ohne daß es zu einer nennenswerten Verdickung der Herzbeutelblätter kommt, dann bleibt die Herzarbeit praktisch unbeeinflußt, dann kommt es auch nicht zu Kreislaufstörungen und klinischen Zeichen, die auf diese Verwachsung der Herzbeutelblätter schließen ließen. Auch die Röntgenuntersuchung deckt in solchen Fällen keine Abweichung von der Norm auf.

Von *schwieliger Perikarditis* kann man erst dann sprechen, wenn die Herzbeutelblätter schwartig verdickt sind. Nach VOLHARD unterscheidet man eine innere und äußere Spielart. Bei der *inneren Spielart* oder Concretio pericardii handelt es sich um eine Umklammerung des Herzens durch die schwartig verdickten, meist miteinander verlöteten Herzbeutelblätter. Bei der *äußeren Spielart* oder Accretio pericardii liegt durch Übergreifen des entzündlich-schwieligen Prozesses auf das mediastinale Bindegewebe (Mediastinoperikarditis), die Fascia endothoracica und die mediastinale Pleura eine Fixation des parietalen Herzbeutelblattes an die vordere Thoraxwand, an das hintere und vordere Mediastinum, an die Wirbelsäule, das Zwerchfell oder die Lungen vor. Die äußere Spielart ist meist mit einer Verwachsung der Herzbeutelblätter untereinander, also mit der inneren Spielart vergesellschaftet.

Keine der beiden Spielarten der schwieligen Perikarditis führt mit Notwendigkeit zu Kreislaufstörungen. Nicht so selten deckt erst die Röntgenuntersuchung ihr Bestehen auf und bringt dann mancherlei klinisch ungeklärte Beschwerden, wie Schmerzen in der Brust, Rhythmusstörungen usw., dem Verständnis näher. Manche schwielige Perikarditis bleibt zeitlebens symptomlos. Sehr häufig aber kommt es zu schweren Kreislaufstörungen.

Nach VOLHARD führt die Concretio pericardii in erster Linie durch Behinderung der diastolischen Weitung, die Accretio pericardii durch Erschwerung der systolischen Kontraktion der Herzkammern schließlich zur Kreislaufinsuffizienz. Wenn auch eine strenge Trennung der beiden Formen der schwieligen Perikarditis hinsichtlich der mechanischen und dynamischen Ursachen des Kreislaufversagens nicht durchführbar ist, so entbindet dies nicht von der Verpflichtung, in jedem Fall die schwieligen Veränderungen nach Möglichkeit zu lokalisieren, denn von der Art der anatomischen Veränderungen hängt oft die technische Möglichkeit und Aussicht eines chirurgischen, unter Umständen lebensrettenden Eingriffs ab. Bei der Accretio genügt manchmal die klassische BRAUERsche präkardiale Kardiolyse oder die partielle Resektion der vorderen knöchernen Thoraxwand; bei der Concretio cordis cum pericardio hingegen kann nur die Befreiung des Herzens aus seiner Umklammerung durch partielle oder totale Dekortikation zum Ziele führen.

Nur relativ selten ist das ganze Herz gleichmäßig von perikardialen Schwielen eingemauert; diese sind vielmehr meistens ungleichmäßig verteilt. Es hängt dies damit zusammen, daß sich das Exsudat in den diaphragmalen und dorsalen Teilen des Herzbeutels und um die Einmündung der unteren Hohlvene ansammelt, ferner in den Furchen der Vorhofkammergrenze und des Sulcus interventricularis ant. sowie im Sinus transversus pericardii. An solchen Stellen kommt es zu organisatorischen Prozessen, die zu schrumpfenden plattenförmigen Schwarten, zu Spangen- und Reifenbildungen führen. Solche Schwielen können durch Behinderung der diastolischen Weitung der Vorhöfe oder Kammern Stauungen im Lungen- oder Körperkreislauf zur Folge haben, je nachdem das linke oder das rechte Herz betroffen ist. So kann die Einmauerung der linken Kammer durch derbe perikardiale Schwielen eine Einflußstauung am Mitralostium mit Vergrößerung des linken Vorhofs und Drucksteigerung im Lungenkreislauf verursachen, also zu hämodynamischen Bedingungen und deren Folgen führen, die denen der Mitralstenose weitgehend gleichen (ZDANSKY). Tatsächlich ist es in solchen Fällen nicht möglich, auf Grund des Röntgenbefundes ein neben der schwieligen Perikarditis bestehendes Mitralvitium auszuschließen. Reifenförmige Kalkspangen, die der Vorhofkammergrenze folgen, engen die Atrioventrikularostien kaum je ein und können völlig symptomlos sein (Abb. 289). Manchmal sind sie aber doch mit schweren Kreislaufstörungen und Stauungen im stromaufwärts liegenden Vorhof und Lungen- bzw. Körperkreislauf verbunden, doch dürfte dabei nicht eine Einengung des betreffenden Atrioventrikularostiums die entscheidende Rolle spielen. Es ist vielmehr wahrscheinlicher, daß durch solche Schwielen an der Vorhofkammergrenze die herzrhythmischen Exkursionen des Atrioventrikularseptums gehemmt werden, denen bekanntlich die größte Bedeutung für die Förderung des Blutes im Herzen zukommt.

Im übrigen sind es nicht nur die schwieligen Umklammerungen, welche die Herzfunktion beeinträchtigen, sondern oft auch das direkte Übergreifen des schwieligen Prozesses auf den Herzmuskel. Dieses Übergreifen macht ja oft auch die chirurgische Entfernung der Schwarten vom Herzen so schwierig, ja unmöglich.

Der *Röntgenuntersuchung* kommt zur Feststellung des Vorhandenseins, der Qualitätsbestimmung und der Lokalisierung einer schwieligen Perikarditis um so größere Bedeutung zu, als die sogenannte Thoraxphänomene (fehlender Spitzenstoß, systolisches Einziehen der vorderen Thoraxwand, diastolisches Brustwandschleudern, BROADBENTsches Zeichen, inspiratorisches Einziehen des unteren Brustbeins), der Pulsus paradoxus, das inspiratorische Anschwellen der Halsvenen, die Leberstauung, der Aszites, das Caput Medusae und die Ödeme nicht immer ausgebildet und nicht pathognomonisch sind.

Der Herzschatten kann normal groß (Abb. 280), aber auch mehr oder weniger vergrößert sein. Hochgradige Vergrößerungen sind jedoch nicht häufig; am ehesten werden sie bei gleichzeitig vorhandenen Klappenfehlern oder abgesacktem perikardialem Erguß-rest gefunden. Die Form des Herzschattens kann die größten Verschiedenheiten zeigen. Häufig wird sie im wesentlichen durch einen vorhandenen Mitral- oder Aortenklappenfehler bestimmt, sehr oft aber durch den deformierenden schwieligen Prozeß beeinflußt. Gelegentlich kann — wie schon oben erwähnt — ein Mitralfehler dadurch vorgetäuscht werden, daß die diastolische Weitbarkeit der linken Kammer durch perikardiale Schwielen derart beeinträchtigt ist, daß die hämodynamischen Bedingungen eines Mitralvitiums

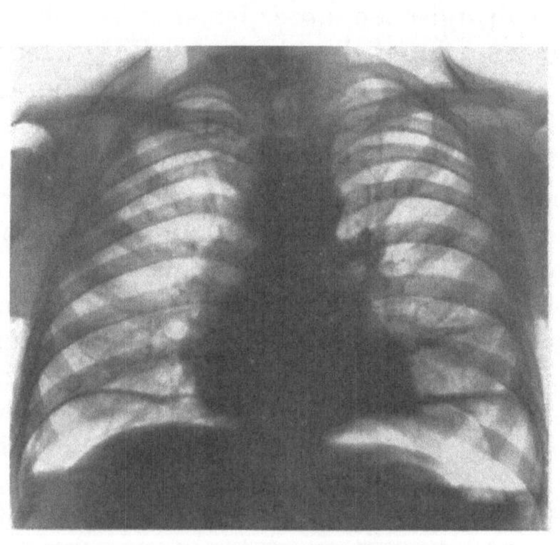

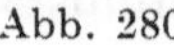

Abb. 280

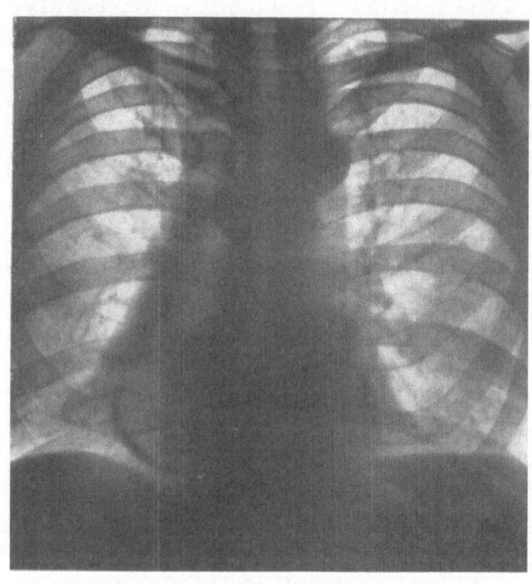

Abb. 281

Abb. 280. Schwielige Mediastinoperikarditis mit artifiziellem Pneumoperitoneum. 18jähriger Mann mit Aszites und ausgebreiteten Ödemen.

Der normal große Herzschatten ist durch Schwielenbildung deformiert. Der blasse Schatten der oberen Hohlvene ist beträchtlich verbreitert. Der Herzschatten ließ das respiratorische Mediastinalwandern in beiden Seitenlagen vermissen. Kein Zeichen für Lungenstauung. In der linken Lungenbasis ist ein querer Atelektaseschatten. Durch Anlegung des Pneumoperitoneums wurde festgestellt, daß keine Schwielen an der unteren Fläche des Zwerchfells vorhanden waren. Nach Resektion eines Teiles des rechten Rippenbogens und der angrenzenden Teile des Brustbeins (Prof. DENK) schwanden der Aszites und die Ödeme dauernd

Abb. 281. Schwielige Perikarditis mit ausgedehnten Perikardverkalkungen und Verziehung des Herzens durch rechtsseitige pleuromediastinale Adhäsionen. 65jähriger Mann ohne Kreislaufstörungen, der nichts von einer durchgemachten Krankheit wußte

resultieren (ZDANSKY). Die verschieden lokalisierten und verschieden dicken Schwielen können durch Schrumpfung und Verziehen zu schweren Verunstaltungen des Herzgefäßschattens führen, so daß er kantige und polygonale Form zeigen kann (Abb. 280, 281). Oft hat die Schrumpfung eine Streckung der Herzschattenränder zur Folge (Abb. 282). Häufig sind zipfelige Ausziehungen, die sich vom Mittelschatten in die Lungenfelder oder gegen die vordere Brustwand erstrecken und die manchmal erst bei jeder systolischen Kontraktion oder bei der tiefen Einatmung sichtbar werden. Man kann dann gelegentlich wahrnehmen, wie das Herz bei jeder inspiratorischen Hebung der vorderen Brustwand an diesen Zacken in die Höhe oder auch lateralwärts verzogen wird.

Natürlich sind an den Verunstaltungen des Herzgefäßschattens oft auch mediastinale, interlobäre und diaphragmale Pleuraschwarten ursächlich beteiligt; sie verziehen das Herz oft nach einer Seite und erzeugen unscharf-unregelmäßige Begrenzungen seines Schattens (Abb. 281 und 283). Mitunter ist eine einwandfreie Abgrenzung des Herzens gegen diese Schwarten und gegen pleurale Flüssigkeitsansammlungen überhaupt nicht möglich.

Besonders häufig sind die Herzzwerchfellwinkel durch Adhäsion ausgefüllt (STUERTZ). Man sieht dann, wie das Zwerchfell bei der tiefen Einatmung in den medialen Partien zurückbleibt oder gar angehoben wird, während die lateralen eine ausgiebige Abwärtsbewegung ausführen können (ACHELIS).

Das von G. SCHWARZ und DIETLEN beschriebene systolische Aufwärtszucken des linken Zwerchfells findet sich nicht nur bei schwieliger Perikarditis, sondern ist auch unter normalen Verhältnissen nicht selten zu beobachten (HITZENBERGER).

Alle bisher erwähnten Zeichen haben keine absolute Beweiskraft für das Bestehen einer schwieligen Perikarditis, die meisten können auch durch schwartige Prozesse der Pleura mediastinalis bedingt sein, die keinerlei Einfluß auf den Kreislauf haben müssen und in keiner Beziehung zu etwa vorhandenen Kreislaufstörungen zu stehen brauchen. Es sei hier nur an die auf S. 212 erwähnten deformierenden mediastinalen Pleuraschwarten und schrumpfenden Lungenprozesse erinnert, die ohne die geringsten Kreislaufstörungen einhergehen können (ASSMANN, DIETLEN). Man ist oft erstaunt, zu sehen, wie selbst hochgradige pleuritische und pulmonale Schrumpfungen keine Behinderung des Blutzuflusses zum Herzen zur Folge haben, obwohl die Vv. cavae oder die Äste der A. pulmonalis durch sie bedeutende Verziehungen und selbst Knickungen erleiden (Abb. 166 und 167). Gleichwohl werden pleurale Schwarten nie außer acht gelassen werden dürfen, denn erstens können sie doch gelegentlich durch Übergreifen des schwieligen Prozesses auf den Herzbeutel oder das mediastinale Gewebe folgenschwere Drosselungen und Verziehungen z. B. der Vv. cava sup. und inf. erzeugen und so zu einer Einflußstauung führen, zweitens können sie auf das gleichzeitige Bestehen perikardialer Schwarten hinweisen, und drittens können sie selbst dann, wenn sie nicht auf den Herzbeutel und das mediastinale Bindegewebe übergreifen, zu Kreislaufstörungen im Sinne eines Cor pulmonale Anlaß geben.

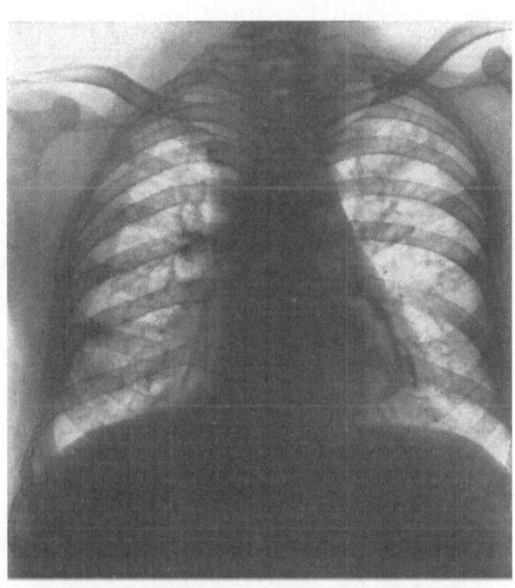

Abb. 282. Schwielige Perikarditis (Accretio). 64jähriger Mann, der seit zwei Jahren an zunehmender Kreislaufinsuffizienz litt.

Der Herzschatten ist durch pleuromediastinale Schwielen deformiert. Die Herzbucht ist verstrichen. Über beiden Herzhälften sind Perikardverkalkungen erkennbar. Es bestehen Zeichen einer mäßigen Lungenstauung. Das Herz wurde inspiratorisch mit der vorderen Brustwand gehoben und zeigte kein respiratorisches Wandern in Rechts- und Linksseitenlage. Der Cava-superior-Schatten ist stark verbreitert

Die Anlötung des Herzens an die vordere Brustwand kann zur breiteren Anlagerung des Herzens an das Brustbein und damit zur Einengung und Verdunkelung des retrosternalen Raumes führen, was sich bei frontalem Strahlengang leicht feststellen läßt. Gelegentlich kann man Spangen vom Herzschatten zur Hinterfläche des Brustbeins ziehen sehen (ASSMANN). Bei der tiefen Einatmung bleibt dann die Verbreiterung und Aufhellung des Retrosternalraumes aus, da das Herz an seinen Verwachsungen mit der vorderen Brustwand in die Höhe gehoben wird.

Durch das Übergreifen des schwieligen Prozesses auf das hintere Mediastinum kann dieses verdunkelt und verschmälert sein und die inspiratorische Verbreiterung und Aufhellung vermissen lassen.

Auch diese Zeichen sind nur mit großer Vorsicht zu verwerten, da sowohl der Retrosternal- als auch der Retrokardialraum schon normalerweise sehr verschieden breit sind und durch die Vergrößerung der rechten Kammer bzw. des linken Vorhofs, ferner durch

Pleuraschwarten eingeengt und verdunkelt sein können. Dagegen erkennt man bei frontalem Strahlengang oft einwandfrei die von GIBSON und WENCKEBACH beschriebene inspiratorische Fixation oder Einwärtsziehung des unteren Brustbeins (DIETLEN).

Gelegentlich kann man in Fällen von schwieliger Mediastinoperikarditis an der Speiseröhre Haftdivertikel in Form solitärer oder multipler, wechselnd großer und wechselnd geformter Ausstülpungen beobachten. Auch eine Verziehung und Abknickung der Speiseröhre mit oder ohne Stenosenerscheinungen können auf schwielige Prozesse im hinteren Mediastinum hinweisen, freilich nur im Zusammenhang mit anderen röntgenologischen oder klinischen Wahrscheinlichkeitszeichen.

Kalkdichten Einlagerungen im Herzbeutel kommt als häufiges direktes Röntgenzeichen der schwieligen Perikarditis besondere Bedeutung zu (Abb. 281, 285 bis 288). Die ersten Beobachtungen stammen von G. SCHWARZ und GROEDEL. Perikardverkalkungen finden sich in etwa einem Drittel aller Fälle von schwieliger Perikarditis. Sie können sich auf dem

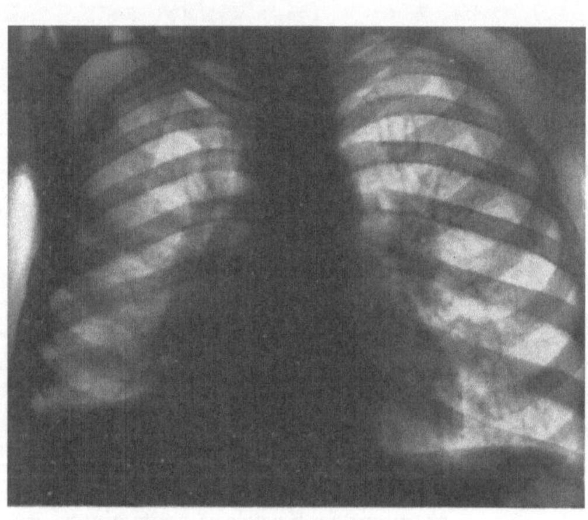

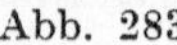

Abb. 283

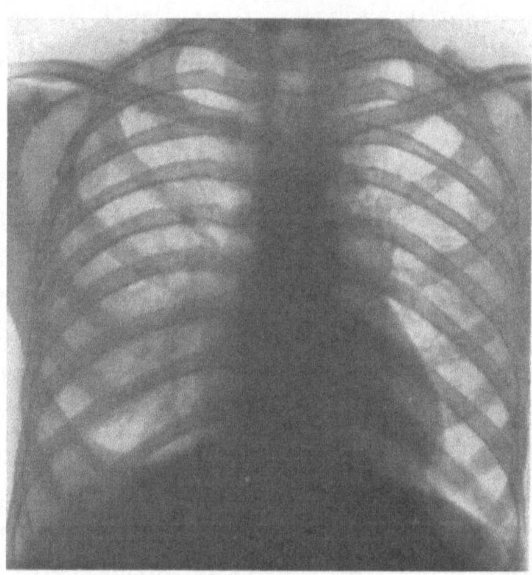

Abb. 284

Abb. 283. Schwielige Perikarditis. 30jähriger Mann mit Aszites, Leberstauung und Stauung der Halsvenen. Verziehung des rechten Herzrandes durch eine Pleuraschwarte, welche die basalen Teile des rechten Lungenfeldes verschattet. An der Herzvorderwand waren Verkalkungen vorhanden. Das retrosternale Feld war eingeengt und verschattet. Am rechten Herzrand waren keine Pulsationen, am linken auffallend große Pulsationen vorhanden. Tod nach Thorakolyse (Autopsie)

Abb. 284. Schwielige Perikarditis mit rechtsseitiger Pleuraschwarte. 15jähriger Junge mit Aszites, Leberstauung, Venenstauung am Halse und Pulsus paradoxus. Das Röntgenbild läßt lediglich eine rechtsseitige Pleuraschwarte und als Ausdruck der Einflußstauung eine beträchtliche Verbreiterung des (auf dem Bilde sehr blassen) Cava-superior-Schattens erkennen. Die Untersuchung in Rechts- und Linksseitenlage ergab ein Fehlen des respiratorischen Mediastinalwanderns als Zeichen für das Bestehen einer Fixation des Herzens im Brustkorb

Boden einer rheumatischen, seltener tuberkulösen Perikarditis oder auch eines Hämoperikards entwickeln. Sie scheinen einige Jahre zu ihrer Entwicklung zu benötigen (G. SCHWARZ, C. FRIEDLÄNDER). Nicht selten findet man sie bei Individuen, die nichts von einer durchgemachten Herzbeutelentzündung wissen (Abb. 281, 288). Nur in einer Minderzahl von Fällen sind die Verkalkungen so ausgedehnt, daß sie das Herz zum größten Teil einhüllen und die Bezeichnung eines Panzerherzens rechtfertigen. Besonders die Herzspitze und der Conus pulmonalis bleiben oft frei von Verkalkungen (Abb. 285, 286). Meist sind sie in Form von Flecken, Verästelungen und durchlöcherten Platten über die Herzoberfläche verstreut (Abb. 287). Sie können dann leicht der Beobachtung entgehen, wenn sie von den Röntgenstrahlen in querer oder schräger Richtung durchsetzt werden oder sich in das Herzmassiv und die Wirbelsäule projizieren. Sie sind aber einwandfrei nachweisbar, wenn man sie durch geeignete Drehung des Patienten an die Oberfläche des Herzschattens projiziert. Bei optimalem Strahlengang stellen sie sich als kalkdichte, verschieden breite, oft auch höckerige und verästelte Schattenzüge dar, die ein bis mehrere Millimeter innerhalb des Herzschattenrandes gelegen sind und mit diesem parallel verlaufen. Oft scheinen sie Fortsätze in die Tiefe des Herzens zu senden, doch ist dies oft nur dadurch vorgetäuscht, daß ein Teil der plattenartigen Verkalkungen gegen die vordere oder hintere Begrenzung des Herzens umbiegt. Gelegentlich erstrecken sich freilich die Verkalkungen auch in das Myokard (CUTLER und SOSMAN). Die Drehung des Patienten hinter dem Schirm gestattet eine genaue Lokalisierung der Kalkeinlagerungen, was zum Verständnis der gestörten Hämodynamik und für deren chirurgische Behebung von Wichtigkeit ist. Eine Entscheidung, ob die Verkalkungen dem viszeralen oder parietalen Blatt des schwielig veränderten Perikards angehören, ist meist nicht möglich. VON HECKER konnte in einem Fall eine doppelte Kalkschicht unterscheiden, die er als

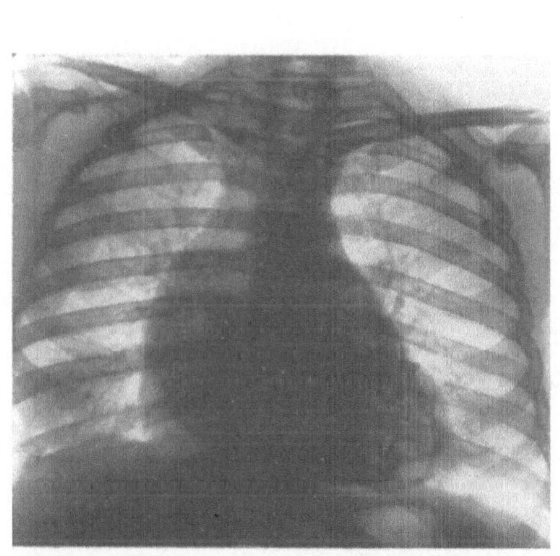

a

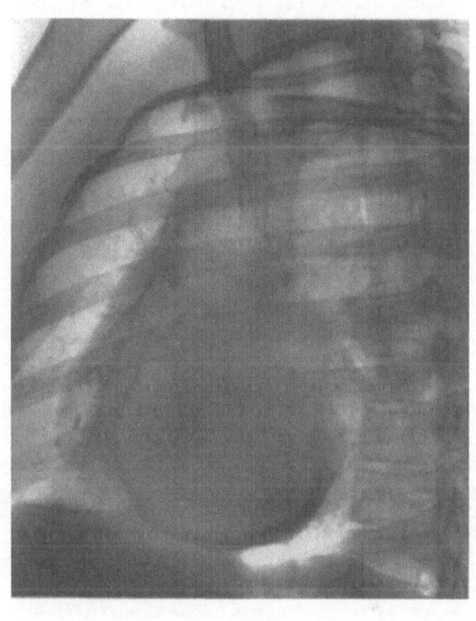

b

Abb. 285*a* und *b*. Panzerherz. 33jähriger Mann mit Mitralklappenfehler und hartnäckigem Aszites. Der rechte Herzrand ist stark verlängert und in zwei Bögen unterteilt, von denen der obere dem stark vergrößerten rechten Vorhof, der untere der dilatierten, hypertrophischen rechten Kammer angehört. Innerhalb des rechten Herzrandes ist der ebenfalls sehr große linke Vorhof als dunklerer Kernschatten erkennbar. Zeichen von Lungenstauung fehlen. Im linken vorderen Schrägbild (*b*) erkennt man, daß trotz der ausgedehnten Verkalkungen über beiden Kammern die Herzspitze von dem Kalkpanzer frei geblieben ist. Bei der Operation zeigte sich, daß die beiden Herzbeutelblätter nicht miteinander verwachsen waren und daß die mehrere Millimeter dicken Kalkplatten ausschließlich dem äußeren Blatt des Herzbeutels angehörten. Nach teilweiser Entfernung der Kalkplatten blieb der klinische Befund unverändert. Im Laufe der folgenden neun Jahre konnte eine weitere Ausbreitung der Verkalkungen beobachtet werden

getrennte Verkalkung der beiden Herzbeutelblätter deutete. Es muß in diesem Zusammenhang daran erinnert werden, daß Verkalkungen nicht notwendigerweise mit Verwachsung der beiden Herzbeutelblätter untereinander verbunden sind, sondern daß der Perikardspalt zwischen ihnen frei bleiben kann (Abb. 285). Wie schon erwähnt werden Verkalkungen am häufigsten an jenen Stellen gefunden, an denen sich das perikarditische Exsudat aus statischen Gründen, infolge geringerer Herzbewegungen oder in Furchen und Unebenheiten der Herzoberfläche am längsten halten kann (E. F. MÜLLER). So können reifenförmige Kalkringe zustande kommen, die das Herz an der Atrioventrikulargrenze umgreifen (Abb. 289*a* und *b*). Einmal sahen wir eine Verkalkung *im Sinus transversus pericardii*, die sich nach rechts in eine plattenförmige Verkalkung über der Aorta ascendens, nach links in eine Spange entsprechend dem Sulcus coronarius ant. fortsetzte (Abb. 288). Besonders häufig sind aber die Verkalkungen im Verlauf des Sulcus atrioventricularis (GROEDEL, ZEHBE, KLASON, HOLZMANN, CRAMER und STEHR, eigene Beobachtungen) und an der Facies sternocostalis und diaphragmatica des Herzens

(KLASON, HORSCH, eigene Beobachtungen). Die Herzspitze bleibt — wie schon oben erwähnt — oft frei von Verkalkungen.

Die Verkalkungen im linken Sulcus atrioventricularis sind häufig gut erkennbar; man sieht sie im Vorderbild am linken Herzrand, meist einige Millimeter innerhalb des linken Vorhofbogens, beginnen und von hier in einem leicht links-konvex gekrümmten Bogen steil in den Herzschatten herabziehen. Die Verkalkungen im rechten Sulcus coronarius sind dagegen bei sagittalem Strahlengang oft überhaupt nicht oder nur knapp rechts von der Wirbelsäule, nahe dem Zwerchfell sichtbar. Am besten überblickt man die Ausdehnung der Verkalkungen des Atrioventrikularringes in linker vorderer Schrägstellung. Gerade diese Verkalkungen im Sulcus atrioventricularis stellen verhältnismäßig häufig einen bedeutungslosen Nebenbefund dar; sie führen meist nicht zu einer Einengung der Kranzgefäße, sondern scheiden diese röhrenförmig ein (HESSMANN und ISRAELSKI). In

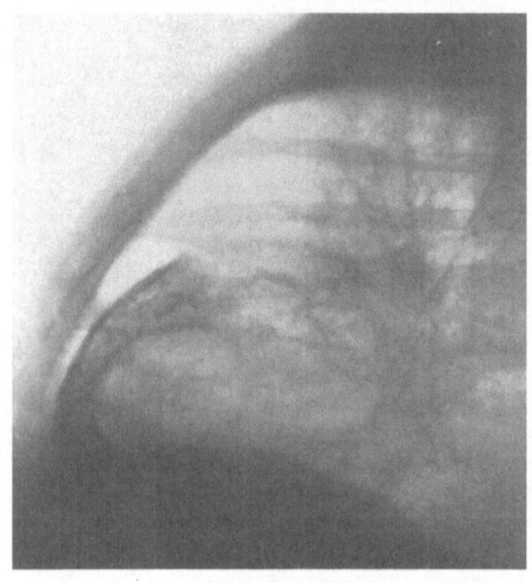

Abb. 286

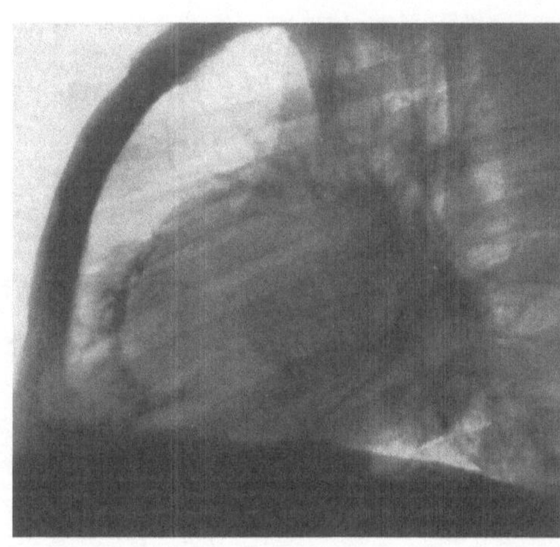

Abb. 287

Abb. 286. Panzerherz. 34jähriger Mann mit mächtigem Aszites und Leberstauung. Ausgedehnte Perikardverkalkungen, die nur die Herzspitze freilassen (Autopsie)

Abb. 287. Schwielige Perikarditis mit landkartenförmigen Verkalkungen im Herzbeutel. 53jähriger Mann mit mächtigem Aszites und Leberstauung. Fehlendes respiratorisches Mediastinalwandern in Rechts- und Linksseitenlage

manchen Fällen sind sie aber doch mit schweren Störungen der Hämodynamik mit Vergrößerung der Vorhöfe und mit Stauungserscheinungen im Lungen- oder Körperkreislauf verbunden. Da eine Verengerung der Atrioventrikularostien durch solche Spangen meist nicht zustande kommt, erscheint es dem Verfasser als wahrscheinlich, daß sie die herzrhythmischen Exkursionen des Atrioventrikularostiums hemmen.

Selbst ausgedehnte Verkalkungen, die größere Teile der Herzoberfläche bedecken, gehen aber — wie schon erwähnt — oft ohne Kreislaufstörungen einher [HEIMBERGER, SCHMIEDEN, v. FISCHER, HORSCH, HESSMANN und ISRAELSKI, eigene Beobachtungen (Abb. 281)]. Auf Grund solcher Beobachtungen hat man sogar angenommen, daß die frühzeitig einsetzende Verkalkung einer Schwarte ihrer Schrumpfung und daher der Einschnürung des Herzens entgegenwirkte.

Perikardverkalkungen dürfen nicht mit verkalkten mediastinalen Pleuraschwarten, mit verkalkten Herzthromben und Verkalkungen der Herzklappen, der Annuli fibrosi oder der Herzwandung verwechselt werden. Entscheidend ist die röntgenologische Lagebestimmung der Verkalkungen. Verkalkungen des Herzbeutels müssen sich bei Drehung des Patienten hinter dem Schirm an die Herzoberfläche projizieren lassen. Nur Wandverkalkungen des linken Vorhofs können differentialdiagnostische Schwierigkeiten machen.

Die *pulsatorischen Bewegungen des Herzgefäßschattens* verdienen besondere Beachtung. Sie sind oft auffallend klein oder sie können auch vollkommen vermißt werden, wenn das Herz in derbe Schwielen eingemauert ist. Dies steht mit dem oft außerordentlich kleinen Schlagvolumen solcher Herzen im Einklang. In anderen Fällen sieht man aber sogar auffallend große Pulsationen am linken Herzrand (H. RÖSLER, CRAMER und STEHR). Dies scheint besonders dann vorzukommen, wenn das rechte Herz durch Schwarten fixiert, das linke hingegen frei ist (Abb. 283). Das linke Herz muß dann offenbar dem in seinen Schwarten festgehaltenen rechten Herzen entgegenrücken; auch der verlangsamte Blutzufluß vom linken Vorhof in die Kammer (LAURELL) mag dabei eine Rolle spielen (s. S. 80). Dementsprechend finden sich im Röntgenkymogramm und Elektrokymogramm nicht immer abnorm kleine oder gar fehlende Pulsationen, sondern auch auffallend große Exkursionen an umschriebenen Stellen. Solche große Exkursionen können selbst an Stellen vorhanden sein, die dicke Perikardverkalkungen aufweisen. Manchmal kann man auch auf dem Röntgenschirm beobachten, wie sich plattenförmige Verkalkungen pulsatorisch gegeneinander verschieben.

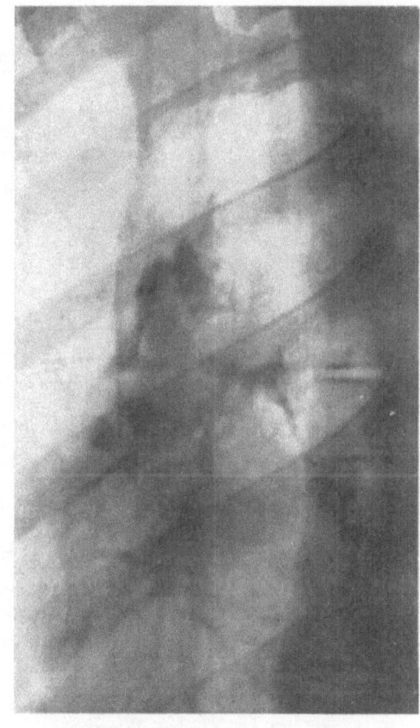

Abb. 288. Perikardverkalkung an der Aortenwurzel und im Sinus transversus pericardii. 38jähriger Mann ohne Kreislaufstörungen und ohne anamnestische Angabe über eine durchgemachte Erkrankung des Herzens oder des Herzbeutels. Linkes vorderes Schrägbild

Bei der Accretio registriert man im Kammerkymogramm nicht selten ein diastolisches Plateau (Abb. 290*b*), das dadurch zustande kommt, daß die systolische Kontraktion der Kammer behindert ist, was zu einem verspäteten Einwärtsrücken der Kammerwandung führt (CRAMER, STEHR). Daß das Bestehen einer Accretio eine gleichzeitig bestehende Concretio cordis cum pericardio nie ausschließen läßt,

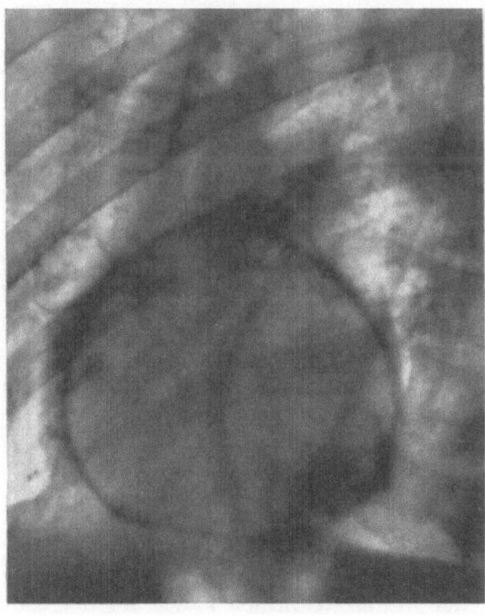

a

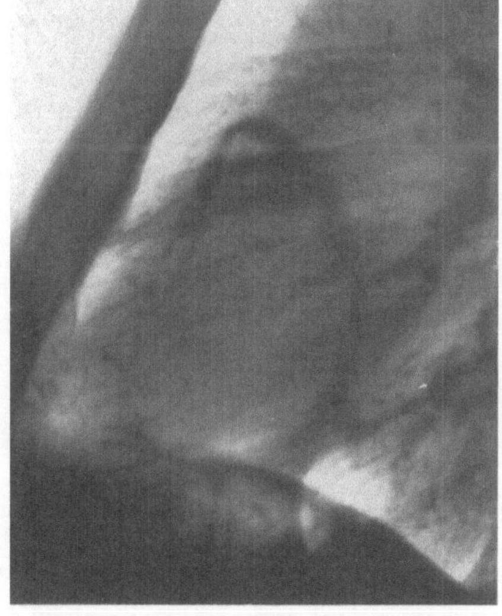

b

Abb. 289*a* und *b*. Reifenförmige Verkalkung des Herzbeutels. 54jähriger Mann ohne Erscheinungen von seiten des Kreislaufs. Akute Polyarthritis vor 18 Jahren.
a Linkes vorderes Schrägbild. *b* Linkes Seitenbild

wurde schon erwähnt; sie läßt sich auch röntgenkymographisch nicht ausschließen. Anderseits kann eine hämodynamisch im Vordergrund stehende Concretio durch Erschwerung der diastolischen Weitung der Kammer eine Verspätung des diastolischen Kurvenanstiegs im Kammerkymogramm erzeugen, so daß dieser erst gegen Ende der Diastole auftritt und das Kurvental verlängert ist (STUMPF, RUMMERT).

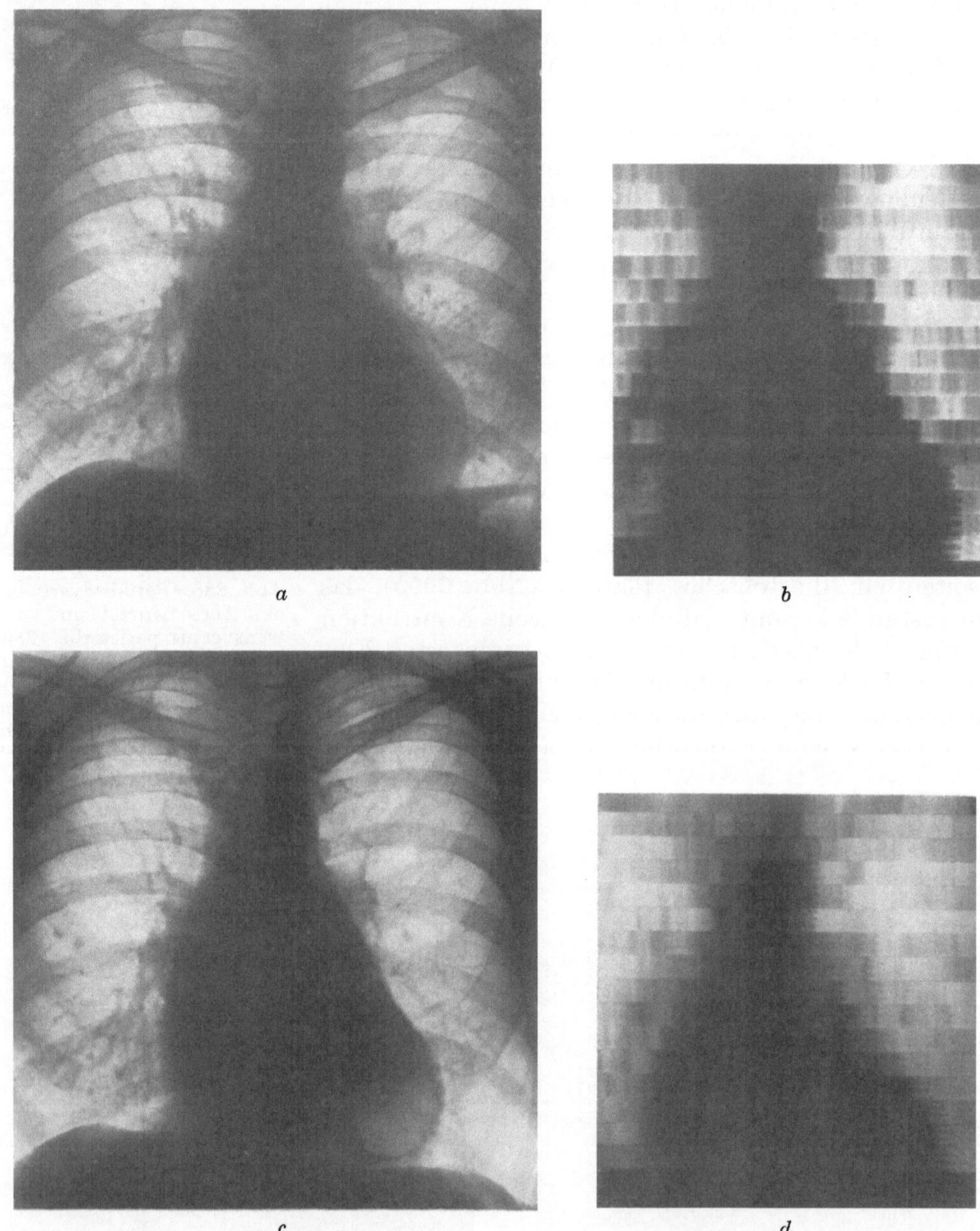

Abb. 290*a* bis *d*. Schwielige Perikarditis mit Perikardverkalkungen. 46jähriger Mann mit Aszites, Ödemen und Bewegungsdyspnoe. Operation.

a Nicht vergrößerter, etwas deformierter Herzschatten mit seichter Herzbucht und vergrößertem linkem Vorhof. Verästelte und plattenförmige Verkalkungen über der linken Kammer sowie an der diaphragmalen und vorderen Begrenzung des Herzens. Kein Zeichen für Lungenstauung.

b Kymo: Diastolisches Plateau am linken Herzrand und Areal außerordentlich kleiner Pulsationen an der Basis der linken Kammer.

c Acht Monate nach Dekortikation: Aszites und Ödeme geschwunden. Herz etwas größer geworden.

d Kymo: Große kräftige Pulsationen am linken Herzrand mit normalem diastolischem Gipfel

Schließlich kommt der *Verschieblichkeit des Herzens bei Lagewechsel und tiefer Atmung* diagnostische Bedeutung zu. Schon ACHELIS konnte in Fällen, die eine exsudative Perikarditis durchgemacht hatten, sonst aber keine Zeichen einer schwieligen Perikarditis boten, eine Verminderung oder ein vollständiges Fehlen der Vertrikalverschieblichkeit des Herzens beim Übergang vom Liegen zum aufrechten Stand beobachten. Dieses Zeichen hat sich freilich als wenig verläßlich erwiesen, denn wenn es auch richtig ist, daß äußere Verwachsungen des Herzbeutels mit der Umgebung die Vertikalverschieblichkeit des Herzens beeinträchtigen oder vollkommen verhindern können, so kann man diese auch bei großen Herzen auch ohne Verwachsungen vermissen.

Vaquez und Bordet meinten, in den Verschiebungen der röntgenologischen Herzspitze in Linksseitenlage und bei der tiefen Atmung Anhaltspunkte für die Diagnose einer schwieligen Perikarditis gewinnen zu können: Unter normalen Verhältnissen rückt nämlich die Herzspitze in Linksseitenlage nach links und im aufrechten Stand bei der tiefen Einatmung mit dem Zwerchfell kaudalwärts. Wenn nun feste Verwachsungen zwischen der Herzspitze und der Brustwand vorhanden sind, dann soll die Linksverschiebung der Herzspitze beim Übergang in die Linksseitenlage fehlen, selbst wenn sich der linke Kammerbogen stärker zu runden und vorzuwölben vermag, während sie bei der tiefen Einatmung im aufrechten Stand mit der vorderen Brustwand gehoben wird. Wenn die Herzspitze sowohl mit der Brustwand als auch mit dem linken Zwerchfell verwachsen ist, dann soll nicht nur die respiratorische Verschieblichkeit der Herzspitze, sondern auch die des Zwerchfells fehlen oder vermindert sein. Wenn schließlich die Herzspitze nur an das Zwerchfell, nicht aber an die Brustwand fixiert ist, dann soll die Herzspitze zwar die respiratorischen Bewegungen des Zwerchfells mitmachen, die seitliche Verschiebung in Linksseitenlage aber vermissen lassen. Diese von Vaquez und Bordet aufgestellten Regeln sollen für die Verhältnisse der Herzspitze mit Ausnahme des großen, nach links weit ausladenden Aortenherzens Geltung haben, dessen Herzspitze auch beim Fehlen von Verwachsungen unverschieblich zu sein pflegt. Über die Verhältnisse an der Herzbasis und am rechten Herzrand sagen diese Regeln nichts. Gewiß spricht es für eine Fixation der Herzspitze an der vorderen Brustwand, wenn sie ihre seitliche Verschieblichkeit in Linksseitenlage eingebüßt hat und wenn sie bei tiefer Einatmung mit der vorderen Brustwand angehoben wird; den übrigen Zeichen aber kommt keine Beweiskraft für das Bestehen einer schwieligen Perikarditis zu, da auch Pleuraschwarten die Verschieblichkeit der Herzspitze einschränken können.

Von größerem Wert für die Diagnostik der schwieligen Perikarditis ist die Beobachtung der *Verschieblichkeit und Formveränderlichkeit des ganzen Herzens in Rechts- und Linksseitenlage* (s. S. 70ff.). Bei der äußeren Spielart sind beide eingeschränkt oder gänzlich aufgehoben, wenn das Herz in Schwielen eingeschlossen und an die Umgebung angelötet ist. Bei der reinen inneren Spielart hingegen erweist sich zwar die Herzform als unveränderlich, da das von Schwielen eingeschlossene Herz seine Plastizität eingebüßt hat, während die Verschieblichkeit des Herzens innerhalb des Brustraums erhalten ist.

Die Feststellung des Vorhandenseins oder Fehlens der Verschieblichkeit und Deformierbarkeit des Herzens wird durch die von Butler und Dana sowie von Zdansky empfohlene Untersuchung in Rechts- und Linksseitenlage bei gleichzeitiger tiefer Atmung erleichtert und verfeinert. Normalerweise sieht man in den Seitenlagen den Herzschatten inspiratorisch gegen die von der Unterlage jeweils abgekehrte Seite wandern (Abb. 35*a* und *b*) und kann dabei beobachten, wie sich die Form des Herzschattens verändert. Das Fehlen des respiratorischen Wanderns in beiden Seitenlagen spricht mit großer Wahrscheinlichkeit für eine Fixation des Herzens im Brustraum durch eine äußere schwielige Perikarditis. Nur beim Vorhandensein einer beiderseitigen Pleuraschwarte, eines stark vergrößerten Herzens oder eines großen Hydroperikards, bei höhergradiger Lungenstauung und pleuralen Ergüssen und schließlich bei der Unmöglichkeit, tief zu atmen, kann das Mediastinalwandern in beiden Seitenlagen fehlen. Einseitige Pleuraschwarten hingegen behindern das Wandern in der Regel nur in einer Seitenlage, während das in der anderen erhalten bleibt. Wegen dieser möglichen einseitigen Behinderung der Verschieblichkeit des Herzens darf man sich also nicht mit der Untersuchung in *einer* Seitenlage begnügen, sondern muß sie in Rechts- *und* Linksseitenlage vornehmen. Nur wenn das Wandern in beiden Seitenlagen fehlt oder zum mindesten stark herabgesetzt ist, darf man mit den oben angeführten Einschränkungen eine äußere schwielige Perikarditis annehmen.

Es ist selbstverständlich, daß mit dieser Untersuchung keineswegs alle Fälle von schwieliger Perikarditis erfaßt werden, da *umschriebene* äußere Perikardschwielen das Herz im Brustraum nicht zu fixieren brauchen, selbst wenn sie durch ihre besondere Lage schwere Kreislaufstörungen zur Folge haben. Daraus ergibt sich, daß das Erhaltensein des respiratorischen Mediastinalwanderns in Links- und Rechtsseitenlage nicht mit Sicherheit gegen eine schwielige Perikarditis spricht.

Auch die Formstarrheit kann in solchen Fällen umschriebener schwieliger Perikarditis fehlen. Anderseits kann sie auch unter anderen Bedingungen gefunden werden, wie z. B. beim hypertrophischen und stark vergrößerten Herzen, das seiner Umformung ebenfalls einen bedeutenden Widerstand entgegensetzt. Formstabilität ist also ebensowenig ein absolut beweisendes Zeichen für das Vorhandensein schwieliger Veränderungen des Perikards wie die Unverschieblichkeit des Herzschattens. Im Zusammenhang mit dem gesamten klinischen Bild sind aber beide Zeichen von diagnostischem Wert.

Der Beachtung des *Lungenkreislaufs* kommt für die röntgenologische Beurteilung einer schwieligen Perikarditis besondere Bedeutung zu. Ein Fehlen von Lungenstauung mit Zwerchfellhochstand, basalen Plattenatelektasen und ein- oder beiderseitigem Hydrothorax sprechen für Einflußstauung durch mangelhafte Weitbarkeit bzw. durch Kontraktionsbehinderung des rechten Herzens. Eine Lungenstauung mit Vergrößerung des linken Vorhofs kann durch Einmauerung der linken Kammer oder durch Verschwartung an der linken Atrioventrikulargrenze bedingt sein. In solchen Fällen ist ein Mitralklappenfehler nicht immer auszuschließen; dies um so weniger, als bei schwieliger Perikarditis mit postendokarditischen Klappenfehlern zu rechnen ist. Natürlich kann bei schwieliger Perikarditis auch eine Insuffizienz des Herzmuskels durch Myokarditis oder durch Übergreifen des schwieligen Prozesses auf die Herzwandung schließlich zur Dekompensation und zur Stauung im Lungen- oder/und im Körperkreislauf führen.

5. Die Geschwülste des Herzbeutels

Primäre Geschwülste des Herzbeutels (Sarkome, Hämangiome, Endotheliome, Fibrome, Lipome) sind selten; sie sind teils bös-, teils gutartig.

Bradley und Maxwell sahen bei einem Rhabdomyosarkom des Herzbeutels eine mächtige Vergrößerung des ganzen Herzschattens, dessen rechter Rand unregelmäßig höckerige Begrenzung zeigte. In den Lungen waren multiple Metastasen nachweisbar. Bei der Autopsie zeigte sich, daß der Tumor das ganze Herz umwachsen und auch auf den Herzmuskel übergegriffen hatte. In einem ähnlichen Fall von Steuer und Hegley zeigt der stark vergrößerte Herzschatten allseits höckerige Begrenzung. Jellen und Fisher sahen ein großes solides Teratom bei einem Säugling in Gestalt einer enormen, nach rechts ausladenden, vom Herzen nicht abgrenzbaren Schattenmasse.

Sekundäre Geschwülste sowie Tumoren als Teilerscheinung von Systemerkrankungen, wie sie beim Lymphosarkom, beim Retikulosarkom, beim Brill-Symmers und bei lymphatischer Leukämie beobachtet werden, sind wesentlich häufiger. Es ist leicht einzusehen, daß sich ihr Röntgenbild nicht wesentlich von dem der primären Geschwülste unterscheidet. Auch bei ihnen kann es zu solitären oder multiplen buckeligen Vorwölbungen an der Oberfläche des Herzschattens kommen. Flächenhafte Ausbreitung der Geschwulstmassen kann eine beträchtliche Vergrößerung des Herzschattens erzeugen und seine Pulsationen verkleinern oder zum Verschwinden bringen.

Primäre und sekundäre bösartige Geschwülste des Herzbeutels gehen oft mit einem perikardialen Erguß einher, der das Röntgenbild völlig beherrschen kann. Hinter einem unklaren perikardialen Erguß kann sich eine Herzbeutelgeschwulst verbergen; auch ein pleuraler Erguß ist häufig vorhanden.

Die differentialdiagnostische Abgrenzung einer Herzbeutelgeschwulst gegen Tumoren des Herzens, gegen Tumoren und Zysten des Mediastinums, die dem Herzbeutel breit aufsitzen, gegen das seltene Perikarddivertikel, gegen Aneurysmen des Herzens und der Aorta und selbst gegen perikardial abgesackte Ergüsse ist oft sehr schwierig. Die sorgfältigste Durchleuchtung und Aufnahmen in verschiedenem Strahlengang, die Schichtuntersuchung und Angiokardiographie, gelegentlich auch das Pneumomediastinum, müssen je nach der Besonderheit des Falles eingesetzt werden.

Die Größenzunahme der dem Herzbeutel angehörenden Schattenmasse spricht für ihre bösartige Natur. Falls eine probatorische Röntgenbestrahlung keine rasche Verkleinerung zur Folge hat, darf mit dem operativen Eingriff nicht gewartet werden. Wenn es hingegen zu einer prompten Verkleinerung kommt, muß die Strahlentherapie durchgeführt werden.

Gutartige Tumoren des Herzbeutels können über Jahre oder dauernd stationär bleiben.

E. Der Lungenkreislauf

1. Die Arterien und Venen des Lungenkreislaufs

Die A. pulmonalis entspringt links-vor und etwas oberhalb der Aorta und steigt in leicht links-konvexer Krümmung mehr oder weniger steil nach hinten und oben, indem sie die linke Wandung der Aorta descendens umgreift und dieser eng anliegt. Die rechte Begrenzung des Pulmonalisstamms ist daher in keiner Stellung sichtbar. Nur seine linke und vordere Begrenzung kann zur röntgenologischen Darstellung gebracht werden. Erstere bildet den sogenannten Pulmonalisbogen des Vorderbildes, letztere ist im rechtenvorderen Schrägbild und im Seitenbild oberhalb des flachen Buckels des Conus pulmonalis auf ein kurzes Stück sichtbar. Je nach der Lage des Herzens im Brustraum sind die Länge und der Krümmungsgrad des Pulmonalisbogens verschieden. Zwerchfelltiefstand wirkt im Sinne einer Verlängerung und Streckung, Zwerchfellhochstand im Sinne einer Verkürzung und stärkeren Vorbuchtung des Pulmonalisbogens.

Der Pulmonalisstamm teilt sich unterhalb des Aortenbogens in seine beiden Äste. Die rechte Pulmonalarterie zieht in annähernd horizontaler Richtung über der oberen Begrenzung des linken Vorhofs und hinter der Aorta ascendens und der V. cava sup. zur rechten Lungenwurzel und erreicht diese unterhalb des rechten Oberlappenbronchus. Sie teilt sich hierauf in ihre großen Äste, die ungefähr den Lappen- und Segmentbronchien folgen (Hornykiewitsch und Stender). Der Ramus intermedius liegt nach Abgabe der Arterie für den Oberlappen der lateralen Begrenzung des rechten Stammbronchus an. Sein Durchmesser ist es, der bei den Messungen der Pulmonalarterien ermittelt wird. Der Durchmesser beträgt nach Assmann auf Aufnahmen in einem Fokus-Filmabstand von 150 cm für den Erwachsenen 11 bis 14 mm, durchschnittlich 13 mm; er schwankt je nach Alter, Körpergröße und Gewicht. Er ist in Fällen von pulmonalem arteriellem Hochdruck oder von Überfüllung des Lungenkreislaufs vergrößert. Ein abnorm kleiner Durchmesser findet sich bei mangelhafter Lungendurchblutung durch kongenitale Anomalien (Fallotsche Tetralogie, Trikuspidalatresie und -stenose, Pulmonalstenose, Ebsteinsche Anomalie). Natürlich geht diese von Assmann sogenannte Hilusbreite nicht immer der Weite des Pulmonalisstamms parallel, da etwa bei valvulärer Pulmonalstenose der Stamm erweitert sein kann, während die Pulmonalarterien eng sind.

Die linke Pulmonalarterie bildet die direkte Fortsetzung des Pulmonalisstamms nach oben. Sie biegt jedoch knapp unterhalb des Aortenbogens nach dorsal und links und überkreuzt den linken Hauptbronchus an dessen oberer Begrenzung, knapp vor dem Abgang des Oberlappenbronchus. Vom Anfangsteil der linken Pulmonalarterie oder von der Teilungsstelle des Pulmonalisstamms zieht das Ligamentum Botalli zum Aortenbogen. Dieses stellt einen fibrösen Strang von verschiedener Länge dar; manchmal ist es so kurz, daß die Pulmonalis und die Aorta eng aneinander gelagert sind. Der Ramus intermedius der linken Pulmonalarterie ist in sagittalem Strahlengang nicht gut abgrenzbar, da er sich mit seiner medialen Begrenzung meist in den Pulmonalisstamm projiziert. Bei leichter Rechtsdrehung des Patienten lassen sich aber der linke Hilus und damit auch die linke Pulmonalarterie meist frei projizieren.

Eine asymmetrische Entwicklung der beiden Pulmonalarterien ist nicht selten (Kröker, Zorn). Die Hypoplasie einer Pulmonalarterie ist an der Kleinheit des Hilus und an der spärlichen Gefäßstruktur der zugehörigen Lunge zu erkennen, sie ist meist mit einer Hypoplasie der Lunge und daher mit einer Verlagerung des Herzens verbunden. Die Bronchien können dabei völlig normal entwickelt sein, wie wir uns durch Bronchographie überzeugen konnten. Kröker brachte eine asymmetrische Entwicklung der Pneumokoniose mit der ungleichen Entwicklung der beiden Pulmonalarterien in Zusammenhang (Kröker, Zorn und Worth). Gelegentlich ist die Enge einer Pulmonalarterie durch einen arteriovenösen Kurzschluß bedingt, wobei die andere Pulmonalarterie eine vikariierende Erweiterung erfährt (Abb. 261). Das Analoge findet sich gelegentlich

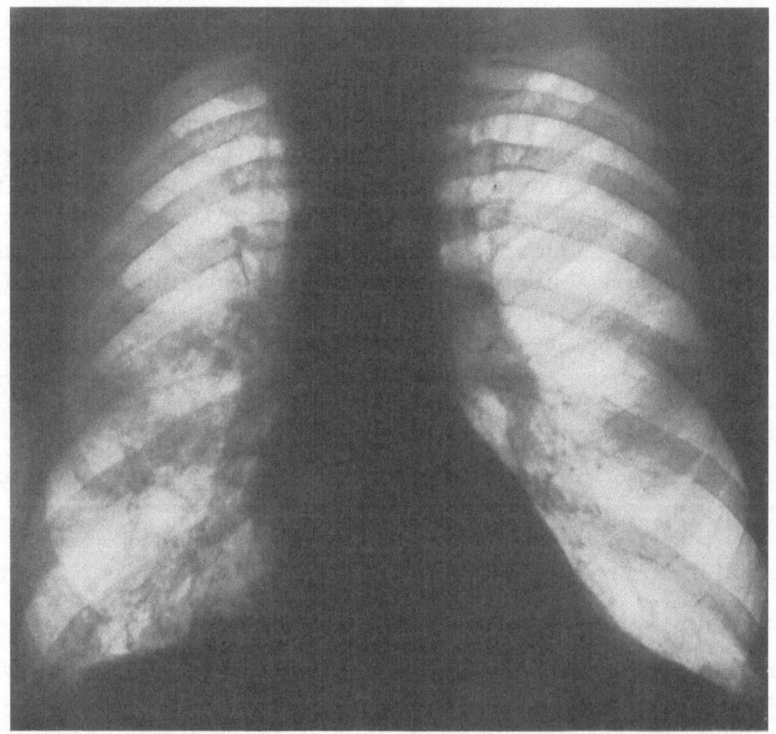

Abb. 291. Verengerung der rechten Pulmonalis durch verringerte Durchblutung der fibrös indurierten rechten Lunge mit Erweiterung und verstärkten Pulsationen der linken Pulmonalis durch die vikariierend verstärkte Durchblutung der linken Lunge. 66jähriger Emphysematiker

auch dann, wenn die Durchblutung einer Lunge durch Fibrose vermindert ist (Abb. 291). Schließlich kann eine Pulmonalis durch schwielige Prozesse im Hilus, durch Tumorumwachsung und durch Kompression von seiten vergrößerter Drüsen (Dotter et al., Melot et al.) oder eines Arcusaneurysmas eine erworbene Verengerung erfahren. Gelegentlich kann eine Pulmonalarterie vollkommen fehlen, so daß die Lunge nur von den Bronchialarterien versorgt wird. Job et al. beschrieben einen Fall von Dextroposition des Herzens bei Aplasie der rechten Pulmonalarterie. Die Aplasie der Pulmonalarterien scheint links häufiger vorzukommen als rechts. Sie kann als alleinige Anomalie auftreten (Alexander et al.), scheint aber meist mit einer angeborenen Herzanomalie verbunden zu sein (Steinberg et al., Smart und Pattinson, Thurnher et al.); die letztgenannten Autoren beschrieben einen derartigen Fall bei Fallotscher Tetralogie (Abb. 224). Bei Fehlen der rechten Pulmonalis sollen kongenitale Anomalien des Herzens seltener vorkommen.

Die Pulmonalvenen vereinigen sich beiderseits in radiärer Richtung verlaufend unmittelbar vor der Einmündung in den linken Vorhof zum oberen und unteren Venentrichter. Die Venentrichter projizieren sich bei sagittalem Strahlengang in das Herz und sind daher nicht abgrenzbar. Die Venen der unteren Lungenabschnitte verlaufen in annähernd querer, die der oberen Lungenabschnitte in schräg absteigender Richtung zu den Venentrichtern. Die Venen sind auf Thoraxübersichtsaufnahmen weniger gut abgrenzbar als die Arterien. Auch das Kaliber der Venen ist je nach den Zirkulationsverhältnissen in der Lungenstrombahn sehr verschieden. Sie können bei Lungenstauung eine erhebliche Ausweitung erfahren, ebenso bei vermehrtem Blutzufluß zum Lungenkreislauf.

Über den Verlauf und das Kaliber der Pulmonalisarterien und -venen geben Schichtaufnahmen der Lungen gute Aufschlüsse (Hornykiewitsch). Für die Feststellung des Kalibers und des Verlaufs der feinen Gefäßverzweigungen ist jedoch die Angiographie, am besten als gezielte Angiographie nach Bolt, von großem Wert. Sie läßt die Enge der peripheren Gefäße in gewissen Fällen von pulmonalem Hochdruck (Emphysem, Mitralvitien), oft auch ihre Rarefizierung und abnorme Verlaufsform erkennen. Auf Einzelheiten kann in diesem Zusammenhang nicht eingegangen werden.

Die Hilusschatten zeigen Pulsationen, die rechts von der Aorta, links vom Pulmonalisstamm mitgeteilt, also systolisch lateralwärts gerichtet sind. Von diesen mitgeteilten Pulsationen sind die *systolisch-expansiven Eigenpulsationen* zu unterscheiden, die bei erhöhter Druckamplitude, bei pulmonalem Hochdruck und bei erhöhter Lungendurchblutung von mehr als 7 l/Min. (Healey et al.) vorkommen (Zdansky, Healey et al., Campbell). Unter diesen Bedingungen, die häufig miteinander vergesellschaftet sind, erfahren die arteriellen Gefäße der Lunge in der Systole eine dynamische Ausweitung. Es muß gegenüber gegenteiligen Angaben betont werden, daß auch ein erhöhter systolischer Druck ohne Erhöhung des Schlagvolumens genügt, um systolisch-expansive Pulsationen an den Hili und an den großen hilusnahen arteriellen Gefäßen zu erzeugen, wovon man sich bei vielen Fällen von Mitralstenose überzeugen kann (Zdansky). Beim pulmonalen Hochdruck des Lungenemphysems ist allerdings oft ein verstärkter Blutzufluß beim Zustandekommen dieser Pulsationen mitbeteiligt. Besonders stark sind die systolisch-expansiven Pulsationen bei Vorhofseptumdefekt, bei Lungenvenentransposition, bei manchem Kammerseptumdefekt oder bei Transposition der Schlagadern; der im angelsächsischen Schrifttum gebräuchliche Ausdruck „Hilustanz“ stammt von Pezzi.

Über röntgenologisch faßbare Veränderungen der Lungengefäße bei erworbenen und angeborenen Herzfehlern, bei Lungenstauung, bei Emphysem und anderen Ursachen eines pulmonalen Hochdrucks finden sich Angaben an entsprechender Stelle.

2. Erweiterung der Pulmonalis

Einen häufigen vieldeutigen Befund stellt die *Erweiterung des Pulmonalisstamms* dar. Sie ist durch buckelige Vorwölbung des Pulmonalisbogens in sagittalem Strahlengang und in rechter vorderer Schrägstellung gekennzeichnet.

Die Erweiterung des Pulmonalisstamms kann bedingt sein:

1. Durch abnorm hohen Druck im arteriellen Schenkel der Lungenstrombahn.
2. durch abnorm starken Blutzufluß zum Lungenkreislauf,
3. durch die Kombination von 1 und 2,
4. durch abnorme Strömungsverhältnisse im Pulmonalisstamm,
5. durch anatomische Wandschädigung des Pulmonalisstamms und
6. durch abnorme Bulbus-Truncus-Teilung mit angeborener Weite der Pulmonalis und Enge der Aorta.

Ad 1. Der über die Norm erhöhte Druck in der Pulmonalis führt zu ihrer dynamischen Ausweitung, die im Laufe der Zeit eine anatomische Fixation erfährt. Die dynamische Dilatation ist rückbildungsfähig, wovon man sich beim Rückgang einer akuten Drucksteigerung im Lungenkreislauf überzeugen kann. So sieht man oft, wie sich die bei Versagen des linken Herzens auftretende Vorwölbung des Pulmonalisbogens wieder zurückbildet, sobald sich die Funktion des linken Herzens bessert. Gleiches kann man beim Abklingen eines Status asthmaticus beobachten. Besonders eindrucksvoll kann die Rückbildung der Dilatation des Pulmonalisstamms nach Commissurotomie einer Mitralstenose sein. Das zeigt, daß diese Dilatation auch nach längerem Bestehen des pulmonalen Hochdrucks mindestens teilweise dynamischer Natur ist. Eine strenge Proportionalität zwischen der Ausweitung der Pulmonalis und der Höhe des Pulmonalisdrucks besteht jedoch nicht, was auf die verschiedene anatomische Wandbeschaffenheit, den verschiedenen Tonus, die Dauer der Drucksteigerung und das Lebensalter zu beziehen ist. Die Dilatation der Pulmonalis beim chronischen Emphysem, bei primärer und sekundärer Pulmonalsklerose sind natürlich weitgehend anatomisch fixiert. Gelegentlich findet man atheromatöse Wandverkalkungen.

Ad 2. Eine Dilatation des Pulmonalisstamms, die sich auch auf die peripheren Verzweigungen erstreckt, findet man bei abnorm erhöhtem Blutzufluß in den Lungenkreislauf bei Links-Rechts-Kurzschlüssen, bei Plethora, bei Hyperthyreosen usw.

Ad 3. Abnorm hoher Druck und vermehrter Blutzufluß in die Pulmonalis sind oft miteinander verbunden, wie z. B. beim Emphysem. Oft führt die Überlastung der Lungengefäße durch den erhöhten Blutzufluß eines Links-Rechts-Kurzschlusses für sich allein zur allmählich zunehmenden Drucksteigerung im arteriellen Schenkel der Lungenstrombahn durch Entwicklung einer sekundären Pulmonalsklerose; in solchen Fällen findet man oft monströse Dilatation des Pulmonalisstamms. Gelegentlich kommt der gleiche Mechanismus bei Einbruch eines Aneurysmas des Sinus Valsalvae der Aorta in die Pulmonalis zustande (WEINBERGER, SCOTT, ZDANSKY).

Ad 4. Abnorme Wirbelbildungen der Blutströmung mit Anprall des unter hohem Druck einströmenden Blutes ist für die bekannte poststenotische Ausweitung des Pulmonalisstamms bei valvulärer Pulmonalstenose verantwortlich.

Ad 5. Höhergradige, manchmal aneurysmatische Ausweitungen des Pulmonalisstamms bei Mitralklappenfehlern sind oft nicht nur die Folge der pulmonalen Drucksteigerung, sondern auch einer entzündlichen rheumatischen Gefäßwandschädigung im Sinne einer Pulmonitis (H. CHIARI, KUGEL und EBSTEIN, LAUBRY und THOMAS). Auch auf dem Boden einer konstitutionellen Wandschwäche (ESSER) und Medianekrose (BAER et al., SIEGENTHALER) kann in seltenen Fällen eine hochgradige Dilatation der Pulmonalis zustande kommen.

Ad 6. LAUBRY, ROUTIER und HEIM DE BALSAC haben das Syndrom „Weite Pulmonalis — enge Aorta“ als isolierte kongenitale Anomalie beschrieben, die mit einer hypertrophischen Dilatation der rechten und einer Hypoplasie der linken Kammer verbunden sein soll. Die isolierte Anomalie ist sehr selten und darf erst dann als erwiesen gelten, wenn durch den Herzkatheter und die Angiokardiographie ein Links-Rechts-Kurzschluß ausgeschlossen werden konnte.

Die Dilatation der Pulmonalis ist durchaus nicht immer mit einer Erweiterung ihrer Äste verbunden. So ist die poststenotische Dilatation bei valvulärer Pulmonalisstenose auf den Pulmonalisstamm beschränkt, erstreckt sich allerdings nicht selten auch auf die linke Pulmonalarterie, welche die direkte Fortsetzung des Pulmonalisstamms bildet. Auch die durch angeborene Wandschwäche (ESSER) oder durch rheumatische oder luetische Pulmonitis (NEUBURGER, POSSELT) bedingte Dilatation betrifft nur den Pulmonalisstamm. Vor allem findet man bei pulmonalem arteriellem Hochdruck die Pulmonalis und ihre großen Äste im Hilus und in den perihilären Lungenabschnitten oft stark erweitert, die peripheren Lungenstrukturen jedoch auffallend eng, was als Ausdruck einer Engstellung der Gefäßperipherie zu betrachten ist (Abb. 292).

Eine isolierte Dilatation des Pulmonalisstamms kann schließlich bei schrumpfenden Prozessen des linken Oberlappens oder bei linksseitigen pleuromediastinalen Schwarten durch Herausziehung vorgetäuscht werden. Oft findet sich dabei am Pulmonalisstamm eine zeltförmige Ausziehung oder winkelige Abknickung, die diagnostisch wichtig ist; es ist daher immer auf das Vorhandensein eines schrumpfenden Prozesses des linken

Oberlappens zu achten. Die Zugwirkung kann sich bis auf den Klappenring erstrecken und zur Schlußunfähigkeit der Pulmonalklappen (W. NEUMANN, SCHERF) mit dem charakteristischen, weichen, blasenden diastolischen Insuffizienzgeräusch führen. Im Röntgenbild erkennt man dann oft einen Pulsus celer an der nun tatsächlich erweiterten Pulmonalis und ihren peripheren Ästen.

3. Aneurysmen der Pulmonalarterien

Aneurysmatische Ausweitungen des Pulmonalisstamms erzeugen buckelige, meist systolisch-expansiv pulsierende Vorwölbungen in der Herzbucht; sie können mehr diffus

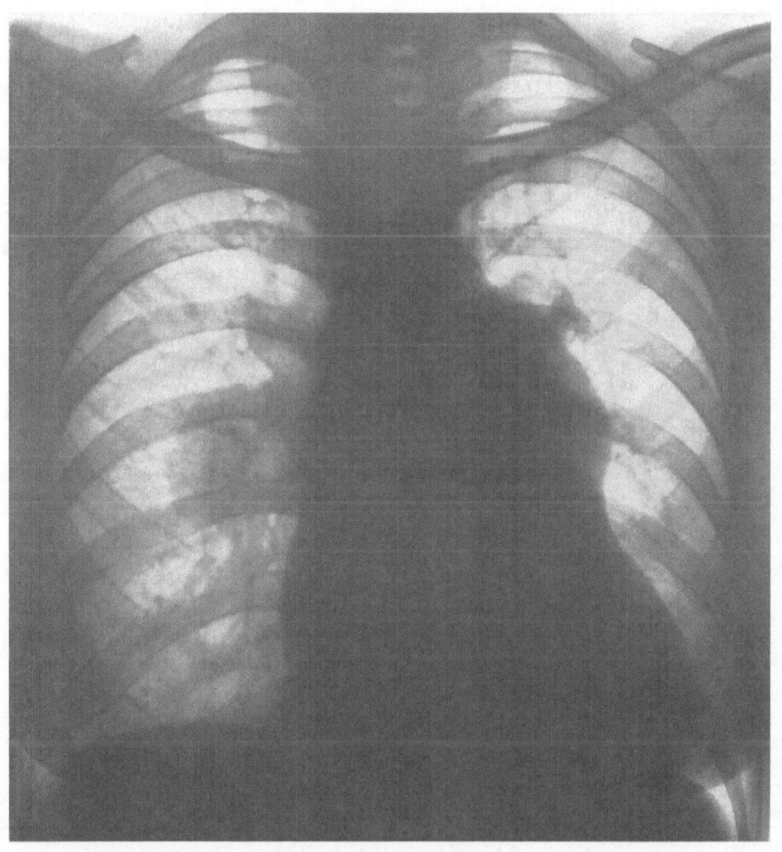

Abb. 292. Aneurysmatische Ausweitung des Pulmonalisstamms und des Ramus intermedius der rechten Pulmonalarterie bei pulmonalem arteriellem Hochdruck. 51jähriger Mann.
Am mächtig dilatierten Pulmonalisstamm und an dem aneurysmatisch erweiterten Ramus intermedius der rechten Pulmonalarterie waren systolisch-expansive Pulsationen vorhanden. Die peripheren Gefäßstrukturen sind auffallend zart und spärlich, was für eine Engstellung bei pulmonalem arteriellem Hochdruck spricht. Der Druck in der rechten Kammer betrug 95/0 mm Hg

spindelig oder sackförmig sein. Spindelige Aneurysmen sind meist mit einer starken Ausweitung der größeren Verzweigungen der Pulmonalis vergesellschaftet. Sie werden mit und ohne relative Pulmonalklappeninsuffizienz bei Mitralklappenfehlern, besonders Mitralstenosen (A. SPITZER), bei ausgiebigem Links-Rechts-Kurzschluß, bei den verschiedenen Formen der Pulmonalsklerose (ARILLAGA, DIETRICH), bei Lues (PLENGE, POSSELT, A. VOGL, LUISADA) oder auch ohne erkennbare Ursache (POINSO), vielleicht als kongenitale Mißbildung, beobachtet. Eine monströse Ausweitung des Pulmonalisstamms und seiner beiden Äste hat der Verfasser in einem Fall von pulmonalem Hochdruck (Abb. 292) gesehen. Sackförmige Aneurysmen des Pulmonalisstamms sind selten. In einem Fall von LÜDIN und KAEPPELI, bei dem ein hochgradiges Emphysem mit

Pulmonalsklerose vorlag, hatte das buckelige, in die Herzbucht vorspringende Aneurysma zur Stenosierung des linken Hauptbronchus geführt. Wenn ein sackförmiges Aneurysma dorsal- oder medialwärts gerichtet ist, kann es sich dem röntgenologischen Nachweis entziehen. Bei wandständiger Thrombosierung des Pulmonalisaneurysmas können sichtbare Pulsationen fehlen, so daß ein solides Gebilde vorgetäuscht werden kann. Dadurch sind schon Verwechslungen mit Mediastinal- und Hilusdrüsentumoren vorgekommen (Wahl und Gard). Die Tomographie zeigt meist die Zusammenhänge.

Die Unterscheidung eines nach links-vorne entwickelten Pulmonalisaneurysmas gegenüber einem Aneurysma der Aorta ascendens ist nach Lage, Form und Pulsation des entsprechenden Schattengebildes meist nicht sicher möglich. Immerhin werden große, stark pulsierende Hilusschatten sowie Zeichen von Dilatation und Hypertrophie der rechten Kammer mit Wahrscheinlichkeit auf die Zugehörigkeit zur Pulmonalis sprechen, während eine Dilatation und Hypertrophie der linken Kammer mit Pulsus celer an der dilatierten Aorta auf ein Ascendensaneurysma hinweisen.

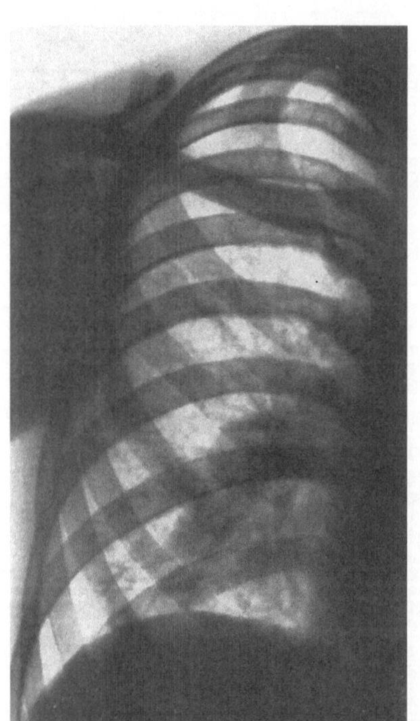

Abb. 293. Mykotische Aneurysmen der rechten Pulmonalarterie. 27jähriger Mann mit Endocarditis lenta. Autopsie. Aus dem rechten Hilus wölben sich zwei rundliche, kirschgroße, scharf begrenzte Schattengebilde vor, die systolisch-expansive Pulsationen zeigten

Linksseitige mediastinale Tumoren, Zysten und vergrößerte Hilusdrüsen können ein Pulmonalisaneurysma vortäuschen; selbst einwandfreie systolisch-expansive Pulsationen sprechen nicht mit Sicherheit für ein Aneurysma, da gewisse Tumoren von hämangiomatösem Aufbau solche Pulsationen ebenfalls zeigen können und weil Geschwülste, welche die Pulmonalarterie umwachsen, mitgeteilte Pulsationen erfahren können, die sich von Eigenpulsationen nicht unterscheiden lassen; der Verfasser hat das bei Lymphogranulom mehrmals beobachten können.

Manchmal kann ein Aneurysma der Ascendens durch Verdrängung der Pulmonalis ein Aneurysma der letzteren vortäuschen. Der Stamm und die linke Pulmonalarterie können dabei sogar komprimiert werden. Gelegentlich kann die aneurysmatische Ausweitung dem Ductus arteriosus angehören, der dabei nicht unbedingt durchgängig zu sein braucht.

Aneurysmen der großen peripheren Äste der Pulmonalarterien sind nicht so selten. Es handelt sich dann meist um mykotische oder rheumatisch-endarteriitische Aneurysmen oder um Teilerscheinung arteriovenöser Aneurysmen (s. unten). Im röntgenologischen Schrifttum finden sich vereinzelte Fälle von traumatischen Aneurysmen nach Schußverletzungen der Lunge (Marbl und White). In allen Fällen fanden sich rundliche oder ovoide, solitäre oder multiple, meist systolisch-expansiv pulsierende Schattenbildungen am Hilus oder entlang der großen Gefäßschatten. Sie können sich innerhalb einer Woche entwickeln (Wedler). Wir selbst haben bei einem Fall von ulzeröser Endokarditis multiple bis kirschgroße mykotische Aneurysmen an den Ästen der rechten Pulmonalarterie in Form von perlschnurartig aneinander gereihten pulsierenden Rundschatten gesehen (Abb. 293).

4. Arteriovenöse Fisteln und Varizen der Lunge

Arteriovenöse Fisteln kommen zwischen Pulmonalarterien und -venen, selten zwischen Bronchialarterien und Pulmonalvenen vor. Erstere können zu lebensgefährlichen Blutungen und gelegentlich zu einer schweren Beeinträchtigung der Lebens- und Leistungsfähigkeit führen. Ihre röntgenologische Erfassung ist deshalb wichtig, weil von ihr die Möglichkeit der einzigen wirksamen Therapie, nämlich der

Resektion des oder der betroffenen Lungenabschnitte abhängt. Nur ausnahmsweise sind sie traumatischer Genese; CASTEX et al. beschrieben ein solches bei einer Frau, die neun Jahre vorher einen Lungendurchschuß erlitten hatte. Die meisten arteriovenösen Aneurysmen sind aber kongenitaler Natur; etwa in der Hälfte der Fälle sind sie Teilerscheinung oder auch ausschließliche Manifestation einer Teleangiectasia haemorrhagica hereditaria OSLER (GARLAND). Sie kommen daher familiär gehäuft, aber auch sporadisch vor. Sie sind nicht so selten, wie man früher annahm, und können auch multipel in beiden Lungen verstreut sein. Der Verfasser hat im Laufe der Jahre fünf Fälle beobachten können. Die Zahl der veröffentlichten Fälle ist nicht sehr groß, wächst aber in den letzten Jahren. Früher kamen oft Verwechslungen mit Infiltraten und Tumoren vor.

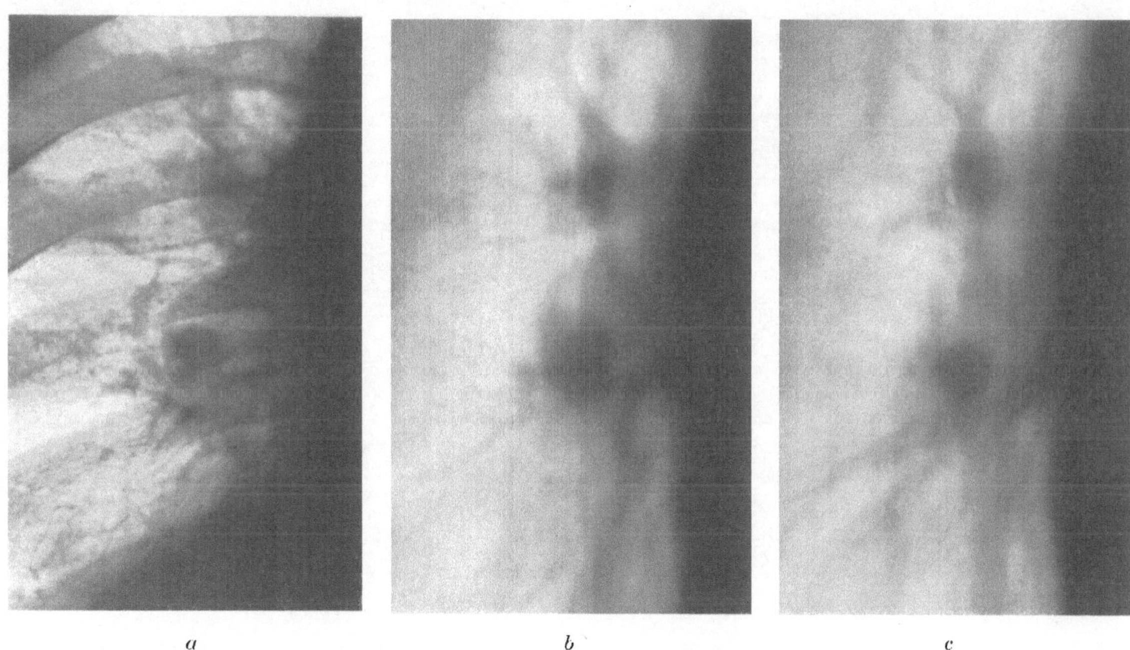

a *b* *c*

Abb. 294*a* bis *c*. Symptomloses hilusnahes arteriovenöses Aneurysma. 76jähriger Mann. Am rechten Hilus ist ein Konvolut großer abnorm verlaufender Gefäße, die auf den Schichtaufnahmen deutlich zutage treten

Anatomisch handelt es sich um zylindrisch oder buchtig erweiterte, geschlängelt oder auch mehr gestreckt verlaufende arteriovenöse Gefäßverbindungen, die sehr verschiedene Ausdehnung haben können. Manchmal scheint eine einzige derartig erweiterte Kurzschlußverbindung vorzuliegen, oft sind große Geflechte ektatischer Gefäße daran beteiligt. Wenn diese nahe der Lungenoberfläche gelegen sind, kann man manchmal ein systolisches oder systolisch-diastolisches Geräusch hören, das inspiratorisch anschwillt. Die arteriovenösen Kurzschlußverbindungen der Lunge sind im Gegensatz zu den analogen größeren Bildungen des Körperkreislaufs ohne Einfluß auf das Herz. Es ist daher verständlich, daß sie oft nur als Zufallsbefund anläßlich einer Röntgenuntersuchung der Thoraxorgane entdeckt werden. Wenn aber 20 bis 30 % des Blutes kurzgeschlossen sind, kann ein peripheres O_2-Defizit zur Hypoxämie, zur Zyanose und zu Trommelschlegelfingern führen (HEGGLIN). Die dünnwandigen Ektasien im venösen Gefäßanteil können durch Ruptur schwere Lungenblutungen zur Folge haben, die in 10% tödlich verlaufen (WILKINS, BARNES und STEDEM). Gelegentlich beobachtet man Embolien der Hirnarterien durch Thromben aus derartigen Gefäßgeflechten. Die seltenen Fisteln zwischen Bronchialarterien und Pulmonalvenen führen nie zur Zyanose, da das durch sie vermittelte Kurzschlußvolumen klein ist. Auch Hirnabszesse wurden beschrieben.

Das Röntgenbild des arteriovenösen Lungenaneurysmas (SMITH und HORTON, JONES und THOMPSON, RUNDLES, LINDGREN, WITHAKER, BAKER und TROUNCE, CRANE et al., DUISENBERG und ARISMANDI, ETTINGER et al., YATER et al., HEDVALL, BING et al., MÉTIANU und HEIM DE BALSAC, HEDINGER et al., SCHLUDERMANN, SLOAN und COOLEY, SCHLOTTER u. a.) läßt rundliche, polyzyklische und rankenförmige Schattengebilde erkennen, die hilusnahe oder peripher in der Lunge liegen (Abb. 294*a* bis *c*). Sie bevorzugen die Unter- und den Mittellappen und scheinen im linken Oberlappen häufiger vorzukommen als im rechten. Sie sind gelegentlich multipel. Die Schichtuntersuchung,

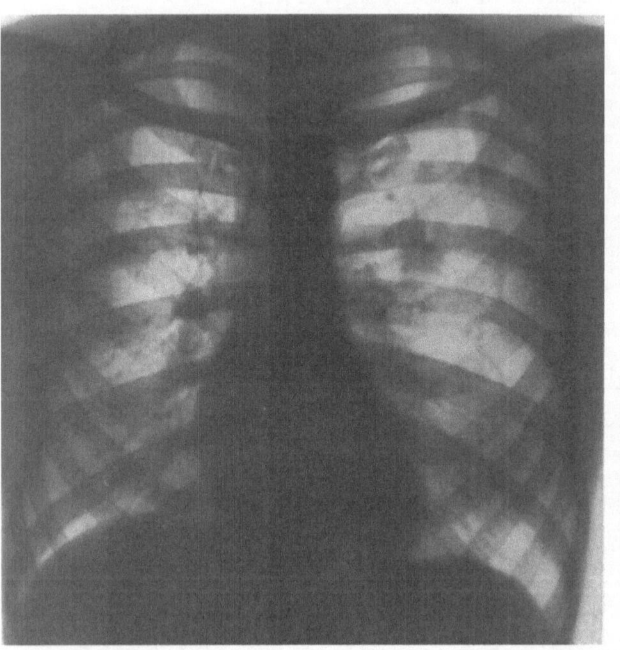

a

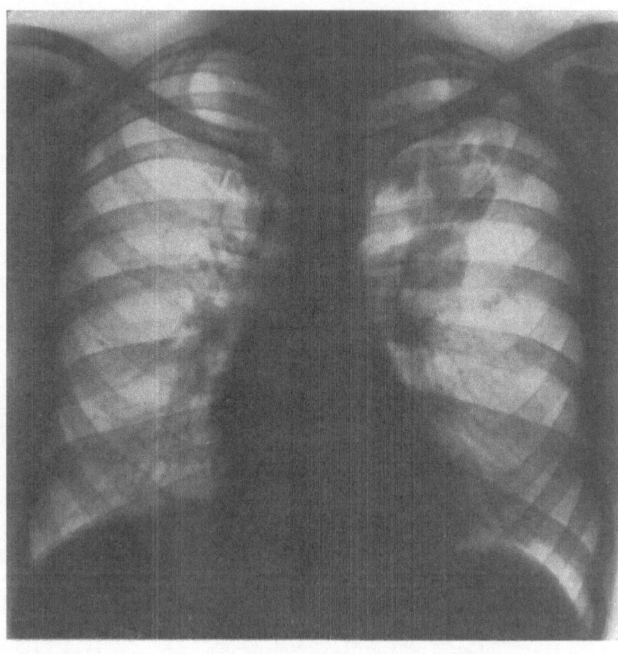

b

Abb. 295*a* und *b*. Variköse Phlebektasien. 44jährige Frau.
Im Laufe von zehn Jahren an Größe zunehmende, klinisch symptomlose Phlebektasien des linken Oberlappens (aus H. SCHLOTTER, Thoraxchirurgie *3*, 376, Stuttgart 1955/56).

a 12. Mai 1944: Hilusnahe plump-kolbige, scharf konturierte, verzweigte Verschattungen über dem oberen Pol des linken Hilus.

b 8. März 1954: Wesentliche Vergrößerung der Schattengebilde mit buchtigen varikösen Verzweigungen, die — wie Schichtaufnahmen lehrten — im Zusammenhang mit den Venen des linken Oberlappens standen. Letzterer ist im ganzen strukturarm und relativ voluminös. Die Bronchographie ergab eine relative Enge der Bronchien des linken Oberlappens

die als Methode der Wahl zur Sicherung der Diagnose zu betrachten ist, läßt die zu- und abführenden Gefäße erkennen, die oft sehr weit sind und geschlängelten oder mehr gestreckten Verlauf nehmen können. Angiogramme sind zur Diagnose meist nicht erforderlich, wenn sie auch die Gefäße besonders gut zur Darstellung bringen. Hämorrhagien, pneumonische Prozesse und Atelektasen können das Bild verschleiern, so daß die Diagnose unmöglich werden kann. Der Verfasser konnte bei einer Frau, die eine Hemiplegie durch Verschluß einer A. cerebi med. erlitten hatte, ein Konvolut weiter Gefäße im rechten Unterlappen feststellen, das durch ein peripheres O_2-Defizit als arteriovenöses Aneurysma gesichert werden konnte. Im weiteren Verlauf trat aus ungeklärter Ursache ein offenbar atelektatischer Kollaps des Unterlappens auf, in dem die erweiterten Gefäße nur noch undeutlich erkennbar waren.

Gelegentlich wurden in den weiten Gefäßen Wandverkalkungen beobachtet (JONES und THOMPSON, BAKER und TROUNCE). Relativ selten wurden systolisch-expansive

Pulsationen beobachtet. Die gelegentliche Feststellung, daß sich die pathologischen Schatten beim VALSALVA-Versuch verkleinern und beim Müller-Versuch vergrößern, sichert manchmal die vaskuläre Natur der Gebilde. Das Ausbleiben einer solchen Größenänderung spricht aber nicht gegen ein arteriovenöses Aneurysma.

Der Herzschatten ist im Gegensatz zu den erworbenen Kurzschlüssen des Körperkreislaufs, zum persistenten Ductus arteriosus und zur aortopulmonalen Fistel nicht oder nur wenig vergrößert. LINDGREN sah eine Vergrößerung des vorher normal großen Herzens nach erfolgreicher Exstirpation des Aneurysmas, was er mit der Erhöhung des Widerstandes im Lungenkreislauf nach Behebung des Kurzschlusses(?) in Zusammenhang brachte. Bei den seltenen Fisteln zwischen Bronchialarterien und Pulmonalvenen sind Rippenusuren beschrieben werden.

Die seltenen *Phlebektasien* oder Varizen der V. pulmonalis machen keine klinischen Symptome, solange es nicht zu Sickerblutungen oder Rupturen gekommen ist. Es handelt sich also meist um röntgenologische Zufallsbefunde, die gelegentlich als tuberkulöse Rundherde gedeutet wurden. Ihre Unterscheidung von arteriovenösen Aneurysmen ist oft nicht möglich, jedoch zeigen sie nie Eigenpulsationen und anscheinend nie Größen- und Formveränderungen beim VALSALVAschen und MÜLLERschen Versuch. Ebenso wie für das arteriovenöse Lungenaneurysma ist auch für die pulmonale Phlebektasie die Schichtuntersuchung von entscheidender diagnostischer Bedeutung. Die von MOUQUIN, JACCHIA, STECKEN, SCHLOTTER, HAGEN und HEINZ beschriebenen Fälle wiesen rundliche, polyzyklische oder buchtige, scharf konturierte Schattengebilde auf, die mit bogig und geschlängelt verlaufenden, auch buchtig begrenzten, verbreiterten Gefäßschatten in Verbindung standen. SCHLOTTER konnte im Verlaufe von sieben Jahren eine ansehnliche Größenzunahme der varikösen Bildungen beobachten (Abb. 295). Der Lungenvarix macht keinerlei klinische Erscheinungen, kann aber durch Ruptur zu tödlichen Blutungen führen. Es handelt sich also um einen trotz seiner Seltenheit praktisch wichtigen Röntgenbefund.

5. Pathologische Veränderungen des Lungenkreislaufs als Ursache und Folge abnormer Hämodynamik des Herzens

Jede Röntgenuntersuchung des Herzens, die dem Lungenkreislauf nicht genügende Beachtung schenkt, ist unvollkommen; denn Veränderungen der Lungenstrombahn sind für die Beurteilung des Herzens nie gleichgültig und oft von entscheidender Bedeutung. Sie können Ursache oder/und Folge der abnormen Hämodynamik des Herzens sein.

So können das substantielle Emphysem, die Destruktion großer Lungenabschnitte, Lungenfibrosen verschiedenster Ätiologie, die primäre Pulmonalsklerose sowie Lungenembolien durch Blutgerinnsel, Tumorthromben, Luft oder Fett eine chronische bzw. akute pulmonale Widerstandserhöhung durch anatomische bzw. funktionelle Einengung der Lungenstrombahn verursachen. Die daraus resultierende erhöhte Druckarbeit der rechten Kammer, die nicht selten mit erhöhter Volumleistung verbunden ist, erzeugt die bekannten Veränderungen des Cor pulmonale. Oft läßt in Fällen, in denen die Veränderungen der Lungenstrombahn gar nicht erwartet wurden, erst der Röntgenbefund des Herzens mit mehr oder weniger großer Wahrscheinlichkeit auf ihr Vorhandensein schließen.

Anderseits können das Versagen des linken Herzens bei arteriellem Hochdruck, die zunehmende endokarditische narbige Stenosierung des Mitralostiums, ein linksseitiger Vorhofthrombus oder eine linksseitige schwielige Perikarditis eine Lungenstauung zur Folge haben, während die vermehrte Blutzufuhr in die Lungenstrombahn bei Vorhofseptumdefekt, Lungenvenentransposition, EISENMENGERscher Anomalie oder persistentem Ductus arteriosus eine aktive Hyperämie der Lungenstrombahn erzeugen.

Sowohl die Lungenstauung als auch die aktive Hyperämie der Lunge können durch vermehrte Belastung der Gefäßwandungen zur sekundären Pulmonalsklerose führen, die sich in folgenschwerem Zirkel im Sinne weiter erhöhter Druckarbeit auswirkt.

Die genaue Beachtung des Lungenkreislaufs ist also ein integrierender Bestandteil jeder Röntgenuntersuchung des Herzens.

a) Die Lungen bei pulmonalem arteriellem Hochdruck

Die Befunde am Herzen als Folgen des primär erhöhten Widerstandes im Lungenkreislauf wurden schon im Zusammenhang mit dem akuten und chronischen Cor pulmonale ausführlich behandelt. Hier sollen nur die Lungenbefunde geschildert werden, soweit sie sich in dem eben angedeuteten Sinne auf die Verhältnisse der Lungenstrombahn beziehen.

Der *primär erhöhte Widerstand im Lungenkreislauf* führt zur Drucksteigerung in dessen arteriellem Schenkel. Diese erzeugt eine zunächst dynamische Ausweitung des Pulmonalisstamms, der beiden Pulmonalarterien und ihrer peripheren Verzweigungen, die im weiteren Verlauf eine anatomische Fixation erfährt. Diese Ausweitung bis in die Peripherie ist bei *primärer* Pulmonalsklerose die Regel. Im Röntgenbild finden sich dementsprechend eine buckelige Vorwölbung des Pulmonalisbogens, eine Vergrößerung der Hilusschatten und eine Verstärkung der großen peripheren Gefäßstrukturen. Der Grad dieser dynamischen Dilatation geht der Höhe der Drucksteigerung nicht streng parallel, da er vom Gefäßtonus und der konstitutionell und altersmäßig bedingten anatomischen Beschaffenheit der Gefäßwandungen mitbestimmt wird. Noch geringere Abhängigkeit von der Höhe der Drucksteigerung weist die anatomisch fixierte Dilatation der arteriellen Gefäße auf, da diese durch degenerative Wandveränderungen mitbeeinflußt wird.

Weder die dynamische noch die anatomisch fixierte Ausweitung der Pulmonalarterien muß alle Teile der arteriellen Lungenstrombahn in ganzer Ausdehnung betreffen. Gerade beim substantiellen Emphysem ist es sehr häufig, daß die Ausweitung nur den Pulmonalisstamm sowie die Pulmonalisäste der Lungenwurzeln und der perihilären Lungenabschnitte betrifft, während die peripheren arteriellen Gefäßverzweigungen ausgesprochen eng sind (Abb. 292). Röntgenologisch findet sich dann zwar eine mehr oder weniger starke Ausfüllung der Herzbucht durch Vorwölbung des Pulmonalisbogens, eine Vergrößerung der Hilusschatten sowie der Längs- und Querschnitte der perihilären arteriellen Gefäßstrukturen; die peripheren Teile der Lungen aber sind demgegenüber abnorm strukturarm und lassen nur spärliche zarte Gefäßschatten erkennen. Dabei kann die Kaliberabnahme der arteriellen Gefäße entweder ganz unvermittelt sein, so daß der untere Hiluspol wie gekappt (FLEISCHNER) aussieht, oder sie kann ganz allmählich erfolgen (BOLT). Die periphere Gefäßenge bei weiter Pulmonalis und weiten Arterien der Lungenwurzeln zeigt immer einen pulmonalen Hochdruck an. Sie kann zwar oft auf das Vorhandensein einer sekundären Pulmonalsklerose hindeuten, jedoch ist sie nicht als direktes Zeichen der Pulmonalsklerose aufzufassen. Denn erstens führt letztere nie zu einer Verkleinerung des gesamten Querschnitts der Gefäße, sondern nur zu einer Einengung des Gefäßlumens, die röntgenologisch nicht erkennbar ist; und zweitens betrifft sie die kleinen Arterien und Arteriolen, die der röntgenologischen Abgrenzbarkeit nicht zugänglich sind, während sich die beschriebene periphere Gefäßenge bis auf die Arterien von der Größenordnung der Segment- und Subsegmentarterien erstreckt. Die Genese dieser Gefäßenge ist bis heute nicht völlig geklärt. Man muß übrigens mit ihrer röntgenologischen Annahme vorsichtig sein, da beim substantiellen Emphysem auch auf technisch einwandfreien Thoraxübersichtsaufnahmen die Gefäße durch die große Helligkeit der parenchymarmen Lunge weggeleuchtet werden können. Verläßliche Auskunft über das wirkliche Gefäßkaliber erhält man nur durch das Schichtverfahren, wenn man von der selektiven Angiographie der Lunge absieht. Bei kritischer Beurteilung der Röntgenbefunde ergibt sich, daß die am stärksten emphysematösen Lungenabschnitte die engsten Gefäße enthalten. Es ist möglich, daß sich das Gefäßkaliber an die Parenchymarmut der Lunge adaptiert; es ist jedoch auch nicht ausgeschlossen, daß es sich um die Folge einer Engstellung bei mangelhafter O_2-Versorgung dieser Lungenabschnitte handeln könnte, wie sie EULER und LILJESTRAND — allerdings für die kleinsten Arterien und Arteriolen — nachweisen konnten.

An den großen Hilusschatten und an den perihilären arteriellen Gefäßstrukturen kann man beim primären pulmonalen Hochdruck des Emphysematikers oft systolisch-expansive Pulsationen beobachten, die auf eine Dehnung der Pulmonalis durch den hohen systolischen Druckanstieg zu beziehen sind (ZDANSKY, HEALEY et al.), jedoch kann auch ein vergrößertes Schlagvolumen als Folge der Hypoxämie zu diesen Pulsationen beitragen (THURNHER und WEISSEL).

Entzündliche Anschoppungen der Lunge sind besonders bei asthmoidem Emphysem häufig. Sie sind gefürchtete Komplikationen, da sie mit einer akuten, oft paroxysmalen Widerstandserhöhung in der Lungenstrombahn verbunden sein können, der das hypoxisch und toxisch geschädigte rechte Herz oft nicht mehr gewachsen ist. Oft beobachtet man daher im Anschluß an solche entzündliche Lungenprozesse akute Dilatationen des jahrelang normal großen oder sogar ausgesprochen kleinen Herzens, die vor allem das rechte Herz betreffen. Diese Dilatation ist als *akutes Cor pulmonale* aufzufassen (Abb. 135). Die herdförmigen distinkten oder zu größeren wolkigen Arealen konfluierenden Verdichtungen scheinen oft in keinem Verhältnis zu dem entzündlichen Prozeß zu stehen. Das weist auf die wesentliche Beteiligung einer Transsudation an diesen Anschoppungen hin. Es ist anzunehmen, daß der hohe Druck im arteriellem Schenkel der Lungenstrombahn zusammen mit einer Permeabilitätsschädigung zum Austritt von unverhältnismäßig reichlicher Flüssigkeit ins Lungenparenchym führen. Solche Anschoppungen können sich mit der Besserung der Herzfunktion in kurzer Zeit zurückbilden.

Ohne die Zeichen eines entzündlichen pulmonalen Prozesses kann es beim pulmonalen Hochdruck eines Emphysematikers oder einer primären Pulmonalsklerose zu Anschoppungen der Lunge kommen, die als *Lungenödem* aufzufassen sind. Diese Anschoppungen finden sich oft im Gefolge einer paroxysmalen Widerstandserhöhung im Lungenkreislauf oder eines akut vermehrten Blutzuflusses in den Lungenkreislauf. Beides kann etwa im Asthma-bronchiale-Anfall oder im Gefolge einer körperlichen Anstrengung oder eines Stress eintreten. Im Röntgenbild findet man meistens weiche wolkige Verdichtungsherde verschiedener Größe, die zu großen Schattenarealen konfluieren können und in beiden Lungen ziemlich gleichmäßig verteilt zu sein pflegen. Die manchmal ungleichmäßige Verteilung des Lungenödems dürfte die Folge von präexistenten Indurationsfeldern sein, die bekanntlich die Ansammlung umschriebener Transsudatmassen in der Lunge begünstigen (ZDANSKY). Man kann daher auch nach Rückgang des Lungenödems sehen, daß gerade dort, wo umschriebene Anschoppungen vorhanden gewesen waren, Areale streifiger Verdichtungen zutage treten, die schon vorher vorhanden waren. Man kann daraus entnehmen, daß pulmonale und pleurale Narben und Schwielen den Lungenkreislauf regionär ungleichmäßig gestalten.

b) Die kardial gestaute Lunge

Die kardiale Lungenstauung ist auf einen Druckanstieg im venösen Schenkel der Lungenstrombahn zurückzuführen. Dieser Druckanstieg kann sich als relativ akutes Ereignis beim Versagen der linken Kammer eines Hochdruckherzens oder eines Aortenklappenfehlers einstellen und ist dann ein Zeichen für eine Dekompensation des linken Herzens. Er kann sich aber auch allmählich entwickeln, wie z. B. bei Mitralklappenfehlern; in diesen Fällen muß keineswegs eine Dekompensation des linken Herzens vorliegen, da der Druckanstieg im venösen Schenkel der Lungenstrombahn und im linken Vorhof bei normal leistungsfähiger linker Kammer als Folge der Stenosierung des Mitralostiums oder als Folge des kammersystolisch rückströmenden Pendelblutes bei Mitralklappeninsuffizienz zustande kommen kann. Nicht jede kardiale Lungenstauung bedeutet also eine Dekompensation des linken Herzens.

Jede Drucksteigerung im venösen Schenkel der Lungenstrombahn zieht einen Druckanstieg im arteriellen Schenkel nach sich, wodurch ja erst das für den Kreislauf erforderliche Druckgefälle aufrechterhalten wird.

Röntgenologisch kommen diese hämodynamischen Verhältnisse der kardialen Lungenstauung in einer Vergrößerung der Hilusschatten und einer Verbreiterung der zentralen venösen und arteriellen Gefäßstrukturen bei normal hellen Lungenfeldern zum Ausdruck. Die Ausweitung der Venen — die übrigens auf den Thoraxübersichtsaufnahmen dem Nachweis entgehen kann — ist also die dynamische Folge der Behinderung des Blutabflusses aus der Lunge in das linke Herz; die meist sofort in die Augen springende Ausweitung der Arterien ist dagegen als dynamische Folge der regulativ erhöhten Druckleistung der rechten Kammer aufzufassen. Der Grad dieser zunächst dynamisch bedingten und später anatomisch fixierten Dilatation der Venen und Arterien des Lungenkreislaufes wird bestimmt

1. durch die Höhe des diastolischen Drucks im linken Vorhof,
2. durch den Druck, den die rechte Kammer aufbringt, und
3. durch die Blutmenge, welche das rechte Herz in den Lungenkreislauf befördert.

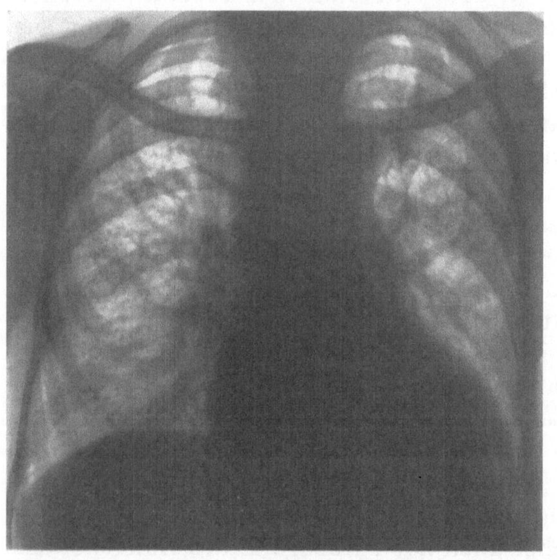

Abb. 296. Lungenstauung bei dekompensiertem Hochdruck.
Die Hilusschatten sind beträchtlich vergrößert und verwaschen strukturiert. Die Lungengefäßzeichnung ist verstärkt und unscharf begrenzt. Die Lungenfelder sind im ganzen trübe

In diesem Zusammenhang soll daran erinnert werden, daß vermehrte Lungendurchblutung ohne Drucksteigerung genügt, um eine Erweiterung der arteriellen und venösen Gefäße der Lungenstrombahn zu erzeugen. Die dadurch bedingte Vergrößerung der Hilusschatten und peripheren Gefäßstrukturen der Lungen wird beim Links-Rechts-Kurzschluß eines Vorhof- oder Kammerseptumdefekts, eines persistenten Ductus arteriosus oder abnormer Lungenveneneinmündungen, ferner bei der Plethora einer Polycythaemia vera mit großer Regelmäßigkeit beobachtet.

Durch eine sich sekundär entwickelnde Pulmonalsklerose kann der Widerstand in der Lungenstrombahn beträchtliche Höhe erreichen, wodurch die rechte Kammer zunehmend belastet, die linke Kammer hingegen entlastet wird. *Die Pulmonalsklerose ist als solche röntgenologisch nicht faßbar,* jedoch muß man bei stark hervortretender Hypertrophie der rechten Kammer und starker Dilatation der Pulmonalis und ihrer Äste mit ihrem Vorhandensein rechnen. Sie ändert jedoch nichts an der normalen Grundhelligkeit der Lungenfelder.

Erst wenn es zu Transsudation in das Lungenparenchym und zu den grobmorphologischen Veränderungen einer Stauungsinduration der Lunge kommt, treten Strukturen auf, die das Bild ändern.

Im allgemeinen tritt die transsudative Durchfeuchtung der Lunge bei dem mehr oder weniger akuten Versagen der linken Kammer eines Hochdruckherzens häufiger auf als bei der chronischen Entwicklung eines Abflußhindernisses durch Mitralklappenfehler oder linksseitiger schwieliger Perikarditis.

Oft äußert sich die vermehrte Durchfeuchtung des Lungenparenchyms im Röntgenbild zunächst nur durch eine verwaschene Struktur der vergrößerten Hilusschatten und durch eine unscharfe Konturierung und Verbreiterung der Lungenstrukturen (Abb. 296). Dieses Bild kommt dadurch zustande, daß das Transsudat nicht gleichmäßig in den Lungen verteilt ist, sondern sich zunächst in den größeren Interstitien und in den unmittelbar angrenzenden Alveolargebieten ansammelt. Anatomische Untersuchungen durch Zdansky haben gezeigt, daß das perivaskuläre und peribronchiale Bindegewebe ödematös durchtränkt ist, daß seine reichlich entwickelten Lymphspalten zu breiten transsudaterfüllten Räumen ausgeweitet und die angrenzenden Alveolarbezirke mit Transsudat ererfüllt sind. Aus den Hilusschatten wölben sich manchmal die buckeligen Schatten vergrößerter Drüsen vor. Diese Drüsenschwellung kommt — wie ZDANSKY zeigen konnte — durch pralle Füllung der Lymphsinus mit Transsudat zustande. In den Lungenbasen, besonders über den Phrenikokostalwinkeln, sind quer und zueinander parallel verlaufende zarte Schattenlinien (Abb. 297) vorhanden (KERLEY), die auf die ödematöse Durchtränkung des interstitiellen Bindegewebes hinweisen. Mit zunehmender Transsudation in das Lungengewebe kommt es meist zuerst zu wolkigen Verschattungen in den Lungenbasen, die zu großen Arealen konfluieren können und *Hypostasen* entsprechen. Sie sind bildmäßig nicht von pneumonischen Anschoppungen zu unterscheiden; hier hat die Klinik das letzte Wort.

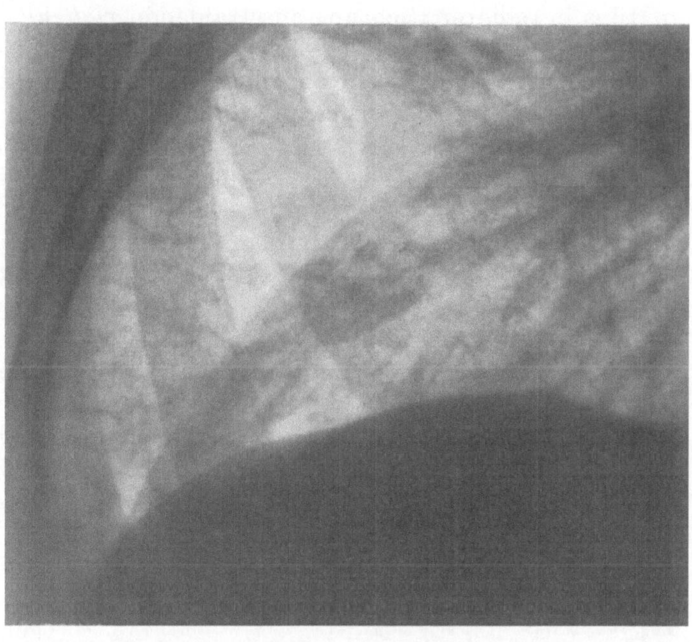

Abb. 297. Chronische Lungenstauung (Ausschnitt aus der rechten Lungenbasis in natürlicher Größe).

Über dem Phrenikokostalwinkel ist ein Netzwerk von vorwiegend quer verlaufenden zarten Schattenzügen vorhanden (KERLEY's lines), die durch ödematöse Durchtränkung des interstitiellen Gewebes zustande kommen

In diesem Stadium der Lungenstauung treten weiche-wolkige Verschattungen oft auch in den übrigen Teilen der Lunge auf, wie sie schon beim pulmonalen Hochdruck erwähnt wurden. Sie entsprechen meist *umschriebenen Transsudatansammlungen* im Bereiche präexistenter indurativer Verdichtungen und Narbenfelder und unterhalb von Pleuraschwarten, also im Bereiche von präexistenten Veränderungen, welche die Atmungsexkursionen des Lungenparenchyms hemmen und möglicherweise auch die Lymphzirkulation behindern (ZDANSKY).

Bei fieberhaften katarrhalischen Erkrankungen beobachtet man oft unverhältnismäßig ausgedehnte, oft zu größeren Arealen konfluierende, flüchtige Anschoppungen als Ausdruck der erhöhten Exsudationsbereitschaft (Abb. 298).

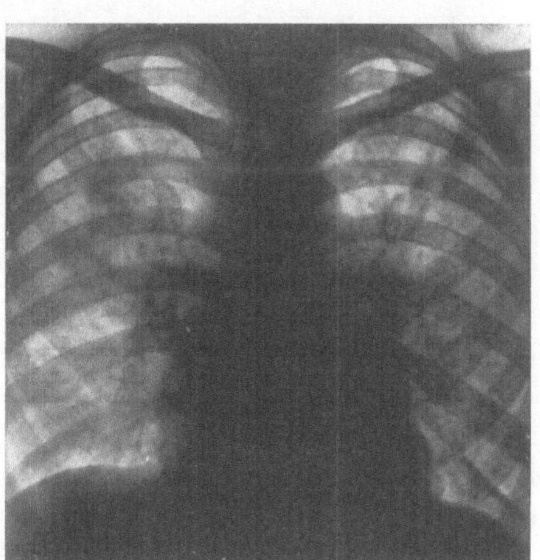

Abb. 298. Flüchtige wolkige Verschattungen in beiden Lungen während einer fieberhaften katarrhalischen Erkrankung bei dekompensiertem Mitralklappenfehler. Schwund innerhalb weniger Tage

Andere umschriebene Verdichtungsherde entsprechen *Infarkten*, über die S. 364f. zu sprechen sein wird.

Das Bild der chronischen Lungenstauung wird meist durch *pleurale Ergüsse* vervollständigt. Der ein- oder beiderseitige pleurale Erguß kann sehr klein sein und den/die Phrenikokostalwinkel eben ausfüllen. Er erstreckt sich meist auch in die Interlobärspalten, oft nur in Form einer dünnen kapillaren Flüssigkeitsschicht. Eine leicht verdickte Interlobärlinie zwischen dem rechten Ober- und Mittellappen gehört daher zum Bild der Lungenstauung. Oft kann das pleurale Stauungstranssudat sehr groß werden und die Pleurahöhle mehr oder weniger ausfüllen. In den oberhalb des pleuralen Ergußschattens zum Vorschein kommenden Teilen der Lunge sind oft querverlaufende oder vom Hilus in radiärer Richtung ausstrahlende *plattenförmige Atelektasen* vorhanden. Die für größere interlobäre Flüssigkeitsansammlungen typischen spindeligen Verschattungen sind sehr häufig. Nicht selten sind auch mantelförmige, vom Zwerchfell kranialwärts ziehende Verschattungen, die sich gegen die Lunge scharf absetzen und zum Unterschied von lamillären Ergüssen bei tiefer Respiration keine Verschieblichkeit und keine Änderung ihres Durchmessers aufweisen; oft sind sie mit einer Einschränkung der respiratorischen Exkursionen des Zwerchfells verbunden. Sie sind durch eine ödematöse Durchtränkung lockerer flächenhafter pleuraler Adhäsionen bedingt, die als sulzige Schicht zwischen Lunge und Brustwand eingelagert sind (ZDANSKY).

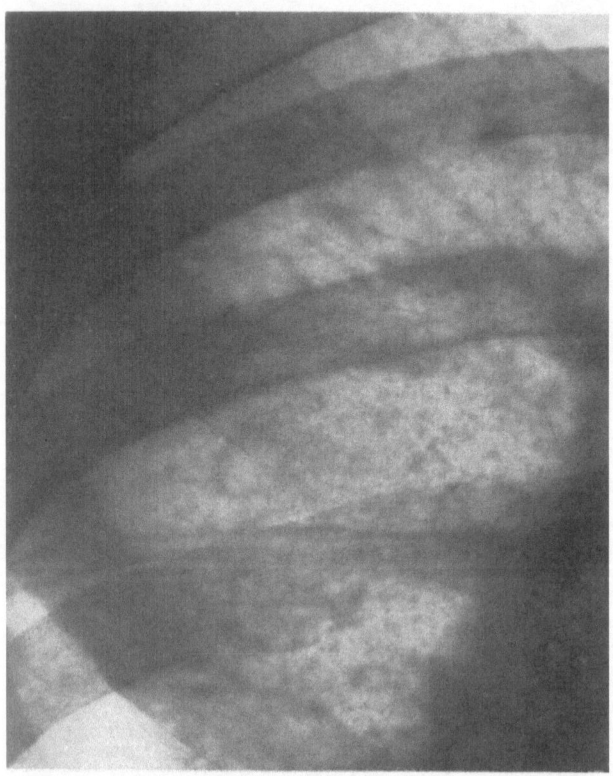

Abb. 299. Stauungsinduration der Lunge (Ausschnitt aus der Mitte der rechten Lunge in natürlicher Größe). Die Lunge ist abnorm strukturreich und von kleinfleckigen Verdichtungen und verstärkten Gefäßstrukturen durchsetzt

Es ist eine alte klinische Erfahrung, daß das Stauungstranssudat aus Gründen, die bis heute nicht ganz geklärt sind, die rechte Pleurahöhle bevorzugt. Es ist dies so regelmäßig, daß man bei einem alleinigen linksseitigen Erguß an zwei Ursachen für dieses Abweichen von der Norm denken muß: 1. daß es sich nicht um ein Transsudat, sondern um ein Exsudat handeln könnte, das sich als Folge einer linksseitigen hypostatischen Pneumonie, eines Lungeninfarkts oder einer Pericarditis epistenocardica entwickelt haben könnte, und 2. daß flächenhafte Adhäsionen, die sich dem direkten röntgenologischen Nachweis oft entziehen, die Transsudatansammlung in der rechten Pleurahöhle verhindert haben könnten.

Bei der chronischen Lungenstauung von Mitralklappenfehlern oder linksseitiger schwieliger Perikarditiden entwickelt sich allmählich eine *Stauungsinduration*, die durch eine Verdickung des interstitiellen Bindegewebes der Lunge und durch Ausbildung kleinster, kleiner und auch größerer Indurationsherde gekennzeichnet ist (Abb. 299). Die kleinen Herde sind die Folgen von rezidivierenden Mikrohämorrhagien. Sie stellen Narben dar, in denen das Lungengewebe untergegangen und Hämosiderin abgelagert ist; die angrenzenden Alveolen sind von Herzfehlerzellen ausgefüllt (sogenannte Herzfehlerzellnester). Die größeren Herde sind oft Residuen von Infarkten oder Atelektasen.

Die kleinen Herde können beide Lungen so dicht durchsetzen, daß das Bild eines kleingetüpfelten Lungenfeldes resultieren kann (WIERIG, FAHR und ROSENHAGEN), das sich jedoch von der Miliartuberkulose dadurch unterscheidet, daß das Herz vergrößert und pathologisch konfiguriert ist und daß die Herde meist weniger zahlreich sind als bei der Miliartuberkulose und die mittleren und basalen Teile der Lungen bevorzugen (Abb. 300). Die herdförmigen Verdichtungen sind oft in ein streifiges Netzwerk eingestreut, das in den Lungenbasen besonders hervorzutreten pflegt; hier überwiegen querverlaufende parallel angeordnete Schattenzüge, die den von Hämosiderin durchsetzten oder auch ödematös durchtränkten Interstitien entsprechen (KERLEY, FLEISCHNER und REINER). Die Lungenfelder können dabei völlig normale Grundhelligkeit zeigen (SYLLA), da solche Lungen völlig trocken sein können und sich das spärliche Transsudat auf die Interstitien und die unmittelbar angrenzenden Parenchymmäntel beschränkt.

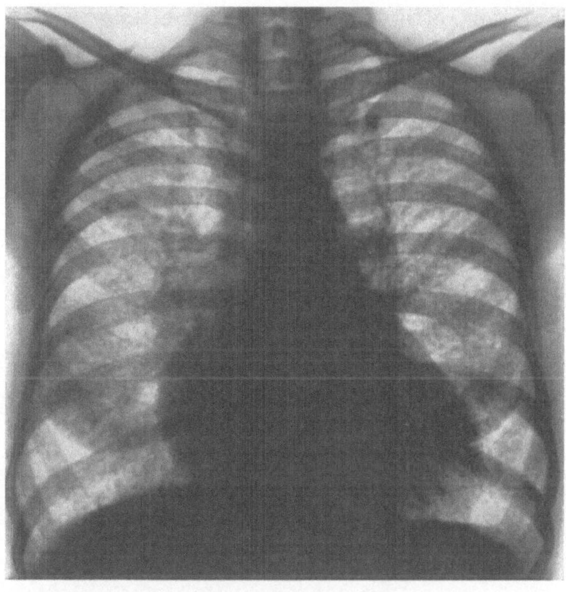

Abb. 300. Chronische kardiale Lungenstauung unter dem Bilde der kleingetüpfelten Lungenfelder bei einem Mitral-Aortenklappenfehler

Gelegentlich finden sich in chronisch gestauten Lungen, besonders bei Mitralklappenfehlern, verstreute kalkdichte, stecknadelkopf- bis erbsengroße Schatten, die rundlich, verästelt oder rosettenförmig sind und manchmal in großer Zahl die basalen Teile der Lungen bevorzugen. Es handelt sich um teils kugelige, teils höckerige, teils verästelte, sogenannte *tuberöse Knochenherde* von lamellärem Bau (Abb. 301), die in den Alveolen und Interstitien der Lunge gelegen sind und keine gesetzmäßige Beziehung zu den Gefäßen und Bronchien haben (GANDER). Derartige Fälle wurden von SALINGER, DIEHL und KUHLMANN, POHL und JANKER, ZDANSKY, GROSS u. a. beschrieben. Der ätiologische Zusammenhang dieser pulmonalen Knochenherde mit der kardialen Stauung ist in höchstem Grade wahrscheinlich (SALINGER, POHL, GROSS). Der Verfasser sah derartige Knochenherde bei einigen Mitralklappenfehlern mit chronischer Lungenstauung sowie bei einer kongenitalen Anomalie vom Typus einer sogenannten linksseitigen EBSTEINschen Anomalie, bei der die linke Kammer durch Versetzung der Bikusspidalklappen gegen die Herzspitze abnorm klein gebildet war und zu einer Rückstauung in den beträchtlich vergrößerten linken Vorhof und in die Lungen geführt hatte. GROSS konnte im Laufe mehrerer Jahre eine allmähliche Größenzunahme tuberöser Knochenherde in den Lungen beobachten.

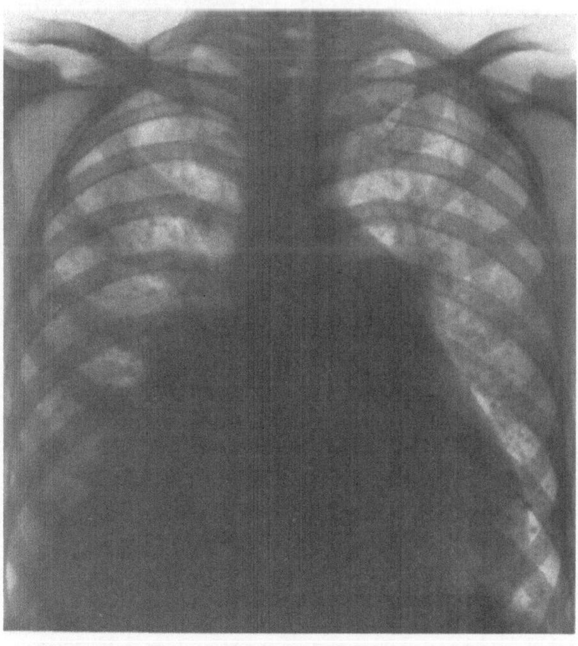

Abb. 301. Tuberöse Knochenbildungen bei chronischer Lungenstauung. (Autopsie.)
Die kalkdichten, zackig konturierten und verästelten Schatten sind besonders in der linken Lungenbasis gut erkennbar

Die chronische kardiale Lungenstauung führt zu Abnützungserscheinungen und reaktiven Veränderungen an den kleinen arteriellen Gefäßen und an den Arteriolen im Sinne einer *sekundären Pulmonalsklerose*. Diese ist röntgenologisch direkt nicht faßbar, wie oben auseinandergesetzt wurde. Da jedoch die Pulmonalsklerose durch Einengung der Lungenstrombahn zu einer Widerstandserhöhung in der Lungenstrombahn führt, kommt es zur zunehmenden dynamischen Erweiterung des Pulmonalisstamms und der großen arteriellen Äste, die im weiteren Verlauf eine anatomische Fixation erfährt. Aus einer starken Erweiterung der Pulmonalis und ihrer großen Äste darf man bei chronischer Lungenstauung mit Wahrscheinlichkeit auf eine Pulmonalsklerose schließen.

Auf dem Boden einer kardialen Lungenstauung kann sich ein akutes Lungenödem entwickeln.

c) Das Lungenödem

Oft kommt es zum Lungenödem auf der Basis einer kardialen Lungenstauung, wobei zentral-nervöse Faktoren pathogenetisch beteiligt sein können. Es kann aber auch ohne

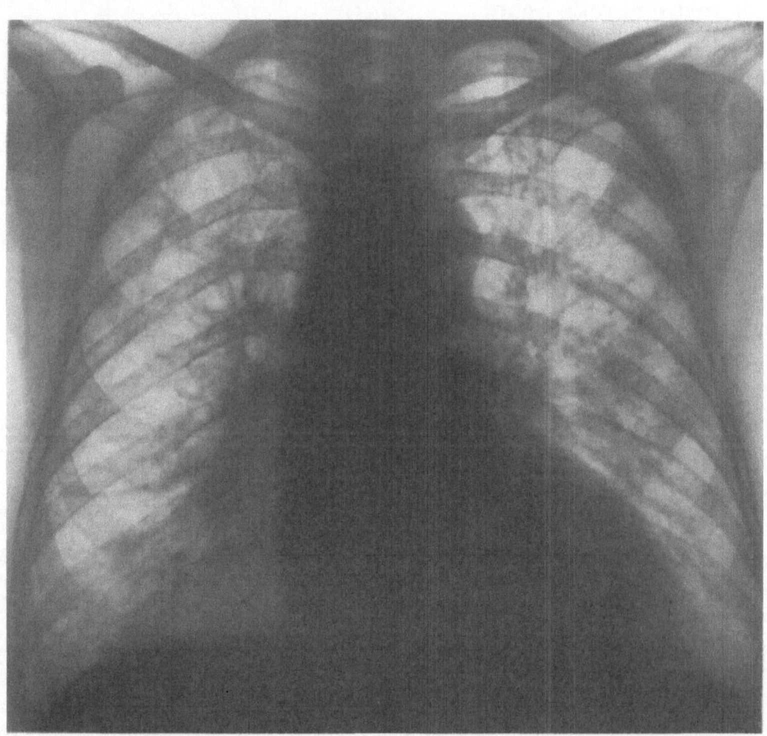

Abb. 302. Renales, hauptsächlich interstitiell entwickeltes Lungenödem bei chronischer Glomerulonephritis. 50jähriger Mann

vorausgehende Lungenstauung im Asthma-cardiale-Anfall, bei renaler Insuffizienz, nach schweren Traumen, nach Inhalation nitroser Gase, bei Ertrinkenden usw. auftreten. Es kann sich ganz überraschend und paroxysmal, aber auch langsam und klinisch unvermerkt entwickeln, so daß es nur auf röntgenologischem Wege faßbar ist; das gilt vor allem für das renale Lungenödem.

Das Röntgenbild läßt zwei Formen des Lungenödems unterscheiden; das *interstitielle* und das *parenchymatöse Lungenödem*. Ersteres entspricht der ödematösen Durchtränkung des Lungeninterstitiums, dessen reiches Lymphgefäßnetz mit zellarmer Flüssigkeit gefüllt und stark ausgeweitet ist (ZDANSKY). Letzteres besteht in einer mehr oder weniger herdförmig konfluierenden oder diffusen Anschoppung des Lungenparenchyms mit Ödemflüssigkeit. Die beiden Formen können gemischt sein oder zeitlich einander folgen. Das interstitielle Lungenödem kann der erste Beginn oder der letzte Rest einer ödematösen Anschoppung der Lunge sein (ZDANSKY).

Am reinsten entwickelt findet sich das *interstitielle Lungenödem* sehr oft als schleichender Beginn eines Lungenödems bei renaler Insuffizienz. Es ist durch ein Netzwerk streifenförmiger Schattenzüge charakterisiert, das sich von den Hili in die Lungen erstreckt, die zentralen Teile bevorzugt und sich oft auf diese beschränkt. So können schmetterlingsflügelförmige strängige Verschattungen entstehen, die sich peripherwärts allmählich in immer dünner werdende streifige Züge auflösen (Abb. 302). In den Lungenbasen, besonders über den Phrenikokostalwinkeln, finden sich oft zarte, scharf konturierte, quer verlaufende Schattenzüge (KERLEY), deren relative Schattendichte und scharfe Begrenzung darauf beruht, daß sie durch orthoröntgenograd getroffene, ödematös durchtränkte interlobuläre Septen gebildet werden. Die Lungen können dabei völlig normale Grundhelligkeit, also normalen Luftgehalt zeigen. Auch das Herz kann normale Größe zeigen. Durch die perihiläre Anordnung der streifigen Verdichtungen, ihre relative Schattendichte bei geringerem Kaliber und durch ihre feinen Ausläufer in die Lungenperipherie bei normaler Grundhelligkeit der Lungen, durch das Fehlen verstärkter Gefäßstrukturen in den peripheren Lungenabschnitten und einer Vergrößerung des Herzschattens unterscheidet sich das Bild von dem der kardialen Lungenstauung. Es handelt sich eben um eine Wasserretention im Lungeninterstitium. Diese ist allerdings nicht auf dieses beschränkt, sondern betrifft auch die serösen Höhlen und die großen parenchymatösen Organe des Bauchraums. Das lassen der kaum je fehlende kleine Hydrothorax und der Zwerchfellhochstand bei renaler Insuffizienz erkennen. Natürlich kann auch eine Vergrößerung des Herzens durch ein Hydroperikard vorgetäuscht werden.

Es ist begreiflich, daß das interstitielle Lungenödem perkussorisch und auskultatorisch keine Erscheinungen zu machen pflegt, wenn man von dem von STÄHELIN beschriebenen lauten und unreinen Atemgeräusch absieht, das wenig charakteristisch ist. Das interstitielle Lungenödem ist nur röntgenologisch faßbar. Wir halten es für wahrscheinlich, daß die sogenannte große Atmung des Urämischen nicht nur zentral ausgelöst wird, sondern teils mit einer Permeabilitätsstörung durch ödematöse Durchtränkung des Lungeninterstitiums, teils mit einer Ventilationsstörung durch ödematöse Verschwellung der Bronchialschleimhaut zusammenhängt. Der röntgenologischen Erfassung des interstitiellen Lungenödems kommt als einem Vorstadium des parenchymatösen große Bedeutung zu.

Das *parenchymatöse Lungenödem* ist durch den Austritt reichlicher Ödemflüssigkeit in das Lungenparenchym gekennzeichnet. Es kann sich schleichend und unvermerkt aus einem interstitiellen Lungenödem, aber auch subakut oder plötzlich und foudroyant, oft auf dem Boden einer kardialen Lungenstauung entwickeln.

Das renale parenchymatöse Lungenödem ist nicht selten Gegenstand röntgenologischer Untersuchung. Zumeist geht ihm ein Stadium von interstitiell entwickeltem Lungenödem voraus, wie es oben beschrieben wurde. Da dieses jedoch klinisch meist nicht vermutet wird, kann der Eindruck entstehen, daß das parenchymatöse renale Lungenödem unvermittelt auftritt.

Das Bild des parenchymatösen Lungenödems ist durch inhomogen wolkige Verschattungen gekennzeichnet, die sich wie die strangförmigen Verdichtungen des interstitiellen Lungenödems schmetterlingsflügelartig von den Hili in die Lungenperipherie erstrecken (ZDANSKY), wobei die mittleren und basalen Teile der Lunge bevorzugt werden (Abb. 303*a*, 304). Warum die zentralen Teile beider Lungen von der ödematösen Anschoppung bevorzugt werden, ist nicht völlig aufgeklärt. Die peripheren und kranialen Teile beider Lungen können oft noch normal hell bleiben und normale Lungenstrukturen erkennen lassen, was für die Abgrenzung gegenüber dem auf dem Boden einer Lungenstauung entstandenen Lungenödem diagnostisch bedeutungsvoll ist. Beim weiteren Fortschreiten der ödematösen Anschoppung können schließlich beide Lungen eine intensive inhomogene Verschattung erfahren.

Die weichen wolkigen Verschattungen können sich mit der Resorption der ödematösen

Anschoppung oft in kürzester Zeit zurückbilden (Abb. 303*a* bis *c*), wobei die netz- und strangförmigen Verdichtungen des interstitiellen Lungenödems wieder zum Vorschein

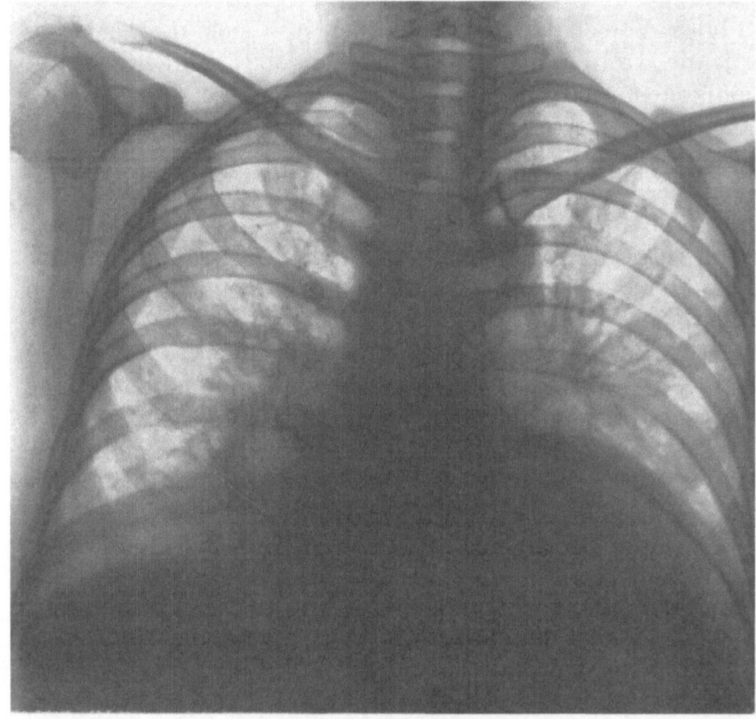

Abb. 303*a* bis *c*. Zentrales, vorwiegend parenchymatöses Lungenödem bei akuter Glomerulonephritis. 31jähriger Mann.
a Auf der Höhe der Erkrankung mit hohem Reststickstoff. Man beachte das Fehlen von verstärkten Gefäßstrukturen in der Lungenperipherie, also das Fehlen von Lungenstauung. Der Herzschatten ist nach links und rechts verbreitert und zeigte nur kleine Pulsationen. Beide Phrenikokostalwinkel waren durch kleine Ergüsse ausgefüllt

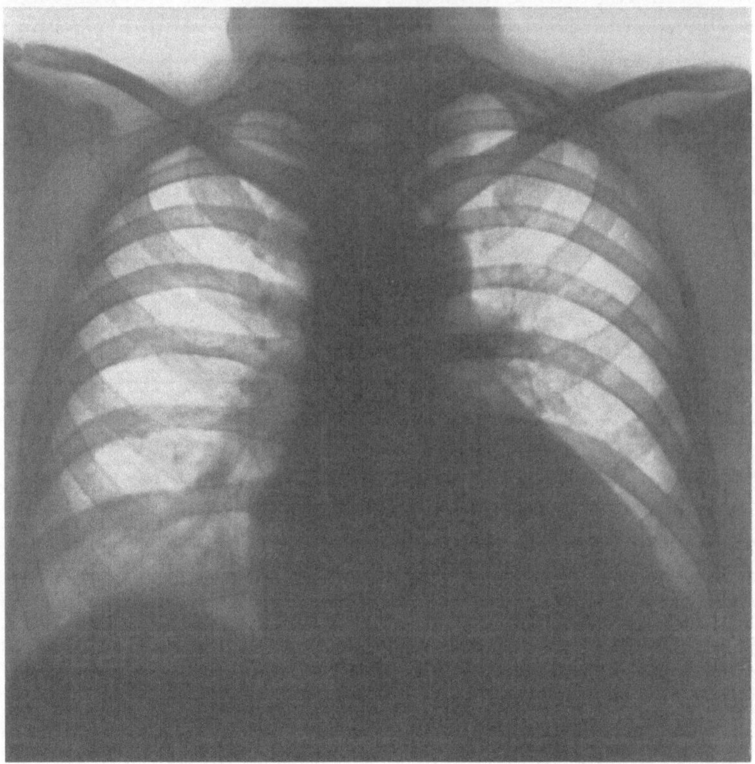

b Drei Tage später. Völliger Schwund des Lungenödems. Beide Hili sind fast normal groß, normal strukturiert. Der Herzschatten ist durch Resorption eines Hydroperikards wesentlich kleiner geworden

kommen und die Resorption der parenchymatösen Anschoppung noch längere Zeit überdauern können.

Das perakut einsetzende und oft tödlich endigende Lungenödem nach Herzinfarkt, nach Lungenembolie, im Schock nach schweren körperlichen Traumen und bei infektiös-toxischer Schädigung des Herzens ist kaum je Gegenstand röntgenologischer Beobachtung. Um so häufiger wird das akut oder subakut auftretende Lungenödem auf der Basis einer hämodynamischen Überlastung des Lungenkreislaufs beobachtet. Wenn es sich bei einem Mitral- oder Aortenklappenfehler oder bei einem dekompensierten arteriellen Hochdruck entwickelt, bestehen neben den Zeichen reichlicher Transsudation in das Lungenparenchym auch die der Stauung oder Stauungsinduration der Lunge und

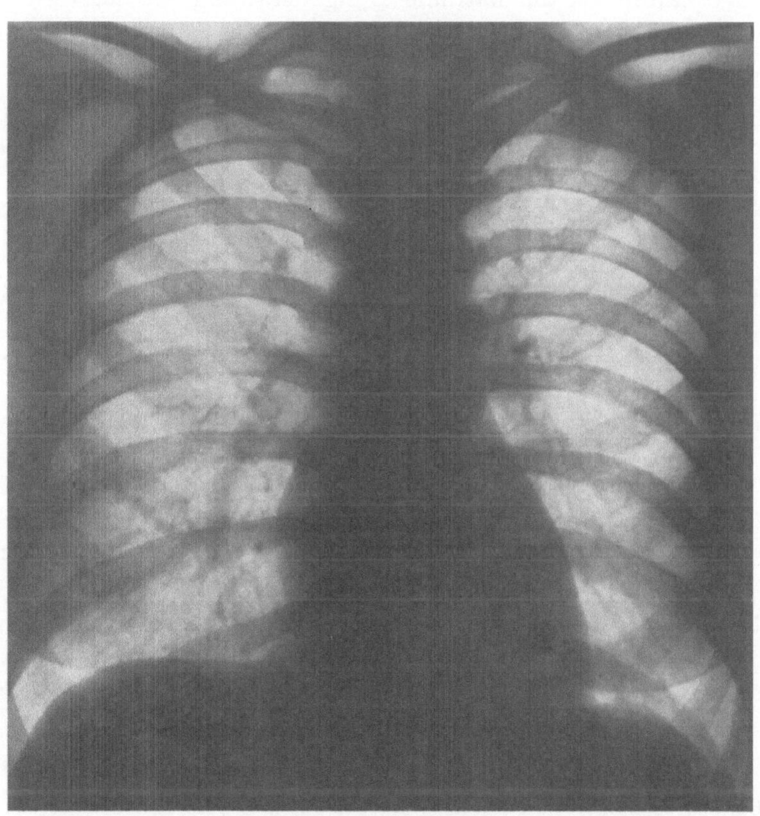

Abb. 303c. Weitere 16 Tage später nach Schwund der renalen Erscheinungen. Das Herz ist normal groß und normal konfiguriert. Die Lungenstrukturen sind normalisiert. Beachte das Tiefertreten beider Diaphragmen und den Schwund der pleuralen Ergüsse

es findet sich das Herz entsprechend pathologisch konfiguriert und mehr oder weniger dilatiert (Abb. 86).

Der Übertritt von Transsudat in das Lungenparenchym erzeugt im Röntgenbild weiche wolkige Verschattungen, die schon im Zusammenhang mit der Lungenstauung beschrieben wurden (s. S. 351f.). Dort wurde auch auseinandergesetzt, daß die weichen wolkigen Verdichtungen des sich langsam entwickelnden Lungenödems ungleichmäßig in den Lungen verteilt sein können. Als Hypostasen bevorzugen sie die basalen Teile der Lungen, jedoch finden sie sich auch sonst in den Lungen da und dort verstreut, wobei sie zu großen Schattenarealen konfluieren können. Es wurde auch schon erwähnt, daß als häufige Ursachen dieser ungleichmäßigen Verteilung des Transsudats in den Lungen neben statischen Einflüssen präexistente Indurationsfelder und Pleuraschwarten in Betracht kommen. Eine bildmäßige Unterscheidung solcher lokaler Transsudatansammlungen von pneumonischen Herden oder Infarkten ist meist nicht möglich; sie kann nur im Zusammenhang mit den klinischen Befunden getroffen werden.

Gegenüber dem subakuten Lungenödem führt das auf dem Boden einer Lungenstauung foudroyant auftretende akute Lungenödem zu Verschattungen die zwar auch nicht ganz homogen, aber wesentlich diffuser und gleichmäßiger verteilt beide Lungen zur Gänze einnehmen können. Solche Bilder finden sich besonders im akuten Lungenödem bei Mitralstenose (Abb. 86) oder beim Asthma cardiale des Hochdruckpatienten. Diese Verschattungen können sich innerhalb weniger Stunden und Tage zurückbilden.

Das Lungenödem betrifft nicht immer beide Lungen im gleichen Maße. Über die Ursachen seiner verschiedenen Verteilung in den Lungen ist nichts Sicheres bekannt. Bei seiner Rückbildung hält es sich an den Lappengrenzen besonders lange. Wenn auf einer Seite eine Pleuraschwarte die Atmungsbewegung behindert, dann ist es auf der gegenüberliegenden, besser beatmeten Seite oft stärker ausgebildet als auf der Seite der Schwarte (ZDANSKY). Das Lungenödem scheint sich also in dieser Beziehung umgekehrt zu verhalten als die kardiale Lungenstauung, da letztere gerade die wenig beatmeten

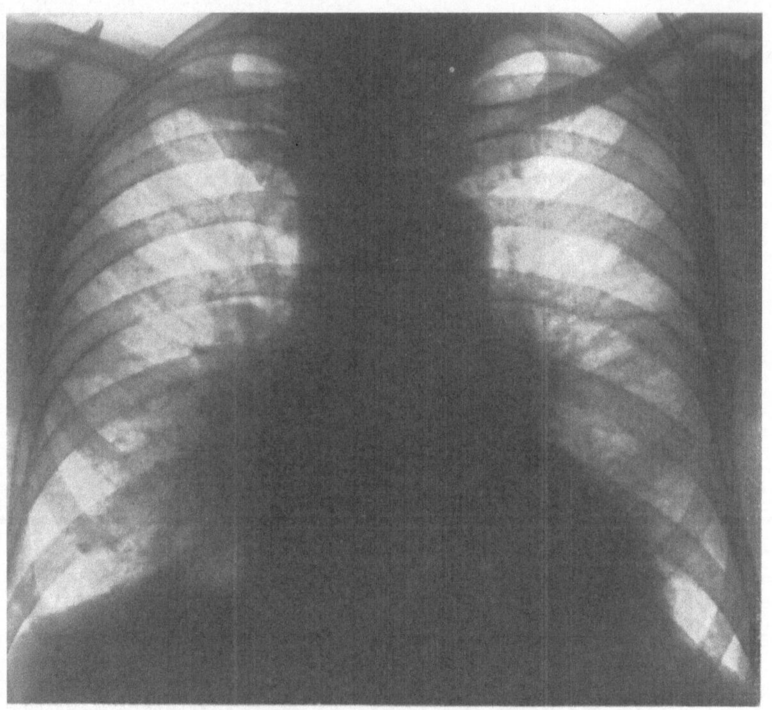

Abb. 304. Renales, stark parenchymatös entwickeltes Lungenödem bei arteriellem Hochdruck nach Asthma-cardiale-Anfall. 64jähriger Mann

Lungenteile stärker zu befallen pflegt. Dies stimmt mit den Beobachtungen von L. HESS über die Lokalisation des terminalen Lungenödems überein.

Zum Bilde des Lungenödems tritt oft ein beiderseitiger pleuraler Erguß hinzu. Bei pleuralen Adhäsionen kann der Erguß natürlich fehlen oder es kommt zum Bilde abgesackter Ergüsse. Häufig finden sich auch die wandständigen Schatten ödematös durchtränkter Adhäsionen (s. S. 354).

d) Die Überfüllung des Lungenkreislaufs bei Links-Rechts-Kurzschluß und bei Plethora

Der Links-Rechts-Kurzschluß durch Vorhofseptumdefekt, durch aberrante Lungenveneneinmündungen, durch einen persistenten Ductus arteriosus, durch aortopulmonale Kommunikation oder einen hochsitzenden Kammerseptumdefekt hat eine vermehrte Durchströmung des Lungenkreislaufs zur Folge. Nach HEALEY et al. führt diese zur dynamischen Ausweitung der Lungengefäße, wenn die Durchblutung der Lunge mehr als 7 l/min beträgt. Die relativ dünnwandige und muskelschwache Arteria pulmonalis kann bei hohen Graden vom Links-Rechts-Kurzschluß eine so starke Ausweitung erfahren, daß sie die Herzbucht vollständig ausfüllt und sich buckelig vorwölbt. Die Dilatation setzt sich auch auf die beiden Äste der Pulmonalis und ihre großen intrapulmonalen Verzweigungen fort, so daß die Hilusschatten vergrößert und die Gefäßstrukturen der Lungen verstärkt sind. An den Hilusschatten und an den intrapulmonalen Gefäßstrukturen sieht man auffallende systolisch-expansive Pulsationen als Ausdruck der großen Pulsamplitude. Auch die Pulmonalvenen sind an der dynamischen Ausweitung beteiligt. Bei der Besprechung des persistenten Ductus arteriosus wurde erwähnt, daß die Dilatation nur die linke Pulmonalarterie und ihre Verzweigungen betreffen kann, wenn das durch den Ductus arteriosus erfolgende Kurzschlußvolumen vorwiegend in die linke Pulmonalarterie getrieben wird.

Die Dilatation des arteriellen Schenkels der Lungenstrombahn kann allmählich so stark zunehmen, daß der Pulmonalisstamm gelegentlich monströs ausgeweitet wird (Abb. 196). Höhergradige Dilatationen deuten auf die *Entwicklung eines pulmonalen arteriellen Hochdrucks* hin, der dadurch zustande kommt, daß die starke Volumbeanspruchung der kleinen arteriellen Gefäße zu einer sekundären Pulmonalsklerose führt.

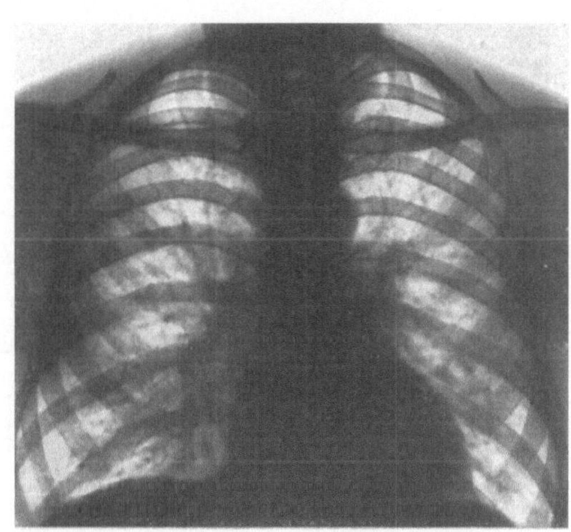

Abb. 305. Vermehrung und Verbreiterung der Gefäßstrukturen beider Lungen bei Polycythaemia vera. 32jähriger Mann. 13 Mill. Rote, Sahli 166, 4.450 Weiße, Blutdruck 180/80 mm Hg. Milztumor

Eine *Plethora*, wie sie mit einer Polycythaemia vera (Abb. 305) häufig verbunden ist, kann ebenfalls zu einer diffusen Verstärkung der Gefäßstrukturen der Lungen führen (Brednow), die an Lungenstauung erinnern kann. Ein normal großer Herzschatten (Brown und Giffin) oder die entsprechend einer vorhandenen Blutdrucksteigerung zwar vorhandene, jedoch geringfügige hypertrophische Dilatation der linken Kammer sprechen gegen Lungenstauung.

e) Die Lungenembolie

Die Lungenembolie ist die Folge einer Verschleppung von Blutgerinnseln, Fett, Luft oder Geschwulstpartikeln in die Äste der Pulmonalarterie. Weitaus am häufigsten ist die Embolie durch Blutgerinnsel bei bettlägerigen Kranken, bei Kreislaufpatienten und Trägern von Varizen, da es bei ihnen sehr oft zur Thrombosierung tiefer Venen des Beckens und der unteren Extremitäten kommt.

Je nach der Lokalisation der embolischen Gefäßverschlüsse kann man unterscheiden:

1. Große Embolien des Pulmonalisstamms oder/und seiner großen Äste,
2. Embolien der größeren peripheren Arterien der Lunge,
3. Embolien der kleinen Arterien, Arteriolen und des Kapillargebiets der Lunge.

Die Folgen der embolischen Gefäßverschlüsse sind nicht nur durch die Einengung der arteriellen Lungenstrombahn bestimmt, sondern auch durch den Zustand des Herzens, durch das Vorhandensein oder Fehlen einer Lungenstauung und durch (reflektorische?) Reaktionen der Lungen-, vielleicht auch der Koronargefäße; schließlich noch durch die entweder blande oder infektiöse oder neoplastische Natur der Embolie.

Diese Mannigfaltigkeit der mitspielenden Faktoren erklärt die große Verschiedenheit der röntgenologisch faßbaren Folgen eines embolischen Ereignisses.

Ad 1. Große Embolien, die zum Verschluß des Pulmonalisstamms und/oder seiner großen Äste führen, haben meist den unmittelbaren Tod zur Folge und kommen daher kaum je zur röntgenologischen Beobachtung. Öfters aber, als im allgemeinen angenommen wird, können selbst recht ausgedehnte Embolien überlebt werden. Das rechte Herz wird durch sie vor eine schwere Aufgabe gestellt, der es auf die Dauer oft nicht gewachsen ist. Verschlüsse großer Pulmonalisäste führen in der Regel zum akuten oder subakuten Cor pulmonale und der Herzschatten erfährt dadurch eine Vergrößerung mit verstärktem Ausladen der Herzvorderwand in linker-vorderer Schrägstellung und Ausfüllung der Herzbucht durch dynamische Dilatation der Pulmonalis. Die Embolusmassen können die befallenen Pulmonalarterien auftreiben, woraus eine tumorähnliche Vergrößerung eines Hilus resultieren kann, von dem manchmal stummelförmige Aus-

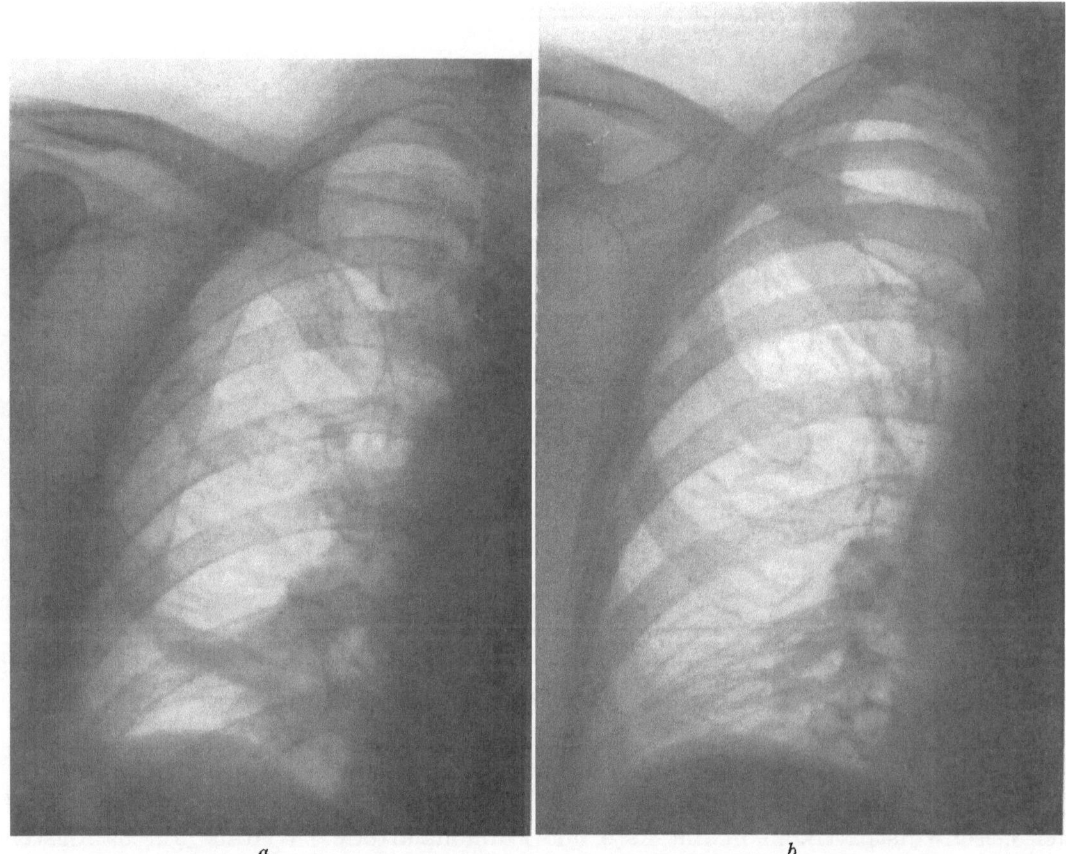

a *b*

Abb. 306*a* und *b*. Große Embolie der rechten Pulmonalarterie. 74jährige Frau.
a Buckelige Auftreibung des rechten Hilus durch einen großen Embolus. Verringerte Gefäßstrukturen der Lunge. Basale Plattenatelektase.
b Verkleinerung des Hilus und Wiederherstellung normaler Gefäßstrukturen nach Embolektomie

läufer abgehen, wenn der Embolus in die großen hilusnahen Arterien hineinragt (Abb. 306*a* und *b*). Gegen die klobige Form eines Hilus mit oder ohne pseudopodienartige Fortsätze kontrastiert die Strukturarmut und Helligkeit der zugehörigen peripheren Lungenabschnitte (Westermark, Hanelin et al., Zollinger et al.), die der Ausdruck ihrer verminderten Blutversorgung ist. Derartige Bilder entsprechen meist großen, alten organisierten Emboli, welche die Gefäße mehr oder weniger vollständig ausfüllen und aufgetrieben haben, an der Gefäßwand festhalten und rekanalisiert sein können. Solche verstopfte und ausgeweitete Gefäße lassen keine systolisch-expansiven Pulsationen erkennen.

Ad 2. Der embolische Verschluß peripherer größerer Lungenarterien kann verschiedene Folgen haben.

Er kann zur *Anämisierung* im Versorgungsgebiet des verschlossenen Gefäßes führen, da die Bronchialarterien zu einer genügenden Blutversorgung nicht hinreichen. Der

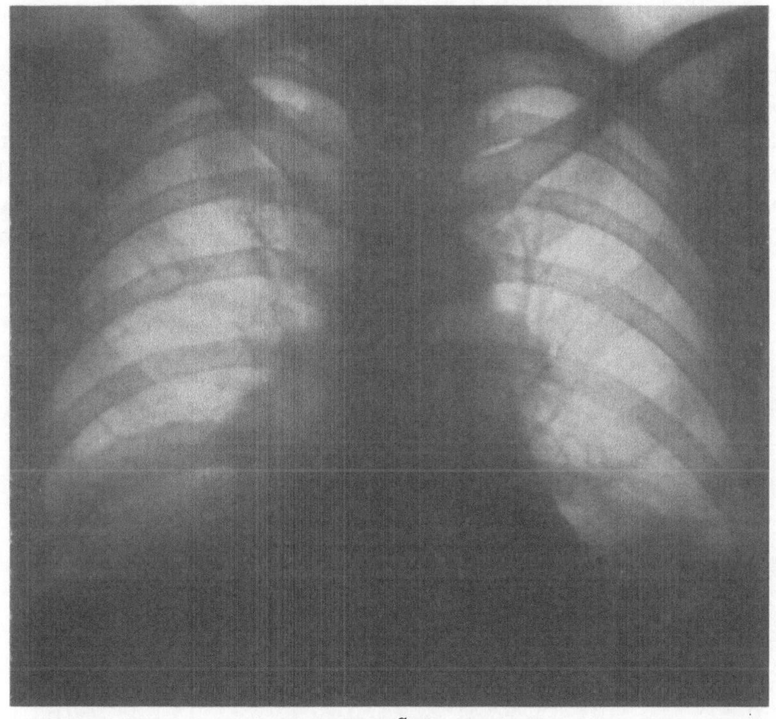

a

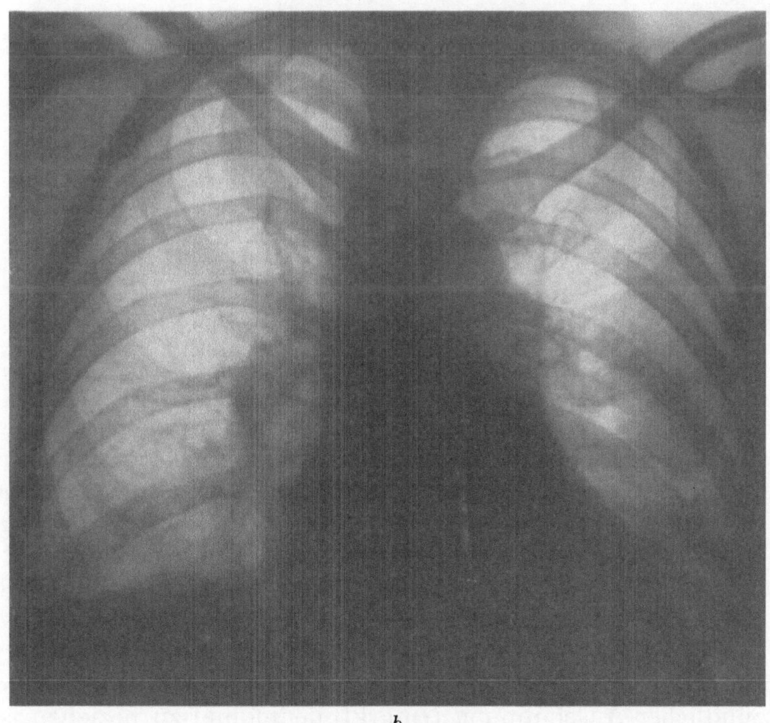

b

Abb. 307*a* und *b*. Rezidivierende Lungenembolien mit Infarkten und Infarktpleuritis. 44jährige Frau.

a Verschattung beider Lungenbasen durch Infarkte und Infarktpleuritis. Das Röntgenbild ist an sich nicht pathognomonisch.

b Fünf Tage später nach einem neuen Infarktschub besonders in den axillaren Teilen der linken Lunge. Starke Verengerung der peripheren Lungengefäße. Tod am gleichen Tage anämische Bezirk kann manchmal als segment- oder subsegmentförmiges, meist subpleural gelegenes Areal abnormer Helligkeit und Strukturarmut zu erkennen sein (WESTERMARK). Solche Befunde sind aber nach unserer Erfahrung selten. Häufig entzieht sich eine solche Embolie überhaupt dem direkten röntgenologischen Nachweis oder man kann aus einer leichten diffusen Trübung der Lungenbasis mit Hochstand und eingeschränkten respiratorischen Exkursionen des Zwerchfells, manchmal auch plattenförmigen Atelektasen indirekt mit einiger Wahrscheinlichkeit auf eine Embolie schließen (FLEISCHNER). Diese wenig charakteristischen Zeichen sind der Ausdruck einer mangelhaften Durchlüftung durch reflektorische Ruhigstellung des Zwerchfells. Dazu kommen nicht selten wolkig-fleckige Verdichtungen durch bronchopneumonische Prozesse.

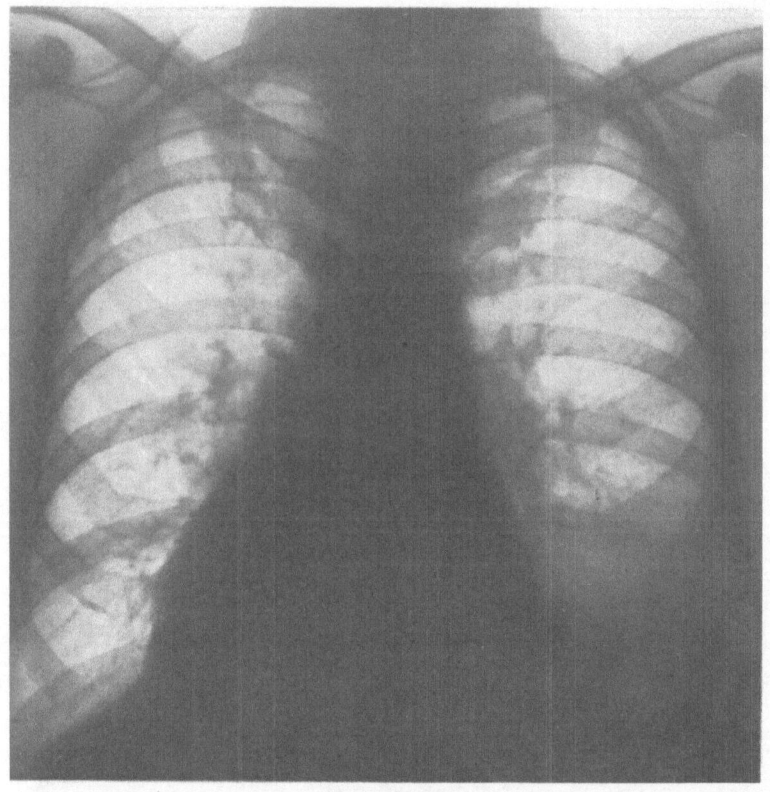

Abb. 308*a* und *b*. Lungeninfarkt. 60jähriger Mann.
a Mit den klinischen Zeichen eines Lungeninfarkts kam es zum Bilde eines linksseitigen Hydrothorax

Wesentlich auffallendere Befunde ergeben sich, wenn die Embolie zum *hämorrhagischen Infarkt* geführt hat, was bei Bestehen einer Lungenstauung die Regel, aber auch bei normalen Kreislaufverhältnissen nicht selten ist. Der Infarkt bevorzugt die basalen und mittleren Teile der Lungen und liegt meist subpleural an der kostalen, diaphragmalen, mediastinalen oder interlobären Pleura. Seine anatomische Kegelform ist im Röntgenbild relativ selten erkennbar und nur dann zu erwarten, wenn der Zentralstrahl etwa senkrecht zur Achse des Kegels verläuft. Die Begrenzung des Infarktschattens ist im Frühstadium meist unscharf und verwaschen, was auf eine Randzone von ödematöser und reaktiv entzündlicher Anschoppung (Infarktpneumonie) zu beziehen ist (Abb. 307*a* und *b*). Oft läßt sich der Infarkt gegen einen pleuralen Erguß nicht abgrenzen oder er verbirgt sich zur Gänze innerhalb eines Hydrothorax, der ein Stauungstranssudat oder reaktives Exsudat sein kann (Abb. 308*a*).

Manche Infarkte bilden sich in kurzer Zeit zurück, wenn die Infarzierung inkomplett war (HAMPTON und CASTLEMAN). In der Regel erfolgt die Rückbildung aber langsam, wobei die Verschattung schärfere Konturen und die Form eines stumpfen Kegels oder einer Halbkugel (Abb. 308*b*) annimmt, deren Basis der Thoraxwand, dem Zwerchfell, einem Phrenikokostalwinkel oder einem Interlobärspalt anliegt (FLEISCHNER). Solche Befunde haben schon wiederholt zur Annahme eines peripheren Lungentumors oder einer Tumormetastase geführt (SIMONSON). Als Residuen können schließlich indurierte plattenförmige Atelektasen oder ein streifiges Indurationsfeld (BÖHM und KÜHNE) sowie pleurale Adhäsionen am Zwerchfell oder am Mediastinum zurückbleiben. Gelegentlich kann der Infarkt durch Übergreifen einer eitrigen Bronchitis oder durch embolische Verschleppung von Eitererregern abszedieren, was im Röntgenbild zu einer zentralen

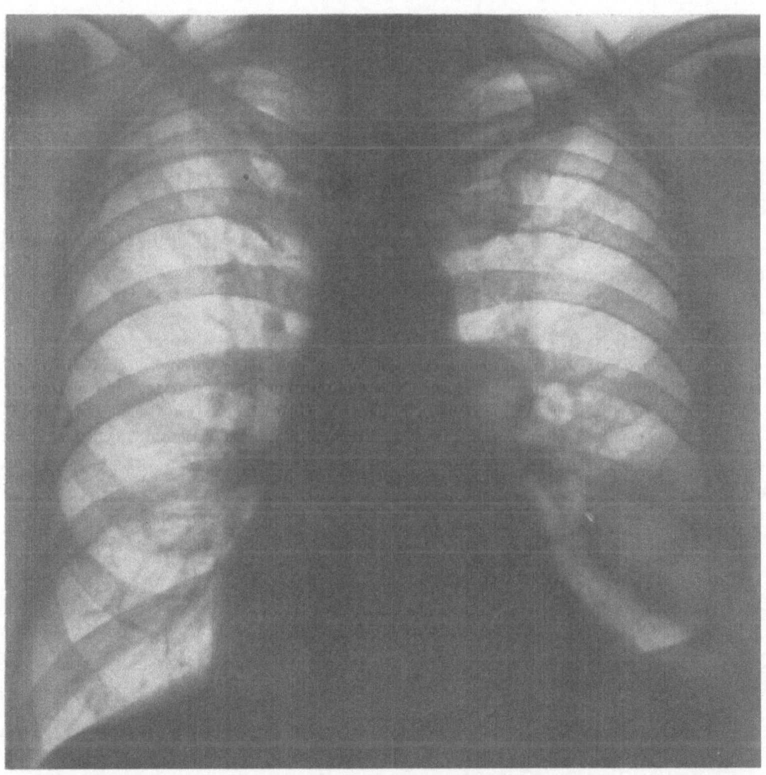

Abb. 308 *b* 15 Tage später nach Resorption des Ergusses erscheint der typische halbkugelige, subpleurale Schatten des Infarkts

Aufhellung mit oder ohne Sekretspiegel, meist zu einer ausgedehnten wolkigen Verschattung durch pneumonische Infiltration größerer Lungenabschnitte führt.

Jede Embolie mit oder ohne hämorrhagischen Infarkt ist bekanntlich ein ernstes Ereignis, nicht nur wegen der Möglichkeit folgender tödlicher Embolien, sondern weil auch der Verschluß relativ kleiner Arterien eine akute Belastung für das rechte Herz bedeutet. Ähnlich wie ein embolischer oder thrombotischer Verschluß von Extremitätenarterien zu Zirkulationsstörungen führen kann, die über das Versorgungsgebiet der verschlossenen Gefäße hinausgehen, scheint auch der embolische Verschluß einer Pulmonalarterie eine Engstellung großer Gebiete der Lungenstrombahn auslösen zu können, die zum akuten pulmonalen Hochdruck mit allen seinen Folgen für das Herz führen kann, besonders wenn dieses schon vorher geschädigt war. Diese Engstellung der arteriellen Lungenstrombahn ist im Röntgenbild oft deutlich erkennbar (Abb. 307*a* und *b*) und geht oft mit einer akuten Vergrößerung des Herzschattens und einer Vorwölbung des Pulmonalisbogens als Ausdruck eines akuten Cor pulmonale einher. Es ist also nicht so sehr die mechanische embolische Verstopfung der Gefäße, die das

Herz belastet, sondern die (reflektorische?) Engstellung des arteriellen Schenkels der Lungenstrombahn. Es ist auch nach OWEN et al. sowie FLEISCHNER durchaus möglich, daß mancher primäre oder sogenannte idiopathische pulmonale Hochdruck die Folge rezidivierender, larviert verlaufender Lungenembolien ist.

Ad 3. Kleinste — man könnte sagen miliare — Embolien können auf diese Weise zum akut versagenden Cor pulmonale führen. Der Verfasser konnte wiederholt bei Fettembolie, nach Tumorzellembolien (Abb. 127) und Thromboembolien ein akutes Cor pulmonale mit tödlich endigendem Lungenödem beobachten. Auch in solchen Fällen genügt der mechanische Verschluß zahlreicher kleiner und kleinster Gefäße nicht zur Erklärung des Herzversagens. Auch hier spielt eine akute Widerstandserhöhung im Lungenkreislauf durch Engstellung des arteriellen Schenkels zweifellos eine wichtige Rolle.

F. Die Aorta

1. Die normale Aorta thoracica

Die Untersuchung der Aorta stellt eine dankbare Aufgabe der Röntgendiagnostik dar, da die klinische Erkennung der diffusen und umschriebenen Aortenveränderungen schwierig, oft unmöglich ist, während die Röntgenuntersuchung ausgezeichnete Aufschlüsse über die Weite, den Verlauf und die grobanatomische Beschaffenheit der Aorta thoracica gibt.

Bei der Besprechung des normalen Herzgefäßschattens wurde schon ausgeführt, inwieweit die einzelnen Abschnitte der Aorta bei den verschiedenen Durchleuchtungsrichtungen zur Darstellung kommen. Hier sei nur das Wesentlichste wiederholt, im übrigen aber auf die Ausführungen auf S. 13ff. verwiesen.

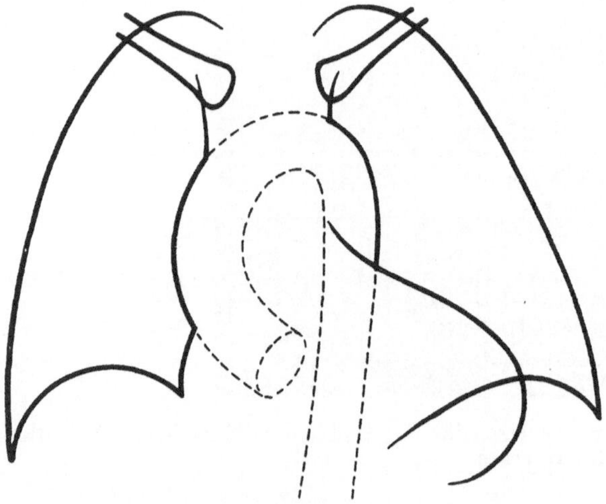

Abb. 309. Verlauf der Aorta thoracica bei Zwerchfellhochstand.
Durch Anheben der Fußpunkte der Aorta thoracica am Aortenostium und am Hiatus aorticus rücken die beiden Schenkel der Aortenschlinge auseinander, was eine Verbreiterung des Gefäßbandes zur Folge hat

Im *Vorderbild* (Abb. 8*a* und *b*) ist von der Aorta mit Regelmäßigkeit nur die linke Begrenzung des distalen Bogenabschnitts und des Anfangsteils der Descendens zu sehen, und zwar als sogenannter Aortenknopf bzw. als blasser, vom Aortenknopf gegen den Pulmonalisbogen steil absteigender und mit der Medianebene leicht konvergierender Schatten.

Die Aorta ascendens ist im Vorderbild meist nicht randbildend, da sie in der Regel nach rechts hin von der V. cava sup. überragt wird. Der rechte Rand des Gefäßbandes wird also meist von der oberen Hohlvene gebildet und nur gelegentlich kann man die Ascendens als dunkleren, rechts-konvex gekrümmten Schatten innerhalb des rechten Gefäßbandrandes erkennen.

Mit zunehmendem Lebensalter kommt es allerdings immer häufiger vor, daß die Ascendens über die V. cava sup. nach rechts hinausragt und selbst randbildend wird. Dieses Vorspringen der Ascendens über die obere Hohlvene kann durch Verlängerung und Erweiterung der Aorta bedingt sein und durch Zwerchfellhochstand begünstigt werden.

Beim jungen Kind vermißt man oft den Aortenknopf (Abb. 31). Es kommt dies teils durch Überlagerung des Aortenbogens durch die Thymusdrüse, teils dadurch zustande, daß sich der Aortenbogen beim Kind in die Pulmonalis projizieren kann.

Durch *Zwerchfellhochstand* (Abb. 309) werden die Fußpunkte der Aorta thoracica: nämlich die Aortenwurzel und der Hiatus aorticus angehoben. Damit erfährt auch die ganze Aortenschlinge eine kranialwärts gerichtete Verschiebung, die sich im Röntgenbild durch den Hochstand des Aortenbogens äußert; dieser kann nunmehr bis in die Höhe des Schlüsselbeins hinaufreichen. Da jedoch die kranialwärts gerichtete Verschiebung des Aortenscheitels aus anatomischen Gründen hinter der Verschiebung der Aortenfußpunkte zurückbleibt, müssen die beiden Schenkel der Aortenschlinge seitwärts rücken. Das hat eine Verbreiterung des Gefäßbandes zur Folge. Die *Ascendens* lädt nunmehr weiter nach rechts aus und kann die V. cava sup. nach rechts überragen; sie biegt dabei kräftig konvex gekrümmt ins Lungenfeld aus, ist auf Kosten des rechten Herzschattenrandes verlängert und kann schließlich sogar weiter nach rechts vorspringen als letzterer. An der *Descendens* sind die prinzipiell gleichen Veränderungen wahrnehmbar. Ihr Schatten lädt links-konvex gekrümmt in das linke Lungenfeld aus, kann innerhalb der Herzbucht weithin freiliegen und oft noch innerhalb des Herzschattens bis an das Zwerchfell verfolgt werden.

Da der Aortenbogen einen verstärkt schrägen Verlauf nimmt, kann der Aortenknopf, der ja nur dann zustande kommen kann, wenn der distale Bogenabschnitt annähernd sagittalen Verlauf nimmt (s. S. 17), verschwinden und an seiner Stelle der bogenförmige Übergang in die absteigende Aorta erscheinen. Man sieht daraus, daß der Zwerchfellhochstand eine Dilatation der Aorta vortäuschen kann.

Die gegenteilige Folge hat der *Tiefstand des Zwerchfells.* Denn mit dem Tieferrücken der Aortenfußpunkte erfahren beide Schenkel der Aortenschlinge eine Streckung. Der Aortenbogen entfernt sich dabei etwas von der oberen Thoraxapertur, auffälliger ist aber das Schmälerwerden des Gefäßbandes durch das Einwärtsrücken der Ascendens und Descendens. Der rechte, von der V. cava sup. gebildete Rand des Gefäßbandes steigt annähernd senkrecht aufwärts; an der linken Seite ist von der Descendens höchstens ein ganz kurzes geradlinig begrenztes Stück im Winkel zwischen Aortenknopf und Herzbucht zu sehen. Der Zwerchfelltiefstand kann also eine dilatierte Aorta enger erscheinen lassen, als sie tatsächlich ist.

Über die Änderungen, die der Aortenverlauf durch Verunstaltungen des Brustkorbs erfährt, wurde schon S. 215ff. gehandelt.

Schrumpfende Prozesse der rechten Lungen und rechtsseitige mediastinale Pleuraschwarten verziehen die Aorta ascendens oft nach rechts, so daß diese stärker vorspringt und eine bogenförmige Abknickung zeigen kann. Auf solche pleurale und pulmonale Veränderungen ist besonders zu achten, damit nicht fälschlicherweise eine Dilatation der Ascendens angenommen wird (Abb. 168).

Das Bild, das man von der Aorta in *rechter vorderer Schrägstellung* erhält, wechselt je nach dem Drehungswinkel. Bei einer Drehung um etwa 45 bis 60° (Abb. 13*a* und *b*) tritt die *vordere* Begrenzung der Ascendens auf ein kurzes Stück oberhalb des flachbuckeligen Pulmonalisbogens zutage, verschwindet aber kranialwärts meist bald wieder innerhalb des nach links-oben ausbiegenden Schattens der linken brachiozephalen Gefäße. Nicht so selten kann man sie aber doch als dunkleren Schatten nach rechts umbiegen und in den Anfangsteil des Bogenabschnitts übergehen sehen, so daß man sie bis zum hellen Band der Trachea verfolgen kann. Die *hintere* Begrenzung der normal weiten oder nur mäßig dilatierten Ascendens läßt sich nicht mit Sicherheit abgrenzen, da sie vom Schatten der V. cava sup. überragt wird. Letztere bildet also in dieser Projektionsrichtung die eigentliche rechte Begrenzung des Gefäßbandes (s. S. 26). Die Hinterwand der Aorta ist nur dann abgrenzbar, wenn das Aortenrohr dilatiert oder durch Kalkeinlagerungen in seiner Wandung verdichtet ist. Der Aortenbogen ist normalerweise nicht zu verfolgen, da er einerseits durch die Helligkeit des Trachealbandes fortgeleuchtet wird, anderseits gegen die Schatten der brachiozephalen Gefäße und der übrigen Weichteile des obersten Mediastinums nicht abgrenzbar ist. Von der *absteigenden Aorta* erkennt man meist nur ihre ventralen Teile als blasses, vor dem Wirbelsäulenschatten durch das

Holzknechtsche Feld herabziehendes Schattenband, das sich kaudalwärts allmählich verbreitert. Nur bei älteren mageren Individuen und bei höhergradigem Emphysem kann man manchmal die Aorta thoracica in ganzer Ausdehnung abgrenzen.

Wesentlich besser als in der rechten ist die Aorta thoracica in der *linken vorderen Schrägstellung* (Abb. 17*a* und *b*) zu überblicken. Die von der Pulmonalarterie gedeckte Aortenwurzel ist allerdings auch in dieser Stellung nicht abgrenzbar. Der vordere Rand des höher gelegenen Ascendensabschnitts jedoch liegt über eine längere Strecke am rechten Rand des Gefäßbandes frei zutage, da die V. cava sup. schon bei einer geringen Rechtsdrehung hinter der Ascendens verschwindet. Schwierigkeiten bereitet auch hier wieder die Abgrenzung der Ascendenshinterwand, da diese vom Schatten der rechten Pulmonalarterie nach links hin überragt wird. Der proximale Bogenabschnitt der Aorta ist teils gegen die Schatten der brachiozephalen Gefäße und der Weichteile des obersten Mediastinums, teils innerhalb der Helligkeit des Trachealbandes in der Regel nicht abgrenzbar. Regelmäßig erkennt man aber die jenseits des hellen Trachealbandes zum Vorschein kommende obere Begrenzung des distalen Bogenabschnitts, die sich innerhalb des Wirbelsäulenschattens in die hintere Begrenzung der Descendens fortsetzt. Auch deren vordere Begrenzung pflegt übrigens unterhalb des linken Bronchialbandes innerhalb des Holzknechtschen Feldes in individuell verschiedenem und vom Drehungswinkel abhängigem Ausmaß als blasser Schatten eben erkennbar zu sein. Alle diese Verhältnisse wurden S. 32ff. eingehend geschildert.

Trotz dieser normalerweise nur recht bruchstückhaften Abgrenzbarkeit der Aortenschlinge gewährt die Untersuchung in linker vorderer Schrägstellung wertvollste Einblicke in die grobanatomischen Verhältnisse der Aorta thoracica. Denn da man mit großer Regelmäßigkeit die vordere Begrenzung der Ascendens, die obere des distalen Bogenabschnitts und die hintere der Descendens verfolgen kann, erhält man eine ausgezeichnete Vorstellung vom Verlauf der Aortenschlinge. Man erkennt dann, wie ihr aufsteigender Schenkel bei dieser Projektion geradlinig oder nur flach rechts-konvex gekrümmt steil nach links-oben zieht, in den kräftig kranial-konvex gekrümmten Bogenteil übergeht, um jenseits der Trachea in den absteigenden Schenkel auszulaufen, der in flach linkskonvexer Krümmung mit seinem dorsalen Abschnitt innerhalb des Wirbelsäulenschattens gelegen ist. Die Hufeisenform der Aortenschlinge ist daher gut erkennbar. Die diffuse Verlängerung der Aorta thoracica sowie ihre diffuse oder umschriebene Ausweitung sind durch Abweichungen von diesem normalen Verlauf gekennzeichnet, die weiter unten ausführlich besprochen werden.

Hier soll nur darauf hingewiesen werden, daß der *Zwerchfellhochstand* durch Hinaufstauchung der Aortenschlinge zu einem verstärkten Ausladen der Ascendens und Descendens führt, so daß die rechte Begrenzung des Gefäßbandes rechts-konvexen Verlauf zeigen und der innerhalb der Wirbelsäule sichtbare Schatten der Descendens stärker gerundet nach links ausladen, gelegentlich sogar den Wirbelsäulenschatten nach links hin überschreiten kann, wie man dies sonst bei der diffusen Erweiterung der Aorta thoracica zu sehen gewohnt ist. Die Form der Aortenschlinge nähert sich dadurch einem Kreissegment.

Ebenso wie in der rechten kann man auch in der linken vorderen Schrägstellung bei älteren Individuen die Aortenschlinge oft in ihrem ganzen Verlauf überblicken, so daß man an jeder beliebigen Stelle ihren Durchmesser direkt messen kann. Dies ist an sich noch nicht als pathologisch zu bezeichnen.

2. Die Aortenmessungen

Es gibt zahlreiche Methoden, welche die Bestimmung des Aortendurchmessers zum Ziele haben. Da den meisten nur historischer Wert zukommt, sollen sie hier nicht mehr erwähnt werden. Nur soviel sei gesagt, daß alle Meßmethoden, die sich auf die Abmessungen des Gefäßbandes bei sagittalem Strahlengang stützen, mit so vielen Fehlerquellen behaftet sind, daß sie nicht mehr Verwendung finden sollten. Schon die Abhängigkeit der Gefäßbandbreite vom Zwerchfellstand (s. S. 367) spricht gegen ihre Brauchbarkeit. Auch seitliche Verkrümmungen der Brustwirbelsäule, schrumpfende Prozesse einer Lunge oder Pleura, retrosternale Strumen usw. können diese Abmessungen in unberechenbarer Weise beeinflussen.

Aber auch die Versuche, den Aortendurchmesser in *rechter vorderer Schrägstellung* zu ermitteln (Holzknecht, Vaquez und Bordet, Lippmann und Quiring, Frik, Lenk, Assmann, de Abreu u. a.) haben keine verläßlichen Ergebnisse geliefert.

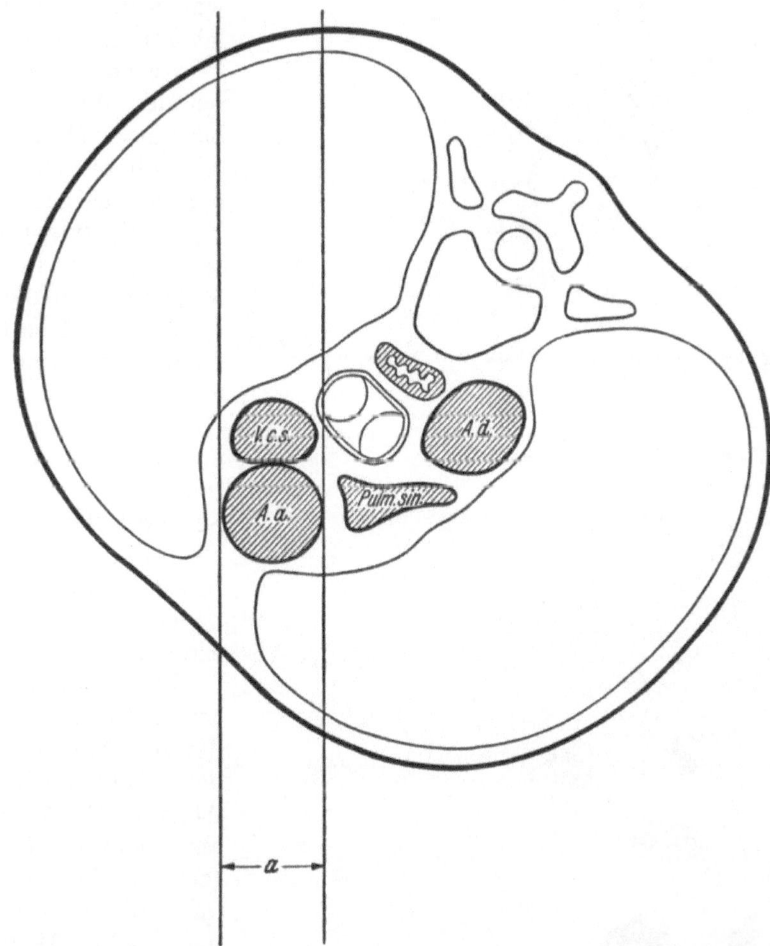

Abb. 310. Messung des Ascendensdurchmessers in linker vorderer Schrägstellung. Die Breite des Gefäßbandes (*a*) wird in der Höhe der Bifurkation ausschließlich durch die Aorta ascendens bestimmt

Wesentlich günstiger liegen Bedingungen für die Messung des Ascendensdurchmessers in *linker vorderer Schrägstellung* (L. Reich), da bei dieser Projektion die V. cava sup. und die Aorta ascendens zur Deckung gebracht werden können (Abb. 310). Bei dem Versuch, die Messung in der von Reich angegebenen Höhe (s. S. 32) vorzunehmen, stößt man allerdings auf beträchtliche Schwierigkeiten, da die Ascendenshinterwand in den unteren Abschnitten des Gefäßbandes nicht einwandfrei gegen den Schatten der rechten Pulmonalarterie abzugrenzen ist (Frik), sofern die Aorta nicht durch starke Dilatation oder durch Wandverkalkungen abnorm schattendicht ist. Viel regelmäßiger gelingt die Abgrenzung der Ascendenshinterwand an einer höher oben gelegenen Stelle, nämlich oberhalb des Schattens der rechten Pulmonalarterie und knapp unterhalb der Bifurkation. Bei einer bestimmten, jeweils durch rotierende Durchleuchtung zu ermittelnden Stellung des

Patienten pflegt sich nämlich der Ascendensschatten gegen das helle Band des rechten Hauptbronchus gut abzuheben, sobald sich die Ascendens und der rechte Hauptbronchus gerade aneinander projizieren, ohne sich zu überlagern (Abb. 311). Dann zeichnet sich das dunkle Schattenband der Aorta gegen das helle Band des lufthaltigen Bronchus scharf ab, so daß die Messung des Aortendurchmessers möglich wird. Man erhält bei diesem Vorgehen für den mittelgroßen, normal gebauten Erwachsenen zwischen 20 und 50 Jahren orthodiagraphische Werte von 2,5 bis 3,0 cm, wobei der Wert von 3,0 cm das häufigste Maß und zugleich die obere Grenze darstellt, die nur bei übermittelgroßen, breit gebauten Individuen und in höherem Lebensalter um 3 bis 5 mm überschritten wird.

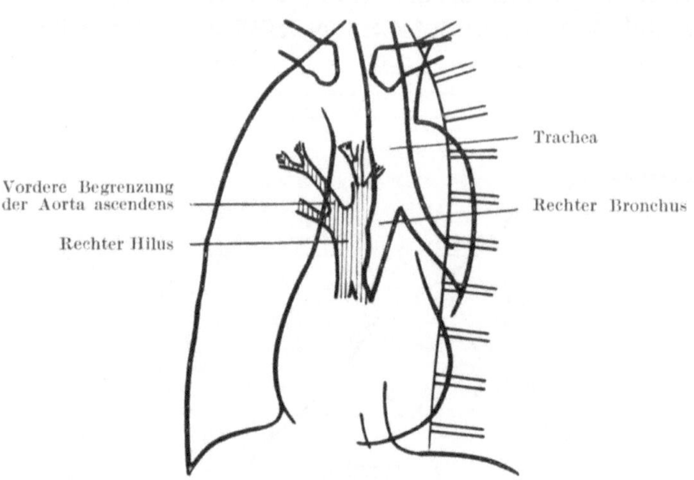

Abb. 311. Messung des Ascendensdurchmessers in linker vorderer Schrägstellung

Das Ergebnis dieser Messung bedarf allerdings noch einer Sicherung und Bestätigung. Diese ist durch die genaue Beachtung des Verlaufs der Aortenschlinge in linker vorderer Schrägstellung und durch die Bestimmung des Aortendurchmessers in der Höhe des Aortenbogens nach KREUZFUCHS zu erreichen.

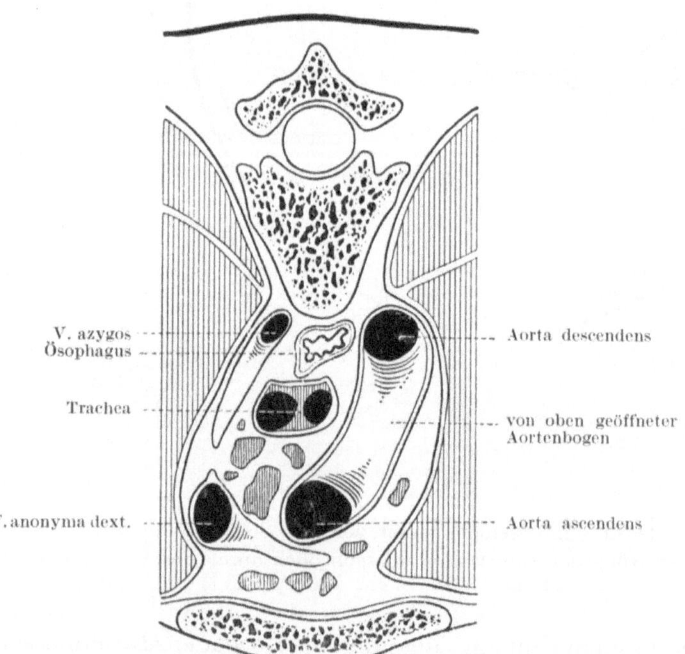

Abb. 312. Querschnitt durch den Brustkorb in der Höhe des Aortenbogens (fünfter Brustwirbel). Nach PERNKOPF.

Der Aortenbogen ist von oben gekappt. Man erkennt das proximale, schrägverlaufende, und das distale, sagittal verlaufende Stück des Aortenbogens und sieht die enge Lagebeziehung des letzteren zur Speiseröhre

Die KREUZFUCHSsche Methode *der Aortenmessung* gründet sich auf die Tatsache, daß der Aortenbogen nach der Abgabe der A. subclavia sin., also etwa in der Gegend des Isthmus, die Speiseröhre kreuzt und dieser unmittelbar anliegt (Abb. 312). Diese enge Lagebeziehung ist leicht zu erkennen, wenn man die Kontrastfüllung der Speiseröhre mit Bariumpaste vornimmt. Man sieht dann, wie die Speiseröhre in der Höhe des Aortenknopfs durch die Anlagerung des Aortenbogens eine Eindellung ihrer linken Begrenzung und oft auch eine umschriebene Ausbiegung nach rechts erfährt, die als „Aortenbett" bezeichnet wird (Abb. 313). Der orthodiagraphische Abstand des äußersten Punktes des Aortenknopfs vom tiefsten Punkt des Aortenbetts ist ein gutes Maß für den Durchmesser des Aortenbogens an der Kreuzungsstelle mit der Speiseröhre.

Dies gilt allerdings nur unter der Voraussetzung, daß dieser Teil des Aortenbogens in der Strahlenrichtung verläuft, denn nur dann entspricht die Projektion des Aortenrohrs seinem kreisrunden Querschnitt und nur dann ist das so gewonnene Maß in Beziehung zum Durchmesser des Aortenlumens zu bringen. Diese Voraussetzung trifft nun für Erwachsene unter normalen Verhältnissen bei sagittalem Strahlengang tatsächlich zu, da der die Speiseröhre kreuzende distale Bogenabschnitt der Aorta fast genau ventro-dorsale Richtung nimmt (Abb. 312).

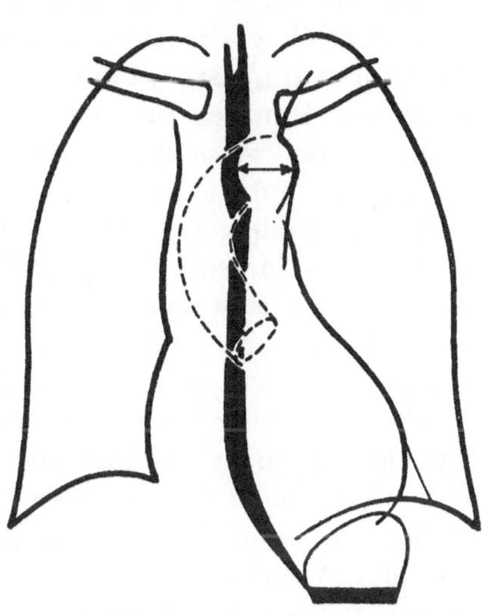

Abb. 313. Messung des Durchmessers des Aortenbogens nach KREUZFUCHS

Anders ist dies bei Verlängerung des Aortenrohrs oder bei Hochdrängung der Aorta durch Zwerchfellhochstand. Dann verläuft nämlich der distale Bogenabschnitt nicht annähernd sagittal, sondern in schräger Richtung von rechts-vorne nach links-hinten. Die Masse, die man in solchen Fällen bei sagittalem Strahlengang erhält, entsprechen dann nicht dem Aortendurchmesser, denn der am weitesten links gelegene Punkt des Aortenschattens ist dann nicht identisch mit jenem Punkt des linken Aortenrandes, welcher der Kreuzungsstelle mit der Speiseröhre gegenüberliegt, sondern er entspricht einem Punkt, der sich mehr oder weniger weit dorsal und lateral von dieser Stelle befindet. Bei Messung in sagittalem Strahlengang würde man in solchen Fällen Werte erhalten, die je nach der Schräglage und der Länge des jenseits von der Kreuzungsstelle gelegenen Teils des Aortenbogens zu groß sind.

Hier liegt also eine Fehlerquelle der Messung vor, auf die K. WEISS und LAUDA aufmerksam gemacht haben und die schon deshalb ins Gewicht fällt, weil der daraus resultierende Meßfehler keineswegs konstant, sondern je nach dem Grad der Schräglage verschieden ist. Dazu kommt, daß die verstärkte Schräglage des Aortenbogens außerordentlich häufig ist, da jede Verlängerung und Erweiterung der Aorta thoracica, jede Hochdrängung der normalen Aorta durch Zwerchfellhochstand zu einem seitlichen Auseinanderweichen der beiden Schenkel der Aortenschlinge und damit zu einem verstärkten Schrägverlauf ihres Bogenteils führt. Auch die links-konvexe Skoliose der Brustwirbelsäule (H. RÖSLER) und rechtsseitige schrumpfende pulmonale und pleurale Prozesse haben oft eine verstärkte Schräglage des Aortenbogens zur Folge.

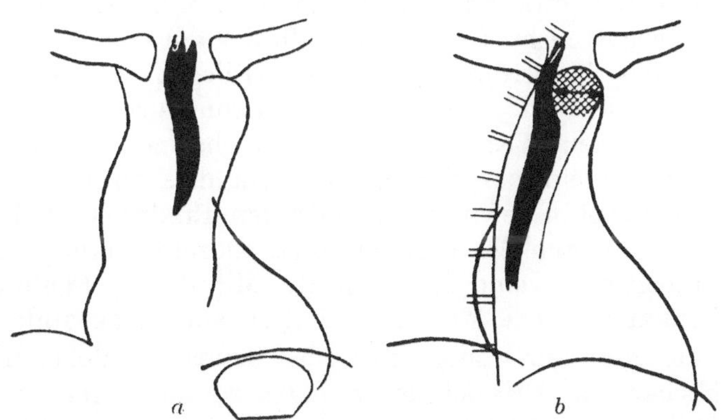

Abb. 314*a* und *b*. Korrigierte KREUZFUCHSsche Messung. Bei Elongation der Aorta ist die Vornahme der KREUZFUCHSschen Messung in sagittalem Strahlengang (*a*) nicht einwandfrei möglich, da der Teil des Aortenbogens, der die Speiseröhre kreuzt, schräg zur Strahlenrichtung verläuft. Erst bei leichter Drehung gegen die rechte vordere Schrägstellung (*b*) kommt ein Aortenknopf zum Vorschein. Am Erscheinen des dunklen Aortenknopfs erkennt man, daß der die Speiseröhre kreuzende Teil des Aortenbogens orthoröntgenograd verläuft. Erst dann ergibt die Messung einwandfreie Werte

Diese verstärkte Schräglage des distalen Bogenabschnitts der Aorta ist daran kenntlich, daß unter diesen Bedingungen ein Aortenknopf bei sagittalem Strahlengang gar nicht vorhanden ist, sondern daß man an Stelle eines Aortenknopfs den Bogen in linkskonvexer Krümmung direkt in die innerhalb der Herzbucht mehr oder weniger weit freiliegende, links paravertebral verlaufende Descendens übergehen sieht.

Bei sagittalem Strahlengang besteht dann keine Möglichkeit, die KREUZFUCHSsche Messung vorzunehmen. Wohl gelingt sie aber auch in diesen Fällen, wenn man durch leichte Linksdrehung des Patienten den distalen Bogenabschnitt der Aorta in den Strahlengang bringt (Abb. 314*b*) (FLEISCHNER, ZDANSKY), was daran erkennbar ist, daß ein deutlicher Aortenknopf zum Vorschein kommt.

Technisch gestaltet sich die KREUZFUCHSsche Messung also derart, daß man einen Bissen Bariumpaste schlucken läßt und orthodiagraphisch die systolische Distanz des äußersten Punktes des Aortenknopfs vom tiefsten Punkt des Aortenbetts bestimmt. Während der Messung soll die Speiseröhre möglichst prall gefüllt sein und nicht etwa nur einen dünnen Bariumbeschlag enthalten, da man sonst leicht zu große Werte erhielte. In Fällen, bei denen schon im Vorderbild ein deutlicher Aortenknopf vorhanden ist, kann die Messung bei sagittalem Strahlengang vorgenommen werden. In jenen Fällen aber, bei denen wegen des verstärkten Schrägverlaufs des distalen Bogenabschnitts ein Aortenknopf im Vorderbild fehlt, muß der Patient gerade so weit nach links gedreht werden, bis sich der Aortenknopf deutlich vorwölbt.

Da man bei diesem Vorgehen von der Pleura mediastinalis, die den Aortenbogen bedeckt, bis in das Lumen der Speiseröhre mißt, entspricht auch das KREUZFUCHSsche Maß nicht genau dem wahren Durchmesser des Aortenlumens. Um diesen zu ermitteln, müßte man von dem gefundenen Wert die doppelte Wanddicke des Aortenrohrs, die einfache Wanddicke der Speiseröhre, die Dicke der mediastinalen Pleura und des subpleuralen Bindegewebes sowie der Bindegewebsschicht, welche die Aorta und Speiseröhre voneinander trennt, abziehen. Da aber die Dicke aller dieser geweblichen Bestandteile bei prall gefüllter Speiseröhre ziemlich konstant ist und selten mehr als 3 mm betragen dürfte, darf dieser Fehler vernachlässigt werden. Es darf aber nicht verschwiegen werden, daß unter besonderen Bedingungen der Betrag, der von dem KREUZFUCHSschen Maß in Abzug zu bringen wäre, um ein absolutes Maß des Aortenlumens zu erhalten, gelegentlich größer sein kann. Man kann sich beim Vorhandensein atheromatöser Verkalkungen in der Aortenwandung oft davon überzeugen, daß die bekannten sichel- oder kreisförmigen Kalkschatten bis 2 mm innerhalb der äußeren Begrenzung des Aortenknopfs und außerhalb des Speiseröhrenfüllungsbildes liegen, was auf die Verdickung der Aortenwandung zu beziehen ist. Bei manchen dekompensierten, ödematösen Kreislaufkranken erhält man mit dem Wechsel der Ödeme wechselnde Werte für den Aortendurchmesser, die gewiß nicht mit einer Änderung der dynamischen Dehnung des Aortenrohrs erklärt werden können. Man gewinnt vielmehr den Eindruck, daß bei diesen Kranken das Schwinden und Auftreten einer ödematösen Durchtränkung des mediastinalen und subpleuralen Bindegewebes eine Rolle spielt. Mit diesen Fehlerquellen ist natürlich nicht nur die KREUZFUCHSsche Messung, sondern auch jede andere Meßmethode der Aorta behaftet.

Es gibt nur wenige Fälle, bei denen die Vornahme der Messung technisch undurchführbar ist. Dies ist der Fall bei raumbeengenden und schrumpfenden Prozessen des Mediastinums, bei denen die Lagebeziehung der Aorta zur Speiseröhre verändert oder unübersichtlich ist; ferner bei Verdichtungs- und Schrumpfungsprozessen der Lunge und der Pleura, welche die Aorta oder die Speiseröhre verziehen oder die Abgrenzung des Aortenknopfs gegen das linke Lungenfeld unmöglich machen; schließlich beim reinen Mitralklappenfehler und bei manchen kongenitalen Herzanomalien, bei denen die hochgelegene, verlängerte und ausgeweitete Pulmonalarterie den proximalen Teil des Aortenbogens derart hochdrängt, daß der distale Bogenabschnitt hinter der Pulmonalarterie verschwindet (ZDANSKY).

DE ABREU, KREUZFUCHS selbst sowie LIAN und MARCHAL haben empfohlen, als Maß des Aortendurchmessers nicht die Distanz der kontrastgefüllten Speiseröhre, sondern die des hellen Trachealbandes vom äußersten Punkt des Aortenknopfs zu bestimmen. Ferner haben DE ABREU und LINS versucht, den Aortendurchmesser geometrisch zu konstruieren, indem sie zwei beliebige Sektoren des Aortenknopfs ziehen, auf diese Sektoren die Mittelsenkrechte fällen und die Distanz des Schnittpunktes dieser beiden Mittelsenkrechten von der Oberfläche des Aortenknopfs messen; diese Distanz stellt den Radius des Aortenquerschnitts dar. KREUZFUCHS hat schließlich den Aortendurchmesser dadurch bestimmt, daß er transparente Kreise bekannten Durchmessers mit dem Aortenknopf zur Deckung zu bringen suchte.

Gegen die Brauchbarkeit der ursprünglichen KREUZFUCHSschen Meßmethode wurde eingewendet, daß sie bestenfalls den Durchmesser des Isthmus aortae ermittle, der als engster Teil der Aorta thoracica nicht maßgeblich für die Weite der übrigen Teile des Bogens sei. Dieser Einwand schien seine Berechtigung durch Messungen zu erhalten, die L. REICH an der Leichenaorta anstellen ließ. Aus diesen ging nämlich hervor, daß es an der Leiche eine konstante Beziehung zwischen der Weite der Ascendens und des Isthmus nicht gibt. Dieser unbezweifelbaren Tatsache steht die durch tausendfältige Beobachtungen erhärtete Konstanz des KREUZFUCHSschen Maßes und seiner Beziehung zu den Abmessungen der Ascendens gegenüber, die gänzlich unverständlich wäre, wenn der Isthmus auch im Leben derartige unberechenbare Verschiedenheiten seines Querschnitts aufwiese, wie dies offensichtlich an der Leiche der Fall ist. Dieser Widerspruch zwischen der anatomischen und röntgenologischen Messung ist vielleicht dadurch bedingt, daß die postmortalen Kontraktionsvorgänge am Isthmus und an den benachbarten Teilen des Aortenrohrs verschieden sind und dadurch eine Inkonstanz ihrer Größenbeziehungen vortäuschen, die im Leben nicht vorhanden ist.

Man kann nicht daran zweifeln, daß im Leben überaus konstante Größenbeziehungen zwischen dem Querschnitt des Isthmus und den übrigen Teilen der Aorta thoracica bestehen. Diese Tatsache findet ihren Ausdruck in der außerordentlichen Regelmäßigkeit der „Aorten-Breitendifferenz“ (LENK), d. h. der Differenz zwischen dem röntgenologischen Ascendensmaß und dem KREUZFUCHSschen Maß. Diese Differenz beträgt 3 bis 7 mm. Erst durch diese Konstanz der Größenbeziehung erhielt das KREUZFUCHSsche Maß seine volle Bedeutung, denn erst durch sie ist ein Schluß von diesem Maß auf den Ascendensdurchmesser möglich, wenn letzterer — wie so häufig — nicht exakt meßbar ist. Wenn man also in linker vorderer Schrägstellung ermittelt hat, daß die Brustaorta in allen Teilen gleichmäßig weit ist, dann erhält man durch die KREUZFUCHSsche Messung verläßliche Auskunft über das Vorliegen und den Grad einer Aortendilatation.

Bei Einhaltung des oben geschilderten Vorgehens und bei Ausscheiden jener Fälle, bei denen die Messung technisch undurchführbar oder unverläßlich ist, erhält man beim gesunden Erwachsenen von 20 bis 50 Jahren Werte, die zwischen 2,0 und 2,5 cm liegen. Diese Schwankungsbreite mag auf den ersten Blick groß erscheinen. Tatsächlich ist sie aber erstaunlich gering, denn bei der überwiegenden Mehrzahl aller normalen Erwachsenen findet man mit großer Regelmäßigkeit den Wert von 2,5 cm, der sozusagen den Standardwert darstellt und gleichzeitig die obere Grenze bildet. Werte von 2,7 bis 2,8 cm können nur bei übermittelgroßen, kräftig und breit gebauten Individuen noch als normal angesehen werden, während sie bei mittelgroßen Individuen schon eine Erweiterung der Aorta anzeigen. Werte unter 2,5 cm werden verhältnismäßig häufig bei untermittelgroßen, zart gebauten, wenn auch gelegentlich fettleibigen Individuen, besonders bei Frauen gefunden. Sie weisen auf eine dem Körperbau entsprechende Zartheit des Gefäßsystems hin und sind daher an sich noch nicht als abnorm zu betrachten. Anders sind die oft auffallend niedrigen Werte bei asthenischen, unter Umständen hoch aufgeschossenen Individuen zu bewerten (s. S. 377f.).

Bei Kindern von 10 bis 16 Jahren findet man Werte zwischen 1,6 und 2,0 cm. KREUZFUCHS gibt für das Kindesalter folgende Normalmaße an: 5 Jahre — 10 mm, 9 bis 10 Jahre — 13 mm, 12 Jahre — 14 mm, 14 bis 15 Jahre — 15 bis 16 mm.

Nach unserer Erfahrung hält die Aorta vom Ende der Wachstumsperiode bis etwa zum 50. Lebensjahr zähe an ihrem Durchmesser fest, wenn nicht eine Atheromatose, eine luetische Erkrankung oder eine Blutdrucksteigerung zu ihrer Erweiterung führt. Für den mittelgroßen, normal gebauten und völlig kreislaufnormalen Erwachsenen mittlerer Jahre beträgt — wie erwähnt — der nach KREUZFUCHS ermittelte Durchmesser des Aortenbogens 2,5 cm mit nur geringen Abweichungen nach oben und unten, die 2 mm kaum übersteigen. Damit soll nicht geleugnet werden, daß der durchschnittliche Durchmesser der Aorta mit dem Alter tatsächlich kontinuierlich zunimmt (SUTER); dies ist aber darauf zurückzuführen, daß arterieller Hochdruck sowie Atheromatose und Aortenlues einen Anstieg der Durchschnittswerte bedingen.

In vorgeschrittenem Alter, etwa vom sechsten Dezennium an, sind Werte von 2,7 bis etwa 3,0 cm als Zeichen der Altersabnutzung der Aorta und des physiologisch gesteigerten Blutdrucks häufig und nicht ohne weiteres als pathologischer Befund zu betrachten.

In diesem Zusammenhang sind die Untersuchungen SUTERS an der Leichenaorta von Interesse. Dieser Autor konnte zeigen, daß der durchschnittliche Umfang der Leichenaorta mit zunehmendem Alter zwar kontinuierlich ansteigt, konnte aber anderseits durch Dehnungsversuche an Aortenstreifen wahrscheinlich machen, daß diese Zunahme des Umfangs nur eine Leichenerscheinung ist und daß der Aortenumfang in vivo im Gegenteil vom Alter weitgehend unabhängig sein dürfte. Er schließt dies aus der Beobachtung, daß sich jugendliche zartwandige Aorten unter dem Einfluß der Belastung stärker dehnen ließen als alte, dickerwandige. Vermutlich hatten sich eben die jugendlichen Aorten postmortal stärker zusammengezogen als die älteren. Auf Grund dieser Beobachtungen ist jedenfalls damit zu rechnen, daß postmortale Kontraktionsvorgänge (GERLACH, HVILIVITZKAJA, MACWILLIAM, REUTERWALL) den Umfang der Aorta je nach der anatomischen Beschaffenheit ihrer Wandung und nach dem Zeitpunkt, in dem die Autopsie erfolgt, in verschiedenem Maße verändern können. Die Befunde an der Leiche dürfen daher nur mit Vorsicht und gewissen Einschränkungen auf die Verhältnisse in vivo übertragen werden. Die große Konstanz der röntgenologisch ermittelten Werte des Aortendurchmessers scheint jedenfalls für die Richtigkeit der Ansicht SUTERS zu sprechen.

3. Die Schattendichte der Aorta

Die Schattendichte der Aorta ist abhängig 1. von der Weite des Gefäßrohrs, 2. von der Dicke der Gefäßwandung, 3. von ihrer physikalisch-chemischen Beschaffenheit und 4. von der Projektionsrichtung. Alle diese Bedingungen erfordern keine weiteren Erläuterungen. Es ist selbstverständlich, daß die Aorta einen um so dichteren Schatten gibt, je weiter sie ist und je dicker ihre Wandung ist; es ist ebenso selbstverständlich, daß ihr Schatten dichter wird, wenn sie schräg zur Strahlenrichtung oder in der Strahlenrichtung verläuft; es ist auch leicht einzusehen, daß die Ablagerung von Kalksalzen in der Gefäßwandung, die auf Atheromatose hinweisen, je nach der Projektionsrichtung entweder als verstreute kalkdichte Flecken oder als Schattenstreifen erkennbar sind, welche den Schatten der Aorta etwa 1 bis 2 mm innerhalb seiner äußeren Begrenzung einsäumen.

Für den optischen Eindruck der Schattendichte der Aorta ist im übrigen nicht nur ihre absolute Schattendichte maßgebend, sondern auch der Schattenkontrast zwischen ihr und der Umgebung. Verminderte Strahlendurchlässigkeit der letzteren kann den Schattenkontrast herabsetzen, wenn sie annähernd gleiche Schattendichte besitzt wie die Aorta. Von Bedeutung für die Kontrastwirkung ist der Wassergehalt der Gewebe. Durch ihn erklärt sich die gute Abgrenzbarkeit der Aorta bei älteren, mageren, ausgetrockneten Individuen und die besonders schlechte Abgrenzbarkeit bei plethorischen oder ödematösen Leuten.

Der Schattendichte der Aorta kommt im übrigen mangels eines objektiven Maßstabes für ihre Beurteilung nur beschränkte diagnostische Bedeutung zu. Als Faustregel kann gelten, daß der Aortenknopf nicht dunkler sein soll als der normal große Herzschatten und daß eine vermehrte Schattendichte der Aorta anzunehmen ist, wenn sie in den Schrägstellungen durch das helle Trachealband hindurch zu verfolgen ist.

4. Die Pulsationen der Aorta

Bei der Besprechung der pulsatorischen Erscheinungen am Herzgefäßschatten wurden auch die an der Aorta abgehandelt (s. S. 42). Dort wurde ausgeführt, daß die Aortenpulsationen im wesentlichen als Ausdruck der rhythmischen Druckschwankungen in der Aorta zu betrachten seien. Tatsächlich wechselt die Exkursionsbreite der Pulsationen mit der Blutdruckamplitude. Am augenfälligsten ist dies bei Aortenklappeninsuffizienz, wo man als röntgenologisches Korrelat des Pulsus celer die systolisch brüsk lateralwärts und diastolisch langsamer medialwärts gerichteten, auffallend großen Exkursionen der Aortenränder wahrnimmt. Umgekehrt werden die Pulsationen der Aorta bei der kleinen Blutdruckamplitude des schnell schlagenden oder insuffizienten Herzens oft so klein, daß sie kaum noch erkennbar sind.

Eine Parallelität zwischen der Blutdruckamplitude und der Größe der röntgenologisch sichtbaren Aortenpulsationen besteht allerdings nicht, da letztere auch durch die anatomische Wandbeschaffenheit der Aorta, durch ihr tonisches Verhalten und ihre rhythmischen Lageverschiebungen wesentlich beeinflußt werden.

Die verminderte Dehnbarkeit der sklerotischen oder luetisch narbig veränderten Aorta hat eine Verkleinerung ihrer Pulsationen zur Folge (H. FETZER), so daß selbst die erhöhte Blutdruckamplitude einer Aortenklappeninsuffizienz gelegentlich nicht mehr zu sichtbaren Pulsationen führen kann. Das Fehlen sichtbarer Pulsationen bei kompensierter, reiner Aorteninsuffizienz kann als gewisses Wahrscheinlichkeitszeichen einer schweren anatomischen Wandveränderung betrachtet werden. Kräftige Pulsationen an der Aorta schließen freilich eine schwere anatomische Wandläsion nicht aus, da die Aorta genügend dehnbar bleiben kann, wenn zwischen den schwer veränderten Teilen der Gefäßwandung noch genügend dehnbare Gefäßbezirke erhalten geblieben sind.

Beginnende Wandschädigungen der Aorta sollen übrigens sogar zu verstärkten Pulsationen Anlaß geben können, was auf eine Herabsetzung der Wandfestigkeit der Aorta zurückgeführt wurde. HUBERT und H. FETZER haben derartige Pulsationen am Ascendensschatten im Anfangsstadium der Aortenlues, ERDÉLYI bei beginnender Atheromatose beschrieben.

Auch der Gefäßwandtonus ist für die Pulsationen der Aorta von Bedeutung, denn der Tonus nimmt nicht nur auf die durchschnittliche Weite des Aortenrohrs (s. S. 376) Einfluß, sondern auch auf dessen Weitbarkeit durch den systolischen Anstieg des Blutdrucks (ZDANSKY). Je niedriger der Tonus der Gefäßwandmuskulatur, desto stärker die Dehnung der Aorta durch den systolischen Blutdruckanstieg; je höher der Tonus, desto geringer ihre Dehnung. Tatsächlich findet man in Fällen, wo mit gutem Grund eine Herabsetzung des Gefäßtonus erwartet werden darf, oft auffallend große Pulsationen. Dies ist z. B. bei Aortenklappeninsuffizienz im floriden Stadium der Endokarditis, bei anderen Infektionskrankheiten und bei Thyreotoxikosen der Fall. Es ist kaum zu zweifeln, daß die auffallend kleinen Pulsationen vieler Nephritiker mit einer Steigerung des Gefäßmuskeltonus zusammenhängen. Der Einfluß des Gefäßmuskeltonus auf die systolische Weitbarkeit der Aorta verbietet einen sicheren Schluß von der Exkursionsbreite der sichtbaren Pulsationen auf die anatomische Beschaffenheit der Gefäßwandung.

Die röntgenologischen Pulsationen des Aortenschattens werden schließlich noch durch rhythmische Verschiebungen des Aortenrohrs beeinflußt (DIETLEN, BICKENBACH, ZDANSKY und ELLINGER). Nach WELTZ sind diese im Bereich der Ascendens durch die rhythmischen Füllungs- und Lageänderungen der linken Kammer, im Bereich des Arcus und der Descendens durch die rhythmisch intendierte Streckung der Aortenschlinge beim systolischen Einströmen des aus dem Herzen ausgeworfenen Blutes erzeugt. Die systolische Verschiebung des Aortenbogens läßt sich nach Kontrastfüllung der Speiseröhre leicht erkennen und kymographisch registrieren (ZDANSKY und ELLINGER). Nach WELTZ soll der systolischen Verschiebung des Aortenbogens eine wesentlich größere Bedeutung für das Zustandekommen der Pulsationen am Aortenknopf zukommen als den pulsatorischen Weiteänderungen der Aorta; letztere sollen normalerweise überhaupt kaum nachweisbar sein. Nach den kymographischen Untersuchungen von ZDANSKY und ELLINGER setzen sich die Pulsationen des Aortenknopfs aus den meßbaren Weite- *und* Lageänderungen des Aortenbogens zusammen.

Die Größe der systolischen Verschiebung und Streckung des Aortenbogens ist abgesehen von der Blutdruckamplitude noch vom Grad der Rohrkrümmung, vom Grad der Verschieblichkeit, von der Wandbeschaffenheit und der Weite des Aortenrohrs abhängig. Verstärkte Krümmung der Aortenschlinge durch Zwerchfellhochstand begünstigt ihre Verschieblichkeit und hat eine Verstärkung ihrer pulsatorischen Lageänderungen zur Folge (WELTZ). Eine Fixation durch mediastinale Schwarten kann diese Verschiebungen verhindern.

5. Die dynamische Dilatation der Aorta

Abgesehen von seiner anatomischen Beschaffenheit wird die Weite des Aortenrohrs durch funktionelle Faktoren bestimmt, und zwar 1. durch das Durchflußvolumen, 2. durch die Höhe des in der Aorta herrschenden Drucks, 3. durch die Elastizität des Aortenrohrs und 4. durch den Tonus seiner muskulären Wandbestandteile.

Die beiden erstgenannten Faktoren wirken im Sinne einer Ausweitung, die beiden letzten im Sinne einer Verengerung der Aorta. Die Elastizität und der muskulöse Tonus setzen einerseits der Ausweitung der Aorta einen Widerstand entgegen und gewährleisten anderseits eine Anpassung der Gefäßlichtung an verminderte Blutfüllung oder absinkenden Blutdruck. Dieser zuletzt erwähnten Tatsache wird noch bei der Besprechung der engen Aorta (s. unten) gedacht werden. Der Widerstand, den die funktionell und anatomisch normale Aorta dem Innendruck entgegensetzt, ist recht bedeutend, so daß die Ausweitung, welche sie mit ansteigendem Blutdruck erfährt, relativ gering ist. Immerhin kommt es zu meßbaren Vergrößerungen des Aortendurchmessers (P. White, Sheldow, Bayley, Purks, Tschilow und Christoff, Verfasser) (s. Tab. 4), die beim Absinken des Blutdrucks rückbildungsfähig sind.

Tabelle 4

		Blutdruck in mm Hg	Aortendurchmesser nach Kreuzfuchs
N. R. Nephritis subacuta	22. April 1936	175/95	3,2 cm
	29. Mai 1936	110/70	2,7 cm
R. E. Nephritis acuta	6. Mai 1935	170/75	2,7 cm
	16. Mai 1935	155/60	2,4 cm nach Gewichtsabnahme um 7 kg

Eine Proportionalität zwischen der Höhe des Blutdrucks und der Weite der Aorta besteht jedoch nicht. Dies liegt nicht nur an der verschiedenen anatomischen Beschaffenheit der Aorta, sondern vor allem auch an dem verschiedenen Tonus ihrer muskulären Wandbestandteile. Der muskuläre Tonus scheint am wirkungsvollsten einer Überdehnung der Aorta entgegenzuwirken. Seine Herabsetzung kann dazu führen, daß das Gefäßrohr schon durch den normalen Blutdruck eine abnorm starke Ausweitung erfährt, die als dynamische Dilatation im engeren Sinne bezeichnet wird. Diese dynamische Dilatation war der Klinik schon in der vorröntgenologischen Zeit bekannt (Osler, Sahli, Fleckseder, Ortner), jedoch deckte erst die röntgenologische Messung der Aorta ihre Häufigkeit auf. Man findet sie nämlich gar nicht so selten bei Thyreotoxikosen, Gefäßneurosen, Tabes dorsalis und Infektionskrankheiten, besonders bei Endokarditis (Bayley, Purks, Clifford Albutt, Zdansky).

Die dynamische Natur einer Aortenerweiterung wird oft erst nach dem Tode erkannt, wenn die Autopsie völlig normale Abmessungen des Gefäßrohrs ergibt. In anderen Fällen kann man sie aus der Verkleinerung des röntgenologischen Durchmessers bei Besserung oder Ausheilung der oben erwähnten Zustände und Krankheiten erschließen.

Zdansky konnte zeigen, daß die dynamische Dilatation manchmal erst in Erscheinung tritt, wenn man durch Untersuchung in Horizontallage optimale Füllungsbedingungen für das Herz und die Aorta schafft, während im aufrechten Stand die Aorta normale Weite zeigen kann.

Besonders häufig und in besonderem Maße scheint der Anfangsteil der aufsteigenden Aorta betroffen zu werden. Man beobachtet dies vor allem bei Aortenstenose (Volhard), weniger häufig bei Aortenklappeninsuffizienz und Hochdruck, und zwar auch dann, wenn kein Anhaltspunkt für eine Herabsetzung des Gefäßtonus vorhanden ist. Nach

VOLHARD wird diese dynamische Ausweitung durch Wirbelströme des mit großer Wucht ausgeworfenen Blutes erzeugt; sie kann so beträchtlich sein, daß das Röntgenbild an eine Aortenlues, ja sogar an ein spindeliges Aneurysma der Ascendens erinnert. Um so mehr ist man dann gelegentlich überrascht, bei der Autopsie eine völlig normal weite Aorta vorzufinden. Bei längerem Bestand der abnormalen Druck- und Strömungsbedingungen kommt es allerdings zur anatomischen Fixierung der ursprünglich funktionellen Dilatation.

6. Die hypoplastische Aorta (Aorta angusta)

Die Hypoplasie der Aorta ist viel seltener als im allgemeinen angenommen wird. Der Begriff der engen Aorta wurde zunächst aus der Anatomie (v. ROKITANSKY, VIRCHOW) in die Klinik übernommen; er stützte sich also auf direkte Messungen der Leichenaorta und schien dadurch um so fester begründet zu sein. Bald wurden freilich sowohl von klinischer als auch von anatomischer Seite Zweifel darüber laut, ob die Abmessungen der Leichenaorta ohne weiteres auf die Verhältnisse in vivo übertragen werden dürften (SUTER, L. KAUFMANN, JAFFÉ und STERNBERG, M. HOLZMANN u. a.). Man wies mit Recht darauf hin, daß postmortale Kontraktionsvorgänge (MACWILLIAM, REUTERWALL, GERLACH, HVILIVITZKAJA) die Gefäßweite in unberechenbarer Weise verändern könnten und daß man selbst dann, wenn dies nicht der Fall wäre, keinen sicheren Aufschluß über die Weite der Aorta im Leben erhalte, da man nicht wissen könne, wie der im Leben vorhandene Blutdruck das Gefäßrohr gedehnt haben mochte. Dehnungsversuche der Leichenaorta (SUTER) schienen in der Tat dafür zu sprechen, daß die verschiedenen Aorten verschiedene Dehnbarkeit besitzen und daß gerade die im Tode engen, zartwandigen Aorten stärker dehnbar seien als die weiteren und dickerwandigen. Diese Tatsachen zeigen, daß die Bestimmung der tatsächlichen Weite der Aorta nicht an der Leiche, sondern nur am Lebenden, also nur vermittels der röntgenologischen Untersuchung möglich ist. Diese ergibt nun, daß die *echte Hypoplasie der Aorta zweifellos viel seltener ist, als man auf Grund der anatomischen, klinischen und übrigens auch mancher röntgenologischer Angaben vielfach annahm.* Daß die Häufigkeit der Aorta angusta auch röntgenologisch überschätzt zu werden pflegt, kommt daher, daß bei vielen Messungen des Aortendurchmessers eine wesentliche Voraussetzung nicht eingehalten wurde. In der Regel werden nämlich die Messungen nicht im Liegen, sondern am aufrecht stehenden Patienten vorgenommen. Dies mußte in vielen Fällen zu einer Unterschätzung der wahren Aortenlichtung führen, denn genau so wie manches Herz im Stehen eine beträchtliche Verkleinerung infolge orthostatisch verminderter Blutfüllung erleidet, kann auch die Aorta aus dem gleichen Grunde eine Verengerung ihrer Lichtung erfahren. Bei normal gebauten und völlig kreislaufnormalen Individuen ist die Verengerung der Aorta freilich ebenso geringfügig wie die Verkleinerung des Herzens. Schon bei schlanken, hochwüchsigen Individuen jedoch und besonders bei ptotischen Asthenikern und Vasolabilen kommt es mit dem Zeichen der verminderten Blutfüllung des Herzens auch zu einer sehr beträchtlichen Verengerung der Aorta, die um so eher zur irrtümlichen Annahme einer Hypoplasie der Aorta führen kann, als die Beschwerden solcher Individuen geradezu auf diese hinzuweisen scheinen. Die Wiederholung der KREUZFUCHSschen Aortenmessung in *Horizontallage* zeigt jedoch in der großen Mehrzahl der Fälle, daß mit der Größenzunahme des nunmehr gut gefüllten Herzens auch der Aortendurchmesser größer wird und den Standardwert erreicht oder ihm zumindesten nahekommt (ZDANSKY), daß also in Wirklichkeit von einer Hypoplasie der Aorta keine Rede sein kann. Die orthostatische Verkleinerung des Aortendurchmessers kann 3 bis 4 mm betragen.

Aus diesen Tatsachen ergibt sich die Folgerung, *daß eine Aorta angusta nur dann angenommen werden darf, wenn ihr Durchmesser auch in Horizontallage abnorm klein ist* (ZDANSKY).

Die Festsetzung des Grenzwertes, unterhalb dessen die Annahme einer Hypoplasie der Aorta berechtigt ist, bleibt natürlich einigermaßen willkürlich, was ja übrigens auch von den anatomischen Grenzwerten des Aortenumfangs (Beneke u. a.) gilt. Wir nehmen eine hypoplastische Aorta an, wenn das Kreuzfuchssche Maß beim mittelgroßen Erwachsenen in Horizontallage 2,2 cm oder weniger beträgt und wenn keine anderen Ursachen, wie z. B. eine periphere Vasomotorenschwäche, eine Oligämie, ein stenosierender Herzklappenfehler, ein perikardialer Erguß oder eine akute Herzinsuffizienz die Enge der Aorta zu erklären vermögen. Bei kleinen, grazil gebauten Individuen, besonders Frauen, berechtigen Werte von 2,2 cm und selbst 2,0 cm noch nicht zur Annahme einer Aorta angusta. Solche Individuen, die durchaus nicht degenerativ-hypoplastisch zu sein brauchen, haben eben ein Herzgefäßsystem, das entsprechend dem geringen Körperbestand entsprechend zart entwickelt ist.

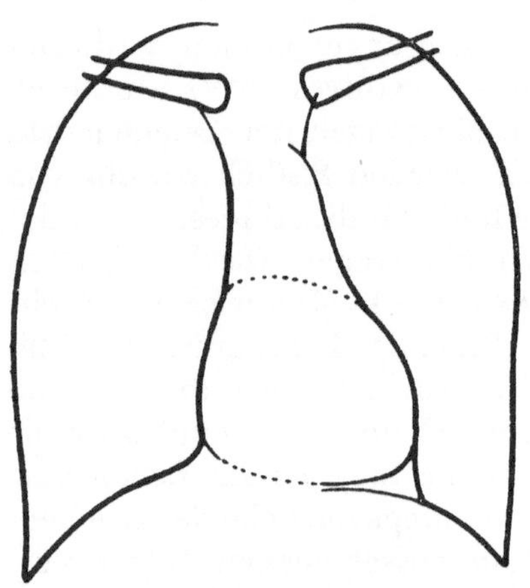

Abb. 315. Hypoplastische, kurze Aorta. Cor pendulum. 22jähriger Astheniker. Durchmesser des Aortenbogens nach Kreuzfuchs im Stehen und Liegen war 1,8 cm

Sehr häufig sind niedrige Werte bei Jugendlichen; sie dürften meist durch ein zeitliches Zurückbleiben des Aortenwachstums bedingt sein. Jedenfalls konnten wir wiederholt verfolgen, wie sich die Aorta solcher Individuen im Laufe der Jahre zu normalen Dimensionen auswuchs. Die Seltenheit der engen Aorta beim Erwachsenen ist also gewiß nicht darauf zurückzuführen, daß Jugendliche mit enger Aorta ein frühzeitiges Opfer einer degenerativen Gefäßentwicklung werden, sondern darauf, daß die Aorta im Wachstum oft vorübergehend zurückbleibt, um schließlich doch normale Dimensionen zu erreichen.

Bei der echten Hypoplasie ist die Aorta im übrigen oft nicht nur zu eng, sondern auch zu kurz. Dies drückt sich im Röntgenbild in der Kürze des Gefäßbandes aus (Moritz), die zur Folge hat, daß einerseits der Aortenscheitel vom linken Schlüsselbein abnorm weit entfernt ist, anderseits der Herzschatten verhältnismäßig hoch gelegen ist. Durch diese Hochlage des Herzens kann das Centrum tendineum fixiert werden, so daß das Zwerchfell von letzterem allseits steil und wenig gewölbt abfällt. In anderen Fällen verliert das hochstehende Herz seine Unterlage auf das Centrum tendineum mehr oder weniger, so daß das Bild eines Pendelherzens zustande kommt (Abb. 315).

Die Enge der Aorta ist manchmal die Folge einer Mitralstenose oder angeborener Anomalien des Herzens.

7. Die diffus erweiterte Aorta thoracica

Die diffuse Erweiterung der Aorta, die übrigens immer mit einer mehr oder weniger starken Verlängerung des Gefäßrohres verbunden ist, hat zur Folge, daß die Ascendens stärker nach rechts-vorne, die Descendens stärker nach links-hinten ausladt, der Aortenscheitel in die Höhe rückt und der Bogenabschnitt schrägeren Verlauf nimmt, als dies normalerweise der Fall ist.

Die stark nach rechts-vorne ausladende Ascendens schiebt sich über die V. cava sup. hinweg und kann diese so völlig überlagern, daß sie im Vorderbild (Abb. 316*a*) den ganzen rechten Rand des Gefäßbandes bildet. Die kräftige konvexe Rundung der Ascendens kann schließlich weiter gegen das Lungenfeld vorragen als der rechte Herzrand. Letzterer erscheint dann zumeist auf Kosten des oberen Bogens verkürzt, da sich dieser abnorm tief aus dem Herzschatten erhebt. Oberhalb des Ascendensschattens kommt der blässere rechts-konkav gekrümmte Schatten der V. anonyma dext. zum Vorschein, der sich bis zum Schlüsselbein verfolgen läßt. Der Hochstand des Aortenscheitels führt zu einem Hochrücken des links zum Vorschein kommenden Aortenbogens, dessen oberer Rand den Schatten des Schlüsselbeins erreichen, gelegentlich sogar überschreiten kann. Ein Aortenknopf wird in der Mehrzahl der Fälle vermißt, da das distale Stück des Aortenbogens nicht mehr annähernd sagittal, sondern schräg verläuft. An Stelle des Aortenknopfs sieht man den distalen Bogenabschnitt in die weit nach links ausladende, also mehr oder weniger stark links-paravertebral verlaufende Descendens übergehen. Diese liegt nunmehr innerhalb der Herzbucht breiter zutage, zeigt eine links-konvexe Krümmung und läßt sich meist tief in den Herzschatten, oft bis zum Zwerchfell hinab verfolgen.

Das Herz ist in der Regel quergelagert, da die mit der Erweiterung stets verbundene Verlängerung des Aortenrohrs eine Hebelwirkung ausübt, die das Herz um eine sagittale

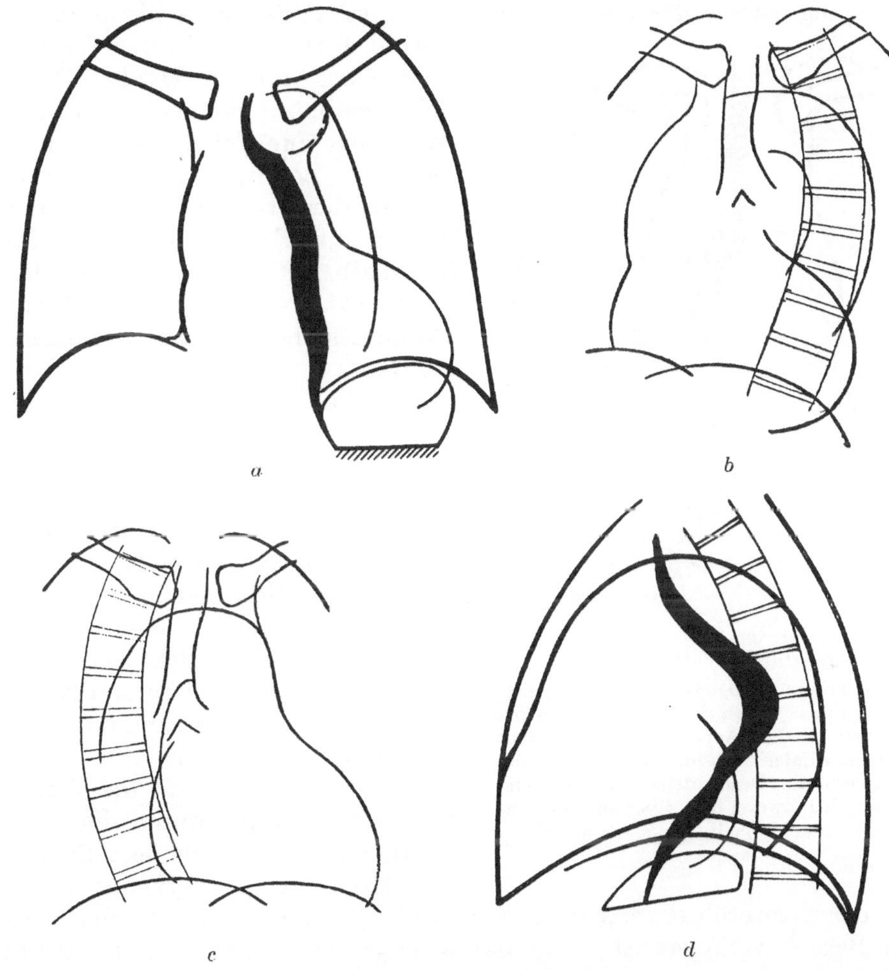

Abb. 316 *a* bis *d*. Diffuse Dilatation und Elongation der Aorta. 50jährige Frau mit arteriellem Hochdruck. Die Schlinge der Aorta thoracica lädt in mächtigem Bogen nach rechts-vorne und links-hinten aus. Die Speiseröhre folgt dem proximalen Teil der Aorta descendens und biegt mit ihr nach links-hinten aus. Im Bogenabschnitt sichtbare Wandverkalkungen. *a* Vorderbild. *b* Linkes vorderes Schrägbild. *c* Rechtes vorderes Schrägbild. *d* Linksseitenbild

Achse dreht (G. SCHWARZ). Diese Querlagerung hat im Röntgenbild ein stärkeres Vorspringen des linken Kammerbogens und damit den Eindruck aortischer Konfiguration zur Folge. Der Neigungswinkel des Herzschattens ist deutlich verkleinert.

Der Herzschatten kann normal groß oder vergrößert sein. Normale Herzgröße und -form bei dilatierter Aorta sprechen mit großer Wahrscheinlichkeit für Aortenlues; nur wenn es sich um Individuen jenseits des 60. Lebensjahres handelt, kann dies auch durch reine Atheromatose bedingt sein.

In der Mehrzahl der Fälle ist der Herzschatten bei diffus dilatierter Aorta mehr oder weniger vergrößert und aortisch konfiguriert, meistens als Folge eines arteriellen Hochdrucks oder einer Aortenklappeninsuffizienz.

In der linken vorderen Schrägstellung (Abb. 316*b*) ergibt die dilatierte Aorta ein sehr charakteristisches Bild. Man sieht die Aortenschlinge in weit gespanntem Bogen durch den Thorax ziehen. Das Gefäßband entspringt wesentlich tiefer aus dem Herzschatten, als dies normalerweise der Fall ist, woraus sich eine Verkürzung des rechten Herzschattenrandes ergibt. Gleichzeitig lädt es in rechts-konvexem Bogen verstärkt in das rechte Lungenfeld aus. Der Schatten des distalen Bogenabschnitts und der Descendens springt kräftig gerundet in den Wirbelsäulenschatten vor oder ragt auch — diesen überschreitend — bogenförmig in das linke Lungenfeld hinein. Während die normale Aortenschlinge in dieser Stellung etwa hufeisenförmig gekrümmt ist, bildet die Schlinge der diffus dilatierten Aorta ungefähr den Teil eines Kreises oder eines breiten Ovals. Die erhebliche Schattendichte der höhergradig dilatierten Aorta hat zur Folge, daß man unter sonst günstigen Bedingungen nicht nur ihren äußeren, sondern auch ihren inneren Rand fast überall gut erkennen kann und daß sie auch innerhalb des hellen Bandes der Trachea abgrenzbar wird, was die Messung ihres Durchmessers an jeder beliebigen Stelle ermöglicht.

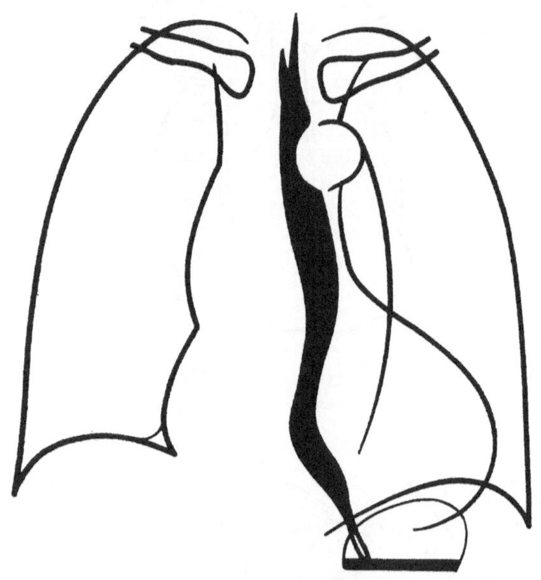

Abb. 317. Verlagerung der Speiseröhre durch die elongierte und diffus dilatierte Aorta.
In der Höhe des Aortenbogens biegt die Speiseröhre nach rechts aus. Hierauf folgt sie etwas der unteren Begrenzung des Aortenbogens, verläuft dann im retrokardialen Abschnitt entlang der rechten Begrenzung der Descendens und biegt erst knapp oberhalb des Zwerchfells über die Vorderwand der Descendens nach links zum Hiatus oesophageus

In der *rechten vorderen Schrägstellung* (Abb. 316*c*), bei einer Drehung um etwa 60°, erkennt man meist deutlich den Übergang des verbreiterten Gefäßbandes in den Aortenbogen, den man dann durch das helle Trachealband in die Descendens umbiegen sieht. Die vordere Begrenzung der letzteren hebt sich besonders bei der tiefen Einatmung durch ihre große Schattendichte gut innerhalb des retrokardialen Feldes ab und zeigt eine stärkere links-konkave Krümmung, als dies normalerweise der Fall ist.

Bemerkenswert sind die Veränderungen, die die Speiseröhre durch die Dilatation der Aorta erleidet. Nach dem Schluckenlassen von Kontrastpaste erkennt man, daß das Aortenbett der Speiseröhre vertieft ist oder daß sie in Form eines nach rechts-hinten gerichteten Bogens verlagert ist. Sehr häufig folgt sie ein Stück weit der unteren Begrenzung des Aortenbogens, so daß sie über die Mittellinie nach links zu liegen kommt; die linke Speiseröhrenwand kann dadurch eine divertikelartige Ausziehung erfahren (Fleischner), was keineswegs auf aortitische Verwachsungen hinweist, sondern auch bei Atheromatose der Aorta gefunden wird (Abb. 316*a*, 317). In vielen Fällen folgt die Speiseröhre im weiteren Verlauf der nach links ausladenden Aorta descendens, wobei sie sich ihrer rechten vorderen Wand anschmiegt (Fleischner) und mehr oder weniger dorsalwärts ausbiegt (Abb. 316*d*). Im retrokardialen Abschnitt, etwa in der Höhe von D 7 bis D 10, zeigt sie oft eine bajonettförmige Abknickung nach links-vorne (Oppler und Sielmann), indem sie über die Vorderwand der erweiterten Aorta hinweg auf deren linke Seite hinüberwechselt (Abb. 318*a* und *b*). Dadurch gerät sie so weit nach links, daß sie im supradiaphragmalen Abschnitt gelegentlich nach rechts umbiegen muß, um zum Hiatus oesophageus zu gelangen (v. Falkenhausen, Fleischner). Auch diese Verlagerung spricht nicht für luetische Aortitis, sondern findet sich auch bei Atheromatose der Aorta. Begünstigt wird diese Art der Verlagerung durch eine Vergrößerung des Herzens, vor allem der linken Kammer, da dann die Speiseröhre zwischen dem Herzen und der dilatierten Aorta ins Gedränge kommt und auf diese Weise auszuweichen gezwungen ist (ZDANSKY). Manchmal kommt es trotzdem an dieser Stelle zu einer Kom-

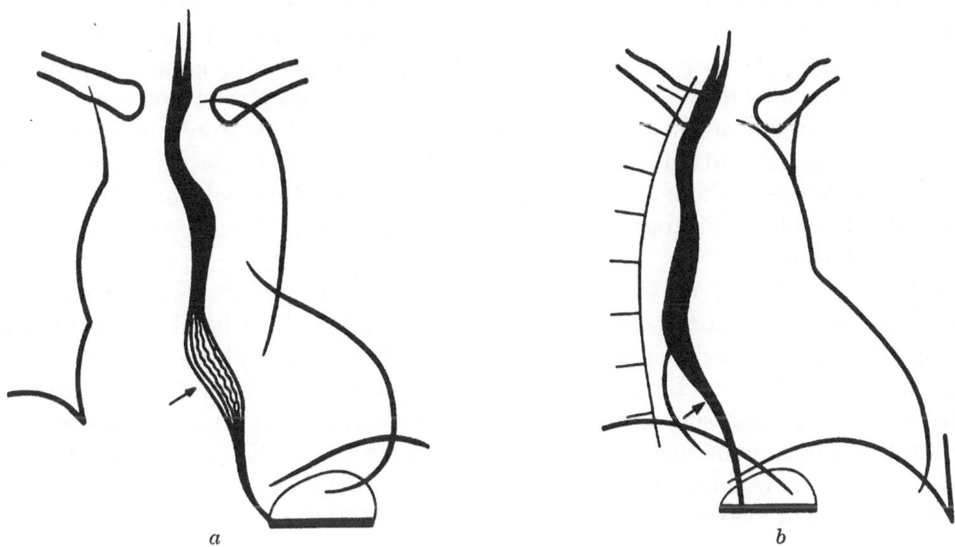

Abb. 318*a* und *b*. Verlauf der Speiseröhre bei diffus dilatierter und elongierter Aorta. 50jähriger Hypertoniker. Die Speiseröhre folgt zunächst der nach links-hinten ausladenden Descendens und biegt hierauf im retrokardialen Abschnitt nach links-vorne (Pfeil) aus, um über die Vorderwand der Descendens an deren linke Begrenzung hinüberzuwechseln

pression der Speiseröhre mit Verlangsamung der Passage und merklicher Anstauung des verschluckten Kontrastbreies, was gelegentlich sogar Schluckbeschwerden (HINTEREGGER) bereiten kann. In anderen Fällen entzieht sie sich der Kompression dadurch, daß sie bis knapp oberhalb des Zwerchfells an der rechten Seite der absteigenden Aorta verläuft (Abb. 317). Dadurch kommt sie über die Mittellinie nach rechts zu liegen und muß dann in ungefähr rechtwinkeliger Biegung nach links zum Hiatus ziehen. Beide Formen sahen wir gelegentlich während der Untersuchung miteinander abwechseln (Abb. 319), was ein Beweis dafür ist, daß sie nicht durch eine Verwachsung der Aorta mit der Speiseröhre bedingt sind. Im Gegenteil dürfte die ausgiebige Verschieblichkeit der Speiseröhre innerhalb des lockeren mediastinalen Bindegewebes eine Voraussetzung für derartige Verlagerungen sein.

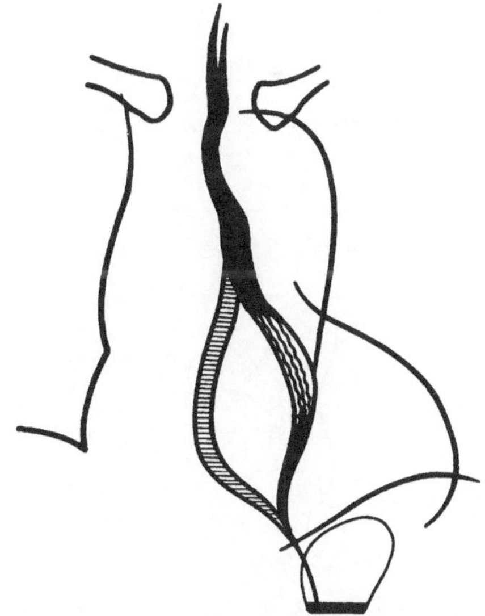

Abb. 319. Abwechselnde Verlagerung des retrokardialen Speiseröhrenabschnittes nach links und rechts bei diffus dilatierter Aorta und hypertrophischer Dilatation der linken Kammer.
47jähriger Mann mit maligner Nephrosklerose

Aus den obigen Ausführungen geht hervor, daß die diffus dilatierte Aorta ein wohlcharakterisiertes Bild ergibt. Das Ausmaß der Dilatation läßt sich in den Schrägstellungen oft direkt messen, wenn die Aorta durch Erweiterung oder Wandverkalkungen abnorm schattendicht ist. Sind diese Voraussetzungen nicht erfüllt, dann gibt die KREUZFUCHSsche Messung zuverlässigen Aufschluß über die Weite der Aorta. Die Vornahme dieser Messung ist vor allem dann unbedingt empfehlenswert, wenn ein Zwerchfellhochstand vorhanden ist, da dieser bekanntlich durch Hochdrängung und Stauchung der Aortenschlinge ein Bild erzeugen kann, das ohne exakte Messung von dem der diffus erweiterten Aorta nicht zu unterscheiden ist.

Eine sichere Entscheidung, ob eine diffuse Dilatation der Aorta durch Atheromatose oder Aortenlues bedingt ist, läßt sich auf Grund des Röntgenbildes nicht fällen. Das gilt insbesondere für jene Fälle, bei denen der mehr oder weniger vergrößerte Herzschatten die Zeichen einer Hypertrophie und Dilatation der linken Kammer aufweist. Immerhin werden höhergradige Erweiterungen der Aorta bei Individuen in jugendlichen und mittleren Jahren auch in solchen Fällen an eine Aortenlues denken lassen müssen. Bei normal großen Herzen, die keine Zeichen einer Hypertrophie und Dilatation der linken Kammer aufweisen, läßt eine Dilatation der Aorta mit Wahrscheinlichkeit auf eine Aortenlues oder eine Medianekrose schließen, denn die Atheromatose führt bei normalem Blutdruck zu einer praktisch reinen Verlängerung der Aorta und erst im hohen Alter zu einer Dilatation geringen Grades.

Die häufig sichtbaren, teils fleckenförmigen, teils über größere Strecken zusammenhängenden Kalkeinlagerungen weisen auf Atheromatose hin, die sehr oft auch die luetische Aortitis kompliziert. Bemerkenswerterweise liegen diese kalkdichten Schatten oft 2 bis 3 mm innerhalb der äußeren Begrenzung des Aortenschattens, was die oft beträchtliche Verdickung der atheromatösen Aorta erkennen läßt. Auf Aufnahmen in linker vorderer Schrägstellung erkennt man manchmal Unterbrechungen der Kalkeinlagerungen an den Abgängen der großen brachiozephalen Arterien. Gelegentlich sieht man die Verkalkungen auch auf die Wurzeln dieser Gefäße übergehen (Abb. 322).

8. Die verlängerte Aorta thoracica

Die diffus verlängerte, aber normal weite oder nur unwesentlich erweiterte Aorta findet sich vor allem in Fällen von Atheromatose, die nicht durch Blutdrucksteigerung kompliziert sind.

Die Verlängerung des Aortenrohrs erzeugt keine auffällige Veränderung des Gefäßbandes, wenn das Zwerchfell infolge von Emphysem oder allgemeiner Ptose tief steht.

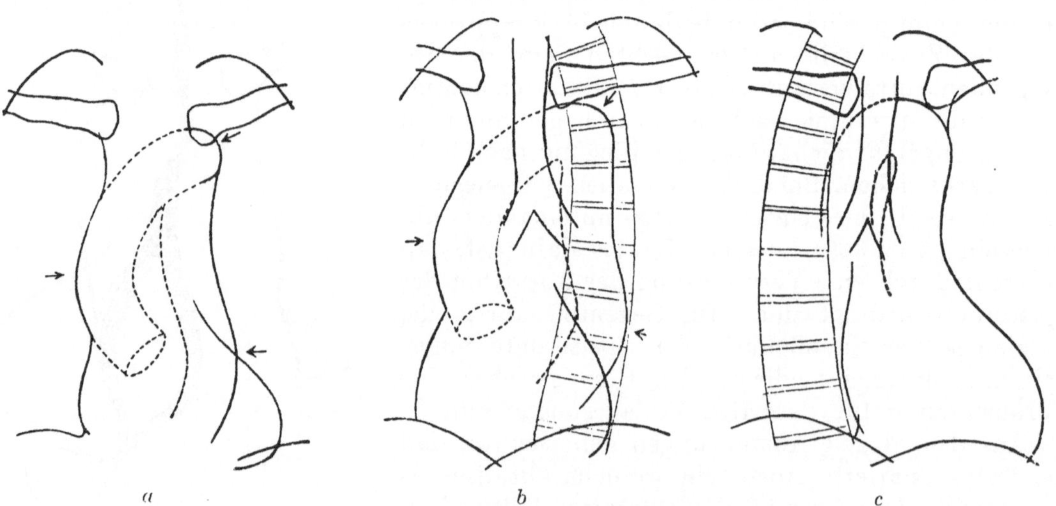

Abb. 320 *a* bis *c*. Elongation der Aorta.

a Vorderbild. *b* Linkes vorderes Schrägbild. *c* Rechtes vorderes Schrägbild. Die Pfeile weisen auf die drei typischen Knickungen der elongierten Aorta im Bereiche der Ascendens, am Übergang vom Bogen in die Descendens und im retrokardialen Teil der Descendens hin

Die verlängerte Aorta hat dann in dem langen Brustkorb reichlich Platz; ihre beiden Schenkel verlaufen steil und ziemlich gestreckt. Es fällt lediglich die erhebliche Länge und Schlankheit des Gefäßbandes auf.

Wenn aber das Zwerchfell in normaler Höhe steht oder wenn die Verlängerung gewisse Grenzen übersteigt, dann rückt der Aortenscheitel in die Höhe und die Aortenschlinge erfährt typische Knickungen ihres Verlaufs. Die erste Abknickung liegt in der Ascendensmitte und bildet einen stumpfen, nach links-hinten offenen Winkel; die zweite findet sich am Übergang vom Bogen in die Descendens; die dritte gehört der Descendens an und stellt eine nach links-hinten gerichtete Ausbiegung ihres retrokardialen Stücks dar (H. RÖSLER und P. WHITE). Alle drei Winkel sind oft schon im Vorderbild erkennbar. Im *Vorderbild* (Abb. 320*a*) sieht man den rechten Rand des Gefäßbandes auf Kosten des rechten Herzrandes verlängert und mit einer abgerundeten Winkelbildung in das Lungenfeld vorspringen. Der Aortenknopf steht hoch, ragt verstärkt nach links. Der Descendensschatten läßt häufig eine links-konvexe Ausbiegung erkennen, die entweder schon vor seinem Eintritt in den Herzschatten, also noch im Bereich der Herzbucht gelegen ist oder erst innerhalb des Herzschattens als links-konvex gekrümmter Doppelkontur abgrenzbar ist (Abb. 321).

Am besten überblickt man die drei Abknickungen der verlängerten Aorta in *linker vorderer Schrägstellung* (Abb. 320*b*). Die erste läßt das aus dem Herzschatten emporsteigende Gefäßband gegen die vordere Brustwand stumpfwinkelig ausbiegen, die zweite treibt den distalen Bogenabschnitt spitzwinkelig in den Wirbelsäulenschatten oder bis in das linke Lungenfeld hinein vor, während die dritte den distalen Abschnitt der Descendens innerhalb des Wirbelsäulenschattens in links-konvexer Richtung buckelig ausbaucht.

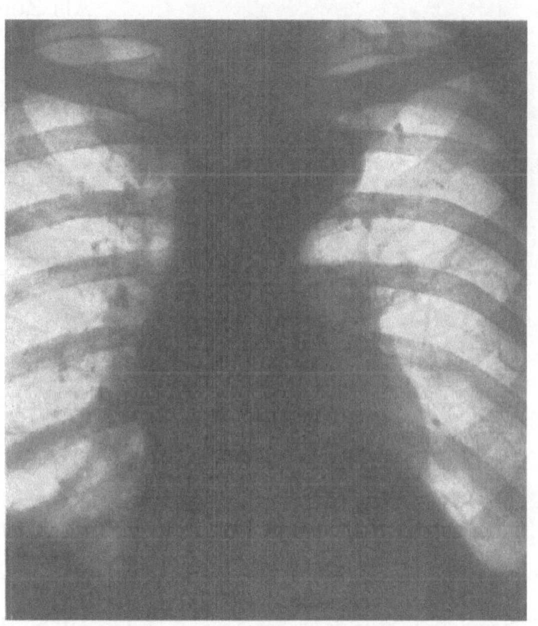

Abb. 321. Höhergradig elongierte, mäßig dilatierte Aorta mit den drei typischen winkeligen Abknickungen im Bereiche der Ascendens, des Arcus und der Descendens

Nicht immer sind die drei Abknickungen der Aorta in gleichem Maße ausgebildet; oft ist die eine oder die andere nur eben angedeutet. Im allgemeinen sind die Abwinkelungen der Aortenschlinge um so geringer ausgebildet, je stärker die Aorta erweitert ist. Höhergradig dilatierte Aorten zeigen trotz gleichzeitiger erheblicher Verlängerung meist eine annähernd gleichmäßige Rundung ihres Verlaufs, wie im vorigen Abschnitt ausgeführt wurde.

Wenn die drei typischen Abknickungen der Aorta vorhanden sind, dann darf man mit großer Wahrscheinlichkeit annehmen, daß das Gefäßrohr in allen Teilen gleichmäßig verlängert ist und überall gleichmäßige Weite besitzt. Über den Durchmesser der Aorta bzw. den Grad der etwa vorhandenen gleichmäßigen Ausweitung gibt auch in diesem Falle die KREUZFUCHSsche Messung bei entsprechender Linksdrehung zuverlässigen Aufschluß.

9. Die Atheromatose, Thrombangitis und Arteriitis der Aorta thoracica und ihrer großen Äste

Die Atheromatose führt an sich — wie eben ausgeführt wurde — nur zu einer unbedeutenden Vergrößerung des röntgenologischen Durchmessers der Aorta, solange nicht eine Blutdrucksteigerung hinzutritt. Ganz im Vordergrund steht die *Verlängerung* des Aortenrohrs. Die dadurch bedingten Veränderungen im Röntgenbild wurden im vorhergehenden Abschnitt geschildert. Sehr häufig sieht man Verkalkungen der Gefäßwandung besonders im Bereiche des Bogens als sichel- oder kreisförmige kalkdichte Schatten. Bei größerer Ausdehnung der Verkalkungen kann man sie in den Schrägstellungen entweder als zusammenhängende Schattensäume oder fleckförmige verstreute Schollen erkennen. Diese Säume liegen meist 1 bis 2 mm innerhalb der äußeren Begrenzung des

Aortenschattens, da die Verkalkungen den inneren Wandschichten des Gefäßrohrs angehören. Manchmal sieht man sie auf die Abgänge der großen brachiozephalen Äste übergehen (Abb. 322). Besonders ausgedehnt pflegen sie dann zu sein, wenn sich die Atheromatose mit einer luetischen Aortitis kombiniert.

Die *Schattendichte* der Aorta wird durch die Atheromatose als solche nicht merklich verändert (Baranowa); es ist jedoch anzunehmen, daß diffus verstreute kleinste Kalkeinlagerungen in die Intima eine gewisse Verdichtung des Aortenschattens ergeben können. Zumeist dürfte aber die größere Schattendichte sklerotischer Aorten durch den verstärkten Schattenkontrast gegenüber der Umgebung vorgetäuscht werden (s. S. 374).

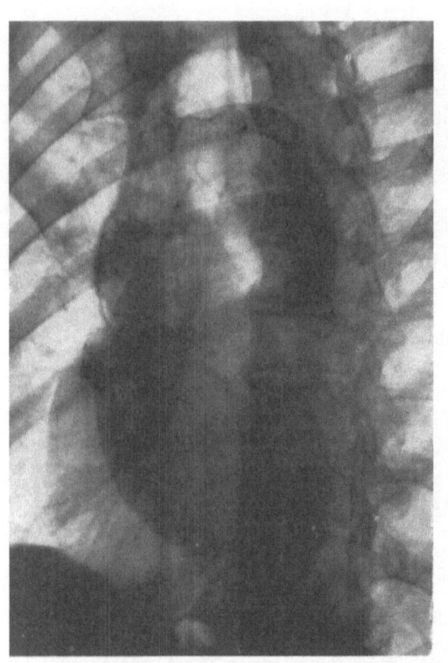

Abb. 322. Aortenlues und Atheromatose der Aorta.

55jährige Frau mit luetischer Aortenklappeninsuffizienz. Blutdruckdifferenz in den Radialarterien (rechts 100/45 mm Hg, links 65/0 mm Hg). Puls der linken Arteria carotis nicht tastbar.

Die ausgedehnten Verkalkungen der Aorta setzen sich bis auf die Abgänge der brachiozephalen Äste fort. Ein Pulsus celer war an der Aorta nicht vorhanden, wohl infolge der schweren Gefäßwandschädigung (linkes vorderes Schrägbild)

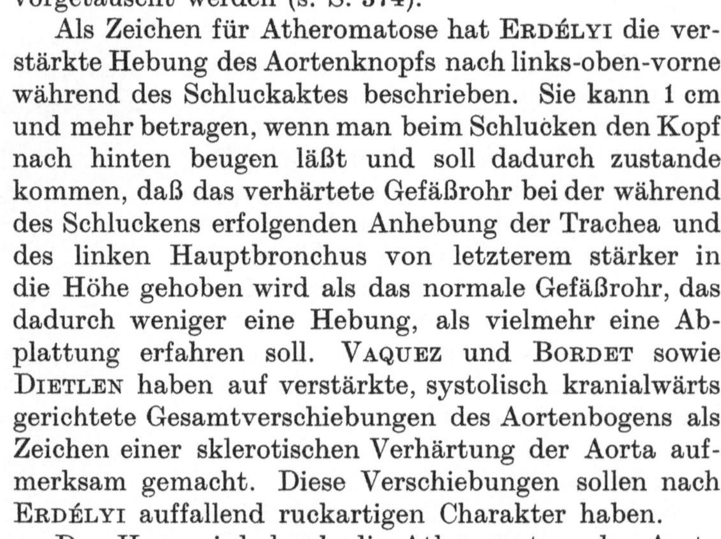

Als Zeichen für Atheromatose hat Erdélyi die verstärkte Hebung des Aortenknopfs nach links-oben-vorne während des Schluckaktes beschrieben. Sie kann 1 cm und mehr betragen, wenn man beim Schlucken den Kopf nach hinten beugen läßt und soll dadurch zustande kommen, daß das verhärtete Gefäßrohr bei der während des Schluckens erfolgenden Anhebung der Trachea und des linken Hauptbronchus von letzterem stärker in die Höhe gehoben wird als das normale Gefäßrohr, das dadurch weniger eine Hebung, als vielmehr eine Abplattung erfahren soll. Vaquez und Bordet sowie Dietlen haben auf verstärkte, systolisch kranialwärts gerichtete Gesamtverschiebungen des Aortenbogens als Zeichen einer sklerotischen Verhärtung der Aorta aufmerksam gemacht. Diese Verschiebungen sollen nach Erdélyi auffallend ruckartigen Charakter haben.

Das Herz wird durch die Atheromatose der Aorta insofern beeinflußt, als die verlängerte und rigide Aorta zu einer Kippung und Querlagerung des Herzens führt. Da dies ein verstärktes Ausladen des linken Herzrandes zur Folge hat und da das starke Vorspringen des Aortenknopfs zur Vertiefung der Herzbucht noch beiträgt, kann eine aortische Konfiguration des Herzens vorgetäuscht werden. Eine Linkshypertrophie und -dilatation des Herzens gehört nicht zum Bild der Aortensklerose.

Zu einer einigermaßen beträchtlichen Ausweitung der Aorta kommt es — wie schon erwähnt — nur dann, wenn gleichzeitig ein arterieller Hochdruck vorliegt, was allerdings häufig der Fall ist. Diese Ausweitung betrifft meist alle Teile in ziemlich gleichem Maße, sie ist also meist diffus; seltener ist sie im Anfangsteil der Ascendens am stärksten. Die Ausweitung beweist für sich allein noch nicht das Vorhandensein einer Atheromatose, denn selbst beträchtlich dilatierte Aorten älterer Hochdruckpatienten können sklerotische Wandveränderungen vermissen lassen (Dormanns und Emminger). Da jedoch der arterielle Hochdruck immerhin sehr häufig zur Atheromatose der Aorta führt, muß mit ihrem Vorhandensein gerechnet werden.

Eine Unterscheidung der atheromatösen und luetischen Erweiterung der Aorta ist nicht möglich, besonders dann nicht, wenn die Zeichen einer Linkshypertrophie des Herzens vorhanden sind. Denn beim arteriellen Hochdruck und bei der Aortenklappeninsuffizienz ist die Atheromatose der Aorta gewöhnlich mit einer Dilatation verbunden. Nur bei höheren Graden der Dilatation oder wenn das Herz die Zeichen einer Linkshypertrophie vermissen läßt, wird man mit Wahrscheinlichkeit eine Aortenlues annehmen können. Eine überwiegende Erweiterung des Ascendensabschnitts spricht zwar mit

Wahrscheinlichkeit für Lues, kommt aber auch bei Atheromatose und arteriellem Hochdruck vor und kann sich sogar zu einer spindeligen Ausweitung auswachsen. Manchmal können die Aortenklappen dadurch sogar schlußunfähig werden, so daß man an der Aorta celerartige Pulsationen sehen kann.

Thrombangitische oder arteriitische Stenosen und Verschlüsse der großen brachiozephalen Äste sind nicht extrem selten (MARTORELL), wenn auch lange nicht so häufig wie Verschlüsse der A. carotis interna über der Carotisgabel, die nicht in den Rahmen dieser Darstellung gehören.

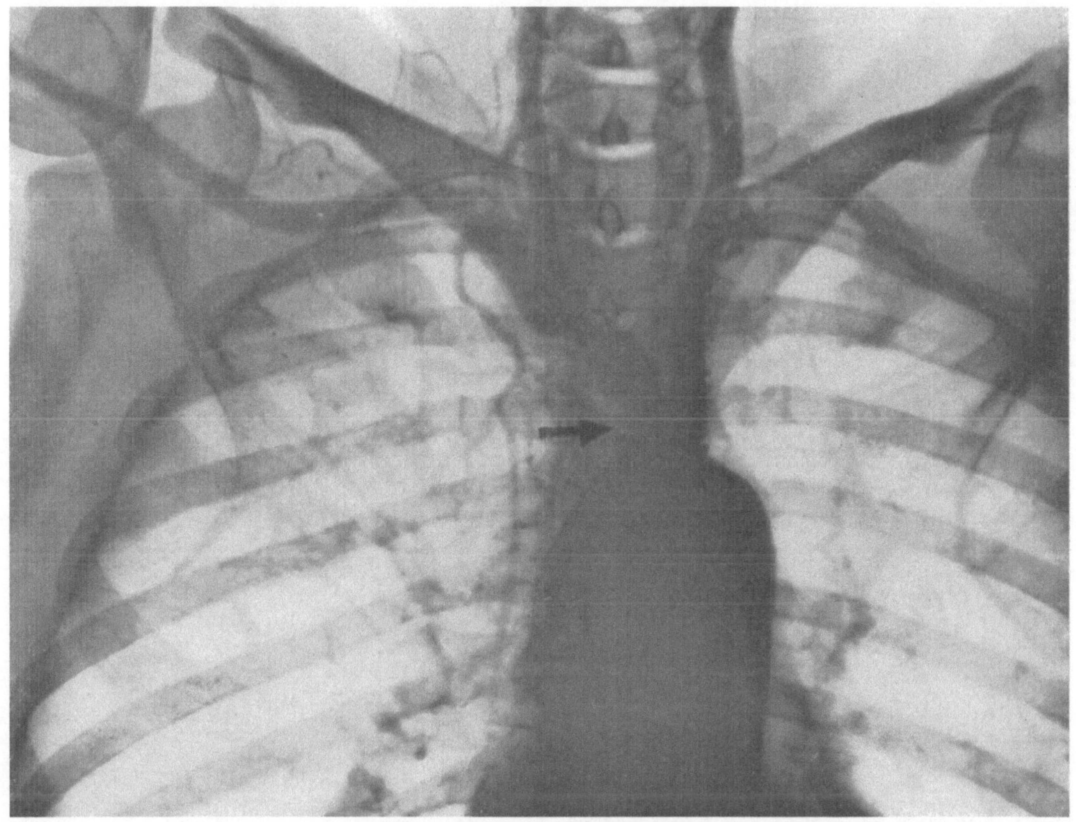

Abb. 323. Aortenbogensyndrom.

53jährige Frau, die vor vier Jahren erstmals merkte, daß ihre linke Hand kühler sei als die rechte. Vor etwa eineinhalb Jahren flüchtiger Anfall von Brennen in den Augen und im Gesicht, Nebelsehen, Sprachschwierigkeiten und Parästhesien in der linken oberen Extremität. Seither oft Schwindel mit Gefühl der Schwerelosigkeit und des Fliegens.

Oszillometrie: Links kleiner Brachialis- und Radialispuls. Herabgesetzter Carotispuls rechts. EKG o. B.

Die Aortographie zeigt eine umschriebene Verengerung am Abgang der A. anonyma (Pfeil) und einen vollständigen Schattenausfall der linken A. subclavia. Letztere und die A. vertebralis sinistra füllten sich erst verspätet und flau über Kollateralen von der linken A. carotis externa

Die Stenosen und Verschlüsse der brachiozephalen Gefäßabgänge werden als *Takayashu-* oder *Aortenbogensyndrom* (FRÖVIG und LOKEN) bezeichnet. Sie betreffen meist ein kürzeres oder längeres Stück, manchmal nur die Wurzel eines oder mehrerer Äste der Aorta. Je nachdem welches oder welche Gefäße betroffen sind, kommt es zum Fehlen oder zur Verkleinerung und Verspätung des Pulses der oberen Extremitäten oder/und der Carotiden. Schwindel, Kopfschmerz, Sehstörungen, epileptiforme Anfälle, Hyp- und Parästhesien sowie Herabsetzung der groben Kraft an der betroffenen Extremität können die Folgen sein. Das Leiden betrifft oft Menschen in jüngeren Jahren und scheint Frauen zu bevorzugen. Es besteht die ausgesprochene Neigung zur Progredienz, weshalb gefäßchirurgische Eingriffe zum mindesten versucht werden sollen.

Die *Aortographie* gibt verläßliche Aufschlüsse über die Verhältnisse, was für die Beurteilung der Möglichkeit und für die Planung des chirurgischen Vorgehens von größtem Wert ist (Porstmann). Man erkennt dann, daß die Peripherie eines verschlossenen Astes über Kollateralen von einem durchgängig gebliebenen Ast gefällt wird, etwa die A. subclavia und A. vertebralis von der A. carotis ext. (Abb. 323). Edling et al. konnten Rippenusuren durch Kollateralen bei Verschluß einer A. subclavia beobachten.

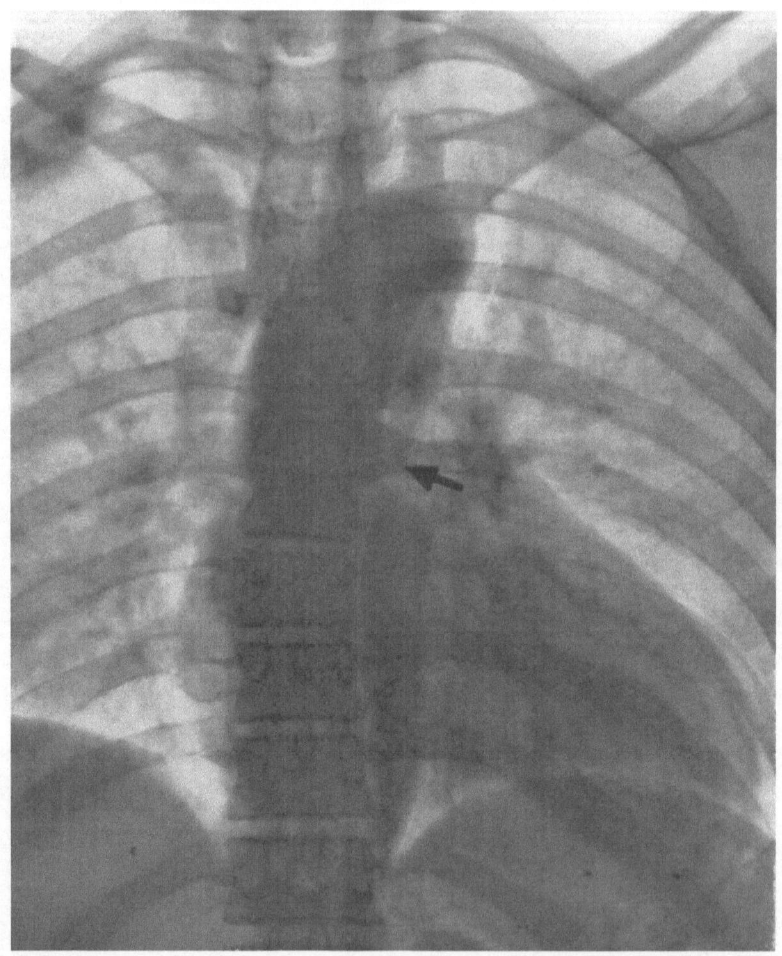

Abb. 324. Endarteriitische Stenose der Aorta descendens und der linken A. subclavia. 38jährige Frau mit Hochdruck in der rechten oberen Extremität (240/110 mm Hg) und fehlenden Pulsen an der linken oberen und an beiden unteren Extremitäten. Seit acht Jahren claudicatioartige Beschwerden in beiden Beinen. Die Angiokardiographie zeigt eine hypertrophische Dilatation der linken Kammer und eine mäßige Erweiterung der Aorta ascendens und des Aortenbogens. Die linke A. subclavia kommt nur sehr flau zur Darstellung. Die Aorta descendens ist im Anfangsteil verengert und in der Höhe des siebenten Brustsegments praktisch undurchgängig (Pfeil). Hinter der Stenose ist eine leichte spindelige poststenotische Erweiterung der Aorta descendens vorhanden

In sehr seltenen Fällen kann auch die *Brustaorta* an irgendeiner Stelle über eine längere Strecke undurchgängig geworden sein. Man kann dann genötigt sein, die Kontrastfüllung der Aorta durch direkte perkutane Punktion oder über das Herz vorzunehmen (Abb. 324).

10. Das Aortenaneurysma

Das Aortenaneurysma kann luetischer und nichtluetischer Natur sein. Während früher die Feststellung eines Aneurysmas der Aorta thoracica fast gleichbedeutend mit der Diagnose Aortenlues war, ist das heute nicht mehr der Fall. Mit der Abnahme der

Lueshäufigkeit und mit der Wirksamkeit der modernen Luesbehandlung haben die auf hämodynamischer, traumatischer, degenerativer und bakterieller Grundlage entstan-

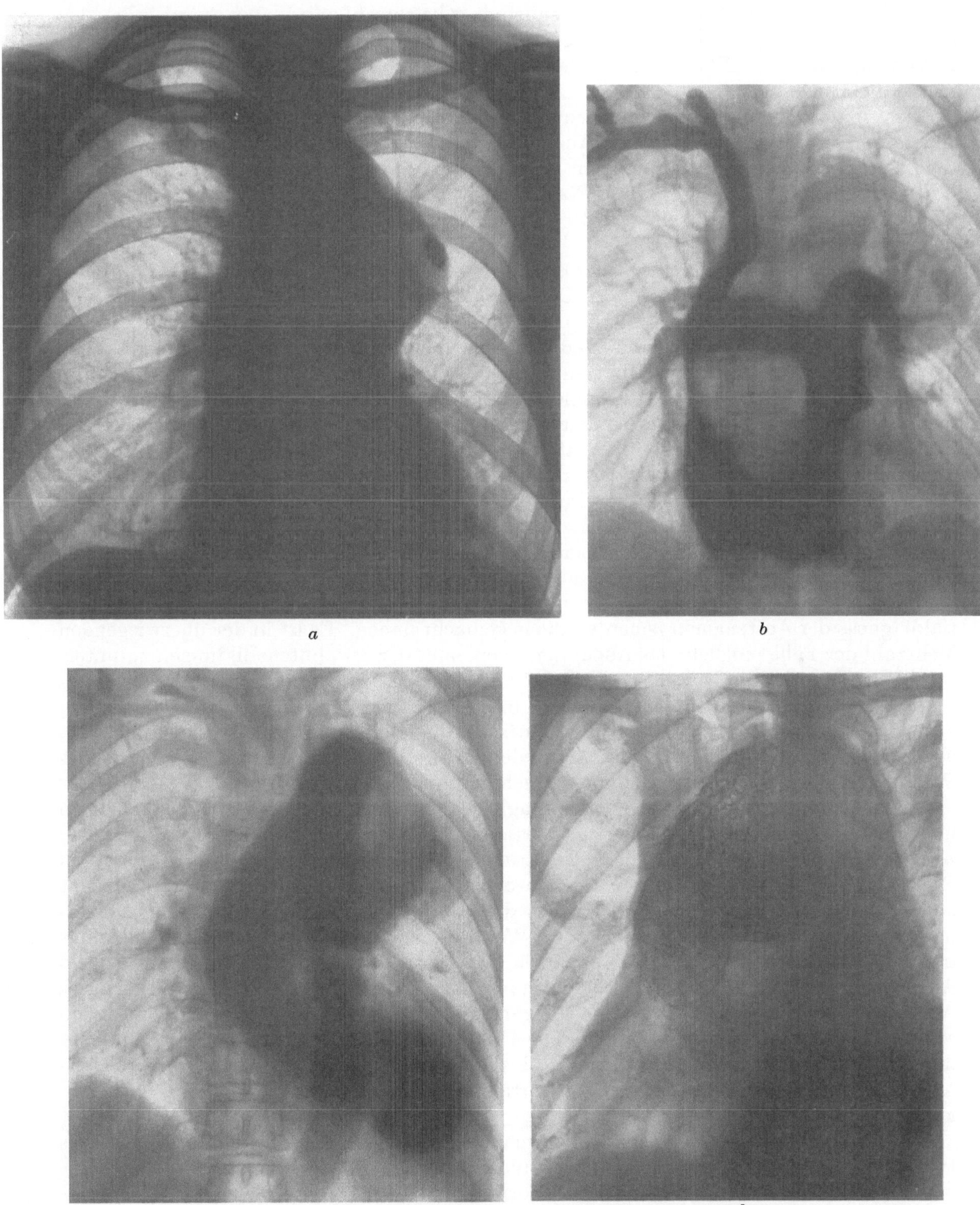

Abb. 325*a* bis *d*. Angiographische Sicherung eines Aortenaneurysmas.
a Übersichtsaufnahme. *b* Normales Dextrogramm. *c* Lävogramm mit Darstellung eines teils spindeligen, teils sackförmigen Aneurysmas des Aortenbogens. *d* Zustand nach Drahtung des Aneurysmas

denen Aneurysmen an Häufigkeit relativ zugenommen. Es sei nur daran erinnert, daß umschriebene spindelige Ausweitungen der Aortenwurzel und der Aorta ascendens bei arteriellem Hochdruck, bei Aortenstenose, nichtluetischer Aortenklappeninsuffizienz und Aortenisthmusstenose keine Seltenheiten sind. Gleichwohl wird man heute noch bei spindeligen, kugeligen und sackförmigen Ausweitungen der Aorta thoracica zunächst an Lues denken müssen. Nur die Aneurysmen der Aorta abdominalis sind fast immer atheromatöser Natur.

Das spindelige und kugelige Aneurysma stellt eine symmetrische Ausweitung des Aortenrohres dar; das sackförmige Aneurysma sitzt dem Aortenrohr mit breiterer oder schmälerer Basis einseitig auf. Nicht selten kommt es an großen Aneurysmen durch besonders schwere Schädigung und Nachgiebigkeit einer Wandstelle zu umschriebenen *Tochteraneurysmen* und zu *intramuralen Hämatomen*, die nicht ohne weiteres voneinander zu unterscheiden sind.

Das *Röntgenbild des Aortenaneurysmas* wird wesentlich von dessen Sitz, Größe, Form und Wandbeschaffenheit bestimmt. Der Verlauf der Aorta bringt es jedoch mit sich, daß die verschiedensten pathologischen Gebilde, die von den Organen und Organbestandteilen des vorderen und hinteren Mediastinums oder von dessen angrenzenden Teilen ausgehen, zu sehr ähnlichen Schattengebilden führen können. Tumoren der Lymphdrüsen und des Thymus, retrosternale Strumen, Geschwülste des Grenzstranges, des mediastinalen Bindegewebes, der Pleura, des Perikards, der Lunge und der knöchernen Thoraxwandungen, Cölomzysten, Teratome und Dermoide, mediastinal und perikardial abgesackte Ergüsse, Tumoren, Divertikel und Dilatationen der Speiseröhre, der spondylitische Abszeß und Aneurysmen der Pulmonalarterie müssen in differentialdiagnostische Erwägung gezogen werden. Anderseits können besonders die sackförmigen, gelegentlich gestielten und pilzförmigen Aneurysmen Bilder ergeben, die größte Ähnlichkeit mit Tumoren haben (FETZER).

Es waren insbesondere KIENBÖCK und LENK, die sich um die Diagnose und Differentialdiagnose der Aortenaneurysmen verdient gemacht haben. Es ist in der überwiegenden Mehrzahl der Fälle möglich, das Aneurysma von einer der erwähnten Bildungen zu unterscheiden. Dazu ist die Durchleuchtung bei verschiedenstem Strahlengang mit Kontrastfüllung der Speiseröhre und Aufnahmen in bestimmten, jeweils erst aufzusuchenden Stellungen notwendig. Nur selten ist zur Entscheidung die Angiokardiographie (Abb. 325) oder Aortographie erforderlich, die dann jeden Zweifel behebt. Auch die Anlegung eines Pneumomediastinums (COCCHI) kann manchmal Aufklärung bringen.

Zunächst muß man versuchen, das fragliche Schattengebilde genau zu lokalisieren und besonders seine Lagebeziehung zur Aorta zu bestimmen. Dies gelingt in einer großen Zahl der Fälle schon bei der Durchleuchtung, indem man den Patienten hinter dem Röntgenschirm in die verschiedensten Durchleuchtungsrichtungen dreht. Man erkennt dann zumeist, von welchem Teil der Aorta das Aneurysma ausgeht und ob es sich überhaupt um ein Aneurysma handeln kann. Wenn es bei dieser Untersuchung gelingt, das fragliche Schattengebilde aus dem Schatten der Aorta herauszuprojizieren, dann ist ein Aneurysma recht unwahrscheinlich, denn nur in sehr seltenen Fällen ist ein sackförmiges Aneurysma mit der Aorta durch eine so schmale Brücke verbunden, daß sich diese dem röntgenologischen Nachweis entzieht. Die Unmöglichkeit einer röntgenologischen Trennung ist anderseits noch kein Beweis für die aneurysmatische Natur des fraglichen Schattens, da Gebilde verschiedenster Art der Aorta breit anliegen oder diese allseits umwachsen können.

Nie darf man es unterlassen, den Durchmesser der Aorta zu bestimmen, falls dies technisch durchführbar ist. Nach THOMA und KIENBÖCK findet sich nämlich ein größeres luetisches Aneurysma kaum je an einer normal weiten Aorta, vielmehr sind zum mindesten die benachbarten Teile des Gefäßrohres fast immer mehr oder weniger stark dilatiert. Ausnahmen von dieser Regel können die kleineren spindeligen oder sackförmigen Aneurysmen luetischer Genese bilden. Es spricht daher nach KIENBÖCK mit Wahrscheinlichkeit für ein nichtluetisches Aneurysma oder für ein nicht von der Aorta ausgehendes raumforderndes Gebilde, wenn man normale Werte für den Durchmesser der Ascendens oder des Bogens ermittelt (Abb. 326). Anderseits wird freilich eine Dilatation der Aorta nicht als Beweis für die aneurysmatische Natur eines fraglichen Schattengebildes angesehen werden können, da ein zufälliges Zusammentreffen einer Dilatation mit einem andersartigen mediastinalen Prozeß vorliegen kann. Auch hier muß neben dem Alter des Patienten und den klinischen Erscheinungen besonders auch das Herz Berücksichtigung finden. Handelt es sich um ein Individuum unter 50 Jahren, fehlen Zeichen einer Linkshypertrophie des Herzens, dann wird eine Dilatation der Aorta mit Wahrscheinlichkeit für ein luetisches Aneurysma sprechen, wenn die übrigen Röntgenzeichen damit vereinbar sind.

Der Herzschatten braucht durch das Aneurysma keine Veränderung seiner Form und Größe zu erfahren. Manchmal sieht man ein kleines mediangestelltes Herz (Abb. 335) wie ein Anhängsel an einem mächtigen Aneurysma gleichsam herabhängen (Groedel). Nur das knapp oberhalb der Klappen sitzende Ascendensaneurysma hat meist eine Vergrößerung und aortische Konfiguration des Herzens zur Folge, weil es mit einer Insuffizienz der Aortenklappen einherzugehen pflegt. Zeichen einer Aortenklappeninsuffizienz sprechen also in zweifelhaften Fällen für Aneurysma. Dies ist übrigens auch dann der Fall, wenn das fragliche Schattengebilde weit oberhalb des Herzschattens oder im hinteren Mediastinums gelegen ist, da das Zusammentreffen einer Aortenklappeninsuffizienz mit einem Tumor oder einem andersartigen raumbeengenden Gebilde des Mediastinums jedenfalls geringere Wahrscheinlichkeit für sich hat als ihr Zusammentreffen mit einem Aneurysma. Doch kann gelegentlich ein gleichzeitig bestehender Hochdruck oder eine Myokardläsion zur Vergrösserung des Herzens führen.

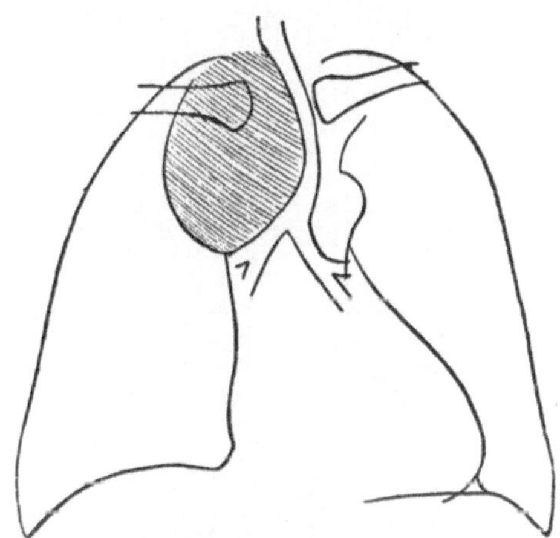

Abb. 326. Rechtsseitige retrosternale Struma mit Verlagerung der Trachea und des Aortenbogens nach links. 72jährige Frau.
Die Verlagerung und Kompression der Trachea beginnt schon im Halsteil. Der Durchmesser des nach links verdrängten Aortenbogens ist normal, was für die Unterscheidung des Strumaschattens von dem Schatten eines Aneurysmas der Arteria anonyma von Bedeutung ist. Vergleiche die große Ähnlichkeit mit Abb. 334

Die Form des Herzschattens kann auch durch Verlagerung des im übrigen normalen Herzens verändert werden. Vor allem das Ascendensaneurysma, aber auch die großen Aneurysmen des Bogenabschnitts können zu einer Kippung und Querlagerung des Herzens und damit zu einem stärkeren Ausladen des linken Herzrandes und zur aortischen Konfiguration des Herzens führen.

Besondere Bedeutung für die Differentialdiagnose gegenüber anderen mediastinalen Gebilden kommt den *Qualitäten des fraglichen Schattengebildes* zu. Vor allem sind zu beachten: 1. seine Form und Begrenzung, 2. seine Schattendichte und Struktur, 3. seine etwa vorhandenen Pulsationen, 4. sein Wachstum und gegebenenfalls 5. seine Strahlenresistenz.

Ad 1. Einfach bogige Form eines aus dem Mittelschatten zum Vorschein kommenden Schattengebildes findet sich am häufigsten bei Aneurysmen, während Tumoren und andere raumbeengende Gebilde oft buckelig, polyzyklisch oder kantig begrenzt sind. Dieser Regel kommt allerdings keine allgemeine Gültigkeit zu, denn bekanntlich können alle differentialdiagnostisch in Betracht kommenden Gebilde, vor allem die retrosternalen Strumen, die Tumoren des Grenzstrangs, Zysten und Teratome, abgesackte pleurale und perikardiale Ergüsse, ferner bestrahlte Tumoren im Stadium der Verkleinerung (z. B. das Lymphogranulom, das Lymphosarkom, die lymphoepithelialen Tumoren des Thymus) ovoide, kugelige oder kuchenförmige Gestalt haben und daher zu einfach bogig begrenzten, aneurysmaähnlichen Schatten führen, während anderseits die Aneurysmen durch ungleichmäßige Ausweitung (Abb. 330 und 333*b*) oder durch aufsitzende Tochteraneurysmen (Abb. 327*a* bis *c*) polyzyklische und buckelige Schattengebilde ergeben können. Dies ist auch dann der Fall, wenn sich mehrere hintereinandergeschaltete, spindelige oder kugelige Aneurysmen verschiedentlich ineinander projizieren.

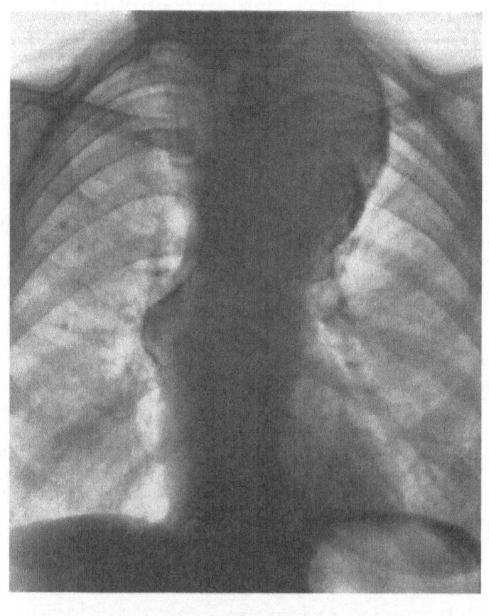

a

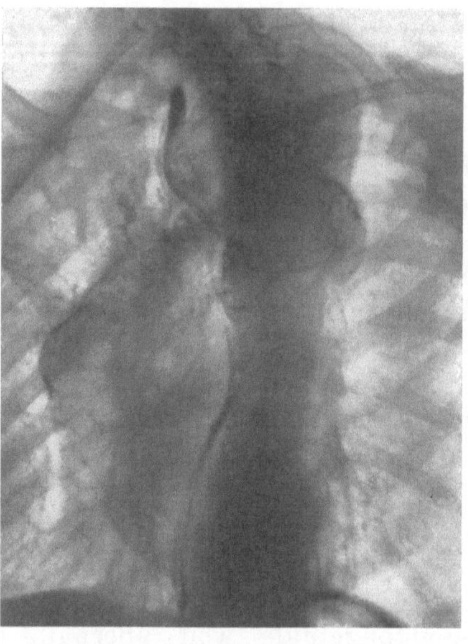

b

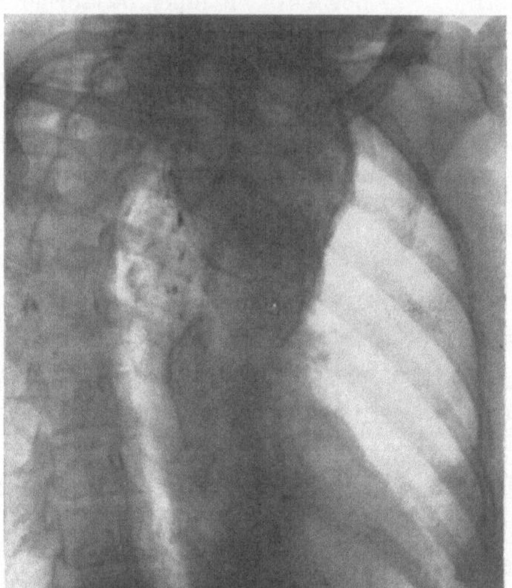

c

Abb. 327*a* bis *c*. Multiple Aneurysmen und Tochteraneurysmen der Aorta thoracica mit ausgedehnten Wandverkalkungen. Das faustgroße Aneurysma des Aortenscheitels erstreckt sich bis in die linke Pleurakuppel. *a* Vorderbild. *b* Linkes vorderes Schrägbild. *c* Rechtes vorderes Schrägbild

Die Begrenzung des Aneurysmaschattens ist meist glatt, höchstens zeigt sie kleine wellige Unregelmäßigkeiten und Zacken, die sich gegen die Lungenfelder oder die vordere Brustwand erstrecken und durch ungleichmäßige schwielige Verdickung der Gefäßwand und durch Verwachsungen mit der Nachbarschaft (Pleura, Lunge, Brustwand) bedingt sind. Bösartige Tumoren, wie die lymphoepithelialen Thymustumoren, die Carcinome und Sarkome sowie das Lymphogranulom zeigen bei infiltrierendem Wachstum unscharf-unregelmäßige Begrenzung; aus ihrem Schatten erstrecken sich dann weiche strangförmige Verdichtungen oder auch ein Netzwerk streifiger Schattenzüge in die Lungen. Alle diese Prozesse können aber auch ganz scharf konturierte Schatten geben, solange kein infiltrierendes Wachstum vorhanden ist. Bei den gutartigen und verhältnismäßig gutartigen Strumen, Neurofibromen, Fibromen, Lipomen, Teratomen und Zysten sowie meist auch beim Lymphogranulom und anderen Systemerkrankungen ist dies die Regel.

Anderseits kann auch der Schatten eines Aneurysmas unscharfe und verwaschene Konturen annehmen, wenn das umgebende Lungengewebe infolge einer beginnenden

Perforation mit Blut allmählich durchtränkt wird (ASSMANN). Nach unserer Erfahrung führt dies meist zu mehr homogenen Verschattungen, die dem Aneurysmaschatten breit anliegen (Abb. 328).

Häufiger kommt es als Folge einer Bronchusstenose zu Atelektasen und pneumonischen Prozessen der zugehörigen Lungenabschnitte und damit zu teils homogenen, dichten Verschattungen, teils zu weichen, herd- und strangförmigen, vielfach miteinander konfluierenden Verdichtungen, welche von infiltrierendem Wachstum manchmal nicht unterschieden werden können. Man beobachtet dies am häufigsten bei großen Bogenaneurysmen, die zur Stenosierung des linken Oberlappenbronchus geführt haben (Abb. 338).

Ad 2. Die Dichte eines Aneurysmaschattens ist abhängig von der Größe des Aneurysmas und von seiner Entfernung vom Röntgenschirm (KIENBÖCK). Je größer das Aneurysma, je geringer seine Entfernung von der Projektionsebene ist, desto intensiver ist sein Schatten. Er ist entsprechend der zumeist regelmäßigen Form des Aneurysmas in der Mehrzahl der Fälle homogen und läßt höchstens eine hellere Randzone erkennen. Wenn das Aneurysma jedoch höckerige Oberfläche besitzt oder wenn multiple Aneurysmen vorliegen, die sich verschiedentlich ineinander projizieren (Abb. 327*a* bis *c*), dann können je nach der verschiedenen Dicke der durchstrahlten Teile ungleichmäßig dichte Schatten entstehen, wie sie bei höckerigen Tumormassen beobachtet werden. Selbstverständlich können auch Tumoren oder andere Gebilde des Mediastinums homogene Schatten geben, wenn sie regelmäßige Form besitzen.

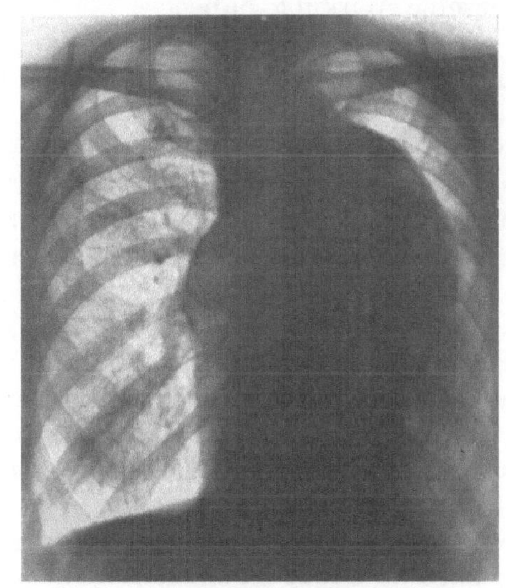

Abb. 328. Aneurysma der ganzen Aorta thoracica mit Kompression des linken Hauptbronchus und Perforation in den linken Unterlappenbronchus. (Autopsie.)
Die Perforation des Aneurysmas war auf Grund der inhomogen-wolkigen Verschattung der linken Lungenbasis mit Wahrscheinlichkeit angenommen worden. Ausgedehnte Wandverkalkungen der Aorta

Eine differentialdiagnostisch wichtige Inhomogenität wird durch Verkalkungen in der Wandung vieler Aneurysmen (Abb. 327 und 328) erzeugt. Diese Verkalkungen sind durch die begleitende Atheromatose oder durch verkalkte wandständige Thrombenmassen bedingt. Vereinzelte kleine kalkdichte Einlagerungen sind oft auf dem Schirm leicht zu sehen. Die kalkdichten Schatten liegen 1 bis 3 mm innerhalb der äußeren Begrenzung des weichteildichten Aneurysmaschattens und lassen sich oft über große Strecken hin verfolgen. Kalkschalen retrosternaler Strumen zeigen demgegenüber oft knotige Verdickungen und Fortsätze, die sich in das Innere des Weichteilschattens erstrecken. In anderen tumorartigen Gebilden liegen die etwa vorhandenen Verkalkungen meist in deren Innerem und sind unregelmäßig, fleckig, oft zu Gruppen angeordnet; bei Teratomen können sie organoiden Aufbau (z. B. Zahnanlagen) erkennen lassen. Dermoidzysten haben aber oft ausgedehnte Kalkschalen (W. MÜLLER).

Ad 3. Aneurysmen zeigen oft systolisch-expansive Pulsationen; sie sind von großem diagnostischem Wert. Ihr Fehlen spricht aber keineswegs gegen ein Aneurysma, da höchstens 50% der Aneurysmen Eigenpulsationen erkennen lassen. Es ist dies begreiflich, wenn man bedenkt, daß die Wandung vieler Aneurysmen durch Schwielenbildung derb und unelastisch geworden oder mit parietalen Thrombenmassen ausgekleidet ist. Es ist bemerkenswert, daß man selbst an dem Schatten eines Aneurysmas, das die Rippen und das Sternum arrodiert hat und sich als pulsierender Buckel an der vorderen Brustwand vorbuchtet, keine Pulsationen zu sehen braucht, wenn es nicht zu einer systolischen Dehnung, sondern lediglich zu einer systolischen Anspannung der derben Aneurysmawandung kommt, die wohl tastbar ist, aber nicht sichtbar zu sein braucht. Auch wenn die Kommunikation eines sackförmigen Aneurysmas mit der Aorta sehr eng ist, wenn das Schlagvolumen des Herzens klein oder das Aneurysma so groß ist, daß auch ein normales Schlagvolumen keine nennenswerte Ausweitung des großen Sacks erzeugt, können sichtbare Eigenpulsationen fehlen.

Zunehmende Verstärkung der Eigenpulsationen spricht für eine fortschreitende Verdünnung der Aneurysmawandung (Dietlen), besonders wenn gleichzeitig eine Größenzunahme des Aneurysmas vorhanden ist und nicht etwa eine Vergrößerung des Schlagvolumens durch Besserung der Herzkraft oder die Entwicklung einer Aortenklappeninsuffizienz dafür verantwortlich gemacht werden kann.

Abschwächung der Eigenpulsationen kann durch zunehmende Verdickung der Aneurysmawandung bedingt sein, jedoch kann auch eine Verkleinerung des Schlagvolumens dieselbe Wirkung haben.

Gebilde des Mediastinums, die aneurysmaähnliche Schatten geben, zeigen im allgemeinen keine systolisch-expansiven Pulsationen, dagegen oft Pulsationen, die von seiten des Herzens oder der großen Gefäße mitgeteilt sind. Die Unterscheidung zwischen Eigenpulsationen und mitgeteilten Pulsationen ist meist leicht, da die ersteren durch eine allseitige systolische Vergrößerung, die letzteren in der Regel durch eine systolische Totalverschiebung des fraglichen Schattengebildes gekennzeichnet sind. Die Unterscheidung kann aber Schwierigkeiten bereiten, wenn die pulsatorischen Exkursionen sehr klein sind oder wenn die systolisch-expansiven Pulsationen mit mitgeteilten vergesellschaftet sind, was nicht selten bei Aneurysmen vorkommt, die dem kräftig pulsierenden Herzen oder den großen Gefäßen nahe liegen. Gelegentlich können Eigenpulsationen auch vorgetäuscht werden, wenn Tumormassen der Aorta oder Pulmonalis breitbasig aufsitzen oder wenn sie das Aortenrohr, insbesondere den Aortenbogen, so umwachsen, daß sich die Pulsationen der eingeschlossenen Aorta auf diese Tumormassen übertragen.

Im übrigen können gefäßreiche Tumoren, wie manche Sarkome oder Hämangiome, echte Eigenpulsationen zeigen, da sie infolge ihres Gefäßreichtums bei jeder Systole im ganzen an Größe zunehmen. Wir haben dies einmal bei einem Teratom von überwiegend hämangiomatösem Aufbau beobachtet, das sich als lebhaft pulsierender Schatten aus der Herzbucht in das linke Lungenfeld verbuchtete. Auch an einer großen Hypernephrommetastase sahen wir einmal sichere Eigenpulsationen.

Ad 4. Die Aneurysmen vergrößern sich allmählich, jedoch ist ihr Wachstum im allgemeinen ein langsames, so daß man es nur bei Untersuchungen, die mehrere Monate oder Jahre auseinanderliegen, feststellen kann. Gelegentlich kann man freilich eine plötzlich einsetzende Größenzunahme beobachten, die natürlich immer als ernstes Ereignis zu werten ist. In vielen Fällen ist die Größe durch Jahre völlig stationär. Alle diese verschiedenen Möglichkeiten finden sich auch bei den differentialdiagnostisch in Betracht kommenden Tumoren des Mediastinums, so daß ihnen keine entscheidende diagnostische Bedeutung zukommt. Immerhin wird rapides Wachstum eher im Sinne eines bösartigen Prozesses im weitesten Sinne des Wortes sprechen.

Ad 5. Gelegentlich wird auch der Tatsache, daß sich das fragliche Schattengebilde auf Röntgenbestrahlung nicht ändert, diagnostische Bedeutung zukommen, da man ohne weiteres berechtigt ist, ein Aneurysma auszuschließen, wenn die probatorische Röntgenbestrahlung eine Verkleinerung des fraglichen Schattengebildes zur Folge hatte.

Im folgenden wird die spezielle Symptomatologie der verschieden lokalisierten Aneurysmen besprochen, wobei die Beeinflussung der Nachbarorgane als ein wichtiges diagnostisches und differentialdiagnostisches Moment noch besondere Berücksichtigung zu finden haben wird.

a) Das Ascendensaneurysma

Das Röntgenbild des Ascendensaneurysmas ist je nach Lage, Form und Größe verschieden.

Das Aneurysma der Aortenwurzel kann sich bis in die Sinus Valsalvae erstrecken. Es betrifft dann in der Regel alle drei Sinus und unterscheidet sich schon dadurch vom

„kongenitalen" Sinusaneurysma, das sich auf einen Sinus beschränkt (s. S. 298). Solche Aneurysmen der Ascendenswurzel kommen bei Lues, bei Aortenstenose und bei Isthmusstenose der Aorta vor. Nur selten beschränken sich luetische oder bakterielle Aneurysmen auf *einen* Sinus Valsalvae.

Das Aneurysma der Aortenwurzel kann sich dem röntgenologischen Nachweis völlig entziehen. Das gilt insbesondere für die dorsalwärts gerichteten Ausweitungen. Das ventralwärts gerichtete Aneurysma kann die Pulmonalarterie wie ein Aneurysma des linken Sinus Valsalvae ventralwärts verlagern, vorbuchten und komprimieren, so daß das Röntgenbild einer Dilatation des Pulmonalisstamms vorgetäuscht werden kann (BORDET und LEREBOULLET, CRAWFORD und DE VEER). Diese Kompression des Pulmonalisstamms kann eine Widerstandsdilatation und -hypertrophie der rechten Kammer zur Folge haben. Röntgenologisch fand sich demgemäß in derartigen Fällen ein mäßig

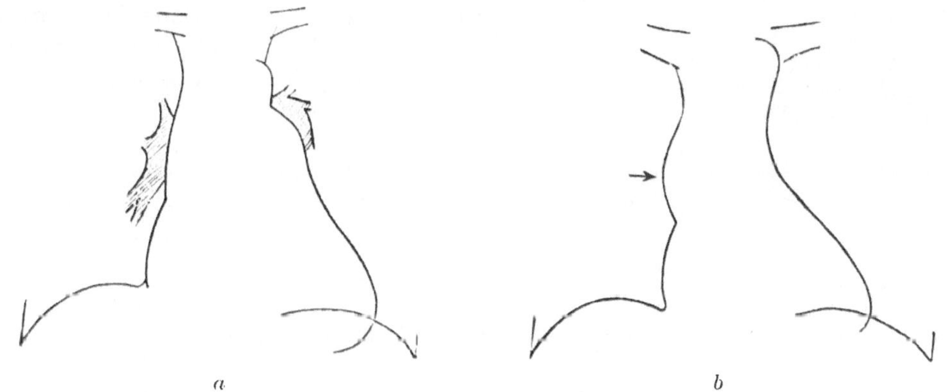

Abb. 329*a*. Perforation eines supravalvulären Aortenaneurysmas in die Arteria pulmonalis. 55jähriger Mann mit Aortenklappeninsuffizienz, hochgradiger Dyspnoe und Zyanose. Lues latens. (Autopsie.) Starke Vorwölbung des Pulmonalisbogens mit großen Pulsationen an diesem und an den beträchtlich vergrößerten Hilusschatten. Autopsie: Zwei linsengroße Perforationsöffnungen, die von dem Aneurysma in die Pulmonalarterie führten

Abb. 329*b*. Winkelige Ausbiegung des Ascendensschattens bei Aortenlues infolge von isolierter Ausweitung der Ascendens. 53jähriger Mann mit progressiver Paralyse

oder auch hochgradig vergrößerter, mitral konfigurierter Herzschatten mit buckelig vorgewölbtem Pulmonalisbogen, normal großen oder verkleinerten Hilusschatten und normaler Lungengefäßzeichnung. Das Aneurysma als solches war jedoch nicht sichtbar. Dessenungeachtet dürfte die Diagnose bei Berücksichtigung des gesamten klinischen Befundes unter Umständen zu stellen sein. Das Fehlen einer Vergrößerung des linken Vorhofs und einer Verstärkung der Lungengefäßzeichnung lassen schon röntgenologisch einen Mitralklappenfehler mit größter Wahrscheinlichkeit ausschließen. Die normalen Gefäßstrukturen der Lunge sprechen überdies gegen ein Cor pulmonale, wie man es etwa bei einer primären Pulmonalsklerose zu sehen gewohnt ist, und machen auch einen offenen Ductus arteriosus unwahrscheinlich. Das Vorhandensein der klinischen Zeichen einer Pulmonalstenose in Zusammenhang mit der anamnestisch zu erhebenden Tatsache, daß es sich keinesfalls um eine kongenitale Anomalie handeln kann, wird an die Möglichkeit einer Kompressionsstenose der Pulmonalarterie denken lassen. Diese Annahme wird fast zur Gewißheit, wenn sich eine luetische Infektion feststellen läßt oder eine Aortenklappeninsuffizienz vorhanden ist. In dem von CRAWFORD und DE VEER beobachteten Fall hatte sich das sackförmige Aneurysma derart gegen das Kammerseptum vorgewölbt, daß es zur Schädigung der Reizleitungsfasern und zum Herzblock gekommen war.

Gelegentlich wird auch der Durchbruch eines Aneurysmas der Aortenwurzel in die Pulmonalarterie beobachtet (WEINBERGER), was zur starken Ausweitung und zu mächtigen systolisch-expansiven Pulsationen der Pulmonalarterie und ihrer intrapulmonalen

Verzweigungen führt (Abb. 329*a*). CLERC, BASCOURET und FROYET konnten einen derartigen Fall durch vier Jahre beobachten.

Spindelige Aneurysmen des *mittleren Ascendensabschnitts* wölben sich flachbuckelig nach rechts und vorne vor, überschreiten bei sagittaler Projektion die V. cava sup. und führen zu einer Verlängerung des rechten oberen Bogens des Herzgefäßschattens auf Kosten des rechten Vorhofbogens (Abb. 329*b*). Wenn ein derartiger Befund bei einem Herzen mit den Zeichen einer Hypertrophie der linken Kammer erhoben wird, muß man mit der Annahme eines luetischen Aneurysma allerdings sehr vorsichtig sein, weil die hämodynamische Ausweitung der Ascendens bei Aortenstenose, arteriellem Hochdruck oder Aortenisthmusstenose zu gleichen Röntgenbefunden führen kann.

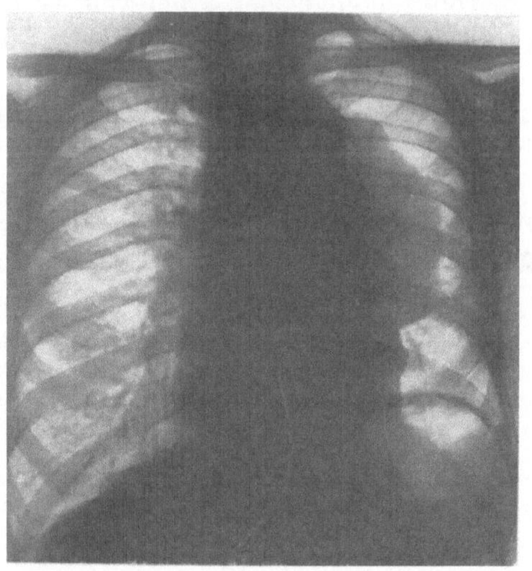

Abb. 330. Großes, höckerig begrenztes Aneurysma der Ascendens, das an der vorderen Thoraxwand fixiert war und zu einer linksseitigen Zwerchfellinsuffizienz geführt hatte. 43jähriger Mann

Kleinere sackförmige Aneurysmen dieses Aortenabschnitts können sich dem röntgenologischen Nachweis entziehen, wenn sie dorsalwärts gerichtet sind. Wenn sie dagegen von der Vorderwand der Aorta ausgehen, sind sie gelegentlich schon im Vorderbild als dichtere Kernschatten erkennbar; in den Schräg- und Seitenstellungen aber sieht man sie als bukkelige Schatten in das vordere Mediastinum vorspringen. Die größeren Aneurysmen dieser Gegend erzeugen schon im Vorderbild gewöhnlich auffallende Konturveränderungen, da sie entweder den linken (Abb. 330) oder den rechten (Abb. 331*a* bis *c*) oder beide Ränder (Abb. 332*a* und *b*) des Herzgefäßschattens überschreiten. Im ersten Fall kann gelegentlich eine Verwechslung mit einer diffusen oder aneurysmatischen Er-

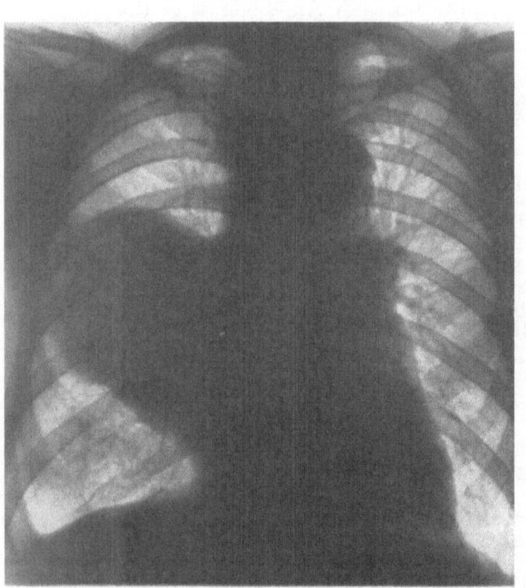

a

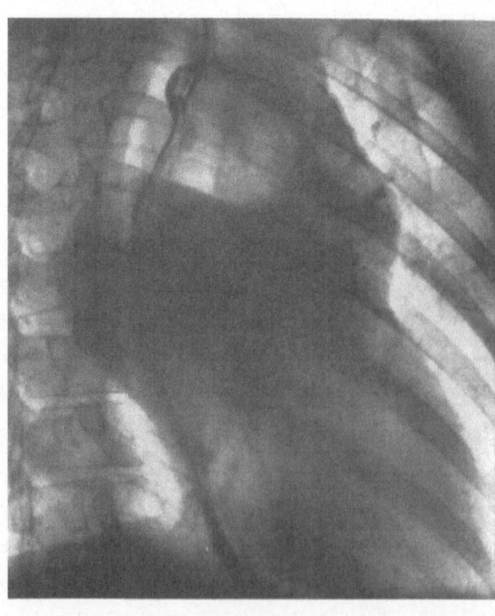

b

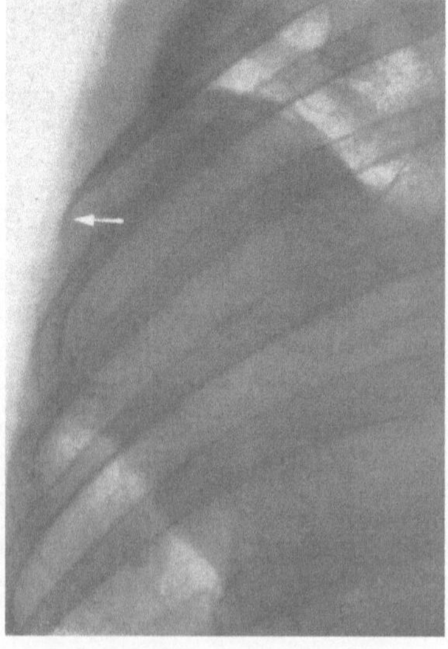

c

Abb. 331*a* bis *c*. Großes, sackförmiges Ascendensaneurysma, das sich bis an die rechte vordere Thoraxwand erstreckte und die sechste Rippe arrodierte (Pfeil).

a Vorderbild. *b* Rechtes vorderes Schrägbild. *c* Rippenarrosion im linken vorderen Schrägbild (Pfeil)

weiterung der Pulmonalarterie oder einem (seltenen) mykotischen oder kongenitalen Aneurysma eines persistenten Ductus Botalli, im zweiten Fall mit einem vergrößerten, rechts randbildenden linken Vorhof naheliegen. Die Untersuchung in den Schräg-

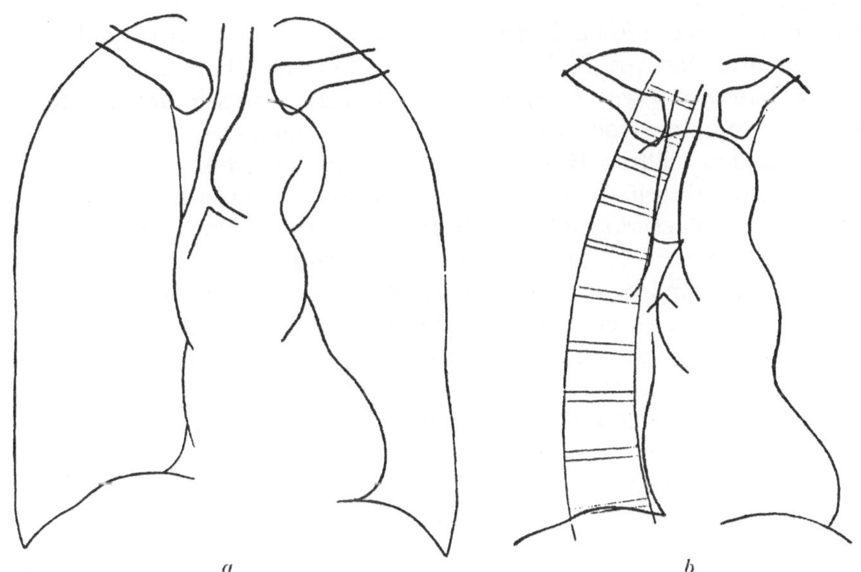

Abb. 332*a* und *b*. Doppeltes, spindeliges Aneurysma der Ascendens und des Bogens. 69jähriger Mann. *a* Vorderbild. *b* Rechtes vorderes Schrägbild

stellungen zeigt jedoch, daß das fragliche Schattengebilde nahe der vorderen Brustwand liegt. Bei kugeligen und spindeligen Aneurysmen sieht man ferner, daß das Gefäßband nicht mit parallelen Rändern aufsteigt, sondern bikonvex verbreitert ist (Abb. 332*b*). Nur

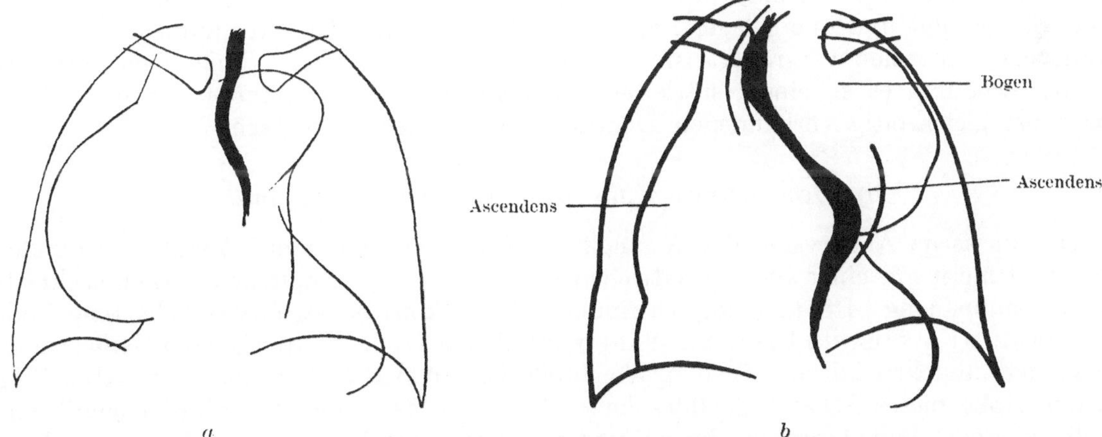

Abb. 333*a*. Großes Aneurysma der Ascendens und des Bogens mit Aortenklappeninsuffizienz. 48jähriger Mann

Abb. 333*b*. Großes Aneurysma der Ascendens und des Bogens mit Kompression der Speiseröhre. Aortenklappeninsuffizienz. 63jähriger Mann, der seit einigen Monaten Schluckbeschwerden hatte. Die Speiseröhre biegt in der Höhe des Aortenbogens nach rechts, unterhalb der Bifurkation nach links-hinten aus. Hier wird sie zwischen den beiden Aneurysmen platt gedrückt, so daß die Passage behindert ist

bei sackförmigen, nach links-vorne gerichteten Aneurysmen kann die Unterscheidung gegenüber einer erweiterten Pulmonalarterie auf Schwierigkeiten stoßen; das Fehlen von röntgenologischen und klinischen Zeichen einer kongenitalen Anomalie oder eines Mitralklappenfehlers wird freilich auch in diesen Fällen mit Wahrscheinlichkeit eine Erweiterung der Aorta annehmen lassen.

Ventralwärts gerichtete Aneurysmen der Ascendens können Arrosionen des Brustbeins oder der Rippen zur Folge haben, die in ihren Anfängen nur röntgenologisch nachweisbar sind. Zu ihrem Nachweis sind natürlich Aufnahmen bei günstigem Strahlengang erforderlich (Abb. 331*c*).

Ascendensaneurysmen, die nach rechts gerichtet sind, können bis nahe an das Zwerchfell herabreichen und den rechten Herzrand großenteils überlagern (Abb. 333*a*). Meist liegen sie jedoch höher und wölben sich innerhalb des Herzzwerchfellwinkels oder darüber in die rechte Thoraxhälfte vor. Sie können sich gelegentlich auch so weit dorsalwärts erstrecken, daß sie den rechten Hauptbronchus komprimieren. Die Stenosierung kündigt sich oft ausschließlich durch ein inspiratorisches Mediastinalwandern nach rechts an, ist aber auf Schicht- und Rasteraufnahmen direkt zur Darstellung zu bringen. Höhergradige Stenosierung mit Atelektasen größerer Lungenabschnitte sind nur ausnahmsweise zu beobachten. Verhältnismäßig häufig werden die Luftröhre und Bifurkation nach links verlagert. Gelegentlich kann ein weit dorsalwärts reichendes großes Ascendensaneurysma die Speiseröhre nach hinten und links verdrängen (Abb. 333*b*) und sogar komprimieren. Ziemlich oft kommt es bei den größeren Aneurysmen zu den Zeichen einer rechtsseitigen Zwerchfellinsuffizienz (Hochstand und paradoxe respiratorische Exkursionen des rechten Zwerchfells, inspiratorisches Mediastinalwandern nach links), wenn der N. phrenicus dext., der über das große Aneurysma hinwegläuft, durch Dehnung oder Umwachsung von seiten adventitieller Schwielenbildungen geschädigt wurde.

Bei starken Erweiterungen der Ascendens sieht man häufig den rechten Phrenikokostalwinkel durch einen hartnäckigen pleuralen Ergußschatten ausgefüllt, der vermutlich durch Stauung im Gebiet der V. azygos bedingt ist. Gelegentlich kann ein solcher Hydrothorax nach Jahr und Tag ohne erkennbare Ursache verschwinden. Eine Cava-superior-Stauung durch Kompression der Hohlvene kann im Röntgenbild eine Verbreiterung ihres Schattens erzeugen, der in dem Winkel zwischen dem Aneurysmaschatten und dem rechten Schlüsselbein zum Vorschein kommt.

Die Größe des Herzens erfährt durch ein Aneurysma der höher gelegenen Ascendensabschnitte keine Veränderung, jedoch wird das Herz durch die Verlängerung des Aortenrohrs oft gekippt und quergelagert, so daß es dem Zwerchfell breiter aufliegt und seine Transversaldimension vergrößert ist. Der Aortenbogen wird nach links-oben verlagert (Lenk), wodurch es zu einem stärkeren Vorspringen des Aortenknopfs kommt, als es der meist gleichzeitig vorhandenen Dilatation des Bogens entsprechen würde.

b) Das Aneurysma der Arteria anonyma

Das luetische Aneurysma der A. anonyma ist immer mit einer Aortitis verbunden und steht meist mit einer aneurysmatischen Ausweitung des proximalen Bogenabschnitts im Zusammenhang. Röntgenologisch findet sich ein konvex begrenztes Schattengebilde (Holzknecht, Assmann, Dietlen, Warfield), das aus dem rechten oberen Mediastinum vorspringt und kranialwärts in den Weichteilschatten des Halses übergeht (Abb. 334). In der Höhe dieses Schattengebildes kann das helle Band der Luftröhre bogenförmig nach links oder links-hinten ausbiegen und mehr oder weniger verschmälert sein. Auch die Speiseröhre erfährt meist eine bogenförmige Verlagerung im unteren Hals- und obersten Brustabschnitt nach links. Die Messung des Aortendurchmessers nach Kreuzfuchs ergibt, daß der Aortenbogen meist beträchtlich erweitert ist. Dies ist von großer diagnostischer Wichtigkeit. An dem nach links ausbiegenden Stück der Speiseröhre bemerkt man gelegentlich Pulsationen, die ihm von seiten des systolisch-expansiv pulsierenden Aneurysmas mitgeteilt werden. Der Aneurysmaschatten kann ähnlich einer retrosternalen Struma Schluck- und Hustenhebung zeigen, deren Ausmaß mit den entsprechenden Bewegungen des Aortenknopfs übereinstimmt. Gelegentlich beobachtet man eine sehr typische Arrosion des sternalen Endes des rechten Schlüsselbeins (Abb. 334) oder auch der angrenzenden Teile des Brustbeins. Auch eine rechtsseitige Zwerchfelllähmung durch Schädigung des N. phrenicus kommt vor. Die Stimme der Kranken klingt manchmal infolge einer rechtsseitigen Rekurrenslähmung heiser.

Das Röntgenbild des Anonymaaneurysmas kann große Ähnlichkeit mit einer rechtsseitigen retrosternalen Struma haben, da es die gleiche Lage aufweist und die Luft- und Speiseröhre wie diese im Hals- und oberen Brustabschnitt bogenförmig nach links verlagert und komprimiert. Die systolisch-expansiven Pulsationen des Aneurysmas, die sich auf die Luft- und Speiseröhre übertragen können, sind von differentialdiagnostischer Bedeutung. Sehr wertvoll ist auch die Feststellung des Durchmessers des Aortenbogens. Wird dieser nach KREUZFUCHS normal gefunden, dann spricht dies mit großer Wahrscheinlichkeit gegen ein Aneurysma und für eine Struma. Dagegen kann eine Erweiterung des Aortenbogens dadurch vorgetäuscht werden, daß sich der linke Lappen einer großen retrosternal herabreichenden Struma zwischen Luft- und Speiseröhre einerseits und Aortenbogen anderseits einschiebt. Die Ausbiegung der Speiseröhre hat dann allerdings meist nicht die charakteristische Form des Aortenbettes, sondern ist mehr langgestreckt und oft unregelmäßig. LENK hat ferner darauf hingewiesen, daß das Aneurysma der Anonyma den Aortenbogen nicht nach links-unten verlagert, wie dies eine retrosternale Struma zu tun pflegt, sondern daß infolge der mehr oder weniger starken Dilatation des Aortenbogens der Aortenknopf eher hoch steht. Dies gilt aber nicht ausnahmslos. Es spricht schließlich gegen ein Aneurysma, wenn die Schluck- und Hustenbewegungen des fraglichen Schattengebildes ganz unabhängig von den entsprechenden Bewegungen des Aortenbogens erfolgen.

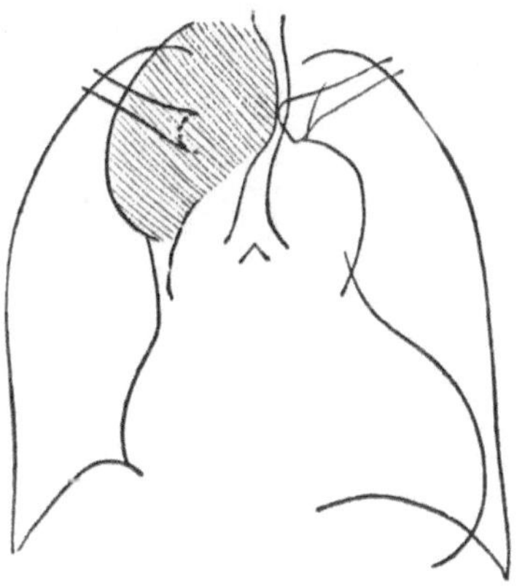

Abb. 334. Aneurysma der A. anonyma. 50jährige Frau. (Autopsie.) Aortenklappeninsuffizienz. Dämpfung unter dem rechten Schlüsselbein. Horner rechts. Pulsierende Vorwölbung an der rechten Halsseite.

In der Höhe der intrathorakal herabreichenden, bogig begrenzten Verschattung sind die Luft- und Speiseröhre schon im zervikalen Abschnitt nach links verlagert und komprimiert. Das sternale Ende des rechten Schlüsselbeins ist destruiert. Die Aorta thoracica ist beträchtlich dilatiert und zeigt ausgedehnte Wandverkalkungen. (Beachte die Ähnlichkeit mit retrosternal herabreichender Struma, Abb. 326)

Rechtsseitige Tumoren des Grenzstrangs liegen zum Unterschied vom Anonymaaneurysma paravertebral und erzeugen nur bei beträchtlicher Größe geringfügige Verlagerungen der Luft- und Speiseröhre nach links-vorne. Sie zeigen nie Pulsationen. Der Durchmesser der Aorta ist normal. Thymustumoren sind meist bilateral entwickelt und verdrängen die Luft- und Speiseröhre — wenn überhaupt — nach hinten. Mediastinale Zysten können differentialdiagnostische Schwierigkeiten bereiten, jedoch reichen sie meist nicht über das Jugulum. Nur in seltenen Fällen wird man zur Unterscheidung des Anonymaaneurysmas von den erwähnten mediastinalen Gebilden zur Angiokardiographie greifen müssen, besonders wenn man bei der klinischen Untersuchung auf die tastbaren Pulsationen, auf Geräusche und Unterschiede der Radialispulse achtet.

c) Das Bogenaneurysma

Dieses ist das symptomenreichste Aneurysma, da der Bogenabschnitt in enge Lagebeziehung zu den verschiedensten Organen tritt.

Das spindelförmige Aneurysma des *proximalen Bogenabschnitts* führt im Vorderbild meist zu einer keulenförmigen Form des Gefäßbandes (Abb. 335). Diese Form ist auch für das rechte vordere Schrägbild charakteristisch. Im linken vorderen Schrägbild sind bei genügender Größe des Aneurysmas der obere und untere Rand deutlich abgrenzbar, so daß man den Durchmesser und die Längenausdehnung der aneurysmatischen Ausweitung leicht direkt bestimmen kann.

Spindelige oder kugelige Aneurysmen des *Aortenscheitels* und des *distalen Bogenabschnitts* buchten sich nach links hin aus, so daß an Stelle des Aortenknopfs eine runde große Schattenmasse in das linke Lungenfeld vorragt (Abb. 336*a* und *b*). Auch für diese Aneurysmen ist die linke vordere Schrägstellung besonders aufschlußreich, da man sie in dieser Stellung in ihrer ganzen Längenausdehnung übersehen und ihren Durchmesser oft direkt messen kann. Das Aortenfenster erfährt eine Einengung von oben her, wobei sich der untere konvexe Rand des pathologischen Schattens gegen das schmale helle Band des linken Hauptbronchus scharf absetzt. Dieser muß nämlich um die untere Zirkumferenz des Aneurysmas herumlaufen, um zur Lungenwurzel zu gelangen, und man erkennt oft schon bei der Durchleuchtung, daß der in die Länge gezogene und kaudalwärts verlagerte Bronchus eingeengt ist (s. unten).

Abb. 335. Sackförmiges Aneurysma des Bogens mit Verlagerung und Stenosierung der Luftröhre und des linken Bronchus. 56jähriger Mann. (Autopsie.)
Inspiratorisches Mediastinalwandern nach links (Pfeile) als Folge der linksseitigen Bronchusstenose. Kleines median gestelltes Herz

Schon im Vorderbild sieht man oft deutlich, daß die Luftröhre eine Verlagerung, Verlängerung und Kompression erfahren hat. Die Verlagerung erfolgt bei spindeligen Aneurysmen nach rechts, oft auch nach rechts-hinten, wenn die Erweiterung den proximalen Bogenabschnitt betrifft, seltener nach rechts-vorne, wenn sich ein sackförmiges Aneurysma zwischen Luftröhre und Wirbelsäule hindurchzwängt (Abb. 337). Oft sieht man das helle Trachealband den rechten Rand des Gefäßbandes bilden (Abb. 335). Die Kompression

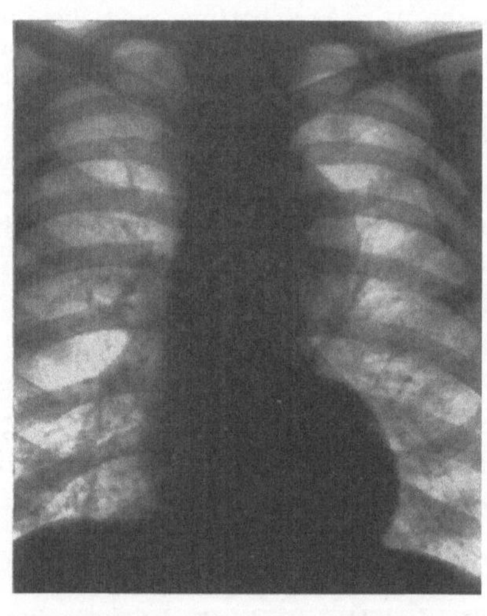

a

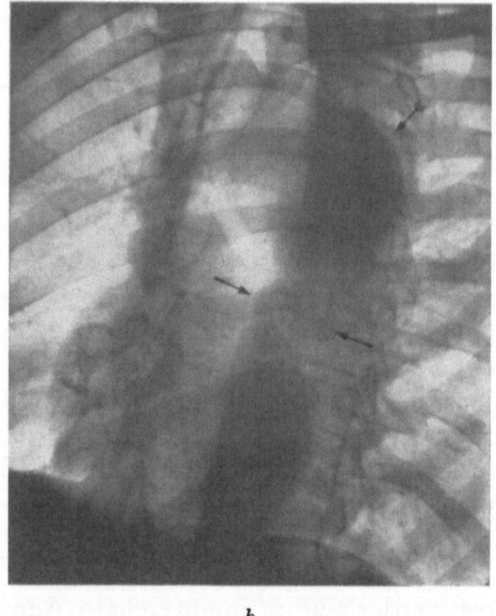

b

Abb. 336*a* und *b*. Bogenaneurysma. 42jähriger Mann mit linksseitiger Recurrenslähmung.
a Vorderbild. *b* Linkes vorderes Schrägbild.
Der doppeltgefiederte Pfeil deutet auf die Kuppe des Bogenaneurysmas. Die beiden einfachen Pfeile bezeichnen die vordere und hintere Begrenzung der nur mäßig dilatierten Aorta descendens

der Luftröhre kann so hochgradig sein, daß nur ein spaltförmiges helles Lumen übrigbleibt. Es ist übrigens bemerkenswert, daß der Grad ihrer Kompression weitgehend unabhängig ist von der Größe des Aneurysmas und von dem Ausmaß ihrer Verlagerung. Man gewinnt den Eindruck, daß sie bei verhältnismäßig jugendlichen Individuen schon durch kleine Aneurysmen hochgradig komprimiert und malazisch erweicht werden kann, während die rigide und durch verkalkte Knorpelringe gestützte Luftröhre älterer Individuen selbst dem Druck großer Aneurysmen einen verhältnismäßig starken Widerstand entgegensetzt. Kleine sackförmige Aneurysmen, die sich zwischen Luftröhre und Wirbelsäule hindurchschieben, pflegen besonders schwere Trachealstenosen zu erzeugen, vermutlich infolge der geringen Widerstandsfähigkeit der membranösen Hinterwand der Luftröhre.

Die Verlagerung, welche die Luftröhre durch ein Bogenaneurysma erfährt, kann der durch eine retrosternale Struma erzeugten Verdrängung sehr ähnlich sein. KIENBÖCK hat jedoch darauf hingewiesen, daß die Luftröhre durch eine retrosternale Struma schon im Halsteil verlagert zu werden pflegt, da gewöhnlich ein zapfenartiger Fortsatz der Struma bis in den Hals hinaufreicht, während die Verdrängung von seiten eines Bogenaneurysmas im wesentlichen nur den intrathorakalen Abschnitt der Luftröhre betrifft und mehr umschrieben zu sein pflegt. Das gleiche gilt übrigens auch für die Speiseröhre. Intrathorakale Dermoide oder Strumaknoten im oberen Mediastinum können sich freilich in dieser Hinsicht wie ein Bogenaneurysma verhalten.

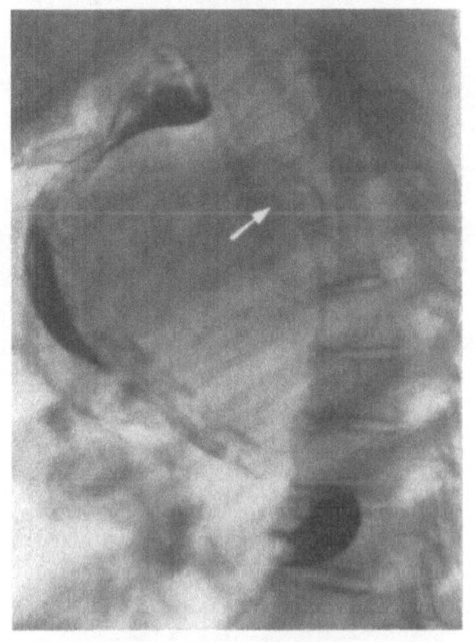

Abb. 337. Arrosion einiger Brustwirbel durch ein Bogenaneurysma (Pfeil).
Die Speiseröhre ist kontrastgefüllt. Sie beschreibt einen großen Bogen nach vorne-rechts um die rechtevordere Begrenzung des Aneurysmas. (Linkes Seitenbild)

Ein weiteres Unterscheidungsmerkmal des Bogenaneurysmas von einem retrosternalen Tumor ergibt sich aus der Prüfung der Verschieblichkeit des fraglichen Schattengebildes beim Husten und Schlucken. Dabei zeigt das Aneurysma eine Hebung, die nicht größer ist als die des Aortenbogens, während retrosternale Tumoren wesentlich größere Exkursionen zeigen können. Von dieser Regel bilden einerseits Tumoren eine Ausnahme, die mit der Aorta oder der Brustwand verwachsen sind, wie z. B. maligne Strumen; anderseits seltene gestielte Aneurysmen, die an die Trachea fixiert sind (SCHATZKI).

Die *Bifurkation* wird durch ein größeres Aneurysma des Aortenscheitels nach rechts und abwärts verlagert und kann knapp an den rechten Rand des Mediastinums zu liegen kommen (Abb. 335). Der *linke Hauptbronchus*, über den der Aortenbogen hinwegzieht, ist am meisten gefährdet. Er muß auf einem großen Umweg um die rechte und untere Begrenzung des Aneurysmas zur Lungenwurzel verlaufen und erfährt dadurch eine beträchtliche Verlängerung und mehr oder weniger starke Kompression, die sich zunächst lediglich durch ein inspiratorisches Mediastinalwandern nach links verrät, jedoch zur atelektatischen Verschattung und Retraktion der Lunge führen kann, wenn die Kompression höhere Grade erreicht. Man beobachtet dann — abgesehen von dem eben erwähnten Mediastinalwandern — eine Trübung und Einengung des linken Lungenfeldes mit Verlagerung des Mediastinums nach links, Hochstand des linken Zwerchfells und Einschränkung seiner respiratorischen Verschieblichkeit.

Große Bogenaneurysmen können die kranialen Teile der linken Thoraxhälfte vollkommen einnehmen. Die auf diese Weise zustande kommende Verschattung pflegt kaudalwärts scharf konvex begrenzt zu sein. Sie ist nicht nur durch das Aneurysma selbst erzeugt, sondern auch durch den Oberlappen, der teils durch Kompression, teils durch Verengerung des zuführenden Bronchus atelektatisch geworden ist (Abb. 338). Die Unterscheidung gegenüber einem Tumor des linken Oberlappens (LENK), einer großen mediastinalen Zyste oder einem Tumoren des Grenzstrangs kann in solchen Fällen schwierig und gelegentlich unmöglich sein. Oft wird allerdings die Kontrastfüllung der Speiseröhre eine Entscheidung bringen, denn wenn diese ein normales Aortenbett aufweist, spricht dies gegen die Annahme eines Aneurysmas. Bei diesen großen Bogenaneurysmen finden sich in den basalen Teilen der Lunge oft herd- und strangförmige Verdichtungen, die meist entzündlichen Prozessen als Folge der Sekretstauung ihre Entstehung verdanken.

Gelegentlich kann ein Bogenaneurysma eine Stenose der linken Pulmonalarterie erzeugen. In solchen Fällen ist der linke Hilusschatten auffallend klein, das linke Lungenfeld hell und strukturarm und die vom Hilus ausgehenden Gefäßschatten schmal und kurz (Abb. 339).

Die Speiseröhre erfährt durch das Aneurysma des Aortenscheitels und des distalen Bogenabschnitts stets eine nach rechts gerichtete Ausbiegung, deren Radius der Weite des Aneurysmas entspricht. Oft ist die Speiseröhre auch mehr oder weniger stark komprimiert, so daß Schluckbeschwerden zustande kommen können. Ihre Verlagerung erfolgt nicht immer rein seitlich, sondern oft gleichzeitig nach hinten oder vorne, je nach der Lage des Aneurysmas. Manche Bogenaneurysmen zwängen sich in den Raum zwischen Wirbelsäule und Speiseröhre und verdrängen diese nach rechts-vorne (Abb. 337). Dabei kann es zu höhergradigen Stenosen der Luft- und Speiseröhre mit Schluckbeschwerden kommen.

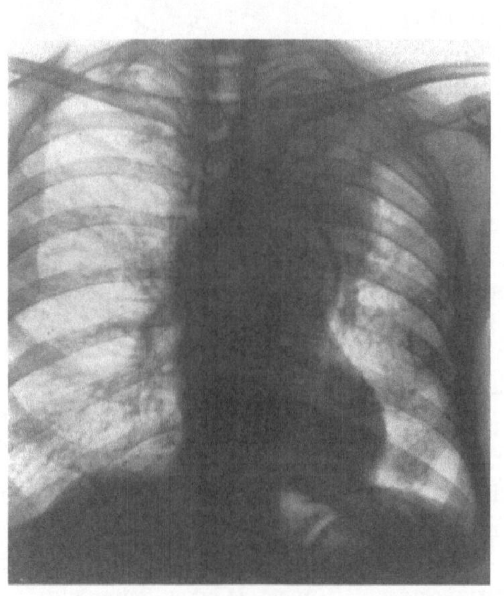

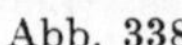

Abb. 338

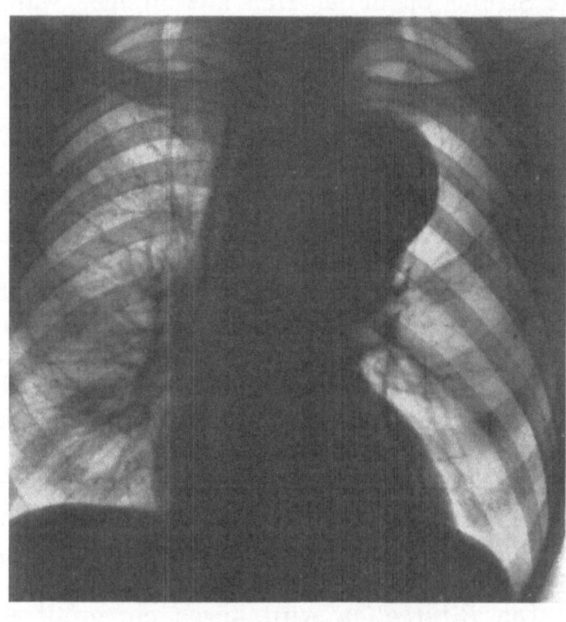

Abb. 339

Abb. 338. Bogenaneurysma mit atelektatischer Retraktion des linken Oberlappens infolge von Stenosierung des linken Oberlappenbronchus. Ein zweites Aneurysma geht von der Ascendens aus; seine linke Begrenzung ist durch den links-konvex gekrümmten kalkdichten Schattensaum gekennzeichnet. 56jähriger Mann

Abb. 339. Bogenaneurysma mit Kompression der linken Pulmonalarterie. Infolge dieser Kompression sind der linke Hilusschatten klein und die Gefäßschatten der linken Lunge spärlich, schmal und kurz. Das ganze linke Lungenfeld ist auffallend hell

Häufig führen große Bogenaneurysmen durch Läsion des linken N. phrenicus zur linksseitigen Zwerchfellinsuffizienz und ihren Folgen. Die Stimme des Patienten klingt oft infolge einer *linksseitigen Rekurrenslähmung* heiser.

Häufig sind Druckusuren der Wirbelsäule (HAENISCH), die zu Schmerzen und Lähmungen Anlaß geben können (Abb. 337, 340*b*). Diese Usuren sind kaum je bei der Durchleuchtung, jedoch immer auf guten Aufnahmen bei günstigem Strahlengang nachweisbar; man darf sich nie auf Aufnahmen in einer Richtung beschränken. Man erkennt im Bereich der Anlagerung des pulsierenden Aneurysmas an entsprechenden Wirbelkörpern konkav begrenzte, muldenförmige Defekte, die sich zu einer arkadenförmig unterteilten Aushöhlung eines größeren oder kleineren Abschnitts der Wirbelsäule summieren. Die konkave Begrenzung der einzelnen Wirbeldefekte kommt dadurch zustande, daß die Bandscheiben und Deckplatten der Wirbel der Druckusur einen größeren Widerstand leisten als die seitlichen Wandungen und die Spongiosa der Wirbel. Diese polyzyklische Begrenzung unterscheidet die Druckusur von manchen neoplastischen Zerstörungen. Mit einem tuberkulösen Prozeß ist eine Verwechslung ausgeschlossen.

d) Das Descendensaneurysma

Das Descendensaneurysma ergibt je nach dem Sitz im oberen oder unteren Abschnitt verschiedene Bilder. Das Aneurysma der proximalen Hälfte der Descendens buchtet sich in die Höhe der Herzbucht nach links vor. Es kann durch seine dorsale Lage große Ähnlichkeit mit einem Tumor des linken Grenzstrangs haben. Verhältnismäßig oft entwickelt sich ein Descendensaneurysma nach rechts, wobei es die Speiseröhre von der Wirbelsäule abdrängen und so stark komprimieren kann, daß eine Dysphagie resultiert (Abb. 340). Ein Aneurysma im retrokardialen Abschnitt der Descendens kann sich bei sagittalem Strahlengang vollständig in das Herz projizieren und kann daher leicht übersehen werden (Abb. 341). Mit zunehmender Größe kann es schließlich den linken Herzrand überragen (Abb. 342*a* und *b*), während sich seine rechte Begrenzung innerhalb des Herzmassivs gegen den Schatten der Wirbelsäule nicht abgrenzen läßt. Man kann dadurch den Eindruck einer elongierten, nach links ausbiegenden Aorta descendens (s. S. 382f.) oder auch eines spondylitischen Abszesses gewinnen, jedoch läßt sich ersteres durch Kontrastfüllung der Speiseröhre, letzteres durch Rasteraufnahmen ausschließen.

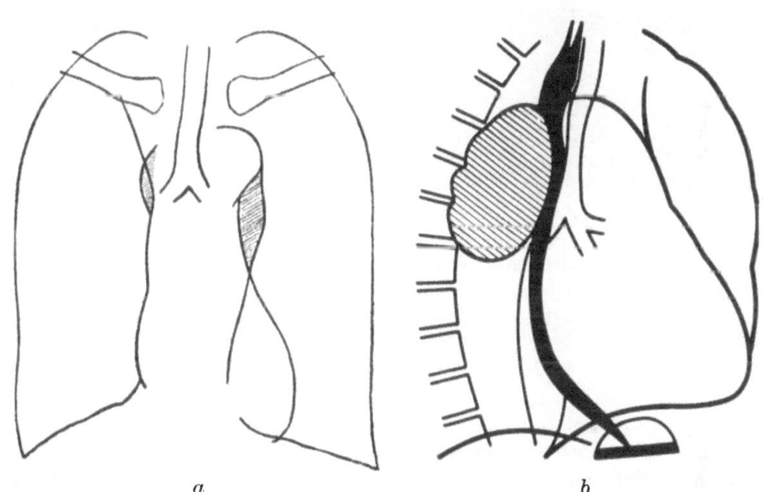

Abb. 340*a* und *b*. Sackförmiges Aneurysma des proximalen Teils der Aorta descendens mit Arrosion der Wirbelsäule. 60jähriger Mann, der seit einigen Monaten an Schluckbeschwerden litt.

Das Aneurysma hat sich zwischen Speiseröhre und Wirbelsäule entwickelt, komprimiert erstere und arrodiert letztere. Auf diese Weise kommt es im Vorderbild rechts zum Vorschein.

a Vorderbild, *b* Rechtsseitenbild

H. Rösler hat einen Fall beschrieben, bei dem sich ein großes sackförmiges Aneurysma auf dem Boden einer „tiefen Rechtslage" entwickelte. Es wölbte sich rechts von der Speiseröhre in die rechte Thoraxhälfte vor und erzeugte einen kindskopfgroßen Schatten, der rechts hinter dem Herzen zum Vorschein kam. Die Speiseröhre war nach links-vorne verlagert.

Im allgemeinen überblickt man das Descendensaneurysma am besten in linker vorderer Schrägstellung (Abb. 342*b*). In dieser kann man bekanntlich die dorsalen Teile der absteigenden Aorta innerhalb des Wirbelsäulenschattens als einfach bogig begrenzten Schatten verfolgen. Wenn die Descendens eine spindelige oder kugelförmige Ausweitung trägt, sieht man dem Descendensschatten eine entsprechende buckelige Ausbiegung aufsitzen. Die rechte vordere Begrenzung ist freilich nur bei sehr großen Aneurysmen erkennbar, da diese teils durch die Helligkeit des Holzknechtschen Feldes weggeleuchtet, teils durch den Schatten des Herzens überlagert wird. Daher ist die Kontrastfüllung der Speiseröhre unerläßlich. Sie läßt erkennen, daß die Speiseröhre durch eine spindelige oder kugelige Ausweitung der Descendens immer verlagert ist. Diese Verlagerung kann nach links oder nach links-vorne erfolgen und mit einer Kompression der Speiseröhre zwischen dem retrokardialen Aneurysma und dem Herzen verbunden sein. Manchmal zieht die Speiseröhre über die vordere Wand des Aneurysmas hinweg nach

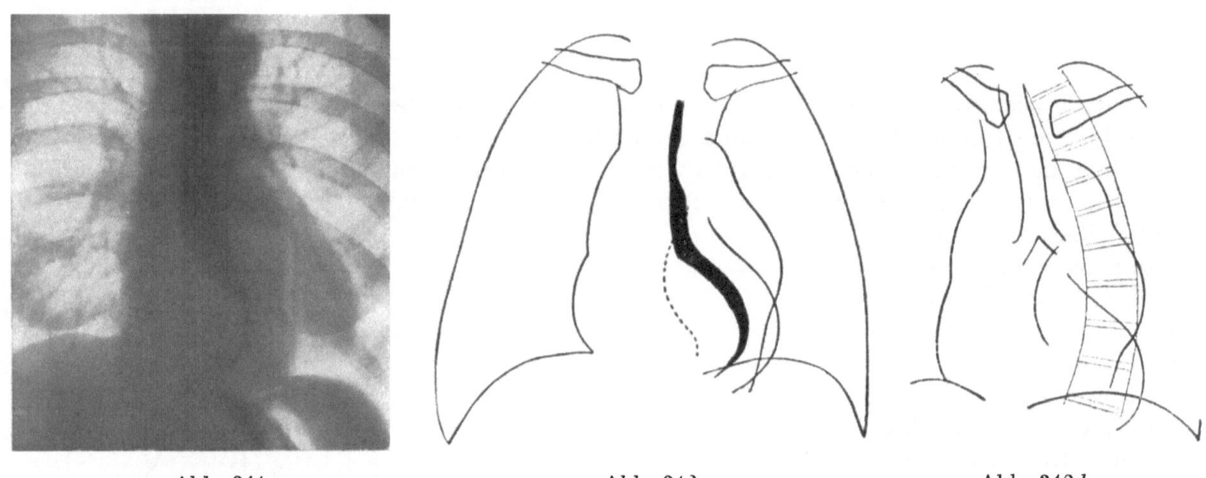

Abb. 341 Abb. 342 *a* Abb. 342 *b*

Abb. 341. Doppeltes spindeliges Aneurysma der Aorta descendens mit Kompression der Speiseröhre. Das Aneurysma projiziert sich in das Herz und ist innerhalb des Herzschattens in Form zweier Buckel erkennbar. Die Speiseröhre wird durch das Aneurysma nach links-vorne verlagert und komprimiert, so daß ein Passagehindernis entsteht. Bei der Patientin war außerdem ein großes Aneurysma der Bauchaorta vorhanden. Man sieht auf dem Bild eben noch die Eindellung, welche die Magenblase durch dieses Aneurysma von rechts her erfährt

Abb. 342*a* und *b*. Spindeliges Aneurysma der Descendens. 52jähriger Mann mit progressiver Paralyse und Aortenklappeninsuffizienz. *a* Vorderbild. *b* Linkes vorderes Schrägbild.
Die rechte Begrenzung des Aneurysmas ist bei dorso-ventralem Strahlengang nicht erkennbar (gestrichelt). Die Speiseröhre zieht über die vordere Begrenzung des Aneurysmas nach links und biegt erst knapp oberhalb des Zwerchfells nach rechts zum Hiatus oesophageus

links (Abb. 342*a*), wodurch sie so weit nach links geraten kann, daß sie oberhalb des Zwerchfells nach rechts umbiegen muß, um zum Hiatus zu gelangen.

Die Abgrenzung eines retrokardialen Aneurysmas gegen einen spondylotischen Abszeß ist oft nur durch Aufnahmen der Wirbelsäule bei sagittalem und frontalem Strahlengang möglich. Während man beim Aneurysma häufig die schon erwähnten Arrosionen der Wirbelsäule beobachten kann, finden sich beim spondylitischen Abszeß meist die Zeichen der herdförmigen Destruktion. In seltenen Fällen kann ein Descendensaneurysma auch die paravertebralen Teile der Rippen arrodieren (Sachs).

e) Das Aneurysma der Bauchaorta

Das Aneurysma der Bauchaorta ist fast immer atheromatöser Natur und im Senium recht häufig. Während es früher zehnmal seltener war als das Aneurysma der Brustaorta, hat sich dies mit der Abnahme der luetischen Aortitis wesentlich geändert. Das Aneurysma der Bauchaorta ist heute nur wenig seltener als das der Brustaorta. Es liegt meist links, selten rechts vor der Lendenwirbelsäule. Es kann spindelige, buckelige, kugelige oder sackförmige Gestalt haben. Größere Aneurysmen können als pulsierende Tumoren tastbar werden, ein Schwirren fühlen und ein systolisches Geräusch hören lassen. Im übrigen sind sie oft symptomlos. Häufig kommt es aber durch Druck auf die spinalen Nerven oder den Plexus coeliacus, durch Dehnung des Bauchfells oder retroperitoneale

Blutungen zu heftigen krisenartig intermittierenden Schmerzen bzw. peritonealen Reizerscheinungen.

Schmerzen vom Charakter einer Angina abdominalis, hartnäckige Obstipation und Meteorismus sind wohl als vaskuläre und viszerale Reflexvorgänge aufzufassen. Hemi- und Paraparesen können als seltene Folgen einer Arrosion der Wirbelsäule mit Kompression des Rückenmarks auftreten. Das Aneurysma kann einen Druck auf den Magen, den Darm oder einen Ureter ausüben und auf diese Weise Funktionsstörungen erzeugen.

Der *direkte* röntgenologische Nachweis des Aneurysmas der Bauchaorta gelingt leicht, wenn seine Wandung verkalkt ist, was häufig ist (Laubry, Farmer, Hollmann, Hartung, Kjellberg, Fuchs) (Abb. 343). Es ist daran zu erinnern, daß die atheromatös elongierte und verkalkte Bauchaorta sehr oft bogig nach links ausbiegt, so daß ihre linke Begrenzung bei sagittalem Strahlengang die Wirbelsäule überragt und ein Bild entsteht, das an ein Aneurysma erinnert. Eine Aufnahme in transversalem Strahlengang, bei der sich die Aorta vor die Wirbelsäule projiziert, erlaubt aber so gut wie immer die Unterscheidung. Von der Gasaufblähung des Magens und Dickdarms sowie von der Anlegung eines Pneumoperitoneums zur Abgrenzung eines Aneurysmas ist man heute mit Recht abgekommen. Auch das an sich harmlose und diagnostisch so aufschlußreiche Retropneumoperitoneum wird man den meist alten Individuen nur ungern zumuten. Man kann auf diese Untersuchungsmethode um so eher verzichten, als — wie oben erwähnt — auf guten Abdomenübersichtsaufnahmen in sagittalem und transversalem Strahlengang und

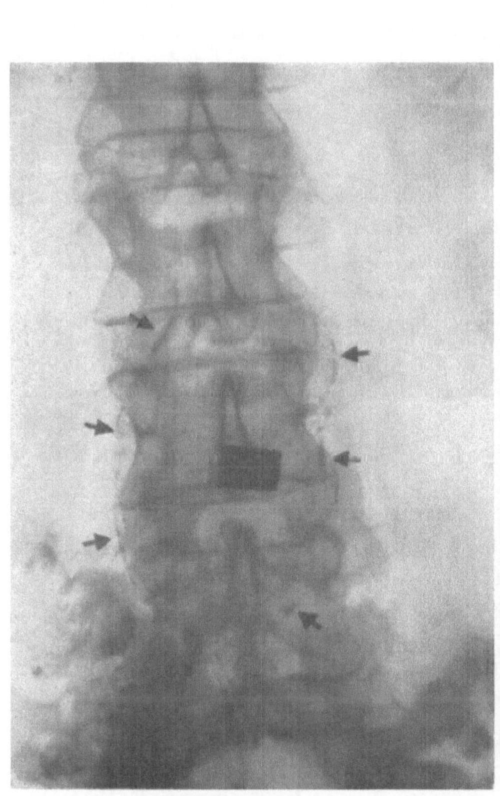

Abb. 343

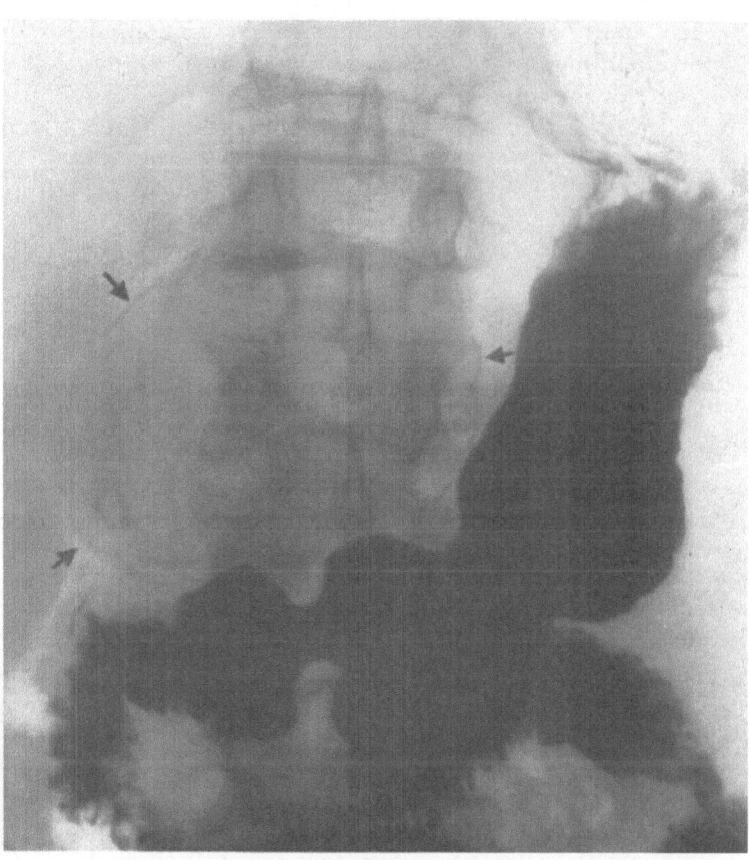

Abb. 344

Abb. 343. Aneurysma der Bauchaorta mit ausgiebigen Wandverkalkungen. 78jährige Frau

Abb. 344. Aneurysma der A. coeliaca mit Wandverkalkungen. 71jährige Frau (Operation)

auf Schichtaufnahmen der direkte Nachweis eines Aneurysmas infolge der meist vorhandenen Wandverkalkungen gelingt. Auf diese Weise ist auch ein Aneurysma der A. coeliaca erkennbar (Abb. 344). Es ist allerdings zu bedenken, daß auch Dermoid- und Echinokokkuszysten und retroperitoneale Hämatome kalkdicht konturierte rundliche und ovoide Schattengebilde ergeben können.

Diagnostische Bedeutung kommt den *Arrosionen der Wirbelkörper, der Wirbelquerfortsätze und der Rippen* als indirekte Zeichen für das Aneurysma der Bauchaorta zu (ESKUCHEN, BRAILSFORD, FARMER, NEMENOW, MCCLURE, HOLLMANN, BAIRD, LESTER und KIRKLIN, KOMMERELL und ROEMHELD). Am häufigsten sind der zwölfte Brust- und der erste bis dritte Lendenwirbel, am seltensten die paravertebralen Teile der beiden letzten linken Rippen betroffen. An sich nicht charakteristisch, aber im Zusammenhang mit dem Gesamtbild diagnostisch wertvoll, sind Verdrängungs- und Kompressionserscheinungen am Magen und Darm sowie an den Nieren und Ureteren. Der Magen kann ventralwärts und nach links verlagert, der Konvolut des Dünndarms kann auseinander gedrängt werden. Auch eine Kompression der Flexura duodenojejunalis wurde beobachtet (BAIRD, LESTER und KIRKLIN).

In fraglichen Fällen bringt die lumbale Aortographie oder die Kontrastfüllung durch den in eine A. femoralis eingeführten und bis in die Aorta abdominalis vorgeschobenen Gefäßkatheter fast immer restlose Aufklärung.

Bei Perforation des Aneurysmas in den retroperitonealen Raum können auf der entsprechenden Seite die Konturen des Psoas- und Nierenschattens infolge der Durchtränkung der Gewebe mit Blut verschwinden (KJELLBERG); auch kann eine Skoliose der Lendenwirbelsäule auftreten, die mit ihrer Konkavität gegen die Blutung gerichtet ist (KJELLBERG).

Manchmal setzt sich ein Aneurysma von der abdominellen auf die thorakale Aorta fort.

f) Das Aneurysma dissecans

Das Aneurysma dissecans ist ein innerhalb der Aortenwandung gelegener, röhren- oder sackförmiger Blutraum, der meist auf der Basis einer idiopathischen Medianekrose der Aorta, seltener einer Atheromatose zustande kommt. In der Regel kommt es durch einen querverlaufenden Einriß in der inneren Wandschicht der Aorta zustande, durch den sich das Blut einen Weg bahnt, indem es die inneren Wandschichten des Gefäßrohres unterwühlt und von den äußeren abhebt. Der Einriß liegt oft knapp über den Aortenklappen, oft nahe dem Isthmus oder an der Ansatzstelle des Ligamentum arteriosum. Auf diese Weise können röhren- und sackförmige Bluträume entstehen, welche die Aorta allseits oder auch nur einseitig über längere Strecken begleiten. Sie können sich auch bis auf die Bauchaorta und auf die großen Äste der Aorta erstrecken. In anderen Fällen begleiten sie das Aortenrohr nur ein kurzes Stück. Meistens kommt es durch Rückperforation zu einer zweiten Verbindung mit dem Aortenrohr am distalen Ende des Blutraums, so daß das Aneurysma dissecans einen Nebenweg zur Aorta darstellt, der manchmal vom supravalvulären Abschnitt bis zum Aortenbogen oder von diesem bis in die Bauchaorta reichen kann. Solche Rückperforationen können zu einem stationären Zustand führen. Entsprechend seiner bevorzugten Entstehung auf dem Boden einer idiopathischen Medianekrose betrifft das Aneurysma dissecans verhältnismäßig oft relativ junge Individuen und selbst Kinder mit Marfan-Syndrom (BAER et al., SIEGENTHALER, KNUTSSON).

Vom Aneurysma dissecans ist das *intramurale Hämatom* der Aorta zu unterscheiden, das sich meist auf der Basis einer Atheromatose entwickelt, indem sich das Blut an der Stelle eines atheromatösen Geschwürs den Weg in die Wand der Aorta bahnt. Das intramurale Hämatom bevorzugt daher das höhere Lebensalter; häufig handelt es sich um Leute mit hohem Blutdruck. Das intramurale Hämatom stellt meist einen umschriebenen Blutraum in der Aortenwand dar; lange röhrenförmige Bluträume sind seltener.

Klinisch verläuft das Aneurysma dissecans meist als ein dramatisches Ereignis, das plötzlich mit einem bis zum Vernichtungsgefühl gesteigerten Schmerz einsetzt; nur selten fehlt der plötzlich auftretende Schmerz (sogenanntes stummes Aneurysma dissecans). Nach dem Anfall stellt sich meist ein Stadium des Verfalls mit Blässe, Fieber und Leukozytose ein. Manchmal tritt ein diastolisches Geräusch über der Aorta auf, wenn ein supravalvulär gelegener Einriß zur Schlußunfähigkeit der Aortenklappen geführt hat.

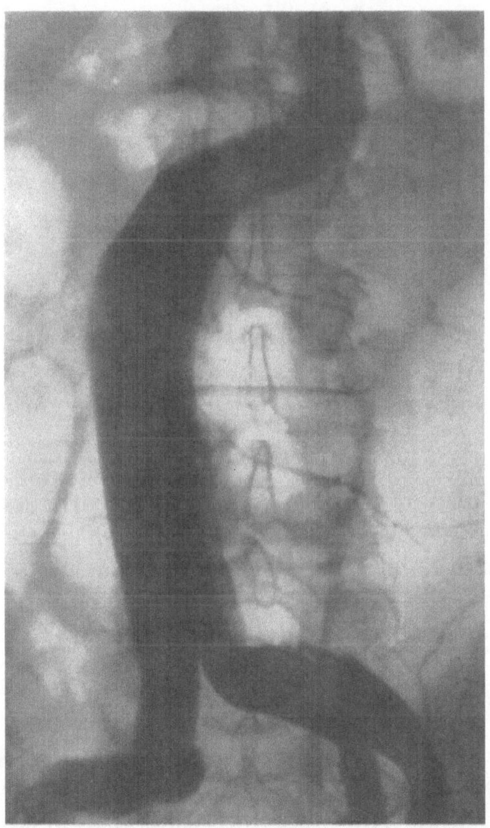

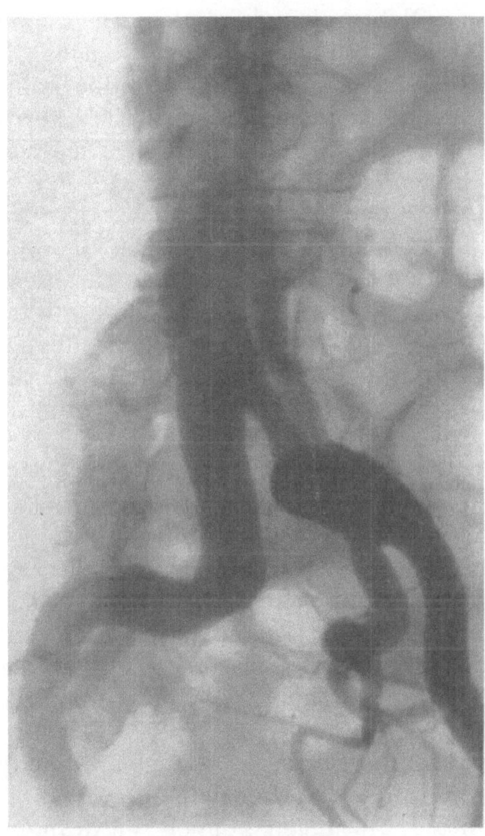

Abb. 345. Dissezierendes Aneurysma der Bauchaorta bei Medianekrose.

66jährige Frau mit leichter Hypertonie (160 mm Hg) erkrankte plötzlich mit heftigen Schmerzen in der Lendengegend, Kollaps und schnell zunehmender Anämie. Klinische Vermutungsdiagnose: Hämorrhagie aus Aneurysma der Bauchaorta.

Aortographie: Die Bauchaorta zeigt eine aneurysmatische Erweiterung, die unter dem Abgang der Aa. renales beginnt und bis an die Teilungsstelle der Aorta reicht. An ihrer linken hinteren Begrenzung ist ein dissezierender Kanal, der in den Anfangsteil der linken A. iliaca communis einmündet. (Autopsie.)

(Fall von LUDIN, WAIBEL und SCHEIDEGGER, aus Acta rad. *55*, 1961)

Durch Verziehung, Thrombosierung oder Abriß der großen Gefäßabgänge kann es je nach dem Versorgungsgebiet zu tiefer Bewußtlosigkeit, Paraplegien, Kälte und Pulslosigkeit einer Extremität usw. kommen.

In 80% der Fälle von Aneurysma dissecans erfolgt der Tod innerhalb der ersten Tage. Wenn es aber nach Rückperforation zur Organisation und Endothelauskleidung der Wandung des Aneurysma dissecans kommt, kann ein stationärer Zustand entstehen, der auch als „Heilung" bezeichnet worden ist. Eine solche sogenannte Heilung erfolgt in etwa 10% der Fälle (WEISS, KINNEY und MAHER).

Sowohl das echte Aneurysma dissecans als auch das intramurale Hämatom kann nach außen perforieren und zu Sickerblutungen oder schnell tödlichen Hämorrhagien führen. Die Perforation kann ins Perikard, in die Pleura- oder Peritonealhöhle, in das Mediastinum, in die Pulmonalis, in die Speiseröhre oder in den Retroperitonealraum erfolgen.

Es ist begreiflich, daß sich das *Röntgenbild* des Aneurysma dissecans nur ganz ausnahmsweise vom echten Aneurysma oder einer diffusen Aortendilatation unterscheidet. Eine Schattendifferenz in dem Sinne, daß sich das Aneurysma dissecans als blässere periphere Zone von dem dichteren Schatten des Aortenrohrs abheben könnte, ist im allgemeinen nicht zu erwarten, da das Aneurysma dissecans aus physikalischen Gründen die gleiche Schattenintensität zeigen muß wie die Aorta. M. Holzmann hat in einem Fall die hellere periphere Zone, die er an der linken Seite des Gefäßbandes beobachtete, dadurch erklärt, daß das Aneurysma dissecans in Form eines im Querschnitt halbmondförmigen Nebenrohrs der linken Begrenzung der Descendens aufsaß und infolge seines geringeren Durchmessers einen weniger dichten Schatten geben konnte als das Hauptrohr der Aorta. Durch Aortographie konnte Ludin das Nebenrohr an der linken Seite der Bauchaorta in einem autoptisch verifizierten Fall von schwerer Atheromatose zur Darstellung bringen (Abb. 345). Die meisten Fälle von Aneurysma dissecans weisen im Röntgenbild keine Zeichen auf, die nicht auch durch eine höhergradige Aortendilatation oder ein gewöhnliches Aneurysma erzeugt sein können. Wenn gleichwohl in manchen Fällen ein Aneurysma dissecans angenommen werden konnte, so war dies nur im Zusammenhang mit dem klinischen Befund, vor allem auch mit der Anamnese, möglich. Tatsächlich kommt der Röntgenuntersuchung in diesem Zusammenhang oft entscheidende Bedeutung zu (Roesler, Gifford und Betts, Hoskin und Gardour, Campbell, Morgan Jones und Langley, Lodwick, Knutsson u. a.). Dem Nachweis einer raschen, manchmal innerhalb weniger Tage eintretenden Verbreiterung des Aorten- oder Aneurysmaschattens ist von großer diagnostischer Bedeutung. Man wird auch sofort an ein Aneurysma dissecans denken müssen, wenn man innerhalb eines weiten Aortenschattens das eigentliche Aortenrohr infolge von Wandverkalkungen erkennen kann. Schalenförmige und strichförmige Verkalkungen, die 1 cm oder mehr innerhalb der äußeren Begrenzung des fraglichen Schattens liegen, lassen nach Lodwick mit größter Wahrscheinlichkeit ein Aneurysma dissecans annehmen. Anderseits muß man auch verkalkte wandständige Thrombenmassen in Betracht ziehen, die die Wandungen eines Aneurysmas auskleiden können. Übrigens kann es auch in einem Aneurysma dissecans zu röntgenologisch erkennbaren Verkalkungen kommen (Weiss, Kinney und Maher).

Sickerblutungen in das Lungenparenchym können zu wolkig-strängigen Verschattungen führen, die sich von dem Aneurysma weit in die Lunge erstrecken können. Retroperitoneale Blutungen können Verdrängungs- und Kompressionserscheinungen an den Nieren und Ureteren und eine mangelhafte Abgrenzbarkeit der Nieren- und Psoasschatten zur Folge haben. Profuse Blutungen werden begreiflicherweise röntgenologisch kaum je beobachtet; sie können zum Hydroperikard oder zum Hydrothorax Anlaß geben.

Umschriebene Ausweitungen des Aortenschattens und Wandverkalkungen sprechen eher für ein intramurales Hämatom als für ein echtes Aneurysma dissecans.

11. Die angeborenen Anomalien der Aorta thoracica

Zum Verständnis der Röntgenbefunde der relativ häufigen Anomalien der Aorta thoracica sind einige entwicklungsgeschichtliche Vorbemerkungen notwendig.

Die primitive Aorta ascendens (Abb. 346) gabelt sich in die beiden aufsteigenden ventralen Aortenwurzeln, die ihrerseits sechs dorsalwärts ziehende segmentäre Kiemenbogenarterein (*1* bis *6*) abgeben. Die Kiemenbogenarterien münden in die beiden absteigenden dorsalen Aortenwurzeln, die sich schließlich zur unpaarigen primitiven Aorta descendens vereinigen. Die absteigenden Aortenwurzeln stehen mit Körperarterien (*I* bis *VII*) in Verbindung, die ebenfalls segmentär angeordnet sind. Von diesen beansprucht die siebente unser besonderes Interesse, weil sie an der Bildung der A. subclavia beteiligt ist. Von den Kiemenbogenarterien sind die beiden vierten deshalb besonders wichtig, weil sie einen Teil der beiden primitiven Aortenbögen bilden, indem sie rechts und links die Verbindung zwischen der auf- und absteigenden Aortenwurzel herstellen. Und da diese vorne aus der unpaarigen primitiven Aorta ascendens entspringen und sich hinten zur unpaarigen primitiven Aorta descendens vereinigen, schließen sich die beiden primitiven Aortenbögen zu einem Ring, der die Luft- und Speiseröhre umgreift.

Normalerweise erfährt nun die rechte Hälfte des primitiven Aortenringes eine Involution, und zwar im Bereiche der absteigenden Aortenwurzel (Abb. 347). Die rechte Hälfte des Aortenrings wird dadurch zum Truncus brachiocephalicus dext., wobei die kraniale Fortsetzung der rechten primitiven aufsteigenden Aortenwurzel zur A. carotis comm. dext. wird, während die 4. Kiemenbogenarterie mit der 7. segmentären Körperarterie die A. subclavia dext. bildet. Die rechte 5. und 6. Kiemenbogenarterie obliterieren.

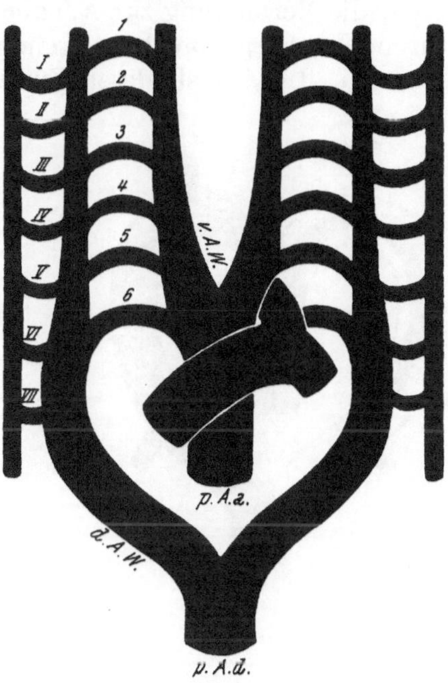

Abb. 346. Anlage der primitiven Aorta und der segmentären Kiemenbogen- und Körperarterien (s. Text)

Die linke Hälfte des Aortenrings wächst sich demgegenüber zum bleibenden Aortenbogen aus, von dem als erster Ast der zum Truncus brachiocephalicus dext. reduzierte Rest des rechten primitiven Aortenbogens, als zweiter die A. carotis comm. sin. und als dritter die A. subclavia sin. abgeht. Die linke 5. Kiemenbogenarterie obliteriert vollständig. Aus der linken 6. Kiemenbogenarterie entwickelt sich der Ductus arteriosus Botalli.

Unter normalen Bedingungen liegen die brachiozephalen Äste der Aorta vor der Luft- und Speiseröhre, und zwar der Truncus brachiocephalicus dext. rechts-paramedian und die A. carotis comm. und subclavia sin. links-paramedian. Der Aortenbogen kreuzt die Luft- und Speiseröhre an ihrer linken Seite und erzeugt an der letzteren eine Impression oder leichte Deviation nach rechts, die als Aortenbett bezeichnet wird. Der Übergang vom Arcus in die Aorta descendens liegt knapp links-hinter der Speiseröhre. In dem Maße, als sich die Aorta descendens kaudalwärts der Medianen nähert, schiebt sie sich von links-hinten kommend zwischen die Wirbelsäule und die Speiseröhre ein.

In dem folgenden Abschnitt sollen nur diejenigen Gefäßanomalien der Aorta thoracica behandelt werden, die wenigstens unter günstigen Bedingungen röntgenologisch faßbar sind und praktische Bedeutung haben. Die Ausführungen erheben keinen Anspruch auf Vollständigkeit. Wichtige Arbeiten über diesen Gegenstand stammen von ARKIN, BIEDERMANN, KOMMERELL, NEUHAUSER, EDWARDS und GROB.

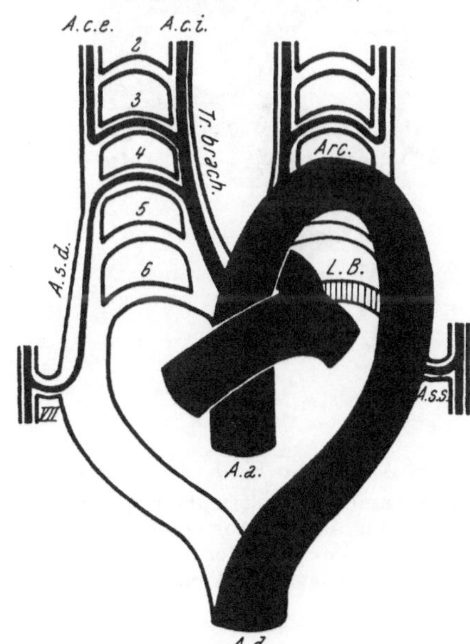

Abb. 347. Entwicklung der Aorta und ihrer brachiozephalen Äste (s. Text)

a) Anomalien der Aorta bei linksläufigem Aortenbogen

α) Die links entspringende Arteria subclavia dextra

Diese nach anatomischen Statistiken in 0,4 bis 2% aller Fälle vorkommende Anomalie kommt dadurch zustande, daß die rechte Hälfte des primitiven Aortenrings an unrichtiger Stelle unterbrochen wird. Am häufigsten erfolgt diese fehlerhafte Unterbrechung im mittleren Abschnitt (Abb. 348*b*). Die Folge davon ist, daß von der rechten Hälfte des primitiven Aortenrings das proximale und das distale Stück persistieren. Ersteres bildet eine A. carotis comm. dext., die als erster Ast vom bleibenden Aortenbogen abgeht, letzteres stellt die Verbindung zur A. subclavia dext. her. Die A. subclavia dext. nimmt demnach ihren Ursprung von der Vereinigungsstelle der beiden primitiven absteigenden Aortenwurzeln. Im ausgebildeten Zustand geht sie distal von der A. subclavia sin. als letzter

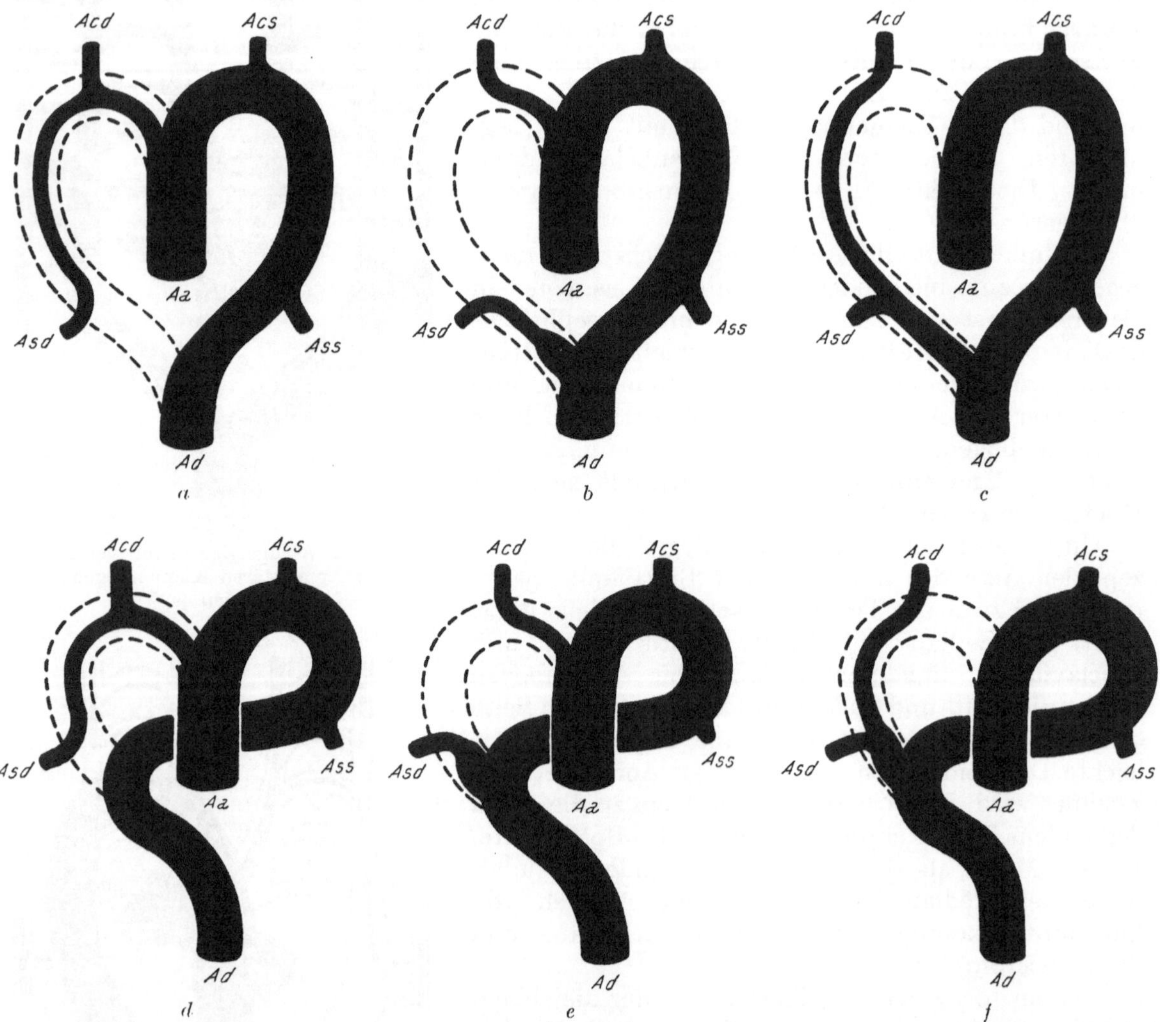

Abb. 348*a* bis *f*. Rechtsläufiger Aortenbogen mit Verlaufsvarianten der brachiozephalen Äste. *a* Normal. *b* Links entspringende A. subclavia dextra („Dysphagia lusoria"). *c* Abgang der A. anonyma als letzter Ast des Aortenbogens. *d* Arcus aortae circumflexus sinister mit normalem Abgang der brachiozephalen Äste. *e* Arcus aortae circumflexus sinister mit Ursprung der A. subclavia dexter als letzter Ast des Aortenbogens. *f* Arcus aortae circumflexus sinister mit Abgang der A. anonyma als letzter Ast des Aortenbogens

Ast des linksläufigen Aortenbogens ab, meist aus einer divertikelartigen Ausbuchtung, die als Rest der rechten absteigenden Aortenwurzel aufzufassen ist. Von diesem Ursprung muß die rechte A. subclavia die Mediane nach rechts überkreuzen, um ihr Versorgungsgebiet zu erreichen. Entsprechend ihrer Abstammung von der dorsal gelegenen, rechts absteigenden Aortenwurzel liegt ihr Ursprung und Verlauf dorsal von der Speiseröhre (Abb. 349, 351).

Die fötalen und postfötalen Wachstumsvorgänge bringen es mit sich, daß die distal von der linken A. subclavia abgehende rechte A. subclavia meistens in den Bereich des Aortenbogens zu liegen kommt und hinter der Speiseröhre nach rechts-aufwärts zieht.

Durch diese Überkreuzung erzeugt sie an der Speiseröhre eine Eindellung von hinten bzw. eine umschriebene Ausbiegung nach vorne-rechts, die in der Regel am Aortenscheitel gelegen ist (Abb. 349, 351). Nur ganz ausnahmsweise entspringt die rechte A. subclavia weiter distal von der linken aus der Aorta descendens. Dann ist die nach rechts-vorne gerichtete Ausbiegung der Speiseröhre an der unteren Begrenzung des Aortenbogens gelegen (Abb. 350, 352). Beim jungen Kind scheint dies häufiger vorzukommen (BUCHS). Da — wie oben erwähnt — die Arterie oft mit einer divertikelartigen Aus-

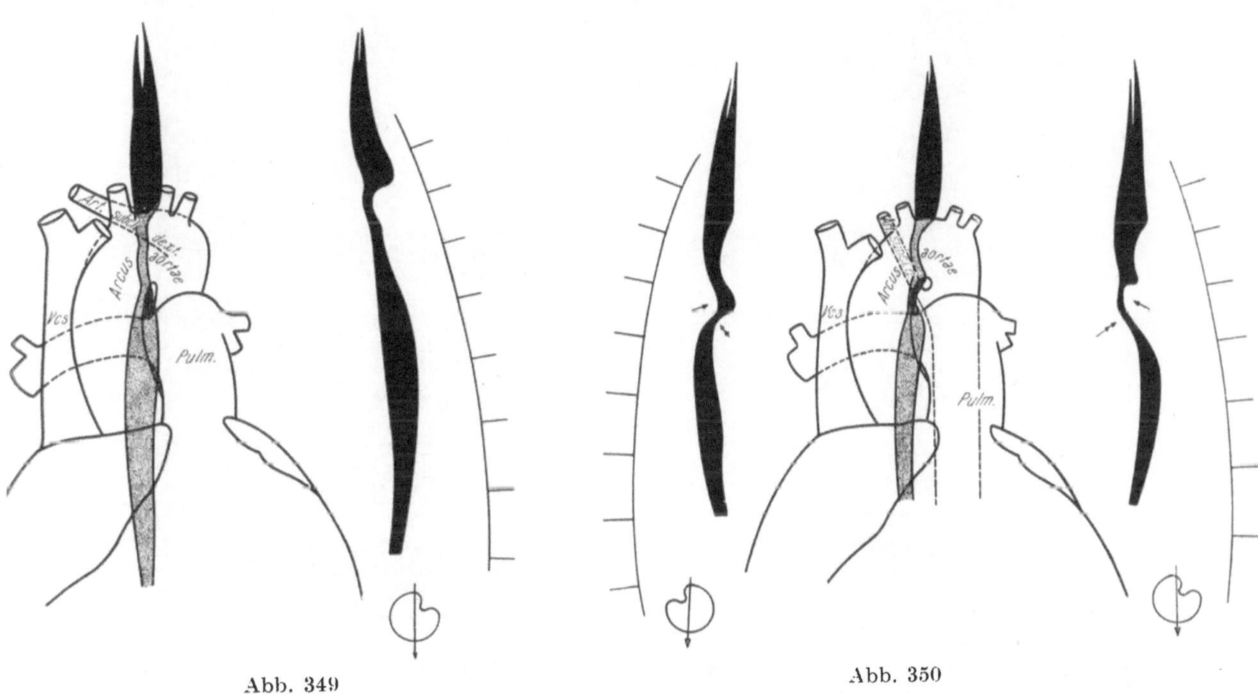

Abb. 349 Abb. 350

Abb. 349. Abgang der A. subclavia dextra als letzter Ast des Aortenbogens („Dysphagia lusoria"). Verlauf der Speiseröhre bei sagittalem Strahlengang und in linker vorderer Schrägstellung (Trachea weggelassen). In der Regel kreuzt die im Anfangsteil divertikelartig erweiterte rechte A. subclavia in der Höhe des Aortenscheitels hinter der Speiseröhre über die Mediane nach rechts. Die Speiseröhre erfährt dadurch eine oft deutlich pulsierende Ausbiegung nach vorne und rechts

Abb. 350. Für den Erwachsenen atypische Form der links entspringenden A. subclavia dextra. In seltenen Fällen geht die A. subclavia dextra vom Anfangsteil der Aorta descendens ab. Die Speiseröhre erfährt dadurch meist eine stärkere Einengung, da sie von hinten durch das abnorme Gefäß (Pfeil), von vorne durch den linken Hauptbronchus (Doppelpfeil) eingedellt und verlagert wird

buchtung aus dem Aortenbogen entspringt, kann die Ausbiegung der Speiseröhre einen ansehnlichen Radius aufweisen. Dadurch kann auch eine Kompression zustande kommen, die in Ausnahmefällen ein Passagehindernis mit subjektiven Schluckbeschwerden zur Folge hat, weshalb diese Anomalie von BAYFORD 1794 als *Dysphagia lusoria* bezeichnet wurde.

In höchstens einem Fünftel der Fälle wechselt die links entspringende A. subclavia dext. nicht hinter der Speiseröhre, sondern zwischen dieser und der Luftröhre oder auch vor der Luftröhre nach rechts hinüber (HOLZAPFEL, BIANCHI, NEUHAUSER, SEEGERS, SCHMIDT). Diese Verlaufsform, die der Verfasser nur einmal beobachtet hat, ist morphogenetisch nicht befriedigend aufgeklärt.

Der *Röntgenbefund* ist so charakteristisch, daß eine Verwechslung mit einem Mediastinaltumor nicht vorkommen sollte. Schon bei sagittalem Strahlengang fällt meist ein verstärktes Vorspringen des Aortenknopfs auf (SCHMIDT). Bei der Kontrastfüllung der Speiseröhre zeigt sich, daß sie an der oberen Begrenzung des Aortenscheitels eine umschriebene Ausbiegung nach rechts-vorne mit einer deutlichen Kompression von links-hinten aufweist. Dies ist bei sagittalem Strahlengang und in linker vorderer Schräg-

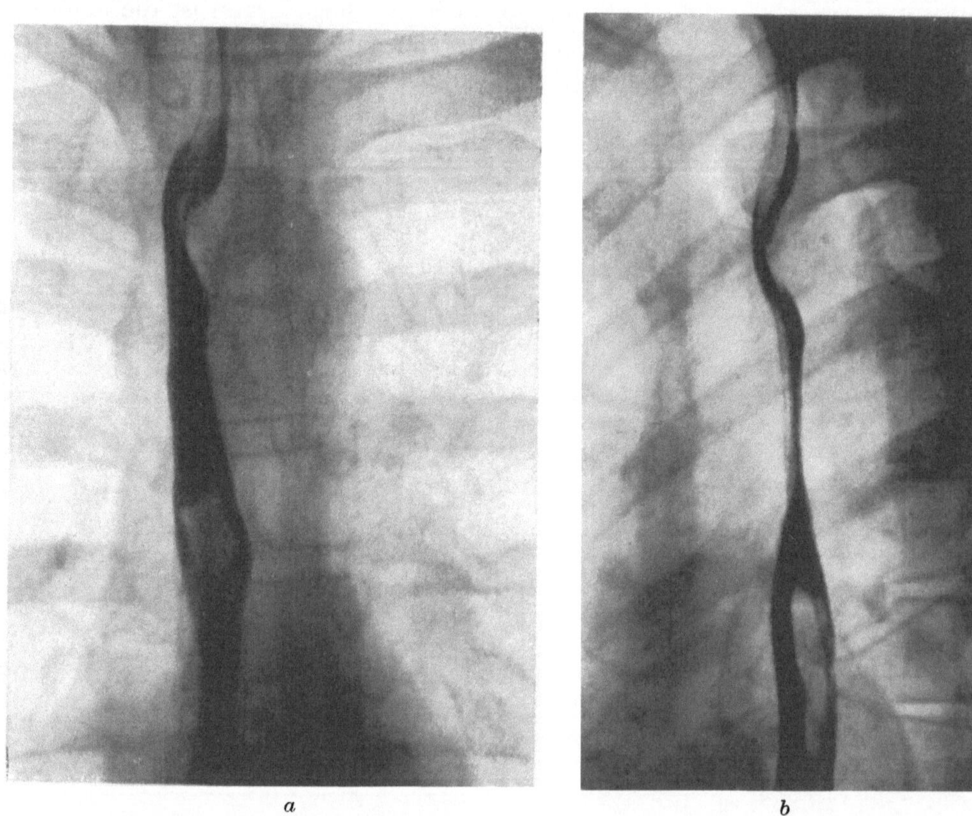

Abb. 351*a* und *b*. Links entspringende A. subclavia dextra („Dysphagia lusoria").
a Sagittaler Strahlengang. *b* Linke vordere Schrägstellung

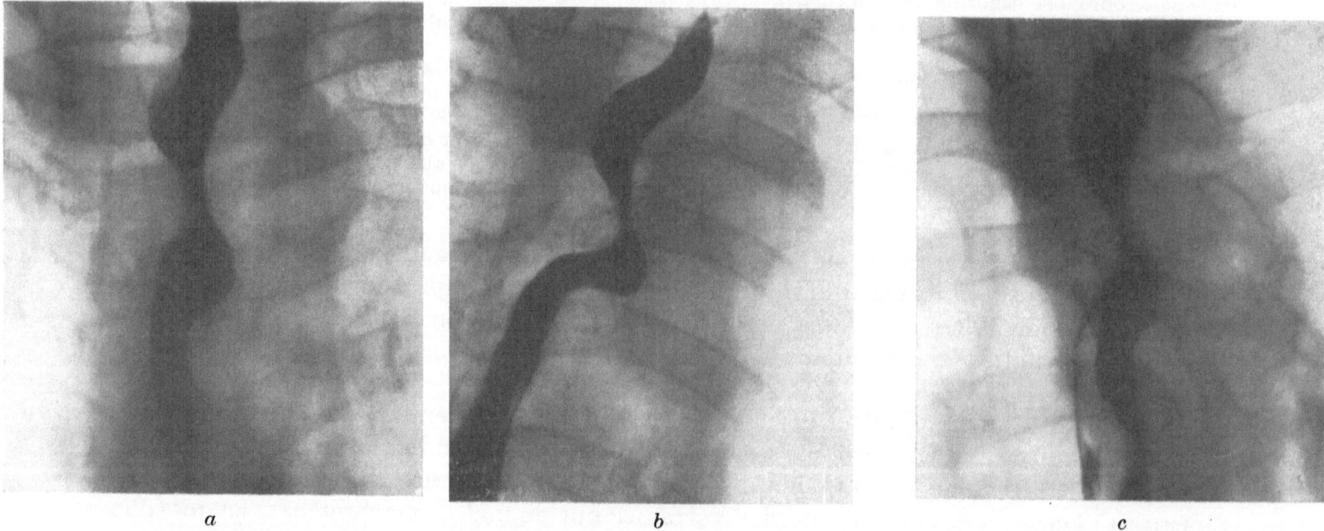

Abb. 352*a* bis *c*. Abnorm tiefer Abgang der links entspringenden A. subclavia dextra (Operation).
a Sagittaler Strahlengang. *b* Rechte vordere Schrägstellung. *c* Linke vordere Schrägstellung

stellung einwandfrei festzustellen (Abb. 351*a* und *b*). Der Durchmesser dieser Ausbiegung ist oft auffallend groß, jedenfalls größer als es dem Durchmesser einer normalen A. subclavia entspricht. Es ist dies darauf zurückzuführen, daß die Arterie an ihrem Abgang von der Aorta abnorm weit zu sein pflegt (s. oben). An der Ausbiegung der Speiseröhre kann man in der Mehrzahl der Fälle eine systolische ruckartige Vergrößerung ihres Durchmessers erkennen, was die Gefäßnatur des zugrunde liegenden raumfordernden Gebildes sichert. Unterhalb der Ausbiegung zieht die Speiseröhre noch ein kurzes Stück nach links-abwärts, indem sie der rechten-unteren Zirkumferenz des Aortenbogens folgt. Eine exakte Messung nach KREUZFUCHS ist beim Vorliegen dieser Anomalie meist nicht möglich. Ausnahmsweise liegt beim Erwachsenen die umschriebene Ausbiegung der Speiseröhre an der unteren Begrenzung des Aortenbogens (Abb. 350 und 352), wenn die A. subclavia dext. ungewöhnlich tief vom Anfangsteil der Aorta descendens abgeht. Diese Lage ist verhältnismäßig ungünstig, weil die Speiseröhre durch das dorsal von ihr liegende Gefäß gegen die Hinterwand des linken Hauptbronchus gedrückt werden und dadurch eine starke Kompression erfahren kann. Da der Bronchus mit fortschreitenden Jahren eine zunehmende Rigidität seiner Wandung erfährt, können Schluckstörungen erst in späteren Jahren auftreten, wie der Verfasser an einem Fall beobachten konnte.

β) *Der links entspringende Truncus brachiocephalicus dexter*

Weniger häufig und meist als Begleiterscheinung von Herzanomalien (GROSSE-BROCKHOFF et al.) ist der Ursprung des rechten Truncus brachiocephalicus als letzter Ast des

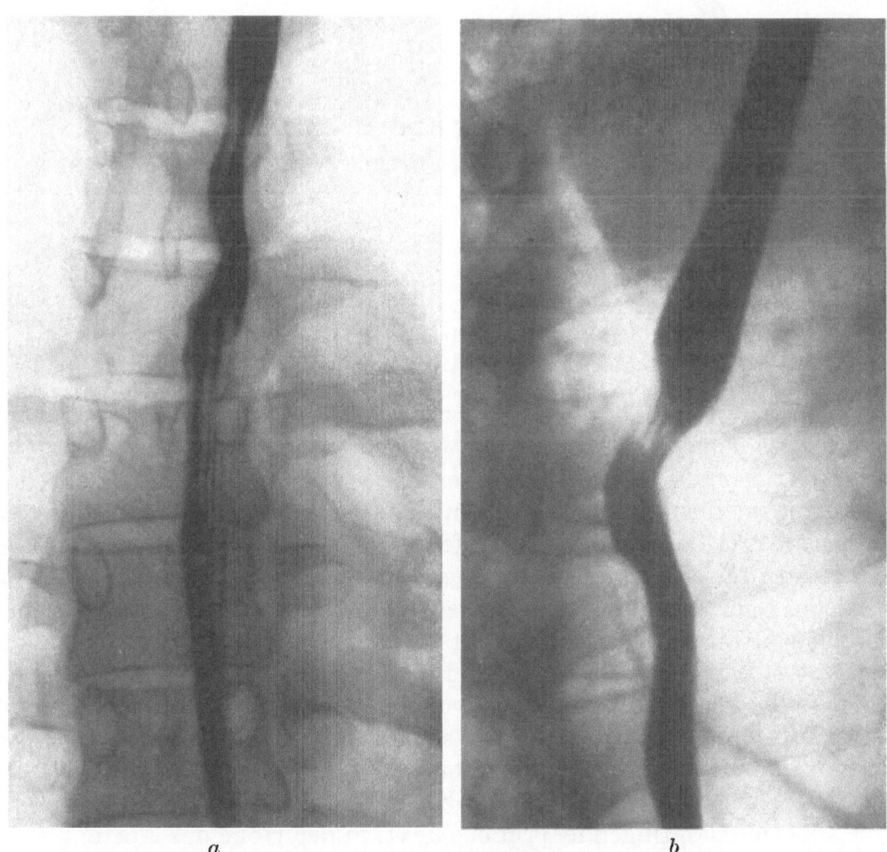

a *b*

Abb. 353*a* und *b*. Physiologische Impression der Speiseröhre an der Überkreuzung mit dem linken Hauptbronchus (s. Text)

normal verlaufenden Aortenbogens. Diese Anomalie kommt dadurch zustande, daß die fehlerhafte Unterbrechung der rechten Hälfte des primitiven Aortenringes in der aufsteigenden Aortenwurzel erfolgt (Abb. 348*c*). Damit werden die distalen Teile der rechten

Hälfte des primitiven Aortenringes, d. h. also die rechte absteigende Aortenwurzel zum Truncus brachiocephalicus dext. Dieser Truncus geht daher von der persistierenden Aorta an der Stelle ab, wo sich die beiden primitiven absteigenden Aortenwurzeln vereinigten, also als letzter Ast des Aortenbogens. Die Reihenfolge der brachiozephalen Gefäßabgänge von der Aorta ist demnach: A. carotis comm. sin., A. subclavia sin., Truncus brachiocephalicus dext. Entsprechend dem Ursprung dieses abnormen Truncus von der dorsal gelegenen Vereinigungsstelle der absteigenden Aortenwurzeln zieht er hinter der Speiseröhre von links-unten nach rechts-oben. Er liegt — wenigstens beim Erwachsenen —

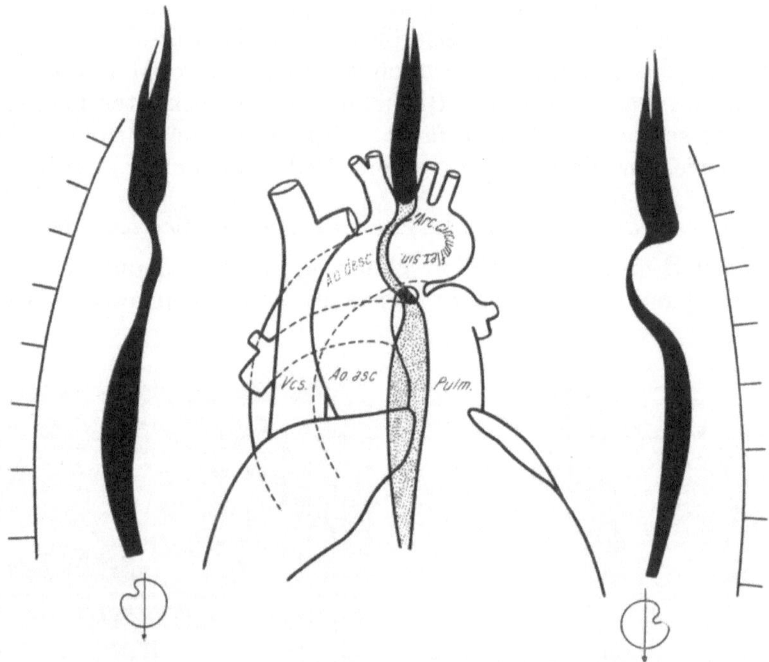

Abb. 354. Arcus aortae circumflexus sinister. Verlauf der Speiseröhre in sagittalem Strahlengang, in rechter und linker vorderer Schrägstellung (Trachea weggelassen).
Die Aorta verläuft über den linken Bronchus. Der Arcus umschlingt die Luft- und Speiseröhre von vorne. links und hinten und erzeugt dadurch knapp unterhalb des Aortenscheitels eine zirkumskripte Verlagerung der letzteren nach links-vorne mit Kompression, die jedoch kaum je zu einer Passagestörung führt

anscheinend meist tiefer, als dies bei der links entspringenden A. subclavia dext. die Regel ist.

Diese Anomalie ist nur angiographisch, nicht aber durch Kontrastfüllung der Speiseröhre nachweisbar. Da das abnorm verlaufende Gefäß von hinten her einen Druck auf die Speiseröhre ausübt, erfährt diese zwar eine dorsale Impression, die man am besten in linker-vorderer Schrägstellung sieht. Diese Impression kann in sagittalem Strahlengang ein schräg von links-unten nach rechts-oben ziehendes Aufhellungsband erzeugen. Es fällt aber sofort auf, daß dieses helle Band etwa dem Verlauf des linken Hauptbronchus folgt und offenbar durch Druck von seiten des Bronchus zum mindesten mitbedingt wird. Tatsächlich kann man diese schräg verlaufende Impression sehr oft auch ohne Gefäßanomalie beobachten (Abb. 353*a* und *b*), weshalb ihr für sich allein keine Beweiskraft zukommt. Nur die Angiographie erlaubt daher die Verifizierung.

Wenn der abnorm entspringende Truncus dext. in der Höhe des Aortenbogens abgeht, was anscheinend selten der Fall ist, dann erfährt die Speiseröhre in dieser Höhe eine umschriebene Einengung und Ausbiegung nach rechts-vorne, wie man sie bei der links entspringenden A. subclavia dext. zu sehen pflegt. Eine Unterscheidung ist da nicht mit Sicherheit möglich.

Grosse-Brockhoff et al. konnten den als letzten Ast des linksläufigen Aortenbogens entspringenden Truncus brachiocephalicus dext. im Angiokardiogramm direkt sichtbar machen. Die gleichen Autoren berichten über einen Fall, bei dem der linksläufige Aortenbogen nach Abgang der Aa. carotis comm. und subclavia sin. eine Wendung nach rechts-hinten statt nach links-hinten vollzog, ohne allerdings die Mediane und die Speiseröhre zu überkreuzen, um dann erneut nach links in die links absteigende Aorta descendens umzubiegen. Vom Anfang der Aorta descendens ging der Truncus als letzter Ast ab. Entsprechend diesem Verlauf des Aortenbogens zeigte die kontrastgefüllte Speiseröhre eine Ausbiegung nach rechts-hinten. Die Autoren sprechen von einer „hohen Linkslage

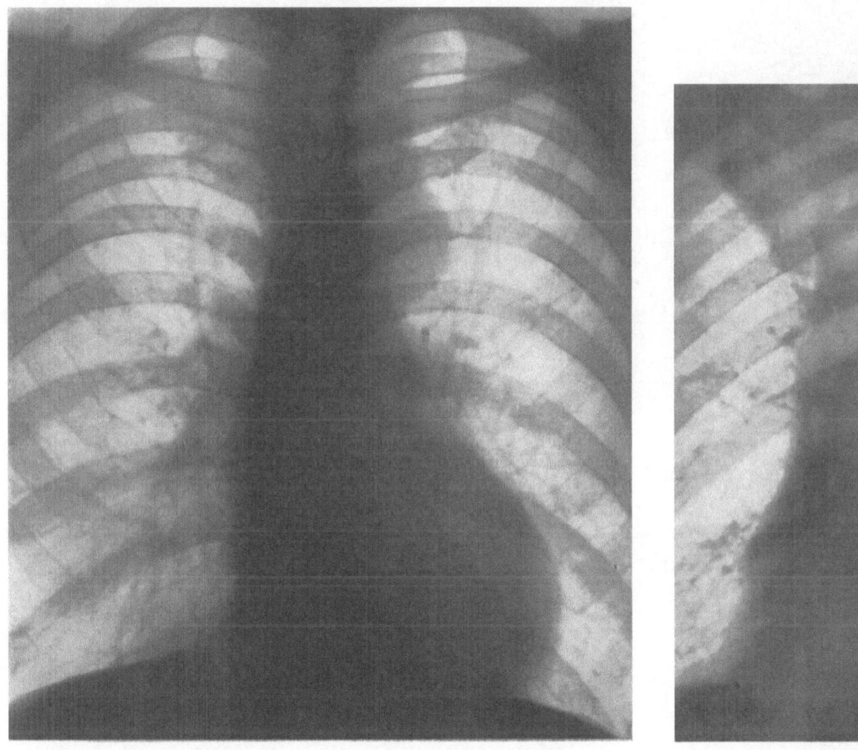

a

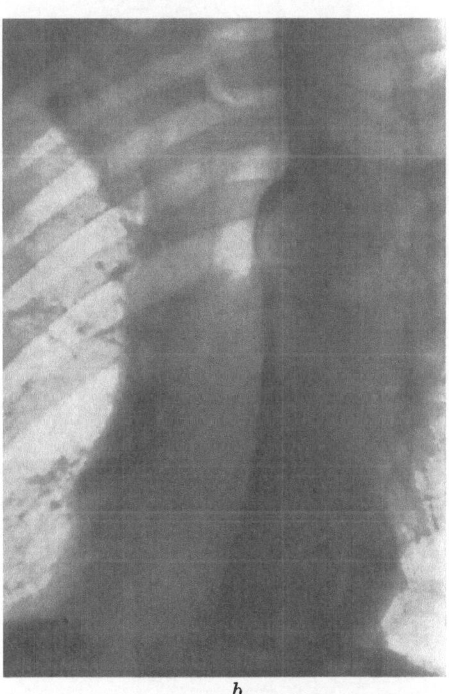

b

Abb. 355*a* und *b*. Arcus aortae circumflexus sinister. 46jährige Frau ohne klinische Erscheinungen. Bei sagittalem Strahlengang findet sich ein auffallend großer, stark vorspringender Aortenknopf. In linker-vorderer Schrägstellung erkennt man die zirkumskripte Verlagerung der Speiseröhre knapp unterhalb des Aortenscheitels, durch die vor der Wirbelsäule nach rechts ziehende Aorta descendens

des Aortenbogens". Im Grunde handelt es sich in diesem Falle um eine abortive Form eines Arcus circumflexus sin. (s. unten), bei dem es lediglich zu einer leichten Rechtswendung der Aorta gegen den Abgang des Truncus brachiocephalicus dext., d. h. gegen die Vereinigungsstelle der beiden absteigenden Aortenwurzeln gekommen war, nicht aber zu einer Überkreuzung der Medianen.

In seltenen Fällen verläuft der als letzter Ast entspringende Truncus brachiocephalicus dext. nicht hinter der Speiseröhre nach rechts, sondern vor der Speise- und hinter der Luftröhre (Grosse-Brockhoff et al.). Diese Verlaufsform ist — ebenso wie die analoge Verlaufsform der als letzter Ast entspringende A. subclavia dext. — morphogenetisch nicht geklärt.

γ) Der Arcus aortae circumflexus sinistra

Es kommt vor, daß bei normalem Verlauf des Aortenbogens über den linken Hauptbronchus die Aorta descendens nicht links absteigt, sondern sich nach rechts wendet, die Mediane hinter der Luft- und Speiseröhre überschreitet und dann rechts absteigt (Paul, Edwards, Grob). Man muß sich vorstellen, daß diese Anomalie dadurch zustande kommt, daß sich die beiden primitiven absteigenden Aortenwurzeln nicht in der Medianen, sondern rechts-paramedian vereinigten (Abb. 348*d*). Bedford und Parkinson, Taussig und Grob neigen zu der Ansicht, daß es sich dabei um die Folge einer Verziehung durch

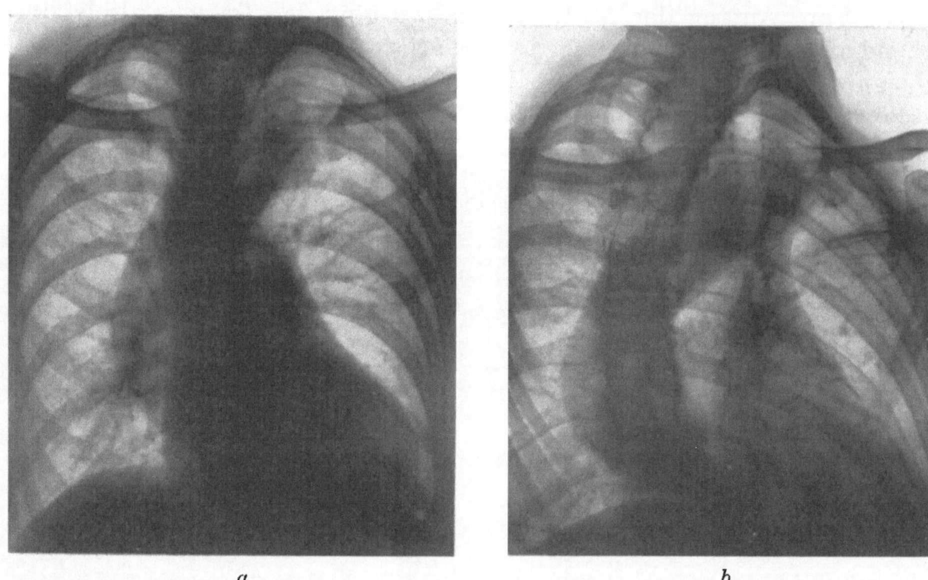

Abb. 356*a* und *b*. Arcus aortae circumflexus sinister mit Elongation und Dilatation der Aorta descendens

ein rechtsseitiges Ligamentum arteriosum oder durch einen rudimentären persistierenden rechten Aortenbogen handeln könnte.

Im *Röntgenbild* (Roesler. White, Franke, Thurnher) vermißt man bei sagittalem

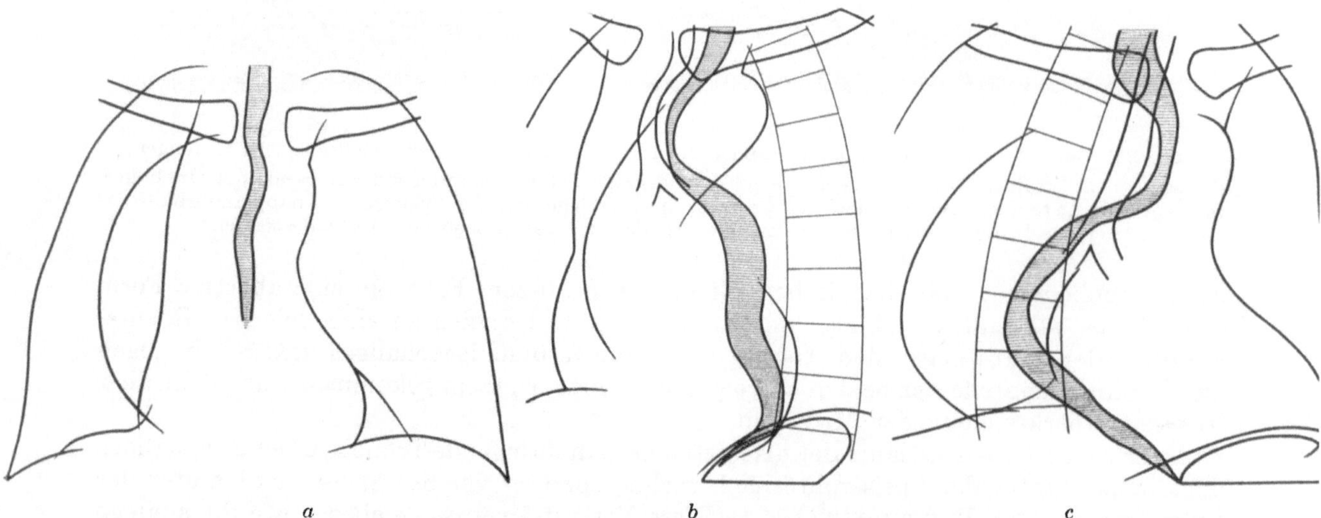

Abb. 357*a* bis *c*. Arcus aortae circumflexus sinister mit aneurysmatischer Ausweitung der stark elongierten Aorta descendens ohne Anhaltspunkt für Lues. Die Speiseröhre ist dadurch in Arcushöhe in etwas atypischer Weise nach rechts-vorne verlagert (Filmpausen in sagittalem Strahlengang, in linker und rechter vorderer Schrägstellung)

Strahlengang den links-paravertebral herabziehenden Schatten der Aorta descendens und in linker-vorderer Schrägstellung ihren Schatten innerhalb der Wirbelsäule.

Die Rechtswendung der Aorta descendens kann in verschiedener Höhe liegen, woraus sich verschiedene Varianten des Verlaufs der kontrastgefüllten Speiseröhre ergeben. Wenn sich die Aorta schon in Arcushöhe um die linke Zirkumferenz der Speiseröhre herumschlingt (Abb. 354, 355*a* und *b*), um nach rechts hinüberzukreuzen, dann erfährt die Speiseröhre in der Höhe des Aortenbogens eine Impression von links und von hinten bzw. eine Ausbiegung nach rechts-vorne, wobei die Ausbiegung nach vorn besonders kräftig ist. Auffallend häufig ist die Aorta in diesen Fällen dilatiert und elongiert, besonders die Descendens. Diese biegt dann in weitem Bogen in die rechte Thoraxhälfte aus (Abb. 356*a* und *b*). Die Speiseröhre folgt ihr meistens mehr oder weniger; einmal sahen wir eine geradezu aneurysmatische Ausweitung der Descendens, ohne daß ein Anhaltspunkt für Lues vorhanden gewesen wäre (Abb. 357*a* bis *c*). Wenn die Aorta descendens dagegen unterhalb des Aortenbogens nach rechts zieht, dann liegen das Aortenbett und

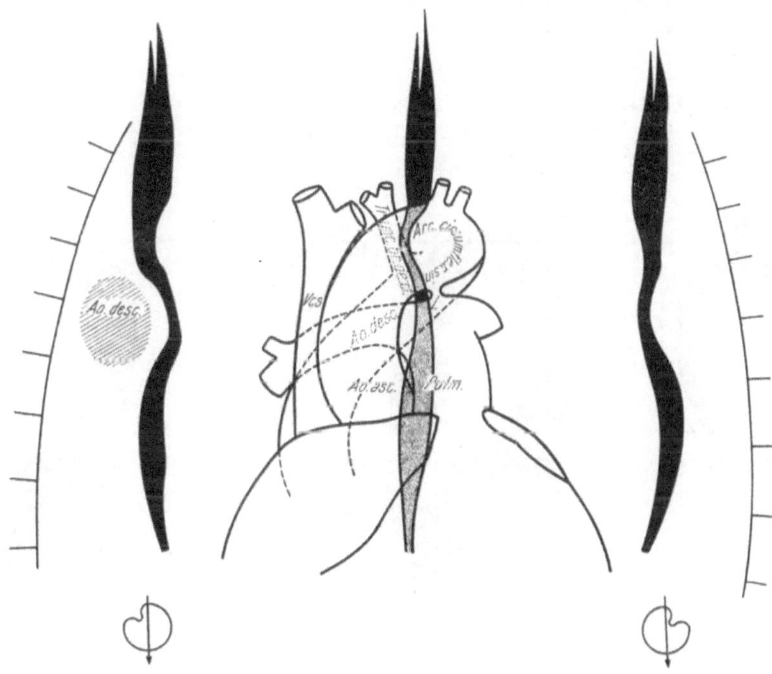

Abb. 358. Arcus aortae circumflexus sinister mit Abgang der Arteria anonyma als letzter Ast des Aortenbogens. Verlauf der Speiseröhre in sagittalem Strahlengang, in rechter und linker vorderer Schrägstellung (Trachea weggelassen).

In rechter vorderer Schrägstellung erfährt die Speiseröhre durch die Aorta descendens, die in schräger Richtung von links-oben nach rechts-unten die Mediane überkreuzt, eine umschriebene Ausbiegung nach vorne. In dieser Höhe erkennt man hinter der Speiseröhre den Schrägschnitt der Aorta descendens

die Impression durch die nach rechts überkreuzende Descendens nicht in gleicher Höhe, sondern untereinander, wobei die obere Ausbiegung der Speiseröhre — entsprechend dem normalen Aortenbett — nach rechts, die untere nach vorne und links zu erfolgen pflegt (Abb. 358). In rechter-vorderer Schrägstellung kann man oft die nach rechts hinüberwechselnde Aorta descendens vor der Wirbelsäule im Querschnitt als rundlichen Schattenfleck erkennen.

Es ist wahrscheinlich, daß die sogenannte „tiefe Rechtslage der Aorta“ descendens dem Arcus aortae circumflexus sin. wesensgleich und nur der Höhe der Überkreuzung nach von ihr verschieden ist. Bei der tiefen Rechtslage erfolgt die Überkreuzung der Aorta descendens meist wesentlich tiefer, etwa von der Bifurkation abwärts.

Die praktische Bedeutung des Arcus aortae circumflexus ist gering, doch ist er häufig Teilerscheinung von Bildungsanomalien des Herzens, wie etwa einer FALLOTschen Tetralogie (PAUL). Außerdem muß man sein Röntgenbild kennen, um Verwechslungen mit Mediastinaltumoren oder einem Aortenaneurysma zu vermeiden.

Beim Arcus aortae circumflexus sin. kommen die analogen Varianten der Gefäßabgänge vor wie bei der normal verlaufenden Aorta thoracica. Die A. subclavia dext.

oder der Truncus brachiocephalicus dext. als letzter Ast der Aorta (Abb. 348*e* und *f*, 358) sowie der getrennte Abgang der A. carotis comm. und der A. subclavia dext. kommen also auch hier zur Beobachtung. Ihre Morphogenese ist die gleiche wie bei der normal verlaufenden Aorta thoracica. EDWARDS beschrieb einen Fall, bei dem von der als letztem Ast der Aorta entspringenden A. subclavia dext. ein linksseitiger Ductus arteriosus zur Pulmonalis zog. Röntgenologisch sind diese abnormen Gefäßabgänge beim Arcus circumflexus nicht faßbar, da sie aus dem nach rechts überkreuzten Teil der Aorta, also erst rechts von der Speiseröhre entspringen und zu dieser keine nähere Beziehung haben, also auch keine Eindellungen an der Speiseröhre erzeugen können. Die ventralwärts gerichtete Ausbiegung der Speiseröhre wird also nicht durch diese Gefäße, sondern durch die abnorm verlaufende Aorta verursacht. Durch die Angiokardiographie kann der Nachweis dieser zusätzlichen Gefäßanomalien gelingen.

b) Der Arcus aortae dexter

Der rechtsläufige Aortenbogen kommt selten als isolierte Gefäßanomalie, häufiger als Begleiterscheinung von Herzanomalien, besonders der FALLOTschen Tetralogie vor.

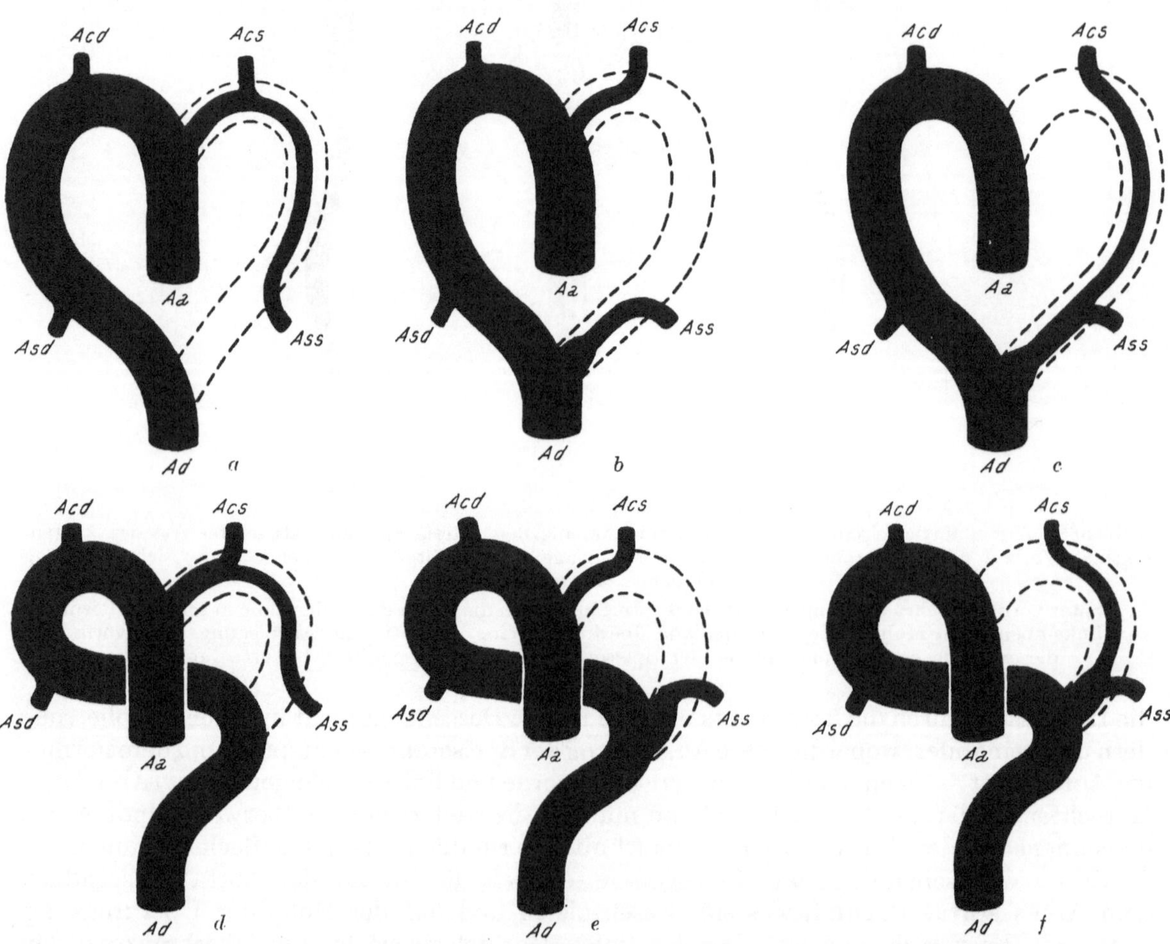

Abb. 359*a* bis *f*. Arcus aortae dexter mit Verlaufsvarianten der brachiozephalen Äste.
a Arcus aortae dexter. *b* Arcus aortae dexter mit Abgang der A. subclavia sinistra als letzter Ast des Aortenbogens. *c* Arcus aortae dexter mit Abgang des Truncus brachiocephalicus als letzter Ast des Aortenbogens. *d* Arcus aortae circumflexus dexter. *e* Arcus aortae circumflexus dexter mit Abgang der A. subclavia sinistra als letzter Ast des Aortenbogens. *f* Arcus aortae circumflexus dexter mit Abgang des Truncus brachiocephalicus sinister als letzter Ast

BIEDERMANN fand den Arcus dext. siebenmal unter 5000 Thoraxdurchleuchtungen. Zusammenfassende Darstellungen über diesen Gegenstand stammen von ARKIN, FRAY, KOM-

MARELL, GROB, FRANKE und THURNHER. Die Anomalie kommt morphogenetisch dadurch zustande, daß statt der rechten die linke Hälfte des primitiven Aortenringes eine Unterbrechung im Bereich der dorsal absteigenden Aortenwurzel erfährt und sich zu einem linken Truncus brachiocephalicus reduziert, während sich die rechte Hälfte des primitiven Aortenringes zum bleibenden Aortenbogen auswächst (Abb. 359*a*). Dieser gibt als ersten Ast den Truncus brachiocephalicus sin. ab, als zweiten die A. carotis comm. dext. und als dritten die A. subclavia dext. Die Aorta descendens zieht rechts kaudalwärts. Das Ligamentum Botalli ist in der Regel links gelegen und verbindet die Pulmonalis mit der A. subclavia sin. (BLALOCK, ROSSI).

Der Arcus aortae dext. beruht also auf einer gegenüber der Norm seitenverkehrten Entwicklung der Aorta thoracica.

Im *Röntgenbild* (Abb. 360*a* und *b*, 361), das erstmals von ASSMANN beschrieben wurde, vermißt man daher links den Aortenknopf und die Aorta descendens. Dagegen findet man

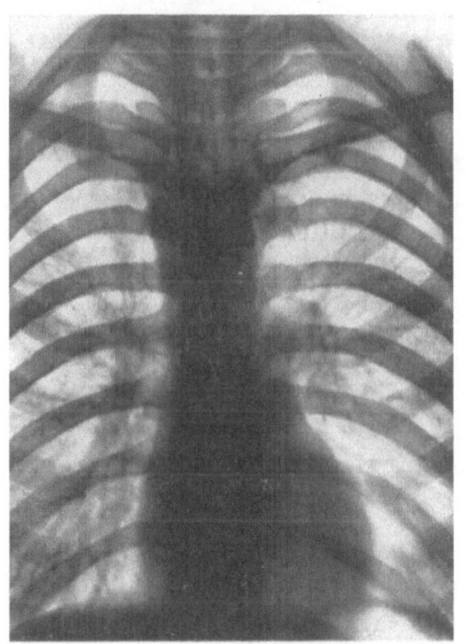

a

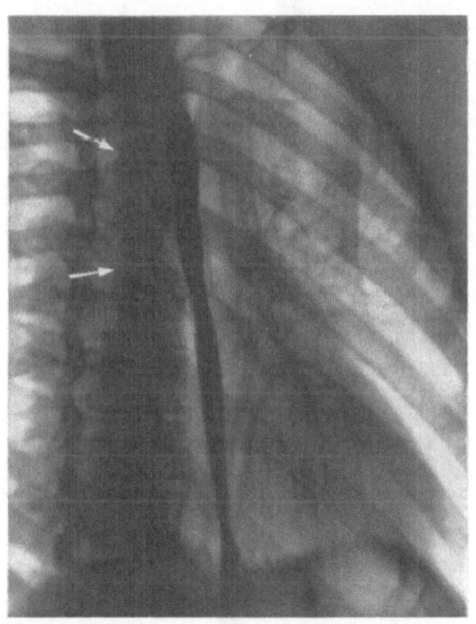

b

Abb. 360*a* und *b*. Arcus aortae dexter.
a Sagittaler Strahlengang. *b* Rechte-vordere Schrägstellung

einen Aortenknopf auf der rechten Seite, der allerdings meist flacher ist als der linksseitige bei normalem Aortenverlauf. Er liegt meist auffallend hoch (SCHMIDT). Zum Bild der rechtsläufigen Aorta gehört auch die verstrichene Herzbucht, so daß man fast den Eindruck der mitralen Konfiguration des Herzens erhält. Dies dürfte darauf zurückzuführen sein, daß die gestreckt nach rechts-oben zum rechten Tracheobronchialwinkel ziehende Aorta ascendens auf die Pulmonalis, mit der sie ja durch das Ligamentum arteriosum verbunden ist, eine Zugwirkung nach rechts-oben ausübt. Eine Linksrotation des Herzens, wie sie SCHMIDT annimmt, ist nicht erwiesen. Die Luft- und Speiseröhre liegen links vom Aortenknopf; an letzterer ist ein deutliches, wenn auch meist nur seichtes Aortenbett erkennbar (Abb. 360). Der Schatten der Aorta descendens ist in rechter vorderer Schrägstellung innerhalb der Wirbelsäule gut abgrenzbar, während er in linker vorderer Schrägstellung vermißt wird.

α) *Der Arcus aortae dexter mit abnormem Abgang der brachiozephalen Gefäße*

Der Arcus aortae dext. kann mit Anomalien der Gefäßabgänge verbunden sein, die denen beim normal verlaufenden Aortenbogen völlig analog sind, nur sind sie wesentlich häufiger als bei diesem. Ihre formale Genese entspricht genau der bei normal verlaufendem Aortenbogen (Abb. 359 *b* und *c*).

Besonders häufig ist die als letzter Ast des Aortenbogens entspringende A. subclavia sin. (Abb. 362), die als Ausdruck ihrer Herkunft von der links absteigenden Aortenwurzel, oft aus einer divertikelartigen Bildung der rechtsläufigen Aorta entspringt. Da

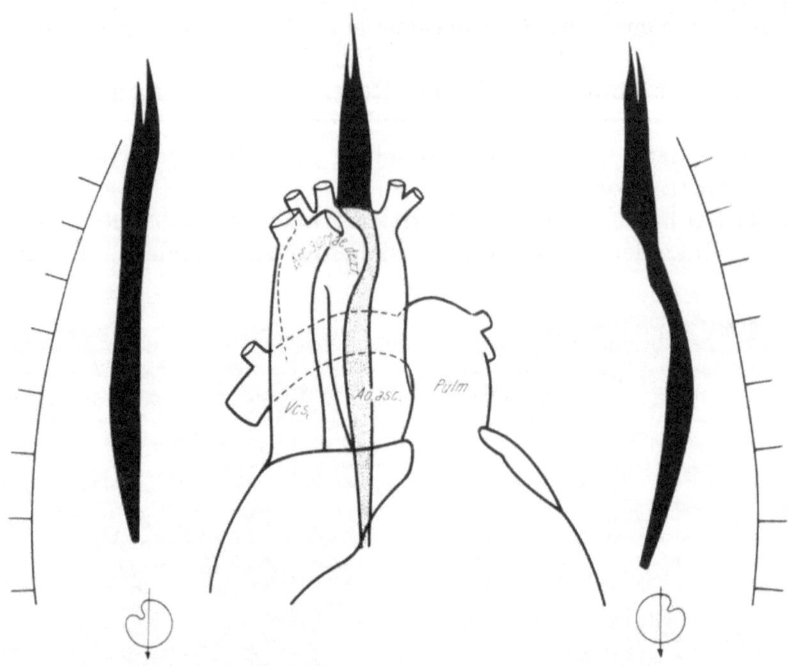

Abb. 361. Arcus aortae dexter.
Verlauf der Speiseröhre in sagittalem Strahlengang, in rechter- und linker-vorderer Schrägstellung (Trachea weggelassen)

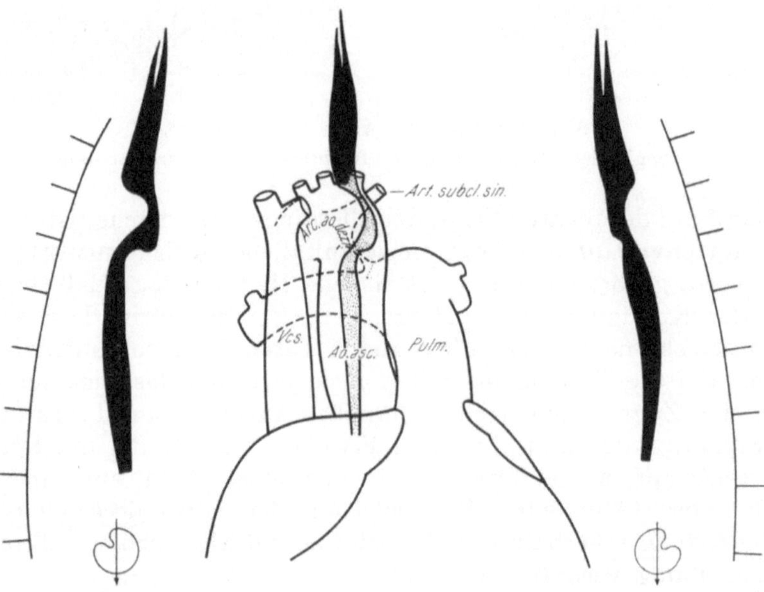

Abb. 362. Arcus aortae dexter mit Abgang der A. subclavia sinistra als letzter Ast des Aortenbogens. Verlauf der Speiseröhre bei sagittalem Strahlengang in rechter- und linker-vorderer Schrägstellung (Trachea weggelassen).
Die aus einer divertikelartigen Erweiterung abgehende A. subclavia sinistra zieht zwischen der Wirbelsäule und der Speiseröhre nach links und erzeugt eine starke Ausbiegung der letzteren nach vorne, die in rechter vorderer Schrägstellung am besten sichtbar ist. Unterhalb dieser Ausbiegung kann die Speiseröhre eine starke Einschnürung erfahren, wenn sich das Ligamentum arteriosum (punktiertes L) zwischen der Pulmonalis und der hinter der Speiseröhre nach links ziehenden A. subclavia sinistra anspannt

die absteigende Aortenwurzel im Laufe der Entwicklung in den Bereich des bleibenden Arcus aortae hinaufzurücken pflegt und der Abgang der linken A. subclavia daher meist in die Höhe des Aortenbogens zu liegen kommt, wird die Speiseröhre von dem rechts überkreuzenden Aortenbogen und der retroösophageal nach links-oben ziehenden A. subclavia bzw. dem Divertikel, aus dem die Arterie abgeht, gleichsam von rechts und hinten umschlungen. Die Speise- und Luftröhre biegen daher in der Höhe des Aortenbogens nach links-vorne aus. Das sogenannte Aortendivertikel kann dabei so groß und so lang sein, daß es am linken-oberen Mediastinalrand als aortenknopfartiger Buckel erscheint; dann kann man fürs erste den Eindruck eines beiderseitigen Aortenknopfs gewinnen. Es

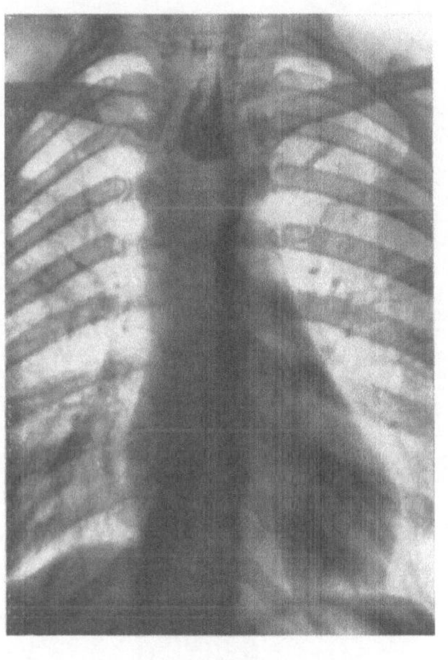

a

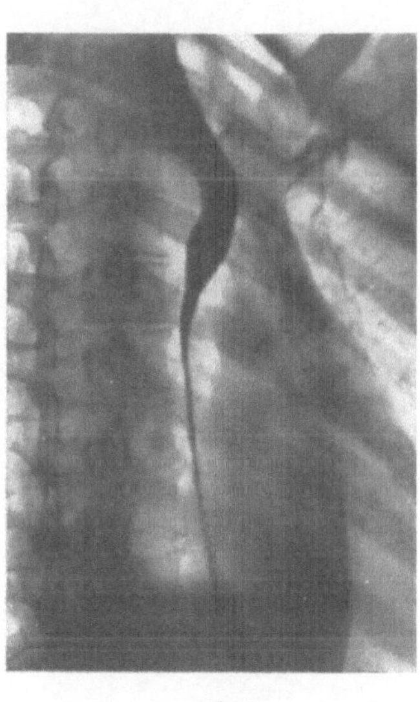

b

Abb. 363*a* und *b*. Arcus aortae dexter ohne klinische Erscheinungen. *a* Sagittaler Strahlengang. *b* Rechte-vordere Schrägstellung

ist jedoch von vornherein unwahrscheinlich, daß bei normalem Kaliber des rechtsläufigen Aortenbogens der linke so stark entwickelt ist, daß er einen Aortenknopf erzeugen könnte, denn erfahrungsgemäß ist der linke Aortenbogen in solchen Fällen in der Regel nur dürftig entwickelt und liegt nicht in gleicher Höhe, sondern tiefer als der rechte (Abb. 369); auch sieht man bei kräftig entwickeltem beiderseitigen Aortenbogen ein beiderseitiges Aortenbett an der Speiseröhre.

Immerhin können differentialdiagnostische Schwierigkeiten gegenüber einem Arcus aortae duplex entstehen, wenn sich das Ligamentum arteriosum zwischen der Pulmonalis und der hinter der Speiseröhre nach links ziehenden A. subclavia sin. anspannt (Abb. 362), denn das kann zu einer Impression der Speiseröhre von links-vorne her führen. In seltenen Fällen kann die Speiseröhre durch die Schlinge, die der rechtsläufige Aortenbogen mit der retroösophageal verlaufenden A. subclavia und dem Ligamentum arteriosum um sie legt, eine derartige Einengung erfahren, daß dysphagische Beschwerden daraus resultieren. Die Entscheidung, ob die Impression an der linken Begrenzung der Speiseröhre durch einen rudimentär entwickelten linksseitigen Aortenbogen (s. unten) oder durch das Ligamentum arteriosum bedingt sei, ist durch Kontrastfüllung der Speiseröhre nicht mit Sicherheit zu treffen.

Der Röntgenbefund wird sich daher meist mit der Feststellung des rechtsläufigen Aortenbogens und einer vaskulären Einengung der Speiseröhre von links begnügen müssen. Die genaueren anatomischen Verhältnisse werden meist erst bei dem nur selten notwendigen chirurgischen Eingriff klar. Im übrigen sind diese begrenzten Möglichkeiten der Röntgendiagnostik praktisch für die Indikationsstellung zum chirurgischen Eingriff, der in der Durchtrennung des angespannten Ligamentum arteriosum und/oder des rudimentären linksseitigen Aortenbogens besteht (GROSS, SWEET, POTTS et al., EXALTO et al.) nicht

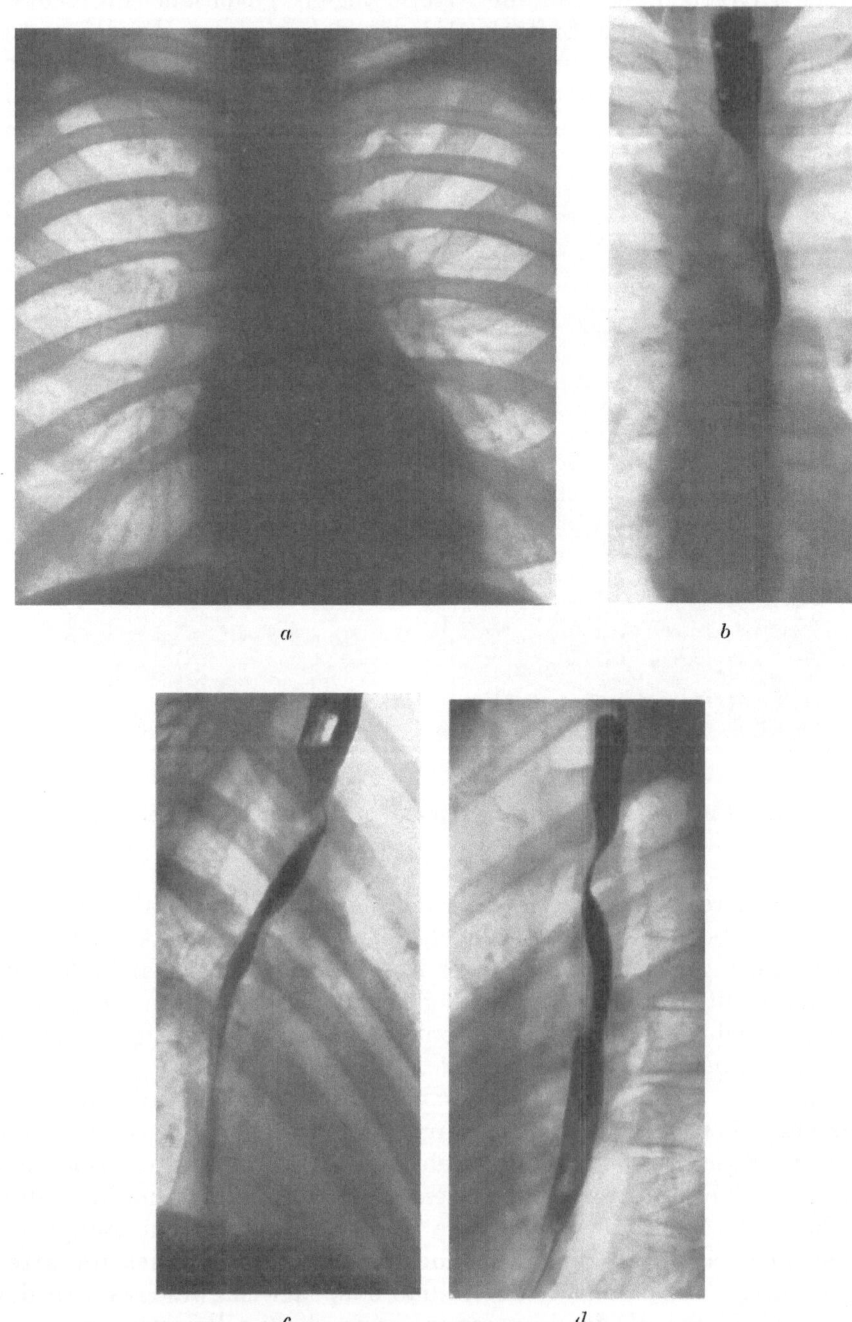

Abb. 364*a* bis *d*. Arcus aortae dexter ohne klinische Erscheinungen. Verlauf der Speiseröhre in sagittalem Strahlengang, in rechter- und linker vorderer Schrägstellung

von großer Bedeutung. Das Wesentliche ist, daß die Stenose der Speiseröhre als vaskulär bedingt erkannt wird, und das ist röntgenologisch möglich.

Auch der Truncus brachiocephalicus sin. kann entsprechend dem analogen Vorkommen bei linksläufigem Aortenbogen gelegentlich als letzter Ast des Aortenbogens aus einer divertikelartigen Bildung (THURNHER) entspringen. Der Verfasser hat einen derartigen Fall nicht beobachtet. Es ist anzunehmen, daß dieser Gefäßstamm auch tief aus der Aorta descendens entspringen kann. HOLZMANN sah einen Fall von Arcus aortae dext., bei dem die linke A. carotis comm. als letzter Ast aus einem Divertikel entsprang.

β) *Der Arcus aortae circumflexus dexter*

Durch rechts-paramediane Vereinigung der beiden primitiven absteigenden Aortenwurzeln kann es zu einer dem Arcus aortae circumflexus sin. analogen Verlaufsanomalie der Aorta descendens kommen. Die Anomalie ist also dadurch gekennzeichnet, daß der rechtsläufige Aortenbogen nicht in eine rechts absteigende Descendens übergeht,

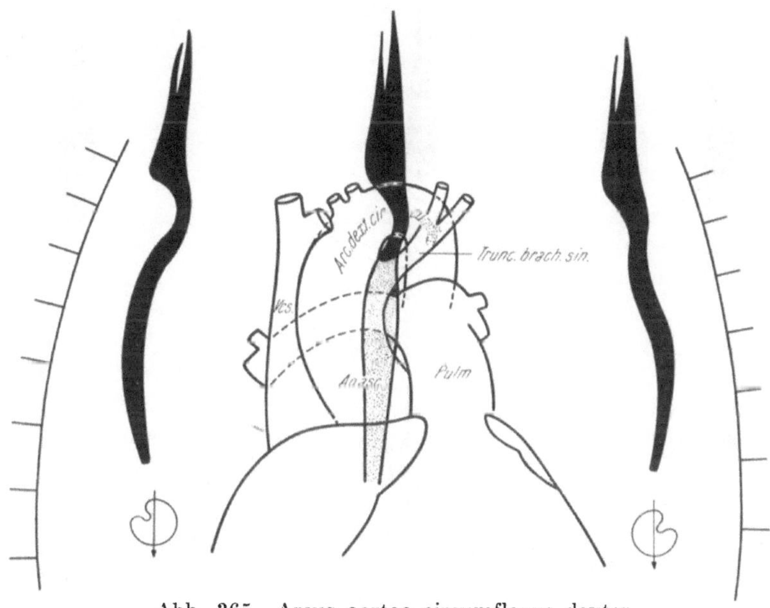

Abb. 365. Arcus aortae circumflexus dexter.
Verlauf der Speiseröhre in sagittalem Strahlengang, in rechter- und linker-vorderer Schrägstellung (Trachea weggelassen).
Die Speiseröhre erfährt durch den über den rechten Bronchus ziehenden und dann die Mediane nach links überkreuzenden Aortenbogen eine charakteristische zirkumskripte Ausbiegung nach links-vorne. Die Aorta descendens zieht links von der Wirbelsäule kaudalwärts

sondern sich nach links wendet und zwischen der Wirbelsäule einerseits und der Speise- und Luftröhre anderseits die Mediane überkreuzt, um hierauf in eine links absteigende Aorta descendens umzubiegen (Abb. 359).

Röntgenologisch findet sich dann zwar ein rechtsseitiger Aortenknopf, jedoch keine Aorta descendens an der rechten Seite. Man erkennt vielmehr, wie sich der Aortenbogen nach links wendet, indem er die Speiseröhre von rechts und hinten umgreift. Er erzeugt an dieser eine in der Höhe des Aortenbogens liegende Impression von rechts und hinten bzw. eine Ausbiegung nach links und vorne (Abb. 365). Die Ausbiegung nach links ist in sagittalem Strahlengang, die nach vorne in rechter vorderer Schrägstellung und im transversalen Strahlengang gut erkennbar. Die Speiseröhre erfährt dabei eine Abplattung und relative Stenose mit verlangsamter Passage, jedoch sind Schluckbeschwerden mit prästenotischer Erweiterung der Speiseröhre sehr selten. Unterhalb des linken Schlüsselbeins kommt bei sagittalem Strahlengang die Aorta als bogig begrenzter Schatten zum Vorschein, der seine Fortsetzung in dem blassen Schatten der links absteigenden Aorta descendens findet. Dies wird in linker vorderer Schrägstellung besonders deutlich.

Gelegentlich zieht der Arcus aortae circumflexus dext. nicht hinter der Speiseröhre, sondern zwischen dieser und der Luftröhre nach links (GROB). Dann fehlt das rechtsseitige Aortenbett an der Speiseröhre, da die Aorta ventral von der Speiseröhre nach links überkreuzt. Dagegen erkennt man an letzterer bei transversalem Strahlengang eine Ausbiegung nach hinten.

Die brachiozephalen Äste gehen beim Arcus circumflexus dext. oft nicht in der regelrechten Reihenfolge (also linker Truncus, rechte A. carotis comm., rechte A. subclavia) ab; es kann der linke Truncus (GROB) als letzter Ast aus der umschlingenden Aorta entspringen (Abb. 359*f*), oder es können die linke A. carotis comm. als erster und die linke A. subclavia als letzter Ast (TAUSSIG, GROB) von der Aorta abgehen (Abb. 359*e*). GROSSE-BROCKHOFF et al. haben in einem Fall als ersten Ast einen Truncus brachiocephalicus dext.

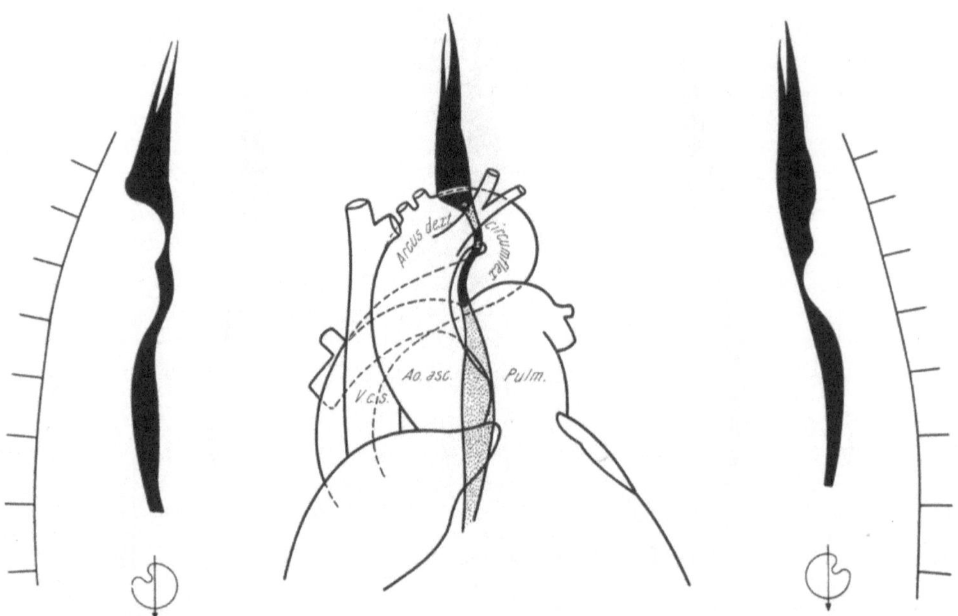

Abb. 366. Arcus aortae circumflexus dexter mit rechts absteigender Aorta descendens. Verlauf der Speiseröhre in sagittalem Strahlengang, in rechter- und linker-vorderer Schrägstellung (Trachea weggelassen).

Da die Aorta descendens unterhalb des Aortenbogens nach rechts zieht, weist die Speiseröhre zwei recht charakteristische zirkumskripte Ausbiegungen aus: In der Höhe des nach links ziehenden Aortenbogens eine Ausbiegung nach links-vorne; in der Höhe der nach rechts ziehenden Aorta descendens eine Ausbiegung nach rechts-vorne, was bei sagittalem Strahlengang und in rechter-vorderer Schrägstellung deutlich wird

festgestellt, was wohl als Verschmelzung der rechten Aa. carotis communis und subclavia aufzufassen ist. Der abnorme Abgang der brachiozephalen Äste ist röntgenologisch ohne Angiokardiographie oder Aortographie nicht faßbar, da sich daraus keine charakteristischen Impressionen und Verdrängungserscheinungen an der Speiseröhre ergeben. Im übrigen ist dies nicht sehr belangreich, da gerade diese Anomalien keine Indikation zu chirurgischen Eingriffen zu ergeben pflegen.

Gelegentlich wendet sich die zunächst links absteigende Aorta descendens etwa in der Höhe der Bifurkation wieder schräg nach rechts, um hinter der Speiseröhre an die rechte Seite der Wirbelsäule zu gelangen, wobei sie den rechten Herzrand zu überschreiten pflegt und rechts randbildend wird (Abb. 366). Schließlich biegt sie mit ihrem epiphrenalen Abschnitt nach links-unten, um in schräger Richtung dem Hiatus aorticus zuzustreben (BEDFORD und PARKINSON, ROESLER, FRANKE, CHIBA, SENDERLING und KUMLIN). Das Röntgenbild dieser Verlaufsanomalie der Aorta ist auffallend und sehr charakteristisch. Man erkennt im oberen Anteil des rechten Mittelschattenrandes die Aorta ascendens und ihren Übergang in den Arcus, in dessen Höhe die Speiseröhre ein rechtsseitiges Aortenbett aufweist. Eine Drehung nach links läßt jedoch erkennen, daß die

Speiseröhre in der Höhe des Aortenbetts auch nach vorne ausbiegt. Diese Ausbiegung wird durch den nach links hinüberwechselnden Aortenbogen erzeugt, den man bei sagittalem Strahlengang links-oben aus dem Mittelschatten zum Vorschein kommen und in die Aorta descendens übergehen sieht. Letztere zieht aber nun nicht links von der Wirbelsäule kaudalwärts, sondern sie verschwindet in medial-abwärts gerichtetem Verlauf wieder im Herzschatten und kommt am rechten Herzrand als rechtskonvex begrenzter Schatten zum Vorschein. Die Speiseröhre erfährt durch diese zweite Überkreuzung der Medianen im retrokardialen Abschnitt eine zweite Ausbiegung nach vorne. Im epiphrenalen Abschnitt tritt die Aorta descendens schließlich wieder in den Herzschatten ein und zieht links von der Speiseröhre zum Hiatus aorticus. Auf Rasteraufnahmen des Mediastinums ist der typisch geschlängelte Verlauf der Aorta descendens erkennbar. Es ist auffallend, daß die Aorta bei dieser Verlaufsform oft nicht nur elongiert, sondern auch beträchtlich dilatiert ist.

c) Der Arcus aortae duplex

Wenn in der fötalen Entwicklung keine Unterbrechung des Aortenringes zustande kommt, bleiben beide Aortenbögen erhalten, von denen symmetrisch je eine A. carotis comm. und subclavia abgehen (Abb. 367*a* bis *c*). Die beiden Bögen umfassen zwingenförmig

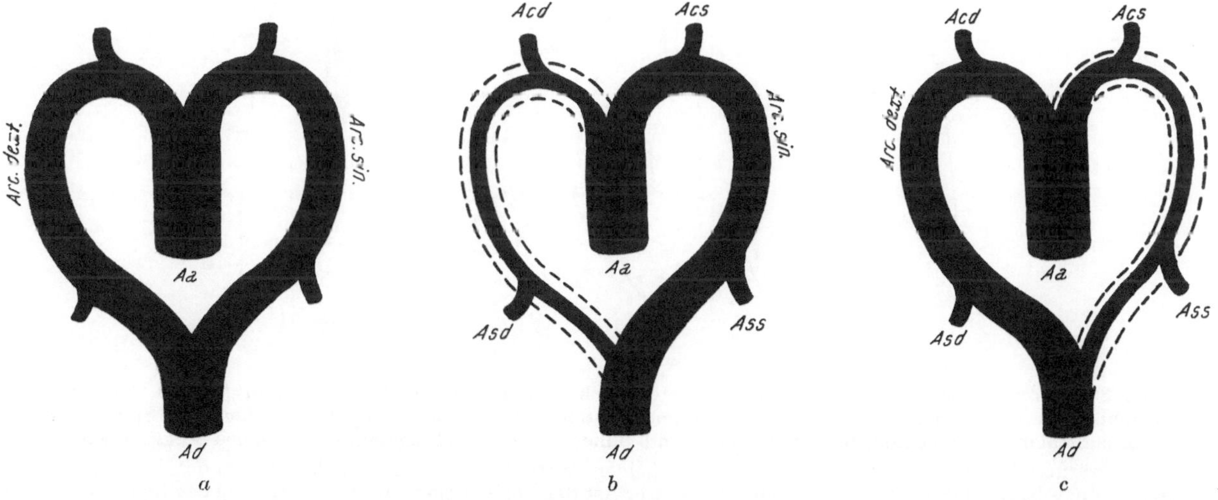

Abb. 367. Varianten des Arcus aortae duplex.
a Beide Bögen etwa gleich weit.
b Linker Bogen weit, rechter Bogen rudimentär entwickelt.
c Rechter Bogen weit, linker Bogen rudimentär entwickelt (häufigste Form)

die Luft- und Speiseröhre (in seltenen Fällen nur die Luftröhre, während die Speiseröhre hinter den Aortenring zu liegen kommt) und können diese derart einschnüren, daß es zu Atem- und Schluckstörungen kommen kann. Diese sind zwar relativ selten, können aber besonders im Säuglingsalter lebensbedrohlich werden (Snelling und Erb, Exalto, Dicke und Aalsmeer, Wolman, Grohs, Sweet et al., Holzmann, Grob), so daß die operative Durchtrennung des einschnürenden Rings erforderlich ist (Grohs, Sweet, Poth, Exalto et al.). In vielen Fällen aber ist der Arcus aortae duplex klinisch symptomlos und wird zufällig bei der Röntgenuntersuchung entdeckt. In den meisten Fällen finden sich sonst keine Anomalien am Herzen und an den großen Gefäßen.

In den relativ seltenen Fällen, bei denen beide Aortenbögen ungefähr gleich stark und symmetrisch entwickelt sind (Abb. 367*a*), finden sich rechts und links an der Luft- und Speiseröhre symmetrische Impressionen, an letztere überdies eine Impression von hinten (Lockhart, Neuhauser, Grob). Viel häufiger ist es aber, daß der eine der beiden

Aortenbögen nur rudimentär entwickelt ist (Lockhart, Sprong und Cutler, Sweet et al.) (Abb. 367*b* und *c*). Im extremen Fall kann er zu einem soliden Strang obliteriert sein (Arkin, Biedermann), so daß man nicht mehr von einem funktionierenden doppelten Aortenbogen sprechen kann. Der stärker entwickelte Aortenbogen zieht meist über den rechten, wesentlich seltener über den linken Hauptbronchus (Abb. 368 bis 371).

Der *Röntgenbefund* läßt nicht nur mit Sicherheit die vaskuläre Natur der Stenosierung der Luft- und Speiseröhre erkennen, sie gibt darüber hinaus auch Einblicke in die anatomischen Verhältnisse, die für die Planung des operativen Eingriffes sehr wertvoll sind. Es ist vor allem wichtig, das Kaliber und den Verlauf der Aortenbögen und der Aorta descendens festzustellen. Ein beiderseits nur dürftiger oder kaum abgrenzbarer Aortenknopf mit beiderseits ungefähr gleich starker Eindellung der Speise- und Luftröhre sprechen

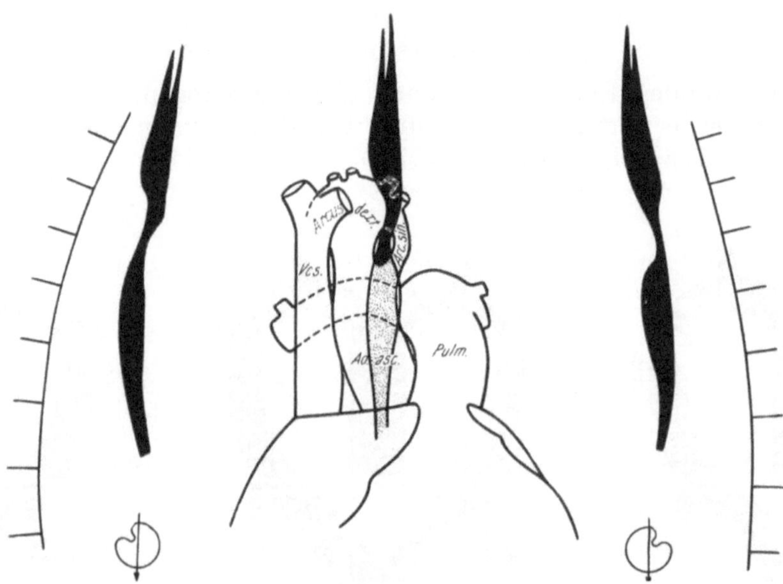

Abb. 368. Arcus aortae duplex mit rudimentär entwickeltem linkem Aortenbogen und Verlauf der Aorta descendens auf der Seite des stärker entwickelten rechten Aortenbogens (Typ I). Verlauf der Speiseröhre in sagittalem Strahlengang und in rechter- und linker-vorderer Schrägstellung (Trachea weggelassen). Einschnürung der Speise- und Luftröhre zwischen beiden Aortenbögen. Das Bild gleicht dem des Arcus aortae dexter mit Abgang der A. subclavia sinistra als letzter Ast des Aortenbogens und Anspannung des Ligamentum arteriosum zwischen der A. subclavia sinistra und der Pulmonalis (s. Abb. 362)

für einen doppelten Aortenbogen mit etwa gleich starker Entwicklung beider Bögen — ein relativ seltenes Vorkommnis. Gleichgültig, ob die Aorta descendens rechts oder links absteigt (was sich auf einer sagittalen Rasteraufnahme und durch den Verlauf der Speiseröhre leicht feststellen läßt), ist die Indikation zur Operation in solchen Fällen immer zweifelhaft, da es nicht sicher ist, ob nach Durchtrennung des einen Aortenbogens das Kaliber des anderen ausreichend ist. Meist sind bei symmetrisch entwickelten Aortenbögen die Stenosenerscheinungen auch nicht so hochgradig, daß sie einen unmittelbaren Eingriff erfordern und in der Regel verschwinden sie mit zunehmendem Alter spontan.

Bei der meist asymmetrischen Entwicklung der Aortenbögen ist die Einengung der Speiseröhre je nach dem Kaliber des stärker entwickelten Aortenbogens und je nach dem Verlauf der Aorta descendens verschieden. Sowohl beim rechts als auch beim links stärker entwickeltem Aortenbogen kann man je nach dem Verlauf der Aorta descendens zwei Typen der Einschnürung der Speiseröhre unterscheiden. Beim Typ I verläuft die Aorta descendens auf der Seite des stärker entwickelten Aortenbogens kaudalwärts, beim Typ II liegt ein Arcus circumflexus mit Verlauf der Aorta descendens auf der Gegenseite vor.

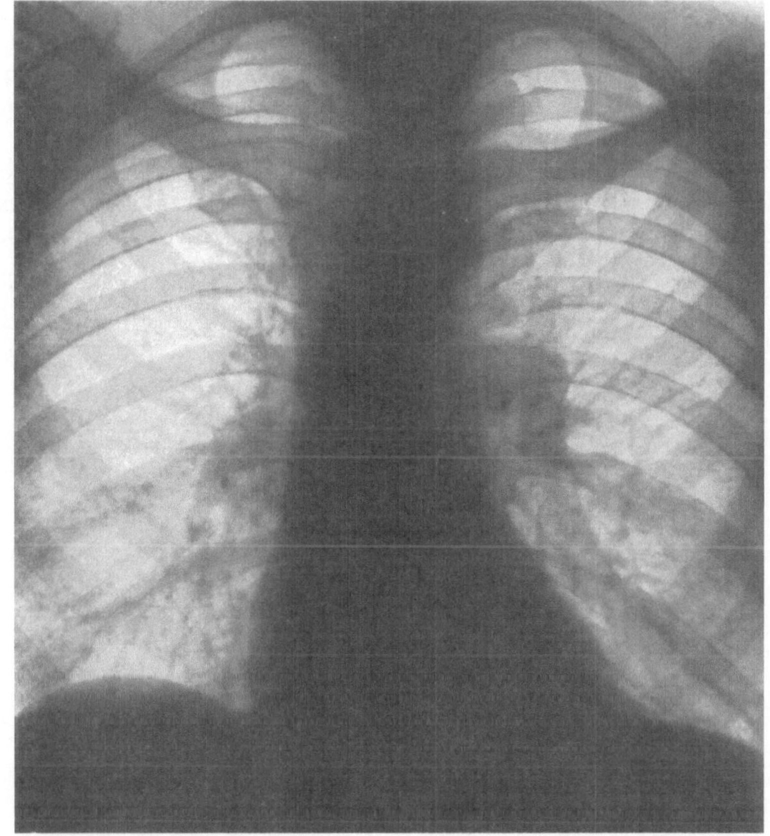

a

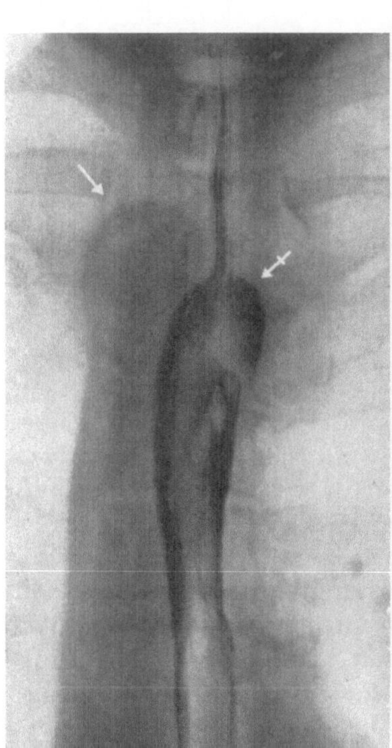

b

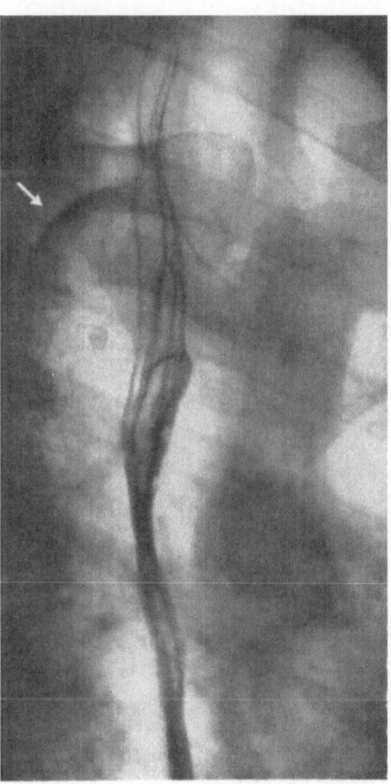

c

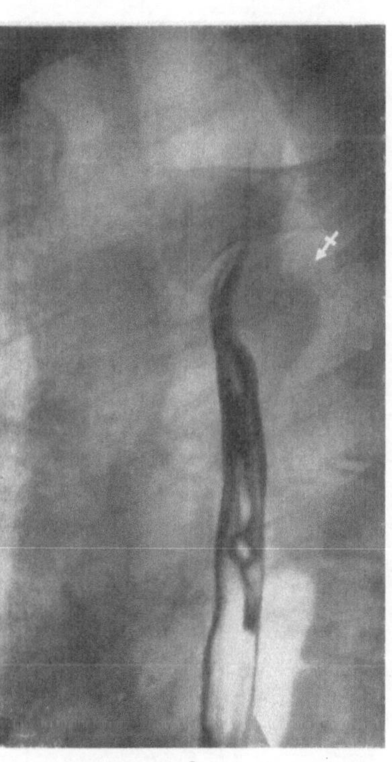

d

Abb. 369*a* bis *d*. Arcus aortae duplex mit rudimentär entwickeltem linkem Aortenbogen und rechts absteigender Aorta descendens (Typ I). 55jähriger Mann ohne klinische Erscheinungen

Bei Typ I (Abb. 368, 369) mit rechtsseitigem starkem und linksseitigem rudimentärem Aortenbogen erkennt man schon bei der Durchleuchtung und auf sagittalen Rasteraufnahmen den rechts gelegenen Aortenknopf und den rechts paravertebral absteigenden Schatten der Aorta descendens. Die Speiseröhre zeigt ein typisches rechtsseitiges Aortenbett in der Höhe des Aortenknopfs. Knapp unterhalb oder noch an der unteren Begrenzung des rechts gelegenen Aortenbetts sieht man aber bei sagittalem Strahlengang an der anderen (linken) Seite der Speiseröhre eine zweite Eindellung, die kleiner ist, jedoch tiefer sein kann als das Aortenbett und manchmal in eine bandförmige Aufhellung übergeht, welche die Speiseröhre nach links-oben durchsetzt. Diese linksseitige Eindellung wird durch den linksseitigen rudimentären Aortenbogen bedingt, der die Speiseröhre auf seinem Verlauf von der Aortenteilungsstelle zur rechtsdorsal gelegenen Vereinigung der Aortenbögen, von vorne, links und hinten umgreift. Das schräg von rechts-unten nach links-

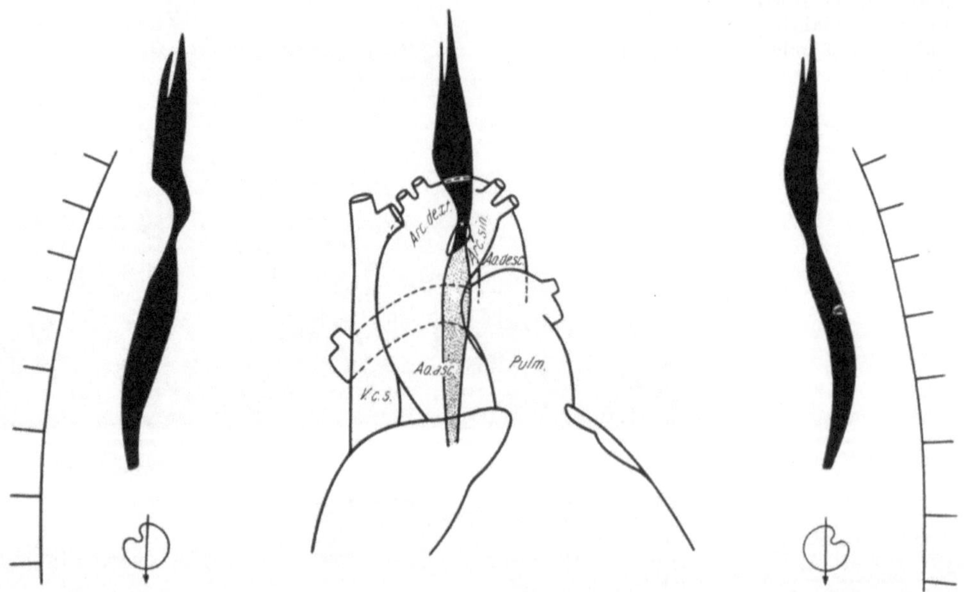

Abb. 370. Arcus aortae duplex mit rudimentär entwickeltem linkem Aortenbogen und Verlauf der Descendens auf der Gegenseite des stärker entwickelten rechten Aortenbogens (Typ II).
Verlauf der Speiseröhre in sagittalem Strahlengang und in rechter- und linker-vorderer Schrägstellung (Trachea weggelassen).
Das Bild unterscheidet sich von dem Typ I (Abb. 368) lediglich durch den Verlauf der Aorta descendens

oben ziehende Aufhellungsband entspricht der Einschnürung der Speiseröhre durch das aszendierende Stück des rudimentären Aortenbogens. Die Einschnürung an der dorsalen Begrenzung der Speiseröhre tritt in linker-vorderer Schrägstellung oder in transversalem Strahlengang als kleine, aber tiefe Kerbe an der Speiseröhrenhinterwand deutlich zutage. Bei Typ II (Abb. 370) mit rechtsseitigem starkem und linksseitigem rudimentärem Aortenbogen läßt die Speiseröhre entsprechend dem bestehenden Arcus aortae circumflexus dext. (s. S. 421 f.) eine kräftige Ausbiegung nach links und vorne in der Höhe des Aortenbogens erkennen. An der unteren Begrenzung dieser Ausbiegung findet sich eine mehr oder weniger hochgradige Stenose, die durch eine kleine, aber tiefe Furche erzeugt wird, die oft deutlich schräg von rechts-unten nach links-oben verläuft. Darin kommt die einschnürende Wirkung des linksseitigen rudimentären Aortenbogens zum Ausdruck, der in dorsal ansteigender Richtung der rechts-paravertebral gelegenen Vereinigungsstelle mit dem Arcus circumflexus zustrebt.

Sowohl bei Typ I als auch bei Typ II wird — wie oben erwähnt — die einschnürende Wirkung des rudimentären linken Aortenbogens durch das Ligamentum arteriosum, das den rudimentären Aortenbogen mit der Pulmonalis verbindet, oft entscheidend verstärkt. (Abb. 371). Davon kann man sich bei der Operation überzeugen, wenn die Speiseröhre im Moment der Durchtrennung des Ligamentum arteriosum von ihrer Einschnürung befreit, geradezu hervorquillt. Die Durchtrennung des rudimentären Aortenbogens ist dann manchmal nur noch eine komplettierende Maßnahme.

Ob der linke Aortenbogen durchgängig oder zu einem Strang obliteriert ist, entzieht sich der röntgenologischen Beurteilung und ist auch für die praktischen Folgerungen ohne Bedeutung.

Es soll nicht unerwähnt bleiben, daß ein Arcus circumflexus dext. mit einer als letztem Ast des Aortenbogens entspringenden A. subclavia sin. zu einer Stenosierung der Speiseröhre führen kann, wenn die A. subclavia mit der Pulmonalis durch ein festes Ligamentum

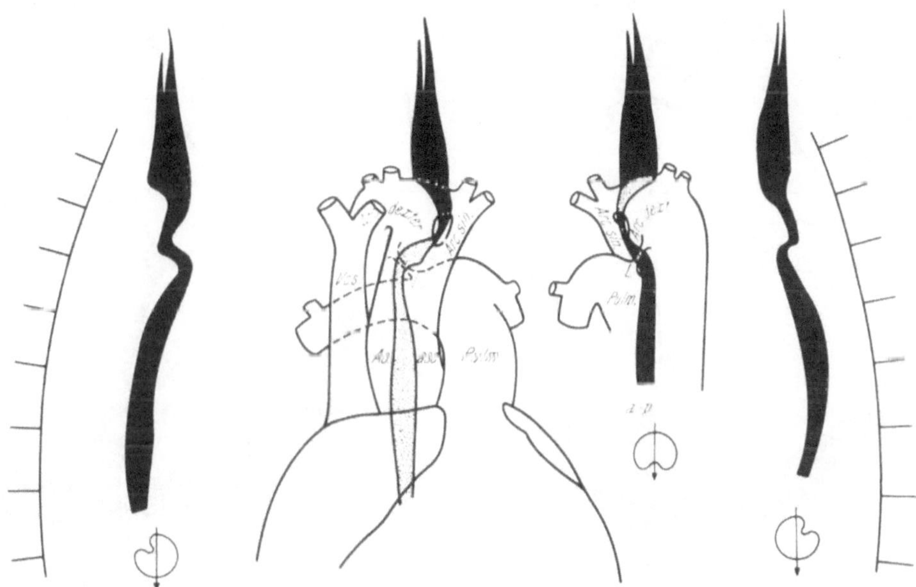

Abb. 371. Arcus aortae duplex mit stärker entwickeltem rechtem Aortenbogen und rechts absteigender Descendens (Typ I).
Verlauf der Speiseröhre in sagittalem Strahlengang, in rechter- und linker-vorderer Schrägstellung (Trachea weggelassen).
Die Einschnürung der Speiseröhre wird durch das nach rechts ziehende, stark angespannte Ligamentum arteriosum wesentlich verstärkt und zeigt S-förmigen Verlauf

arteriosum verbunden ist. Dieses kann den Ring um die Speiseröhre schließen und diese strangulieren. Eine sichere Unterscheidung dieser Anomalie vom Arcus aortae duplex Typ II scheint uns nicht möglich, denn man kann nicht erkennen, ob die Einschnürung der Speiseröhre von vorne und links durch einen rudimentären linksseitigen Aortenbogen oder durch ein Ligamentum arteriosum bedingt ist. Die Unterscheidung ist nur möglich, wenn die angiographische Darstellung eines linksseitigen rudimentären Aortenbogens gelingt; sie ist aber praktisch nicht belangreich, da bei ernsten Stenoseerscheinungen der Speise- und Luftröhre die Indikation zum chirurgischen Vorgehen gegeben ist. Bei Vorliegen eines Arcus aortae duplex ist, abgesehen von dem Ligamentum arteriosum, auch der rudimentäre Aortenbogen zu durchtrennen.

d) Die Isthmusstenose (Coarctation) der Aorta

Man versteht unter Isthmusstenose der Aorta eine anlagemäßig bedingte, regionäre Verengung, Obliteration oder Aplasie der Aorta thoracica, die meist in der Gegend des Isthmus aortae gelegen ist.

Über die Isthmusstenose der Aorta liegen neuere gründliche Arbeiten von TAUSSIG, EDWARDS, KJELLBERG et al. vor. BONNET (1903) hat seinerzeit den infantilen und den Erwachsenen-Typ unterschieden, von denen ersterer im wesentlichen durch Persistenz des Ductus arteriosus, letzterer durch Obliteration des Ductus arteriosus gekennzeichnet ist. Spätere Autoren, vor allem EDWARDS et al., haben gezeigt, daß diese Einteilung nicht erschöpfend ist. Auch bezüglich der Morphogenese der Isthmusstenose haben sich die Anschauungen geändert. Die Hypothese von ihrem Zustandekommen durch Übergreifen des Verschlußprozesses des Ductus arteriosus auf das Aortenrohr ist nicht haltbar. Man muß annehmen, daß es sich bei der Stenosierung, Obliteration oder Aplasie im Aorten-

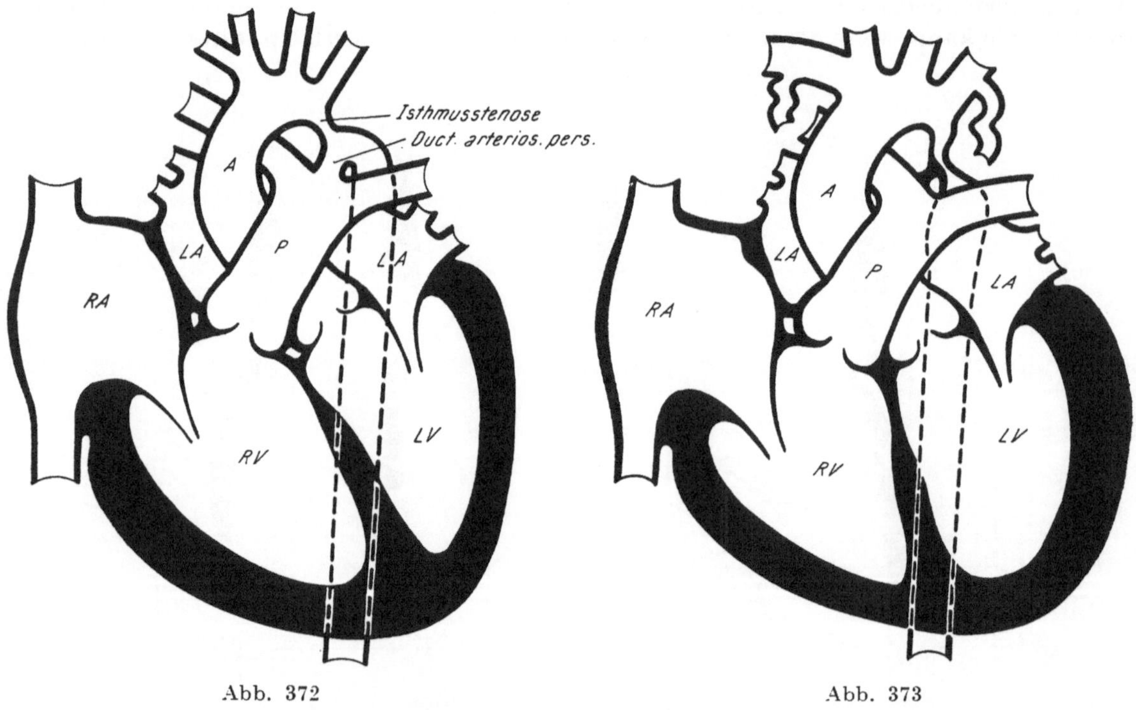

Abb. 372 Abb. 373

Abb. 372. Isthmusstenose Typ I mit obligat persistentem, poststenotisch einmündendem Ductus arteriosus. Die untere Körperhälfte wird durch Mischblut versorgt und kann daher zyanotisch sein (s. Text)

Abb. 373. Isthmusstenose Typ II mit meist obliteriertem oder auch persistentem, jedoch prästenotisch einmündendem Ductus arteriosus. Die untere Körperhälfte wird über Kollateralen über die brachiozephalen Gefäße versorgt (s. Text)

bogen um anlagemäßig bedingte fehlerhafte Involutionsvorgänge handelt, die in gewisser Analogie stehen zu den Involutionsvorgängen an den primitiven Aortenbögen.

Je nach der Lagebeziehung der Isthmusstenose zum Ductus arteriosus und je nach der Weite der Kommunikation zwischen Aorta und Pulmonalis kann man nach KJELLBERG et al. im Prinzip zwei Typen der Isthmusstenose unterscheiden:

I. Die Isthmusstenose mit persistentem Ductus arteriosus, der poststenotisch in die Aorta descendens breit einmündet (Abb. 372), und

II. die Isthmusstenose mit obliteriertem oder seltener persistentem, jedoch prästenotisch in die Aorta einmündendem Ductus arteriosus und Versorgung der Aorta descendens über Kollateralen (Abb. 373).

Beim Typ I, der dem sogenannten infantilen Typus nach BONNET entspricht, ist der jenseits der Isthmusstenose einmündende persistente Ductus oft so weit, daß die Aorta descendens als Fortsetzung des Pulmonalisstammes erscheint, nachdem er die beiden Pulmonalarterien abgegeben hat. Der persistente Ductus vermittelt also einen hochgradigen Rechts-Links-Kurzschluß, durch den die untere Körperhälfte versorgt wird. Für die rechte Kammer bedeutet die Versorgung des Körperkreislaufs durch den weiten persistenten Ductus arteriosus eine beträchtlich erhöhte Druckleistung, die zu ihrer Widerstandsdilatation und -hypertrophie und ihrem meist schon im frühen extrauterinen Leben eintretenden Versagen führt. Für den Körperkreislauf bedeuten diese Verhältnisse, daß nur die obere Körperhälfte durch die prästenotisch aus der Aorta entspringenden brachiozephalen Gefäße mit arterialisiertem Blut versorgt wird, während die untere Körperhälfte im wesentlichen venöses Blut aus der rechten Kammer erhält, dem nur das wenige arterielle Blut beigemengt ist, das ihr durch die Isthmusstenose oder/und durch die — wenn überhaupt vorhandenen — nur spärlich entwickelten Kollateralen zugeführt wird. Es resultiert daraus eine auf die untere Körperhälfte beschränkte Zyanose. Nur ausnahmsweise erreichen Träger dieser Anomalie das Kindes- und Jugendalter (EDWARDS et al., SWAN et al.). Etwas günstiger kann die O_2-Versorgung der unteren Körperpartien werden, wenn zusätzliche intrakardiale Kommunikationen (z. B. ein Kammerseptumdefekt) einen Links-Rechts-Kurzschluß vermitteln, der den massiven Rechts-Links-Kurzschluß wenigstens teilweise kompensiert. KJELLBERG et al. sprechen die Vermutung aus, daß solche zusätzliche intrakardiale Kommunikationen die Lebensaussichten günstiger gestalten könnten. Der Verfasser hat selbst keinen Fall von Isthmusstenose vom Typ I beobachtet.

Im *Röntgenbild* findet sich nach KJELLBERG et al. eine Verstärkung der Lungengefäßstrukturen, die auf den erhöhten Druck im Lungenkreislauf hindeuten. Der Aortenknopf war in den Fällen der Autoren nicht vorhanden, jedoch dürfte der breit in die Aorta descendens einmündende Ductus arteriosus gelegentlich einen Aortenknopf vortäuschen können. Die Aorta descendens scheint immer gut abgrenzbar zu sein. KJELLBERG et al. bringen vorzügliche Angiokardiogramme dieser Isthmusstenose mit zusätzlichen intrakardialen Anomalien, in denen man den breiten Übergang des persistenten Ductus in die Aorta descendens, das Fehlen des Aortenbogens zwischen dem Abgang der A. subclavia sin. und dem Ductus arteriosus, die schwach ausgebildeten Kollateralen und (in einem Fall) eine Hypoplasie der Aorta ascendens erkennen kann. Der Herzschatten war vergrößert; in einem Fall mit komplizierender BING-TAUSSIGscher Anomalie war die Herzbucht ausgefüllt. Die Angiokardiographie und der Herzkatheter sind für die Beurteilung der intrakardialen Kommunikationen, des Grades der Isthmusstenose und der Ausbildung von Kollateralen von größter Bedeutung.

Der Typ II der Isthmusstenose, der beim Erwachsenen fast ausschließlich gefunden wird, ist durch Obliteration des Ductus arteriosus oder durch prästenotische Einmündung eines nur engen Ductus gekennzeichnet. Die brachiozephalen Gefäße gehen in der Regel vom prästenotischen Teil der Aorta ab.

Das stenosierte Stück der Aorta liegt oder beginnt meist unmittelbar nach Abgang der A. subclavia sin., seltener 1 bis 2 cm distal davon. Ausnahmsweise liegt es vor dem Abgang der A. subclavia sin. oder noch weiter proximal zwischen dem Abgang der A. anonyma dext. und der A. carotis comm. sin. (FRANKE). In seltenen Fällen wurde eine jenseits der Aortenstenose als letzter Ast der Aorta entspringende A. subclavia dext. beobachtet.

Die Stenose des Aortenrohres kann sehr verschieden hochgradig sein. Eine geringgradige Verengerung des Gefäßlumens ist als Isthmus aortae physiologisch. Man nimmt an, daß das Gefäßlumen auf die Hälfte eingeengt sein muß, damit eine merkliche Erhöhung des Widerstandes mit allen Folgen zustande kommt. Die Höhe des prästenotischen Blutdrucks hängt aber noch von anderen Faktoren ab, wie von der Ausbildung der Kollateralen, vom Vorhandensein einer Arteriolosklerose der Nieren u. a. Nicht so selten ist eine regionäre Aplasie des Aortenrohres vorhanden.

LOOGEN und VIETEN haben eine *atypische Aortenbogenatresie* beschrieben, bei der die Atresie vor dem Abgang der beiden Aa. subclaviae gelegen war. Es handelte sich also um eine zwischen der A. carotis comm. sin. und der A. subclavia sin. gelegene Isthmusstenose mit links als letztem Ast der Aorta entspringender A. subclavia dext. Wegen des poststenotischen Abgangs der Aa. subclaviae fehlten die Druckdifferenz zwischen den oberen und unteren Extremitäten, die sonst ein konstantes und klinisch führendes Zeichen der Isthmusstenose ist. Tatsächlich wurde diese Anomalie nur dadurch entdeckt, daß eine angeborene subvalvuläre Aortenstenose eine Angiokardiographie veranlaßt hatte.

Auch die Länge der Stenose variiert in weiten Grenzen. Oft handelt es sich um eine zirkuläre Einschnürung, in selteneren Fällen um eine Einengung durch eine Art Diaphragma. Sehr oft ist die Stenose röhrenförmig und von verschiedener Länge.

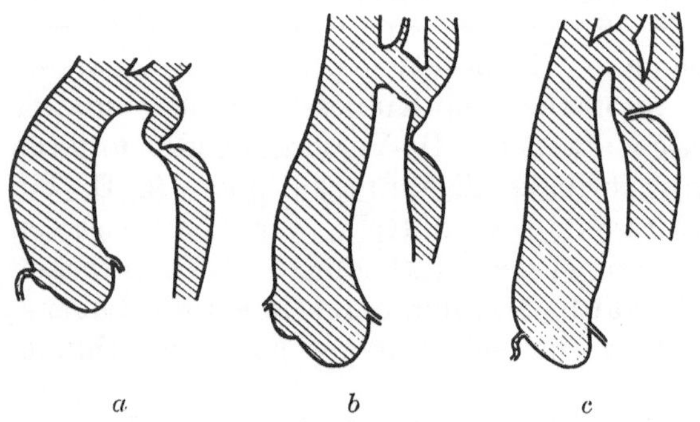

Abb. 374 *a* bis *c*. Entrundung des Aortenbogens und exzentrische Lage oder auch S-förmige Krümmung der Isthmusstenose Typ II

Der Aortenbogen ist meist etwas verkürzt, entrundet und weist ein oder zwei Abwinkelungen auf[1]. Zu dieser Entrundung trägt die häufig vorhandene Verziehung der Stenose nach rechts-vorne gegen das Ligamentum arteriosum bei. Wenn sich der Aortenbogen nach Abgang der A. subclavia sin. noch ein Stück fortsetzt, dann ist dieses oft röhren- oder trichterförmig verengt (Abb. 374).

Jenseits der Stenose weist die Aorta meist eine poststenotische spindelige Ausweitung auf (Abb. 375, 376).

Nach JÖNSSON et al. kann man verschiedene Formen der Isthmusstenose vom Typus II unterscheiden, deren röntgenologische Abgrenzung von Interesse ist, weil sie ein verschiedenes chirurgisches Vorgehen zu ihrer Behebung erfordern. Man unterscheidet zweckmäßig: a) Fälle, bei denen der distale Bogenabschnitt nach Abgang der linken A. subclavia lang und weit ist, b) Fälle, bei denen er zwar lang, aber eng ist, c) Fälle mit vollständiger Atresie des Aortenrohres, d) Fälle mit sehr kurzem distalem Bogenabschnitt und schließlich e) Fälle mit diaphragmaartiger Stenose (Abb. 375*a* bis *e*).

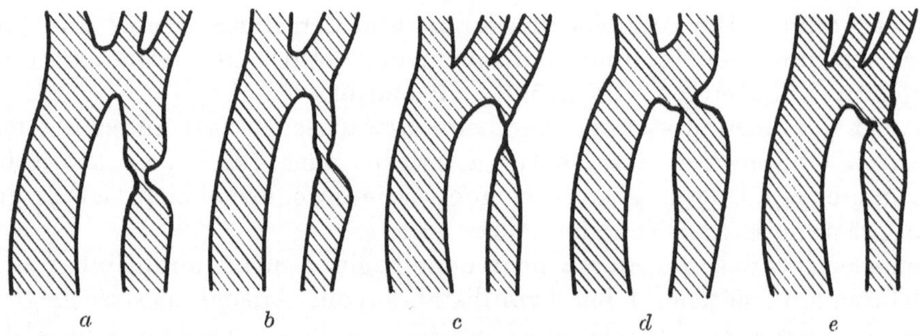

Abb. 375*a* bis *e*. Verschiedene Formen der Isthmusstenose Typ II nach JÖNSSON et al. (s. Text)

Die Verbindung zwischen den Versorgungsgebieten des prä- und poststenotischen Teils der Aorta wird — abgesehen von der Aortenstenose — durch Kollateralen vermittelt. Diese verlaufen über die Aa. mammariae int., die Arterien der Schilddrüse, des Schultergürtels und der seitlichen und hinteren Brustwand, besonders auch über die Interkostalarterien. Sie verbinden das Gebiet der brachiozephalen Arterien teils mit der Aorta descendens, teils direkt mit den Gefäßen der unteren Körperhälfte.

Klinisch ist der Kollateralkreislauf an den tastbaren, oft auch sichtbaren Pulsationen am Hals, am Schultergürtel und an der Brustwand erkennbar. Sie treten besonders deutlich hervor, wenn man den Patienten mit vorgebeugtem Oberkörper und herabhängenden Armen untersucht (CAMPBELL und SUSSMAN).

[1] Entrundungen und Abknickungen des Aortenbogens kommen übrigens auch ohne Isthmusstenose vor.

Die Stenose des Aortenrohres und der weite Umweg über die geschlängelt verlaufenden Kollateralen ist mit einer Erhöhung des Reibungswiderstandes verbunden, der zu einer Erhöhung des Drucks in der prästenotischen Aorta führt und die linke Kammer zu erhöhter Druckleistung nötigt. Der Blutdruck im poststenotischen Teil der Aorta und im Versorgungsgebiet der Kollateralen ist demgegenüber abnorm niedrig, manchmal kaum meßbar. Der hohe Druck im Versorgungsgebiet des prästenotischen Teils der Aorta (A. radialis) und der niedrige Druck im Versorgungsgebiet des poststenotischen Teils der Aorta (A. femoralis) ist daher das führende klinische Symptom der Isthmusstenose. Diese Druckdifferenz macht meist zuerst darauf aufmerksam, daß sich hinter einem arteriellen Hochdruck eine Isthmusstenose verbirgt (LEWIS).

Trotz des niedrigen Blutdrucks in der unteren Körperhälfte ist ihre Blutversorgung hinreichend, so daß keine Hypoxie zustande kommt, solange das Herz die erhöhte Druckarbeit zu leisten imstande ist. Es ist daher auch keine Zyanose vorhanden und die körperliche Leistungsfähigkeit kann normal sein.

Doch kann es schon in der Neugeborenenperiode durch muskuläre Insuffizienz zu einer Dilatation der linken Kammer mit Lungenstauung kommen, die bald zum Tode führt, aber auch passager sein (BUCHS) und sich zurückbilden kann, sobald sich eine Hypertrophie der linken Kammer ausgebildet hat. Oft beobachtet man, daß es nach einer beschwerdefreien Kindheit durch relative Insuffizienz der linken Kammer zu deren myogener Dilatation und schließlich zur Dekompensation mit ihren Folgen der Vergrößerung des linken Vorhofs und der Lungenstauung kommt. Viele Träger dieser Anomalien gehen unter den Zeichen des Versagens des linken Herzens, oft auch an einer Arteriolosklerose der Nieren vorzeitig zugrunde.

Die oft schon in der Kindheit dynamisch dilatierte Aorta erfährt frühzeitig, oft schon im dritten Lebensjahrzehnt atheromatöse Veränderungen. Die Dilatation der Aorta ascendens kann aneurysmatisches Ausmaß erreichen und kann sich proximalwärts bis auf die Sinus Valsalvae erstrecken. Manchmal entwickelt sich eine Medianekrose, die zu einer Aortenruptur und zu einem Aneurysma dissecans führen kann. Die Erweiterung der Aortenwurzel und des Infundibulums der linken Kammer können schließlich auch zur Schlußunfähigkeit der Aortenklappen führen; diese bedeutet eine zusätzliche Belastung der linken Kammer.

Die atheromatösen Veränderungen betreffen aber nicht nur die Aorta, sondern auch die brachiozephalen Gefäßgebiete, was oft zu Blutungen in die Liquorräume, in das Gehirn und zu Enzephalomalazien führt. Häufig sind es Aneurysmen der Hirnarterien, die zu Blutungen führen. Nicht selten kommt es zur Ausbildung einer arteriolosklerotischen Schrumpfniere.

Die durchschnittliche Überlebenszeit der Isthmusstenose beträgt daher nur 35 Jahre. 75% der Träger dieser Anomalie sterben vor dem 40. Lebensjahr. Es ist jedoch zu berücksichtigen, daß viele Fälle von Isthmusstenose geringen Grades zeitlebens keine Beschwerden haben, unerkannt bleiben und ein hohes Lebensalter erreichen können. Die Isthmusstenose bevorzugt das männliche Geschlecht.

Jede klinisch manifeste Isthmusstenose sollte in jungen Jahren *vor* Auftreten degenerativer Gefäßprozesse, womöglich im zweiten und nicht später als in der ersten Hälfte des 3. Lebensjahrzehnts der chirurgischen Behandlung zugeführt werden. Die Operation muß sich den außerordentlich variablen Verhältnissen anpassen (CRAFOORD und NYLIN, GROSS und HUFNAGEL, BLALOCK, DUBOST, DERRA u. a.). Diese Verhältnisse sind der röntgenologischen Erfassung zugänglich, wenn die Kontrastfüllung der Aorta vorgenommen wird.

Der *Röntgenbefund* ist recht verschieden (SCHATZKI und HALLERMANN, ASSMANN, ROESLER, WOLKE, FLEISCHNER, BRUWER und PUGH, SIGLÉ, HEIM DE BALSAC, KJELLBERG et al. u. a.). Der Herzschatten kann normal groß sein (Abb. 376) und höchstens eine verstärkte Rundung des linken Ventrikelbogens als Zeichen einer Hypertrophie der linken Kammer aufweisen. Oft ist der Herzschatten vergrößert, nach links verbreitert und durch verstärktes Ausladen des elongierten und stark gerundeten linken Herzrandes aortisch konfiguriert (Abb. 377).

Es hat sich gezeigt, daß die Größe der hypertrophischen linken Kammer in keiner festen Beziehung zum Grad der Stenose und zur Höhe des Drucks in der A. radialis steht. Der Verfasser hat ein Geschwisterpaar mit diaphragmaartiger, enger Isthmusstenose und prästenotisch einmündendem bleistiftweitem Ductus arteriosus gesehen, die beide einen

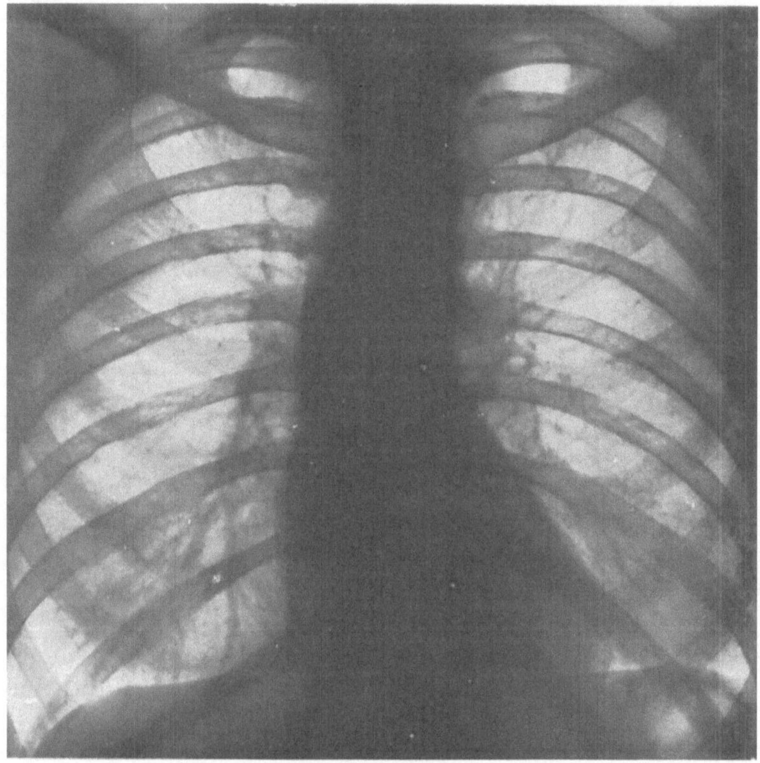

a

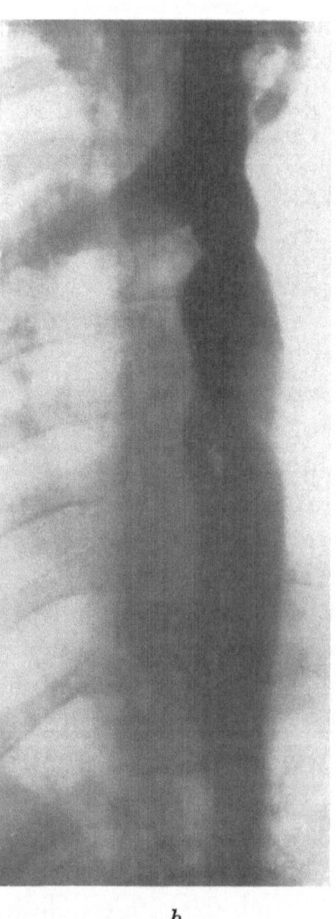

b

Abb. 376*a* und *b*. Isthmusstenose. 36jährige Frau ohne subjektive Beschwerden.

a Das Herz ist normal groß, normal konfiguriert. Das Gefäßband ist schlank. Ein typischer Aortenknopf fehlt. Man erkennt statt dessen einen sehr flach-konvex verlaufenden Bogen, der in der Höhe des Jugulum konkav in den Schatten der A. subclavia sinistra umbiegt. Es handelt sich um den proximalen Teil der kollateral erweiterten A. subclavia sinistra. Unterhalb davon ist eine zweite flach-konvex begrenzte Vorwölbung, die der linken Begrenzung des spindelig erweiterten poststenotischen Aortenabschnitts entspricht. An zahlreichen Rippen sind muldenförmige Usuren.

b Das Aortogramm in linker-vorderer Schrägstellung läßt den entrundeten Aortenbogen sowie die sehr weite A. subclavia sinistra und die von ihr abgehende, ebenfalls stark erweiterte und geschlängelt verlaufende A. mammaria interna erkennen, die sich neben die poststenotische Aorta descendens projiziert. Letztere läßt eine spindelige Ausweitung erkennen

systolischen Druck von 160 mm Hg in der oberen Extremität hatten und beide keinerlei Kreislaufbeschwerden aufwiesen. Die 12jährige Schwester, die für ihr Alter frühentwickelt, etwas adipös und phlegmatisch war, hatte ein normal großes, höchstens andeutungsweise aortisch konfiguriertes Herz; der 11jährige kleine, etwas hypoplastische, aber sehr lebhafte Bruder hingegen wies ein vergrößertes, stark nach links ausladendes Herz ohne Zeichen für Lungenstauung und eine deutliche Dilatation der Aorta ascendens auf (Abb. 377). Dies illustriert die schon S. 166 erwähnte Tatsache, daß die hypertrophische Widerstandsdilatation bei gleicher Druckleistung dem Grade nach sehr verschieden entwickelt sein kann, wobei zweifellos konstitutionelle Momente, aber auch die individuell verschieden starke Beanspruchung des Herzens durch die Lebensweise eine Rolle spielen.

Der linke Vorhof ist normal groß, solange keine Dekompensation der linken Kammer vorhanden ist. Auch fehlen solange die Zeichen einer Lungenstauung. Wenn es zum Versagen der linken Kammer kommt, was sich oft schon in den ersten Lebensmonaten ereignet, kann das aortisch konfigurierte Herz eine zunehmende Linksverbreiterung erfahren und mit einer Vergrößerung des linken Vorhofs und mit Lungenstauung verbunden sein.

Durch Erweiterung der Aorta ascendens kann der rechte Rand des Gefäßbandes verlängert und verstärkt gerundet sein; bei umschriebener Ausweitung der Aorta ascendens

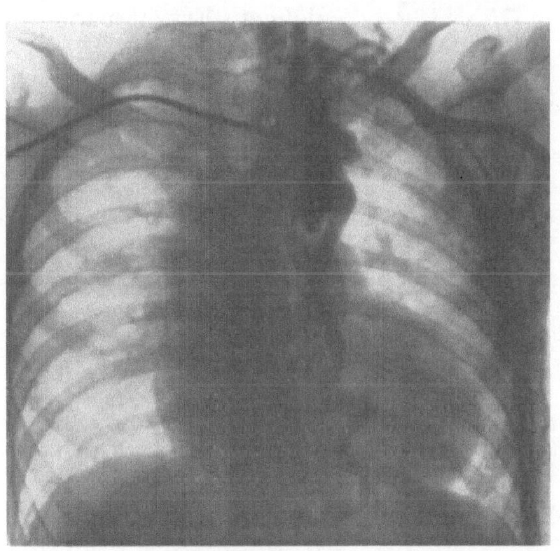

a

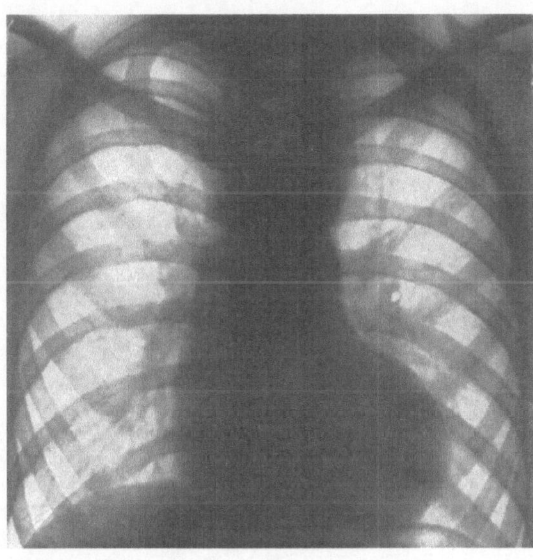

b

Abb. 377*a* und *b*. Isthmusstenose.

Elfjähriger Junge, dessen um ein Jahr ältere Schwester ebenfalls eine Isthmusstenose hatte. Keine subjektiven Beschwerden. Operation ergab eine diaphragmaartige Stenose (s. Text).

Der Herzschatten ist deutlich vergrößert und weist durch starke Abrundung des linken Kammerbogens auf eine hypertrophische Dilatation der linken Kammer hin. Es bestehen keine Zeichen für Dekompensation. An der linken Begrenzung des oberen Mediastinums wölben sich zwei konvex begrenzte Schattenbögen vor. Der obere entspricht — wie das Aortogramm zeigt — der dilatierten A. subclavia sinistra, die von der stark erweiterten A. mammaria sinistra überragt wird (*b*). Der untere Bogen wird durch die linke Begrenzung der poststenotisch spindelig erweiterten Aorta descendens gebildet. An zahlreichen Rippen sind Usuren vorhanden. Man hat im Aortogramm den Eindruck einer kurzen Unterbrechung des Aortenrohres, die in Wirklichkeit der diaphragmaartigen Stenose entsprach. Man erkennt ferner die überaus reich entwickelten Kollateralen am Halse, an der lateralen Thoraxwand und in den Interkostalräumen, welche das Blut der unteren Körperhälfte zuführen

kann sie im sagittalen Strahlengang und in linker-vorderer Schrägstellung eine abgerundete Winkelbildung erkennen lassen (Abb. 379).

Wenn diese Ausweitung aneurysmatisches Ausmaß erreicht, kann es zum Bild des typischen Ascendensaneurysmas kommen. Wenn es zu einer relativen Aortenklappeninsuffizienz gekommen ist, finden sich die bekannten auffallend großen Pulsationen am linken Herzrand und an der Aorta als röntgenologisches Korrelat des Pulsus celer.

An Stelle des Aortenknopfs wölben sich aus dem linken oberen Mediastinum meist zwei flachkonvex begrenzte Bögen vor („doppelter Aortenknopf" nach SCHATZKI und KLEMOLA), von denen der obere meist der kollateral erweiterten A. subclavia sin. entspricht und sich daher bis über das Schlüsselbein verfolgen läßt. Der untere Bogen gehört meist dem poststenotischen Teil der Aorta descendens an, der spindelig erweitert zu sein pflegt (Abb. 376, 378). Nicht so selten wird die A. subclavia sin. noch durch den bogigen blassen Schatten der aus ihr entspringenden, stark erweiterten A. mammaria int. überragt oder es kann auch das Umgekehrte der Fall sein (Abb. 377*a* und *b*).

Nur relativ selten wird der obere Bogen von der prästenotischen Aorta gebildet. Diese ist manchmal innerhalb des weiter nach links ausladenden Schattens der dilatierten A. subclavia sin. als Doppelkontur erkennbar (KJELLBERG et al.). Eine sichere Zuordnung dieser Bögen ist nur vermittels der Aorto- oder Angiokardiographie möglich. In linker-vorderer Schrägstellung ist das Vorhandensein und die Lagebeziehung der Isthmusstenose meist besser erkennbar. In diesem Strahlengang wird nämlich die Kerbe zwischen der prästenotischen Aorta oder der erweiterten A. subclavia sin. und der spindeligen Erweiterung des poststenotischen Aortenabschnitts meist direkt sichtbar. Aus der Tiefe dieser Kerbe sind jedoch keine sicheren Schlüsse auf die Weite und Länge der Aortenstenose erlaubt. Denn manche hochgradige membran- oder wulstförmige Stenose ist nur als ganz seichte Einziehung an der äußeren Aortenwand angedeutet. Anderseits wird manche tiefe Kerbe in dieser Projektionsrichtung nicht so sehr durch die Stenose, sondern durch die winkelige Abknickung des Aortenrohrs in der Höhe der Stenose in der Gegend des Ligamentum arteriosum erzeugt. Nur die Aortographie gibt verläßlichen Aufschluß über die Weite und Länge sowie über den Verlauf der Stenose; nur sie läßt die Länge und Weite des zwischen dem Abgang der A. subclavia sin. und der Stenose liegenden distalen Aortenbogenabschnitts (Abb. 379 und

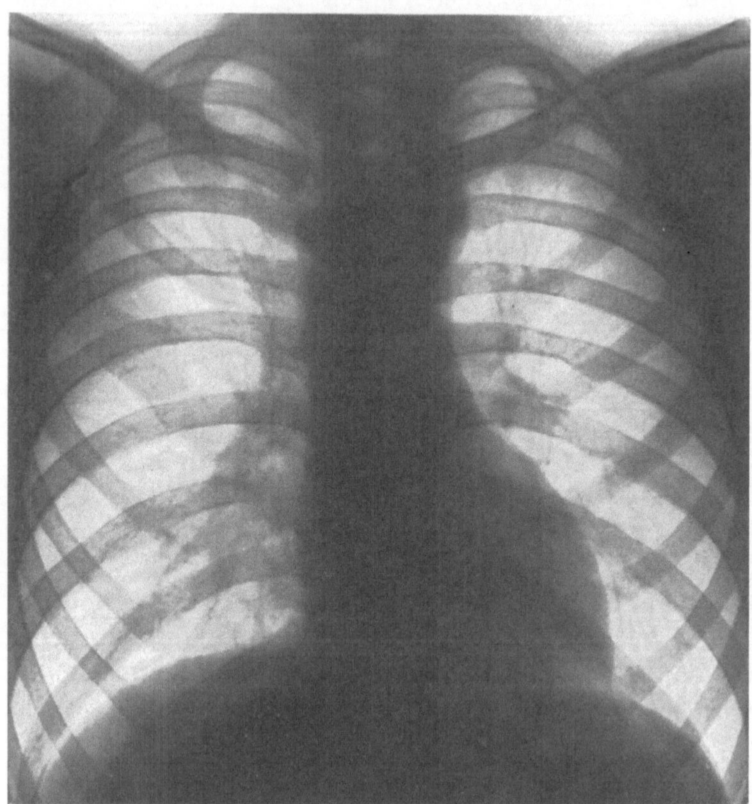

Abb. 378

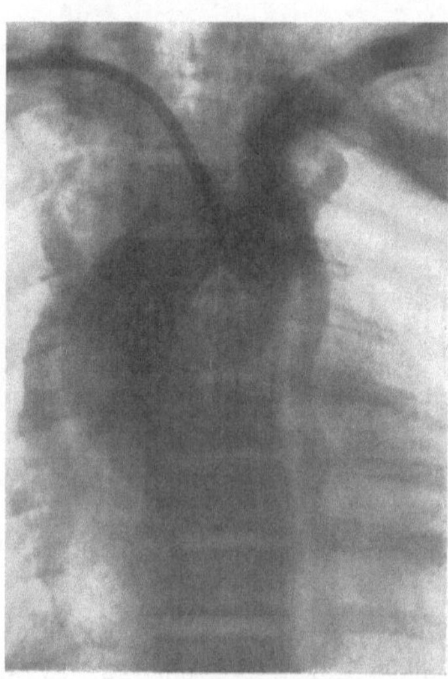

Abb. 379

Abb. 378. Isthmusstenose.

14jähriger Junge ohne subjektive Beschwerden.

Normal großes, normal konfiguriertes Herz. Schlankes Gefäßband mit doppelt konturierter knopfartiger Vorwölbung unterhalb des linken Schlüsselbeins. Der innere dichtere Schatten, der im Spitzenfeld konkav umbiegt, gehört der dilatierten A. subclavia sinistra an; der äußere blässere Schatten der erweiterten A. mammaria interna

Abb. 379. Isthmusstenose.

17jähriger Junge ohne Beschwerden.

Aortogramm in linker-vorderer Schrägstellung. Die Aorta ascendens zeigt durch Dilatation eine abgerundete Winkelbildung. Der Aortenbogen ist entrundet. Der distale Bogenabschnitt ist nach Abgang der mächtig erweiterten A. subclavia sinistra zwar relativ lang, jedoch trichterförmig verengert. Beide Aa. mammariae internae sind stark dilatiert. In der Gegend des Jugulums ist ein großes Konvolut reich entwickelter Kollateralen

380), die Beziehung der Stenose zu den brachiozephalen Gefäßen, die Weite der eventuell für eine Anastomose in Betracht kommenden A. subclavia sin. und des poststenotischen Teils der Aorta descendens erkennen. Schichtaufnahmen der Aorta können die Kontrastfüllung nicht ersetzen.

Da die Stenose des Aortenrohrs meist an der Überkreuzungsstelle mit der Speiseröhre gelegen ist, weist letztere bei der Kontrastfüllung nur ein sehr seichtes Aortenbett auf. Dagegen erkennt man in der Mehrzahl der Fälle unterhalb des Aortenbetts eine zweite, meist tiefere Eindellung an der linken Begrenzung der Speiseröhre, die durch Anlagerung des spindelig erweiterten poststenotischen Stücks der Aorta descendens erzeugt wird (Fleischner) (Abb. 381). Die aboral

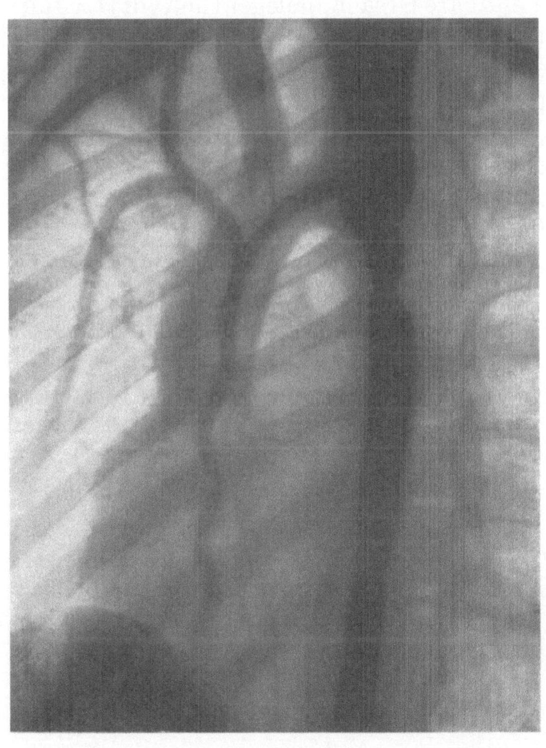

Abb. 380

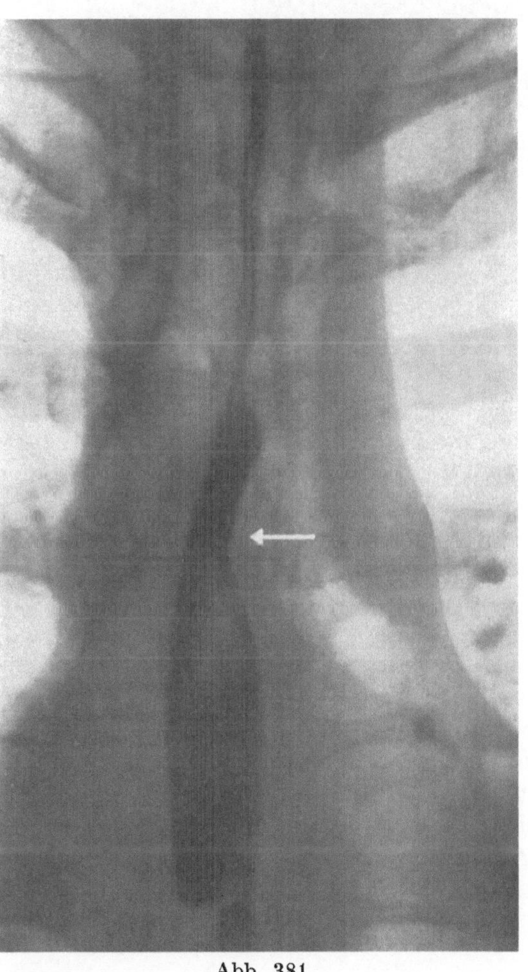

Abb. 381

Abb. 380. Isthmusstenose.
22jährige Frau ohne Beschwerden.
Aortogramm in linker-vorderer Schrägstellung. Kurze zirkuläre Stenose in reichlichem Abstand von der A. subclavia sinistra. Geringe poststenotische spindelige Ausweitung der Aorta descendens

Abb. 381. Isthmusstenose.
Typische Eindellung der Speiseröhre von links durch die poststenotisch erweiterte Aorta descendens (Pfeil)

angrenzenden Teile der Speiseröhre lassen gelegentlich kleine Kerben an der Hinterwand erkennen, die durch die kollateral erweiterten rechten Interkostalarterien erzeugt werden.

Von großem diagnostischem Wert sind die mulden- und wellenförmigen glatten Usuren an der unteren Begrenzung der dorsalen Rippenabschnitte (Roesler, Railsbeck und Dock u. a.), die durch die kollateral erweiterten, geschlängelt verlaufenden Interkostalarterien erzeugt werden (Abb. 376 und 377). Sie fehlen in den ersten Lebensjahren (Neuhauser), treten jedoch mit zunehmenden Jahren und bei stärkerer Ausbildung des Kollateralkreislaufs mit großer Regelmäßigkeit auf. Sie sind oft nur ganz vereinzelt an einer oder der anderen Rippe vorhanden. Am häufigsten und stärksten ausgebildet sind sie an der 3. bis 6. Rippe; die beiden ersten Rippen bleiben meist frei von Usuren. Wenn die A. subclavia dext. poststenotisch als letzter Ast der Aorta entspringt und daher nicht an dem Kollateralkreislauf teilnimmt, können die Usuren auf der rechten Seite fehlen. Bei Lage der Aortenstenose vor dem Abgang der linken A. subclavia haben Ratschow und Arendt nur rechts Rippenusuren beobachtet.

Rippenusuren sind übrigens für Isthmusstenose nicht absolut pathognomonisch. Gleichartige Bildungen können bei Neurofibromatose oder regionär bei arteriovenösen Aneurysmen der Thoraxwand beobachtet werden. Ausnahmsweise wurden sie bei Mitralstenose, bei Fallotscher Tetralogie (Batchelder und Williams), bei Pseudotruncus aorticus (Musshoff) und bei arteriitischer Stenose einer A. subclavia (Edling et al.) beobachtet. Ähnliche Konturunregelmäßigkeiten kommen an den Rippen auch ohne erkennbare Ursache gelegentlich vor (Laubry und Heim de Balsac). Ein sicherer Schluß aus der Zahl und Ausdehnung der Usuren auf die Ausbildung von Kollateralen ist nicht möglich.

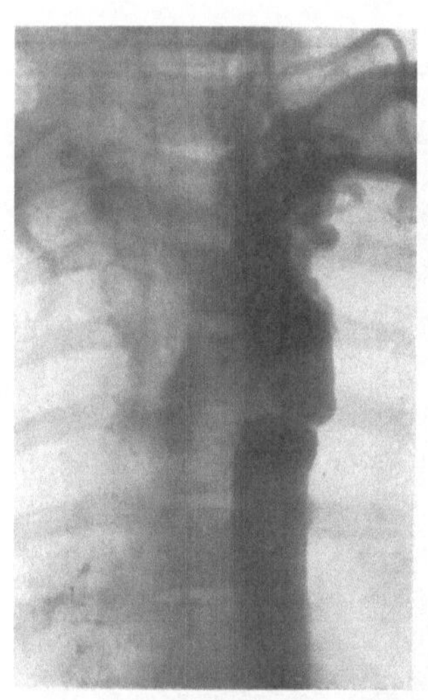

Abb. 382. Hochgradige diaphragmaförmige Isthmusstenose mit starker Dilatation der linken A. subclavia und reich entwickeltem Konvolut kollateral erweiterter arterieller Gefäße

Über das wahre Ausmaß des Kollateralkreislaufs gibt nur die Aorto- oder Angiokardiographie Auskunft. Bei der Kontrastfüllung kommt über dem Jugulum ein oft dichtes Konvolut von Gefäßen zur Darstellung (Abb. 377*b*, 379, 382), das sich gegen den Schultergürtel hin ausbreitet und Verbindungen zu den Arterien der axillaren Thoraxwand herstellt. Besonders stark pflegen die beiden Aa. mammariae int. entwickelt zu sein, die stark geschlängelt beiderseits parasternal absteigen und mit den Interkostal- und Bauchwandarterien in Verbindung stehen. Die Interkostalarterien füllen sich zuletzt von den Aa. mammariae int., teils von den Aa. thoracales her und man kann auf Serienaufnahmen beobachten, wie das Blut durch sie in verkehrte Richtung gegen die Aorta descendens strömt. Man kann sich dabei auch davon überzeugen, wie die gewunden verlaufenden Gefäße in die Usuren an den unteren Rippenrändern eingebettet liegen (Abbildung 377*b*). Auch bei hochgradiger Isthmusstenose oder völliger Unterbrechung der Aortenlichtung erfolgt die Kontrastfüllung der poststenotischen Aorta meist erstaunlich rasch.

Literaturverzeichnis

AALSMEER, W. C., und K. F. WENCKEBACH: Herz und Kreislauf bei der Beri-beri-Krankheit. Wien. Arch. inn. Med. **16**, 193 (1929).

ABBOTT, M. E.: Coarctation of the aorta of the adult type. Amer. Heart J. **3**, 574 (1928).

— Atlas of congenital cardiac disease. New York, Amer. Heart Assoc. 1936.

ABBOTT, M. E., D. S. LEWIS und W. W. BEATTIE: Differential study of a case of pulmonary stenosis of inflammatory origin (ventricular septum closed) and two cases of (a) pulmonary stenosis and (b) pulmonary atresia with associated ventricular septal defect and death from paradoxical cerebral embolism. Amer. J. Med. Sci. **165**, 638 (1923).

ABRAMS, H. L., H. S. KAPLAN und A. PURDY: Diagnosis of complete transposition of the great vessels. Radiology **57**, 500 (1951).

DE ABREU, M.: Études radiologiques sur le poumons et le mediastin. Paris: Masson. 1930.

— Röntgengeometrie des Mediastinums. Fschr. Röntgenstr. **51**, 564 (1935).

ACHELIS, W.: Über adhäsive Perikarditis und über den Verlust der beim Übergang aus der horizontalen zur aufrechten Körperstellung normalerweise eintretenden Vertikalverschiebung des Herzens. Dtsch. Arch. klin. Med. **115**, 419 (1914).

AHLBERG, N.: Ein Fall von traumatischer Herzklappenruptur. Acta paediatr. **28**, 69 (1940).

ALBERS-SCHÖNBERG: Zur Bestimmung der Herzgröße mit besonderer Berücksichtigung der Orthophotographie (Distanzaufnahme, Teleröntgenographie). Fschr. Röntgenstr. **12**, 38 (1908).

ALBRECHT, H. U.: Zur Röntgendiagnostik der Aneurysmen der Sinus Valsalvae der Aorta. Fschr. Röntgenstr. **53**, 218 (1936).

ALEXANDER, ST. C., ST. J. FLIEGIEL und R. N. CLASS: Congenital absence of the left pulmonary artery. Amer. Heart J. **50**, 465 (1955).

ALTSCHUL, W.: Kalkplatten in der Aorta bei Jugendlichen. Med. Klin. **22**, 1599 (1926).

ALWENS, W., und O. MOOG: Das Verhalten des Herzens bei der akuten Nephritis. Dtsch. Arch. klin. Med. **133**, 364 (1920).

AMELUNG, W.: Die Veränderungen des Röntgenbildes der Brustorgane bei Kyphoskoliosen und Skoliosen. Fschr. Röntgenstr. **28**, 230 (1921/22).

— Zur Frage der doppelten Konturierung des Herzschattens im Röntgenbilde bei Pericarditis. Fschr. Röntgenstr. **28**, 519 (1921/22).

AMEUILLE, P., und P. SALLES: Sur le diagnostic radiologique de la péricardite tuberculeuse. Bull. Soc. méd. Hôp. Paris **48**, 200 (1932).

ANDERSSON, T.: Elektrokymographic studies in pulmonary stenosis and tetralogy of Fallot. Acta rad. **36**, 345 (1951).

ANTENUCCI, A. J.: Über Pulmonalsklerose. Wien. Arch. inn. Med. **26**, 197, 459 (1935).

ANTOPOL, W., J. HEILBRUNN und L. TUCHMANN: Enlargement of the heart due to abnormal glycogen storage. Amer. J. Med. Sci. **188**, 354 (1934).

ARENDT, J.: Radiological differentiation between pericardial effusion and cardiac dilatation. Radiology **50**, 44 (1948).

ARENS, R. A., und E. STEWART: Pneumopericardium following a foreign body in esophagus. Radiology **22**, 234 (1934).

ARKIN, A.: Totale Persistenz des rechten Aortenbogens im Röntgenbild. Wien. Arch. inn. Med. **12**. 385 (1926).

— Double aortic arch with total persistence of the right and isthmus stenosis of the left arch: a new clinical and X-ray picture. Amer. Heart J. **11**, 444 (1936).

ARKUSSKY, J.: Das Röntgenbild der angeborenen Stenose der Lungenarterie bei gleichzeitiger Existenz eines Defekts der Kammerscheidewand. Fschr. Röntgenstr. **41**, 617 (1930).

— Neue Ergebnisse zur Frage der Orthodiagraphie des Herzens. Fschr. Röntgenstr. **44**, 39 (1931).

ARNSTEIN, A.: Eine seltene Mißbildung der Trikuspidalklappe. Arch. path. Anat. **266**, 247 (1927).

ARNULF, G., und P. BUFFARD: Die Arteriographie der Koronarien mittels Azetylcholin. Fschr. Röntgenstr. **92**, 115 (1960).

ARRILLAGA, F. C.: Anévrisme de l'artère pulmonaire chez les cardiaques noirs. Bull. Soc. méd. Hôp. Paris **48**. 1230 (1924).

Arrillaga, F. C., C. Donovan und A. C. Taquini: Diverticulo del pericardio. Rev. argent. cardiol. **5**, 49 (1938).
Arvidsson, H.: Angiocardiographic observations in mitral disease. Acta rad., Suppl. **158** (1958).
Aschenbrenner, R.: Operative Behandlung schwerer Herz- und Kreislaufdekompensation. Beitrag zur Klinik der Spätfolgen arteriovenöser Aneurysmen. Klin. Wschr. **13**, 689 (1934).
Ascoli, V.: Migration d'un projectile à travers la veine cave inférieure jusque dans l'oreillette droit. Arch. Mal. Cœur **10**, 283 (1917).
Ashworth, H., und A. M. Jones: Aneurysmal dilatation of the left auricle with erosion of the spine. Brit. Heart J. **8**, 207 (1940).
Assmann, H.: Das Myxödemherz. Münch. med. Wschr. **66**, 9 (1919).
— Die klinische Röntgendiagnostik der inneren Krankheiten, 5. Aufl. Berlin: Vogel. 1934.
Astley, R., J. S. Oldham und C. Parsons: Congenital tricuspid atresia. Brit. Heart J. **15**, 287 (1953).
Astley, R., und C. Parsons: Complete transposition of the great vessels. Brit. Heart J. **14**, 13 (1952).
Atlas, D. H., H. Eisenberg und P. Gaberman: Bernheim's syndrome. Circulation **1**, 753 (1950).
Aubertin, D., und J. Horeau: Anévrisme du ventricule gauche apparu six semaines après un infarctus du myocarde; diagnostic par la radioscopie et le radiokymographie. Bull. Soc. méd. Hôp. Paris **54**, 730 (1938).
Averbuck, S. H.: Heart failure in hypertension. Amer. Heart J. **11**, 99 (1936).
Ayman, J., H. Rosenblum und M. Falcon-Lesses: „Myxedema heart" without evidence of cardiac insufficiency. J. Amer. Med. Assoc. **98**, 172 (1932).

Baer, R. W., H. B. Taussig und E. H. Oppenheimer: Bull. Johns Hopkins Hosp. **72**, 309 (1943).
Baeyens, J., R. van Steenberge und J. Billiet: Calcification pariétale de l'oreillette gauche du cœur. J. belge Radiol. **43**, 479 (1960).
Bahn, K.: Über isolierte Dextrocardie mit Isthmusstenose der Aorta und Endocarditis lenta. Dtsch. Arch. klin. Med. **146**, 297 (1925).
Bainbridge, F. A.: The physiology of muscular exercise. London: Longmans, Green & Co. 1931.
Baker, C., und J. R. Trounce: Arteriovenous aneurysm of the lung. Brit. Heart J. **11**, 109 (1950).
Baker, T. W., und W. D. Shelden: Coarctation of the aorta with intermittent leakage of a congenital cerebral aneurysm; report of a case. Amer. J. Med. Sci. **191**, 626 (1936).
Ball, D.: Change in size of the heart in severe anemia. Amer. Heart J. **6**, 517 (1931).
Bamberg, K., und H. Putzig: Die Herzgröße im Säuglingsalter auf Grund von Röntgenfernaufnahmen. Z. Kinderheilk. **20**, 195 (1919).
Baranova, A.: Über die Röntgendiagnose der Atherosklerose der Brustschlagader. Röntgenprax. **7**. 175 (1935).
Bardeen, C. R.: Tables for aid in the determination of the relative size of the heart by means of roentgen-rays. Amer. J. Roentgenol. **4**, 604 (1917).
— Determination of the size of the heart by means of X-rays. Amer. J. Anat. **23**, 423 (1918).
Barger, J. J., E. H. Bregman und J. E. Edwards: Bilateral ductus arteriosus with right aortic arch and right-sided descending aorta. Amer. J. Roentgenol. **76**, 759 (1956).
Barnes, J. M., und D. E. Stedem: Multiple aneurysms of the smaller branches of the pulmonary artery. Amer. J. Roentgenol. **30**, 443 (1933).
Barret, G.: Localisation radiologique d'un projectile intracardiaque libre et mobile dans le ventricule droit. J. Radiol. (Belg.) **2**, 37 (1916).
Bastenie, P.: Zur Frage des Basedow-Herzens. Beitr. path. Anat. allg. Path. **94**, 361 (1934).
Batchelder, J. D., und Williams, zit. nach Heim de Balsac, in: Donzelot und d'Allaines, Traité des cardiopathies congénitales. Paris: Masson. 1954.
Bates, J. C., und F. Y. Leaver: Pericardial coelomic cysts. Presentation of five cases and five similar cases illustrating difficulty of diagnosis. Radiology **57**, 330 (1951).
Bauer, J., und J. Helm: Über Röntgenbefunde bei Kropfherzen. Dtsch. Arch. klin. Med. **109**, 72 (1913).
Bauke, E. E.: Über Röntgenbefund bei einem perforationsreifen Herzspitzenaneurysma. Röntgenprax. **5**, 444 (1933).
Baumann, W., und W. Naumann: Röntgenanatomische Befunde am Herzskelett beim totalen Herzblock. Fschr. Röntgenstr. **56**, 723 (1937).
Baumeyer, S.: Über ein mehrteiliges nicht luetisches Aortenaneurysma. Dtsch. med. Wschr. **62**, 1369 (1936).
Baumgartner, E. A., und M. E. Abbott: Interventricular septal defect with dextroposition of aorta and dilatation of the pulmonary artery („Eisenmenger complex") terminating by cerebral abscess. Report of a case observed during life, presenting impaired conduction and paralysis of recurrent laryngeal nerve from pressure of hypertrophied pulmonary conus. Amer. J. Med. Sci. **177**, 639 (1929).
Bayer, O., F. Loogen, H. Vieten und Willmann: Angiokardiographie bei der Diagnostik intra- und extrakardialer Tumoren. Dtsch. med. Wschr. **79**, 619 (1954).

BAYER, O., F. LOOGEN und H. H. WOLTER: Der Herzkatheterismus bei angeborenen und erworbenen Herzfehlern. Stuttgart: Thieme. 1954.

BAYLEY, R. H.: Dynamic dilatation of the thoracic aorta. Amer. Heart J. **8**, 585 (1933).

BECHER, E.: Zur Casuistik der Herzsteckschüsse. Münch. med. Wschr. **65**, 429 (1918).

BECKER, W.: Über Periarteriitis nodosa. Med. Klin. **34**, 869 (1938).

BEDFORD, D. E.: Two cases of aneurysmal dilatation of the left auricle. Proc. Roy. Soc. Med. **20**, 10 (1927).

BEDFORD, D. E., und J. PARKINSON: Right sided aortic arch (Situs inversus arcus aortae). Brit. J. Radiol. **9**, 776 (1936).

BELLET, S., und H. L. STEWART: Congenital heart disease—atresia of the tricuspid orifice. Amer. J. Roentgenol. **45**, 1247 (1933).

BENDICK, A. J., und H. WESSLER: Azygos lobe of the lung. Amer. J. Roentgenol. **20**, 1 (1920).

BENEDETTI, P.: Die klinische Morphologie des Herzens und ihre Auswertungsmethodik bei Herzgesunden und Herzkranken. Erg. inn. Med. **51**, 531 (1936).

BENHAMOU, E.: Echinokokkuszyste des Herzens. Arch. Mal. Cœur **31**, 137 (1938).

BENJAMIN, J. E., und L. WIEDEMER: A case of aortic insufficiency due to rupture of aortic valve. Med. Bull. Univ. Cincinnati **2**, 113 (1933).

BERGK, K., und H. CHANTRAINE: Über eine bequeme und zuverlässige Vorrichtung zur Einschaltung der Lungenaufnahmen durch den Herzschlag. Fschr. Röntgenstr. **45**, 334 (1932).

BERGMANN, G. v.: Das „epiphrenale Syndrom“, seine Beziehung zur Angina pectoris und zum Kardiospasmus. Dtsch. med. Wschr. **58**, 605 (1932).

BERK, L. H.: Roentgen diagnosis of mural thrombi. Arch. Int. Med. **63**, 1183 (1939).

BERMUTH, F. v.: Radiologische Untersuchungen über die Herzgröße im Kindesalter. Erg. inn. Med. **39**, 69 (1931).

BERNER, F.: Ein neues Röntgensymptom bei Herzbeutelerguß. Fschr. Röntgenstr. **56**, 53 (1937).

— Die Differentialdiagnose zwischen Accretio und Concretio pericardii circumscripta im Kymogramm. Dtsch. Arch. klin. Med. **182**, 88 (1938).

BESSER, F., und C. SCHILLING: Zur Klinik und Röntgenologie der Herzthromben. Dtsch. Arch. klin. Med. **175**, 50 (1933).

BICKENBACH, O.: Die Messung des Querschnitts der Aorta descendens usw. Dtsch. Arch. klin. Med. **171**, 647 (1931).

BINHOLD, H.: Das Herzvolumen in der Schwangerschaft. Arch. Gynäk. **154**, 25 (1933).

— Über das Herzvolumen bei Emphysem, Asthma und Tuberkulose der Lunge. Z. Kreislaufforsch. **27**, 14 (1935).

BISCHOFF, S.: Zum klinischen Bild der Glykogenspeicherungskrankheit. Z. Kinderheilk. **52**, 722 (1932).

BISHOP, L. F., P. KIRSCHNER und T. PESSAR: Diverticulum of the pericardium. Circulation **1**, 813 (1950).

BISHOP, P. A., und H. ROESLER: The roentgenologic diagnosis of intracardiac calcifications. Amer. J. Roentgenol. **31**, 1 (1934).

BITTORF, A., und L. HÜBNER: Der Oesophagus bei Kyphoscoliosen im Röntgenbilde. Fschr. Röntgenstr. **33**, 59 (1925).

BLACKFORD, L. M.: Coarctation of the aorta. Arch. Int. Med. **41**, 702 (1928).

BLALOCK, A.: The surgical treatment of congenital pulmonic stenosis. Ann. Surg. **124**, 879 (1946).

BLALOCK, A., und H. B. TAUSSIG: The surgical treatment of malformations of the heart in which there is pulmonary stenosis or pulmonary atresia. J. Amer. Med. Assoc. **128**, 189 (1945).

BLAUEL, O. MÜLLER und SCHLAYER: Über das Verhalten des Herzens bei Struma. Beitr. klin. Chir. **62**, 119 (1909).

BLOCK, W. J., R. L. PARKER und J. E. EDWARDS: „Myxoma“ of the left atrium clinically simulating mitral stenosis: Report of case and pathologic studies. Proc. Staff Meetings Mayo Clin. **27**, 361 (1952).

BLUMBERGER, K.: Die Untersuchung der Dynamik des Herzens beim Menschen. Ihre Anwendung als Leistungsprüfung. Erg. inn. Med. **62**, 149 (1942).

BLUMBERGER, KJ.: Die Herzdynamik bei erworbenen Klappenfehlern. Verh. dtsch. Ges. Kreislaufforsch. **20**, 43 (1954).

BLUMBERGER, KJ., O. EICHINGER, G. KEMMERER, S. MEINERS und L. WALZ: Die Veränderungen der Herzdynamik bei den Mitralklappenfehlern. Z. Kreislaufforsch. **45**, 17 (1956).

BLUMBERGER, KJ., G. KEMMERER und H. LINKE: Untersuchungen über das Herz beim Lungenemphysem. Verh. dtsch. Ges. Kreislaufforsch. **21**, 328 (1955).

BOECKEL, A.: Amputation de cuisse par gangrène consécutive à l’obturation de l’artère fémorale par une balle précédemment vue dans le cœur. Lyon méd. **126**, 567 (1927).

BÖHM, G., und O. KUHNE: Über den Lungeninfarkt im Röntgenbild. Fschr. Röntgenstr. **34**, 302 (1926).

BÖHME, W.: Zur Physiologie des Herzens mit besonderer Berücksichtigung seiner Funktion als Saugpumpe während der Systole. Klin. Wschr. **14**, 614 (1935).

— Über zwei neue, von der Respiration abhängige, klinisch erfaßbare, röntgenologisch geklärte Herzphänomene. Fschr. Röntgenstr. **55**, 107 (1937).

BOLLER, R., und R. PAPE: Zur Diagnose der Herzaneurysmen. Fschr. Röntgenstr. **45**, 318 (1932).

BOLLINI, V.: Note di cardiovolumetria sperimentale. Radiol. Fisica med. **2**, 193, 258 (1935).

BOLT, W., A. STANISCHEFF und O. ZORN: Die selektive Angiographie der Lungengefäße. Münch. med. Wschr. **93**, 305 (1951).

BONTE, S., J. CARON, M. PAUCHANT und A. GERARD: Examen de l'aorte thoracique et du ventricule gauche par cathétérisme interventriculaire à partir de la fémorale. J. Radiol. **39**, 593 (1958).

BOONE, R. B., W. E. CHAMBERLAIN, F. G. GILLICK, G. C. HENNY und M. J. OPPENHEIMER: Interpreting the electrokymogram of heart and great vessels. Amer. Heart J. **34**, 560 (1947).

BORAK, J.: Zwerchfellveränderungen bei Coronarverschluß. Wien. klin. Wschr. **49**, 939 (1936).

BORDET, E., und H. FISCHGOLD: Vérification de la loi de Starling par la radiologie du cœur. Arch. Mal. Cœur **28**, 198 (1935).

BORDET, E., und J. LEREBOULLET: Gros anévrisme de l'origine de l'aorte simulant une éctasie de l'artère pulmonaire. Arch. Mal. Cœur **22**, 314 (1929).

BOSHER, L. H. JR., S. VASLI, C. M. MCCUE und L. F. BELTER: Circulation **20**, 254 (1959), zit. nach PORSTMANN und GEISSLER.

BOYD, L. J., und T. H. MCGAVACK: Aneurysm of the pulmonary artery: review of literature and report of two new cases. Amer. Heart J. **18**, 562 (1929).

BRADLEY, E. B., und E. S. MAXWELL: Primary neoplasms of the heart. J. Amer. Med. Assoc. **91**, 1352 (1928).

BRAHMS, A. W., und A. H. STRAUSS: The effect of amyl nitrite on the size of the heart and the width of the aortic shadow as determined roentgenologically. Amer. J. Med. Sci. **180**, 618 (1930).

BRAILSFORD, J. F.: Aneurysm of the abdominal aorta: diagnosis by lateral radiography of the spine. Brit. J. Surg. **14**, 369 (1926).

— Pneumopyopericardium: the radiological diagnosis. Brit. Med. J. **2**, 1053 (1929).

BRAMWELL, C.: Coarctation of the aorta. Brit. Heart J. **9**, 100 (1947).

BRAMWELL, J. C., und J. B. DUGUID: Aneurysmal dilatation of the left auricle. Quart. J. Med. **21**, 187 (1928).

BRAUN, K., A. DE VRIES, D. S. FEINGOLD, N. E. EHRENFELD, J. FELDMAN und S. SCHORR: Complete dextroposition of the aorta, pulmonary stenosis, intraauricular septal defect and patent foramen ovale. Amer. Heart J. **43**, 773 (1952).

BRAUNBEHRENS, V.: Die Herzmuskelschwiele und das Herzwandaneurysma. Fschr. Röntgenstr. **50**, 15 (1934).

BREDNOW, W.: Plastische Darstellung des Herzens. Z. klin. Med. **122**, 382 (1932).

— Polycythaemia vera im Röntgenbild, zugleich ein Beitrag zur röntgenologischen Darstellung der Stauungslunge. Röntgenprax. **5**, 732 (1933).

BREDNOW, W., und U. SCHAARE: Kymographische Untersuchungen des normalen Herzens. Z. klin. Med. **125**, 480 (1933).

BRENNER, F., und S. WACHNER: Über einen ungewöhnlichen Sitz eines Herzneurysmas und seine Röntgendiagnostik. Fschr. Röntgenstr. **54**, 243 (1936).

BRILL, J. C., und T. J. ROBERTSON: Subacute cor pulmonale. Arch. Int. Med. **60**, 1043 (1937).

BROCK, R. C., und M. CAMPBELL: Infundibular resection or dilatation for infundibular stenosis. Brit. Heart J. **12**, 403 (1950).

BRODÉN, B., G. JÖNSSON und J. KARNELL: Thoracic aortography. Observations on technical problems connected with the method and various risks in its use. Acta rad. **32**, 498 (1949); Thoracic aortography in the diagnosis of patent ductus arteriosus. Acta rad. **34**, 65 (1950).

BRODÉN, B., und J. KARNELL: Coarctation of the aorta. Aortographic studies before and after operation. Acta rad., Suppl. **165** (1958).

BROWN, J. W.: Congenital heart disease. London 1950.

BROWN, S. E., und H. Z. GIFFIN: Studies of the vascular changes in cases of polycythemia vera. Amer. J. Med. Sci. **171**, 157 (1926).

BRUGSCH, T.: Über das Verhalten des Herzens bei Skoliose. Münch. med. Wschr. **57**, 1741 (1910).

BRUNETTI, L.: Aorta alta destra e disfagia lusoria. Riv. Radiol. Fisica med. **5**, 76 (1931).

BRUNS, O.: Herzgröße und Muskelarbeit. Erg. inn. Med. **34**, 201 (1928).

BRUWER, A. J.: Roentgenologic findings in anomalous pulmonary venous connection. Proc. Staff Meetings Mayo Clin. **28** (1953).

— Roentgenologic findings in total anomalous pulmonary venous connection. Proc. Staff Meetings Mayo Clin. **31**, 177 (1956).

BRUWER, A. J., C. H. HODGSON und J. A. CALLAHAN: Diseases of the heart and great vessels. Amer. J. Roentgenol. **80**, 264 (1958).

BUCHS, S.: Das klinische Bild der Isthmusstenose der Aorta in den ersten Lebensmonaten. Ann. paediatr. **172**, 102 (1950).

— Verlauf eines klinisch diagnostizierten Rhabdomyoms des Herzens bei einem jungen Mädchen. Cardiologie **37**, 50 (1960).

Burchell, H. B.: Variations in clinical and pathological picture of patent ductus arteriosus. Med. Clin. North America **32**, 911 (1948).

Bürger, M., und P. F. Petersen: Röntgenologische Herzfunktionsprüfung. Fschr. Röntgenstr. **60**, 78 (1939).

Bürgi, H., und H. R. Moesch: Rupturiertes Aneurysma des Sinus Valsalvae und Aneurysma dissecans bei cystischer Medianekrose der Aorta. Schweiz. med. Wschr. **90**, 1311 (1960).

Burke, E. C., J. W. Kirklin und J. E. Edwards: Sites of obstruction to pulmonary blood flow in the tetralogy of Fallot; an anatomic study. Proc. Staff Meetings Mayo Clin. **26**, 498 (1951).

Butler, P. F., und H. W. Dana: Diaphragm excursions, normal and pathologic. Amer. J. Med. Sci. **176**, 569 (1928).

Cabrera, E. C., und J. R. Monroy: Sites of obstruction to pulmonary blood flow in the tetralogy of Fallot; an anatomic study. Amer. Heart J. **43**, 661, 669 (1952).

Campbell, M.: Dissecting aneurysm with survival for three months after rupture into the pleura. Brit. Heart J. **8**, 200 (1946).

— Editional note. Brit. Heart J. **15**, 363 (1953).

— Visible pulsations in relation to blood flow and pressure in pulmonary artery. Brit. Heart J. **13**, 438 (1951).

— Patent ductus arteriosus. Some notes on prognosis and on pulmonary hypertension. Brit. Heart J. **17**, 511 (1955).

Campbell, M., und P. Forgacs: Laevocardia with transposition of the abdominal viscera. Brit. Heart J. **15**, 401 (1953).

Campbell, M., und F. Gardner: Radiological features of enlarged bronchial arteries. Brit. Heart J. **12**, 184 (1950).

Campbell, M., F. Gardner und G. Reynolds: Cor biloculare. Brit. Heart J. **14**, 317 (1952).

Campbell, M., und T. H. Hills: Angiocardiography in cyanotic congenital heart disease. Brit. Heart J. **12**, 65 (1950).

Campbell, M., und S. Sussman: Coarctation of the aorta. Brit. Heart J. **9**, 304 (1947).

Canigiani, T.: Zur Röntgendiagnostik der Aneurysma dissecans der Brustaorta. Fschr. Röntgenstr. **45**, 416 (1932).

Carvalho, L. de, E. Moniz und A. Saldanha: La visibilité des vaisseaux pulmonaires. J. Radiol. Électrol. **16**, 469 (1932).

Case, R. B., A. G. Morrow, W. Stainsby und J. O. Nestor: Anomalous origin of the left coronary artery. Circulation **17**, 1062 (1958).

Castellanos, A., R. Pereiras und O. Garcia: Angiocardiography. Anatomo-roentgenographical forms of the transposition of the vessels. Amer. J. Roentgenol. **64**, 255 (1950).

Castex, M. R., A. V. Ciou und A. Battros: Anévrisme de la branche droite de l'artère pulmonaire. Arch. méd.-chir. appar. respirat. **6**, 1 (1931).

Chamberlain, W. E., und W. Dock: The study of the heart action with roentgen cinematograph. Radiology **7**, 185 (1926).

Chang (Joseph), C. H., und J. V. Rogers Jr.: Cor triatriatum sinistrum. Amer. J. Roentgenol. **80**, 407 (1958).

Chantraine, H., und K. Bergk: Über eine bequeme und zuverlässige Vorrichtung zur Einschaltung der Lungenaufnahmen durch den Herzschlag. Fschr. Röntgenstr. **45**, 334 (1932).

Chaoul, H., und A. Adam: Die Hiatushernie im Röntgenbild und ihre Abgrenzung gegenüber funktionellen Zuständen des unteren Abschnittes des Oesophagus. Fschr. Röntgenstr. **46**, 143 (1932).

Chaperon, R.: Étude radiologique du déroulement aortique. Bull. acad. méd. Paris **41**, 355 (1927).

Chavez, I., N. Dorbecker und A. Celis: Direct intracardiac angiocardiography. Its diagnostic value. Amer. Heart J. **33**, 560 (1947).

Cheng, R. O., und D. C. Sutton: Primary hemangioendotheliosarcoma of heart diagnosed by angiocardiography. Circulation **11**, 456 (1955).

Chiari, H.: Über Veränderungen in der Adventitia der Aorta und ihren Hauptästen im Gefolge von Rheumatismus. Beitr. path. Anat. allg. Path. **80**, 336 (1928).

— Über Myocarditis. Wien. klin. Wschr. **46**, 1137 (1933).

— Myxom des Herzens. Gemeinschaftl. Sitzung d. path. Anatomen Wiens u. d. Ges. inn. Med. in Wien 22. IV. 1937.

— Rhabdomyomatose der linken Herzkammer. Gemeinschaftl. Sitzung d. path. Anatomen Wiens u. d. Ges. inn. Med. in Wien 22. IV. 1937.

Chiariotti, F., und C. Picchio: Anomalie congenite dei grandi vasi del mediastino. Radiol. med. (Torino) **42**, 321 (1956).

Chiles, N. H., H. L. Smith, N. A. Christensen und J. E. Gerasi: Spontaneous healing of subacute bacterial endocarditis with closure of patent ductus arteriosus. Proc. Staff Meetings Mayo Clin. **28**, 520 (1953).

CHRISTELLER, E.: Funktionelles und Anatomisches bei der angeborenen Verengerung und dem angeborenen Verschluß der Lungenarterie, insbesondere über die arteriellen Kollateralbahnen bei diesen Zuständen. Arch. path. Anat. **223**, 399 (1916/17).

CHRISTIAN, und K. FRIK: Röntgenbefund bei chronischem partiellem Herzaneurysma. Klin. Wschr. **1**, 582 (1922).

CIGNOLINI, P.: Tabelle delle dimensioni normali radiologiche del fascio cardiovascolare e dei polmoni nei maschi fra i 6 ed in 17 anni. Atti ufficiali del II° Convengo dei Medicini dell'O. N. B.

— Roentgenchimografia cardiaca e regmografia. Bologna: Capelli. 1934.

— Die Röntgenkymographie mit unterbrochenem Schlitz. Fschr. Röntgenstr. **49**, 224 (1934).

— Semeiotica del Cuore e dei grandi vasi con la Roentgenchimografia. Roma: Società editrice universo. 1955.

CLARK, A.: La survie en cas d'anévrisme pariétal du cœur. Arch. Mal. Cœur **34**, 143 (1941).

CLARK, J. J.: Calcification of the pericardium and within the heart muscle. Radiology **35**, 356 (1940).

CLERC, A., M. BASCOURET und M. FROYET: Communication entre l'aorte et l'artère pulmonaire par rupture d'anévrisme, avec survie de plus de quatre ans. Bull. Soc. méd. Hôp. Paris **55**, 128 (1933).

CLERC, A., P. NÖEL DESCHAMPS und R. SCHWOB: Volumineux anévrisme disséquant aortique ayant simulé un néoplasme pulmonaire. Bull. Soc. méd. Hôp. Paris **47**, 280 (1931).

COE, F. O., und L. E. OTELL: Acute pulmonary edema. Amer. J. Roentgenol. **27**, 101 (1932).

CONRADS, B.: Über die durch gesunde und krankhaft veränderte Nachbarorgane bedingten Eindellungen der Speiseröhre und ihren Nachweis im Röntgenbild. Röntgenprax. **9**, 750 (1937).

CONTE, E., und A. COSTA: Angiopneumography. Radiology **21**, 465 (1933).

COOLEY, R. R., und R. D. SLOAN: Angiocardiography in congenital heart disease of cyanotic type. III. Observations on complete transposition of the great vessels. Radiology **58**, 481 (1952).

COOLEY, R. N., R. D. SLOAN, C. R. HANLON und D. T. BAHNSON: Angiocardiography in congenital heart disease of cyanotic type. II. Observations on tricuspid stenosis or atresia with hypoplasia of the right ventricle. Radiology **54**, 848 (1950).

COPE, Z.: Extraction of a sewing needle from the heart. Lancet **1**, 813 (1920).

COSH, J. A.: Patent ductus arteriosus with pulmonary hypertension. Brit. Heart J. **15**, 423 (1953).

COSTA, A.: Morfologia e patogenesi degli aneurismi dell'arteria polmonare (sopra un caso di voluminosi aneurismi multipli de tronco e dei grossi e medi rami, su base malformativo). Arch. pat. clin. med. **8**, 257 (1929).

COTTENOT, P.: Sélecteur cardio-respiratoire. J. Radiol. Électrol. **17**, 381 (1933).

— L'image radiologique du cœur en systole et en diastole. Bull. Mém. Soc. rad. méd. France **21**, 52 (1933).

COTTENOT, P., und R. HEIM DE BALSAC: Étude de kymographie cardiovasculaire. Ann. méd. **39**, 24 (1936).

COURNAND, A.: Cardiac catheterization. New York: The Commonwealth Fund. 1949.

COWAN, J. A., A. W. HARRINGTON und J. R. RIDDELL: On pneumopericardium. Quart. J. Med. **7**, 165 (1914).

CRAFOORD, C., und G. NYLIN: Congenital coarctation of the aorta and its surgical treatment. J. Thoracic Surg. **14**, 347 (1945).

CRAMER, H., und L. STEHR: Ergebnisse der Kymographie bei Herzbeutelaffektionen. Fschr. Röntgenstr. **56**, 404 (1937).

CRANE, A. W.: Roentgenology of the heart. Amer. J. Roentgenol. **3**, 512 (1916).

CRANE, P. H., H. H. LERNER und E. A. LAWRENCE: The syndrome of arteriovenous fistula of the lung. Amer. J. Roentgenol. **62**, 418 (1949).

CRAWFORD, J. H., und J. A. DE VEER: Aneurysm of the aorta producing pulmonary stenosis and bundle branch block. Amer. Heart J. **7**, 789 (1932).

CROWDEN, S. P., und H. A. HARRIS: The effect of obstructed respiration on heart and lungs. Brit. Med. J. **1**, 439 (1929).

CURSCHMANN, H.: Zur Beurteilung und operativen Behandlung großer Herzbeutelergüsse. Dtsch. Klin. **1907**, 4.

CUTLER, E. C., und M. C. SOSMAN: Calcification of the heart and pericardium. Amer. J. Roentgenol. **12**, 312 (1924).

CZERMAK, H., und O. THALHAMMER: Endokardfibrose. Wien. klin. Wschr. **1955**, H. 13 (hier ausführliche Literatur).

DACK, S., M. L. SUSSMANN und A. M. MASTER: The roentgenkymogram in myocardial infarction. 2. Clinical and electrocardiographic correlation. Amer. Heart J. **19**, 464 (1940).

DAHM, M.: Die Bewegungen des Oesophagus im Röntgenbild. Fschr. Röntgenstr. **43**, 464 (1921).

DANELIUS, G.: Experimentelles über den Verlauf der oberen Lungengrenze im Röntgenbilde. Fschr. Röntgenstr. **40**, 249 (1929).

— Absence of the hilar shadow; a diagnostic sign in rare congenital malformations (truncus arteriosus solitarius) with heterotopic pulmonary blood supply. Amer. J. Roentgenol. **47**, 890 (1952).

DANZER, C. S.: The cardiothoracic ratio. An index of cardiac enlargement. Amer. J. Med. Sci. **157**, 513 (1919).

DAVIES, L. G., J. F. GOODWIN, R. E. STEINER und B. D. VAN LEUVEN: The clinical and radiological assessment of the pulmonary arterial pressure in mitral stenosis. Brit. Heart J. **15**, 393 (1953).

DAVIS, D., A. A. WEINSTEIN, RISEMAN und H. L. BLUMGART: Treatment of chronic heart disease by total ablation of the thyroid gland. VII. The heart in artificial myxedema. Amer. Heart J. **10**, 17 (1934).

DAVIS, W. H., F. R. JORDAAN und H. W. SNYMAN: Persistent left superior Vena cava draining into the left atrium as an isolated anomaly. Amer. Heart J. **57**, 616 (1959).

DEBEYRE, A., und LORGNIER: Un cas de migration tardive d'une balle de fusil de la veine cave inférieure au ventricule droit. J. Radiol. **3**, 66 (1918).

DEDIC, S.: Das mitralstenotische und das mitralkonfigurierte Herz im Profil. Fschr. Röntgenstr. **38**, 68 (1928).

— Die proportionelle Aortenmessung in der Röntgenologie. Fschr. Röntgenstr. **50**, 42 (1934).

DEDICHEN, L.: Norsk. med. Laeger **5** (1920), zit. nach REINDELL.

DELHERM, L., E. BORDET, P. THOYER-ROZAT und H. FISCHGOLD: Étude sur les courbes radiokymographiques de la révolution cardiaque. Arch. Mal. Cœur **26**, 653 (1933).

DELL'ACQUA, S., und J. FREUNDLICH: Über sackförmige Abkapselung eines perikarditischen Exsudates. Z. Kreislaufforsch. **20**, 703 (1929).

DERRA, E., F. LOOGEN und H. VIETEN: Schwierigkeiten der Röntgendiagnostik raumfordernder Prozesse der Vorhöfe des Herzens. Fschr. Röntgenstr. **90**, 308 (1959).

DERRA, E., O. PONGER und F. GROSSE-BROCKHOFF: Dtsch. med. Wschr. **80**, 1277 (1955).

DETERLING, R. A., und O. T. CLAGETT: Aneurysm of the pulmonary artery; review of literature and report of case. Amer. Heart J. **34**, 471 (1947).

DETERMANN, A.: Beitrag zur Differentialdiagnose der Verschattungen in der Herzsilhouette. Fschr. Röntgenstr. **46**, 137 (1932).

— Über das Verhalten des Gefäßbandes, insbesondere der Aorta bei der Atmung. Fschr. Röntgenstr. **56**, 258 (1937).

DEUTSCH, E., H. GMACHL, H. SCHACHINGER, H. SIEDECK und R. WENGER: Die Elektrokymographie. Z. Kreislaufforsch. **40**, 129 (1951).

DEUTSCH, F.: Das Sportherzproblem. Wien. klin. Wschr. **46**, 849 (1933).

— Das Sportherzproblem. Mitt. Volksgesundheitsamt Wien 1934.

DEUTSCH, F., und E. KAUF: Herz und Sport. Berlin 1924.

DIEHL, F., und F. KUHLMANN: Die Knochenbildungen in der Lunge mit besonderer Berücksichtigung der tuberösen Form. Fschr. Röntgenstr. **48**, 202 (1933).

DIETLEN, H.: Orthodiagraphische Beobachtungen über Veränderungen der Herzgröße bei Infektionskrankheiten, bei exsudativer Perikarditis und paroxysmaler Tachykardie, nebst Bemerkungen über das röntgenologische Verhalten der Pneumonie. Münch. med. Wschr. **50**, 2077 (1908).

— Klinische Bedeutung der Veränderungen am Zirkulationsapparate, insbesondere der wechselnden Herzgröße, bei verschiedenen Körperstellungen (Liegen und Stehen). Dtsch. Arch. klin. Med. **97**, 132 (1909).

— Zur Frage des „kleinen Herzens". Münch. med. Wschr. **66**, 9, 47 (1919).

— Über die Unterscheidung von Hypertrophie und Dilatation im Röntgenbild. Zbl. Herz- u. Gefäßkrankh. **13**, 315 (1921).

— Über Herzgröße und Herzmessung. Klin. Wschr. **1**, 2097 (1922).

— Herz und Gefäße im Röntgenbild. Leipzig: Barth. 1923.

— Zur Frage der akuten Herzerweiterung bei Kriegsteilnehmern. Münch. med. Wschr. **58**, 182 (1916).

— Das Röntgenbild der Mitralstenose. Z. Kreislaufforsch. **20**, 697 (1928).

— Probleme der Pathologie des Kreislaufes. Dtsch. med. Wschr. **54**, 2006 (1928).

— Cor bovinum oder Herzbeutelerguß? Wien. Arch. inn. Med. **18**, 19 (1929).

— Herztonus. Handb. norm. u. path. Phys., Bd. VII/I, p. 364.

DIETLEN, H., und F. MORITZ: Über das Verhalten des Herzens nach lange dauerndem und anstrengendem Radfahren. Münch. med. Wschr. **55**, 489 (1908).

DIETLEN, H., und L. SCHALL: Die Röntgendiagnostik des kindlichen Herzens. Handbuch der Röntgendiagnostik und Therapie im Kindesalter. Leipzig: Thieme. 1933.

DIETRICH, A.: Herzmuskelschädigungen durch mittelbare Verletzungen im Kriege. Arch. path. Anat. **237**, 118 (1922).

DIETRICH, E.: Beitrag zur Diagnostik der Pulmonalsklerose. Fschr. Röntgenstr. **36**, 990 (1927).

DIMOND, E. G., F. ALLEN und L. D. MORIARITY: The clinical picture of endocardial fibroblastosis. Amer. Heart J. **50**, 651 (1955).

DOERR, W.: Über ein formales Prinzip der Koppelung von Entwicklungsstörungen der venösen und arteriellen Kammerostien. Zbl. Kreislaufforsch. **41**, 269 (1952).

— Pathologische Anatomie typischer Grundformen angeborener Herzfehler. Mschr. Kinderheilk. **100**, 107 (1953).

DONZELOT, E., und F. D'ALLAINES: Traité des cardiopathies congénitales. Paris: Masson. 1954.
DONZELOT, E., P. BARDIN und R. HEIM DE BALSAC: Un nouveau cas de „diverticule du péricarde". Arch. Mal. Cœur **37**, 60 (1944).
DONZELOT, E., M. DURAND, C. MÉTIANU und P. VLAD: Arch. Mal. Cœur **43**, 577 (1950).
DONZELOT, E., A. M. EMAN-ZADÉ, R. HEIM DE BALSAC, J. E. ESCALE und M. ANTOINE: L'angiocardiographie dans des cardiopathie congénitales. Valeur. Indications. Semaine hôp. **25**, 2309 (1949).
DONZELOT, E., und R. HEIM DE BALSAC: L'angiocardiographie. Encyclopédie Medico-chirurgicale (Cœur). Paris 1950.
DÖRING, S.: Über linksseitige tonogene Herzdilatation im Tierexperiment. Z. exp. Med. **94**, 766 (1934).
DORMANNS, E., und E. EMMINGER: Untersuchungen über die Beziehungen zwischen Weite der Aorta und Ausbreitung und Stärke der Atherosklerose. Arch. path. Anat. **295**, 225 (1935).
DOTTER, C. T., N. M. HARDISTY und I. STEINBERG: Anomalous right pulmonary vein entering the inferior vena cava: report of two cases diagnosed during life by angiocardiography and cardiac catheterization. Amer. J. Med. Sci. **218**, 31 (1949).
DOTTER, C. T., und I. STEINBERG: Angiocardiography. Ann. Roentgenol. **20** (1951).
DOTTER, C. T., I. STEINBERG und C. HOLMAN: Angiocardiographic study of 53 consecutive proved cases of lung cancer. Amer. J. Roentgenol. **64**, 222 (1950).
DRESSLER, W., und R. FISCHER: Über Trikuspidalstenose. Klin. Wschr. **8**, 1267, 1316 (1929).
DRESSLER, W., und H. RÖSLER: Vorhofseptumdefekt kombiniert mit Mitralstenose und aurikulärem Leberpuls. Z. klin. Med. **112**, 421 (1930).
DUBILIER, W. JR., TH. L. TAYLOR und I. STEINBERG: Aortic sinus aneurysm associated with coarctation of the aorta. Amer. J. Roentgenol. **73**, 10 (1955).
DUISENBERG, C. E., und L. ARISMANDI: The angiocardiographic demonstration of pulmonary arteriovenous fistula. Radiology **53**, 66 (1949).
DÜNNER, L.: Der paramediastinale Schatten der Thymus. Fschr. Röntgenstr. **84**, 18 (1956).
DURIEU, H., und J. LEQUIME: Aspects radiologiques de la veine azygos au cours de l'insufficance cardiaque. Arch. Mal. Cœur **31**, 609 (1938).
DUVAL, P., und B. BARNSBY: Balle de fusil mobile dans le segment péricardiaque de la veine cave inférieure. Extraction par péricardiotomie et incision de la veine cave. Bull. Soc. Chir. **44**, 1138 (1918).

EAKIN, W. W., und M. E. ABBOTT: Stenosis of the pulmonary conus at the lower bulbar orifice (conus, a separate chamber) and closed interventricular septum with two illustrative cases. Amer. J. Med. Sci. **186**, 860 (1933).
EBERT: EKG bei angeborener unkomplizierter Dextrokardie. Z. inn. Med. **7**, 687 (1952).
EBNOTHER, C. L., und H. L. ABRAMS: Roentgenologic aspects of Eisenmenger complex. Amer. J. Roentgenol. **77**, 248 (1957).
ECK, MANNHEIMER und ULSPARRE: Morbus caeruleus. Bibl. cardiol. Suppl. ad Cardiologia **1949**, 4.
ECKEL, P.: Doppelaneurysmen der Aorta im Röntgenbilde. Röntgenprax. **3**, 784 (1931).
EDEIKEN, J.: Effect of spinal deformities on the heart. Amer. J. Med. Sci. **186**, 99 (1933).
EDENS, E.: Über Verschwartung des hintern Mittelfellraumes (Mediastinitis fibrosa post.). Klin. Wschr. **15**, 332 (1936).
— Das kleine Herz. Die Krankheiten des Herzens und der Gefäße. Berlin 1939.
EDWARDS, J. E.: Retro-esophageal segment of the left aortic arch, right ligamentum arteriosum and right descending aorta causing a congenital vascular ring about the trachea and esophagus. Proc. Staff Meetings Mayo Clin. **23**, 108 (1948).
— Congenital malformations of the heart and great vessels. In: GOULD, G. E., Pathology of the heart. Springfield, Ill.: Thomas. 1953 (zit. nach KJELLBERG et al.).
— Pathologic and developmental considerations in anomalous pulmonary venous communications. Proc. Staff Meetings Mayo Clin. **28**, 1953.
EGAS MONIZ, LOPO DE CARVALHO und ALMEIDA LIMA: La visibilité des vaisses aux pulmonaires aux rayons X par injection, dans l'oreillette droit, de fortes solutions d'iodine de sodium. Bull. Acad. méd. Paris **105**, 627 (1931).
EGGLI, A.: Eine Apparatur zur Auslösung herzphasensynchronisierter Thoraxaufnahmen zum Zwecke der Herzgrößenbestimmung und Lungenstereometrie. Radiol. Clin. **8**, 129 (1939).
EHRENBERG, L.: Zwei Fälle von Tumor im Herzen; ein Beitrag zur Kenntnis der Pathologie und Symptomatologie der Herztumoren. Dtsch. Arch. klin. Med. **103**, 203 (1911).
EIJKMAN, P.: Einschaltung der Röhre durch den Pulsschreibhebel. 81. Vers. dtsch. Naturforscher u. Ärzte, Salzburg 1909.
EIMER, K.: Ergebnisse orthodiagraphischer Herzuntersuchungen bei Gepäckmärschen. Z. exp. Med. **60**, 521 (1928).
EISENMENGER, V.: Die angeborenen Defekte der Kammerscheidewand des Herzens. Z. klin. Med. **32**, 1 (1897).
EISLER, F., und S. KREUZFUCHS: Die Röntgendiagnose der Aortensyphilis. Dtsch. med. Wschr. **39**, 2145 (1913).

ELIAS, H., und A. FELLER: Stauungstypen bei Kreislaufstörungen mit besonderer Berücksichtigung der exsudativen Perikarditis. Wien: Springer. 1926.
ELISCHER, J. v.: Über Momentröntgenbilder des gesunden und kranken Herzens in verschiedenen Phasen seiner Tätigkeit. Z. klin. Med. **75**, 45 (1912).
ELLINGER, E.: Aneurysmen der Kranzarterie. Fschr. Röntgenstr. **58**, 378 (1938).
EMANUEL, J. G.: Extreme dilatation of the left auricle. Lancet **1**, 591 (1923).
EPPINGER, E. C., und C. S. BURWELL: The mechanical effect of patent ductus arteriosus on the heart. J. Amer. Med. Assoc. **115**, 1262 (1940).
EPPINGER, H.: Zur Diagnostik eines wahren Aneurysmas des Sinus Valsalvae dexter. Wien. med. Wschr. **66**, 65 (1916).
EPPINGER, H., H. KAUNITZ und H. POPPER: Die seröse Entzündung. Wien: Springer. 1935.
EPPINGER, H., F. KISCH und H. SCHWARZ: Beeinflussung des Herzschlagvolumens und der Herzgröße durch „Kurzschluß" zwischen der arteriellen und der venösen Strombahn. Klin. Wschr. **5**, 781 (1926).
— — — Das Versagen des Kreislaufs. Berlin: Springer. 1927.
EPSTEIN, B. S.: Left atrial calcifications in rheumatic heart disease. Amer. J. Roentgenol. **61**, 202 (1949).
ERDÉLYI, J.: Die Bedeutung der Röntgenuntersuchung der Aorta in der klinischen Diagnostik. Fschr. Röntgenstr. **35**, 958 (1927).
— Neues Verfahren zum Nachweis der Wandverhärtung des Aortenbogens. Klin. Wschr. **8**, 260 (1929).
ERDHEIM, J.: Neuere Fortschritte in der Gefäßpathologie. Wien. klin. Wschr. **49**, 1399 (1936).
ERNST, F.: Ein Beitrag zum entzündlichen Herzbeuteldivertikel. Röntgenprax. **7**, 324 (1935).
ERNSTENE, A. C., und S. A. ROBINS: Roentgenological diagnosis of stenosis of descending arch (coarctation of the aorta). Amer. J. Roentgenol. **25**, 137 (1931).
ESKUCHEN, E.: Beiträge zur Klinik des Bauchaortenaneurysmas mit Angabe besonderer radioskopischer Merkmale. Klin. Wschr. **2**, 2203 (1923).
ESSER, A.: Seltene Formen von Aneurysmen. Z. Kreislaufforsch. **24**, 227 (1932).
ETTINGER, A., H. MAGENDANTZ und E. A. RUSSO: Arteriovenous aneurysm of the lung. Radiology **53**, 261 (1949).
EVANS, C.: Myxedema heart disease. Treatment and radiologic changes. Lancet **2**, 1300 (1937).
EVANS, W.: The heart in sternal depression. Brit. Heart J. **8**, 132 (1946).
EXALTO, J., W. K. DICKE und W. C. AALSMEER: Congenital stricture of trachea and esophagus by double aortic arch. Arch. chir. Nederland **2**, 170 (1950).
EYSTER, J. A. E.: Determination of cardiac hypertrophy by roentgenray methods. Arch. Int. Med. **41**, 667 (1928).

FAHR, G.: Myxedema heart disease. J. Amer. Med. Assoc. **84**, 345 (1925).
FALKENHAUSEN, M. v.: Zur Röntgendiagnose der Aortitis luica im unteren Teil der Aorta thoracica. Fschr. Röntgenstr. **38**, 672 (1928).
FANCONI, G.: Zur Diagnose der Pleuritis mediastinalis fibrosa im Kindesalter. Die „pleuritischen" Mediastinalstreifen. Röntgenprax. **3**, 49 (1931).
— Die Transposition der großen Gefäße. (Das charakteristische Röntgenbild.) Arch. Kinderheilk. **95**, 20 (1932).
FARMER, H. L.: Abdominal aneurysm with report of three cases. Amer. J. Roentgenol. **18**, 550 (1927).
FAVORITE, G. O.: Cor biatriatum triloculare with rudimentary right ventricle, hypoplasia of transposed aorta and patent ductus arteriosus, terminating by rupture of the dilated pulmonary artery. Amer. J. Med. Sci. **187**, 663 (1934).
FEER, E.: Kropfherz und Thymusherz der Neugeborenen und Säuglinge. Mschr. Kinderheilk. **25**, **88** (1923).
FELDMAN, M.: Calcification of the abdominal aorta. Radiology **23**, 700 (1934).
FERRARIO, I.: Falsche Einmündung der Lungenvenen in die V. anonyma sin. mit interatrialer Kommunikation. (Syndrom von Taussig-Snellen-Albers.) Schweiz. med. Wschr. **1958**, 256.
FETZER, H.: Ein atypischer Fall von Aortenaneurysma. Fschr. Röntgenstr. **37**, 70 (1928).
— Die Röntgendiagnostik der Aortenerkrankungen. Röntgenprax. **1**, 523 (1929).
— Die Anwendung der Röntgenkymographie in der Kreislaufdiagnostik. Erg. inn. Med. **45**, 485 (1933).
FICK, W.: Kreislaufwirkung arteriovenöser Aneurysmen. Dtsch. Z. Chir. **240**, 113 (1933).
FINGERHUTH, M., und O. BICKENBACH: Beitrag zur Klinik der Trikuspidalinsuffizienz. Dtsch. klin. Med. **175**, 577 (1933).
FINKH, E.: Die Röntgendiagnose von Steckschüssen des Herzens. Beitr. klin. Chir. **98**, 484 (1916).
FISCHER, H.: Zur Frage der schwieligen Perikarditis, ihrer Erkennung und Behandlung. Schweiz. med. Wschr. **56**, 489 (1926).
FISCHER, R.: Fall von isolierter, relativer Trikuspidalinsuffizienz. Wien. klin. Wschr. **41**, 647 (1928); **46**, 1546 (1933).

FISCHER, U.: Der Kreislauf unter Beschleunigung. Röntgenaufnahmen beim Affen. Luftf.med. **1937**, 2; zit. nach Zbl. Radiol. **27** (1938).

FLEISCHNER, F.: Fall von Verkalkung des Annulus fibrosus. Wien. med. Wschr. **75**, 2721 (1925).

— Korrigierte Kreuzfuchssche Messung. Fschr. Röntgenstr. **34**, 426 (1926).

— Lagebeziehungen von Oesophagus und Aorta bei hochgradiger Erweiterung der Aorta. Fschr. Röntgenstr. **41**, 289 (1930).

FLEISCHNER, F. G.: Pulmonary embolism. Canad. Med. Assoc. J. **78**, 653 (1958).

— Occurrence and diagnosis of dilatation of the aorta distal to the area of coarctation. Amer. J. Roentgenol. **61**, 199 (1949).

FLEISCHNER, F. G., und L. REINER: Linear X-ray shadows in acquired pulmonary hemosiderosis and congestion. New England J. Med. **250**, 900 (1954).

FLEISCHNER, F. G., und E. L. SAGALL: Pulmonary arterial oligemia in mitral stenosis as revealed on the plain Roentgenogram. Radiology **65**, 857 (1955).

FLEISCHNER, F. G., und S. W. VOIS: Dilatation der V. azygos, ein röntgenologisches Zeichen venöser Stauung. Amer. J. Roentgenol. **67**, 569 (1952).

FORGACS, P.: Congenital heart diseases with isolated inversion of abdominal viscera. Brit. Heart J. **9**, 27 (1947).

FORSSMANN, W.: Die Sondierung des rechten Herzens. Klin. Wschr. **8**, 2085 (1929).

— Über Kontrastdarstellung der Höhlen des lebenden rechten Herzens und der Lungenschlagader. Münch. med. Wschr. **78**, 489 (1931).

FRANCHINI, F.: Osservazioni intorno al movimento sistolico diastolico ed allo spostamento inspiratorio di proiettili infitti en cuore. Radiol. med. (Torino) **7**, 116 (1920).

FRANK, M.: Zur Frage der Varixbildung im rechten Vorhof. Zbl. allg. Path. **31**, 205 (1920/21).

FRANKE, H.: Klinischer Beitrag zur Stenose des Arcus aortae. Dtsch. Arch. klin. Med. **186**, 304 (1940).

— Über Entwicklungs- und Lageanomalien der Aorta. Fschr. Röntgenstr. **73**, 267 (1950).

FRAY, W. W.: The roentgenological diagnosis of coarctation of the aorta (adult type). Amer. J. Roentgenol. **24**, 349 (1930).

— Mensuration of the heart and chest in the left posteroanterior oblique position. A comparative study. I. Relation of the transverse diameter of the heart to the thorax. II. Determination of type of cardiac enlargement (right or left). Amer. J. Roentgenol. **27**, 177 (1932).

— Right aortic arch. Radiology **26**, 27 (1936).

FREDZEL, G., J. LIND, E. OHLSON und C. WEGELIUS: Direct serial roentgenography in two planes simultaneously at 0.08 second interval. Amer. J. Roentgenol. **63**, 548 (1950).

FREEDMAN, E.: The roentgenological diagnosis of cardiac compression due to pericardial scar. Amer. J. Roentgenol. **37**, 739 (1937).

— Inflammatory diverticula of the pericardium. Amer. J. Roentgenol. **37**, 733 (1937).

FREEMAN, E. B.: Chronic pericardial effusion in myxedema. Ann. Int. Med. **7**, 1070 (1934).

FREUND, R., und C. CASPERSOHN: Schrapnellkugel in der rechten Herzkammer. Münch. med. Wschr. **62**, 1199 (1915).

FREY, W.: Das Verhalten des Herzgefäßsystems bei der Kompression arteriovenöser Aneurysmen. Münch. med. Wschr. **66**, 1106 (1919).

FRIEDLÄNDER, C.: Über Panzerherz. Fschr. Röntgenstr. **34**, 145 (1926).

FRIK, K.: Zur Deutung des Röntgenbildes im ersten schrägen Durchmesser. Fschr. Röntgenstr. **29**. 728 (1922).

— Die normale Aorta im Röntgenbild. Fschr. Röntgenstr. **33**, 29 (1925).

— Form- und Funktionsänderungen des Herzens im Röntgenbild. X. Fortbildg.-Lehrg. Bad Nauheim. 1934.

FRÖVIG, A. G., und A. C. LOKEN: Acta psych. neurol. Scand. **26**, 313 (1951).

FUCHS, G.: Das Röntgenbild des Aneurysmas der Arteria lienalis. Röntgenprax. **9**, 467 (1937).

— Seltenere Veränderungen der großen Gefäße im Röntgenbild. Tib. fakültesi, 1940.

FUCHS, G., und O. BAYER: Eine neue Methode zur Bestimmung des Herzvolumens. Fschr. Röntgenstr. **78**, 709 (1953).

GÄBERT, E.: Die hintere Herzwand im Röntgenbild in normalen und kranken Fällen und Veränderungen des Tracheobronchialbaumes durch Erweiterung des linken Vorhofes. Fschr. Röntgenstr. **32**, 385 (1924).

— Die Lagebeziehungen des Oesophagus zur hinteren Herzfläche und ihre Veränderungen durch Erweiterung des linken Vorhofes im Röntgenbild. Fschr. Röntgenstr. **32**, 410 (1924).

GAISBÖCK, F.: Bruststeckschüsse mit Schädigung des Herzens und deren Verlauf. Wien. klin. Wschr. **30**, 1610 (1917).

GANDER, G.: Ein Beitrag zur Frage der verästelten Lungenverknöcherungen. Fschr. Röntgenstr. **44**. 448 (1931).

GASUL, M. B., E. H. FELL und R. CASAS: The diagnosis of aortic septal defect by retrograde aortography. Circulation **4**. 251 (1951).

GASUL, M. B., J. B. RICHMOND und C. A. KRAKOWER: A case of tetralogy of Fallot with a patent foramen ovale (Pentalogy) showing a marked left ventricular hypertrophy and left axis deviation. J. Pediatr. **35**, 413 (1949).

GASUL, M. B., H. WEISS, E. H. FELL, R. F. DILLON, D. L. FISHER und C. J. MARIENFELD: Angiocardiography in congenital heart disease correlated with clinical and autopsy findings. Amer. J. Dis. Child. **85**, 404 (1953).

GATERSLEBEN, H.: Ein Beitrag zu den Milzcysten. Dtsch. Z. Chir. **212**, 139 (1928).

GEFFERTH, K.: Beiträge zur Röntgendiagnostik der kongenitalen Herzfehler auf Grund von sechs durch Sektion kontrollierten Fällen. Mschr. Kinderheilk. **85**, 250 (1941).

GEIPEL, P.: Weitere Beiträge zum Situs inversus und zur Lehre von den Transpositionen der großen Gefäße des Herzens. Arch. Kinderheilk. **35**, 118, 122 (1903).

— Zur Verkalkung der Herzmuskelfaser. Fschr. Röntgenstr. **34**, 311 (1926).

GERHARTZ, H.: Das Röntgenbild des Aortenstenosenherzens. Med. Klin. **20**, 742 (1924).

GERLACH, W.: Postmortale Form- und Lageänderungen mit besonderer Berücksichtigung der Totenstarre. Erg. allg. Path. path. Anat. **20**, (2), 259 (1923).

GERSTMANN, H.: Ein Fall von Aortenventrikel. Arch. path. Anat. **271**, 1 (1929).

GIBSON, R., und P. WOOD: The diagnosis of tricuspid stenosis. Brit. Heart J. **17**, 552 (1955).

GIMES, B., und F. HORVATH: Über die Varikosität der Pulmonalvene. Fschr. Röntgenstr. **89**, 545 (1958).

GIORDANO, G.: Ulteriore contributo allo studio della sinistrocardia posteriore acuista-particolare deformazione della trachea. Radiol. med. (Torino) **25**, 820 (1938).

GOETZ, R. H.: A new sign of a patent ductus arteriosus. Brit. Heart J. **13**, 242 (1951).

GOLDBERG, H. P., und I. STEINBERG: Primary tumors of the heart. Circulation **11**, 963 (1955).

GOLDEN, A., und H. S. WEEMS: The diagnosis of dissecting aneurysm of the aorta by angiocardiography. Amer. Heart J. **37**, 115 (1949).

GOLDENBERG, M., und E. ZDANSKY: Über die akute Herzerweiterung im Coronarkrampf. Klin. Wschr. **11**, 1498 (1932).

GOLDSCHNEIDER: Über die Untersuchung des Herzens in linker Seitenlage. Dtsch. med. Wschr. **32**, 1649 (1906).

GOLONSKO, R.: Ein kasuistischer Beitrag zur Erkennbarkeit des Herzaneurysmas im Röntgenbild. Röntgenprax. **1**, 694 (1929).

GORDON, A. H.: Some clinical aspects of hypothyroidism. Canad. Med. Assoc. J. **20**, 7 (1929).

GÖTT, TH., und J. ROSENTHAL: Über ein Verfahren der Herzbewegung mittels Röntgenstrahlen (Röntgenkymographische Untersuchungen des Herzens). Fschr. Röntgenstr. **59**, 2033 (1929).

GRAHAM, E. A.: Aneurysma of the ductus arteriosus with considerations of its importance to the thoracic surgeon. Arch. Surg. **41**, 324 (1940).

GREEN, D. G., J. S. BALDWIN, A. HIMMELSTEIN, C. E. ROH und A. COURNAND: Pure congenital pulmonary stenosis and idiopathic congenital dilatation of the pulmonary artery. Amer. J. Med. **6**, 24 (1949).

GREINEDER, K.: Die umklammernde hohe Rechtslage des Aortenbogens und ihre differentialdiagnostische Bedeutung. Fschr. Röntgenstr. **57**, 535 (1938).

GRISEBACH, M.: Wie weit läßt sich die Herzcontour im Röntgenschirmbild mit den absoluten Herzmaßen im Orthodiagramm in Einklang bringen? Fschr. Röntgenstr. **66**, 24 (1943).

GRISHMAN, A., M. F. STEINBERG und B. S. OPPENHEIMER: The clinical diagnosis of idiopathic dilatation of the pulmonary artery. J. Mt. Sinai Hosp. **10**, 142 (1943).

GRISHMAN, A., M. F. STEINBERG und M. L. SUSSMAN: Contrast visualization of the coarctation of the aorta. Amer. Heart J. **21**, 365 (1941).

— — — Tetralogy of Fallot; contrast visualization of heart and great vessels. Radiology **37**, 178 (1941).

— — — Congenital aortic and subaortic stenosis with associated anomalies of the aorta. Med. Clin. North America **31**, 543 (1947).

GRISHMAN, A., M. L. SUSSMAN und M. F. STEINBERG: Atypical coarctation of the aorta with absence of the radial pulse. Amer. Heart J. **27**, 217 (1944).

— — — Angiocardiographic analysis of the cardiac configuration in rheumatic mitral disease. Amer. J. Roentgenol. **51**, 33 (1944).

GROB, M.: Über Anomalien des Aortenbogens und ihre entwicklungsgeschichtliche Genese. Helvet. paed. Acta **4**, 274 (1949).

GROB, M., E. ROSSI und M. BETTEX: Zur Diagnose der angeborenen Pulmonalstenosen mit Vorhofseptumdefekt. Helvet. paed. Acta **5**, 345 (1950).

GROBER, J.: Untersuchungen zur Arbeitshypertrophie des Herzens. Dtsch. Arch. klin. Med. **91**, 502 (1907).

GROEDEL, F. M.: Das Verhalten des Herzens bei kongenitaler Trichterbrust. Münch. med. Wschr. **58**, 684 (1911).

GROEDEL, F. M.: Vereinfachte Ausmessung des Herzorthodiagrammes nach Theo Groedel. Münch. med. Wschr. **65**, 397 (1918).
— Die röntgenologische Untersuchung des kindlichen Herzens. Z. Kinderheilk. **29**, 36 (1921).
— Wie verhält sich das vergrößerte Herz im wachsenden Körper? Arch. Kinderheilk. **69**, 365 (1921).
— Der röntgenologische Nachweis des Herzaneurysmas. Münch. med. Wschr. **80**, 210 (1933).
— Die Röntgenuntersuchung des Herzens. In: Lehrbuch und Atlas der Röntgendiagnostik in der inneren Medizin und ihren Grenzgebieten. München: Lehmann. 1938.
— Aneurysm of the pulmonary artery. Radiology **33**, 219 (1939).
GROEDEL, TH., und FR. GROEDEL: Kombinierte röntgenkinematographische und elektrokardiographische Herzuntersuchung. Dtsch. Arch. klin. Med. **109**, 52 (1912).
GROSS, A.: Knotige Knochenbildung bei chronischer kardialer Lungenstauung. Fschr. Röntgenstr. **58**, 33 (1938).
GROSS, L.: Lesions of the left auricle in rheumatic fever. Amer. J. Path. **11**, 711 (1935).
GROSS, R. E.: Surgical treatment for abnormalities of the heart and great vessels. Springfield, Ill.: Thomas. 1947.
— Arterial malformations which cause compression of the trachea or esophagus. Circulation **11**, 124 (1955).
GROSS, R. E., und J. P. HUBBARD: Surgical ligation of patent ductus arteriosus; report of first successful case. J. Amer. Med. Assoc. **112**, 729 (1939).
GROSS, R. E., und C. A. HUFNAGEL: Coarctation of aorta; experimental studies regarding its surgical correction and report. New England J. Med. **233**, 287 (1945).
GROSSE-BROCKHOFF, F., D. KOCH, F. LOOGEN, G. ROTTHOFF, H. VIETEN und K. H. WILLMANN: Kohlendioxyd als Kontrastmittel für die Röntgendarstellung des Herzens und der Gefäße. Fschr. Röntgenstr. **86**, 285 (1957).
GROSSE-BROCKHOFF, F., H. LOTZKE, A. SCHAEDE und P. THURN: Verlaufsanomalien des Aortenbogens und der Arcusgefäße. Fschr. Röntgenstr. **80**, 314 (1954).
GROTHUSEN: Über Verkleinerung des Herzens nach Aderlaß. Med. Klin. **25**, 265 (1929).
GRÜNBERG, F. W.: Über einige Veränderungen von seiten des Herzgefäßsystems bei schweren Anämien. Dtsch. Arch. inn. Med. **169**, 354 (1930).
GRUNDMANN, G., R. FISCHER und G. GRIESSER: Kongenitale Herzbeutelzysten. Thoraxchirurgie **2**, 492 (1954/55).
GUGGENHEIM, A.: Aneurysma des Ductus Arteriosus Botalli mit Ruptur. Frankf. Z. Path. **40**, 436 (1930).
GUGLIELMO, L. DI: Arteriographic findings in coronary sclerosis. Acta rad. **52**, 369 (1959).
GUGLIELMO, L. DI, und M. GUTTADAURO: Sulla visualizzione radiologica della arterie coronarie nel viventa. Radiol. med. (Torino) **11**, 945 (1954).
GYLLIUSWÄRD, Å., und H. LODIN: The value of the selective angiocardiography in the diagnosis of complete transposition of the great vessels. Acta rad. **42**, 189 (1954).

HAAS, L.: Diverticulum pericardii. Acta rad. **20**, 228 (1939).
HACKENSELLNER, H. A.: Beitrag zur Kasuistik und Genese der sogenannten Trikuspidalatresie. Klin. Med. **6**, 218 (1951).
HADORN, W., und A. TILLMANN: Über Contusio cordis. Z. Kreislaufforsch. **28**, 185 (1936).
HAENISCH, F.: Zur Röntgendiagnose des Aneurysma der Aorta descendens. Fschr. Röntgenstr. **30**. 523 (1923).
HAFFNER, J.: Fall von verkalktem Aneurysma der Arteria lienalis. Acta rad. **17**, 602 (1936).
HAGEN, H., und K. HEINZ: Varixknoten im Lingulaast der V. pulmonalis. Fschr. Röntgenstr. **93**, 151 (1960).
HALL, A. S.: Relation of the pulmonary artery and the esophagus. Lancet **2**, 18 (1933).
HALLERBACH, H., und A. SCHAEDE: Die Diagnostik der kompletten Lungenvenentransposition. Fschr. Röntgenstr. **89**, 152 (1958).
HALLERBACH, H., und G. LUSTER: Experimentelle und klinische Erfahrungen mit der Hochdruckinjektionsspritze nach Sidlund für die selektive Angiokardiographie. Fschr. Röntgenstr. **93**, 565 (1960).
HAMMER, G.: Die röntgenologischen Methoden der Herzgrößenbestimmung. Fschr. Röntgenstr. **25**, 510 (1918).
— Situs inversus arcus aortae. Fschr. Röntgenstr. **34**, 517 (1926).
— Die Herzfläche als Maßstab für die Herzgrößenbestimmung. Fschr. Röntgenstr. **38**, 1000 (1928).
HAMPTON, A. O., und B. CASTLEMAN: Correlation of postmortem teleroentgenograms with autopsy findings, with special reference to pulmonary embolism and infarction. Amer. J. Roentgenol. **43**, 305 (1940).
HANELIN, J., und W. R. EYLER: Pulmonary artery thrombosis; Roentgen manifestation. Radiology **56**, 689 (1951).
HANKE, R.: Über einen Fall von rechtsläufiger Aorta mit tiefem Ursprung der Art. subclavia sin. Z. Kreislaufforsch. **33**, 241 (1941).

HANLEY, S. D., A. SCHWINGER und L. A. HARRINGTON: Calcification of the left auricle. Radiology **61**, 99 (1953).
HARE, D. C., und J. M. ROSS: Syphilitic disease of the pulmonary arteries. Lancet **2**, 806 (1929).
HARRIS, E. J.: Aneurysm of the sinus of Valsalva. Amer. J. Roentgenol. **76**, 767 (1956).
HARRISON, C. V.: The pathology of the pulmonary vessels in pulmonary hypertension. Brit. J. Radiol. **31** (1958).
HARTUNG, A.: Zur Diagnose des Bauchaortenaneurysmas. Röntgenprax. **7**, 395 (1935).
HASEBROCK: Über die Arbeitshypertrophie des Herzens. Dtsch. Arch. klin. Med. **131**, 62 (1920).
HASHIMOTO, H.: Acute pernicious form of beriberi and its treatment by intravenous administration of Vitamin B_1. Amer. Heart J. **13**, 580 (1937).
HASSELWANDER, A.: Beiträge zur Methodik der Röntgenographie. I. Die Teleröntgenographie. Fschr. Röntgenstr. **19**, 356 (1912/13).
HAUBRICH, R.: Über die einseitige Lungenstauung. Fschr. Röntgenstr. **71**, 571 (1949).
HAUDEK, M.: Eine Revision der Methodik der röntgenologischen Herzgrößenbeurteilung. Jahreskurse ärztl. Fortbild. **9**, 8 (1918).
HAUG, K., und R. JAENISCH: Über experimentell erzeugte akute Veränderungen der Herzgröße beim Menschen. Z. klin. Med. **114**, 733 (1930).
HEALY, R. F., J. W. DOW, M. C. SOSMAN und L. DEXTER: The relationship of the roentgenographic appearance of the pulmonary artery to pulmonary hemodynamic. Amer. J. Roentgenol. **62**, 777 (1949).
HEATH, D., J. W. BROWN und W. WHITAKER: Muscular defects in the ventricular septum. Brit. Heart J. **18**, 1 (1956).
HECHT, H. F.: Die Verwertung der orthodiagraphischen Herzflächenmessung für die Beurteilung der Herzgröße im Kindesalter. Jahrb. Kinderheilk. **133**, 26 (1931).
HECKER, H. v.: Ausgedehntes „Panzerherz" als Zufallsbefund. Fschr. Röntgenstr. **31**, 264 (1923/24).
HECKLER, H.: Ein seltener Fall von zwei intraperikardial gelegenen Aortenaneurysmen (Aneurysma der Sinus Valsalvae). Röntgenprax. **8**, 81 (1936).
HECKMANN, K.: Über Herzkymographie. Münch. med. Wschr. **82**, 1079 (1935).
Moderne Methoden zur Untersuchung der Herzpulsationen mittels Röntgenstrahlen. Erg. inn. Med. **52**, 536 (1937).
— Über ein Perikardphänomen bei linksseitigem Pneumothorax und durch Flüssigkeitsbewegung im Herzbeutel verursachte kymographische Befunde. Klin. Wschr. **14**, 1422 (1935).
— Zur Frage der Doppelgipfeligkeit der Randzacken im Flächenkymogramm. Klin. Wschr. **15**, 644 (1936).
— Die Lageänderungen des Herzens während der Pulsation und ihr Ausdruck im Flächenkymogramm. Fschr. Röntgenstr. **55**, 319 (1937).
— Die Symptome des Perikardergusses. Münch. med. Wschr. **84**, 60 (1937).
— Die Untersuchung der Herzpulsationen mittels Elektrokymographie und Phasenanalyse. Z. Kreislaufforsch. **41**, 144 (1952).
— Pathologische Pulsationsformen der Ventrikel. Fschr. Röntgenstr. **76**, 175 (1952).
HEDINGER, C., W. H. HITZIG und C. MARMIER: Über arteriovenöse Lungenaneurysmen und ihre Beziehungen zur Oslerschen Krankheit. Schweiz. med. Wschr. **16**, 367 (1951).
HEDVALL, E.: Arteriovenous aneurysm in the lung. Acta tuberculosa, Suppl. XXI, 32 (1949).
HEEREN, J.: Zur Röntgendiagnose verkalkter Herzthromben. Fschr. Röntgenstr. **50**, 490 (1935).
HEGGLIN, R.: Handbuch d. Inn. Med., Bd. IV, 2. Berlin-Göttingen-Heidelberg: Springer., 1956.
HEIM DE BALSAC, R.: Der rechte Vorhof. Eine anatomisch-röntgenologische Studie an Leichen mittels Kontrastmittel. Fschr. Röntgenstr. **57**, 73 (1938).
— Principle, technique et practique de la radiokymographie cardiovasculaire. Semaine hôp. **24**, 2278 (1948).
HEIM DE BALSAC, R., und A. M. EMAM-ZADÉ: Les transpositions vasculaires. — Tronc artériel commun. — Syndrome d'atrésie aortique et mitrale. — Anomalies veneuses. — Maladie d'Ebstein. — In: DONZELOT und D'ALLAINE, Traité des cardiopathies congénitales. Paris: Masson. 1954.
HEIM DE BALSAC, R., und G. MARQUIS: Un nouveau d'anévrisme de cœur calcifié. Arch. Mal. Cœur **34**, 142 (1941).
HEIMBERGER, H.: Über Panzerherz. Fschr. Röntgenstr. **32**, 46 (1924).
HEITZ und CORONE: Du diagnostic radiologique de l'anévrisme parietal du cœur. Arch. Mal. Cœur **16**, 494 (1923).
HELLMER, H.: Fall von „primärer Dextroversion" des Herzens (sogenannte korrigierte Transposition nach Rokitansky). Fschr. Röntgenstr. **51**, 591 (1935).
HENINGER, B. R.: Clinical aspects of pericardial metastasis. Ann. Int. Med. **7**, 1359 (1934).
HENNY, G. C., und B. R. BOONE: Electrokymograph for recording heart motions utilizing the roentgenoscope. Amer. J. Roentgenol. **45**, 217 (1945).
HERBST, M., K. BOCK, O. HARTLIEB und H. FIEHRING: Die supravalvuläre Aortenstenose mit Hypoplasie der Aorta. Fschr. Röntgenstr. **92**, 355 (1960).

HERBST, R.: Herzgröße und Luftdruckverminderung. Verh. dtsch. Ges. Kreislaufforsch. **1936**, 290.
HERRMAN, W. G.: Pulmonary changes in a case of periarteriitis nodosa. Amer. J. Roentgenol. **29**, 607 (1933).
HERRNHEISER, G.: Die Tiefenlage der im Orthodiagramm randbildenden Herz-Gefäßpartien. Fschr. Röntgenstr. **28**, 372 (1921/22).
— Zur Röntgendiagnostik des Lungenödems. Fschr. Röntgenstr. **89**, 125 (1958).
HERRNHEISER, G., und A. KUBAT: Systematische Anatomie der Lungengefäße. Z. Anat. u. Entw.gesch. **105**, 570 (1936).
HERXHEIMER, G.: Zur Größe, Form und Leistungsfähigkeit des Herzens bei Sportleuten. Z. klin. Med. **96**, 218 (1923).
HERZOG, F.: Bedeutung der Röntgenuntersuchung bei kardialer Lungenstauung. Fschr. Röntgenstr. **44**, 442 (1931).
HERZOG, F., und E. FIRNBACHER: Beitrag zu den Anomalien der Aorta und des Oesophagus. Fschr. Röntgenstr. **35**, 1236 (1927).
HESS, L.: Über konstitutionelle Herzveränderungen. Z. Konst.lehre **9**, 72 (1923).
HESS, W. R.: Die Regulierung des Blutkreislaufes. Leipzig 1930.
HESSE, E.: Aneurysma aortae abdominalis. Fschr. Röntgenstr. **14**, 130 (1909/10).
HESSMANN, A., und M. ISRAELSKI: „Panzerherz". Röntgenprax. **4**, 112 (1932).
HILARIO, J., J. LIND und C. WEGELIUS: Rapid biplane angiocardiography in the tetralogy of Fallot. Brit. Heart J. **16**, 107 (1954).
HILBISH, TH., und R. W. COOLEY: Congenital mitral stenosis. Roentgen study of its manifestations. Amer. J. Roentgenol. **76**, 743 (1956).
HIRSCH, J. S.: Examination of the heart by roentgenkymographic method. Brit. J. Radiol. (N. Ser.) **7**, 728 (1934).
HIRSCH, J. S., und M. SCHWARZSCHILD: Directed roentgenography of the thorax. Amer. J. Roentgenol. **37**, 13 (1937).
HIRSCH, K.: Über die Beziehungen zwischen dem Herzmuskel und der Körpermuskulatur. Dtsch. Arch. klin. Med. **64**, 597 (1899); **68**, 55, 321 (1900).
HITZENBERGER, K.: Die pulsatorischen Bewegungen des rechten Zwerchfells. Wien. Arch. inn. Med. **9**, 205 (1925).
— Das Zwerchfell im gesunden und kranken Zustand. Wien: Springer. 1927.
HITZENBERGER, K., und L. REICH: Ein Beitrag zur Röntgenkymographie. Fschr. Röntgenstr. **31**, 17 (1923).
HOCHSTÄDT, O., und J. SILBERMANN: Über einen besonderen Fall von persistierendem Ductus arteriosus Botalli. Radiol. Clin. **9**, 192 (1940).
HODGES, P. C.: Comparison of the teleroentgenogram with the orthodiagram. Amer. J. Roentgenol. **11**, 466 (1924).
HODGES, P. C., und J. A. E. EYSTER: Estimation of transverse cardiac diameter in man. Arch. Int. Med. **37**, 707 (1926).
— — Estimation of the cardiac area in man. Amer. J. Roentgenol. **12**, 261 (1924).
HOESSLIN, H. v.: Das kleine Herz der Asthmatiker. Klin. Wschr. **10**, 1893 (1941).
HOFBAUER, L.: Extrakardiale Kreislaufstörungen. Erg. inn. Med. **49**, 464 (1935).
— Kreislaufschwäche bei Kyphoskoliose. Demonstration. Ges. d. Ärzte. Wien 11. I. 1935.
HOFBAUER, L., und G. HOLZKNECHT: Respiratorische Größenschwankungen des Herzens. Mitt. Labor. radiol. Diagn. u. Ther. a. allg. Krk.hs. Wien, 1907.
HOFFMANN, A.: Herz und Konstitution. Jahreskurse ärztl. Fortbild. **9**, 3 (1918).
HOLLMANN, W.: Aneurysma der Bauchaorta. Röntgenprax. **6**, 811 (1934).
HOLMES, G.: The radiographic findings in pericarditis with effusion. Amer. J. Roentgenol. **7**, 7 (1920).
— Some observations on use of roentgen rays in diagnosis of pericarditis. J. Amer. Med. Assoc. **83**, 1745 (1924).
— Congenital idiopathic enlargement of the heart. Amer. J. Roentgenol. **25**. 320 (1931).
HOLST, L.: Die Erweiterung des Pulmonalisbogens im Röntgenbilde. (Fünf Fälle von Aneurysma der Pulmonalarterie.) Fschr. Röntgenstr. **50**, 122 (1934).
HOLZAPFEL, G.: Ungewöhnlicher Verlauf der Arteria subclavia dextra. Anat. H., I. Abt.: Arb. anat. Inst. **12**, 309 (1899).
HOLZKNECHT, G.: Das radiographische Verhalten der normalen Aorten. Wien. klin. Wschr. **13**, 225 (1900).
— Zum radiologischen Verhalten pathologischer Prozesse der Brustaorta. Wien. klin. Wschr. **13**, 573 (1900).
— Die röntgenologische Diagnostik der Erkrankungen der Brusteingeweide. Hamburg: Gräfe und Sillem. 1901.
HOLZMANN, M.: Aneurysma dissecans der Bauchaorta im Röntgenbild. Acta rad. **13**, 21 (1932).
— Röntgenbefunde bei Trikuspidalfehlern. Fschr. Röntgenstr. **46**, 14 (1932).
— Erkrankungen des Herzens und der Gefäße. In: SCHINZ, BAENSCH und FRIEDL, Lehrbuch der Röntgendiagnostik. Stuttgart: Thieme. 1952.

HOLZMANN, M., und CH. KIESER: 34jährige Lebensdauer bei Truncus art. comm. incompletus. Cardiologia **31**, 36 (1957).
HORMUTH, V.: Aortenruptur mit Brustwandhämatom bei sackartigem Aneurysma der Aorta ascendens. Röntgenprax. **9**, 609 (1937).
HORNECK, K.: Zur Kenntnis der übermäßigen Erweiterung des linken Vorhofes. Wien. klin. Wschr. **47**, 1348 (1934).
HORNYKIEWYTSCH, TH., und H. ST. STENDER: Die Gefäßveränderungen bei Emphysem und Pulmonalsklerose. Fschr. Röntgenstr. **82**, 642 (1955).
— — Das Verhalten der Lungengefäße bei angeborenen und erworbenen Herzfehlern. Fschr. Röntgenstr. **82**, 26 (1955).
HORSCH, K.: Zur Frage der Pericarditis calculosa. Mitt. Grenzgeb. Med. u. Chir. **43**, 370 (1933).
HOSKIN, J., und F. GARDNER: Silent dissection of the aorta. Brit. Heart J. **8**, 141 (1946).
HOTZ, A.: Über angeborene Trikuspidalinsuffizienz. Jahrb. Kinderheilk. **102**, 1 (1923).
— Besonderheiten der kindlichen Brustorgane. In: SCHINZ, BAENSCH und FRIEDL, Lehrbuch der Röntgendiagnostik. Leipzig: Thieme. 1939.
HUBER, H.: Über erworbene Defekte der Herzkammerscheidewand. Z. Kreislaufforsch. **27**, 825 (1935).
HUBERT, G.: Die Aortitis syphilitica im Röntgenbild. Fschr. Röntgenstr. **33**, 36 (1925).
HUISMANS, L.: Die Telekardiographie. Z. klin. Med. **85**, 33 (1918).
HUMPHREYS, E. M.: Truncus arteriosus communis persistens. Criteria for identification of common arterial trunk, with report of case with four semilunar cusp. Arch. Path. **14**, 671 (1932).
HURXTHAL, L. M.: Myxedema heart with congestive heart failure and polyserous effusion. New England J. Med. **213**, 264 (1935).

IHRE, B.: Roentgenography ad modum Stumpf as a method examining the heart. Acta rad. **15**, 107 (1934).
ISRAELSKI, M.: Die verkalkte Arteria lienalis im Röntgenbild. Röntgenprax. **2**, 670 (1930).
ISRAELSKI, M., und E. LUKAS: Klinische und röntgenologische Beobachtungen an Lungen und Herz nach Leuchtgasvergiftung. Klin. Wschr. **9**, 978 (1930).
— — Über akute Herzerweiterung. Herzbeutelerguß und ihre Differentialdiagnose. Klin. Wschr. **10**, 2301 (1931).

JACCHIA, P.: Phlebektasie im Lungenparenchym. Acta rad. **17**, 74 (1936).
JACKSON, F.: The radiology of acute pulmonary edema. Brit. Heart J. **13**, 503 (1951).
JACOBSON, V. C.: Deviation of the aortic septum: complete transposition of the great vessels. Amer. J. Dis. Child. **21**, 176 (1921).
JÄDERHOLM, K. B.: Über Perikarddivertikel. Acta chir. Scand. **71**, 517 (1932).
JAFFÉ, R. H., und H. STERNBERG: Über die physiologischen Schwankungen des Aortenumfanges. Med. Klin. **15**, 1311 (1919).
JAGIČ, N. v., und S. KREUZFUCHS: Zur Perkussion der Aorta auf der vorderen Brustwand unter Röntgenkontrolle. Med. Klin. **17**, 1262 (1921).
JAKSCH-WARTENHORST, R.: Herzaneurysma im Röntgenbild. Fschr. Röntgenstr. **33**, 563 (1935).
JANKER, R.: Knotige Knochenbildungen der Lungen. Fschr. Röntgenstr. **53**, 260 (1936).
— Ein röntgenkinematographischer Film über die Kontrastdarstellung der Herzbinnenräume und der großen Gefäße bei angeborenen Herzfehlern. Langenbecks Arch. u. Dtsch. Z. Chir. **266**, 322 (1950).
— Die Angiokardiographie der kongenitalen Anomalien des Herzens und der großen Gefäße mit Rechts-Links-Shunt. In: „Röntgendiagnostik, Ergebnisse 1952—1956", herausgegeben von SCHINZ, GLAUNER und UEHLINGER. Stuttgart: Thieme. 1957.
JANKER, R., und H. HALLERBACH: Die röntgenkinematographische Darstellung der Trikuspidalatresie. Fschr. Röntgenstr. **75**, 31 (1951).
JANSSON, G.: Beitrag zur Röntgendiagnostik beim Perikarddivertikel. Acta rad. **12**, 50 (1931).
JARISCH, A., und H. O. LOOS: Über die Formveränderungen des Herzens bei experimentellen Herzerweiterungen. Wien. klin. Wschr. **44**, 844 (1931).
JAUBERT DE BEAUJEAU, A., und R. BÈGE: Situs inversus total avec lésions congénitales du cœur. Arch. Mal. Cœur **30**, 977 (1937).
JELLEN, J., und W. E. FISCHER: Intrapericardial teratoma. Amer. J. Dis. Child. **51**, 1397 (1936).
JENCKEL: Schuß in den Herzbeutel. Med. Klin. **11**, 68 (1915).
JENSEN, F. G., und N. NORGAARD: Récherches cliniques, roentgénologiques et électrocardiographiques sur les femmes saines au cours de la grossesse normale. Compt. rend. Soc. Biol. **94**, 1213 (1926).
JOB, J. M., D. DE OLIVEIRA ILHA, P. S. PASTOUS und F. DIAS CAMPOS: Dextrocardia and unsuspected abscence of the right pulmonary artery in adult demonstrated by angiocardiography. Amer. J. Roentgenol. **73**, 950 (1955).
JONES, A. M., und F. A. LANGLEY: Chronic dissecting aneurysms. Brit. Heart J. **8**, 191 (1946).
JONES, E. W.: A radiographic study of the coronary arteries in health and disease. Quart. J. Med. **24**, 199 (1931).

JONES, J. C., und W. P. THOMPSON: Arteriovenous fistula of the lung. J. Thoracic Surg. **13**, 357 (1944).

JÖNSSON, C., B. BRODÉN und J. KARNELL: Angiocardiographic demonstration of pulmonary stenosis. Acta rad. **40**, 547 (1953).

— — — Thoracic aortography. Acta rad., Suppl. **89**, 1 (1951).

JÖNSSON, G., und G. F. SALTZMAN: Infundibulum of the patent ductus arteriosus studied by thoracic aortography. Acta rad. **37**, 445 (1952).

JUCKER, P.: Die Diagnose der primären bösartigen Geschwülste des Perikards und der das Perikard infiltrierenden Herzwandtumoren. Z. klin. Med. **139**, 208 (1941).

JÜRGENS, R., A. STECKEN und H. WITTE: Die klinische Bedeutung des röntgenologischen Nachweises von Wandverkalkungen im Bereich des linken Vorhofs. Fschr. Röntgenstr. **88**, 534 (1958).

KAHLSTORF, A.: Über eine orthodiagraphische Herzvolumenbestimmung. Fschr. Röntgenstr. **45**, 123 (1932).

— Das Verhalten der Herzgröße bei Herzjagen. Klin. Wschr. **2**, 1028 (1936).

KAHLSTORF, A., und UDE: Die Änderungen von Herzvolumen und Schlagvolumen nach körperlicher Arbeit. Z. klin. Med. **125**, 85 (1933).

KALISCH, Z.: Über einen radioskopisch diagnostizierten und autoptisch bestätigten Fall von partiellem Herzaneurysma. Wien. klin. Wschr. **40**, 1078 (1927).

KAMENETSKY, P. M., und J. S. RABINOWITSCH: Zur Symptomatologie der Pericarditis exsudativa. Münch. med. Wschr. **73**, 478 (1926).

KÄPPELI, A.: Über einen Fall von Aneurysma der Pulmonalarterie. Z. klin. Med. **123**, 749 (1933).

KAUFMANN, L.: Zur Frage der Aorta angusta. Ein Beitrag zu den Normalmaßen des Aortensystems. Veröff. Kriegs- u. Konstit.path. **1919**, H. 2.

KAUFMANN, R.: Über Herzerweiterungen. Wien. Arch. inn. Med. **1**, 211 (1920).

KAUNITZ, H.: Hydroperikard bei inkretorischer Störung. Z. klin. Med. **130**, 601 (1936).

KAUP, J.: Untersuchungen über die Norm. Münch. med. Wschr. **69**, 189 (1922).

KAUTSKY, A.: Ein Fall von diffuser Dilatation der Arteria pulmonalis bei congenitaler Insuffizienz der Pulmonalklappen. Röntgenprax. **8**, 809 (1938).

KAUTZ, F. G., und M. PINNER: Extrapericardial fat bodies. Amer. J. Roentgenol. **35**, 40 (1936).

KERLEY, P.: Lung changes in acquired heart disease. Amer. J. Roentgenol. **80**, 256 (1958).

KEY, E., und A. ÅKERLUND: Verkalktes Aneurysma in der Arteria renalis. Fschr. Röntgenstr. **25**, 551, 556 (1917/18).

KIENBÖCK, R.: Über die intrathorakale Struma. Med. Klin. **4**, 488 (1908).

— Lokalisation von Geschossen im Brustkorb. Fschr. Röntgenstr. **25**, 263 (1917/18).

— Geschosse im Herzen bei Soldaten. Dtsch. Arch. klin. Med. **124**, 419 (1918).

— Zur röntgenologischen Differentialdiagnose von Aortenaneurysma und Mediastinaltumor. Fschr. Röntgenstr. **34**, 849 (1926).

— Zur Differentialdiagnose der rechtsseitigen extrakardialen Sinusaneurysmen der Aorta und der abgesackten cystischen Perikardialexsudate. Wien. med. Wschr. **77**, 558 (1927).

— Zystoide Massen im Brustkorb. Fschr. Röntgenstr. **45**, 308 (1932).

— Über das dissezierende Aneurysma der Aorta. Fschr. Röntgenstr. **59**, 494 (1939).

KIENBÖCK, R., A. SELIG und R. BECK: Untersuchungen an Schwimmern. Münch. med. Wschr. **54**, 1427, 1486 (1907).

KIENBÖCK, R., und K. WEISS: Fall von großem Aneurysma dissecans des Aortenbogens. Röntgenbefund. Wien. Ges. inn. Med., Sitzg. 28. V. 1925.

— — Über die entzündlichen Herzbeuteldivertikel. Fschr. Röntgenstr. **50**, 442 (1934).

KIRCH, E.: Der Einfluß der linksseitigen Herzhypertrophie auf das rechte Herz. Beitr. path. Anat. allg. Path. **73**, 35 (1924).

— Der Entwicklungsablauf der rechtsseitigen tonogenen Herzdilatation bei Mensch und Versuchstier und seine physiologische Erklärung. Arch. path. Anat. **291**, 683 (1933).

— Über tierexperimentelle Erzeugung von tonogener Dilatation und Hypertrophie des rechten Herzens durch hochdosierte Histamininjektionen. Arch. exp. Path. **171**, 691 (1933).

— Anatomische Grundlagen des Sportherzens. Verh. dtsch. Ges. inn. Med. **47**, 73 (1935).

KIRCH, E., und W. GRÜNBAUER: Über tierexperimentelle Herzhypertrophie bei Laboratoriumsratten durch trainingsmäßiges Schwimmen. Beitr. path. Anat. allg. Path. **100**, 354 (1938).

KIRCH, E., und W. NÜRMBERGER: Entwicklungsgang und Rückbildung der sportlichen Hypertrophie im Tierversuch. Arch. Kreislaufforsch. **4**, 1 (1939).

KIRSCH, O.: Grundlagen der orthodiagraphischen Herzgröße und Thoraxbreitenbeurteilung im Kindesalter. Berlin: Karger. 1929.

— — Welche Art der Relativität ist der Beurteilung der relativen Herzgröße zugrunde zu legen? Jahrb. Kinderheilk. **137**, 185 (1932).

KIRSCHMANN, K.: Herzaneurysma. Fschr. Röntgenstr. **36**, 668 (1927).

KISSEN, M.: Pulmonary insufficiency with a supernumerary cusp in the pulmonary valve. Amer. Heart J. **12**, 206 (1936).

KISTIN, A. D., J. M. EVANS und A. E. BRIGULIO: Ebstein's anomaly of the tricuspid valve; angiocardiographic diagnosis. Amer. Heart J. **50**, 634 (1955).

KIS-VÁRDAY, G.: Aortenkalzifikationen im Kindesalter. Fschr. Röntgenstr. **92**, 134 (1960).

KJELLBERG, S. R.: Dissezierende Aneurysmen der Aorta und der Arteria iliaca sowie ein ungewöhnlicher Fall von Aneurysma spurium. Acta rad. **19**, 273 (1938).

KJELLBERG, S. R., H. LÖNROTH, U. RUHDE und T. SJÖSTRAND: Blood volume and heart volume during pregnancy and the puerperium. Acta med. Scand. **138**, 421 (1950).

KJELLBERG, S. R., E. MANNHEIMER, U. RUHDE und B. JÖNSSON: Diagnosis of congenital heart disease. Chicago: The Yearbook Publishers, Inc. 1955.

KJELLBERG, S. R., und U. RUHDE: Electrokymographic studies of coarctation of the aorta. Acta rad. **34**, 145 (1950).

KJELLBERG, S. R., U. RUHDE und T. SJÖSTRAND: Korrelation von Herzgröße zu Blutvolumen und körperlicher Arbeit bei Puls von 170/min. Acta rad. **31**, 113 (1949).

KLAFTEN, E., und J. PALUGYAY: Vergleichende Untersuchungen über Lage und Ausdehnung von Herz und Lunge in der Schwangerschaft und im Wochenbett. Arch. Gynäk. **131**, 347 (1927).

KLASON, T.: Pericarditis calculosa und Herzverkalkungen. Acta rad. **1**, 162 (1921/22).

— On the horizontal orthoprojection of the heart. Acta rad. **11**, 57 (1930).

KLAUS, E. J.: Untersuchungen zur Klärung eines plötzlichen Todesfalls beim Wettschwimmen. Dtsch. Arch. klin. Med. **181**, 285 (1937).

— Untersuchungen über die Rückbildung der Überanstrengungsdilatation des Herzens bei einem jugendlichen Wettkampfsportler. Z. Kreislaufforsch. **31**, 7 (1939).

KLAUS, E. J., und A. H. ALBERT: Die morphologischen und funktionellen Herzveränderungen in dosierten Valsalvaschen Versuch bei jugendlichen Wettkampfsportlern. Dtsch. Arch. klin. Med. **182**, 477 (1938); **183**, 315 (1938).

KLEINSCHMIDT, K., und W. WACHSMUTH: Experimentelle Untersuchungen an Herz und Kreislauf bei arteriovenöser Fistel. Dtsch. Z. Chir. **201**, 145 (1927).

KLEMOLA, E.: Über Isthmusstenose der Aorta. Duodecim **53**, 1139 (1937).

KLINCK, G. H., und H. D. HUNT: Pulmonary varix with spontaneous rupture and death. Arch. Path. **15**, 227 (1933).

KLOIBER, H., und H. HOCHSCHILD: Zur Frage des röntgenologischen Sichtbarwerdens des Herzens im Perikardialerguß. Fschr. Röntgenstr. **27**, 473 (1919/21).

KMENT, H.: Aneurysma der Arteria renalis. Beitr. klin. Chir. **147**, 144 (1929).

KNOTHE, W.: Die „Hiatushernien" vom Standpunkt des Röntgenologen. Dtsch. med. Wschr. **58**. 609 (1932).

KNOX, R.: The investigations on the movements of the heart by the use of slit diaphragm and the moving film. Brit. J. Radiol. **21**, 142 (1925).

KNUTSSON, F.: Dissecting aneurysm of the thoracic aorta. Acta rad. **51**, 273 (1959).

KOCH, W.: Über den Verschluß der Koronararterien. Med. Klin. **26**, 1139 (1930).

KOCH, W., und W. WIECK: Anatomische Analyse des Röntgenbildschattens des Herzens und der Interlobärspalten der Lunge. Jena: Fischer. 1930.

KOEPPLIN, F.: Zur Morphologie und Funktion des Sportherzens. Schweiz. med. Wschr. **39**, 1053 (1950).

KÖHLER, A.: Teleröntgenographie des Herzens. Dtsch. med. Wschr. **34**, 186 (1908).

KOHLMANN, G.: Die Klinik und Röntgendiagnose des Lungeninfarkts. Fschr. Röntgenstr. **32**, 124 (1924).

KOMMERELL, B.: Verlagerung des Oesophagus durch eine abnorm verlaufende Arteria subclavia dextra (Arteria lusoria). Fschr. Röntgenstr. **54**, 590 (1936).

— Verkalkte Herzklappen im Röntgenbild. Fschr. Röntgenstr. **53**. 34 (1936).

— Die Rechtslage des Aortenbogens. Erg. med. Strahlenforsch. **7**. 1 (1936).

KOMMERELL, B., und ROEMHELD: Klinik und Röntgenbild der Aneurysmen der Bauch- und unteren Brustaorta. Dtsch. Arch. klin. Med. **186**, 136 (1940).

KORNBLUM, K., S. BELLET und H. W. OSTRUM: Tuberculous pericarditis. Its roentgenological significance. Amer. J. Roentgenol. **29**, 202 (1933).

KÖRNER, G.: Kurze Mitteilung einer Aortenmißbildung (Hohe Rechtslage mit Verlagerung des Oesophagus und der Trachea). Fschr. Röntgenstr. **52**, 400 (1935).

KORTH, C., und J. SCHMIDT: Dextroversio cordis. Arch. Kreislaufforsch. **20**, 157 (1953).

— Essentielle Dextropositio cordis. Fschr. Röntgenstr. **81**, 46 (1954).

KOVACS, F., und O. STOERCK: Über das Verhalten des Oesophagus bei Herzvergrößerung. Wien. klin. Wschr. **23**, 1471 (1910).

KRAEMER, W. F., G. GENSINI, S. G. BLOUNT und R. R. LANIER: Roentgen aspects of atrial septal defect, ostium secundum. Acta rad. **44**, 441 (1955).

KRAUS, F.: Über Kropfherz. Dtsch. med. Wschr. **32**, 1889 (1906).

— Über die Aortenerweiterung bei der Döhle-Hellerschen Aortitis. Dtsch. med. Wschr. **40**, 377 (1914).

— Über die sogenannte idiopathische Herzhypertrophie. Berl. klin. Wschr. **54**, 765 (1917); Med. Klin. **13**, 926 (1917).

— Über konstitutionelle Schwäche des Herzens. Dtsch. med. Wschr. **43**, 1153 (1917).

KREPLER, P.: Zur Klinik des angeborenen Stridors bei doppeltem Aortenbogen. Österr. Z. Kinderheilk. **9**, 225 (1954).

KREUZFUCHS, S.: Ein neues Verfahren der Herzmessung. Münch. med. Wschr. **59**, 1030 (1912).

— Die Brustaorta im Röntgenbilde. Wien. klin. Wschr. **29**, 701 (1916).

— Ein typischer Aortenbefund von prinzipieller Bedeutung bei Pleuritis mediastinalis superior dextra. Wien. med. Wschr. **85**, 871 (1935).

— Aortenisthmusmessung mittels transparenter Kreise. Med. Klin. **31**, 1274 (1935).

— Aortenverlauf und Meßbarkeit im Kindesalter. Fschr. Röntgenstr. **54**, 396 (1936).

— Die einfachste Aortenmessung und ihre physiologische klinische Bedeutung. Münch. med. Wschr. **83**, 681 (1936).

— Pulmonalismessung. Fschr. Röntgenstr. **56**, 756 (1937).

KROHN, K. H.: Rippenusuren bei einem Fall von kongenitaler Isthmusstenose. Röntgenprax. **9**, 776 (1937).

KRONENBERGER, F., und F. LEESER: Isolierte Dilatation des rechten Vorhofes. Röntgenprax. **2**, 924 (1930).

KUCSKO, L.: Über einen seltenen „venösen Shunt" als natürliche funktionelle Korrektur einer Transposition der großen Herzgefäße. Zbl. allg. Path. path. Anat. **90**, 317 (1953).

— Über die formale und kausale Genese der sogenannten „idiopathischen" Aneurysmen der Sinus Valsalvae aortae. Wien. klin. Wschr. **1953**, 826.

KUDISCH, B. M.: Röntgenologische Studien der Aorta. I. Mitteilung. Fschr. Röntgenstr. **48**, 298 (1933).

— Über die funktionell-dynamische Methodik der Kardioröntgenographie. Fschr. Röntgenstr. **46**, 529 (1932).

KUGEL, M. A.: Congenital heart disease. A clinical and pathological study of two cases of truncus solitarius aorticus (pulmonary atresia). Amer. Heart J. **7**, 262 (1931).

— Congenital heart disease; cor biloculare. Amer. Heart J. **8**, 280 (1932).

KUHLMANN, F.: Klinische Bedeutung der Röntgendiagnostik der Coronarsklerose. Fschr. Röntgenstr. **48**, 42 (1933).

— Zur Röntgendiagnostik der Coronarthrombose. Klin. Wschr. **13**, 957 (1934).

KUKULA, O.: Beitrag zur Kasuistik und operativen Behandlung von Herzsteckschüssen. Med. Klin. **13**, 907 (1917).

KÜLBS, F.: Experimentelles über Herzmuskel und Arbeit. Arch. exp. Path. **53**, 288 (1906).

— Über den Einfluß der Bewegung auf den wachsenden und erwachsenen Organismus. Dtsch. med. Wschr. **38**, 1916 (1912).

KÜNZLER, B., und N. SCHAD: Der angiokardiographische Nachweis des offenen Ductus Botalli. Fschr. Röntgenstr. **90**, 14 (1959).

— Atlas der Angiokardiographie angeborener Herzfehler. Stuttgart: Thieme. 1960.

LACHMANN, H.: Zwei weitere Fälle von angeborener isolierter unkomplizierter Dextrokardie. Sammlung seltener klinischer Fälle, Heft VII, 67, 1953.

LACK, H.: Druckusur der Wirbelsäule infolge exzessiver Herzerweiterung bei kombiniertem Mitralvitium. Fschr. Röntgenstr. **86**, 514 (1957).

LAM, C.: Pericardial coelomic cyst. Radiology **48**, 239 (1947).

LAMBERT, A. V.: Etiology of thin-walled thoracic cysts. J. Thoracic Surg. **10**, 1 (1940).

LANGE, F., und E. WEHNERT: Das Herz bei Hypertonie und bei Arteriosklerose. Dtsch. Arch. klin. Med. **160**, 45 (1928).

LAPLACE, L. B.: Observations on the effect of an arteriovenous fistula on the human circulation. Amer. J. Med. Sci. **189**, 497 (1935).

LASIUS, O. J.: Vorübergehende Herz- und Aortendilatation und Vestibularisstörung bei einem 29jährigen Elektromonteur, verursacht durch Starkstromunfall von 50.000 Volt. Med. Klin. **25**, 1133 (1929).

LAUBER, H., E. L. PRZYWARA und G. VELDE: Zur Messung des Aortendurchmessers in bestimmter Pulsationsphase. Beitrag zur Schlagvolumenbestimmung auf physikalischem Wege. Z. klin. Med. **119**, 67 (1931).

LAUBRY, C.: Sur le diagnostic radioscopique des anévrismes de l'aorte abdominale. Bull. Soc. méd. Hôp. Paris **44**, 1293 (1920).

LAUBRY, C., P. COTTENOT, D. ROUTIER und R. HEIM DE BALSAC: Étude anatomoradiologique du cœur et des gros vaisseaux par opacification. J. Radiol. Électrol. **19**, 195, 561, 700 (1935); **20**, 65 (1936).

LAUBRY, C., und R. HEIM DE BALSAC: Mise en évidence par la radiokymographie de la sténose isthmiques. Arch. Mal. Cœur **30**, 394 (1937); Valeur des érosions costales dans le diagnostic de sténose isthmiques. Ibid. **30**, 128 (1937).

LAUBRY, C., und C. PEZZI: Traité des maladies congénitales du cœur. Paris 1921.

LAUBRY, C., D. ROUTIER und R. HEIM DE BALSAC: Grosse pulmonaire. Petite aorta. Affection congénitale. Bull. Soc. méd. Hôp. Paris **56**, 847 (1941).

LAUBRY, C., P. SOULIÉ und R. HEIM DE BALSAC: Le syndrome phrenogastrique des coronarites. Arch. Mal. Cœur **31**, 583 (1938).

LAUBRY, C., und M. THOMAS: Les lésions de l'artère pulmonaire et leurs conséquences au cours du rétrécissement mitral. Bull. Soc. méd. Hôp. Paris **50**, 639 (1926).

LAUENSTEIN, H.: Über kardial bedingte Bronchostenosen und Lungenatelektasen im Kindesalter. Z. Kinderheilk. **54**, 145 (1933).

LAURELL, H.: Über respiratorische Veränderungen im Lungenfeld, Mediastinum und Zwerchfell unter normalen Verhältnissen und bei gewissen krankhaften Zuständen der Lunge und des Brustfells. Acta rad. **8**, 555 (1927).

— Röntgenologische Herzstudien. Festschrift für Quensel. Upsala läk.fören. förh. **34**, 495 (1928).

— Die orthostatische arterielleAnämie, ein gewöhnliches, aber oft fehlgedeutetes Krankheitsbild. Fschr. Röntgenstr. **53**, 501 (1936).

LAVAURS und GRAS: Interêt de l'angiographie dans le diagnostic des Kystes hydatiques du cœur. J. Radiol. Électrol. **39**, 809 (1958).

LEDOUX-LEBARD, R.: Balle de shrapnell libre dans l'oreillette droite. J. Radiol. Électrol. **2**, 34 (1916).

LEDOUX-LEBARD, R., J. GARCIA-CALDERON und G. LEDOUX-LEBARD: Le radiodiagnostic des calcifications de l'aorte abdominale et de ses branches. Presse méd. **43**, 2084 (1935).

LEENDERTZ, G.: Warum sind Stauungsergüsse in der Pleurahöhle rechts häufiger als links? Dtsch. med. Wschr. **67** 348 (1941).

LENK, R.: Zur Röntgendiagnostik der Aneurysmen der Aorta descendens und der Aortenlues überhaupt. Fschr. Röntgenstr. **30**, 135 (1922/23).

— Röntgendiagnose der Koronarsklerose in vivo. Gleichzeitig ein Beitrag zur Erkennbarkeit des Herzaneurysmas im Röntgenbilde. Fschr. Röntgenstr. **35**, 1265 (1927).

— Die Röntgendiagnostik der intrathorakalen Tumoren und ihre Differentialdiagnose. Wien: Springer. 1929.

LERMAN, J., R. J. CLARK und J. H. MEANS: The heart in myxedema. Ann. Int. Med. **6**, 1251 (1933).

LEVENE, G., und S. A. KAUFMAN: The roentgen diagnosis of pericardial effusion, with special reference to the appearance of the barium-filled esophagus and the cardiohepatic angle. Radiology **57**, 373 (1951).

LEVY, L., R. FOWLER, H. JACOBS, J. LECKERT, J. IRION, J. ROSEN und H. CHASTANT: Angiocardiographic confirmation of pericardial effusion. Amer. Heart J. **43**, 59 (1952).

LE WALD, L. T., und G. H. TURELL: The aviator's heart. Roentgen ray studies under conditions simulating high altitudes. Amer. J. Roentgenol. **7**, 67 (1920).

LEWIS, T.: Material relating to coarctation of the aorta of the adult type. Heart **16**, 205 (1933).

LEWIS, T., und A. W. DRURY: Observations relating to arteriovenous aneurysm. Heart **10**, 310 (1923).

LIAN, C., und M. MARCHAL: L'éxamen radiologique de l'aorte en position frontale. Presse méd. **1**. 841 (1936).

LIAN, C., M. MARCHAL und M. DEPARIS: Le diagnostic clinique et radiologique des anévrismes aortiques intrapéricardiques (anévrismes des sinus de Valsalva). Bull. Soc. méd. Hôp. Paris **56**, 522 (1933).

LICHTMAN, S. S.: Isolated congenital dextrocardia. Arch. Int. Med. **48**, 866 (1931).

LILLIE, W. J., J. R. McDONAD und O. T. CLAGETT: Pericardial coelomic cysts and pericardial diverticula. J. Thoracic Surg. **20**, 409 (1950).

LIND, J., und C. WEGELIUS: Angiocardiographic studies in children. Advances in pediatrics. Vol. 5. New York: Academic Press. 1952.

LINDBOE, E. F.: Aneurysm of the splenic artery diagnosed by X-rays and operated upon with success. Acta chir. Scand. **72**, 108 (1932).

LINDGREN, E.: Roentgendiagnosis of arterio-venous aneurysm of the lung. Acta rad. **27**, 585 (1946).

LINZBACH, A. J.: Die pathologische Anatomie der röntgenologisch feststellbaren Form- und Größenveränderungen des menschlichen Herzens. Fschr. Röntgenstr. **77**, 1 (1952).

LJUNGDAHL, M.: Ein Fall von Pneumoperikardium. Dtsch. Arch. klin. Med. **111**, 19 (1913).

LOBEN, F.: Über angeborene Rechtslagerung des Herzens bei normalem Situs der Bauchorgane. Fschr. Röntgenstr. **38**, 553 (1928).

LODWICK, G. S.: Dissecting aneurysms of the thoracic and abdominal aorta. Amer. J. Roentgenol. **69**, 907 (1953).

LOEHR, W. M.: Pericardial cysts. Amer. J. Roentgenol. **68**, 584 (1952).

LOEWY, A., und A. E. MAYER: Über experimentell erzeugte akute Herzerweiterung beim Menschen. Klin. Wschr. **5**, 1213 (1926).

LÖHR, H., F. LOOGEN und H. VIETEN: Die periphere Pulmonalstenose. Fschr. Röntgenstr. **94**, 285 (1961).

LONGIN, F., und G. PEPPMEIER: Beitrag zur anomalen Lungenveneneinmündung in die Vena cava inferior. Fschr. Röntgenstr. **88**, 386 (1958).

LOOGEN, F., und H. VIETEN: Atypische Symptomatologie einer Aortenbogenatresie infolge zusätzlicher Gefäßanomalien. Fschr. Röntgenstr. **93**, 730 (1960).

— Die Diagnose der supravalvulären Aortenstenose. Z. Kreislaufforsch. **49**, 439 (1960).

LOPO DE CARVALHO und EGAS MONIZ: Visibility of the pulmonary vessels. Angiopneumographie. Acta rad. **14**, 433 (1933).

LÖWENECK, M.: Einige seltene Beobachtungen aus der Ösophaguspathologie. Dysphagia lusoria bei hoher Rechtslage der Aorta. Fschr. Röntgenstr. **35**, 1230 (1927).

LUDIN, H., WAIBEL und SCHEIDEGGER: Medionecrotic dissecting aneurysm of the abdominal aorta. Acta rad. **55**, 177 (1961).

LÜDIN, M.: Aneurysma der Arteria pulmonalis. Acta rad. **14**, 259 (1933).

LÜDKE, H., und L. SCHÜLLER: Über die Wirkung experimenteller Anämie auf die Herzgröße. Dtsch. Arch. klin. Med. **100**, 512 (1910).

LUDWIG, H.: Funktionelle Mitralstenosen durch Tumoren des Vorhofs. Z. klin. Med. **123**, 587 (1933).

— Negatives und Positives von der Herzkymographie. Fschr. Röntgenstr. **54**. 469 (1936).

— Mesokardie. Acta rad. **17**, 85 (1936).

— Röntgenaufnahme des Herzens während bestimmter Aktionsphasen. Fschr. Röntgenstr. **57**, 515 (1938).

— Röntgenologische Beurteilung der Herzgröße. Fschr. Röntgenstr. **59**, 1, 139 (1939).

— Kritik des Lungenherzquotienten. Helvet. med. Acta **13**, 352 (1946).

LUGER, A.: Zur Symptomatologie der Insuffizienz der Aortenklappen mit besonderer Berücksichtigung der Frage der relativen Insuffizienz derselben. Wien. med. Wschr. **78**, 209 (1928).

LUISADA, A.: Aneurisma vero dell'arterie polmonare da arterite luetica. Minerva med. **25**, 421 (1934).

LUISADA, A. A., und G. G. FLEISCHNER: Studies of fluorocardiography; tracings of the left ventricle in myocardial infarction. Acta cardiol. (Bruxelles) **4**, 179 (1948).

— — Dynamics of the left auricle in mitral valve lesions. Amer. J. Med. **4**, 791 (1948).

LUISADA, A. A., G. G. FLEISCHNER und M. B. RAPPAPORT: Fluorocardiography (Electrokymography). Amer. Heart J. **35**, 336, 348 (1948).

LUTEMBACHER, R.: De la sténose mitrale avec communication interauriculaire. Arch. Mal. Cœur **9**, 235 (1916).

— Anévrisme de l'oreilette gauche. Arch. Mal. Cœur **10**, 145 (1917).

— Deux nouveaux cas d'anévrisme de l'oreillette gauche. Arch. Mal. Cœur **11**, 434 (1918).

— Anévrismes du ventricule gauche. Étude clinique et radioloque des anévrismes ventriculaires. Arch. Mal. Cœur **13**, 49 (1920).

— Sténose mitral et communication interauriculaire. Arch. Mal. Cœur **29**, 229 (1936).

LÜTHI, A.: Über Herzschüsse. Schweiz. med. Wschr. **56**, 454 (1926).

LYSHOLM, E.: Röntgenoskopischer Modellierungsapparat auch für Quersektion und Lokalisation. Acta rad. **7**, 189 (1926).

LYSHOLM, E., G. NYLIN und K. QUARNA: The relation between the heart volume and stroke volume under physiological and pathological conditions. Acta rad. **15**, 257 (1934).

MAHAIM, I.: Des variations de l'indice de profondeur dans les réactions volumetriques du cœur. Ann. méd. **20**, 73 (1926).

— De l'anévrisme primitif de l'oreillette gauche. Troubles particulaires du rhythme cardiaque. La dissociation interauriculaire. Ann. méd. **21**, 380 (1927).

— Des réactions volumetriques du cœur de l'hypertrophie à la dilatation. Ann. méd. **23**, 79 (1928).

— Les tumeurs et les polyps du cœur. Étude anatomoclinique. Paris: Masson. 1945.

MAISLICH, R., und W. BOBREZKAJA: Über die Größe des Herzens der Schwangeren. Fschr. Röntgenstr. **54**, 574 (1936).

MANDELE, L. J. VAN DER: Über einen Fall von Pleuritis mediastinalis und über die Doppelkontur des Herzschattens im Röntgenbild. Fschr. Röntgenstr. **34**, 84 (1926).

MANDELSTAMM, M., und S. REINBERG: Die Dextrocardie. Erg. inn. Med. **34**, 130 (1928).

MANKIN, H. T., und H. B. BURCHELL: Clinical considerations in partial anomalous pulmonary venous connections. Proc. Staff Meetings Mayo Clin. **28** (1953).

MANNHEIMER, E.: Morbus caeruleus. Basel: Karger. 1949.

MANNHEIMER, E., und P. J. NORDENFELT: Four cases of congenital heart disease. Acta paediatr. **23**, 200 (1938).

MARBLE, H. S., und P. D. WHITE: Traumatic aneurysm of the right pulmonary artery. J. Amer. Med. Assoc. **74**, 1778 (1920).

MARQUIS, R. M.: Ventricular septal defect in early childhood. Brit. Heart J. **12**, 265 (1950).

MARTIN, J. A., und B. M. LEWIS: Transposition of the aorta and levoposition of the pulmonary artery. Amer. Heart J. **43**, 621 (1952).

MARTIN, J. F., und E. H. YOUNT: Coarctation of the abdominal aorta. Amer. J. Roentgenol. **76**, 782 (1956).

MARTLAND, H. S.: Syphilis of the aorta and heart. Amer. Heart J. **6**, 1 (1930).

MASON, D. G.: Subacute cor pulmonale. Arch. Int. Med. **66**, 1221 (1940).

MASTER, A. M.: Roentgenoscopy as a diagnostic aid in coronary occlusion. Amer. J. Roentgenol. **45**, 350 (1941).

— Right sided aorta with atypical coarctation involving only the left subclavian artery. Amer. Heart J. **32**, 778 (1946).

MAZER, M. L.: True pericardial diverticula. J. Thoracic Surg. **55**, 27 (1950).

MCCARTNEY, J. E., und H. DRUMMOND: A case of gunshot wound of the liver where the missile entering the circulation through the hepatic vein, was found lodged in the right ventricle of the heart. Brit. J. Surg. **5**, 508 (1918).

MCCLURE, C. C.: A case of aneurysm of the abdominal aorta. Radiology **17**, 825 (1931).

MCCREA, F. D., J. A. EYSTER, und W. J. MECK: The effect of exercise upon diastolic heart size. Amer. J. Physiol. **83**, 361 (1927).

MCGINN, S., und P. D. WHITE: Interauricular septal defect associated with mitral stenosis. Amer. Heart J. **9**, 1 (1933).

— — Epipericardial fat; its non-recognition as a common cause of error in X-ray measurement of heart size. J. Amer. Med. Assoc. **107**, 200 (1936).

MCKUSIK, V. A.: Chronic constrictive pericarditis. II. Electrokymographic studies and correlations with roentgenography, phonocardiography and right ventricular pressure curves. Bull. Johns Hopkins Hosp. **90**, 27 (1952).

MCPHEDRAN, F. M., und C. N. WEYL: Automatic synchronization of roentgen ray exposures. Amer. J. Med. Sci. **169**, 510 (1925).

MEEK, W. J.: The effect of changes in pulse rate on diastolic heart size. Amer. J. Physiol. **70**, 385 (1925).

MEEK, W. J., und J. A. EYSTER: The effect of plethora and variations in venous pressure on diastolic size and output of the heart. Amer. J. Physiol. **61**, 186 (1922).

MEISTER, W., und H. DERLICH: Röntgenologische Herzgrößenbestimmungen beim Menschen im Unterdruck. Luftf.med. **3**, 32 (1939).

MELCHART, F.: Herzaneurysma, in vivo diagnostiziert und autoptisch bestätigt. Röntgenprax. **1**, 887 (1929).

MELCHIOR, E.: Zur Kenntnis der Herzstörungen bei arteriovenösen Aneurysmen und ihre Heilbarkeit durch Operation. Med. Klin. **25**, 514 (1929).

MELOT, G., A. BOLLAERT, F. DECLERCQ, A. DE COSTER, A. DUMONT und A. DUPREZ: Détermination de l'opérabilité du cancer bronchique d'après l'angiopneumographie. J. belge Radiol. **37**, 369 (1954).

METIANU, C., C. DUBOST, M. DURAND und T. HOFFMANN: Bemerkungen zur klinischen Diagnose und zur operativen Behandlung kongenitaler Herzfehler auf Grund von 1000 untersuchten und 450 operierten Fällen. Arch. Kreislaufforsch. **18**, 21 (1952).

METIANU, C., und M. DURAND: Complex d'Eisenmenger. — Atrésie et hypoplasie tricuspidienne. — Ventricule unique. — Tétralogie de Fallot. — Trilogie de Fallot. In: DONZELOT et D'ALLAINE: Traité des cardiopathies congénitales. Paris: Masson. 1954.

METIANU, C., und R. HEIM DE BALSAC: Angiomes et anévrismes arterio-veineux pulmonaires. Ebenda.

METZGER, H. N., und H. OSTRUM: Right-sided aortic arch. Amer. J. Digest. Dis. Nutrition **6**, 32 (1939).

MEYER, A. W., und E. SULGER: Das Kropfherz vor und nach der Operation. Med. Klin. **22**, 834 (1926).

MEYER, E.: Zur Kenntnis des kleinen Herzens. Dtsch. med. Wschr. **46**, 789 (1920); **49**, 1384 (1923).

— Über Herzgröße und Blutgefäßfüllung. Klin. Wschr. **1**, 1 (1922).

MEYER, E., und R. SEYDERHELM: Beziehungen zwischen Herzgröße und Blutzusammensetzung. Verh. dtsch. Kongr. inn. Med. **32**, 376 (1921).

MEYER, P.: Dextrocardie pure congénitale sans inversions des cavités cardiaques. Arch. Mal. Cœur **30**, 971 (1937).

MEYER-BORSTEL, H.: Über Form und Größenveränderungen des Herzens bei Struma. Fschr. Röntgenstr. **41**, 695 (1930).

MICKS, R. H.: Congenital aneurysms of all three sinuses of Valsalva. Brit. Heart J. **2**, 63 (1940).

MILLER, G., und B. E. POLLOCK: Total anomalous pulmonary venous drainage. Amer. Heart J. **49**, 127 (1955).

MILLER, M. K., und W. W. LYON: Persistent truncus arteriosus: cardiac hypertrophy, dysphagia, death on eleventh day. Amer. Heart J. **7**, 106 (1931).

MISSKE, B., und G. SCHÖNE: Das Herz im Röntgenbilde bei Schilddrüsenüberfunktion. Fschr. Röntgenstr. **50**, 121 (1934).

MOBERG, G.: Some views on the important part played by the pressure conditions in chest and abdomen for the radiographic examination of heart and lung. Acta rad. **21**, 1 (1940).

MOLNAR, J.: Über Luftansammlung in Herzbeutel. Fschr. Röntgenstr. **36**, 656 (1927).

MONIZ, E., L. DE CARVALHO und A. LIMA: Aus dem Gebiete Angiopneumographie. Beitr. Klin. Tbk. **79**, 72 (1932).

MONIZ DE BETTENCOURT, SALDANHA und BARETTO-FONGESCO: Arch. Mal Cœur **45**, 1074 (1952).

MOOG, O.: Über die Dreieckform des Herzens im Röntgenbilde (zugleich ein Beitrag zur Frage des „schlaffen" Herzens). Fschr. Röntgenstr. **32**, 312 (1924).

MOREAU, R., und G. BOUDIN: Kystes hydatiques multiples du cœur. Arch. Mal. Cœur **34**, 142 (1941).

MORGAN JONES, A., und F. A. LANGLEY: Aortic sinus aneurysms. Brit. Heart J. **11**, 325 (1949).
MORITZ, F.: Über Veränderungen in der Form, Größe und Lage des Herzens beim Übergang aus horizontaler in vertikale Körperstellung usw. Dtsch. Arch. klin. Med. **82**, 1 (1905).
— Über funktionelle Verkleinerung des Herzens. Münch. med. Wschr. **55**, 713 (1908).
— Demonstration zur Größe und Fassungskraft des Herzens. Verh. dtsch. Ges. Kreislaufforsch. **1**, 125 (1928).
— Über die Norm der Größe und Form des Herzens beim Manne. Dtsch. Arch. klin. Med. **171**, 431 (1931); **172**, 462 (1932); **174**, 330 (1932).
— Größe und Form des Herzens bei Meistern im Sport. Dtsch. Arch. klin. Med. **176**, 455 (1934).
— Herzdilatation. Münch. med. Wschr. **82**, 450 (1935).
MORITZ, F., und W. MOHR: Über die Kapazität und die Muskelmasse der menschlichen Herzhöhlen. Z. Kreislaufforsch. **25**, 609 (1933).
MOSKER, D., und BALSANOFF: Über den Valsalva-Versuch. Klin. Wschr. **3**, 401 (1924).
MUIR, D. C., und J. W. BROWN: Patent intraventricular septum (maladie de Roger). Arch. Dis. Child. **9**, 27 (1934).
MÜLLER, E. F.: Perikarditische Verkalkungen. Greifswald 1918.
MÜLLER, H. JR.: Zur klinischen und pathologischen Anatomie des unkomplizierten offenen Septum ventriculorum. Dtsch. Arch. klin. Med. **133**, 316 (1920).
— Die kongenitale Aortenkonusstenose. Schweiz. med. Wschr. **54**, 702 (1924).
— Die unkomplizierte angeborene Pulmonalstenose. Schweiz. med. Wschr. **55**, 619 (1925).
— Vorhofseptumdefekt ohne weitere Herzmißbildung. Ein Beitrag zu den gutartigen angeborenen Herzfehlern. Schweiz. med. Wschr. **57**, 862 (1927).
— Ein Sektionsfall einer unkomplizierten angeborenen Aortenstenose. Schweiz. med. Wschr. **62**, 162 (1932).
MÜLLER, K.: Ein Fall von Isthmusstenose. Sitzg. Wien. Ges. Röntgenkd., April 1934.
MÜLLER, W.: Fall von multilokulären Dermoiden des Mediastinums. Sitzg. Wien. Ges. Röntgenkd., Mai 1948.
MUSSHOFF, K.: Über ein ungewöhnliches Zeichen bei Fallotscher Tetralogie. Fschr. Röntgenstr. **82**, 328 (1955).
MUSSHOFF, K., H. REINDELL und H. KLEPZIG: Beziehung zwischen Herzgröße und Schlagvolumen in Ruhe. Fschr. Röntgenstr. **88**, 88 (1958).
MUSSHOFF, K., H. REINDELL, H. KLEPZIG, P. FRISCH, J. EMMERICH, K. KÖNIG, H. STEIM, B. BAUMGARTEN und F. MOSER: Zur Normgröße des gesunden Herzens. Fschr. Röntgenstr. **88**, 88 (1958).

NATVIG, P.: The volume of the heart in Müller's and Valsalva's tests. Acta rad. **15**, 657 (1934).
NAUWERCK, C.: Lungenvarix und Hämoptoe. Münch. med. Wschr. **70**, 1084 (1923).
NEIMAN, B. H.: Varix of the pulmonary vein. Amer. J. Roentgenol. **32**, 608 (1934).
NEMENOW, M.: Röntgendiagnostik der Aneurysmen der Bauchaorta. Pneumoperitoneum. Fschr. Röntgenstr. **37**, 641 (1928).
NÉMET, G.: Zur Kenntnis der „Mitralform“ gesunder Herzen. Klin. Wschr. **2**, 348 (1923).
NÉMET, G., und J. SCHWEDEL: Roentgenographic studies of the right ventricle. Amer. Heart J. **7**, 132 (1932).
NEUBURGER, J.: Zwei Fälle von syphilitischen Aneurysmen der Aorta pulmonalis. Dtsch. med. Wschr. **56**, 821 (1941).
NEUHAUSER, E. B. D.: The roentgendiagnosis of double aortic arch and other anomalies of the great vessels. Amer. J. Roentgenol. **56**, 1 (1946).
NICOLAI, G. F., und N. ZUNTZ: Füllung und Entleerung des Herzens bei Ruhe und Arbeit. Berl. klin. Wschr. **51**, 821 (1941).
NOLTE, F. A.: Über die Veränderung der Herzform und -größe unter der Einwirkung intrapulmonaler Drucksteigerung nach kardiokymographischen Untersuchungen (Das Kardiokymogramm in Valsalvaschen Versuch). Fschr. Röntgenstr. **50**, 211 (1934).
NORDENFELT, O.: Studien über Valsalvas Versuch einer Anwendung als „Bürgers Preßdruckprobe“. Acta med. Scand. **93**, 297 (1937).
NYLIN, G.: The relation between heart volume and stroke volume in recumbent and erect position. Scand. Arch. Physiol. **69**, 732 (1934).

ÖDMAN, P.: A persistent left superior vena cava communicating with the left atrium and pulmonary artery. Acta rad. **40**, 554 (1953).
ÖDMAN, P., und J. PHILIPSON: Aortic valvular diseases studied by percutaneous thoracic aortography. Acta rad., Suppl. **172** (1958).
ODQUIST, H.: A roentgen cinematographic study of the movements of the mitral ring during heart action. Acta rad. **26**, 392 (1945).
OHLER, W. R., und J. ABRAMSON: The heart in myxedema. Arch. Int. Med. **53**, 165 (1934).
O'KANE, A., F. D. ANDREW und A. WARREN: A standardisation roentgenologic study of the heart and great vessels in the left oblique view. Amer. J. Roentgenol. **23**, 373 (1930).

OPPOLZER, R. v.: Zwei Fälle von Aneurysma arteriovenosum. Wien. klin. Wschr. **58**, 246 (1946).
OSGOOD, E. E., M. F. GOURLEY und R. L. BAKER: Diagnosis of dissecting aneurysm of the aorta. Ann. Int. Med. **9**, 1398 (1936).
OTTONELLO: Bemerkungen zur normalen Röntgenanatomie des Thorax. Fschr. Röntgenstr. **45**, 677 (1932).

PACKARD, M., und H. WECHSLER: Aneurysm of the coronary arteries. Arch. Int. Med. **43**, 1 (1929).
PALMIERI, G. G.: Über meine Methode der plastischen Darstellung des Herzens am Lebenden. Acta rad. **10**, 127 (1920).
PALTAUF, R.: Dextrocardie und Dextroversio cordis. Wien. klin. Wschr. **13**, 120 (1901).
PAPE, R.: Über einen abnormen Verlauf („tiefe Rechtslage") der mesaortischen Aorta descendens. Fschr. Röntgenstr. **46**, 257 (1932).
— Zur Beurteilung des Fettbürzels und ähnlicher Schatten an der Herzspitze. Wien. klin. Wschr. **59**, 285 (1947).
PARADE, G. W.: Aneurysmatische Elongation des Herzens. Med. Klin. **30**, 1357 (1934).
— Basedow und Herz. Med. Klin. **30**, 1398 (1935).
PARADE, G. W., und F. KUHLMANN: Zur Röntgendiagnose der Verkalkungen des Herzskeletts. Münch. med. Wschr. **80**, 99 (1933).
PARADE, G. W., und H. RAHM: Herzgröße bei Morbus Basedow. Z. klin. Med. **126**, 667 (1934).
PARKINSON, J.: Enlargement of the heart. Lancet **1**, 1337, 1391 (1936).
PARKINSON, J., und E. BEDFORD: The pulmonary artery impression on the oesophagus. Lancet **2**, 337 (1931).
— — The aortic triangle. Lancet **2**, 909 (1936).
PARKINSON, J., und H. COOKSON: The size and shape of the heart in goitre. Quart. J. Med. **24**, 499 (1931).
PATERSON, R., und E. PATERSON: An experiment on the effect of exercise on the human heart in athletes. Amer. J. Roentgenol. **34**, 158 (1935).
PAULI, W.: Zwei Fälle von angeborener diffuser Rhabdomyomatose des Herzens bei Geschwistern. Mschr. Kinderheilk. **66**, 22 (1936).
PEIFFER, H.: Der Kreislauf unter Beschleunigung. Luftf.med. **3**, 32 (1939).
PERNKOPF, E., und W. WIRTINGER: Das Wesen der Transposition im Gebiete des Herzens, ein Versuch der Erklärung auf entwicklungsgeschichtlicher Grundlage. Arch. path. Anat. **295**, 143 (1935).
PEZZI, F., und G. AGOSTINO: Considérations cliniques, anatomiques et radiologiques, à propos d'un cas de maladie congénitale du cœur controlée à l'autopsie; persistance du tronc artérial commun. Arch. Mal. Cœur **21**, 117 (1924).
PFEIFFER, R.: Das Verhalten der Herzlage nach Phrenicusexärese. Med. Klin. **31**, 813 (1935).
PFEIFFER, W.: Über die Veränderung der Lungenzeichnung bei Atmungsproben und deren diagnostische Verwertbarkeit. Dtsch. Arch. klin. Med. **180**, 266 (1937).
— Herzfunktionsprüfung im Röntgenbild. Fschr. Röntgenstr. **58**, 547 (1938).
PHILIPSON, J., und G. F. SALTZMAN: Communication between the anterior aortic sinus and the right ventricle diagnosed by thoracic aortography. Acta rad. **51**, 283 (1959).
PLENGE, K.: Zur Frage der Syphilis der Lungenschlagader. Arch. path. Anat. **275**, 572 (1930).
PODKAMINSKY, N. A.: Beiträge zur pathologischen Arbeitsphysiologie. I. Mitteilung. Das Herz des Lastträgers im Röntgenbilde. Arb. Physiol. **1**, 306 (1929).
— Entwicklung der Hypertrophie und der Dilatation in Abhängigkeit von seinem funktionellen Bau. Röntgendiagnostik einer partiellen Hypertrophie und Dilatation. Wien. klin. Wschr. **45**, 92 (1932).
POHL, R.: Trichterbrust und Herzform. Wien. klin. Wschr. **41**, 1439 (1928).
POINSO, R.: L'anévrisme de l'artère pulmonaire. Gaz. Hôp. **100**, 477 (1927).
POPP, L.: Über die Herzgeschwülste in Verbindung mit einem Fall von Sarkom des rechten Vorhofohres. Fschr. Röntgenstr. **46**, 26 (1932).
PORSTMANN, W.: Die gezielte Angiographie der supraaortischen Äste. Fschr. Röntgenstr. **93**, 735 (1960).
PORSTMANN, W., und W. GEISSLER: Über die artèriovenösen Fisteln der Koronararterien. Fschr. Röntgenstr. **93**, 143 (1960).
PORTER, W. B.: Heart changes and physiologic adjustment in hookworm anemia. Amer. Heart J. **13**, 550 (1937).
— Diaphragmatic flutter with symptoms of angina pectoris. J. Amer. Med. Assoc. **106**, 992 (1936).
POSTEL, E., und E. LAAS: Periarteriitis nodosa. Ein Bericht über zwei Fälle mit Erkrankung der Lungen. Z. Kreislaufforsch. **33**, 545 (1941).
PRATJE, A.: Form und Lage der Speiseröhre des lebenden Menschen, ein Beitrag zur Topographie des Mediastinums. Z. Anat. u. Entw.gesch. **81**, 269 (1926).
PRICHARD, R. W.: Tumors of the heart: Review of the subject and report of one hundred and fifty cases. Arch. Path. **51**, 98 (1951).
PUGH, D. G.: Roentgenologic diagnosis of certain congenital lesions of the heart and great vessels. Amer. J. Med. Sci. **212**, 628 (1946).

PURKS, W. K.: Dynamic dilatation of the thoracic aorta. Amer. Heart J. **9**, 655 1934).

PUSCHEL, E.: Ein Beitrag zur Kenntnis der Herzvergrößerungen im frühen Kindesalter. Arch. Kinderheilk. **99**, 341 (1933).

PUTSCHAR, W.: Glykogenspeicherungskrankheit. Beitr. path. Anat. allg. Path. **90**, 222 (1932).

QUARESMA, L.: Geometrische Messung des Aortendurchmessers. Fschr. Röntgenstr. **56**, 743 (1937).

QUATTLEBAUM, J. T.: Arteriovenous aneurysm. Amer. Heart J. **13**, 95 (1937).

QUIROGA, C.: Partial persistence of the ductus arteriosus. Acta rad. **55**, 103 (1961).

RAAB, L.: Zur Frage von der akuten Dilatation des Herzens durch Überanstrengung. Münch. med. Wschr. **56**, 555 (1909).

RAAB, W.: Untersuchungen über einen Fall von kongenitalem Herzvitium. Wien. Arch. klin. Med. **7**, 367 (1923).

— Sudden death of a young athlete. Arch. Path. **36**, 388 (1943).

— The pathogenetic significance of adrenalin and related substances in the heart muscle. Exp. Med. Surg. **1**, 188 (1943).

— Sudden death with an excessive myocardial concentration of epinephrine-like substances in a case of obesity and cystic thyroid disease. Arch. Path. **38**, 110 (1944).

RAILSBACK, O. C., und W. DOCK: Erosion of the ribs due to stenosis of the isthmus (coarctation) of the aorta. Radiology **12**, 58 (1929).

RATSCHOW, M., und J. ARENDT: Zur Diagnose der Isthmusstenose der Aorta. Fschr. Röntgenstr. **49**, 347 (1934).

RAUCH, H.: Über die Darstellbarkeit und Form der Aortensklerose sowie der Verkalkungen der Herzklappen im Röntgenbild. Ein Fall von röntgenologisch dargestellten verkalkten Herzthromben. Dissertation, München 1938.

RAUTMANN, H.: Untersuchungen über die Norm. Ihre Bedeutung und Bestimmung. Veröff. Kriegs- u. konstit. Path. **2**, 6 (1921).

— Die Wirkung sportlicher Tätigkeit auf die Kreislauf- und Atmungsorgane sowie den Stoffwechsel. Dtsch. med. Wschr. **59**, 1278 (1932).

— Über das Sportherz. Med. Klin. **31**, 1018 (1935).

RAUTMANN, H., und F. HEISS: Zur Kenntnis der korrelativen Variabilität der orthodiagraphischen Herzgröße. Z. Konstit.forsch. **13**, 567 (1928).

RAVINA, A.: L'exploration radiologique des vaisseaux pulmonaires par l'injection de substance de contraste. Progrès méd. **42**, 1701 (1934).

REGELSBERGER, H.: Ein typischer Fall von Herzaneurysma. Röntgenprax. **6**, 806 (1934).

REICH, L.: Das Röntgenbild und die orthodiagraphische Messung der Aorta im zweiten schrägen Durchmesser. Fschr. Röntgenstr. **34**, 322, 472 (1926).

REIFENSTEIN, E. C., und E. G. ALLEN: Aneurysm of the thoracic aorta. Report of a case presenting some unusual features. Amer. Heart J. **6**, 274 (1931).

REINBERG, S. A., und D. S. LINDENBRATEN: Anatomisch-röntgenologische Studien zur Frage von der Pericarditis exsudativa im frühen Kindesalter. Fschr. Röntgenstr. **49**, 598 (1934).

REINDELL, H.: Elektrokardiographische und kymographische Untersuchungen am Sportler nach Belastungen. Verh. dtsch. Ges. Kreislaufforsch. **1937**, 275.

— Kymographische und elektrokardiographische Befunde am Sportherzen. I. Mitt. Dtsch. Arch. klin. Med. **181**, 485 (1938); II. Mitt., ebenda **182**, 506 (1938).

— Die Herzbeurteilung beim Sportsmann usw. Dtsch. med. Wschr. **65**, 1369 (1939).

— Herz und Sport. Fschr. Röntgenstr. **60**, 35 (1939).

— Größe, Form und Bewegungsbild des Sportherzens. Arch. Kreislaufforsch. **7**, 117 (1940).

— Kymographische Beobachtungen über die erhöhte Restblutmenge beim Gesunden. Verh. dtsch. Ges. Kreislaufforsch. **13**, 144 (1941).

— Diagnostik der Kreislaufschäden. Stuttgart: Enke. 1949.

REINDELL, H., und Mitarbeiter: Herz, Kreislaufkrankheiten und Sport. München: Barth. 1960.

REINDELL, H., E. DOLL, H. STEIM, R. BILGER, J. EMMERICH und K. KÖNIG: Das prae- und postoperative Röntgenbild angeborener Herzfehler, seine diagnostische, pathophysiologische und prognostische Bedeutung. Arch. Kreislaufforsch. **32**, 174 (1960).

REINDELL, H., K. MUSSHOFF und H. KLEPZIG: Physiologische und pathophysiologische Grundlagen der Größen- und Formänderungen des Herzens. In: Handb. d. Inn. Med., 4. Aufl., 9. Bd., 1. Teil, p. 801. Berlin-Göttingen-Heidelberg: Springer. 1960.

REITAN, H.: Beitrag zur Röntgendiagnose der Perikarddivertikel und der abgesackten Perikardexsudate. Fschr. Röntgenstr. **58**, 195 (1938).

REUTERWALL, O.: Zur Frage der Arterienelastizität. Arch. path. Anat. **239**, 363 (1922).

REYNOLDS, R. J.: Cineradiography. Brit. J. Radiol. **7**, 415 (1934).

RIEDER, H.: Das „Panzerherz". Fschr. Röntgenstr. **20**, 50 (1913).

RIEDER, W.: Herzschädigung infolge arteriovenösen Aneurysmas. Arch. klin. Chir. **139**, 597 (1926).

RIEDERER, J., und K. G. THEMEL: Zur Diagnose und Differentialdiagnose eines Herzwandaneurysmas mit Ruptur und Pseudodivertikelbildung des Perikards. Cardiologia **27**, 44 (1955).
ROBB, G. P., und I. STEINBERG: Visualization of the chambers of the heart. Amer. J. Roentgenol. **41**, 1 (1939).
— — Visualization of the chambers of the heart, the pulmonary circulation and the great blood vessels in heart disease; preliminary observations. Amer. J. Roentgenol. **42**, 14 (1939).
ROESLER, H.: The relation of the shape of the heart to the shape of the chest. Amer. J. Roentgenol. **32**, 464 (1934).
— Interatrial septal defect. Arch. Int. Med. **54**, 339 (1937).
— Exercise and the heart. J. Health physic. Educat. **7**, 141 (1936).
— Clinical roentgenology of the cardiovascular system. Springfield, Ill.: Thomas. 1946.
ROESLER, H., U. G. GIFFORD und W. BETTS: Dissecting aneurysm of the aorta, correctly diagnosed. Amer. Heart J. **13**, 426 (1937).
ROESLER, H., und P. D. WHITE: Unusual variations of the roentgen shadow of the elongated thoracic aorta. Amer. Heart J. **6**, 768 (1931).
ROESSLE, R., und F. ROULET: Maß und Zahl in der Pathologie. Berlin: Springer. 1932.
ROGERS, J. V., und T. F. LEIGH: Differential diagnosis of right cardiophrenic angle masses. Radiology **61**, 871 (1952).
ROGERS, M., und J. E. EDWARDS: Incomplete division of the atrioventricular canal with patent interatrial foramen primum (persistent commun atrioventricular ostium). Report of five cases and review of the literature. Amer. Heart J. **36**, 28 (1948).
ROHRER, F.: Volumbestimmung von Körperhöhlen und Organen auf orthodiagraphischem Wege. Fschr. Röntgenstr. **24**, 285 (1916/17).
ROSENHAGEN, H.: Über einige Beziehungen zwischen histologischen Veränderungen und Röntgenbild bei der chronischen Stauungslunge. Fschr. Röntgenstr. **38**, 353 (1928).
RÖSLER, H.: Zur röntgenologischen Beurteilung des Herzgefäßbildes bei Thoraxdeformitäten (Kyphoskoliosis, reine Kyphose, Trichterbrust). Dtsch. Arch. klin. Med. **164**, 365 (1928).
— Beiträge zur Lehre von angeborenen Herzfehlern. I.—IV. Mitteilung. Wien. Arch. inn. Med. **15**, 487 (1928).
— Das Röntgenbild des Herzens beim Hyperthyreoidismus. Wien. Arch. inn. Med. **15**, 125 (1928).
— Rechtsseitige mitgeteilte Hiluspulsation bei aneurysmatischer Erweiterung des linken Vorhofs. Fschr. Röntgenstr. **40**, 1017 (1929).
— Über Herzvergrößerung bei angeborener arteriovenöser Kommunikation. Klin. Wschr. **8**, 1621 (1929).
— Beiträge zur Lehre von den angeborenen Herzfehlern. Wien. Arch. inn. Med. **19**, 505 (1930).
— Die Grenzen des Normalen und Pathologischen im Röntgenbild des Herzens und der großen Gefäße. Klin. Wschr. **9**, 607 (1930).
— Beiträge zur Lehre von den angeborenen Herzfehlern. VI. Über die angeborene isolierte Rechtslage des Herzens. Wien. Arch. inn. Med. **19**, 605 (1930).
RÖSLER, H., und K. WEISS: Über die Veränderung des Oesophagusverlaufes durch den vergrößerten linken Vorhof. Fschr. Röntgenstr. **33**, 417 (1925).
ROSSI, E.: Herzkrankheiten im Säuglingsalter. Stuttgart: Thieme. 1954.
ROSSI, E., und A. PRADER: Die Angiokardiographie bei angeborenen Herzfehlern. Schweiz. med. Wschr. **56**, 1124 (1948).
ROSSI, E., und M. ROHNER: Un cas de tetralogie de Fallot avec arc aortique droit et atrésie du tronc brachiocéphalique veineux gauche. Helvet. paed. Acta **3**, 124 (1948).
ROUTIER, D., und R. HEIM DE BALSAC: Étude sur le déroulement aortique. Bull. Soc. Radiol. méd. France **21**, 35 (1933).
— — Nature, place et interprétation de la sémiologie radiologique. Presse méd. **41**, 1642 (1934).
ROUTIER, D., R. HEIM DE BALSAC und J. GERBEAUX: Étude anatomo-radiologique des artères coronaires par la radiographie après opacification. Arch. Mal. Cœur **31**, 441 (1938).
RUFFIN, M., B. CASTLEMAN und P. D. WHITE: Arteriosclerotic aneurysms and senile ectasia of the thoracic aorta. Amer. Heart J. **22**, 458 (1941).
RUMMERT, O.: Über Perikardverkalkungen. Fschr. Röntgenstr. **55**, 241 (1937).
RUMPF, T.: Röntgenuntersuchungen bei abnorm beweglichem Herzen (Wanderherz). Dtsch. Arch. klin. Med. **129**, 118 (1919).
RUSCA, F.: Experimentelle Untersuchungen über die traumatische Druckwirkung der Explosionen. Zbl. Chir. **139**, 315 (1914).
RUSSEK, H. J., und B. L. ZOHMAN: The syndrome of Bernheim as a clinical entity. Circulation **1**, 759 (1950).

SABAT, B.: Zur Geschichte der Röntgenkymographie und Ausarbeitung der Modifikation der Methode. Fschr. Röntgenstr. **50**, 309 (1934).
SALINGER, H.: Die Knochenbildungen in der Lunge mit besonderer Berücksichtigung der tuberösen Form. Fschr. Röntgenstr. **46**, 270 (1932).

SALOTTI, R.: Ricerche radiologiche sulla influenza immediata del'atto operativo e della narcosi sul cuore. Radiol. med. (Torino) **15**, 388 (1928).

SANTE, L. R., und J. P. WYATT: Roentgenological and pathological observations in antigenic pneumonitis. Amer. J. Roentgenol. **66**, 527 (1951).

SANTY, P., J. PAPILLON, P. MARION, F. BRET, F. PINET und J. L. CHASSARD: Étude radiologique de la sténose de l'isthme de l'aorte. J. Radiol. Électrol. **40**, 735 (1959).

SAUERBRUCH, F., H. CHAOUL und A. ADAMS: Anatomisch-klinischer und röntgenologischer Beitrag zur „Hiatushernie". Dtsch. med. Wschr. **58**, 1391 (1932).

SAUL, W.: Verdichtungen im Herzen. Fschr. Röntgenstr. **46**, 450 (1932).

SAUPE, E.: Pneumoperikard mit linksseitigem Pneumothorax. Fschr. Röntgenstr. **27**, 488 (1919—1921).

SCHAD, N., und R. KÜNZLER: Angiokardiographische Beobachtungen beim Ventrikelseptumdefekt als isolierter oder kombinierter Mißbildung. Fschr. Röntgenstr. **90**, 22 (1959).

SCHAEDE, A.: Trikuspidalatresie bei einem 21jährigen Manne. Z. Kreislaufforsch. **41**, 132 (1952).

— Die kongenitalen Mißbildungen am venösen Anteil des Herzens. Erg. inn. Med. N. F. **4**, 519 (1953).

SCHAEDE, A., und P. THURN: Zur Frage des systolischen Restblutes beim Menschen. Fschr. Röntgenstr. **86**, 696 (1957).

SCHAEFER, G.: Das Herz bei Trichterbrust. Z. Kreislaufforsch. **26**, 689 (1934).

SCHATZKI, R.: Plastische größen- und lagewahre Darstellung des Herzens. Fschr. Röntgenstr. **37**, 889 (1928).

— Das gestielte Aortenaneurysma. Beitrag zur Differentialdiagnose von Mediastinaltumor und Aneurysma. Fschr. Röntgenstr. **44**, 438 (1931).

SCHATZKI, R., und W. HALLERMANN: Über die Isthmusstenose der Aorta. Fschr. Röntgenstr. **42**, 324 (1930).

SCHAUB, F., und A. BÜHLMANN: Offener Ductus Botalli mit pulmonaler Hypertonie und Rechts-Links-Shunt. Schweiz. med. Wschr. **1957**, 19.

SCHEEF, S.: Über die Ruptur eines myokotischen Aneurysmas des Ductus Botalli und die röntgenologische Darstellung des erweiterten Ductus beim Säugling. Arch. Kinderheilk. **117**, 234 (1939).

SCHELLONG, F., und HEINEMEIER: Über die Kreislaufregulation in aufrechter Körperstellung und ihre Störungen. I. u. II. Mitteilung. Z. exp. Med. **89**, 49 (1933).

SCHERF, D.: Über die relative Insuffizienz der Pulmonalklappen. Klin. Wschr. **9**, 868 (1930).

— Klinik und Therapie der Herzkrankheiten. Wien: Springer. 1936.

SCHERF, D., und L. J. BOYD: Klinik und Therapie der Herzkrankheiten und der Gefäßerkrankungen, 5. Aufl. Wien: Springer. 1951.

SCHERF, D., und SCHÖNBRUNNER: Über Herzbefunde bei Lungenembolien. Z. klin. Med. **128**, 455 (1935).

SCHERF, D., und E. ZDANSKY: Röntgenkymographische Schreibung von echtem Herzalternans beim Menschen. Fschr. Röntgenstr. **40**, 60 (1929).

— — Über die Beeinflussung der Herzgröße durch Atropin, Adrenalin und Amylnitrit. Wien. Arch. inn. Med. **16**, 399 (1929).

SCHIEFFER: Über die Einflüsse des Militärdienstes auf die Herzgröße. Dtsch. Arch. klin. Med. **92**, 392 (1908).

SCHIFF, E.: Konstitutionelle Schwäche des Zirkulationsapparats im Kindesalter. Jahrb. Kinderheilk. **91**, 217 (1920).

SCHILLING, C.: Die Anwendung der Flächenkymographie in der Diagnostik der Herzerkrankungen. Fschr. Röntgenstr. **47**, 241 (1933).

SCHIRMER, O.: Über Pericarddivertikel. Zbl. Path. **34**, 143 (1923—1924).

SCHLOMKA, G.: Experimentelle Untersuchungen über den Einfluß stumpfer Brustkorbtraumen auf das Herz. V. Das besondere Verhalten sensibilisierter Tiere. Z. exp. Med. **92**, 552 (1934).

SCHLOMKA, G., und H. DAUM: Über die Spontanschwankungen der Herzgröße beim Gesunden. Fschr. Röntgenstr. **55**, 558 (1937).

SCHLOMKA, G., und M. SCHMITZ: Experimentelle Untersuchungen über den Einfluß stumpfer Brustwandtraumen auf das Herz. IV. Die akute traumatische Herzdilatation. Z. exp. Med. **90**, 301 (1933).

SCHLOTTER, H.: Zum Röntgenbild aneurysmatischer und ektatischer Erweiterungen der Pulmonalisgefäße. Thoraxchirurgie **3**, 376 (1956).

SCHLUDERMANN, H.: Über kongenitale und erworbene periphere Aneurysmen der Arteria pulmonalis. Fschr. Röntgenstr. **76**, 8 (1952).

SCHMIDT, E. A.: The heart in pulmonary tuberculosis. Radiology **21**, 167 (1933).

SCHMIDT, J.: Röntgendiagnostische Besonderheiten der Arteria lusoria. Fschr. Röntgenstr. **86**, 188 (1957).

— Besonderheiten der Herzgefäßfigur im sagittalen Röntgenbild beim Rechtsaortenbogen. Fschr. Röntgenstr. **87**, 597 (1957).

SCHMIDT, W.: Experimentelle Untersuchungen zur Kernschattenfrage bei Pericarditis exsudativa. Fschr. Röntgenstr. **35**, 351 (1937).

SCHNEIDER, J.: Infantile Herzhypertrophie (Beitrag zur Frage Glykogenspeicherungskrankheit). Helvet. paed. Acta **1**, 304 (1946).
SCHOLZ, T.: Radiographic demonstration of myocardial calcification during life. J. Radiol. **5**, 131 (1924).
— Röntgenologische Darstellung von Herzthromben. Fschr. Röntgenstr. **32**, 416 (1924).
SCHULTZ, M., und F. KLINGE: Das Gewebsbild des fieberhaften Rheumatismus. Aortitis rheumatica und Arteriosklerose. Arch. path. Anat. **288**, 717 (1933).
SCHULTZE, F.: Pericarditis exsudativa im Röntgenbilde. Dtsch. med. Wschr. **7**, 863 (1921).
SCHÜTZE, J.: Zwei Fälle von Granatsplitter im Herzen. Dtsch. med. Wschr. **42**, 515 (1916).
SCHWARTZ, S. P.: The radiographic signs of pulmonic insufficiency. Amer. Heart J. **2**, 407 (1926—1927).
— Pericardial effusion following acute coronary vessel closure. Amer. Heart J. **10**, 253 (1934).
SCHWARTZ, S. P., und D. SHELLING: Acquired rheumatic stenosis and insufficiency. Amer. Heart J. **6**, 568 (1930—1931).
SCHWARZ, G.: Röntgenoskopische Beobachtungen von Eigenpulsationen der Hilusschatten und ihrer Verzweigungen. Wien. klin. Wschr. **23**, 892 (1910).
— Über einen typischen Röntgenbefund am Herzen Fettleibiger. Wien. klin. Wschr. **23**, 1850 (1910).
— Die Röntgenuntersuchung des Herzens und der großen Gefäße. Wien: Deuticke. 1911.
SCHWEDEL, J. B., D. W. ESCHER, R. S. AARON und D. YOUNG: Amer. Heart J. **53**, 163 (1957).
SCHWEDEL, J. B., und H. GROSS: Ventricular aneurysm. Amer. J. Roentgenol. **41**, 32 (1939).
SCHWEDEL, J. B., und E. B. GUTMAN: The esophagus in disease of the heart and aorta; case report with roentgen and post mortem findings. Amer. J. Roentgenol. **34**, 164 (1935).
SCHWEIZER, W., H. HERZOG und W. HAEFELY: Pathologische Lungenvene mit venovenösem Shunt. Cardiologia **31**, 301 (1957).
SCOTT, R. W.: Aortic aneurysm rupturing into the pulmonary artery. J. Amer. Med. Assoc. **82**, 1417 (1924).
SECHER, L.: Experimentelle Untersuchungen über die Größe des Herzens nach einem Aufhören des Trainierens. Z. exp. Med. **32**, 290 (1923).
SEIDLER, E.: Über Perikarddivertikel. Wien. klin. Wschr. **34**, 592 (1921).
SELZER, A.: Defect of the ventricular septum: Summary of twelf cases and review of literature. Arch. Int. Med. **84**, 798 (1949).
SEUDERLING, Y., und T. KUMLIN: A rare combination of anomalies of the aorta. (Two cases of arcus aortae dexter circumflexus combined with elongation and dilatation of the descending aorta.) Brit. J. Radiol. **25**, 165 (1952).
SHANER, R. F.: Malformation of the atrio-ventricular endocardial cushions of the embryo pig, and its relation to defects of the conus and truncus arteriosus. Amer. J. Anat. **84**, 431 (1949).
— Complete and corrected transposition of the aorta, pulmonary artery and the ventricles in pig embryo, and a case of corrected transposition in a child. Amer. J. Anat. **88**, 35 (1951).
SHOOKHOFF, C., und A. H. DOUGLAS: A case of acute coronary occlusion with roentgenographic evidence of the early development of an aneurysm of the left ventricle. Amer. Heart J. **7**, 95 (1931).
SHUFORD, W. H., und H. S. WEENS: Azygos vein dilatation simulating mediastinal tumor. Amer. J. Roentgenol. **80**, 225 (1958).
SIEGENTHALER, W.: Die cardio-vaskulären Veränderungen beim Marfan-Syndrom. Cardiologia **28**. 135 (1956).
SIMMONDS, M.: Über den Nachweis von Verkalkungen im Herzen durch das Röntgenverfahren. Fschr. Röntgenstr. **12**, 371 (1908).
SLOAN, R. D., und R. N. COOLEY: Congenital pulmonary arteriovenous aneurysma. Amer. J. Roentgenol. **70**, 183 (1953).
— — Coarctation of the aorta. Cardiology **61**, 701 (1953).
SMID, J.: Ungewöhnliche Röntgensymptomatologie eines Herzthrombus. Fschr. Röntgenstr. **90**, 30 (1959).
SMITH, H. L., und B. T. HORTON: Arteriovenous fistula of the lung associated with polycythemia vera. Amer. Heart J. **18**, 589 (1939).
SNELLEN, A. H., und F. H. ALBERS: The clinical diagnosis of anomalous pulmonary venous drainage. Circulation **6**, 801 (1952).
SNELLEN, H. A., und J. H. NAUTA: Zur Röntgendiagnostik der Koronarverkalkungen. Fschr. Röntgenstr. **56**, 277 (1937).
SNELLING, C. E., und J. H. ERB: Double aortic arch. Arch. Dis. Child. **8**, 401 (1933).
SOSMAN, M. C., und P. H. WOSIKA: Calcification in aortic and mitral valves. Amer. J. Roentgenol. **30**, 328 (1933).
— — The position of the heart valves and their relation to the anterior chest wall in living subjects with abnormal hearts. Amer. Heart J. **10**, 156 (1934).
SOTIER, A.: Herzgröße und Asthmakonstitution. Fschr. Röntgenstr. **58**, 89 (1938).
SOULIÉ, P., J. NOUAILLE, O. SCHWEISGUTH und M. TOUCHE: Le „truncus aorticus" (diagnostic, clinique et radiologique). Bull. Soc. méd. Hôp. Paris **66**, 919 (1950).

SPARKS, J. V., und C. EVANS: Radiography of calcification in cardiac valves during life. Brit. Med. J. **1**, 1028 (1934).

SPENCER, J., und R. DRESSER: Right-sided aorta. Amer. J. Roentgenol. **36**, 13 (1936).

SPENCER, H., und H. J. DWORKEN: Congenital aortic septal defect with communication between aorta and pulmonary artery. Circulation **2**, 880 (1950).

SPIRO, H.: Determination of the quality of the heart muscle by fluoroscopy. Radiology **1**, 229 (1923).

SPITZER, A.: Über den Bauplan des normalen und mißbildeten Herzens. Arch. path. Anat. **243**, 81 (1923).

SPITZER, H.: Fusiformes Aneurysma der Arteria pulmonalis bei Dreiklappenfehler. Fschr. Röntgenstr. **36**, 1236 (1927).

— Die unregelmäßige Herztätigkeit am Röntgenschirm. Fschr. Röntgenstr. **39**, 126 (1929).

SPYCHER, C.: Röntgenographische Untersuchungen der menschlichen Herzmasse bei stark vermindertem Luftdruck. Arb. Physiol. **4**, 390 (1931).

STAUFFER, H. M., H. DURANT und H. OPPENHEIMER: Radiology **66**, 686 (1956).

STAUFFER, H. M., und J. JORGENS: Radiology **52**, 488 (1949).

STAUFFER, H. M., und L. RIGLER: Dilatation and pulsation of the left subclavian artery in the roentgen ray diagnosis of coarctation of the aorta. Circulation **1**, 294 (1950).

STECKEN, A.: Beitrag zur partiellen Lungenvenentransposition. Fschr. Röntgenstr. **86**, 710 (1957).

STEEL, D.: The roentgenological diagnosis of cardiac aneurysms. J. Amer. Med. Assoc. **102**, 432 (1936).

STEFFENS, W.: Herzsteckschüsse. Leipzig: Thieme. 1936.

STEHR, L., und G. GROTTKER: Freie und abgekapselte Herzbeutelergüsse. Med. Welt **12**, 1413 (1938).

STEINBERG, J., CH. T. DOTTER und D. S. LUKAS: Congenital absence of a main branch of the pulmonary artery. J. Amer. Med. Assoc. **152**, 1216 (1953).

STEINBERG, J., und N. FINBY: Roentgen manifestations of unperforated aortic sinus aneurysms. Amer. J. Roentgenol. **77**, 263 (1957).

STEINBERG, M. F., A. GRISHMAN und M. L. SUSSMAN: Nonsyphilitic aneurysm of the aorta in individuals under 45 years of age. J. Thoracic Surg. **12**, 704 (1943).

— — — Angiocardiography in congenital heart diseases. III. Patent Ductus arteriosus. Amer. J. Roentgenol. **50**, 306 (1943).

— — — Non-luetic aortic aneurysm; angiocardiographic diagnosis. J. Mt. Sinai Hosp. **10**, 733 (1944).

STEINBERG, M. F., und WEISNER: Beobachtungen von Morbus coeruleus. Z. klin. Med. **129**, 231 (1935).

STEINER, G.: Über das „Aneurysma der Arteria pulmonalis“. Röntgenprax. **7**, 168 (1935).

STEINER, O.: Beziehungen zwischen Kropf und Herz. Ihr Verhalten nach der Strumektomie. Mitt. Grenzgeb. Med. u. Chir. **35**, 39 (1922).

STENDER, H. S.: Die Röntgensymptome der Arteriitis pulmonalis und ihrer Folgezustände. Fschr. Röntgenstr. **76**, 316 (1952).

STENSTRÖM, N. G., und N. WESTERMARK: A study of the activity of the human heart simultaneously recorded by X-rays and electrocardiogram. Acta rad. **5**, 408 (1926).

STERZ, H.: Pulmonaler Hypertonus mit offenem Ductus arteriosus Botalli als kongenitale Mißbildung. Wien. klin. Wschr. **1956**, 909.

STEUER, L. G., und C. S. HIGLEY: Primary sarcoma of pericardium. J. Amer. Med. Assoc. **105**, 1110 (1935).

STOERCK, O.: Zur Topographie des Mediastinums bei normaler und pathologischer Herzform. Z. klin. Med. **69**, 32 (1910).

STOLTE, K.: Die Erkrankungen des Herzens usw. In: PFLAUNDER-SCHLOSSMANN, Handbuch der Kinderheilkunde, Bd. 3. Berlin: Vogel. 1931.

STRISOWER, R.: Über bedeutende Blutdrucksenkung nach Arbeit und bei Änderung der Körperlage bei Tabes dorsalis. Z. klin. Med. **117**, 384 (1931).

STROTHMANN: Über einen Fall von isolierter, komplizierter Dextrokardie mit korrigierter Transposition der großen Gefäße. Dtsch. Arch. klin. Med. **163**, 76 (1929).

STUMPF, P.: Die Gestaltänderung des schlagenden Herzens im Röntgenbild. Fschr. Röntgenstr. **38**. 1055 (1928).

— Die Erscheinungsformen der Herzmuskelerkrankungen im Flächenkymogramm. X. Fortbildg.-Lehrg. Bad Nauheim, 1934.

— Rückblick zur Kymographie des Herzens. Fschr. Röntgenstr. **68**, 1055 (1943).

STUMPF, P., H. H. WEBER und G. A. WELTZ: Röntgenkymographische Bewegungslehre innerer Organe. Leipzig: Thieme. 1936.

SULGER, E.: Experimentelle Untersuchungen über den Einfluß der Trachealstenose auf Herz und Kreislauf. (Ein Beitrag zur Frage: Gibt es ein mechanisches Kropfherz und wie entsteht es?) Dtsch. Z. Chir. **201**, 21 (1927).

SUNDERBERG, C. G.: The roentgen kymogram of the normal heart. Acta rad. **14**, 558 (1933).

SUSSMAN, M. L., und S. A. BRAHMS: Interpretation of normal cardiovascular angiograms with discussion of common errors. Amer. J. Roentgenol. **66**, 29 (1951).

SUSSMAN, M. L., S. DACKS und A. M. MASTER: The roentgenkymogram in myocardial infarction. 1. The abnormalities in left ventricular contraction. Amer. Heart J. **19**, 453 (1940).

SUSSMAN, M. L., und A. GRISHMAN: A discussion of angiocardiography. Advances Int. Med. **2**, 102 (1947).

SUSSMAN, M. L., und G. JACOBSON: A critical evaluation of the roentgen criteria of right ventricular enlargement. Circulation **11**, 391 (1955).

SUTER, F.: Über das Verhalten des Aortenumfanges unter physiologischen und pathologischen Bedingungen. Arch. exp. Path. **39**, 289 (1897).

SVANBERG, T.: Roentgenographical pulmonary changes in periarteritis nodosa. Acta rad. **26**, 307 (1945).

SWAN, H., J. ZAPATA-DIAZ, H. B. BURCHELL und E. H. WOOD: Pulmonary hypertension in congenital heart disease. Amer. J. Med. **16**, 12 (1954).

SWART, B.: Die Breite der Vena azygos als röntgendiagnostisches Kriterium. Fschr. Röntgenstr. **91**, 416 (1959).

SYLLA, A.: Lungenstauung und Stauungslunge. Erg. inn. Med. **49**, 122 (1935).

SZABADOS, M.: Elongation and tortuosity of the descending aorta in a case of right aortic arch, simulating a right-sided pulsating mediastinal mass. Amer. J. Roentgenol. **53**, 270 (1945).

TAIPALE, L.: Über einen neuen röntgenologischen Index der Herzgröße. Duodecim **43**, 32 (1927).

TALLEY, J. E., und K. FOWLER: Tetralogy of Fallot (Eisenmenger type) with hypoplasia of the dextroposed aorta. Amer. J. Med. Sci. **191**, 618 (1936).

TALLQUIST, T. W.: Ist das hypoplastische Herz einer kompensatorischen Hypertrophie fähig? Kongr. dtsch. Ges. inn. Med. **1922**, 219.

TAMIYA, C.: Über ein neues Prinzip für Größenbestimmung des Herzens und seine praktische Anwendung. Fschr. Röntgenstr. **41**, 62 (1930).

TAUSSIG, H. B.: The clinical and pathological findings in congenital malformations of the heart due to defective development of the right ventricle associated with tricuspid atresia or hypoplasia. Bull. Johns Hopkins Hosp. **59**, 435 (1936).

— Congenital malformations of the heart. New York: The Commonwealth Fund. 1947.

— Clinical and pathological findings in cases of truncus arteriosus in infancy. Amer. J. Med. **2**, 26 (1947).

TAUSSIG, H. B., und R. J. BING: Complete transposition of the aorta and levoposition of the pulmonary artery. Amer. Heart J. **37**, 551 (1949).

TAYLOR, B. E., und J. W. DUSHANE: Patent ductus arteriosus associated with pulmonary stenosis. Proc. Staff Meetings Mayo Clin. **25**, 60 (1950).

TEMPLE, H. L., I. STEINBERG und C. T. DOTTER: Angiocardiography utilizing photoroentgen apparatus with rapid film changer. Amer. J. Roentgenol. **60**, 646 (1948).

TESCHENDORF, W.: Lehrbuch der röntgenologischen Differentialdiagnose der Erkrankungen der Brustorgane, 3. Aufl. Stuttgart: Thieme. 1952.

— Röntgenologische Herzfunktionsprüfungen. Fschr. Röntgenstr. **60**, 17 (1929).

TEUBERN, K. v.: Orthodiagraphische Messungen des Herzens und des Aortenbogens bei Herzgesunden. Fschr. Röntgenstr. **24**, 549 (1916—1917).

THUMS, K.: Akutes Lungenödem bei Mitralstenose. Klin. Wschr. **12**, 1644 (1933).

THURN, P.: Röntgenkymographische Befunde bei kongenitalen Herzfehlern. Fschr. Röntgenstr. **74**, 151 (1951).

— TESCHENDORF, Lehrbuch der röntgenologischen Differentialdiagnostik. Stuttgart: Thieme. 1957.

— Zur röntgenologischen Volumenmessung des Herzens. Fschr. Röntgenstr. **90**, 290 (1959).

THURN, P., A. SCHAEDE, H. H. HILGER und A. DÜX: Der Ventrikelseptumdefekt im selektiven Laevokardiogramm. Fschr. Röntgenstr. **94**, 305 (1961).

THURNHER, B.: Die angeborenen Anomalien der Aorta thoracica im Röntgenbild. Wien. Z. inn. Med. **32**, 132 (1951).

THURNHER, B., GARBSCH und E. KOTSCHER: Über einseitige Hypoplasie bzw. Atresie der Pulmonalarterie. Radiol. Clin. **7**, 103 (1954).

THURNHER, B., und W. WEISSEL: Links randbildende Aorta descendens bei Morbus coeruleus. Cardiologia **18**, 45 (1951).

TILLICH, A.: Perforation eines mykotischen Aneurysmas bei Isthmusstenose. Röntgenprax. **13**, 143 (1941).

TOMPKINS, R. D.: Aneurysm of left aortic sinus (Valsalva) with rupture into right ventricle. M. Bull. Vet. Admin. **18**, 173 (1941).

TORRANE, D. J.: Demonstration of subepicardial fat as an aid in the diagnosis of pericardial effusion or thickering. Amer. J. Roentgenol. **74**, 850 (1955).

TRAUM, E.: Beitrag zur Bedeutung des Aneurysmas des Ductus arteriosus Botalli. Chirurg. **2**, 618 (1930).

TRENDELENBURG: Schußverletzung des Herzens mit Einheilung der Kugel. Verh. dtsch. Ges. Chir.; 31. Kongreß, 1902, 26.

TSCHILOW, K., und E. CHRISTOFF: Die Wirkung des Aderlasses auf die Herzgröße. Z. exp. Med. **89**, 173 (1933).
TULLIO, P., und O. BUSINCO: Die Veränderungen des Herzumfanges in der akuten Asphyxie. Fschr. Röntgenstr. **29**, 291 (1929).
TUNG, C. L., W. N. BIEN und Y. C. CH'U: The heart in severe anemia. Chin. med. J. **52**, 479 (1937).
TUNG, C. L., C. K. HSIEH, C. W. BIEN und F. R. DIEUAIDE: The heart of ricksha pullers. Amer. Heart J. **10**, 77 (1934).

UDVARDY, L.: Form- und Größenveränderungen des Herzens bei Erkrankungen der Lungen. Pulmonalsklerose. Fschr. Röntgenstr. **52**, 115 (1935).
— Form- und Größenveränderungen des Herzens bei Nierenerkrankungen. Fschr. Röntgenstr. **54**, 559 (1936).
URBACH, J.: Die Verletzungen des Herzens durch stumpfe Gewalt. Beitr. gerichtl. Med. **4**, 104 (1922).

VAN LIERE, E. J.: The effects of anoxemia on the size of the heart as studied by x-ray. Amer. J. Physiol. **82**, 727 (1927).
VAQUEZ, H., und E. BORDET: Radiologie du cœur et des vaisseaux de la base. Paris: Baillière. 1928.
VEITH, A.: Über orthodiagraphische Herzuntersuchungen bei Kindern im schulpflichtigen Alter. Jahrb. Kinderheilk. **68**, 205 (1908).
VENNING, G. R.: Aneurysms of the sinuses of Valsalva. Amer. Heart J. **42**, 57 (1951).
VICKERS, CH. W., O. W. KINCAID, F. H. ELLIS und A. J. BRUWER: Left atrial calcification. Radiology **72**, 569 (1959).
VOGL, A.: Ein Fall von luischem Aneurysma der Arteria pulmonalis. Med. Klin. **27**, 1352 (1931).
VOGT, A.: Die Isthmusstenose der Aorta. Fschr. Röntgenstr. **74**, 159 (1951).
VOGT, W.: Herzaneurysma. Röntgenprax. **9**, 219 (1937).

WACHTLER, F.: Hydroperikard nach Röntgenbestrahlung. Radiol. Clin. **22**, 1 (1953).
WAHL, H. R., und R. L. GARD: Aneurysm of the pulmonary artery. Surg., Gynec. Obst. **52**, 1129 (1931).
WALLDÉN, L.: Über Röntgensymptome der exsudativen Perikarditis. Upsala läk.fören förh. **48**, 687 (1942).
WARFIELD, C. H.: Roentgen diagnosis of aneurysms of the innominate artery. Amer. J. Roentgenol. **33**, 350 (1935).
WEBER, A.: Beobachtungen am traumatischen Aneurysma arteriovenosum. Münch. med. Wschr. **64**, 409 (1917).
— Eine Methode zur Darstellung von Herzmomentaufnahmen in verschiedenen Phasen der Herzrevolution. 27. Kongr. Inn. Med., Wiesbaden, 1910, 673.
WECHSLER, Z.: Die „pleuritischen" Mediastinalstreifen im Kindesalter in ihrer klinischen Bedeutung. Fschr. Röntgenstr. **44**, 342 (1930).
WEDLER, H. W.: Multiple mykotische Aneurysmen der Arteria pulmonalis. Fschr. Röntgenstr. **68**, 141 (1944).
WEGEMER, E.: Das Pneumoperikard als Komplikation im Gefolge der Pneumothoraxbehandlung. Beitr. Klin. Tbk. **92**, 437 (1938).
WEIL, A.: Panzerherz und Picksche Leberzirrhose. Fschr. Röntgenstr. **23**, 195 (1915/16).
WEINBERGER, M.: Atlas der Radiographie der Brustorgane. Wien: Engel. 1901.
— Weitere Beiträge zur Radiographie der Brustorgane. Med. Klin. **4**, 584 (1908).
— Zur Klinik der angeborenen isolierten Dextrokardie und Dextroversio cordis. Zbl. Herzkrankh. **11**, 121, 137 (1919).
WEISER: Fall von Panzerherz. Med. Klin. **22**, 1093 (1926).
WEISS, E.: Calcified plaque of aorta at entrance of patent ductus arteriosus: point in diagnosis. Amer. Heart J. **7**, 114 (1931).
WEISS, K.: Über teleradiologische Vergleichsaufnahmen. Wien. med. Wschr. **70**, 550, 595, 692 (1920).
WEISS, S., T. D. KINNEY und M. M. MAHER: Dissecting aneurysm of the aorta with experimental atherosclerosis. Amer. J. Med. Sci. **200**, 192 (1940).
WELSH, R. A., und B. FELSON: Uncomplicated dextroversion of the heart. Radiology **66**, 24 (1956).
WELTZ, G. A.: Die Bewegungen des sagittalen Herz- und Aortenbildes bei der Atmung. Fschr. Röntgenstr. **50**, 153 (1934).
— Die pulsatorischen Bewegungen der Brustaorta. Fschr. Röntgenstr. **51**, 152 (1935).
WENCKEBACH, K. F.: Über Herzerkrankungen bei Kriegsteilnehmern. Verh. dtsch. Ges. inn. Med. **1916**, 50.
— Über pathologische Beziehungen zwischen Atmung und Kreislauf beim Menschen. Sammlg. klin. Vortr. 1907—1909, Nr. 465/466.
— Beobachtungen bei exsudativer und adhäsiver Perikarditis. Z. klin. Med. **71**, 402 (1910).
— Über pathologische Atmungs- und Thoraxformen. Wien. Arch. inn. Med. **1**, 1 (1920).
— Das Beriberi-Herz. Berlin: Springer. 1934.

WERKENTHIN, M.: The roentgenological aspect of lung edema. Amer. J. Roentgenol. **41**, 183 (1939).
WESTERMARK, N.: Studien über die Bewegungen des Herzens. Acta rad. **17**, 235 (1936).
— On the roentgenological diagnosis of lung embolism. Acta rad. **19**, 357 (1938).
WEYMÜLLER, C. A., A. L. L. BELL und L. KRAHULICK: Roentgenographic changes in the thorax of normal newborn babies. Amer. J. Dis. Child. **35**, 837 (1928).
WHITAKER, W.: Total pulmonary venous drainage through a persistent left superior vena cava. Brit. Heart J. **16**, 177 (1954).
WHITE, P. D.: Heart Disease. New York: Macmillan. 1952.
WHITE, P. D., und J. H. BOYES: Subacute bacterial (Streptococcus viridans) endocarditis and endarteritis involving the tricuspid valve and the pulmonary artery in a unique case of the tetralogy of Fallot complicated by congenital pulmonary regurgitation. Amer. Heart J. **7**, 802 (1931).
WHITE, P. D., und P. D. CAMP: A comparison of orthodiagraphic and teleroentgenographic measurements of the heart and thorax. Ann. Int. Med. **6**, 469 (1932).
— — Pericardial effusion: A clinical study. Amer. J. Med. Sci. **184**, 328 (1932).
WIBERG, G.: A case of aneurysm of the heart. Acta rad. **12**, 562 (1931).
WIERIG: Beiträge zum Kapitel der Lungenzeichnung im Röntgenbild. Fschr. Röntgenstr. **35**, 704 (1927).
WIESE, O.: Weitere Beiträge zur Kenntnis „benigner" intrathorakaler Tumoren. Beitr. Klin. Tbk. **78**, 421 (1931).
— Über maximale Herzverlagerungen beim Kinde als Folge langsam laufender Lungentuberkulose mit besonderer Berücksichtigung der Dextrokardie (Dextroversio cordis). Beitr. Klin. Tbk. **68**, 143 (1928).
WILKENS, G. D.: Ein Fall von multiplem Pulmonalisaneurysma. Beitr. Klin. Tbk. **38**, 1 (1918).
WILLIAMS, R. G., und I. STEINBERG: Value of angiocardiography in establishing the diagnosis of pericarditis with effusion. Amer. J. Roentgenol. **61**, 41 (1949).
WILLIAMSON, C. S.: The effects of exercise on the normal and pathological heart; based upon the study of one hundred cases. Amer. J. Med. Sci. **149**, 492 (1915).
— Pericarditis with effusion. An experimental study. Arch. Int. Med. **25**, 206 (1920).
WILSON, C.: Physiological dilatation of the heart. Brit. Med. J. **1**, 189 (1930).
WITTENBORG, M. H., E. B. NEUHAUSER und W. H. SPRUNT: Roentgenographic findings in congenital tricuspid atresia with hypoplasia of the right ventricle. Amer. J. Roentgenol. **66**, 712 (1951).
WITTENBORG, M. H., T. TANTIWONGSE und B. F. ROSENBERG: Anomalous course of left pulmonary artery with respiratory obstruction. Radiology **67**, 339 (1956).
WOLKE, K.: Two cases of coarctation (stenosis of the isthmus) of the aorta. Acta rad. **18**, 319 (1937).
WOOD, F. C., E. P. PENDERGRASS und H. W. OSTRUM: Dissecting aneurysm of the aorta: with special reference to the roentgenographic features. Amer. J. Roentgenol. **28**, 437 (1932).
WOSIKA, P. H., und M. C. SOSMAN: The roentgen demonstration of calcified coronary arteries in living subjects. J. Amer. Med. Assoc. **102**, 591 (1934).
WRIGHT, A. D.: Calcified cyst of the pericardium. Brit. J. Surg. **23**, 612 (1936).
WYMAN, ST. M., und W. R. EYLER: Anomalous pulmonary artery from the aorta associated with intrapulmonary cysts (intralobar sequestration of lung); its roentgenologic recognition and clinical significance. Radiology **59**, 658 (1952).

YATER, W. M.: Cyst of the pericardium. Amer. Heart J. **6**, 710 (1931).
YOUNG, D., und J. B. SCHWEDEL: Calcification of the left atrium in rheumatic heart disease. Amer. Heart J. **40**, 771 (1950).

ZADEK, E.: Zur Diagnose der Coronarsklerose. Klin. Wschr. **11**, 1255 (1932).
ZADEK, L.: Zur Diagnose der Pulmonalinsuffizienz und -stenose. Fschr. Röntgenstr. **23**, 326 (1915/16).
ZDANSKY, E.: Mediastinalwandern bei Skoliose der Wirbelsäule. Fschr. Röntgenstr. **37**, 172 (1927).
— Beiträge zur Kenntnis der kardialen Lungenstauung auf Grund röntgenologischer, klinischer und anatomischer Untersuchungen. Wien. Arch. inn. Med. **18**, 461 (1929).
— Über das Röntgenbild der kardialen Lungenstauung. Fschr. Röntgenstr. **42**, 746 (1930).
— Zur Diagnose der Concretio und Accretio cordis. Fschr. Röntgenstr. **44**, 48 (1931).
— Änderungen des Aortendurchmessers bei Störungen der Blutdruckregulation. Wien. klin. Wschr. **45**, 1248 (1932).
— Zur Kritik der Kreuzfuchsschen Aortenmessung. Fschr. Röntgenstr. **45**, 40 (1932).
— Über das Röntgenbild des Lungenödems, gleichzeitig ein Beitrag zur Frage der Pathogenese des Lungenödems. Röntgenprax. **5**, 248 (1933).
— Über die Veränderungen der Herzgröße und -form nach einmaliger Arbeitsleistung. Z. klin. Med. **131**, 112 (1936).
— Röntgenbefunde des Herzens bei Hochdruckkrankheiten. Radiol. Rdsch. **5**, 281 (1937).
— Röntgenologisch diagnostizierte verkalkte Milzzyste. Röntgenprax. **13**, 66 (1941).
— Das Syndrom der Herzvergrößerung beim Myxodem des Erwachsenen. Wien. med. Wschr. **56**, 46 (1943).

ZDANSKY, E.: Röntgenologisches zum Sportherzproblem. Wien. klin. Wschr. **59**, 393 (1947).
— Die Beurteilung der Herzkammern im Röntgenbild. Klin. Med. **3**, 132 (1948).
— Röntgendiagnostik des Herzens und der großen Gefäße, 2. Aufl. Wien: Springer. 1949.
— Röntgenologische Einblicke in die Funktion des Emphysemherzens. Radiologia Austr. **3** (1950).
— Röntgenologie des Lungenkreislaufs. Verh. dtsch. Ges. Kreislaufforsch. 1951.
— Die Röntgendiagnostik der Insuffizienz des Cor pulmonale und Cor hypertonicum. Nauheimer Fortbildg. **1951**, 16.
— Zur Röntgenologie der Dynamik des Herzens. Fschr. Röntgenstr. **75**, Sonderheft, 179 (1951).
— Cor triloculare biatriatum mit Pulmonalstenose im Röntgenbild. Wien. klin. Wschr. **63**, 144 (1951).
— Die Funktion des Herzens im Röntgenbild. Fschr. Röntgenstr. **76**, 275 (1952).
— Roentgen diagnosis of the heart and great vessels. Translated by L. J. BOYD. New York: Grune a. Stratton. 1953.
— Was leistet die Röntgenuntersuchung für die Beurteilung der Herzfunktion des Erwachsenen? In „Röntgendiagnostik, Ergebnisse 1952—1956“, herausgegeben von SCHINZ, GLAUNER und UEHLINGER. Stuttgart: Thieme. 1957.
— Möglichkeiten und Grenzen der röntgenologischen Beurteilung der Herzfunktion. V. Freiburger Symposion 1957.
— Natives Röntgenbild der häufigen Herzfehler und des Cor pulmonale und Pseudo-Cor pulmonale. Ärztl. Forsch. **12**, 2 (1958).
ZDANSKY, E., und E. ELLINGER: Zur Frage der Häufigkeit der Hiatushernien und ihrer Beziehung zur Angina pectoris. Med. Klin. **29**, 47 (1933).
— — Röntgenkymographische Untersuchungen am Herzen. I. Fschr. Röntgenstr. **47**, 648 (1933).
— — Röntgenkymographische Untersuchungen am Herzen. Wien. med. Wschr. **49**, 240 (1934).
ZEHBE, M.: Beobachtungen am Herzen und der Aorta. Dtsch. med. Wschr. **42**, 315 (1916).
— Beiträge zur Röntgenuntersuchung des Herzens. Fschr. Röntgenstr. **26**, 424 (1917).
— Ein Fall von Panzerherz. Fschr. Röntgenstr. **30**, 32 (1922/23).
ZEIDLER, H.: Drei Fälle von congenitalem Defekt der Vorhofscheidewand. Arch. klin. Med. **131**, 85 (1920).
ZEISLER und E. BLOOMFIELD: Triskuspidalstenose. Übersicht der Literatur mit Bericht über einen Fall mit intravitaler Diagnose. Amer. Heart J. **8**, 138 (1935).
ZEZSCHWITZ, P.: Zur Bewegung der Basis der hinteren Herzkammerwand und des linken Vorhofs. Münch. med. Wschr. **71**, 614 (1924).
ZIMMERMANN: Zur Klinik und Pathologie der Pulmonalsklerose. Wien. Arch. inn. Med. **24**, 301 (1934).
ZOLLINGER, H. U., und L. HENSLER: Die alte massive Lungenembolie. Schweiz. med. Wschr. **88**. 1228 (1958).
ZONDEK, H.: Das Myxödemherz. Münch. med. Wschr. **55**, 1180 (1918); **56**, 681 (1919).
— Herzbefunde bei Leuchtgasvergifteten. Dtsch. med. Wschr. **45**, 678 (1919); **46**, 235 (1920).
ZORN, O., und G. WORTH: Staublungen im Röntgenbild. Köln: Staufer-Verlag. 1952.
ZWEIFEL, C.: Der Zwerchfellhochstand beim Lungeninfarkt. Fschr. Röntgenstr. **52**, 222 (1935).

Sachverzeichnis